AV

Vergleichende Psychotherapie, Methodenintegration, Therapieinnovation

Eine Reihe der
„Europäischen Akademie für psychosoziale Gesundheit“ (EAG)

Begründet 1979 von
Hilarion G. Petzold, Klaus Grawe, Eckart Wiesenhütter

Hilarion G. Petzold (Hg.)

Die Menschenbilder in der Psychotherapie

Interdisziplinäre Perspektiven und die Modelle der Therapieschulen

AISTHESIS VERLAG
Bielefeld 2015

Abbildung auf dem Umschlag:
Wilhelm Morgner: *Einzug Christi in Jerusalem* (1912),
119 × 171 cm, Öl auf Leinwand, Museum am Ostwall, Dortmund.

Bibliografische Information der Deutschen Nationalbibliothek
Die Deutsche Nationalbibliothek verzeichnet diese Publikation in der Deutschen Nationalbibliografie; detaillierte bibliografische Daten sind im Internet über http://dnb.d-nb.de abrufbar.

2., unveränderte Auflage

Postfach 10 04 27, D-33504 Bielefeld
Druck: docupoint GmbH, Magdeburg

ISBN 978-3-8498-1141-9
www.aisthesis.de

Inhalt

2. Menschenbilder - Die Modelle der psychotherapeutischen Schulen

Geleitwort

Ein Buch über Menschenbilder herauszugeben, ist ein *interdisziplinäres* Projekt, denn in einer internationalisierten, *multidisziplinären* „community of sciences“ mit ihren jeweiligen „scientific communities“ ist von einer *Vielzahl von Menschenbildern* auszugehen, nicht zu reden von der Vielzahl der Kulturen in einer globalisierten Welt, die eine solche Pluralität verlangen. Deshalb müssen Menschen aus vielfältigen Perspektiven betrachtet werden. Diese Aufgabe hat der Herausgeber in Angriff genommen, der zu anthropologischen Themen seit mehr als vier Jahrzehnten arbeitet. Er hat deshalb Experten aus den verschiedensten Wissensdisziplinen, aus Philosophie, Psychologie, Biologie bzw. Neurobiologie, aus Theologie und Jurisprudenz, aus Natur-, Kultur- und Sozialwissenschaften ansprechen und gewinnen können, sowie VertreterInnen von zehn bedeutenden „Schulen“ bzw. Richtungen der modernen Psychotherapie, die sich als AutorInnen mit den gewichtigen Fragen nach dem Wesen des Menschen beschäftigen. Der Fokus liegt dabei auf der Bedeutung und Funktion von Menschenbildern in der therapeutischen Arbeit der Psychotherapie, Leibtherapie, Sozialtherapie, d. h. in der klinisch-psychologischen und sozialmedizinischen Praxis – kurz: bei der Arbeit mit Menschen in helfender, heilender und fördernder Zielsetzung. Damit ist ein breiter Rahmen abgesteckt, der selbst schon Ausdruck einer anthropologischen Position ist, denn ein solches Werk kann nicht ohne ein gewisses anthropologisches und therapietheoretisches Vorverständnis, einer „klinischen Philosophie“ im Hintergrund konzipiert werden. Dieses wird in der Einführung zu diesem Band umrissen und wurde auch in den kollegialen Gesprächen zu dem Projekt dieses Bandes und seinen Basispositionen – in einem interdisziplinären Rahmen also – erörtert.

In der Konzeption dieses Werkes wird der Mensch als das Kultur schaffende Wesen *par excellence* gesehen. Von den Hominiden sind im Verlauf ihrer Geschichte mannigfaltige Kulturen, zahllose Wissenschaften und Formen der Kunst und der Technik hervorgebracht worden. Dabei hat der Mensch nicht nur die Komplexität seines Wesens manifestiert, er hat es *zugleich* auch erschaffen. Das stellt ihn vor die Aufgabe, permanent um sein „Selbstverstehen“ zu ringen. Anthropologie ist als der Versuch zu sehen, sich dem Wesen des Menschen anzunähern und in diesem Geschehen selbst wieder zu diesem Wesen beizutragen. Das alles macht die Auseinandersetzung um Menschenbildannahmen zu einem anspruchsvollen und faszinierenden Unterfangen. Durch die „Leiblichkeit“ mit ihren biologisch-organismischen Grundlagen gehören die Menschen der N a t u r zu. Sie sind aus evolutionären Entwicklungen in sozialen Gruppen hervorgegangen, die sich in Gesellschaften organisieren und K u l t u r generieren. Das hatte schon *Aristoteles* in seiner „Politika“ (III 6) dargelegt, wenn er den Menschen als „soziales Lebewesen“ charakterisierte (φύσει μέν έστιν ζῷον πολιτικόν). In der Gesellschaft haben Menschen soziale Formen, etwa Familien und Verwandtschaftsverhältnisse, hervorgebracht sowie kulturelle, „geistige Welten“, aus denen Konventionen und rechtliche Rahmenbedingungen erwuchsen, in denen sie in ihrem Leben und Handeln das „sittlich Gute“ und ein „gutes Leben“ realisieren können, etwa die demokratischen Staatsformen. Das, was *Aristoteles* aus dem Fundus der griechischen Kultur formuliert hatte, ist in seiner Grundausrichtung immer noch gültig, bedarf aber für jeden Kulturraum zu jeder Zeit spezifischer Ausarbeitung: heute für das Bild von Männern und Frauen und Kindern. Frauenrechte und Kinderrechte bestehen noch nicht so lange, aber sie werden jetzt auch zunehmend umgesetzt, was ein Ausdruck tiefgreifender Veränderungen in den Menschenbildskonzeptionen ist. Gegenwärtig werden in unserer höchst komplexen und sich rasch verändernden, *„transversalen Moderne"* an viele potenzielle Gesprächspartner gerichtete *„Polyloge"* – so die Begrifflichkeiten des Herausgebers dieses Bandes – erforderlich, z. B. fachliche Diskurse zwischen den wissenschaftlichen Disziplinen über das, was den Menschen, was sein Wesen, seine „Hominität" ausmacht. Das initiiert eine interdisziplinäre *„Hermeneutik"* und *„Metahermeneutik"*, die zu den Auseinandersetzungen zwischen den gesellschaftlichen Gruppen und zu den gesamtgesellschaftlichen politischen Diskursen über das, was Menschen zusteht, Beiträge leisten muss, die wegen ihrer zunächst unvermeidbaren, grossen Heterogenität eine „collagierende Hermeneutik" erfordern, d.h. das Herstellen von anspruchvollen Verbindungen (sophisticated connectedness) auf dem Wege zu immer tieferem und breiterem Verstehen. Dieses Werk hat es erfreulicher Weise nicht versäumt, mit dem Beitrag von *Tiedemann* eine Menschenrechtsperspektive einzubeziehen. Das komplexe Ausleuchten von gesellschaftsrelevanten Problemen, ist neben der Generierung von Wissensgrundlagen eine wichtige Funktion von Wissenschaft. Nur in einer multiperspektivischen wissenschaftlichen Sicht, in der die *Philosophie*, die *Psychologie*, die *Medizin*, die *Biologie*, die *Neurowissenschaften* und die *Kultur-* und *Sozialwissenschaften* „konnektiviert" werden und in nachhaltige, ***ko-respondierende, interdisziplinäre*** Gespräche kommen, so der Herausgeber, vermögen „Modelle des Menschen" in ***transdisziplinärer*** Weise zu emergieren. Dazu müssen allerdings erst die *monodisziplinären* Positionen ausgearbeitet und dargelegt werden, um Basismaterialien für den Diskurs zur Verfügung zu haben, und hierzu leistet dieser Band bedeutende Arbeit. Die Diskurse der Psychotherapie mit der Philosophie, der Biologie oder Soziologie sind bislang noch schwach ausgeprägt und – was schwer wiegt –, die Polyloge zwischen den verschiedenen psychotherapeutischen „Schulen" sind bisher kaum in Gang gekommen. Die meisten Richtungen arbeiten *monomethodisch* im eigenen Paradigma und zwischen der *multimethodischen* Pluralität der Verfahren finden noch wenig *intermethodische* ***Ko-respondenzen*** statt. Diese Hermetik ist bedauerlich, denn damit wird die Möglichkeit behindert, zu *transmethodischen* Konzepten und Praxen zu finden, wie der Herausgeber mit dieser von ihm eingeführten begrifflichen Differenzierung verdeutlicht. Das vorliegende Werk zeigt jedoch durch die fundierten und materialreichen Beiträge, die aus den einzelnen Therapierichtungen geleistet wurden, welche Vielfalt und welcher Reichtum an Perspektiven sich in den einzelnen Schulen findet. Es wird dabei aber auch eindrücklich ersichtlich, wie wichtig ein fundierter Austausch zwischen den Richtungen wäre, denn die dargestellten Modelle offenbaren - neben ihren fundierten Positionen - auch Einseitigkeiten und lassen Ergänzungsmöglichkeiten erkennen, die jedem Verfahren zu Gute kämen, würde man sie nutzen.

In zweihundert Jahren der „*Psycho*-therapie" seit *Johann Christian Reil* [1759 – 1813], der den Begriff „Psychiatrie" 1807 einführte und 1803 ein erstes psychiatrisch-psychotherapeutisches Kompendium schrieb, seit dem Aufkommen des Begriffs „Psychotherapie" bei *Walter Cooper Dendy* 1853 und bei *Hippolyte Bernheim* 1891, seit der Begründung psychodynamischer Therapie 1892 durch *Pierre Janet* und seit *Josef Breuers* und *Sigmund Freuds* Entwicklung der Psychoanalyse – ab 1896 so genannt –, haben sich hunderte von Psychotherapieschulen und vier, fünf oder sechs große Mainstreams in diesem Feld entwickelt, ohne dass es in breiterer Weise zu übergreifenden, grundlegenden Theoriekonzepten gekommen wäre, wie *eine hinlänglich* übereinstimmende, aber ausreichend Differenzspielräume bietende Anthropologie, Persönlichkeitstheorie, Krankheitslehre usw. Für eine wissenschaftliche Disziplin „Psychotherapie" ist das ein großes Problem. Andererseits hat es die Psychotherapie mit der Vielfalt der Menschen, Frauen und Männer, in genderbewußter Perspektive (*Schigl* 2012; *Petzold, Sieper* 2012), in pluralistischen und multikulturellen Gesellschaften zu tun, und da erhalten unterschiedliche Menschenbilder geradezu eine grundrechtliche Basis, denn die Verfassungstexte der modernen Demokratien gehen von Menschen aus, die in vielfältiger Weise voneinander verschieden sind, und diese Verschiedenheit, eine anthropologische Kenngröße, wird „unter Schutz" gestellt. Gleichzeitig werden aber auch übergreifende Kenngrößen festgeschrieben, wie die „Würde" des Menschen, das „Recht auf Leben und Unversehrtheit" (*life and integrity*) , oder der Schutz der Persönlichkeit und der Persönlichkeitsrechte als Qualitäten des Menschlichen, die auch für die Vielzahl der Therapieschulen eine unverzichtbare gemeinsame Basis darstellen müssten, wie das für **„Würde und Integrität"** als schulen- bzw. richtungsübergreifende anthropologische Basisbegriffe herausgearbeitet wurde (*Boesel* 2012; *Petzold, Orth* 2011; *Sieper, Orth, Petzold* 2010). In der Literatur zu anthropologischen Positionen der einzelnen Therapieschulen spielen sie bislang aber, wie auch dieser Band zeigt, kaum eine explizite oder gar herausragende Rolle, weshalb auch mit *Paul Tiedemann* ein Jurist und Menschrechtsspezialist mit einem Beitrag zu diesem Band eingeladen wurde. Die sich aus diesen Rechten ergebende Probleme werden im Felde der Psychotherapie kaum oder oft nur einseitig thematisiert. Die Schweigeverpflichtung etwa, wird in den Diskussionen eher an strafrechtliche Bestimmungen als an grundrechtliche Überlegungen rückgebunden und darüberhinaus dann an fundierende anthropologische und ethiktheoretische Diskurse. Der Anspruch bestimmter Therapierichtungen, etwa der Psychoanalyse, durch die Therapie **„Persönlichkeitsstrukturen"** zu verändern, ist (vorausgesetzt, er ist überhaupt realisierbar) unter grundrechtlicher Perspektive höchst problematisch, denn die **Integrität** der Person ist ein hohes Rechtsgut, so dass die Planung und Durchführung persönlichkeitsverändernder Eingriffe einen informativ und fachwissenschaftlich (dem *state of the art* entsprechend) sehr solide abgesicherten **„informed consent"** erforderlich macht (*Beauchamp, Childress* 1994), der darüber hinaus auch ethiktheoretisch abgestützt sein sollte[1]. Schon beim Nachweis von „wissenschaftlichen" Erklärungen psychotherapeutischer Wirkungen kommen viele Therapierichtungen in Schwierigkeit. Zudem können auch ärztliche Behandlungen, also auch Psychotherapien von approbierten psychologischen PsychotherapeutInnen, formal den Tatbestand einer Körperverletzung erfüllen (in § 223 - § 231 BGB als Straftaten gegen die körperliche *Unversehrtheit*), definiert als „Verletzung der äußeren Integrität des menschlichen Körpers oder als Störung seiner inneren Lebensvorgänge", womit zur Vertragshaftung eine Delikthaftung (§ 823 BGB) hinzukommen kann. Beides begründet die Pflicht des Behandlers/der

Behandlerin, PatientInnen über die Risiken der beabsichtigten Behandlung aufzuklären. Psychische und psychosomatische Prozesse sind nach einem modernen biopsychosozialen Verständnis natürlich zu „inneren Lebensvorgängen" zu rechnen. Hinter dem strafrechtlichen Kontext stehen gewichtig die Gewährleistung der Menschenwürde, die Sicherung der Integrität und der Respekt vor der Willensentscheidung des Menschen als mündiger Bürgerin und mündigem Bürger, der er auch mit einer ICD-10 diagnostizierten Störung, mit einer „seelischen" Erkrankung also, ist. Und da lauert schon das nächste anthropologische Problem für die Verfahren, die keinen „freien Willen", sondern eine vollständige oder teilweise Determiniertheit annehmen (vgl. die Positionen in *Roth, Grün* 2006 und *Petzold, Sieper* 2008a), die vertreten, dass das „Ich nicht Herr im eigenen Hause sei" (*Freud*), Annahmen, die bis in die Praxis der Behandlung, ihre Gestaltung, ihren Vollzug, ihre Zielplanung und ihre Strategien Bedeutung haben. Es geht hier also nicht um „akademische" Probleme ohne Praxisrelevanz, und deshalb müssen anthropologische Positionen wie **Würde** und **Integrität**, Freiheit und Determinierung, Gesundheit und Krankheit, Mannsein und Frausein usw. in ihrer Bedeutung als Fundamente von „Hominität", von Mensch-sein, geklärt und als klinische Größen erkannt und berücksichtigt werden. Die Verletzung dieser Qualitäten des Menschlichen durch „*man made desaster*", menschenverursachte Traumatisierungen, Demütigungen, Entwürdigungen (*van der Kolk* et al. 2000; *Petzold, Wolf* et al. 2000) kann nämlich massive pathogene Wirkungen haben, ihre Gewährleistung, Sicherung und Pflege aber starke euthyme und salutogene Potentiale[2]. Natürlich haben die grundrechtlichen Setzungen, die auch ihren ideengeschichtlichen und philosophischen Hintergrund haben, weitere therapierelevante anthropologische Implikationen, etwa die einer hinlänglichen „Erkenntnisfähigkeit" und eines (hinlänglich) „freien Willens" (Ausnahmen und Abweichungen werden spezifisch geregelt), mit denen Menschen die Setzungen/Forderungen der Grundrechte zu erkennen, zu respektieren, ja für sie einzutreten vermögen. Die grundsätzliche Annahme eines „freien Willens" der Subjekte durchzieht das gesamte Rechtssystem und natürlich auch unser Alltagsleben, allerdings in subjektiven Theorien, die sehr verschiedenartige Ausprägungen finden können. Zuweilen bilden sich starke Konsensgemeinschaften als „kollektive mentale" Repräsentationen von „communities" (*Moscovici* 2001; *Petzold* 2003a, 1052ff.), die ein hohes Maß an „gemeinsamem Verstehen in hinlänglicher Vielfalt" ermöglichen, kohärente Semiosphären (*Lotman* 1990a,b), wie sie sich in offenen Wissenschaftsgemeinschaften finden. Bei geschlossenen Richtungen oder „Schulen", wie z. B. in Bereichen der Psychotherapie, können aber auch Divergenzen bis hin zur Ausbildung von „Mythosphären" entstehen (*Petzold, Orth, Sieper* 2012a), die Kommunikation, Diskursivität, Polyloge, wissenschaftlichen und gesellschaftlichen Fortschritt behindern.

Ein positiver Effekt der Diskoordination zwischen vielen psychotherapeutischen Richtungen war, dass eine große Vielfalt fruchtbarer Konzepte generiert wurde, die allerdings zu sichten und abzustimmen wären, da sonst die „chaotische Mannigfaltigkeit" (*Schmitz* 2000) mit ihrem Reichtum zu chaotischer Vereinzelung oder zu dysfunktionaler Allianzbildung führen kann, wie der Blick gerade auch in die jüngere Psychotherapiegeschichte im europäischen Raum gezeigt hat und zeigt[3]. Die Arbeit des „Miteinanders" blieb dabei weitgehend auf der Strecke.

„Vergleichender Psychotherapie" und „polylogischem Austausch" kommt deshalb eine besondere Bedeutung zu, wie der vorliegende Band zum Thema der „Menschenbilder" zeigt, der in der Buchreihe „*Vergleichende Psychotherapie, Methodenintegration, Therapieinnovation*" erscheint, die der Herausgeber 1979 mit dem Verhaltenstherapeuten *Klaus Grawe* und dem Psychoanalytiker *Eckard Wiesenhütter* begründet hat. Ihr Ziel ist es, die Therapieschulen in den „*Polylog*" (*Petzold* 2002c) miteinander und in die „*Ko-respondenz*" (idem 1978c) mit den für sie relevanten Wissenschaften zu bringen, um in *Konsens-Dissens-Prozessen* zu gemeinsamen „*Positionen*" zu finden. Das soll dazu beitragen, die für die traditionellen „Therapieschulen" charakteristische Hermetik aufzubrechen und so behandlungsmethodische Innovationen schulenübergreifend begründen zu können. Mit dieser Buchreihe und der gleichfalls von *Hilarion G. Petzold* seit 1975 herausgegebenen methodenübergreifenden Zeitschrift „Integrative Therapie" wurde eine „Integrationsbewegung" angestoßen, die Differentes in seinem Wert aufzeigen und für mögliche Verbindungen zugänglich machen will. Darin liegt ein besonderes Verdienst des Herausgebers und seiner von ihm 1970 inaugurierten Konzeption einer „*klinischen Philosophie*", die zum Ziel hat, die *klinischen*, d.h. den Menschen zugewandten Berufe wie Medizin, Psychologie, Psychotherapie, Pflege in ihrer Theorienbildung und Praxeologie zu unterstützen und auch methodische Möglichkeiten aus dem Bereich der antiken „Seelenführung" (*Sokrates, Zenon, Epikur, Seneca, Epictet, Marc Aurel* – um nur einige zu nennen) zu erschließen. Dabei handelt es sich nicht nur um eine „praktische Philosopie" im aristotelischen Sinne, sondern um eine „philosophische Praxis" als Lebenshilfe, wie sie in der Gegenwart von *Gerd Achenbach, Michel Foucault, Pierre Hadot, Lou Marinoff, Hilarion Petzold, Marc Sautet* u. a. vertreten wurde und wird, hier nun zugepasst auf den psychotherapeutisch-klinischen Kontext. Es sei erinnert, „klinisch" kommt von griechisch κλίνειν, *sich hinwenden, liebevoll zuneigen, herabbeugen*, zu dem, der auf der κλίνη, dem Bette, dem Krankenlager liegt. Heute bedeutet der Begriff „*steril, hygienisch, kalt, krankhaft, pathologisch, zu einer Klinik oder zur klinischen Praxis gehörig*" – welch ein Bedeutungswandel, ja Bedeutungsverlust! Er ruft geradezu nach einer Wiederaneignung.

Damit wird ein weiteres Thema deutlich, das dieses Werk anstößt: Wenn man über den Menschen und über Menschenbilder nachdenkt, dann wird auch deutlich, dass es nicht nur um akademische Diskurse über das „Wesen des Menschen", seine „*Hominität*" geht, sondern um Grundlagen für helfende und fördernde Arbeit mit Menschen, und deshalb auch in zentraler Weise um Menschlichkeit. „Erkenntnisse über *Hominität* sind ohne das Wissen um *Humanität* und ohne die Gewährleistung menschlicher *Integrität* durch humanitäre Praxis nicht zu haben" (*Petzold*, dieses Buch). Menschenbilder haben in einer solchen Sicht auch die Funktion, zur *Integrität* von Menschen und zu humanen, menschengerechten Lebensverhältnissen beizutragen. Damit kommt eine unverzichtbare *ethische* und *humanitär-praktische* Dimension für die Psychotherapie, die klinische Psychologie, aber auch für eine angewandte Philosophie in den Blick, die über Menschenbildannahmen eine gemeinsame Schnittstelle zu anderen Humanwissenschaften bietet und ermöglicht, dass sie miteinander im Austausch und in gemeinsamer Anstrengung für dieses übergreifende Ziel zusammenarbeiten können.

Das hat auch Konsequenzen, so meinen wir, für die Ausbildung von Studierenden der Psychologie, Soziologie, Pädagogik etc. und natürlich der Philosophie sowie für die Ausbildung von PsychotherapeutInnen und helfenden Berufen. Die genannten Disziplinen stehen vielfach in einem interfakultären Diskurs, und dafür sind konvergierende Menschenbildannahmen eine wichtige Brücke oder sie sind oft auch noch unter „einem Dach", etwa einer „philosophischen Fakultät", versammelt. Das ist z. B. an der Universität Prishtina, Kosova, der Fall, wo *Hilarion G. Petzold* seit Jahren den Aufbau und die Akkreditierung der Studiengänge für Philosophie, Psychologie und Sozialarbeit begleitet und sie in der Entwicklung ihrer wissenschaftlichen Qualität, insbesondere aber in ihren humanitären und demokratietheoretischen Anliegen unterstützt, die einer von traumatischen Kriegserfahrungen betroffenen Bevölkerung zu Gute kommen. Das 10jährige Bestehen der Abteilung für Psychologie 2011 und die Entwicklung der anderen humanwissenschaftlichen Studiengänge an der philosophischen Fakultät in diesem schwierigen zeitgeschichtlichen Kontext, verdeutlicht in exemplarischer Weise für Kosova, wie wichtig es ist, dass Wissenschaften in einem *humanitär orientierten Menschenbild* zusammenwirken, um kulturelle, disziplinäre und professionelle Differenzen zu überwinden und konzertiert wirksam zu werden.

Auch in der Ausbildung von PsychotherapeutInnen können abgestimmte Menschenbildannahmen dazu beitragen, dass in *methodenpluralen* und *multiprofessionellen* Teams eine hinreichende Synchronisation der Handlungsziele und Praxisstrategien zum Wohle der Menschen gewährleistet und damit die Wirksamkeit therapeutischer Maßnahmen gesteigert werden kann, die besonders bei schweren Störungen und chronifizierten Erkrankungen eine *interprofessionelle* Zusammenarbeit – etwa von Psychotherapie, Soziotherapie, Medizin und Pflege – erforderlich machen. Für solche kooperative Arbeit müssen Ausbildungsinstitutionen ausrüsten und dabei wird die Auseinandersetzung mit Menschenbildern und ihrer Praxisrelevanz eine wichtige Rolle spielen. Deshalb haben wir am „Department für Psychotherapie und Biopsychosoziale Gesundheit" der Donau-Universität Krems, an dem acht psychotherapeutische Richtungen ihre Ausbildungen durchführen und zahlreiche Beratungsdisziplinen gelehrt werden, auf die interdisziplinären Diskurse im Engagement für die Menschen Wert gelegt und eine aktive Förderung dieser *Polyloge* in Konferenzen, Tagungen etc. betrieben.

In ähnlicher Weise konnten auch durch die „Europäische Akademie für biopsychosoziale Gesundheit" am Beversee, Hückeswagen, in europaweiten Aus- und Weiterbildungsaktivitäten und in Kooperationen bis nach Russland und Kasachstan hin im Bereich der Psychotherapie, Beratung, Supervision und der künstlerischen Therapieformen die Polyloge über Menschenbilder und Menschenrechte als eine tragende Basis der „*Verbindung in Verschiedenheit*" erfahren werden. Dabei ist beeindruckend zu erleben, dass allein die Wichtigkeit dieser Thematik, die Auseinandersetzung mit den Themen „*Was ist der Mensch*" und „*Was brauchen Menschen*" und „*Was müssen wir als mit Menschen arbeitende Berufe für Menschen tun*?" schon Brücken bauen, auch wenn es z. T. sehr verschiedene Auffassungen gibt.

Mit dem vorliegenden Werk, das in *interdisziplinären Polylogen* diskutiert und beraten wurde, wofür auch die AutorInnen dieses Vorworts stehen, die Kulturwissenschaft, Philosophie, Psychologie und Medizin als Wissensfelder repräsentieren, haben die MitarbeiterInnen – gleichfalls in „vielstimmigen Gesprächen (*M. M. Bachtin*) stehend – in der Zusammenarbeit mit dem Herausgeber einen bedeutenden Beitrag für die Psychotherapie und die helfenden Berufe geleistet und zwar in wissenschaftlicher und praxeologischer Hinsicht. Sie konnten zeigen, dass die Arbeit mit Menschen „angewandte Anthropologie" ist. Es ist zu wünschen, dass dieser Standardtext eine möglichst weite Verbreitung erfährt und zur Humanität therapeutischer Praxis beiträgt.

Prof. Dr. phil. Johanna Sieper
Ausbildungsleiterin der
Europäische Akademie für
biopsychosoziale Gesundheit, Hückeswagen

Prof. Asc. Dr. Ramush Mavriqi
Dekan der philosophischen Fakultät
Universität Prishtina

Prof. Dr. med. Anton Leitner, MSc
Leiter des Departments für Psychotherapie
und Biopsychosoziale Gesundheit der
Donau-Universität Krems

Hilarion G. Petzold

Einführung – „Unterwegs" zu handlungsleitenden Menschenbildern

Zum Kontext und zu persönlichen Wegen

Das Thema der Menschenbilder ist für jede Richtung der Psychotherapie und für alle, die in helfender, fördernder, beratender, pflegender Arbeit mit Menschen stehen, von zentraler Bedeutung, wirken doch die expliziten und impliziten Vorstellungen über den Menschen handlungsleitend bis hin in die konkreten behandlungs- und beratungsmethodischen Interventionen und kommen in der Beziehungsgestaltung zum Tragen. Ohne solide anthropologische Grundlagen ist eine wissenschaftlich fundierte, heilende, helfende und fördernde therapeutische Arbeit mit Menschen nicht durchzuführen. Das Thema der Menschenbilder ist deshalb für die Psychotherapie und angrenzende Orientierungen wie Körper- bzw. Leibtherapie, Soziotherapie, Beratung, Supervision usw. unverzichtbar, und jeder, der sich mit ihm zu befassen beginnt, kommt zu seinen „persönlichen Wegen" des Nachdenkens, zur Geschichte seines Denkens über den Menschen.

Wenn man einen Band zum Thema „Menschenbilder in der Psychotherapie" herausgibt, so hat das eben auch Hintergründe und geschieht mit einem spezifischen Erkenntnisinteresse. Das soll kurz angesprochen werden. Zum einen ist es um die Informationslage zu Menschenbildfragen für die Psychotherapie in einer „schulenübergreifenden" Perspektive bislang nicht sonderlich gut bestellt, denn eine umfassende Darstellung fehlt bislang. Zum anderen ist die Mehrzahl der Psychotherapieverfahren in der Zeit bis zur Mitte des vergangenen Jahrhunderts konzipiert worden, und es findet sich nur wenig an Materialien zu neueren Entwicklungen der Menschenbildannahmen in den einzelnen Verfahren. Es wirkt so, als sei hier nicht viel weitergegangen, obwohl in den übrigen Wissenschaftsbereichen, die zu anthropologischen Fragen Beiträge leisten, in neuerer Zeit bedeutende Erkenntnisfortschritte gemacht worden sind: Das menschliche Genom wurde entschlüsselt, die Hirnforschung hat durch die bildgebenden Verfahren neue, faszinierende Einblicke in zerebrale Prozesse gewonnen, die zum Verständnis von Menschen und zur Behandlung von PatientInnen neue Perspektiven eröffnen (*Grawe* 2004; *Schiepek* 2011), und ein gleiches gilt für die evolutionsbiologische und -psychologische sowie die paläoanthropologische Forschung. Wenn man diese Erkenntnisse dann mit den neuen Wissensständen aus dem entwicklungsneurobiologischen Feld, der vergleichenden Primaten- und Kleinkindforschung (*Tomasello* 2010) oder der empirischen psychobiologischen Säuglingsforschung, ja der „lifespan developmental psychology" bis ins *senium*[4] usw. verbindet, so wird aus solchen „Konnektivierungen" klar, dass für die anthropologische Arbeit im Bereich der Psychotherapie neue Aufgaben entstanden sind, nämlich die, überkommene Positionen zu sichten, ggf. zu revidieren und weiter zu entwickeln. Und da steht man heute vor der Situation, dass eine Bestandsaufnahme des bislang vorhandenen Wissens zu den Menschenbildpositionen in den Therapieschulen fehlt, um auf dieser Basis die anstehende Konzept- und Forschungsarbeit mit dem Blick auf die angrenzenden therapeutischen Richtungen und auf relevante Referenzdisziplinen weiter voran zu treiben. Klar dabei ist, dass Entwicklungsarbeit, die – wie bisher in vielen Therapierichtungen üblich – allein in der Hermetik des eigenen Paradigmas, der eigenen „Schule“ erfolgt, einem modernen Verständnis von „life sciences“ und auch von „Humanwissenschaften“ (*Vienne, Brandt* 2009; *Cremer* 2008) nicht mehr gerecht werden kann und damit auch für wissenschaftliche Psychotherapie keinen Weg darstellt, der zukunftsfähig ist (*Petzold* 1999p, 2009k, 2012d). Diese Situation in der eigenen Disziplin, der Psychotherapie bzw. der Psychotherapiewissenschaft, war für mich ein weiteres Motiv, das vorliegende Buch in Angriff zu nehmen. Im Hintergrund stehen natürlich noch grundsätzlichere, persönliche Interessen: Ich war von Jugend auf davon fasziniert, mich, die Menschen, die Welt zu verstehen, und das hat mich in eine weit ausgreifende Suche geführt, in der die Biologie, die Evolutionstheorie, die Philosophie, die Psychologie, die Psychotherapie eine große Rolle gespielt haben (idem 2011i, j). Schon in den Anfängen des Studiums in Paris 1963 wurde mir deutlich, dass eine Eingrenzung meiner Suche auf die Dimension des „Psychischen“ zu keiner hinreichenden Grundlage für das Verstehen von Menschen, Männern und Frauen in ihren Lebenskontexten, führen kann. **Der Mensch ist Leib, ist Leib-Subjekt**! Diese Erkenntnis von *Maurice Merleau-Ponty* und *Gabriel Marcel,* die ich schon vor Studienbeginn gelesen hatte und die mich neben dem Élysee-Vertrag (22. Januar 1963[5]) und anderen Anziehungskräften motivierten, in Paris zu studieren, war und ist für mich grundlegend – bei *Marcel* konnte ich dann auch mit einem anthropologischen Thema promovieren. Das führte mich später dann über den Kontakt mit der russischen Schule der Neuropsychologie und Neurophysiologie (*P. K. Anochin, N. N. Bernštejn, A. R. Lurija, A. A. Uchtomskij, L. S. Vygotskij*) – zu meiner zentralen anthropologischen Idee des „**Informierten Leibes**“, der in die Welt eingebettet durch die Ströme von Einflüssen/Stimulierungen aus *Enkulturation*, *Sozialisation* und *Ökologisation* über die Kontexte und seine eigenen Reaktionen auf diese Kontexte „informiert“ wird. Das geschieht auf der Ebene des Biologisch-Organismischen und der aus ihr emergierenden Ebene des Subjektiven, d. h. des Leib-Subjektes. Damit ist eine naturwissenschaftlich-neurobiologische Betrachtung mit einer geistes- bzw. kultur- und sozialwissenschaftlichen Sicht konnektiviert worden im Sinne einer *Näherung von Positionen*, die für interventive Ansätze wie die Psychotherapie oder Leibtherapie eine praxeologische Basis bieten kann.

Die Fragen nach dem „Wesen des Menschen als sich entwickelndem“, des Menschen, der „zu sich selbst unterwegs“ ist, ja, der dieses Wesen, seine „**Hominität**“ – so mein Term – selbst zu gestalten vermag, und künftig sogar in einer *vulnerabel* gewordenen Welt sich besonnen und bewusst entschieden aus einer „komplexen Achtsamkeit“ gestalten *muss* (*Petzold* 2009f; *Petzold, Moser, Sieper* 2012), bedurften meiner Auffassung nach eines breiteren Ansatzes, als den der traditionellen Psychotherapieformen. Die leiborientierten, kreativtherapeutischen und die sozial-systemisch ausgerichteten Therapieverfahren mussten, das sah ich schon damals (idem 1965, 1974j), mit ihren Perspektiven auf den Menschen hinzu kommen. In der Auseinandersetzung mit den verschiedenen Formen der Psychotherapie wurden mir unmittelbar die Unterschiede evident, die entstehen, wenn man nur auf die Behandlung von ***psychischen*** Problemen gerichtet ist, wie in den traditionellen Wegen der ***Psycho***-therapie, oder wenn man grundsätzlich einen ***psycho-somatischen*** Ansatz der Betrachtung verfolgt, wie in vielen Formen der Körper-, Leib- und Bewegungstherapie und auch in einigen psychotherapeutischen Richtungen, zumindest in störungsbildspezifischer Hinsicht, etwa bei somatoformen Störungen oder den psychosomatischen Erkrankungen. Das führte dazu, das ich mich den „leibtherapeutischen" Methoden, den Verfahren der körperorientierten Psychotherapie, den körper- und bewegungsorientierten Therapieansätzen zuwandte (idem 1974j, 1977k, 1988n) und in diesem Bereich einige Pionierarbeit leisten konnte (vgl. *Hölter* 2011; *Waibel, Jakob-Krieger* 2009). Aber das reichte nicht aus. Meine Praxisfelder, etwa in der Geronto-, Jugendlichen- und Drogentherapie, zwangen mich, eine ***psycho-soziale*** Perspektive zu fokussieren, wie das gleichfalls in der Sozialpsychiatrie, Sozialarbeit, Netzwerk- und Sozialtherapie oder in der systemischen (Familien)therapie (vgl. *Ludwig*, dieses Buch) geschieht. Hier musste die *soziale* Seite menschlicher Existenz besonders betont werden, was auch die neuropsychologische und kulturhistorischen Schule der russischen Psychologie kennzeichnete (*Vygotskij, Leont'ev, Lurija*, vgl. *Jantzen*, dieses Buch), mit der ich mich in den 1960er Jahren befasst hatte (*Petzold, Michailowa* 2008). Man kommt dann zu anderen Sichtweisen und Behandlungsansätzen als bei den zuvor genannten, primär auf das „Psychische" zentrierten therapeutischen Orientierungen. Theorie und Praxis entwickeln sich in die Richtung einer ***bio-psycho-sozialen*** Zugehensweise, wie sie sich inzwischen bei einigen modernen Ansätzen klinisch-psychologischer oder integrativ verhaltensmedizinischer Arbeit durchzusetzen beginnt (*Egger*, dieses Buch) und wie ich sie in meinen eigenen Arbeiten in der Gerontopsychotherapie[6] oder in der „Integrativen Leib- und Bewegungstherapie" (idem 1974j) mit einem ***bio-psycho-sozial-ökologischen*** Ansatz entwickelt habe (*Petzold*, dieses Buch).

Leibhaftig in der Welt: embodiment, embeddedness – die biopsychosoziale bzw. biopsychosozialökologische Perspektive

Solche Verfahren gehen über die Idee einer ***Psycho***-therapie weit hinaus und beziehen sich auf einen breiten, Kognitives, Emotionales, Biologisches, Ökologisches und Soziales umfassenden, modernen Verhaltensbegriff und auf ein aktuelles, neurowissenschaftlich unterfangenes Verständnis von „Lernen und Lehren"[7]. Beides überschreitet die traditionellen behavioristischen Reduktionismen und öffnet den Horizont zu einer Sicht, die den Menschen als komplexes, lernendes und sich in Lebenskontext und -kontinuum entwickelndes Wesen zu erfassen und zu verstehen sucht und zwar in einer *differenzierten Ganzheitlichkeit*, die **Körperliches** (biologische/physiologische Prozesse), emergent **Seelisches** (emotionale, motivationale, volitionale Prozesse), emergent **Geistiges** (basal- und komplex-kognitive Prozesse) im jeweilig gegebenen sozialen und ökologischen Umfeld *differentiell* betrachtet. Menschen werden dann in ihre Lebenswelt eingebettet (*embedded*) gesehen, die sie mit ihren **Grundantrieben** *explorativer Suchbewegungen* erkunden und mit *poietischem Gestaltungswillen* formen. Dabei haben sie die Lebens- und Sozialwelt in einer Weise „verkörpert" bzw. „eingeleibt" (*embodied*), dass sie durch diesen lebensweltlichen **Kontext** und das **Kontinuum** seiner Geschichte auf der leiblichen Grundlage bis in ihre kognitive, motivationale, emotionale und volitionale Realität geprägt wurden. Gleichzeitig werden aber auch die Rückwirkungen der Menschen als „kreative Wirklichkeitsgestalter" (*Hurrelmann* 2006) auf ihre sozialökologische Mitwelt in den Blick genommen, denn ohne diese dem menschlichen *poietischen Gestaltungsantrieb* entfließenden kultur- und umweltgestaltenden Aktivitäten in ihren konstruktiven, aber auch destruktiven Dimensionen (*Petzold* 1996j, 2008b) kann der Mensch nicht verstanden werden und wird er sich selbst nicht verstehen können (idem 2009k).

Eine solche **biopsychosoziale** bzw. **sozialökologische** Sicht repräsentiert im anthropologischen Denken des psychotherapeutischen Feldes eine neue Orientierung (idem 2003e), die es erweitert in Richtung einer „Allgemeinen Psychotherapie und Neuropsychotherapie" (*Grawe* 1998, 2004), einer biopsychosozial ausgerichteten „Integrativen Verhaltenstherapie" (*Egger* 2007, 2012, dieses Buch), einer „neurobiologisch fundierten, systemischen Therapie" (*Schiepek* 2008, 2011), einer „soziopsychoneuroimmunologisch" orientierten psychodynamischen Therapie (*Schubert* 2011b) oder einer „entwicklungszentrierten, biopsychosozialökologischen **Integrativen Humantherapie**" (*Petzold* 1992a, 2003a), die im „life span developmental approach" den Menschen von Säuglingszeiten an (idem 1993c, 1994j) über Adoleszenz und Erwachsenenleben (idem 2003a, 2007v) bis ins Alter und ins hohe Senium (idem 2004a, *Petzold, Horn, Müller* 2010) lebensalterspezifisch zu begleiten und zu behandeln sucht (*Sieper* 2007b). Es zeichnet sich ein integrierendes, neues „**biopsychosozialökologisches Paradigma**" ab (*Petzold* 2006p)[8], das sich auf dem Boden der anthropologischen und klinischen Arbeit des gesamten psychotherapeutischen, körper- bzw. leibtherapeutischen und sozialtherapeutischen Feldes entwickeln konnte, durch die Beiträge der vielfältigen Richtungen in diesem Feld, die sich synergetisch verbinden. Diese Bewegung im therapeutischen Bereich steht den Entwicklungen nahe, die sich im philosophisch-anthropologischen Bereich vollziehen, wie sie etwa in den neueren „Kognitionswissenschaften" und der „Philosophie des Geistes" in Gang gekommen sind und unter dem Namen „*embodied cognitive science*"[9] bekannt wurden. Ihre Vertreter schöpfen selbst wiederum aus verschiedenen Quellen. Verwiesen sei hier besonders auf das Werk von *Maurice Merleau-Ponty* (1945/1966, 1999), der die Ideen der „Leiblichkeit", der „*incarnation*", der „Natur" in einer Weise konzeptualiserte, die *Varela* et al. (1991) zu ihrem bahnbrechenden Buch „*The Embodied Mind*" anregte. *Varela* nutzte indes die Weite und Tiefe der Sicht des französischen Phänomenologen nur in Ansätzen – *Merleau-Ponty*s Ausführungen über die „Natur" (1995) waren noch nicht ediert. Die zentrale These der „embodied cognitive science" ist, dass „Geist" (*mind*) mit seinen Dimensionen Kognition, Intelligenz, Abstraktion, Reflexivität, Meta- bzw. Hyperreflexivität und in seinen Willensakten (*Petzold, Sieper* 2008a) einen wahrnehmungs- und handlungsfähigen Körper (*body*) braucht, der in der Welt situiert und mit ihr unlösbar verbunden ist (*embeddedness, situatedness*), auch dadurch, dass er unter einer evolutionstheoretischen Perspektive aus dieser Welt hervorgegangen ist. Körperliche und intellektuelle Fähigkeiten haben sich im Mesokosmos (*Vollmer* 1975) über die Evolutionsgeschichte hin in Auseinandersetzung mit der realen Welt entwickelt, was auch für die Psychotherapie bzw. Humantherapie eine evolutionstheoretische Betrachtung erforderlich macht (*Osten* 2009; *Petzold* 2006j, 2008m). Das wird noch durch neueste Entwicklungen in der „Epigenetik"[10] und der „Molekularen Genomik"[11] unterstrichen, die durchaus künftig für die Psychotherapie relevant werden können, zeigen sie doch, dass „eindrückliche" Lebensereignisse „Eindrücke" hinterlassen – belastende und fördernde –, die transgenerational weitergegeben werden können. Daraus ist bislang noch nicht mehr abzuleiten, als in Psychotherapien einen starken Fokus auf die Förderung eines gesundheitsbewussten, bewegungsaktiven und positive Sozialkontakte pflegenden **Lebensstil** zu setzen (idem 2012d). Aber das ist doch schon etwas Wichtiges. Für viele PsychotherapeutInnen wäre es geradezu ein Paradigmenwechsel, wenn sie beginnen würden, bewusst und gezielt, wenn auch (bislang noch) in unspezifischer Weise auf **salutogene** und **euthyme** Entwicklungen hinzuwirken etwa durch Beiziehen von Landschafts-, Garten-, Bewegungs-, Sporttherapie usw. (idem 2011g, *Petzold, Moser, Orth* 2012[12]) oder durch Gesundheitscoaching in der Psychotherapie (idem 2010b; *Ostermann* 2010), was eine wichtige Erweiterung des psychotherapeutischen Spektrums bedeutet, nämlich zugleich kurativ, *pathogeneseverändernd* und gesundheitszentriert *salutogenesefördernd* sowie – bei der Explosion der Zivilisation- und Stresserkrankungen, den neuen Burnoutwellen inzwischen unverzichtbar – *präventionsorientiert* in der Psychotherapie zu arbeiten. Das ist zumeist auch mit einer Förderung der Ausbildung salutogener Lebens- und Persönlichkeitsstile bzw. Identitätsprofile (*Petzold* 2012a, 543f) verbunden und dem Streben nach einer persönlichen Lebenskunst (idem 1999q, *Schmid* 2004) als Ästhetisierung der eigenen Existenz (*Foucault* 2007).

Im „biopsychosozialökologischen" Modell kritischer Humantherapie des Integrativen Ansatzes (*Orth, Petzold* 2000; *Petzold, Orth, Sieper* 2012a) werden damit unter einer anthropologischen Perspektive neben der „kurativen" [**1**] und „salutogenetischen" [**2**] Zielsetzung von Psychotherapie, „Persönlichkeitsentwicklung" [**3**] und „Kulturarbeit" [**4**] als weitere wichtige Zieldimensionen therapeutischer Praxis gesehen. Es gilt nämlich in den spätmodernen Risikogesellschaften (*Beck* 1986, 2007), von deren Dynamiken heute praktisch jeder Patient auch mitbetroffen ist, und sei es auch nur peripher, für diese ganze Einflussbreite zu sensibilisieren, denn Menschen fühlen sich oft genug durch Umweltzerstörung, Eurokrise, Zukunftsunsicherheit, Zeitgeistwirren (*Petzold* 1989f) belastet. Bei der Behandlung etwa einer Angststörung können derartige Kontexteinflüsse durchaus im Sinne einer Bewusstseinsbildung thematisiert und ggf. therapeutisch mit einer Ermutigung aufgegriffen werden, durch zivilgesellschaftliches, weltbürgerliches Engagement[13] auch in der eigenen sozialen Mikrosphäre zu einer „gesunden" Welt beizutragen, um weiterhin gesunde, lebensförderliche Weltverhältnisse aufnehmen, inkorporieren zu können. Auch dahin führt uns eine *„Embodiment-Perspektive"* (*Petzold* 2011g), weil wir verstehen, dass wir Welt verkörpert haben bzw. verleiblichen, sie „einleiben" und dass die Welt uns hervorgebracht hat mit dem Potential der Verkörperung/Einleibung (*Schmitz* 2000; *Petzold* 2002j; *Gallagher* 2005). Wenn Therapie Förderung benigner Interiorisierungen bzw. Embodimentprozesse ist (idem 2011e; *Koch* 2011; *Storch* 2011), erwächst daraus auch die Verpflichtung, für die Lebenswelt als Welt des Lebendigen, als Welt der Lebewesen, zu denen wir gehören, Sorge zu tragen. Als neurozerebrales, physiologisches Organ hat sich nach *Konrad Lorenz* (1973, 99) der menschliche Erkenntnisapparat im *Dialog* mit der Außenwelt so entwickelt, wie der „Huf des Pferdes auf dem Steppenboden" und die „Flosse eines Fisches im Wasser" (ibid.). Das Erkennen der Welt als leibhaftiges Erfassen in und mit ihren für Menschen tauglichen Lebensbedingungen „auf Menschenweise" (nicht in der Weise einer „Fledermaus", vgl. *Nagel* 1974) ist durch eben diese Bedingungen ermöglicht worden – so etwa die Vertreter der „evolutionären Erkenntnistheorie"[14]. Wir Menschen sind von der Welt, die wir in Phylogene und Ontogenese interiorisiert, inkorporiert, inkarniert haben (*Lurija, Vygotskij* 1930/1992; *Petzold* 2012e), durchtränkt und gehören durch solches „embodiment" dem „Fleisch der Welt" (*chair du monde*) zu, wie *Merleau-Ponty* (1969) es metaphorisierend formulierte: *„Mon corps est la même chair que le monde"*[15]. Mit dieser „leiborientierten" Sicht hat sich eine bedeutsame Strömung in der neueren Kognitionswissenschaft entwickelt, ein Paradigmenwechsel, das **Embodiment-Paradigma** (*Clark* 2008; *Gallagher* 2005; *Petzold* 2002j), das affirmiert: Geist benötigt einen Körper, gründet in der Interaktion des Leibes mit der Welt als *„être-au-monde"* (*Merleau-Ponty* 1945/1966, 1964). Leib und Welt generieren Geist.

Merleau-Ponty und die ihm kongenialen Autoren *Buytendijk* und *Plessner* sowie die Überlegungen von *Ferenczi*[16] zur „Inkorporation" hatten uns zwei Jahrzehnte vor *Varelas* Überlegungen zur Entwicklung eines komplexen Konzeptes der „**Leiblichkeit**" und der **Inkorporation** (*embodiment*) geführt und zur Ausarbeitung eines integrativen, leibtherapeutischen Behandlungsverfahrens motiviert[17]. Wenn man in dieser Tradition des Denkens einer Verwobenheit von **Mensch, Umwelt, Vorwelt, Mitwelt** (*Petzold* 1988n) die „Verschränkung von Innen und Außen im Verhalten" (sensu *Merleau-Ponty*, vgl. *Waldenfels* 1976) und eine ganzheitliche Sicht des personalen Subjekts mit „somatischen, psychologischen, noetischen, sozialen und ökologischen Dimensionen" (*Petzold* 1965) zum Ausgangspunkt der theoretischen Betrachtung und der interventiven Ausrichtung macht, so wird das Therapieverständnis weiter und breiter. Das hat Konsequenzen bis in die konkrete therapeutische Praxis:

Man verwendet, eingedenk der *somatischen* Dimension etwa in der Depressionsbehandlung (Psycho)therapie als **Integrative Humantherapie** mit bewegungs- und sporttherapeutischen Interventionen[18], um den „depressiven Leib" zu beeinflussen, denn man sieht Depression nicht mehr nur als „seelische Störung": der Mensch ist immer auch leiblich zu behandelndes Wesen. Man verbindet in der behavioralen psychotherapeutischen Behandlung von Angststörungen „Salutotherapie" (*Linden, Weig* 2009), nutzt dabei „euthyme", erlebnisaktivierende Angebote (ibid. 125; vgl. auch *Petzold, Moser, Orth* 2012), um die *psychische* Dimension des Menschen durch „multiple Stimulierung" in allen Sinnesbereichen anzusprechen. Dabei wird im Integrativen Ansatz mit einem demokriteischen Konzept der „Euthymie", nämlich des „rechten Maßes in guter Fülle", das auch das Wohlergehen der Anderen – z. B. der Hungernden auf der Welt – im Blick hat (ibid.), die auf den persönlichen Hedonismus zentrierte „Genusstherapie" der behavioralen Orientierung (*Lutz* 2009) erweitert. Auch das verhaltenstherapeutische „Achtsamkeitstraining" – in der Gestalttherapie sei langem als „awareness training" bekannt – kann über die individuumszentrierte Ausrichtung hinaus erweitert werden zu einem Konzept und zu einer Praxis der „**komplexen Achtsamkeit**" (*Petzold* 2009f), worunter eine Sensibilisierung für Ungerechtigkeit und Notlagen und eine Bereitschaft zu solidarischer Hilfeleistung verstanden wird. Grundlage ist hier ein politisch bewusster, humanitär engagierter und kritisch reflektierter Meliorismus und Altruismus, wie ihn *Henry Dunant* repräsentiert. 97 Millionen freiwillige Helfer sind heute im „Internationalen Roten Kreuz" weltweit engagiert (*Petzold, Sieper* 2011). Altruismus ist „heilsam" (*Ledermann* 2011). Es sind damit neue Themen und neue Akzentsetzungen in das psychotherapeutische Feld gekommen, auch wenn diese Entwicklungen bei weitem noch nicht in allen Bereichen zur Kenntnis genommen wurden. Weil man die Bedeutung *geistiger* Belange für die PatientInnen erkannt hat, kombiniert man in der Behandlung von „Posttraumatischen Embitterment-Störungen" in der modernen Verhaltenstherapie und in der Integrativen Therapie psychotherapeutische Maßnahmen mit „Weisheitstherapie" und achtsamkeits- und sinnorientierten Interventionen[19]. Man will der *noetischen* Dimension des Menschen gerecht werden, die bislang eher eine Angelegenheit der existentialpsychologisch ausgerichteten Therapieschulen war (*Längle*, dieses Buch, *Jennewein*, dieses Buch).

Kritische Kulturarbeit und Engagement für „Integrität"

Aber hier ist es wichtig, nicht in Höhenflügen abzuheben oder individualisierend sich nur spiritueller Innerlichkeit zu widmen (*Petzold, Orth, Sieper* 2008), sondern der „Mensch in der Welt" muss sich immer wieder auch politischen und humanitären Fragestellungen zuwenden, weil er der sozialen Realität nicht entgehen kann, lebt er doch in Gemeinwesen, auf die er angewiesen ist. Deshalb sollte eine „**kritische Kulturarbeit**" durchaus eine Aufgabe von Psychotherapie sein (*Petzold, Orth, Sieper* 2012a). Sie reicht von aufklärender Öffentlichkeitsarbeit über die Auseinandersetzung mit belastenden Themen der Vergangenheitsbewältigung bis zu konkreten familientherapeutischen, soziotherapeutischen und netzwerktherapeutischen Interventionen (idem 2010g). Damit wird der *sozialen* Dimension des Menschen Rechnung getragen (*Ludwig*, dieses Buch), und es werden zunehmend die sozioökonomischen Situationen bei einem breiten Spektrum von psychischen Störungen in den Behandlungen berücksichtigt, weil erkannt wird, dass die sozialen Netzwerke und Lebenslagen der Menschen für die Dynamik des „Gesundheits-Krankheitsgeschehens" eine zentrale Rolle spielen. In der Behandlung von Suchtkranken und von Patienten aus benachteiligten Schichten mit schweren Persönlichkeitsstörungen darf die Therapie in und von sozialen Netzwerken und die Soziotherapie in „Minus-Mileus" nicht mehr vernachlässigt werden, weil bei diesen Krankheitsbildern besonders evident wird: der Mensch ist durch und durch ***soziales* Wesen**, das hinlängliche sozioökonomische Sicherheit braucht[20]. Bei einer Vielzahl seelischer, psychosomatischer und sozialer Störungen wird zunehmend erkennbar, dass es sich um komplexe Syndrome handelt, in denen Komorbiditäten eine große Rolle spielen[21]. Die Entwicklungen hin zum DSM-IV und DSM-V zeigen, dass man diesem Fakt zunehmend Rechnung trägt und *soziale* und *ökologische* Faktoren immer mehr in den Blick kommen. **Lebenslage** und **Lebensstil** wurden in ihrer pathogenen Wirkung erkannt, besonders durch die Ergebnisse der Armutsforschung[22], die Untersuchungen zur Situation des „Prekariats"[23], insbesondere zu Folgen von Langzeitarbeitslosigkeit[24] und die Erkenntnisse niedrigschwelliger Arbeit im Suchtbereich[25]. Weiterhin wurde die Entfremdung von der Natur, das Fehlen von Naturerfahrungen als abträglich erkannt, so dass man besonders bei Kindern sogar von einem Nature-Deficit-Disorder" (*Louv* 2005/2011) gesprochen hat. Aber es wurde auch das salutogene Potential von *beneficial environments*[26], von heilsamer Natur wiederentdeckt – in der antiken Medizin spielte es schon eine große Rolle –, denn der Mensch ist ein ***ökologisches* Wesen** (*Petzold* 2006p, 2011g). Das zeigen heute die guten Ergebnisse der Natur-, Landschafts- und Gartentherapie, der Green Exercises, die als „ökopsychosomatische Interventionen" (ibid.) immer breitere Verwendung finden aus der Erkenntnis, dass der Mensch auch ein *ökologisches* Wesen ist: „Going Green" ist heilsam[27].

Der Blick auf solche Entwicklungen zeigt, dass im Bereich des Gesundheitswesens und in den Feldern therapeutischer Praxis sowie in den Praxeologien der verschiedenen psycho- und körpertherapeutischen „Schulen" ein Menschenbild impliziert ist, das weitaus umfassender ist als die Menschenbildannahmen der einzelnen Therapierichtungen, und dass sich eine neue Sicht abzeichnet, die in die Richtung der zuvor umrissenen Position eines **biopsychosozialökologischen Paradigmas** geht. Es ist auf „**Lebensstilveränderungen**" und auf „**Identitätsarbeit**" zu einer umfassende Neuorientierungen der eigenen **Identität** gerichtet (*Keupp* et al. 2006; *Petzold* 2012a).

Zu solchen mehrperspektivischen Zugehensweisen zum Menschen, die für Psychotherapie, Leibtherapie, Soziotherapie bedeutsam sind, haben noch weitere Denker und Kliniker als die schon genannten Impulse und Materialien geliefert, so etwa *Pierre Janet* (1859 - 1947; vgl. *Petzold* 2007b). 1885 hatte sein medizinischer Mentor *Jean-Martin Charcot* mit dem Pionier der französischen Psychologie, *Théodule Ribot,* und *Janet*s Onkel, Membre de l'Institut und anerkannter Sorbonne-Philosoph *Paul Janet,* eine „Société de psychologie physiologique" gegründet, die eine experimentelle Orientierung der Psychologie vertrat. *Janet* hielt den Eröffnungsvortrag (*Janet* 1885,1898), dem höchst wahrscheinlich auch *Freud* beiwohnte, der damals in Paris zu einem Studienaufenthalt weilte. *Freud* hat bekanntlich viele seiner Konzepte von *Janet* ohne hinlängliche Nennung des Urhebers entlehnt (*Petzold* 2007b). In dieser Zeit also wurden von *Janet* eine enge Verbindung von Psychologie und Physiologie sowie die Bedeutung gesellschaftlicher Einflüsse betont. *Paul Janet* (1873) hatte sich als Ethiker mit Fragen der Familie und des Sozialismus beschäftigt und *Pierre Janet* für soziale Fragen sensibilisiert. Neben seiner Tätigkeit als junger Philosophieprofessor 1882 – 1889 arbeitete *Piere Janet* in seiner Freizeit als Freiwilliger im Krankenhaus von Le Havre. 1889 begann er mit dem Medizinstudium. Sein Leben lang hatte er ein hohes persönliches Engagement für seine PatientInnen und eine Offenheit für soziale Probleme. Es steht bei *Janet* schon *avant la lettre* ein biopsychosoziales Menschenbild im Raum, und so nimmt es nicht Wunder, dass die russische „kulturhistorische Schule", *Vygotskij* und sein Kreis, die ähnliche Ideen verfochten haben, auf die Schriften *Janet*s Bezug nehmen. Leider wurden *Janet,* seine breiten Perspektiven und seine *„médications psychologiques"* in der modernen Mainstream-Psychotherapie bislang kaum genutzt (vgl. *Sponsel* 1995) genauso wie die Werke von *Lev S. Vygotskij* und seiner Kollegen *Pyotr K. Anochin*, *Alexandre R. Lurija* und *Nicolaij A. Bernštejn*[28] von PsychotherapeutInnen unbeachtet blieben. Alle diese Forscher und Kliniker vertraten Ideen, die den Menschen psychophysiologisch bzw. psychobiologisch in seiner **Leiblichkeit** und mit seiner Verwurzelung in der **Welt** zu be-*greifen* und zu er-*fassen* suchten. *Anochin* (1975) hatte mit seiner Theorie „funktionaler Systeme" 1935 erstmals das Feedbackprinzip der „Reafferenz" beschrieben. Er legte damit sowohl ein intraorganismisches Modell als auch ein Modell für die Interaktion von Organismus und Außenwelt als *selbstorganisierte nicht-lineare Systeme* vor, die insgesamt den „Leib im Kontext" als „integrativ fungierende Einheit" verstehbar macht (idem 1974b), ein Modell, das bis heute seine Aktualität behalten hat (*Saveliev* 2005; *Red'ko* et al. 2004). Selbstorganisation, Verschränkung von Innen-und-Aussenbezügen, Selbstregulation durch Fungieren dominanter intra- und intersystemischer Funktionen, wie sie *A. A. Uchtomskij* (2002; *Jantzen* 2005) in seinen Konzepten entwickelt hat, das waren Ansätze, mit denen wir uns als BegründerInnen der Integrativen Therapie, in Paris die Fächer Philosophie, russisch orthodoxe Theologie, Psychologie, Psychophysiologie studierend, befasst hatten (*Petzold, Sieper* 2008a), und zwar als wir – unausweichlich bei dieser Fächerkombination – mit dem „psychophysischen Problem" konfrontiert waren. Das ist im Deutschen als Körper/Leib-Seele-Problem gefasst und wird im Französischen mit den Begriffen *„corps et esprit"*, im Englischen mit den Worten *„body* and *mind"*, im Russischen mit „души и тела" benannt, was Fragen aufwirft: Warum diese unterschiedlichen Begrifflichkeiten und Sichtweisen für das Problem? Ich sehe es damals wie heute als den Angelpunkt anthropologischer Fragestellungen an. Es ist eben nicht nur ein Problem der Semantik, auch wenn das eine Dimension sein mag. Wenn man wie wir [*Petzold, Sieper*] damals ***psycho***-analytische Couchexplorationen durchläuft, bei einer *Gindler*-Schülerin (*L. Ehrenfried* 1956) ***leib***-therapeutische Erfahrungen macht (*Petzold* 2005m), universitäre Verhaltenstherapie vermittelt bekommt und in den ersten Praxisprojekten gezwungen ist, ***sozio***-therapeutisch – denn anders geht es nicht – mit drogenabhängigen Jugendlichen zu arbeiten, mit Alkoholismus in Problemfamilien und den Störungen ihrer Kinder, mit Armut in Elendsquartieren (idem 1969c, 1970d), also in desaströsen ***ökologischen*** *Kontexten,* nassen Wohnungen in abbruchreifen Häusern, dann kommt man an die Grenzen von ***psycho***-therapeutischen Menschenbildannahmen. Man kommt auch in massive Zweifel über philosophische und theologische Anthropologien, die über die „geistigen" Dimensionen der „Krone der Schöpfung" spekulieren.

Die Erfahrungen in der praktischen „Menschenarbeit" als Psychotherapeut, Soziotherapeut, als Leib- und Bewegungstherapeut mit verhaltensauffälligen Kindern, mit suchtkranken Jugendlichen und Erwachsenen, mit psychiatrischen PatientInnen, nicht zuletzt auch in Alten- und Pflegeheimen[29], Bereichen des Elends (*Bourdieu* 1997), haben mich über meine gesamte Praxiszeit als Therapeut, Supervisor und als Forscher bis heute nicht losgelassen und in mir stets **anthropologische Fragen** aufgeworfen: nach Körper-Seele-Geist-Weltverhältnissen (idem, dieses Buch), nach Mensch und Natur (idem 2011i, j), nach Sinn und Sinnlosigkeit (*Petzold, Orth* 2005a), nach Unrecht und Gerechtigkeit, Schuld und Schuldfähigkeit, Macht und Ohnmacht, nach Gewalt, Krieg, Menschenvernichtung[30], aber auch nach Frieden, Gewissensarbeit, Weisheit, Menschenwürde und Integrität[31]. Dadurch und dabei bin ich in meinen zahlreichen klinischen, behandlungsmethodischen, praxeologischen Theorie- und Forschungsarbeiten immer wieder zu Fragen der Menschenbilder gekommen. Die Begegnungen mit KlientInnen und PatientInnen, mit Menschen in Krankheit, Elend, Lebensproblemen (*Hecht, Petzold, Scheiblich* 2011) haben mich für die Menschenbildthematik weiter sensibilisiert und durch den praktischen Lebensbezug in komplexer Weise **achtsam werden lassen** für das, worum es in der Therapie letztlich geht: um **engagierte Hilfeleistungen für Menschen** zur Sicherung ihrer **Gesundheit** und **Integrität** auf dem Hintergrund kritischer und melioristischer **Kulturarbeit**[32]. Das ist ein weiterer, wesentlicher Hintergrund für die Erarbeitung und das Zustandekommen dieses Buches. Über Menschenbilder nachzudenken bedeutet, auch die Themen der Menschenrechte und der Menschenwürde zu fokussieren (*Tiedemann*, dieses Buch) und für die Praxis zu konkretisieren. Arbeit an Menschenbildannahmen ist aus einer biopsychosozialökologischen Perspektive immer auch mit einem ethischen Postulat der Verantwortung verbunden, sich für die Sicherung der „**Integrität** von Menschen, Gruppen und Lebensräumen ... ihre Entfaltung, Entwicklung, Verbesserung" (*Petzold* 1978c, 24) verantwortlich zu engagieren, weil man ihre Verletzlichkeit erfahren hat und weil ihre Schönheit als wertvoll erlebt werden kann. *„Engagierte Verantwortung existiert immer nur als Praxis von Verantwortung für meinen gesamten Lebenszusammenhang, und dieser ist die Welt"* (ibid. 25, kursiv im Orig.). *Hans Jonas* (1984) hat in einem ähnliche Sinne und aus einem ähnlichen Zeitgeist seinen „ökologischen Imperativ" formuliert: *„Handle so, dass die Wirkungen deiner Handlungen verträglich sind mit der Permanenz echten menschlichen Lebens auf Erden ... Gefährde nicht die Bedingungen für den indefiniten Fortbestand der Menschheit auf Erden; oder wieder positiv gewendet: „Schließe in deine gegenwärtige Wahl die zukünftige Integrität des Menschen als Mit-Gegenstand deines Wollens ein"* (ibid. 36).

Ich habe eine solche Maxime anders akzentuiert, indem ich die Lebenswelt, die Welt des Lebendigen, die mundane Ökologie, die lebendige Natur schlechthin ins Zentrum der Argumentation gestellt habe und nicht die Permanenz menschlichen Lebens als Letztbegründung wählte. Dahinter verbergen sich nämlich problematische „Mythen" (*Petzold, Orth, Sieper* 2012a), denn es wird vom Menschen als „Krone der Schöpfung", vom Beherrscher der Welt (1. Moses 1, 28) gesprochen. In Wahrheit ist er aber doch der große Zerstörer von Natur. Das gilt es zu sehen und zu ändern. *Albert Schweitzer*s (1991) „Ehrfurcht vor dem Leben" greift da weiter. Für mich ist eine Permanenz des Menschen prioritär an die Bewahrung der *Integrität der Welt des Lebendigen insgesamt gebunden, an der wir Menschen teilhaben.* Diese anthropologische Position ist im Erleben von *Mit-sein* und von fundamentaler *Zugehörigkeit* begründet, und ihr entfließt die erforderliche „fundierte Verantwortung für das Lebendige" – eine ***„komplexe Achtsamkeit*** für das Lebendige"[33], die weiter greift als selbstzentriertes psycho-therapeutisches Achtsamkeits-Training (*Heidenreich, Michalak* 2004). Sie muss vielmehr zu einer „fundamentalen Sorge (*caring*)" für das Lebendige und zu einem konkreten Eintreten für die Bewahrung seiner **Integrität** führen[34].

*„Wer existentiell erfahren hat, dass, wo immer die **Integrität** eines Menschen bedroht ist, auch seine eigene Integrität gefährdet wird, wo immer die Integrität unseres ökologischen Lebensraumes zerstört wird, auch sein Leben gefährdet ist, der wird mit aller Kraft und allem Engagement, dessen er für sein eigenes Überleben fähig ist, auch für den anderen und die Welt eintreten; denn sie ist unser Haus (oikos) und die anderen sind unsere Schicksalsgefährten (consortes)"* (*Petzold* 1978c, 24).

Interdisziplinäre Vernetzungen mit der Psychotherapie – Methodenpluralismus und Methodenintegration in der Psychotherapie

Nicht zuletzt ist das vorliegende Buch auch durch die Diskurse mit KollegInnen und Kollegen in den verschiedenen therapeutischen Orientierungen im Felde der Psychotherapie und in den verschiedensten therapierelevanten Wissensfeldern zustande gekommen, durch Brücken hin zur Philosophie und Soziologie, Disziplinen, die die Psychotherapie immer wieder kooptieren muss, um ihre Erkenntnisbedarfe abzudecken und in Kooperationen zu erweitern. Von herausragender Bedeutung ist hier natürlich die Psychologie mit ihren Subdisziplinen. Von meinen Kooperationen möchte ich hier besonders *Klaus Grawe* (2004; vgl. *Petzold* 2005q) erwähnen, mit dem ich lange Jahre zusammenarbeiten konnte, und der stets betonte, dass die Psychotherapieschulen beträchtliche Grenzen haben und im Interesse der PatientInnen „noch viel besser" werden müssten (idem 2005a, b). Weiterhin möchte ich *Ludwig Pongratz* (1984) nennen, diesen bedeutenden Pionier der klinischen Psychologie in Deutschland, mit dem ich 1982 ein methodenübergreifendes Forschungsprojekt „**vergleichender Psychotherapie**" initiieren konnte: „**Wege zum Menschen. Methoden und Persönlichkeiten moderner Psychotherapie**". Das Ergebnis war ein Handbuch in zwei Bänden (*Petzold* 1984a), verbunden mit dokumentierenden Filmaufzeichnungen von SchulengründerInnen und Leitfiguren aus den großen Psychotherapieschulen bei ihrer praktischen therapeutischen Arbeit (*A. Adler, K. Graf Dürckheim, F. Kanfer, A. Lowen, Z. Moreno, L. Perls, C. Rogers, V. Satir* u. a.). Diese biographischen und praxeologischen Dokumente waren von monographischen Kapiteln zu jedem Verfahren begleitet, die nach meinem Modell des „Tree of Science" (vgl. *Petzold* 1991k), einem Raster für die Theoriestruktur der Psychotherapie, aufgebaut waren, das ich auch für die Strukturierung meines eigenen Magnum Opus „Integrative Therapie" (Bd. I – III 1991-1993/2003a) verwandt hatte: Bd. I „**Klinische Philosophie**" zur „**Metatheorie**" mit Epistemologie, Anthropologie, Ethik usw. (idem (1991a/2003a), Bd. II „**Klinische Theorie**" mit Entwicklungs- und Persönlichkeitstheorie, Gesundheits- und Krankheitslehre (idem 1992a/2003a), bis zu Bd. III. „**Praxeologie**", der sich mit Behandlungsmethodik und -technik befasst (idem 1993a/2003a). Damit konnten die einzelnen Verfahren in allen wichtigen Theoriekonzepten verglichen werden. Es war also ein Projekt *theoretischer* Psychotherapieforschung mit einem Paradigma, das ich zusammen mit *Johanna Sieper* (2006) Mitte der 1960ger Jahre zu unserer Orientierung und als Versuch einer **Methodenintegration** in Paris entwickelt hatte: nämlich nach „**gemeinsamen und divergierenden Konzepten**" in den einzelnen Therapieschulen zu suchen, ein „**common and divergent concept approach**". Ein solcher, so meine ich bis heute, muss unverzichtbar neben der empirischen Forschung zu „**common factors**" stehen[35], ich möchte hinzufügen: „**and divergent factors**", nach denen zumeist nicht gesucht wird – ein Mangel! Das Wissen um Stärken und Schwächen von Verfahren hängt daran.

Ich hatte in der Suche nach Wirkfaktoren zunächst einmal in mein langjähriges Fach-, Forschungs- und Lehrgebiet geblickt, die „longitudinale Entwicklungspsychologie in der Lebensspanne", wo ich in den 1970ger Jahren mit den Arbeiten von *N. Garmezy, A. Masten, M. Rutter, E. Werner* und *R. Smith* u. a. zu **Risikofaktoren**, **protektiven Faktoren** und

Resilienzen (*Masten, Garmezy* 1985; *Petzold, Goffin, Oudhof* 1993; *Rolf* et al. 1990) vertraut wurde, die von PsychotherapeutInnen bis Anfang der 1990er Jahre nicht zur Kenntnis genommen worden waren. Für mich – in beiden Bereichen „developmental and clinical psychology" tätig – ergab sich in der Lektüre einer Landmark-Arbeit zum Wirkfaktorenparadigma von *Sol Garfield* (1973) „Basic ingredients or common factors in psychotherapy?" und einer im gleichen Jahr publizierten, nicht minder grundlegenden Arbeit von *Norman Garmezy* (1973) „Competence and adaptation in adult schizophrenic patients and children at risk", die das Resilienzparadigma inaugurierte, unmittelbar ein Konnex zwischen der Forschung zu entwicklungspsychologischen Einflussfaktoren und der Forschung zu psychotherapeutischen Wirkfaktoren. Und in der Tat sind die benignen, protektiven Einflüsse, die in natürlichen sozialen Settings, Familien- und Freundschaftsbeziehungen gelingende Entwicklungsprozesse ermöglichen: friendly companionship, significant caring other, emotionale Zuwendung, wechselseitige Empathie, Akzeptanz, Förderung von Einsichtsprozessen usw. (*Petzold, Goffin, Oudhof* 1993; *Petzold, Müller* 2004c) weitgehend übereinstimmend mit Faktoren, die in gelingenden therapeutischen Beziehungen und Prozessen Heilung bewirken. – Wir haben „vierzehn Wirkfaktoren" aufgefunden (*Petzold* 1993p, 1994g), von denen die beziehungszentrierten Kernfaktoren offenbar besonderes Gewicht haben. Das wird von Seiten der empirischen Säuglingsforschung unterstrichen, die die „Kraft liebevoller Blicke" (*Petzold* 1994j) in der „interpersonal world of the infant" (*Stern* 1985) herausgearbeitet hat, und auch von der Bindungsforschung erfährt das Unterstützung (*Grossmann, Grossmann* 2012). Dabei nehmen wir auch für den Frühbereich „multiple Bindungen" [36] in der familialen „**Polyade**" (*Osten* 2009; *Petzold* 2002c) in den Blick (den Vater und andere „Caregiver"), denn Menschen sind Gruppenwesen. Die Hominisation hat sich in kulturbildenden Gruppen vollzogen, Sprache ist in Polyaden „polylogisch" entstanden (*Richerson, Boyd* 2005; *Petzold* 2010f). Unser Gehirn hat sich dabei als „social brain", als „Beziehungsorgan" entwickelt (*Freeman* 1995; *Fuchs* 2008), was sich u.a. an den Mustern basalen Interaktionsvermögens zeigt, die Neugeborene mit „auf die Welt bringen" (*Trevarthen* 1998, 2001). Einfache **zwischenleibliche** „Interaktionsmöglichkeiten" des „Tonusdialoges", der „Blickdialoge" (*Ajuriaguerra* 1962, 1970; *Papoušek, M.* 2007), „Imitationsmöglichkeiten" oder auch Möglichkeiten der „Antwort" auf die Mimik eines dargebotenen menschlichen Gesichts (Mutter/Vater streckt die Zunge heraus, Säugling auch usw.), mit denen sich die bekannten Experimente von *Meltzoff* und seinen ForscherkollegInnen befasst haben (*Meltzoff, Moore* 1977, 1997; *Jackson* et al. 2006), zeigen, da gibt es frühe, nicht in ontogenetischen Interaktionen erlernte Muster des Interagierens und Kommunizierens. Sie legen als ein Erklärungsmodell nahe, anzunehmen, dass sich hier disponierte Muster finden, die Niederschlag „evolutionären Lernens" sind. Das imitative Moment dient dann primär nicht zum Lernen des Grundmusters, dass schon vorhanden ist und genutzt werden kann, sondern zum Lernen als Festigung, Präzisierung und Spektrumserweiterung - hier des vorhandenen Lächelmusters. Beeindruckend ist dann, dass die „care giver" (Mütter, Väter, Geschwister, Nanies etc.) über ko-respondierende Muster verfügen, die im ersten Lebensjahr ein „*intuitive parenting*" (*Papoušek, Papoušek* 1981; *Papoušek, M.* 2007) als relativ fest regulierte, transkulturell auffindbare Formen des Kommunizieren ermöglichen und im zweiten Jahr variablere Muster des Umgehens als ein *„sensitive caregiving"* (*Petzold, van Beek, van der Hoek* 1994) erschließbar machen, durch die sich die Bezugspersonen auf die sich zunehmend entwickelnden Eigenheiten des jeweiligen Kindes einstellen können.

Die **philosophisch-anthropologische** These, dass „Sein Mit-Sein ist", „Subjektivität in Intersubjektivität"[37] gründet (mit *Bachtin, Buber, Levinas, Marcel, Ricœur,* aber auch *Habermas*), wird so mit einer **evolutionstheoretischen**, einer **neurobiologischen** und einer **entwicklungspsychobiologischen** Argumentation unterfangen. Und natürlich wird damit auch die Bedeutung „zwischenmenschlicher Beziehungen" multi- und *intertheoretisch* ausgeleuchtet – so die Methodik der Theorienbildung und auch der Forschung des integrativen Ansatzes (*Petzold* 2007a, 51ff.; *Märtens, Petzold* 1995a). Das hat natürlich auch für die Betrachtung der „therapeutische Beziehung" (*Petzold* 1980g) Konsequenzen. Sie kann *monotheoretisch* nicht zureichend begründet werden (z.B. nur aus psychoanalytischer Psychodynamik oder *Roger*ianischer Dialogik oder gestalttherapeutischer Kontakttheorie).

Es herrscht ein breiter Konsens, dass die „therapeutische Beziehung" einer der wesentlichsten Wirkfaktoren der Psychotherapie ist (*Hermer, Röhrle* 2008) – quer über alle Therapieschulen macht sie 30% der Wirksamkeit aus (*Asay, Lambert* 2001; *Lambert, Barley* 2008). Aber auch in Laientherapien und Selbsthilfegruppen finden sich gute Wirkungen, wenn tragfähige Zwischenmenschlichkeit vorhanden ist und Nahraumbeziehungen entstehen können. *Gabriel Marcel* (1985) hat von philosophischer Seite her von **„Zwischenleiblichkeit"** gesprochen, die auch wir im Integrativen Ansatz für wesentlich halten und neben der philosophischen Argumentation von entwicklungspsychobiologischer Seite und aufgrund unser klinisch-therapeutischen Praxis mit Säuglingen, Kindern, Erwachsenen und alten Menschen – auch in Settings in unterschiedlichen Ländern – begründen (*Petzold, van Beek, van der Hoek* 1994). Leiborientierte Verfahren bieten natürlich besondere Möglichkeiten des Erfahrens von „benigner Zwischenleiblichkeit". Alltagssituationen aber auch, das darf nicht ausgeblendet werden – bei Festen und Feiern, aber auch in belasteten Kontexten, wie wir in Feldbeobachtungen und Hilfeleistungen etwa in den Balkankriegen feststellen konnten[38].Wir haben deshalb die These aufgestellt, dass die in therapeutischen Beziehungen zum Tragen kommenden Faktoren weitgehend die guter , konvivaler Zwischenmenschlichkeit sind (*Märtens, Petzold* 1998b) – wohl auch einer der Gründe, warum 99% der Opfer schwerster Traumatisierungen auf der Welt (Flutkatastrophen, Erdbeben, Bürgerkriege etc.) ohne Traumatherapien und Psychotherapien auskommen, solange die Familien- und Nachbarschaftsysteme so weit funktionieren, dass die „natürlichen Wirkfaktoren" der „wechselseitigen Hilfeleistung" zur Wirkung kommen können, die schon Fürst *Peter Kropotkin* (1902) in seinem monumentalen Buch „Mutual aid. A factor of evolution" dokumentiert hat. **Wechselseitige Hilfeleistung** auf der Grundlage **wechselseitiger Empathie** kann unter dieser Perspektive durchaus auch als verbindende anthropologische Größe gesehen werden, die in allen Therapien wirksam werden kann.

Damit schließt der vorliegende Band an Vorarbeiten an, die auf die anthropologische Perspektive hinführen. Mit einer von mir seit 1979 herausgegebenen Buchreihe zur „vergleichenden Psychotherapie", in der auch das vorliegende Werk erscheint, habe ich mehr oder weniger explizit die Idee verfolgt, wichtige „Anthropologica" in der und für die Psychotherapie „aufzubereiten" mit methodenpluralen Sammelwerken zu: Sinn, Widerstand, Alter, therapeutischer Beziehung, Identität, Wille, Methodenintegration usw. – dreißig Bände inzwischen. Immer, bei jedem Themenband, zeigten sich die grundlegenden Divergenzen und Konvergenzen in anthropologischen Fragen. Schon in dem erwähnten Forschungsprojekt „Wege zum Menschen", waren die anthropologischen Ausführungen der Autoren, die ihre jeweilige „Schule" darstellten, meist eher skizzenhaft, und in der schulenspezifischen Literatur der einzelnen Richtungen fanden sich selten Monographien zur anthropologischen Position. Dadurch wuchs in mir die Motivation, das vorliegende Werk herauszugeben, profilierte KollegInnen aus den Therapieschulen zu gewinnen, das Menschenbild ihrer Therapierichtung in ausführlicher Weise darzustellen. Dieses Unternehmen wurde ein mehrjähriges Projekt, denn es war keineswegs einfach, MitarbeiterInnen für diese Thematik im Grenzbereich von Psychologie und Philosophie, aber auch von biologischer und soziologischer Anthropologie in den einzelnen „Therapieschulen" zu finden. Über den Menschen forschen ja die verschiedensten wissenschaftlichen Disziplinen, und das ist auch notwendig. Eine zentrale Rolle spielt die biologische Anthropologie (*Gruppe* et al. 2004) mit ihren entsprechenden Subdisziplinen, der prähistorischen Anthropologie oder Paläoanthropologie (*Henke, Rothe* 1998), der evolutionären Anthropologie (*Schröder* 2000), Populationsgenetik (*Hartl, Clark* 1997), der Molekulargenetik (*Shapiro* 2011). Angrenzend finden sich Verhaltensbiologie (*Kappeler* 2009), Ethologie (*Bischof* 1985), Soziobiologie (*Wuketits* 1997) und Evolutionspsychologie (*Buss* 2004). Die Erkenntnisse und Forschungsergebnisse dieser Gebiete vernetzen sich mit den Wissensständen der Neurobiologie (*Hüther, Petzold*, dieses Buch) in einer Weise, die in hohem Maße relevant ist für ein anthropologisches Verstehen des Menschen in der Psychotherapie. Man kann nicht mehr nur auf die **Ontogenese** der Entwicklung schauen – der Fokus vieler Therapieschulen, insbesondere der tiefenpsychologischen und humanistisch-psychologischen – man muss auch, um den Menschen, sein Kognitions-, Gefühls-, Willens- und Sozialverhalten zu verstehen, ja um die Entwicklung von Kultur und Sprache zu begreifen (*Richerson, Boyd* 2005; *Petzold* 2010f), sich auch seinem Herkommen in der **Phylogenese** zuwenden und es in seiner Verschränkung mit den ontogenetischen Befunden betrachten (*Oyama* 2000a, b). Das ist indes, weil es für die Psychotherapie nicht nur um ein *Erklären* biologischer und neurowissenschaftlicher Fakten geht, sondern um eine *Verstehen* konkreter Menschen auf dem Hintergrund solcher Fakten, nicht ohne eine Erweiterung der Wissensgrundlage möglich, etwa durch anthropologisch orientierte Soziologie und Sozialpsychologie. Der Mensch als soziales und kulturschaffendes Wesen, das durch sein Handeln soziale und kulturelle Wirklichkeiten schafft (*Lenk* 1980, 1981), durch die es zugleich in rekursiver Weise **enkulturiert** und **sozialisiert** wird, befindet sich so in einem beständigen, spiralig progredierenden Prozess *explorativen* Suchens und Findens sowie des *poietischen* Gestaltens und Gestaltetwerdens. **Explorative Neugier** und **poietisches Gestaltungsstreben** werden denn auch, wie schon erwähnt, im Integrativen Ansatz als zwei basale Grundantriebe des Menschen gesehen (*Petzold* 2003e). Die Gedanken der sozialwissenschaftlichen Anthropologie (*Keupp* 1995) werden für PsychotherapeutInnen wesentlich, die ihre individualisierende Perspektive aus einem Verstehen der

sozialen Natur ihrer PatientInnen als verkürzt sehen und erkennen, dass sie Wissen „klinischer Sozialpsychologie" (*Petzold* 2007a, 2012a) zu Lebenslagen, sozialen Netzwerken, Identitätsprozessen, sozialer Epidemiologie etc. beiziehen müssen, um die biologischen und neurowissenschaftlichen Perspektiven zu ergänzen. Und natürlich kommen die vielfältigen, aus empirisch-psychologischer Grundlagenforschung erarbeiteten Beiträge der Psychologie zum *Verstehen* und *Erklären* des Menschen als unverzichtbare Wissensbasis für die Fundierung psychotherapeutischen Handelns hinzu (vgl. *Fahrenberg* und *Kriz*, dieses Buch), zumal die „Psychotherapieschulen" solche Grundlagen selbst nicht schaffen und schaffen können. Sie brauchen die Forschungen longitudinaler Entwicklungspsychologie (*Rutter, Hay* 1997) als Grundlegung ihres Verstehens des Menschen als eines sich lebenslang Entwickelnden, eine anthropologische Perspektive, die auf eine „klinische Entwicklungspsychologie"[39] nicht verzichten kann. Und natürlich sind auch die **philosophische Anthropologie** (*Graetzel*, dieses Buch) und die **rechtstheoretischen** (*Tiedemann*, dieses Buch) und **theologischen** Perspektiven auf den Menschen (*Mahler*, dieses Buch) unabdingbar, nicht nur wegen ihrer vielfältigen Versuche über die Jahrhunderte, den Wesensdimensionen des Menschen nachzugehen mit immer wieder gewichtigen Ideen, sondern auch, weil die Philosophie, besonders die der Gegenwart, zu der Aufgabe beiträgt, die zahllosen Ergebnisse der Einzelwissenschaften zu ordnen, zu diskutieren, zu vernetzen und lebensweltlich zu verorten (*Thies* 2009, 36f). Wie Psychotherapie, so meine These, einer „klinischen Entwicklungspsychologie" (*Petzold* 1992d) bedarf, Entwicklungspsychologie sozusagen für ihre Praxisaufgaben nutzt (*Flammer* 2010) und in gleicher Weise Sozialpsychologie mit ihren therapierelevanten Ergebnissen als „klinische Sozialpsychologie" (*Petzold* 2007a, 373f.) kooptiert und in Dienst nimmt, wird die Philosophie mit ihren für die Psychotherapie unverzichtbaren „Dienstleistungen" in Erkenntnistheorie, Anthropologie, Ethik usw. beigezogen als „**klinische Philosophie**" (*Petzold* 1971, 1991a). Ich habe diesen Term und diesen Arbeitsbereich eingeführt, weil mir das Angewiesensein der Psychotherapie auf interdisziplinäre Diskurse schon früh evident geworden ist, insbesondere in meiner *Freud*-Lektüre der sechziger Jahre. In ihr habe ich mich immer wieder an Fehlkonzeptualisierungen gestört, die bis heute nachhaltige Probleme für die Psychoanalyse gebracht haben (nicht zuletzt anthropologischer Art) durch *Freuds* mangelnde Auseinandersetzung mit der Philosophie, deren Rang als „Königin der Wissenschaft" er mit seiner hybriden Abwertung dieser Disziplin ablehnte (vgl. die Arbeiten in *Leitner, Petzold* 2009). Das ist ein Habitus, der von vielen psychotherapeutischen Schulen übernommen wurde und zum weitgehenden Fehlen differenzierter epistemologischer und anthropologischer Modellvorstellungen geführt hat. **Monodisziplinäre** Arbeit ist in einer **praxeologischen** Wissenschaft, wie der ***Psycho***-therapie oder der ***Körper***-therapie, die das Dualismusproblem schon in ihren Namen tragen – weitgehend unbearbeitet in den meisten Schulen –, überhaupt nicht möglich.

Psychotherapie als Praxeologie ist ein Bündel von Verfahren, die ohne Referenzwissenschaften wie Biologie, Medizin, Psychologie, Soziologie, Philosophie und ihre Subdisziplinen überhaupt nicht auskommen kann, wenn es um Menschenbilder, Handlungsethik, Persönlichkeits- und Entwicklungstheorie, Gesundheits-/Krankheitslehre, Identitätsprobleme, Genderfragen, Lebenslagen usw. usw. geht. Das gilt natürlich auch für die

Psychoanalyse, die sich in Verkennung ihres wissenschaftstheoretischen Statuts und der Leistungsfähigkeit ihrer epistemologischen und anthropologischen Grundlagen immer wieder als Metawissenschaft geriert. Heute kann aber keine angewandte Wissenschaft und keine Disziplin der „life sciences" mehr **mono**- oder auch **multidisziplinär** vor sich hin arbeiten oder in bloßer Juxtaposition agieren. **Interdisziplinäre** Arbeit ist angesagt, um die notwendigen **transdisziplinären** Erkenntnisse (vgl. *Petzold* 1998a, 26f.) zu generieren, die unsere ultrakomplexen Lebenswelten und die immer umfassender erkennbar werdende Komplexität unserer eigenen menschlichen Natur erforderlich machen. Durch Genetik und Epigenetik, durch Biologie und Neurowissenschaften, durch Psychologie und Soziologie und nicht zuletzt durch die Entwicklungen der neueren Philosophie, etwa in der „Philosophie des Geistes" oder der „Neurophilosophie", muss **Transdisziplinarität** durch interdisziplinäre Anstrengungen nachdrücklich angestrebt werden. Das Thema der Menschenbilder, die Probleme der Anthropologie, die dieser Band dokumentiert, machen das deutlich: die Therapieschulen bedürfen des Austauschs untereinander, zwischen den Richtungen, und noch mehr bedürfen sie der **interdisziplinären** Diskurse, der kritischen Auseinandersetzung mit ihrer jeweiligen Position zur Frage „Was ist der Mensch" im Lichte der Positionen der anderen Menschenbildannahmen der anderen Schulen und der anderen Disziplinen. Jede „Schule" kann nach der Lektüre dieses Bandes zu der gesicherten Erkenntnis kommen, dass ihre Menschenbildannahmen ergänzungsbedürftig sind, und sie kann in diesem Band vielfältige Materialien und Anregungen zu Ergänzungen finden. Sie kann auch mit Befriedigung auf ihre Beiträge schauen, die sie zum **Polylog** (*Petzold* 2002c) der Schulen und Richtungen zur Menschenbildsfrage beitragen konnte, vielleicht wird sie auch Fehlannahmen und Revisionsbedarf entdecken – welch ein Glück, wenn man dann interessante Aufgaben in Angriff nehmen kann. Es geht um Ergänzungen, eventuell um Revision von offensichtlichen Aporien, Inkonsistenzien, ggf. auch Fehlannahmen, nicht um generalisierte Vereinheitlichungen – eine Nivellierung der Pluralität ist nicht wünschenswert. Die fruchtbare Vielfalt würde dabei verloren gehen. Die Menschen sind vielfältig. *Klaus Grawe* hatte in dem Bemühen, dass Psychotherapien in ihrer Wirkung noch besser werden – und er sah ihre Wirkung bei schweren und chronifizierten Störungen als nur mäßig bis schlecht (*Grawe* 2005a, b) – sich für eine „Allgemeine Psychotherapie" stark gemacht (idem 1998). Wir hatten das Thema immer wieder diskutiert und auch in vieler Hinsicht Übereinstimmungen (vgl. meinen Nachruf *Petzold* 2005q). Ein Schulenmonismus und monistische Schulen, das war nicht unsere Sicht: „Weg vom Methoden-Monismus in der Psychotherapie" (*Caspar, Grawe* 1989; vgl. *Petzold* 1975a, l). Deshalb entwickelten wir – jeder auf seine Weise[40] – neue Ansätze. Beide Ansätze können dem „neuen Integrationsparadigma" (idem1992g; *Norcross, Goldfried* 1992; *Orlinsky* 1999) zugeordnet werden. Beide meinen – in unterschiedlicher Akzentuierung –, dass eine Fixierung auf ein Denken in „Schulen" überwunden werden müsse. „**Eine radikale Abkehr im Denken in Therapiemethoden tut not**" (*Grawe* 2005b, 4). Ich gab das erste Buch zur „**Methodenintegration in der Psychotherapie**" (*Petzold* 1982) heraus, was aber nicht hieß, alle Differenzen zu beseitigen. Meine integrativtherapeutische Position wurde im Editorial der ersten Ausgabe der Zeitschrift „Integrative Therapie" (begründet von mir und Charlotte Bühler 1975) vorsichtiger formuliert: es gehe darum, „Brücken zwischen den einzelnen Methoden zu schlagen, um durch bessere Information Gemeinsamkeiten und Divergenzen klarer zu sehen, mit dem Ziel, über einengendes Schulendenken hinaus zu integrativen Ansätzen zu führen ... zur Entwicklung übergreifender Konzepte und zur Überwindung von Methodendogmatismus. Voraussetzung für ein solches Bemühen um Integration ist Information und Dialog. Hier sieht die neue Zeitschrift eines ihrer Hauptanliegen" (*Petzold* 1975a, 1). In der zweiten Ausgabe war die Position noch deutlicher:

> »Die Zeit der „eindimensionalen" Behandlungen beginnt abzulaufen und die Forderung nach einem ganzheitlichen und integrativen Ansatz der Therapie, der sich nicht nur auf die psychische Realität beschränkt, sondern auch die körperliche, geistige und soziale Dimension des Menschen zu erreichen sucht, stellt sich immer dringlicher. Eine Integration verschiedener therapeutischer Verfahren über eine Analyse der ihnen gemeinsamen Theoreme und Praktiken und eine empirische Untersuchung der verschiedenen therapeutisch effizienten Variablen durch vergleichende (Psycho)Therapieforschung wird vielleicht die Lösung der Zukunft sein, wenn man auf die nicht mehr zu überschauende Methodenvielfalt in der Psychotherapie blickt. Dabei kann es nicht nur um die Reduktion von Komplexität (*Luhmann* 1968) gehen, sondern um die Freisetzung und Erschließung eines enormen und weitgehend ungenutzten Potentials« (idem IT 2, 1975e, 115).

Hier geht es keineswegs darum, „Nur das Beste aus allen Therapierichtungen, sozusagen als Extrakt des Guten herausfiltern zu wollen" (*Bowe* 2006, 7), wie *Grawe* und auch mir immer wieder fälschlich unterstellt worden ist, sondern es geht *Grawe* darum, Wirkfaktoren aufzufinden, die in allen oder in vielen Verfahren offenbar zur Wirkung kommen und die für gute Ergebnisse verantwortlich sind. Ich hatte in meinem Ansatz ja ganz explizit nach „gemeinsamen Konzepten und Praktiken" (*common concepts and practices*) und nach verschiedenen, also *divergent concepts and practices* Ausschau gehalten, *Grawe* hat das ähnlich im empirischen Methodenvergleich untersucht und in der Beforschung von Praxis auf wirksame Elemente. Gibt es keine Vielfalt, so ist auch nichts zu integrieren und ist auch die Chance, dass **Neues** entsteht, vermindert, denn Neues **emergiert** aus der Verbindung von Vielfältigem, entsteht aus fulgurierender Ko-kreativität (*Iljine, Petzold, Sieper* 1967) an den Grenzen, wo Verschiedenes aufeinandertrifft. Dort, in den „Überschreitungen" – so *Foucault* – „flammen Blitze des Werdens" auf (*Foucault* 1963/2001, 1998). Differenzen der Menschenbilder sind Ausdruck dieser Vielfalt. Ich habe „deshalb im Unterschied zu *Grawe* keine '*allgemeine Psychotherapie*', sondern eine '*allgemeine Psychotherapiewissenschaft*' [gefordert], die in Forschung, Theorienbildung, Konzept und Modellentwicklung, Methodenelaboration und Evaluation genügend an '*common ground*' hat und genügend an generalisierbaren Ergebnissen hervorbringt ... dass diese zu immer neuen konsensfähigen Erkenntnissen führen oder zu fruchtbaren Differenzen oder zu 'respektvollem Dissens', von dem u.a. eine lebendige Wissenschaft auch lebt" (*Petzold* 1994g, 7 f.).

Nivellierung von Pluralität ist in einer solchen Sicht auch nicht wünschenswert, wohl aber Verbindendes, Schnittflächen, Brückenkonzepte, gemeinsame Areale zur Verfügung zu haben, eben „*enough common ground*". Im Bereich der so genannten „Humanistischen Psychologie" (*Bühler, Allen* 1972)[41] mit ihren vielfältigen Therapieverfahren und -methoden haben wir eine besonders reichhaltige Landschaft, die noch nicht für Monokulturen planiert ist, die eben keine *einheitliche* „Humanistische Psychotherapie“ hervorgebracht hat, wie das neuerlich vertreten wird (*Eberwein* 2009), sondern ein „Spektrum vielfältiger Verfahren“, die in Epistemologie, Anthropologie, Behandlungstheorie und -methodik sich eine große Vielfalt bewahrt haben, wie sich auch in diesem Buch zeigt. Man kann durchaus sagen: Die „**Pluralität**“ von Ansätzen, die bei deutlicher Verschiedenheit einen „*common ground*“ von hinlänglicher Tragfähigkeit teilen, ist das Charakteristikum der humanistisch-psychologischen Therapieverfahren. Die heutige Bewegung, die die Transaktionsanalyse, die Bioenergetik und teilweise noch andere neoreichianischen Verfahren unter ihrem Dach versammelt, nimmt damit Ansätze auf, die theoriestrukturell ja der „tiefenpsychologisch-analytischen Orientierung“ zugeordnet werden, wenn auch in „Grenznähe“ (so *Stumm* 2011, 40). Es gibt Schnittmengen, aber die müssen sorgfältig betrachtet und untersucht werden, und ansonsten ist vertiefende Arbeit der Annäherung angesagt, für die dieses Buch wichtige Materialien bereitstellt.

Der „common and divergent concepts approach“
in der Integrativen Therapie
Petzold 1971f, 1980q

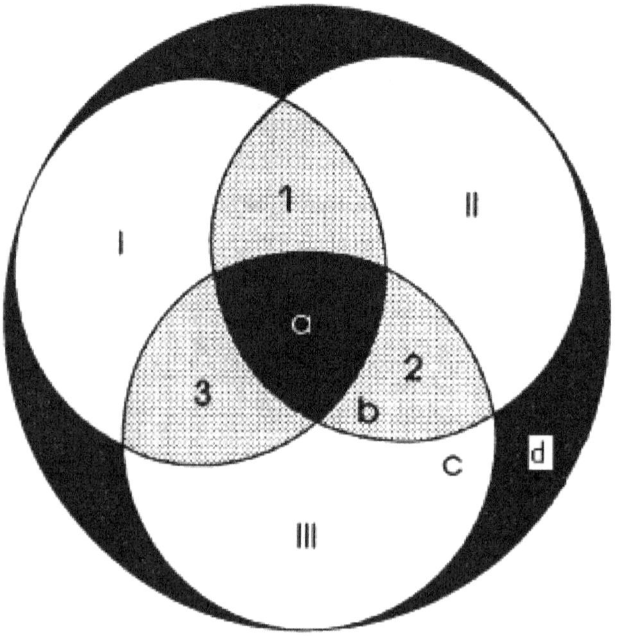

Homologien und Differenzen in den Orientierungen der Psychotherapie (Schnittmengendiagramm aus: *Petzold* 1980q)

Legende:

I Psychoanalyse/Tiefenpsychologie (*Freud, Jung, Adler, Lacan*)
II Humanistische Psychotherapieverfahren (*Moreno, Perls, Rogers*)
III Verhaltenstherapie (*Eysenck, Kanfer, Meichenbaum*)
a Homologes/Konvergentes (dunkelgraues Feld)
b Similäres (hellgraue Felder)
c Divergentes und Differentes (weiße Felder)
d Synergetisches (mittelgraue Felder)
1 Verfahren, die zu Psychoanalyse/Tiefenpsychologie *und* Humanistischen Psychotherapierichtungen Ähnlichkeiten haben
2 Verfahren, die zu Humanistischen Psychotherapierichtungen *und* Verhaltenstherapie Ähnlichkeiten haben
3 Verfahren, die zu Verhaltenstherapie und Psychoanalyse Ähnlichkeiten haben.

In dieser Sicht gibt es aber nicht nur Schnittmengen, Konvergenzen *innerhalb* einer Richtung, sondern auch *zwischen* den Richtungen, und natürlich gibt es auch innerhalb einer Richtung Differenzen, ja Divergenzen, nicht nur *zwischen* den Richtungen. Das gilt für verschiedene Grundpositionen, wie z. B. der Anthropologie. Menschenbild-Divergenzen und die aus ihnen abgeleiteten Theoreme sind ein wichtiges Unterscheidungskriterium zwischen den Schulen, das natürlich geprüft werden muss, wie etwa das Konzept der „Dialogizität“. In der *Bachtin*schen, zu Polylogik erweiterten Form der Integrativen Therapie (*Marková* 2003; *Petzold* 2002c) hat es eine andere Orientierung als in den Richtungen der Gestalttherapie, die sich an *Buber* orientiert (*Doubrawa, Staemmler* 1999)[42]. Und dann ist natürlich zu fragen: Finden wir bei *A. Adler* oder *S. Ferenczi,* also Vertretern des tiefenpsychologischen Paradigmas, weniger Dialogizität als in den „Humanistischen Schulen“? Ein anderes, zu befragendes Konzept ist das des Köpers bzw. Leibes. Mit der Zentralstellung des Körpers in einigen dieser humanistischen Verfahren – keineswegs in allen – muss nach Übereinstimmungen und Divergenzen gefragt werden, denn zwischen dem energetischen Körperkonzept der reichianischen bzw. neoreichianischen Tradition – beide gehören, wie gesagt, dem libidioökonomischen, psychodynamischen Ansatz des psychoanalytischen Paradigmas zu – und dem Konzept der phänomenologischen Leibtheorie liegen Welten. Es gibt ohnehin wenig, was *Carl Rogers* mit seinem Ansatz und *Alexander Lowen* und ähnliche NachfolgerInnen von *Reich* teilen. Der Körper/Leibbegriff gehört sicher nicht dazu. Aber auch Gestalttherapie und Integrative Therapie, Verfahren, die etliche Gemeinsamkeiten haben, sind durchaus von Verschiedenheiten gekennzeichnet, was den Organismus-/Körperbegriff von *Perls* mit seiner Homöostasekonzeption der 1940ger Jahre anbelangt. Eine Umstellung auf moderne Ansätze nicht-linearer biologischer Systemtheorien (z. B. *Kelso* 1995; *Haken* 1996), was zu *Perls* passen würde, liegt nicht vor, aber auch keine wirklich in den Theoriefundus eingreifende Neuorientierung an *Hermann Schmitz* oder – natürlich recht anders ausgerichtet – an *Merleau-Ponty* und der AutorInnen, die in seiner Tradition weitergearbeitet haben, wie *Natali Depraz* (1999,

2001) oder von *Françoise Dastur* (2001) mit ihren wichtigen Arbeiten. Sie zeigen Entwicklungen in der Phänomenologie mit und nach *Merleau-Ponty* gerade für das Verhältnis von Leib und Verleiblichung" (*incarnation* als ein „Zu-sich-selbst-Kommen des Leibes, *Dastur* 1999, 36), greifen das Verhältnis von Leib (*chair*) und Sprache (*langage*) auf, eine höchst wichtige und therapierelevante Thematik (*Dasur* 1994, 2001), die von Seiten der Leibtherapie oder körperorientierten Psychotherapie aber bislang wenig in den Blick genommen wurde[43]. „Leiblichkeit" – so der Titel eines Sammelbandes, den ich vor mehr als fünfundzwanzig Jahren herausgab (*Petzold* 1985g) – steht mit den dort präsentierten Leibkonzeptionen an anderen Orten als die, an die man sich heute begeben muss, um Positionen zu klären: zu *Michel Henry, Paul Ricœur, Marc Richir* (*Gondeck, Tengelyi* 2001), aber auch zu *Michel Foucault*, den man als Leibtheoretiker sehen muss. Leiblichkeit öffnet sich mit *Foucault* zu einer neuen Machtanalytik, zur Biopolitik, zu einem anderen Begehren und zu einer Ästhetisierung, einer Lebenskunst. Mit *Levinas* und seiner Philosophie des „Antlitzes" (*visage*)[44] wird eine Herausforderung in die Leibtherapie und an die humanistischen Formen der Psychotherapie herangetragen, die eine fundamentale Reflexion der Themen „Leiblichkeit und Gewalt" – von ganz anderer Seite her als sie *Foucault* mit dem Thema „Leiblichkeit und Macht" erforderlich machen. Was geschieht, wenn das „Antlitz" des anderen Menschen in den Fokus der Therapie kommt, wenn mein Antlitz, das ja nicht mehr „hinter der Couch" verborgen ist, in den Blick des Patienten kommt? Das sind nur einige Aspekte, hinter denen „Anthropologien des Leibes" stehen, die in den Diskurs mit den zumeist impliziten Leibkonzeptionen treten müssen, die sich in der Vielzahl der „neuen Körpertherapien" finden – so mein Buchtitel vor mehr als dreißig Jahren (*Petzold* 1977n). Inzwischen ist die Zahl der Ansätze nur noch schwer zu überschauen (*Marlock, Weiss* 2006), und auch der Grad ihrer Fundiertheit und Elaboration ist nicht zu erfassen. Es fehlt Forschung, es mangelt an universitären Anbindungen und an kritischer Aufarbeitung auf der inhaltlichen und praxeologischen Ebene. Die Situation ist ähnlich der, die man in den siebziger Jahren in der Psychotherapie vorfand. Um hier Ordnungsgesichtspunkte zu entwickeln, die wirklich greifen, genügt es nicht mehr, Richtungen primär nach ihrem Herkommen zu ordnen. *Josef Egger* und *Walter Pieringer* haben einen sorgfältig recherchierten und reflektieren Stammbaum der Psychotherapie erarbeitet (*Egger*, dieses Buch Abb. 1). Bei *Stumm* (2011, 30) findet sich ein ähnlich elaboriertes Modell. Das Problem solcher Modelle, die das historische Herkommen von Verfahren rekonstruieren, liegt darin, dass eine Ableitung von einer Quelle, z. B. von *Freud*, ja nicht besagt, dass damit eine Kontinuität der Tradierung besteht, sondern dass gerade dieses Herkommen auch zu Abgrenzungen, Paradigmenwechseln führt, man also auf die Inhalte schauen muss. Und da gäbe es – um einmal ein Beispiel zu wählen – gute Gründe, die Adlersche Individualpsychologie nicht bei der „Tiefenpsychologisch-analytischen Orientierung" einzuordnen (so bei *Stumm* ibid. 30), sondern bei der „Humanistischen Orientierung". Die originäre *Fritz Perls*'sche Gestalttherapie mit ihrem organismustheoretischen Grundmodell sensu *Goldstein*, wie es *Perls* (1959/1980) in „Gestalttherapie und Kybernetik" weitergeführt hat (*Petzold* 1997s), liegt viel näher an der „Systemischen Orientierung" als an der „Humanistischen", wo sie zumeist eingruppiert wird usw. usw.. Klar ist zu sagen, das *F. S. Perls* sich selbst nicht der Humanistischen Psychologie zugeordnet hat. Im Gegenteil, er hat sich von ihren Protagonisten abgegrenzt und nimmt auf ihre Schriften keinen Bezug (*Petzold* 2007j). Ähnlich hat auch *Moreno* keine Kontakte zur Humanistischen Psychotherapie gesucht oder sich ihrem individualisierenden Paradigma zugeordnet (idem 1984b). Er steht theoriegeschichtlich und theoriestrukturell an einem anderen Ort (*Hutter*, dieses Buch; *Petzold, Mathias* 1983). *Moreno* (1951) grenzt sich klar von der gestalttheoretischen Annahme der Aktualgenese und der Übersummativität ab und sieht den *„creator"* als Ursprung jeder Schöpfung an und das Selbst als Summe von Rollen. Wie soll er mit den GestalttherapeutInnen unter einem Dach, dem der „Humanistischen Psychologie" wohnen? Die *Lewin*schüler (*Benne, Bradford, Lippitt,* einstmals zugleich auch seine Schüler) waren mit *Moreno* – und er mit ihnen – bis ins hohe Alter zerstritten, aus persönlichen und theoretischen Gründen. Ich konnte zu einem späten Ausgleich beitragen (*Petzold* 1975i, 1980j, k). Das alles sind Beispiele für eine faktische Pluralität mit vielfältigen Ursachen in einem Teilbereich der Psychotherapie. Dabei wiegen die theoriestrukturellen Differenzen schwer und man muss in vertiefender gemeinsamer Theoriearbeit zwischen den einzelnen Communities Brücken schlagen, Konvergenzen und Divergenzen feststellen, um Trennendes zu überwinden, sofern das geht, oder zu akzentuieren, wo das notwendig und fruchtbar ist. Menschenbildannahmen und erkenntnistheoretische Positionen wären gute Diskriminierungskriterien, aber Unterscheidungen könnten und müssten auch an den persönlichkeitstheoretischen Ansätzen oder bei der Krankheitslehre festgemacht werden. Hier werden vertiefende Untersuchungen erforderlich und kann es nicht damit getan sein, nur eine Überschrift zu geben „Therapieverfahren der Humanistischen Psychologie" oder „Humanistische Psychotherapie", für die dann „Das Humanistische Menschenbild" (*Eberwein* 2012) als Synchronisator beschworen wird, das es aber nicht gibt, zumal der Humanismusbegriff der humanistischen Psychologie völlig ungeklärt ist und eine Auseinandersetzung mit der Kritik dieses Begriffes bei *Foucault, Gehlen* und *Heidegger* – um nur die gewichtigsten zu nennen – nicht stattgefunden hat (vgl. *Petzold* 2010e). Bei dieser Gruppe von Verfahren herrscht stattdessen eine nützliche Pluralität der Menschenbildannahmen und erkenntnistheoretischen Positionen, deren Überschneidungen zum Teil mit gewissen tiefenpsychologischen Strömungen größer sein mögen als untereinander. In gleicher Weise muss man die verschiedenen tiefenpsychologischen Richtungen befragen, wie weit sich nicht ihre Menschenbildannahmen „dezentralisiert" haben. Schon zwischen *Freud* und *Jung* sind kaum ausreichende Schnittmengen vorhanden und blickt man zu *Lacan* oder *Kohut* und auf die Intersubjektivisten (*Stolorow* et al. 1996; *Altmeyer, Thomae* 2006), so erweisen sich auf der epistemologischen und anthropologischen Ebene die übereinstimmenden Konzeptbereiche nicht sonderlich belastbar. Allerdings ist auch dort eine fruchtbare Pluralisierung festzustellen, die in „Polylogen des Verstehens" genutzt werden könnte, würden sie in einer Qualität „weiterführender Kritik" begonnen und institutionalisiert mit einem Willen zur Klärung und Qualitätsverbesserung (*Petzold, Orth, Sieper* 1995, 2012a). Die Vielfalt bietet überdies die Möglichkeit, dass Psychotherapie „Menschen gerecht wird" (*Petzold* 2006o, 2007e) und dass die PatientInnen die Wahlfreiheit haben, sich der Therapierichtung zuzuordnen, die ihren „subjektiven Theorien" über den Menschen, d. h. ihrem eigenen Menschenbild gerecht wird. Deshalb ist die Einschränkung dieser Wahlfreiheit mit der Zulassung von nur zwei Paradigmen von Menschenbildannahmen, dem behavioralen und dem tiefenpsychologisch-psychoanalytischen durch die Regelungen, die im Anschluss an das deutsche Psychotherapiegesetz erfolgten, aus ethischen, klinischen und rechtlichen Gründen höchst problematisch, zumal diese Menschenbilder ja auch sehr spezifisch orientiert sind. Es dürfte nicht jedermanns Sache sein, mit einer Therapieform behandelt zu werden, die von triebdeterministischen Grundannahmen ausgeht, welche zudem auch noch Basis für die Krankheitslehre und die Paxeologie, die Theorie der praktischen Behandlung, ist. Die Aufklärung über die Basisannahmen der bei der Behandlung eingesetzten Therapieform und über ihre Wirkweise (Wirkungen, Nebenwirkungen, Risiken, Schäden; *Leitner* 2011, 34f; *Märtens, Petzold* 2002) gehört zu der gesetzlich vorgeschriebenen Informationspflicht, auf der der „informed consent" beruht (*Leitner* 2009). Die Arbeit an gut kommunizierbaren Menschenbildannahmen ist also auch das Schaffen von Grundlagen für die Behandlungspraxis, ihre Informationsaufgaben und ihre psychoedukative Wissensvermittlung wesentlich (*Behrend, Schaub* 2005; *D'Amelio* et al. 2008).

Zu „seinem" Menschenbild finden – im Polylog bleiben

Ich habe über 40 Jahre immer wieder am Menschenbild der „Integrativen Therapie" mit meinen KollegInnen systematisch gearbeitet und in einer Aufarbeitung dieses Prozesses für mich selbst, für dieses Verfahren und für unsere „community of psychotherapists" die Entwicklungsaufgaben, die Zwischenergebnisse und Ergebnisse dieses Geschehens dokumentiert (*Petzold* 2003e). Ich habe die Exkursionen zu anderen Menschenbildern – in die Evolutionswissenschaften, die Philosophie, die Psychologie – aufgezeigt, notwendige Quergänge zu den Sprachwissenschaften, zu einer psychotherapierelevanten Theorie der Sprache (idem 2010f) nachgeholt und erkennbar gewordene Defizienzen aufgearbeitet: etwa zu den Themen Wille, Macht, Gender, Integrität, Natur, Gewissen, Altruismus, Sinn[46] – **anthropologische Themen**! Sie führen immer in die **Geschichte des eigenen Denkens**. Deshalb sollten Schulengründer und Leitfiguren der Psychotherapie die gedanklichen Einflussströme, die ihr Denken geprägt oder ihm wichtige Impulse gegeben haben, transparent machen, statt sie – wie *Freud* das tat – zu verschleiern (*Schuch* 2009, 408ff). Solche Einflüsse sollten auffindbar sein, damit das „theory forming" hinlänglich nachvollziehbar wird. Das liegt in der Verantwortung solcher Vordenker. Es geht hier, wohlgemerkt, nicht um die Offenlegung von familienbiographischen Intimitäten, an der die herkömmliche tiefenpsychologische Psychographik so überaus interessiert war und ist, sondern um das Mitvollziehbarmachen von „erlebten Gedankenbewegungen" in kulturellen Kontexten: Z. B. um das Eintreten eines persönlichen Denkens in *Polyloge* (*Petzold* 2002c) zu verstehen, darum geht es. Oder: Einladungen, die ergingen, an *Diskursen* teilzunehmen, aus denen dann „Positionen" (*Derrida* 1985) als Standorte des Subjekts gewonnen wurden, das zu erfassen erscheint uns von Interesse.

Mit *Karl Mannheim*[47] affirmieren wir, dass sich menschliches Denken und Erkennen nicht in rein theoretischen Rahmenwerken vollziehen, sondern in gesellschaftlichen und historischen Zusammenhängen, in denen jeder Polylog seine Orte (plur.) hat. In ihnen sind, so unsere Position, familiale Einflüsse nur eine, wenngleich wichtige Quelle, Zeitgeisteinflüsse sind andere. Lektüreereignisse, systematische oder zufällige, kommen hinzu oder Gesprächs- und Erzählereignisse. Wir haben für den Integrativen Ansatz *zwei* Übersichten zu persönlichen Quellen zu geben versucht[48], wohl bewusst, dass in derartigen Quellenlagen sich Bewertungen und Gewichtungen verschieben und bei geistig arbeitenden Menschen auch Umwertungen geschehen oder kontextabhängige Perspektivenpluralitäten oder auch, weil Subjekte vielfältig sind (*Bachtin* 2008), zuweilen unterschiedliche Sichtweisen auf die eigene Biographie *aus der eigenen Pluralität entstehen*, zumal mit unterschiedlichen Polylog-PartnerInnen (*Petzold* 2011i, j) – ein Faktum, das in Psychotherapien dringend berücksichtigt werden sollte[49].

Die Psychotherapie befasst sich in Behandlungen zumeist mit der Geschichte der Gefühle und des Verhaltens. Sie müsste sich durchaus auch in Lehrtherapien und Behandlungen intensiver mit den **intellektuellen Biographien** der **PatientInnen**, d.h. der Geschichte ihrer **Mentalisierungen** befassen, zur Erarbeitung von intellektuellen Autobiographien anregen, denn das ist alles andere als bloßes Rationalisieren und Intellektualisieren. Es geht an die Kernsubstanz der Person. Wenn man sich mit den Fragen des Menschenbildes, des eigenen zumal, befasst, wird man auf die Geschichte des eigenen Denkens und seines sozialisatorischen und enkulturatorischen Herkommens gestoßen und mit Fragen konfrontiert: „Wie kommt es, dass ich über den Menschen so denke, wie ich denke? Wo sind die Quellen meines Denkens und die Quellen hinter dieses Quellen?“ – Oder: „Bin ich tatsächlich ein Mensch, der meinem Menschenbild entspricht?“ – „Behandle ich Menschen, meine Angehörigen, Freunde, PatientInnen so, wie es mein Menschenbild fordert?“

Lese ich dann die Menschenbildtexte dieses Buches, stellen sich bei jedem Artikel Fragen ein: „Will ich mich diesem oder jenem Menschenbild und seinen behaupteten Annahmen und Positionen zuordnen? Finde ich mich in ihnen wieder? Würde ich die mit ihm verbundenen lebenspraktischen Konsequenzen auf mich nehmen wollen?“ Die Auseinandersetzungen mit Menschenbildern unter Perspektiven der Konkretisierung in lebensweltlichen Zusammenhängen können dann zur Herausforderung werden, zur Konfrontation, zu Momenten der Wahrheit. Insofern ist dieses Buch zwar ein wissenschaftliches, aber nicht nur ein akademisches. Es führt, wie für praxeologische Anthropologien (*Baum* 2000; *Schilling* 2000; *Thies* 2009) charakteristisch, hin zum Überdenken des eigenen Selbstverständnisses (ibid. 43ff), dann des Tuns in der Arbeit mit Menschen (ibid. 128ff) und vielleicht auch dahin, dieses Tun zu verändern.

Der vorliegende Band macht deutlich, was wir alle wissen. Es gibt über den Menschen „Bilder, aber kein verbindliches Bild“ (*Baum* 2000, 235). Diese Vielfältigkeit ist Ausdruck unserer Menschennatur, Ausdruck von Humanität, zeigt die grundsätzliche „Andersheit des Anderen“ (*Levinas* 1983) auf und verdeutlicht die permanente Aufgabe, sich um gemeinsame Positionen zu bemühen, verweist auch auf die Risiken von Dissens, ja Diskordanz, wenn fundamentalistische Positionen aufeinander treffen. Das „Humanprojekt „Was ist der Mensch“ der Berlin-Brandenburgischen Akademie der Wissenschaften (*Ganten* et al. 2008) hat 80 AutorInnen aus „Politik, Publizistik, Kirche und Kunst, Natur-, Gesellschafts und Geisteswissenschaften die Frage vorgelegt: „Was ist der Mensch?“ Die Antworten kamen aus unserem Kulturkreis und boten eine „chaotische Mannigfaltigkeit“, aber immer wieder auch konvergente Positionen (vgl. ibid. S. 203, *Michael Pau-*

en). In transkulturellen Zusammenhängen dürften die Divergenzen noch zunehmen und die Konvergenzen schwieriger zu erreichen sein.

Im Sinne eines weit gefassten Ideologiebegriffes (*K. Mannheim* 1929/1936) kann man sagen: die psychotherapeutischen Menschenbildannahmen sind „Ideologien", und bei diesen geht es um die Konsistenz der Begründung ihrer Positionen, um die Legitimierung ihrer Annahmen, um ihre Funktionalität und Dysfunktionalität mit Blick auf konsensfähige ethische und metaethische Positionen, z. B. Grundrechte (*Tiedemann*, dieses Buch; *Petzold, Orth* 1999, 2011). Unter einer mythentheoretischen Betrachtung könnte man auch konstatieren: Das Feld der Psychotherapie mit seinen vielen „Schulen" enthält „polymythische" Vielfalt (*Marquart* 1979), weil in den Theorieständen vieler Schulen so manche „Mythen" tradiert werden (*Petzold, Orth* 1999), die durchzuarbeiten sich lohnen würde – auf ihren Reichtum oder ihr „prekäres Potential". In starken „Mythosphären" mit hohem Geltungsanspruch, wie er sich in den strittigen Diskursen zwischen den Therapieschulen so häufig zeigt (zuweilen sogar innerhalb eines Paradigmas), können sich Vereinseitigungen und Totalisierungstendenzen entwickeln, denen es zu begegnen gilt, denn sie behindern Erkenntnis und Polyloge, d. h. vielseitigen Austausch (*Petzold, Orth, Sieper* 2012). Es finden sich hier ähnliche Phänomene, wie wir ihnen in unterschiedlichen Glaubensgemeinschaften und ideologischen Gruppierungen begegnen, wo kleine Differenzen oft als riesige Gräben erscheinen und ungetrübte Übereinstimmungen – selbst in kleinen Positionen – trotz kulturellen Nahraums kaum zu erreichen sind (man denke an die Probleme der christlichen ökumenischen Bewegung oder an die endlosen Debatten der linken Politszene). Müssen die Psychotherapieschulen diese „ekklesiale Dynamik" (*Petzold* 1995h) weiter perpetuieren?

Es wird eine Frage des Interesses aneinander sein, ob Gemeinsamkeiten hergestellt werden können: Dahinter steht die Frage nach der Wertschätzung anderer Diskurse, und die ist im *monomythischen* Rahmen (*Marquart* 1979) meist gering. Der Blick auf die Menschenbildannahmen dieses Bandes ist in diesem Kontext interessant. Es findet sich zwar eine Menge an *Konvergentem*, aber sicher doch mehr *Differentes* oder *Divergentes*. Das ist kein Schaden, das sei hervorgehoben, wenn es wirklich markante Unterschiede sind, die für *fruchtbare Vielfalt* sorgen. Ansonsten ist das Herausarbeiten von *Gemeinsamkeiten in Basisannahmen* wichtig. Die Leser dieses Buches stehen in der Tat vor der Aufgabe, das Maß an **Konvergenz** und **Divergenz** selbst zu bewerten, denn schon in der Urteilsbildung kommen die Verschiedenheiten der eigenen Bewertungen und Bewertungsmaßstäbe im eigenen Blick auf den anderen Diskurs zum Tragen. Das muss man sich bewusst machen. Ob Annäherungen gelingen, wird davon abhängen, wie sehr die psychotherapeutischen „communities" sich aus dem doktrinären Raum mit seinen „Mythosphären" und seiner oft „konfessionellen" Qualität herausbewegen können, Bereiche die mit der Realität von „Schulen" und konkurrierenden Geltungsbehauptungen, Wahrheitsansprüchen, ökonomischen Interessen und Machtpositionen verbunden sind (*Petzold* 2009d). Gelingt dieses, ist in diesem Band ein beträchtlicher Reichtum versammelt, der die **Verschiedenheit** von Menschen dokumentiert und Möglichkeiten des wechselseitigen Verstehens, der Erweiterung von Horizonten und der **Verbundenheit in Verschiedenheiten** eröffnet.

Der Umgang mit Menschenbildern ist damit aber keine Sache der Beliebigkeit. Die in diesem Band dargestellten Positionen sind jeweils kritisierbar und können durch „**weiterführende Kritik**" gewinnen. Es gibt auch problematische Positionen, die den Erkenntnisständen von Forschung und vorhandenen Wissensständen nicht standhalten dürften. Deshalb rufen die Texte dieses Bandes nach Begegnung und Auseinandersetzung, nach Diskursen, nach **Ko-respondenz**-Prozessen, nach **Polylogen** (*Petzold* 1978c/1991e, 2002c), in denen durch Konsens-Dissens-Prozesse **Konsens** gefunden wird, und sei es der, dass man Dissens hat – respektvollen! Es wird damit eine Basis für gemeinsame **Konzepte** und mögliche **Ko-operationen** gewährleistet, die **ko-kreativ** weiterführen können, denn das ist eine Wesenseigenschaft des Menschen, in immer neuen Klärungsprozessen gemeinsame Erkenntnis voranzubringen. Unsere Erkenntnis über den Menschen, **über uns selbst** ist heute schon groß und dennoch noch nicht sehr umfassend. Sie wächst mit jedem relevanten Forschungsergebnis und jedem Erkenntnisschritt und wirft zugleich mit ihm neue Fragen auf. Die gewonnenen und vorhandenen Erkenntnisstände über uns selbst haben aber ein Niveau erreicht, das uns deutlich sehen lässt: wir können uns selbst gestalten – als Individuen und als Kollektive, als Menschheit. Das ist ein Wissensplateau, von dem her wir durchaus schon zu entscheiden vermögen, in welche Richtung wir unser „Menschenwesen", unsere **Hominität** entwickeln **können** und unsere „Menschlichkeit", unsere **Humanität** zu entfalten und zu kultivieren streben. Blicken wir auf die weltweite *ökologische* Zerstörung, die wachsende Weltbevölkerung, die gravierenden sozialen Problemlagen und die zerrütteten *ökonomischen* Systeme der Weltwirtschaft, so verlangen sie wahrscheinlich nach einem grundsätzlichen Umdenken und einer gänzlichen Neuordnung – so schon *Raymond Aron* (1973) –, denn eine beständige Steigerung von wirtschaftlichem Wachstum, Produktivität und Prosperität *ad infinitum,* dieser Mythos, wird nicht realisierbar sein; Das gehört zum Wesen dieses Mythos. Er versucht das *Realitätsprinzip*, hier die Begrenztheit unseres Planeten[50], zu vernebeln (vgl. *Petzold, Moser, Orth* 2012). Macht man sich diese Zusammenhänge klar, wird erkennbar, wohin wir uns entwickeln **müssen**: unter globaler Perspektive zu einer „**exzentrischen Bewusstheit**", zu „**komplexer Achtsamkeit**" und zu „**engagiertem melioristischen Altruismus**" (idem 2009k; *Petzold, Sieper* 2011) – und das ist mehr als individualistisch ausgerichtetes „mindfulness training". Es ist heute eine veränderungssensible und eine handlungsbereite Aufmerksamkeit, Besonnenheit, ja Weisheit im konkreten Umgang mit unserer Lebenswelt, mit ihren Ressourcen und mit unseren Mitmenschen angesagt auf allen Ebenen und in allen Bereichen (*Petzold, Orth, Sieper* 2010, 2012a). Eine biopsychosoziale und sozioökologische Konzeption, bejahter und umgesetzter lebensweltlicher Verantwortlichkeit und Praxis (idem 1978c) stellt sich jeder wissenschaftlichen Disziplin als Aufgabe, zu der sie ihren Beitrag leisten muss. Das ist in einer zunehmend „kleiner" werdenden, weil übervölkerten Welt mit einem schon auf lange Zeit fragil gewordenen Ökosystem unerlässlich. Exzentrische Bewusstheit und komplexe Achtsamkeit lenkt damit den Blick der anthropologischen Perspektive unausweichlich auf zentrale **ethische Fragen** in Psychotherapie und psychosozialer Hilfeleistung, Fragen, die nicht zu eng greifen dürfen. Das aber verlangt ein anderes disziplin- und schulenübergreifendes Buchprojekt zum Thema Ethik, und mehr noch nach Gesprächskreisen und Projekten zu dieser Thematik, denn mit Buchwissen und Theorien ist es nicht getan, obwohl Theoriearbeit gerade zu diesen Fragestellungen unverzichtbar ist. In der praktischen Psychotherapie und im Bereich ihrer biopsychosozialen Kulturarbeit geht es – und das ist eine gute Situation – um **Wesentliches**: um das eigene Seelenleben und um mitmenschliches Zusammenleben. In einem solchen „**Raum des Wesentlichen**" ist es deshalb auch möglich, dass wir, TherapeutInnen und PatientInnen, sehr konkret in unserem Nachdenken und in unseren Arbeitsprozessen zum Umgang mit und selbst und miteinander immer wieder über den individualisierten Kontext eines engen „Hier und Heute" hinausgreifen. Dieses Buch über Menschenbilder möchte einen Beitrag dazu leisten, dass man in Psychotherapien mehr darüber nachdenkt und in Polylogen miteinander sich der Frage zu nähern sucht, was eigentlich mein Menschsein und Mitmenschsein ausmacht, und wie wir als Menschen für die Welt des Lebendigen und füreinander in unserer Lebenspraxis in guter Weise Sorge tragen können. Es gibt dafür viele wesentliche Gründe: es ist heilsam, stiftet Sicherheit und Sinn (*Petzold, Orth* 2005a), erschließt Selbstfreundschaft (*Schmid* 2004), eine Zugewandtheit zum Anderen (*Petzold, Sieper* 2011), eine Freude am Lebendigen (idem 2011. Wir können dem näher kommen, *was wir sind* und klarer daran arbeiten, was wir *werden wollen* ...

„Erkenntnisse über *Hominität,* das Menschenwesen, sind ohne das Wissen um *Humanität* und ohne die Gewährleistung menschlicher *Integrität* durch engagierte, humanitäre Praxis nicht zu haben" (*Petzold* 1971).

Stephan Grätzel

Die Bedeutung und Funktion von Menschenbildern - Perspektiven der Philosophie

Die Emanzipation des neuzeitlichen Freiheitsprinzips

Der Begriff des Menschenbildes wird heute neutral verwendet. Er bezeichnet die Vorstellung, die der Mensch von sich hat oder die er sich gibt. Die Möglichkeiten der Zuordnung unterschiedlicher Vorstellungen, Deutungen und Interpretationen setzen dabei ein Konzept von Freiheit voraus, wie sie erst die Philosophie und Anthropologie der Renaissance ermöglichen konnten. Das neuzeitliche Menschenbild, von dem aus dann auch frühere Menschenbilder oder diejenigen anderer Kulturen beurteilt werden, steht damit auf der Grundlage einer Philosophie des sich selbst bestimmenden oder bestimmen könnenden Menschen.

Geht man auf die ursprüngliche Bedeutung des Begriffes zurück, dann ist das Menschenbild das Bild oder Abbild Gottes (imago dei). Es findet sich in der Genesis 1,22: „Und Gott schuf den Menschen ihn zum Bilde." Der Mensch als Bild oder Abbild Gottes wird verstanden als das höchste Wesen in der Schöpfung und bringt in seiner Abbildhaftigkeit einerseits seine göttliche Herkunft und Aufgabe zum Ausdruck, andererseits erlaubt ihm die Gottähnlichkeit die Verbindung zu Gott, das Gespräch oder den Dialog im Gebet. In der Schöpfungsgeschichte wird diese Unmittelbarkeit zu Gott durch die Sünde und den Ungehorsam zerbrochen. Die Verführung durch die Schlange: „Du wirst sein wie Gott", die allein aufgrund der Ähnlichkeit als Abbild überhaupt möglich ist, suggeriert eine Gleichheit mit dem Original und weckt damit das Selbstbewusstsein und den Hochmut im Menschen. Aus der Ähnlichkeit als Bild soll eine Gleichheit als Wirklichkeit werden. Diese Wirklichkeit liegt aber „jenseits von Eden".

Der Mythos der Genesis stellt in der Erzählung von Adams Fall die Dramatik der menschlichen Selbsterfahrung vor aller philosophischen Reflexion des Begriffes von Freiheit dar: Hierbei erlebt das Selbst seinen Selbstbezug einerseits in der Stärke und Unaustauschbarkeit der Selbstgewissheit als göttliches Abbild, andererseits in der Schwäche der Unverfügbarkeit, nicht sich selbst geschaffen zu haben. Die Verführung zielt auf die mögliche Anmaßung, das Bild zum Original zu erheben, um damit nicht nur Geschöpf zu sein, sondern auch Schöpfer zu werden. Die Vertreibung aus dem Paradies, die verhindern soll, auch noch vom Baum des Lebens zu essen, ist dann – auch aus der Perspektive des Menschen selbst – als Abwehr des angemaßten Schöpfungsanspruchs des Menschen zu verstehen: Der Mensch soll sich als dasjenige sehen, das er ist, als Geschöpf und nicht als Schöpfer. Jenseits von Eden ist als das Ziel der Vertreibung der Ort, an dem der Mensch vom Schöpfertum ausgeschlossen wird und Geschöpf bleibt. So sieht es der Mythos.

Mit der Renaissance und ihrem Rückgriff auf hellenistische Werte der Erziehung und der Gestaltung der Antike, allem voran in der Kunst, ändert sich das Menschenbild der abendländischen Kultur grundsätzlich. Aus dem biblischen Menschenbild der Gottesähnlichkeit mit Tendenz und Begierde nach Gottesgleichheit, das aber zum bloßen Geschöpfsein bestimmt bleibt, entsteht ein Menschenbild, das den Menschen nicht nur als Schöpfer sieht, sondern das, in direktem Anschluss an die biblische Erzählung, aus der Vertreibung und Verdammung des Menschen eine Chance macht, die Chance der uneingeschränkten Selbstbestimmung. Dieser Paradigmenwechsel zeigt sich explizit in der Schrift De dignitate hominis des Pico della Mirandola von 1463, erschienen 1494. Hier wird aus der Verfluchung, in der Unbehaustheit jenseits von Eden zu leben, der Segen, das Leben in der Selbstgestaltung frei und nach eigenen Vorstellungen formen zu können: „Wir haben dir keinen festen Wohnsitz gegeben, Adam, kein eigenes Aussehen noch irgend eine besondere Gabe, damit du den Wohnsitz, das Aussehen und die Gabe, die du dir selbst ausersiehst, entsprechend deinem Wunsch und Entschluß habest und besitzest." (Pico della Mirandola 1990, 5f.).

Der Wohnort Jenseits von Eden verliert seine unwirtliche Öde und Unbewohnbarkeit und wird zur Mitte der Welt: „Ich habe dich in die Mitte der Welt gestellt, damit du dich von dort aus bequemer umsehen kannst, was es auf der Welt gibt. Weder haben wir dich himmlisch noch irdisch, weder sterblich noch unsterblich geschaffen, damit du wie dein eigener, in Ehre frei entscheidender schöpferischer Bildhauer dich selbst zur Gestalt ausformst, die du bevorzugst. Du kannst zum Niedrigen, zum Tierischen entarten, du kannst aber auch zum Hohen, zum Göttlichen wiedergeboren werden, wenn deine Seele es beschließt." (ibid., 7).

Eine solche umdeutende Weitererzählung der biblischen Geschichte zeugt von der Aufwertung des Menschen als sich selbst überlassenem Schöpfer und Gestalter seines Lebens. Es ist die Geburt eines Individuums, das sich nicht mehr von Gott oder der Natur her, sondern ganz und gar von sich her weiß. Die Wüste kann wieder zum Garten Eden werden, wenn der Mensch seine neue Rolle und Sonderstellung nicht als Verdammnis, sondern als Auszeichnung bewertet und sich jenseits von Eden ein neues und eigenes Eden schafft. Der neue Garten hat gegenüber dem alten Garten den Vorteil der Selbstbestimmung und des Gehorsams ausschließlich sich selbst gegenüber. Hier ist der Mensch nun Schöpfer geworden und damit im gewissen Sinne Gott. So sieht es der neue Mythos, der Mythos der Neuzeit.

Mit diesem Paradigmenwechsel ist das neuzeitliche Menschenbild geboren. Der Text von Pico della Mirandola ist gewissermaßen seine Geburtsurkunde und steht neben unzähligen Zeugnissen – vor allem in der florentinischen Kunst und Wissenschaft – für das neue Selbstbewusstsein. Picos Schrift weist damit weit über seine Zeit hinaus in das 20. Jahrhundert. So lassen sich hier die Fundamente des atheistischen Freiheitsbegriffes erkennen, auf denen dann Jean-Paul Sartre in seiner berühmt gewordenen Rede und Schrift über den Existentialismus als Humanismus aufbauen wird (Sartre 2000).

Das Selbstschöpfertum des Menschen, das einen neuen und von der christlichen Heilsbotschaft völlig abgelösten Freiheitsbegriff begründet, verkennt und verneint allerdings die grundsätzliche Bedeutung, die der christliche Freiheitsbegriff auch für den atheistischen hat. Der Freiheitsbegriff der Renaissance profitiert keineswegs nur von antiken und vorchristlichen Vorstellungen, sondern in erster Linie von der christlichen Errungenschaft der Erlösung. Der christliche Freiheitsbegriff verheißt die Ablösung von der Sünde und Schuld. Die Verheißung ermöglicht eine Freiheit, die sich ohne oder unabhängig von der Schuldfrage konstituieren kann – also die neuzeitliche Freiheit und ihren Begriff. Der Verzicht auf die Schuldfrage ist eine grundlegende und zumeist übersehene Voraussetzung neuzeitlicher Freiheit und damit des neuzeitlichen Menschenbildes. Die neuzeitliche, schöpferische Freiheit, die sich in der Kunst und Wissenschaft entfaltet, scheint ein unbelastetes Material formen zu können und wird darin zum Selbstschöpfertum des Menschen.

Die christliche Freiheit ist also eine Freiheit von der Schuld, die neuzeitliche Freiheit ist eine Freiheit ohne Schuld. Die Schuld tritt in der Neuzeit infolge des christlichen Heilsversprechens nicht mehr als Verbindlichkeit im Welt- und Menschenbild auf. Der neuzeitliche Mensch kann den Gedanken einer nicht selbstverschuldeten, tragischen Schuld, die auch in der Erbschuld zu erkennen ist, deshalb auch nicht mehr nachvollziehen. Das Verschwinden der Schuld aus dem Welt- und Menschenbild bedeutet aber keineswegs das Verschwinden der Schuld überhaupt. Sie wird nur nicht mehr besonnen und schwelt als ungedachter und nicht kultivierter, keiner Auseinandersetzung unterworfener Affekt im Gemütsleben des neuzeitlichen und modernen Menschen in Form einer diffusen und kafkaesken Schuld.

Die diffuse Schuld ergibt sich aus der bloßen Tatsache zu existieren, sie ist die Folge einer affektiven Selbstwahrnehmung der eigenen Existenz, in der das Leben als Gabe oder Geschenk erfahren wird. Wird diese Grundtatsache nicht mehr ins Zentrum der eigenen individuellen und gesellschaftlichen Praxis gestellt, in der das Opfer und die Vergebung als Gegengabe bedacht oder im Ritus gefeiert werden, dann entwickelt sich ein diffuser Schuldkomplex, in dem alle Grundbedürfnisse nach Nahrung und Liebe gleichsam mit Schuld kontaminiert sind (Grätzel, 2004). Die kafkaeske Schuld beschreibt diesen Zusammenhang, sie ergibt sich aus dem Verstricktsein in Geschichten, aus denen eine nicht erwartete und rechtlich nicht verursachte Schuld ersteht. Die Gewissheit und Zweifellosigkeit der Schuld – „Die Schuld ist immer zweifellos" (Kafka, In der Strafkolonie) ergibt sich dabei erst im Laufe des Prozesses der Schuldfindung, nachdem eine bloße Anklage ohne konkretes Verschulden ausgesprochen worden ist – „Jemand musste Josef K. verleugnet haben, denn ohne daß er etwas Böses getan hätte, wurde er eines Morgens verhaftet." (Kafka, Der Pozess). Die Lösung aus dieser Schuld liegt nur im scheinbaren Freispruch und in der Verschleppung (Kafka, Der Prozess). Einen wirklichen Freispruch kann es für den neuzeitlichen Menschen nicht geben. Dies liegt aber nicht an der Unüberwindbarkeit der Schuld, sondern an ihrer Verdrängung aus dem Sichtbereich des emanzipierten Menschenbildes, das seine Freiheit nicht als geschenkte und zu verdankende, sondern als Ergebnis der Selbstermächtigung versteht. Die autonome Freiheit ist nur im Selbstbezug der Ermächtigung relevant und von daher unkalkulierbar von Schuld bedroht und in einem Schuldkomplex befangen.

Die Bildung eines neuzeitlichen Leistungsprinzips

Mit dem Selbstschöpfertum entwickelt sich auch das neue Leitungsprinzip des arbeitenden und durch seine Arbeit sich verwirklichenden Menschen. Es wird neben der neu verstandenen Freiheit das zweite bestimmende Prinzip des neuzeitlichen Menschenbildes. Auch dieses Leitbild entwickelt sich in Absetzung zum biblischen Verständnis, das in der Arbeit eine Verfluchung sah und sieht. Aus dem biblischen Fluch „Verflucht sei der Acker um deinetwillen, mit Kummer sollst du dich drauf nähren dein Leben lang" (Gen 3, 17) und „Im Schweiß deines Angesichts sollst du dein Brot essen" (Gen 3, 19) wird durch die reformatorische Aufwertung von Arbeit in Beruf ein Segen. Wie Max Weber aufweisen konnte, wird der Beruf nun zum Feld der Bewährung des sich selbst bildenden und sein Heil bestimmenden Menschen, wobei die reformatorische Verständnis des Heils den entscheidenden Anhaltspunkt für diesen Paradigmenwechsel gibt. Die Profanisierung der Schöpfung vollzieht sich hier in und mit der Profanisierung der Berufung. Dabei wird der ursprünglich religiöse Hintergrund der Askese oder der asketischen Lebensführung zum Prinzip der alltäglichen Lebensführung, zum alltäglichen Leistungsprinzip.

In der Zusammenführung der Wertebereiche des Heiligen und des Profanen ist ein weiterer Paradigmenwechsel der Neuzeit zu sehen. Er geht auf Luther und Calvin zurück, deren Theologien der protestantischen und reformatorischen Unmittelbarkeit jedes Menschen zu Gott die Auflösung und Beseitigung der strikten Trennung zwischen dem Heiligen und dem Profanen erwirkt haben. Betroffen davon ist vor allem die Differenzierung des Leistungsprinzips, das zu allen Zeiten und Kulturen und auch im Christentum zwischen heiligen und profanen Leistungen zu unterscheiden gewusst hat. Vorreformatorisch bleiben die profanen Leistungen dem alltäglichen Leben und der alltäglichen Lebensführung vorbehalten und haben der Regeneration des „natürlichen" Menschen zu dienen, während die heiligen Leistungen als religiöse Handlungen dem „inneren" Menschen gewidmet sind und sich auf die Führung eines rechten und gerechten Lebens beziehen. Mit der reformatorischen Theologie wird das gesamte Leben, also auch und vor allem die alltäglichen Leistungen, zur Bewährungsprobe für ein gerechtes und heilbringendes Leben. Mit dieser inflationären Verallgemeinerung eines heilbringenden Leistungsprinzips, das den einzelnen Menschen auch zum Vermittler seines eigenen Heils bestimmt, ist ein weiteres Schritt zur Selbständigkeit im Menschenbild zu erkennen: Der Mensch ist nicht nur der Schöpfer und Gestalter seines Lebens, er ist auch der Priester seines eigenen Daseins geworden, der es vermag, anhand seiner zur Berufung geweihten Arbeit die Gnade oder Verworfenheit direkt an den Früchten seines alltäglichen Lebens ablesen zu können. Indem die Welt so zur Widerspiegelung seiner Berufung und seiner Berufenheit werden kann, wird sie als Ort der Bewährung zum Spiegel seins Heils und damit indirekt zum Heilsbringer überhaupt.

Das von Pico entworfene Szenario der neuen Mitte der Welt jenseits von Eden wird mit der Auflösung der Überwindung des Unterschieds zwischen heiligen und profanen Werten zum grenzenlosen und tabufreien Tummelplatz des arbeitenden und sich durch die Arbeit heiligenden Menschen. Dies führt auch zu Verschiebungen in der Werteskala. In den Religionen steht das Heilige immer für das Leben selbst. Direkt gleichgesetzt mit dem Göttlichen oder wenigstens als die unmittelbare Wirkung des Göttlichen ist das Leben der höchste Wert und steht nicht nur für die göttliche Gabe und das göttliche Geschenk, sondern auch für die Unverfügbarkeit und Unantastbarkeit allen Lebens, aus der sich alle Tabus herleiten lassen. Die Besonderheit des Lebens, seine einmalige und unverfügbare Stellung im Bewusstsein des Menschen, verliert sich durch die Vermischung von Heilig und Profan. Keineswegs führt der Wegfall der Grenze, wie vielleicht noch von den Reformatoren gedacht, zu einer Generalisierung des Heiligen, zu einer Verheiligung des gesamten Lebens. Zwar steht als Bewährung des Heils das gesamte Leben jetzt unter Beobachtung, jedoch ausschließlich im Hinblick auf weltliche Leistung und Belohnung. Ein an Gütern reiches Leben wird zum belohnten Leben, das auch Aussicht auf ein weitaus üppigeres Leben nach dem Tode verspricht. Leben wird hier nur noch in Hinblick auf Gewinnmaximierung erkannt und bewertet, sein Eigenwert als Gabe und Geschenk verschwindet im Nichts eines bloßen Gegebenseins oder Geworfenseins. Das neue Eden wird eine Art Casting, das über das jetzige und künftige Leben entscheidet. Der entscheidende Impuls dafür kommt von der pseudo-biologischen Begründung eines neuen Menschenbildes, das seinen Ausgang aus einer rein profan gegründeten Heilsvorstellung genommen hat. Die Amalgamierung des Selbstschöpfertums der Renaissance mit dem Leistungsprinzip der reformatorischen Theologie schafft gewissermaßen einen neuen Menschen oder gibt zumindest das Material dafür, indem es neben der Profanisierung einer nie gekannten Freiheit, wie sie die christliche Verheißung verspricht, ein Leistungsprinzip inauguriert, das gleichermaßen grenzenlos wie gewissenlos das Land jenseits von Eden unter den Pflug nimmt und damit nicht nur ein neue Mitte der Welt schafft, sondern dieses Schaffen im gleichen Maß gut und heilig sprechen kann, wie es erfolgreich die einstige Verfluchung der Arbeit und des Ackers verschwinden lässt.

Biologisierung des Leistungsprinzips

Die Vertiefung dieses neuen schöpferischen und leistungsbezogenen Menschenbildes geht im Laufe des 19. Jahrhunderts über den ethischen Bereich und die Fragen der Lebensführung hinaus in den biologischen Bereich. Mit Herbert Spencers Adaptierung des evolutionären Denkens für die Erklärung gesellschaftlicher Prozesse und seinem 1864 geprägten Begriff „survial of the fittest“, den Charles Darwin ab der 5. Auflage seines Werkes „ON THE ORIGIN OF SPECIES (1859, 1869[5]) auch auf Drängen von Alfred Russel Wallace, dem Mitbegründer der Evolutionstheorie, zur Ergänzung seines Prinzips der „Natural Selection“ übernahm, wurde das Leistungsprinzip zum biologischen Gesetz. Die Vorstellung vom „survival of the fittest“ als einer sozialen Kategorie wurde eine bahnbrechende Idee, was Darwin keineswegs beabsichtige, denn er verstand unter dem Term den Grad der Anpassung an die Umwelt im Sinne einer adaptiven Spezialisierung (eine gute „Passung“ engl. „fit“). Nichtsdestoweniger schlug sich die Verallgemeinerung seiner Beobachtungen für das soziale Leben im sogenannten Evolutionismus und Sozialdarwinismus nieder. Hier wurde das Leben und Zusammenleben von menschlichen Lebewesen als ein Kampf der Individuen und Rassen verstanden. Sehr schnell war Darwin zur Grundlage ethischer Lebenswerte umgemünzt worden. Maßgeblich verantwortlich dafür sind die Schriften des Engländers Herbert Spencer (1820-1903) und des Deutschen Ernst Haeckel (1834-1919), welche die biologische Erkenntnis zu einer sozialethischen Grundregel für Einzelne und Gemeinschaften erhoben. Damit war nicht nur ein Prinzip gefunden, das die Selektion zum biologischen Naturrecht erhebt, es wurde auch die christliche Nächstenliebe als Gebot durch biologische Gebote des Lebenskampfes ersetzt.

Die sozialdarwinistischen Vorstellungen nahmen weitgehenden Einfluss auf die Politik und belebten den Imperialismus und Rassismus durch scheinbar „wissenschaftliche" Untermauerung. Davon betroffen waren auch die durch Biologisierung inspirierten philosophischen Menschenbilder, wie etwa Nietzsches Vorstellung vom Übermenschen, die keinen rassistischen Hintergedanken haben, die gleichwohl aufgrund ihrer Fundierung leicht zum Rassismus umgedeutet oder dafür eingespannt werden konnten, wie die Ideologie des Nationalsozialismus gezeigt hat.

Die Biologisierung des sozialen Menschen als Folge einer Ethisierung der Arbeit zeigte sich auch bei den Gründungsvätern des Sozialismus und ihrem Bestreben, ihre Lehre vom Menschen auf „wissenschaftliche" Füße zu stellen. So wird bei Engels in einer bekannt und wirksam geworden Schrift Anteil der Arbeit an der Menschwerdung des Affen (1896) die Arbeit zum biologischen Prinzip. Nach dem allgemeinen Schöpfertum und dem Leistungsprinzip, das darwinistisch und sozialdarwinistisch das Selektionsprinzip als Lebensader dieses neuen Schöpfertums erkannt hatte, gesellte sich hier die Arbeit als biologischer Faktor der Selbstgestaltung des neuen Menschen hinzu.

Mit Darwin und den sozialdarwinistischen und sozialistischen Gefolgschaften erfuhr das Menschenbild seine stärkste Neubestimmung auf einem Kurs, den es gleichwohl schon seit der Neuzeit verfolgt hat. Der Mensch ist jetzt nicht mehr Bild Gottes, auch nicht im Sinne des neuzeitlichen Genius, der sich und seine Welt selbst zu schaffen weiß – der Mensch ist seit Darwin ein Tier, das mit besonderen Fähigkeiten ausgestattet ist. Gewissermaßen wird hier die antike Vorstellung vom animal rationale, das den Menschen als geist- oder vernunftbegabtes Tier bestimmt, wiederholt, allerdings mit der deutlichen Gewichtung auf der Biologie des Menschen. Da sich die Geist- oder Vernunftbegabung biologisch nicht darstellen oder erkennen lässt, wird das Spezificum „rationale" zu einer auf dem Feld der Empirie festzustellenden Eigenschaft. Sie wird sich hier erster Linie als Intelligenzleistung und Intelligenzquotient zu erkennen geben und messen lassen.

Das Menschbild der Philosophischen Anthropologie

Hatte die Freigabe des Menschenbildes durch die Philosophie, Wissenschaft und Kunst der Renaissance einen ungezügelten Fortgang der Selbstbestimmung des Menschen zu Folge gehabt, der mit den Erfolgen der Naturwissenschaften und insbesondere der Biologie noch eine empirische Grundlage bekommen hatte, so bilden sich um die Wende zum 20. Jahrhundert massive Widerstände gegen die naturalistische Verallgemeinerung, die sich aus dieser Grundanschauung heraus entwickelt hatten. Zwar hat das dialekti-

sche Denken vor allem bei Hegel das Alteritätsdenken in systematischer Weise begründet, die Herausforderung durch den naturwissenschaftlichen Monismus stellt aber ganz andere Ansprüche.
Sie führen bis heute zu einer Diskussion um die Ambivalenz humanistischer Ideale. Wie es die Auseinandersetzung des Existentialismus oder der Existenzphilosophie des 20. Jahrhunderts mit dem klassischen Humanismus und die Humanitätsthesen herausstellen, ist das Ziel der Kritik die methodische Unangemessenheit, die Bestimmung des Menschen und das Menschenbild an sachlichen Befunden und mit den Methoden der Naturwissenschaften festzumachen und andere wichtige Faktoren, allem voran die zeitlich-geschichtliche Verfassung des menschlichen Daseins, auszublenden. So konnten – außer dem schon genannten Aufsatz von Sartre – auch Martin Heidegger das „animal rationale“ als „aufgestocktes Tier“ gleichermaßen für inhuman halten und ausweisen (Heidegger 1976). Beide schließen sich damit an Auseinandersetzungen und Debatten der Philosophie an, die mit dem Selbstbild der Geisteswissenschaften und ihrer Rolle und Aufgabe im Gesamtzusammenhang der Wissenschaften haben. Dabei geht es darum, den Tendenzen zur Enthumanisierung des Menschenbildes durch die Wissenschaften, vor allem durch die Biologie, entgegen zu wirken. Die Auseinandersetzung findet ihren Niederschlag in den Schriften von Max Scheler, Helmuth Plessner und Arnold Gehlen, die damit zu Klassikern der sogenannten Philosophischen Anthropologie wurden.

Trotz mancher Übereinstimmung und Ähnlichkeit mit der Anthropologie der christlichen Theologie verfolgt die Philosophische Anthropologie eine Auseinandersetzung auf Augenhöhe mit der Biologie. Dabei orientiert sie sich an den in den Naturwissenschaften zugrunde gelegten Menschenbildern. Ihr kommt damit die besondere Rolle in der Moderne zu, die zunehmende und gleichsam wissenschaftlich fundierte Entmenschlichung des Menschen kritisch zu beobachten und ihr ein Menschenbild entgegen zu halten, das die Züge der Göttlichkeit oder zumindest der Besonderheit nicht verloren hat. Sie kann deshalb auch eine Humanistische Anthropologie genannt werden, da ihr Anliegen entgegen aller Skepsis am Konzept des Humanismus und seiner durchaus in Frage zu stellenden Erfolge in der Geschichte des Abendlandes eine der Würde des Menschen zugekehrte und mit der Würde befasste wissenschaftliche Auseinandersetzung ausmacht.

Die Übereinstimmungen und Gleichheiten mit dem theologisch geprägten Menschenbild zeigen sich in der Begrifflichkeit und im gemeinsamen Ziel, die Würde des Menschen zu fundieren. Dieses Anliegen sollte nun gleichsam biologisch vorgenommen werden. Dazu wird der Grundbegriff der „Sonderstellung“ von der Theologie übernommen, aber mit eigenem und von der Theologie unterschiedlichen Inhalt gefüllt.

Es ist Max Scheler, der diesem Begriff seine anthropologische Bestimmung und damit terminologische Prägung gibt. Die Sonderstellung ergibt sich für Scheler nicht aus der besonderen und hohen Intelligenz des Menschen, sondern aus seiner Fähigkeit zu Verneinung. „Das, was den Menschen allein zum ‚Menschen' macht, ist nicht eine neue Stufe des Lebens – erst recht nicht eine neue Stufe der einen Manifestationsform dieses Lebens, der ‚Psyche' –, sondern es ist ein allem und jedem Leben überhaupt, auch dem Leben im Menschen entgegengesetztes Prinzip: eine echte neue Wesenstatsache, die als solche überhaupt nicht auf die ‚natürliche Lebensevolution' zurückgeführt werden kann, sondern, wenn auf etwas, nur auf den obersten einen Grund der Dinge selbst zurückfällt: auf denselben Grund, dessen eine große Manifestation das ‚Leben' ist." (Scheler 1995, 31). Der Mensch ist damit für Scheler das nein-sagende Wesen. Diese Fähigkeit ermöglicht eine Haltung und Einstellung zur Welt, die durch bloße Intelligenz nicht zu erreichen wäre. So sind die Möglichkeiten der Versachlichung und der Distanzierung nicht der Intelligenz, sondern der Absage an eine enge Verklammerung mit der Welt geschuldet. Die Verneinung ist keine bloß formale oder logische Möglichkeit, die der Bejahung gegenübersteht, sie ist zuerst und zunächst ein Grundmerkmal des Menschen, das es ihm ermöglich, die ihm eigene Welt zu bilden und auszubilden. Hierin liegt für Scheler der spezifische Unterschied des Menschen zum Tier.

Über die Möglichkeit, im Leben das Leben zu verneinen, verfügt kein Tier. Diese Möglichkeit setzt einen Blick auf die gesamte Existenz voraus, sie verlangt die Bewertung dieser Existenz mit allen Konsequenzen, die sich daraus ergeben. Die Verneinung des Lebens führt aber nicht sofort zur letzten Konsequenz, dem Leben abzusagen und es zu vernichten, sie führt vordergründig zur Sachlichkeit der Welt. In der Sachlichkeit wird der organische Bezug zur Umwelt, wie ihn auch Tiere haben, aufgehoben. Die Philosophische Anthropologie zeigt eine dezidierte Auseinandersetzung mit dem Umweltbegriff der zeitgenössischen Biologie und hier insbesondere mit dem Biologen Jakob von Uexkülls. Uexküll hatte gezeigt, dass jedes Tier seine eigene Umwelt hat und sein Verhalten aus diesem Bezug zur eigenen Umwelt heraus entwickelt. ‚Verhalten' meint dabei den Bezug eines Lebewesens zu seiner Umwelt. Berühmt geworden sind dabei Uexkülls Aussagen zur Zecke. Die Umwelt der Zecke beschränkt sich auf die Wahrnehmung von Wärme und Säure, wobei sie unter Umständen viele Jahren verharrt, um bei erster Gelegenheit, also der Wahrnehmung von Buttersäure und Wärme, aktiv zu werden. Das Verhalten der Zecke reduziert sich also weitgehend auf diesen einmaligen und recht kurzen Akt. Die Umwelt der Zecke hat mit dieser Bestimmung eine völlig eigene, nicht mit derjenigen von anderen Lebewesen vergleichbare Umwelt.

Die Möglichkeit der Wahrnehmung besteht in enger Verklammerung der Tiere zu ihrer je eigenen Umwelt. Der Weltbezug ist durch die physiologischen Möglichkeiten gebunden. Eine Welt, die mehrere unterschiedliche Umwelten in sich befasst, ist für einen tierischen Organismus undenkbar. Die Lebewesen partizipieren demnach nicht an der einen gleichen Welt, sie haben je eine spezifische Welt. Eine einheitliche und übergreifende Weltgebundenheit findet sich nur beim Menschen. Sie wird durch die Möglichkeit der Verneinung ermöglicht, die damit eine Verneinung spezifischer Umwelten ist.

Schon hier zeichnet sich ein weiteres Grundmerkmal ab, das in der Philosophischen Anthropologie auch anderer Autoren eine wichtige Rolle spielt: die Entspezifisierung des menschlichen Vermögens. Neben dem ‚Nein-Sager' ist der Mensch damit gewissermaßen ein ‚Alles-Könner', insoweit dieses Vermögen die Entkoppelung von spezifischen Umwelten aufzeigt, die sonst im gesamten Tierreich vorkommt und die Tiere auf spezielle Verhalten festlegt. Diese Möglichkeit stellt den Menschen auch aus der Welt heraus und macht ihn zu einem „exzentrischen Wesen", wie schon Scheler sagt: „In genau dem selben Augenblicke, da sich der ‚Mensch' aus der ‚Natur' herausstellte und sie zum Gegenstand seiner Herrschaft und des neuen Kunst- und Zeichenprinzips machte, – in ebendemselben Augenblicke mußte der Mensch auch sein Zentrum irgendwie außerhalb und jenseits der Welt verankern. Konnte er sich doch nicht mehr als einfachen ‚Teil' oder als einfaches ‚Glied' der Welt erfassen, über die er sich so kühn gestellt hatte!" (ibid., 69). Die Exzentrizität ermöglicht das Wundern und die Verwunderung, die als eine weitere spezifische Fähigkeit das Menschenbild prägt. „Nach dieser Entdeckung der Weltkontingenz und des seltsamen Zufalls seines nun weltexzentrisch gewordenen Seinskernes war dem Menschen noch ein doppeltes Verhalten möglich: er konnte sich darüber verwundern (taumazein) und seinen erkennenden Geist in Bewegung setzen, das Absolute zu erfassen und sich in es einzugliedern – das ist der Ursprung der Metaphysik jeder Art ... Er konnte aber auch dem unbezwinglichen Drang nach Bergung ... auf Grund und mit Hilfe des ungeheuren Phantasieüberschusses, der von vornherein im Gegensatz zum Tiere in ihm angelegt ist, diese Seinssphäre mit beliebigen Gestalten bevölkern, um sich in deren Macht durch Kult und Ritus hinüberzubergen, um etwas von Schutz und Hilfe ‚hinter sich' zu bekommen, da er im Grundakt seiner Naturentfremdung und -vergegenständlichung ... ins pure Nichts zu fallen schien. Die Überwindung dieses Nihilismus in der Form solcher Bergungen, Stützungen ist das, was wir Religion nennen." (ibid.).

Die Weltexzentrizität hat zwei Konsequenzen: Zum einen ist sie für Scheler der Ursprung jeglicher Metaphysik, denn das Leben ist für ein exzentrisches Wesen, das gleichsam vor dem Leben steht, keineswegs selbstverständlich; es ist im Leben vor dieses Leben gestellt und erfährt das Leben zuerst als Wunder. Mit der Distanz ist allerdings auch eine Leere geschaffen, durch welche die Welt, in der sich der exzentrisch stehende Mensch nicht mehr unmittelbar vorfindet, entwirklicht ist. Daraus entsteht eine Suche oder ein Drang nach Bergung und Geborgenheit. Das Zuhause muss aber erst geschaffen werden. Mit seiner nur ihm eigenen Exzentrizität ist der Mensch also gewissermaßen aus dem Leben herausgefallen und schafft sich seine eigene künstliche Welt, die ihm Geborgenheit gibt. Der Begriff der Exzentrizität erhielt aber erst bei Helmuth Plessner seine spezifische Prägung: „Das Tier lebt aus seiner Mitte heraus, in seine Mitte hinein, aber es lebt nicht als Mitte. Es erlebt Inhalte im Umfeld, Fremdes und Eigenes, es vermag auch über den eigenen Leib Herrschaft zu gewinnen, es bildet ein auf es selber rückbezügliches System, ein Sich, aber es erlebt nicht – sich." (Plessner 1981, 360). Die Distanz erhält hier die weiterführende Funktion, das Sich-Erleben zu erkennen. Es bedarf dazu der Distanz, die nur der Mensch hat, der Distanz zu sich selbst, gleichsam der Ort- und Zeitlosigkeit, der Utopie oder, wie Plessner es nennt, der „totalen Reflexivität des Lebenssystems" (ibid., 362). Nur in dieser totalen Reflexivität des Lebenssystems kann ein Sich auch erlebt werden. Der exzentrische Bezug des Selbst geht von einem Selbst auf ein Ich hin, ohne in diesem Selbst verankert zu sein. Es ist der Bezug, der das Ich an sich zurückbindet.

Aufgrund der totalen Reflexivität kann der Mensch auch Zuschauer seiner selbst werden, er kann vor sich hintreten, sich selbst betrachten und sich beobachten. Er kann auch mit sich reden, er kann mit sich umgehen und eine Beziehung zu sich selbst aufbauen, denn er steht in einer Beziehung zu sich und muss diese Beziehung unterhalten. Es existiert kein Ich-Kern, das Ich ist nur in der Spannung seiner Matrix zu erfassen. „Als Ich, das die volle Rückwendung des lebendigen Systems zu sich ermöglicht, steht der Mensch nicht mehr im Hier-Jetzt, sondern ‚hinter' ihm, hinter sich selbst, ortlos, im Nichts, geht er im Nichts auf, im raumzeithaften Nirgendwo-Nirgendwann. Ortlos-zeitlos ermöglicht er das Erlebnis seiner selbst und zugleich das Erlebnis seiner Ort- und Zeitlosigkeit als des außerhalb seiner selbst Stehens, weil der Mensch ein lebendiges Ding ist, das nicht mehr nur in sich selber steht, sondern dessen ‚Stehen in sich' Fundament seines Stehens bedeutet." (ibid., 364).

Das Selbst, welches das Ich ist und lebt, erlebt sich nicht als Kern oder als Substanz, sondern als Reflexion auf sich. Deshalb ist im Selbstbezug und in der Projektion, die das Ich auf sich durchführt, zugleich das Nichts angelegt, das sich in der Ort- Zeit- und Grundlosigkeit manifestiert. „Als exzentrisches Wesen nicht im Gleichgewicht, ortlos, zeitlos im Nichts stehend, konstitutiv heimatlos, muß er [der Mensch, S.G.] ‚etwas werden' und sich das Gleichgewicht – schaffen." (ibid., 385).

Die Lebensaufgabe des Menschen liegt deshalb generell gesprochen in der Überwindung der „Hälftenhaftigkeit": „Der Mensch will heraus aus der unerträglichen Exzentrizität seines Wesens, er will die Hälftenhaftigkeit der eigenen Lebensform kompensieren und das kann er nur mit Dingen erreichen, die schwer genug sind, um dem Gewicht seiner Existenz die Waage zu halten" (ibid.).

Die Überwindung der „Hälftenhaftigkeit" soll existenzielle Stabilität schaffen und verhindern, sich an das Instabile hinzugeben. Plessner entwirft damit ein Menschenbild, das nicht mehr an biologischen Kriterien orientiert ist. Die Überwindung der eigenen „Hälftenhaftigkeit" ist das Grundmotiv allen Handelns. Die menschliche Handlung steht vor der grundsätzlichen Aufgabe, die Pole des Selbst zu einem Kern und einer Substanz zusammenzuführen. Als Grundmotiv des „Ganz-werden-wollens" ist die Selbstergänzung Intention aller Handlung. Dieses Zusammenführen kann aber abschließend nicht gelingen, weshalb auch alle Theorien eines substanziellen Menschenbildes Ideologien bleiben. Die konkreten Möglichkeiten der Selbstergänzung zeigen sich in den Möglichkeiten der Verkörperungen, angefangen bei der Verkörperung, die der Mensch als Leib ausbildet. Schon das bloße Leibsein ist eine Inkarnation des Selbstbezuges, insofern der eigene Körper die Projektionsfläche darstellt, auf der sich das exzentrische Selbst ergänzen kann. Zur Verkörperung gehören auch Formen, die nur eine relative Zuordnung zulassen oder Zuordnungen grundsätzlich wieder aufheben, wie zum Beispiel die Maske, die Rolle oder die Stellvertretung. Wenn sich der Mensch hinter einer Maske verbirgt oder Rollen übernimmt oder spielt, ob als Schauspieler oder im normalen Leben, dann ist das die Umsetzung einer Verkörperung. Für den Schauspieler geht es dabei nur um die gute Performanz, im alltäglichen Leben haben Rollen eine funktional Bedeutung, die der Stabilität dient. Nachahmung, Verstellung und Stellvertretung sind symbolische oder abstrakte Verkörperungen und ebenfalls aus der Ergänzungsbestimmung heraus zu erklären. Auch

Verkleidungen und überhaupt das Umgehen mit Kleidern, die gesamte Anthropologie der Mode schließt sich an die Problematik der Verkörperung eines exzentrischen Selbst an. In ihnen ist das Handlungsmotiv der Überwindung der „Hälftenhaftigkeit" durch Verkörperung manifest.

Ein bloß äußerliches Im-Körper-sein des menschlichen Leibes ist nicht vorstellbar: Der Körper wird von innen als Verkörperung des Selbst erlebt. Das Selbst ist immer schon Verkörperung, die Körperlichkeit ist ein Ergebnis der Verkörperung, des Sich-Einrichtens im Körper, also der Inszenierung. Verkörperung heißt Inszenierung. Der Leib ist deshalb etwas anderes als der biologische Körper: „Sie [die Verkörperung, S.G.] entzieht und verbindet von vornherein den Menschen mit sich als Leib – und nun müssen wir sagen: auch als denjenigen, welcher diesen Leib besitzt. Als Träger dieses Leibes wird er angesprochen, wenn er einen Namen bekommt und damit zum Träger einer Rolle, das heißt in einen sozialen Zusammenhang hineingestellt wird. Insoweit greift Verkörperung notwendigerweise über die somatische Sphäre hinaus. Weil wir ‚in' uns stecken und ‚hinter' unseren Oberflächen sind, gehören wir einem Miteinander an." (Plessner 1982, 454).

Als Träger eines Leibes sind wir auch Träger einer Rolle. Der Leib ist die Leerfläche oder Bühne, auf welcher der Mensch Rollen übernimmt. Indem der Mensch immer schon auf seiner leiblichen Bühne agiert, gehört er als Handelnder einem Miteinander an. Das soziale Element wird somit im Inneren des exzentrischen Selbstverhältnisses geboren, es beginnt bei der dialogischen Auseinandersetzung mit sich selbst.

Der Begriff der Handlung ist dabei als der terminologisch festgelegte Gegenbegriff zu dem Begriff des Verhaltens zu verstehen. Handlung ist ein spezifischer Begriff, der in der Praktischen Philosophie ausschließlich das menschliche Handeln charakterisiert oder charakterisieren sollte. Dabei gibt die Intelligenz nicht den Ausschlag, denn auch das Verhalten kann intelligent sein. Verhalten zeichnet das Tier und den Menschen gleichermaßen aus. Die Unterscheidung zwischen dem Verhalten, das sowohl Tieren wie Menschen zukommt, und der Handlung, die allein dem Menschen eigen ist, bildet damit ein Grundmerkmal einer kritischen Anthropologie.

Die menschliche Handlung entwickelt sich aus dem menschlichen Verhalten, das zunächst ein Verhalten zu sich selbst ist. Das Verhalten bildet dabei ein Verhältnis, das nicht festgestellt ist und nicht festgestellt werden kann, es ergibt und entwickelt sich aus der Matrix des exzentrischen Verhältnisses des Menschen zu sich. Menschliche Handlungen können folglich nicht festgestellt, sondern nur kommuniziert werden. Darin liegt der Unterschied zu tierischem Verhalten. Das tierische Verhalten kann ein intelligentes oder sogar hochintelligentes Verhalten sein, es wird trotzdem zu keiner Handlung, weil oder solange es vom Tier nicht mitteilbar wird. Deshalb ist es sinnvoll, dem Handlungsbegriff Plessners zu folgen und die Handlung terminologisch allein dem Menschen zuzuschreiben.

Die Handlung steht auch im Mittelpunkt des dritten großen Vertreter der philosophischen Anthropologie, bei Arnold Gehlen. „Der Mensch ist das handelnde Wesen" – so lautet der seine zentrale Aussage (Gehlen 1995, 30). Zu Beginn seines Hauptwerkes und mit den ersten Sätzen bringt Gehlen zum Ausdruck, welche Konsequenzen die terminologische Festlegung des Menschenbildes hat: Es prägt als Grundbild, als Paradigma, die Art und Weise wie sich der Mensch sieht. Auf eine Kurzform gebracht kann man sagen: Der Mensch sieht sich so, wie er sich in und mithilfe seines Menschenbildes sehen möchte. „Das von nachdenkenden Menschen empfundene Bedürfnis nach einer Deutung des eigenen menschlichen Daseins ist kein bloß theoretisches Bedürfnis. Je nach den Entscheidungen, die eine solche Deutung enthält, werden Aufgaben sichtbar oder verdeckt. Ob sich der Mensch als Geschöpf Gottes versteht oder als arrivierten Affen, wird einen deutlichen Unterschied in seinem Verhalten zu wirklichen Tatsachen ausmachen; man wird in beiden Fällen auch in sich sehr verschiedene Befehle hören." (ibid., 3).

Das Bedürfnis nach Selbsterkenntnis stellt kein rein theoretisches sondern auch ein praktisches Interesse dar, das den Charakter einer Rechtfertigung hat. Die Selbsterkenntnis ist damit von einem existenziellen Bedürfnis nach Fest-Stellung getragen. In der Feststellung sieht Gehlen die Vorlage aller Theorie auch für empirische Untersuchungen. Das Menschenbild ist sowohl für die Theorie ausschlaggebend wie es auch für die Art und Weise wegweisend ist, wie der Mensch mit sich umgeht. Das Menschenbild prägt also nicht nur das Forschen und Fragen, sondern, über die Forschung hinausgehend, das Verhalten zu und den Umgang mit sich selbst und mit anderen Menschen. Ob man sich im Sinne der Anthropologie von oben als „Geschöpf Gottes" sieht, oder im Sinne der Anthropologie von unten als „arrivierten Affen", sind keine theoretischen Optionen und Sichtweisen, sondern Bewertungen, von denen auch abhängt, wie Menschen sich behandeln. Theorie schlägt hier nicht nur in Praxis um, sondern ist vielmehr notwendigerweise immer schon Praxis des Umgangs des Menschen mit sich und anderen.

Wenn in der Wissenschaft vom Menschen die Praxis der Theorie vorausgeht, dann sind sie die Interessen der Biologie und anderer Naturwissenschaften, soweit sie sich mit dem Menschen beschäftigen und ein Menschenbild zugrunde legen, tendenziös auf ein Ziel oder einen Zweck ausgerichtet. Das Leben, das vom Menschen primär von innen in der Selbsterfahrung erlebt wird, fällt der Wissenschaft zum Opfer, wenn biologische Vermarktungsinteressen die Forschung bestimmen. Aufgrund der subjektiven Verfasstheit des menschlichen Lebens darf eine wissenschaftliche Beschäftigung damit nie ausschließlich sachlich sein, sonst erkennt sie nicht die Interessen, die im und mit dem Menschenbild auch an einer sachlichen Forschung vorgegeben sind. In dieser Einsicht liegt der wesentliche Beitrag der Philosophischen Anthropologie zum Menschenbild.

Das Menschenbild der Medizinischen Anthropologie

Die Gefahr, das zugrunde gelegte Menschenbild nicht zu erkennen und nur tendenziös zu forschen, zeigt sich insbesondere auch in der Medizin und den heilenden Verfahren, zumal hier ebenfalls massive wirtschaftliche Interessen maßgeblich sind. Wenn es darum geht, Krankheiten zu heilen, ist deshalb sowohl für die Diagnose wie auch für die Therapie eine methodologische Besinnung von zentraler Wichtigkeit. So bildete sich gleichzeitig mit der Philosophischen Anthropologie auch eine Strömung von einigen an der

Philosophie interessierten Ärzten, seit dem beginnenden 19. Jahrhundert deren wissenschaftliche Beiträge heute unter dem Begriff der Medizinischen Anthropologie zusammen gestellt werden.

Obwohl erklärter Anti-Philosoph, hatte Sigmund Freud – auf den Schultern der Autoren der Psychotherapie des 19. Jahrhunderts stehend – Fragestellungen entwickelt, welche die lebensgeschichtlichen Hintergründe seiner Patienten über die bloßen Symptome hinaus erforschten und sie auf die Bedeutung der Schuld und Scham hin prüfte. Freud hat bei einigen der von ihm behandelten Patienten (er hatte nie große Fallzahlen für seine klinischen Beobachtungen) bemerkt, dass es Menschen gibt, die unter Umständen lieber erkranken und sterben als gegenüber anderen, aber vor allem gegenüber sich selbst eine Scham oder Schuld einzugestehen und zu durchleben, um sie zu bewältigen. Dies war ein zündender Gedanke für einen philosophisch-medizinischen Dialog, besonders im deutschsprachigen Bereich der mit den Namen Viktor Freiherr von Weizsäcker, Victor Emil Freiherr von Gebsattel u.a., (im französischen Raum nahm er mit den Ärzten, Psychologen und Philosophen Pierre Janet und Henry Wallon und den Psychologen und Philosophen Maurice Merleau-Ponty und Michel Foucault eine andere Richtung) verbunden ist. Damit wurde die um die Jahrhundertwende von Darwin her geglaubte Selbstbehauptung der Lebewesen im gnadenlosen Selektionsdruck fragwürdig. Durch das Denken Freuds bekam das Freisein von Schuld und Scham um jeden Preis, auch um den Preis des eigenen Lebens, eine eigentümliche Bedeutung und Aufwertung. Die Lebenserhaltung und Gesundheit wurde nicht als die obersten Güter und Ziele des Subjekts erkannt, sondern seine ethische Konstitution und „Reinheit".

Die Krankheit wurde damit als das geringere Übel gegenüber Schuld gesehen. Freud hat dies den „sekundären Krankheitsgewinn" genannt (Freud 1982, 571). Sekundärer Krankheitsgewinn heißt, dass es besser wäre krank zu werden oder gar zu sterben, als Schuld und Scham ertragen zu müssen. Die Deutung eines „sekundären Krankheitsgewinn" hat mitgeholfen, ein Menschenbild zu gestalten, bei dem die Krankheit eines Menschen nicht als bloßer Defekt einer Maschine gesehen wird. Das hat nicht nur dazu beigetragen, die Krankheit zu humanisieren, es hat auch weitreichende Anregungen für die Behandlung und Therapieformen gegeben und das psychosomatische Menschenbild gefördert.

Ein Wegbereiter der psychosomatischen Medizin ist der Arzt und Philosoph Viktor von Weizsäcker. Ein wichtiger Bestandteil seines Lebenswerk ist die Ausarbeitung der biographischen Methode, die Zusammenhänge zwischen Lebensführung und Erkrankung zu erkennen gibt. In einem Aufsatz von 1951 mit dem Titel MEDIZIN UND LOGIK schreibt er: „Wenn ich ein Hautgeschwür sehe oder einen Schmerz vom Kranken erzählt bekomme, dann ist die erste Reaktion bei ihm und mir: weg damit. Wenn dann ein Widerstand gegen die Heilung auftaucht, dann nötigt die Erfüllung dieses Wunsches zu einem Umweg: man muß die Ursache oder den Grund der Krankheit angreifen." (Weizsäcker 1987, 355) Die Entscheidung „weg damit", ist bei einer Krankheit, die den Charakter eines Defekts hat, vielleicht angemessen. Wenn aber ein Widerstand gegen die Heilung auftaucht, dann muss man umdenken. Jetzt geht es darum, dieses Symptom zu verstehen. Der erste Schritt in diese Richtung verlangt, das Symptom zu bejahen: „Aber der Nachdruck liegt auf dem Ja gegenüber der Krankheit, welches vorher nicht sichtbar war. Abstrakt, wie ein solches Ja verwertbar ist, kann in seinem Rahmen auch manche andere positive Wertung der Krankheit und des Krankseins sich hervortun." (ibid.).

Die Krankheit wird bejaht, aber nur als Lösungsweg überhaupt, nicht als Lösung. Das ist also der zweite Schritt dieses logischen Dreischritts im Verstehen der Krankheit. Es wird also bejaht, was sich im Symptom der Krankheit ausdrückt, der Grund der Krankheit wird als Lösungsweg bejaht – aber: nicht so, nämlich nicht auf die Weise der Krankheit. Wenn nicht so, dann anders – das ist der dritte Schritt, den Weizsäcker hier vorschlägt. Diesen Schritt könnte man mit der logischen Kategorie des wenn – dann vergleichen, wenngleich die Implikation bei Weizsäcker zu einem wenn nicht – dann abweicht. Das Wenn nicht – dann bietet eine Ersatzleistung an, die er „Stellvertretung" nennt. „Dann entdecken wir zunächst nicht Analogien (Ähnlichkeiten), sondern Stellvertretungen, die man mit Analogien freilich gut vergleichen kann. Wir sehen so zu Bespiel, daß jemand, der unglücklich liebt, appetitlos wird, oder daß jemand, statt glücklich ein Kind zu bekommen, eine Lungentuberkulose oder einen Krebs bekommt. Solches ‚anstatt' wird freilich nur bei einer bestimmten Zuwendung überhaupt wahrgenommen und bei einer gewissen Suchrichtung auch akzeptiert. Wenn also die biographische Nachbarschaft als Stellvertretung aufgefaßt und die Stellvertretung als eine Realität akzeptiert ist, dann kann man schließlich auch den Zusammenhang von Glück und Unglück mit Krankheit als eine Wirklichkeit erfahren, die sich vor dem Kausalprinzip nicht mehr zu fürchten braucht. Dann sind wir aber so weit, daß wir uns die Krankheitsarten als Arten der Stellvertretung vorstellen und so auch einteilen." (Weizsäcker 2005, 258.)
Die Krankheit als Stellvertretung ist seit Weizsäckers Untersuchungen eine mögliche und dabei wichtige Interpretationsmöglichkeit, das Krankheits-Gesundheitsgeschehen nicht allein in einem organmedizinischen Kausalismus zu sehen, sondern der lebensgeschichtlichen Komplexität und der Einwirkung multipler Einflüsse auf den einzelnen Menschen auf seinem Lebensweg Rechnung zu tragen. Krankheits-Gesundheitsprozesse erfordern seither immer eine differentielle Verstehensbasis, in der die Interpretationsdimension von Krankheit als Stellvertretung eine gewichtige Stellung haben kann und die Anthropologie der Handlung, Nachahmung und Stellvertretung auch eine praktisch-therapeutische Bedeutung zu gewinnen vermag. Hier zeigt sich die Möglichkeit der Verstellung und Selbsttäuschung, welche die Philosophische Anthropologie wissenschaftlich reflektiert und gedeutet hatte, von einer anderen Seite, indem das Subjekt bei der Bewältigung bedrohlicher lebensweltlicher Probleme auf Verstellung und Selbsttäuschung zurückgreift und dabei pathologische Züge entwickelt.

Resümee

Die wertvollen Errungenschaften der Philosophischen Anthropologie gerade für die Medizin, die Psychotherapie und die heilenden Verfahren insgesamt haben nicht dazu geführt, dass ihre Position zwischen den ideologischen Fronten im Kampf um das Menschenbild gehalten werden konnte. Gerade in der aktuellen Diskussion um Freiheit und Selbstbestimmung des Menschen angesichts seiner genetischen und neurologischen Disponiertheit prallen die Fronten zwischen Biologie/Neurowissenschaften und Theologie/ Philosophie wieder unvermittelt aufeinander. Grund dafür ist die politisch gewordene Diskussion um das Menschenbild: Nicht mehr wissenschaftliche Forschung und Argumentation, sondern Meinungsbildung mit wissenschaftspolitischem Kader ist das Ziel dieses Schlagabtausches, der neben ernsthaften Auseinandersetzungen, die es natürlich gibt (Krüger 2007), vor allem in den Medien ausgebreitet wird. Dabei werden überholte Paradigmen wie der mechanistische Determinismus unverhohlen verwendet, um die Abhängigkeit des Menschen von seinem neurologisch feststellbaren Funktionen zu „beweisen". Vergleichbare Strategien der Selbstentwertung und Selbstverkleinerung hatten in der Vergangenheit das politische Ziel, den Menschen für politische Großverbrechen zu desensibilisieren. Die nationalsozialistischen und sozialistischen Ideologien des 20. Jahrhunderts mit ihren Massenvernichtungen sind die Folgen und Erfolge solcher Arbeit am Menschbild. Die heutige politische Situation ist komplizierter aufgestellt. Hier ist es die Verbindung von Wissenschaften und Technik selbst, die eine im Hintergrund agierende Herrschaft ausübt. Das Menschenbild und seine Prägung bleibt dabei gleichsam die Währung, die zwischen den politischen und wirtschaftlichen Parteien gehandelt wird. An ihr sind sowohl die Machtbestrebungen wie aber auch die immer noch – wenngleich mit schwindenden Kräften bemühten – Forschungen um das Humanum leicht erkennbar und ablesbar. Die jeweiligen Absichten zeigen sich bei der Behandlung der Würde des Menschen. Bleibt sie als wissenschaftlicher Ungegenstand außen vor und wird höchstens als moralisch-rechtliches Anhängsel behandelt, dann ist die Entscheidung gegen den Menschen schon gefallen. Wird sie von vornherein in die wissenschaftliche Auseinandersetzung mit hineingenommen und als Teil auch des biologischen Menschen gesehen, dann ist die Entscheidung für den Menschen gefallen. Jeder Wissenschaftler, der sich mit dem Menschen befasst, steht vor dieser Entscheidung und entscheidet sich für Ja oder Nein, ob er die Entscheidung eingesteht oder nicht.

Literatur

Freud, Sigmund (1982): Neue Folge der Vorlesung zu Einführung in die Psychoanalyse. Studienausgabe Bd. 1. Frankfurt/M.: Fischer.

Gehlen, Arnold (1995): Der Mensch. Seine Natur und seine Stellung in der Welt. Frankfurt/M.; Suhrkamp.

Grätzel, Stephan (2004): Dasein ohne Schuld. Göttingen: Vandenhoeck&Rupprecht.

Grätzel, Stephan (2007): Ethische Praxis. Anwendungen der Praktischen Philosophie im Alltag und Beruf. London: Turnshare.

Heidegger, Martin (1976): Brief über den Humanismus. Gesamtausgabe, Bd. 9, Frankfurt/M.: Klostermann.

Krüger, Hans-Peter (2007): Hirn als Subjekt. Philosophische Grenzfragen der Neurobiologie. Berlin, Akademie.

Pico della Mirandola, Giovanni (1990): Über die Würde des Menschen. Hamburg: Meiner.

Plessner, Helmuth (1981): Die Stufen des Organischen und der Mensch. Gesammelte Schriften, Bd. 4. Frankfurt/M.: Suhrkamp.

Plessner, Helmuth (1982): Der imitatorische Akt. Gesammelte Schriften. Bd. 7. Frankfurt/M.: Suhrkamp.
Sartre, Jean-Paul (2000) Der Existentialismus ist ein Humanismus. Gesammelte Werke in Einzelausgaben. Reinbek, Rowohlt.
Scheler, Max (1995): Die Stellung des Menschen im Kosmos. Gesammelte Werke, Bd. 9. Späte Schriften. Bonn: Bouvier.
Weber, Max (1975): Die Protestantische Ethik und der „Geist" des Kapitalismus. Bodenheim: Athenäum.
Weizsäcker, Viktor von (1987): Medizin und Logik. Gesammelte Schriften, Bd. 7. Frankfurt/M.: Suhrkamp.
Weizsäcker, Viktor von (2005): Pathosophie. Gesammelte Schriften, Bd. 10. Suhrkamp: Frankfurt/M..

Johann Götschl

Zum dynamischen Menschenbild der Gegenwart: Wissenschaftsphilosophische Erkundungen

Rudolf Haller gewidmet, mit Dank für die Sensibilisierung der Bedeutung der Analytischen Philosophie[*)]

1. Zum Menschenbild im Kontext evolutionär-wissenschafts-philosophischer Kategorisierungen

Orientiert man sich an den bekannten Unterschieden zwischen *Wittgensteins* „Tractatus-Logico-Philosophicus“[1] und den „Philosphischen Untersuchungen“[2], so zeigt sich schon darin ganz deutlich, was sich für die zweite Hälfte des 20. Jahrhunderts bis in die unmittelbare Gegenwart als weitreichende Idee realisiert, nämlich dass sich der Mensch mit seiner sprachlich-symbolischen Darstellungsmöglichkeit kein einfaches Bild von der Welt machen kann, weil bildliche Darstellung und bildlich Dargestelltes nicht mehr voneinander separiert werden können. Oder anders ausgedrückt: die im 20. Jahrhundert sich konstituierende Ontologie repräsentiert sich als eine prozessual-funktionale Ontologie, d.h. Darstellung und Dargestelltes – z.B. Sprache und Neurosystem – stellen etwas hoch Differenziertes im Sinn offener kybernetischer Regelkreise dar, wie dies in den Möglichkeitsfeldern geliefert wird, in besonderer Weise von der Quantentheorie, Theorie der Selbstorganisation, Kybernetik 2. Ordnung und Chaostheorie. Das Bild des Menschen, letztlich verstanden als dynamische Einheit von Außenbild und Innenbild (Selbstbild), erhöht die einheitlichere Darstellung durch Theorien der Komplexität und Dynamik. Damit verschärft sich eine bestimmte Fragestellung: Wo liegen entscheidende Unterschiede und Zusammenhänge zwischen dem Weltbild (Naturbild) und dem Selbstbild des Menschen? Für das 21. Jahrhundert zeichnet sich eine dominante Erkenntnislinie ab, die darin besteht, dass die sich tendenziell beschleunigende Zunahme einer Welt in die Richtung eines „Daten-Information-Wissensorganismus“ die Zusammenhänge zwischen akkordierbarer Subjektivität einerseits und wissenschaftlich-technischer Begründung von Konsens andererseits verschiebt. Es kommt zu verschärften Ausdifferenzierungen von Zusammenhängen zwischen individuellen und kollektiven Entscheidungsprozessen. Hierin liegt eine wichtige Quelle der Konstitution sowohl von Unruhepotentialen für die Kreation von Neuem als auch für die Verhinderung von Neuem: Etwas wie der „emergente Mensch“ als Nukleus einer neuen Anthropologie scheint sich herauszubilden.

Die gegenwärtigen Geisteswissenschaften und Kulturwissenschaften sind im Begriffe, sich mit systemischen Integrationswissenschaften zu symbiotisieren, indem sie stärker als je zuvor die Verhältnisse zwischen empirisch fundierter Historizität und Integration mit Strukturwissenschaften, Systemtheorien, Kybernetik 2. Ordnung, Komplexitätsthe-

*) Haller, Rudolf: Neopositivismus. Eine historische Einführung in die Philosophie des Wiener Kreises. Verlag WBG 2009.

orien, Wissenschaft der Selbstorganisation, Hybridwissenschaften, Chaostheorie und Katastrophentheorie vertiefen. Damit treten quasi verallgemeinerte systemtheoretische und naturwissenschaftliche Denkfiguren stärker in den Horizont von Geisteswissenschaften. Hier generiert und realisiert sich ein neuer Wissenstypus in Form einer evolutionär-systemischen Geisteswissenschaft. Dieser Typus einer „neuen Wissenschaft" verstanden als kybernetisierende Integrationswissenschaft konstituiert u.a. Folgendes: sie verringert die klassisch-kategoriale Unterscheidung zwischen externer und interner Realität bzw. zwischen materiellen und geistigen Kategorisierungen. Damit reduziert sich auch für die Geisteswissenschaften die vormals bestehende Gefahr einer Zurückdrängung oder Isolation oder sogar eines Verschwindens aus dem kontinuierlichen Suchraum nach dem Bild des Menschen. Hiermit wird Geisteswissenschaft bzw. Humanwissenschaft als neuer Wissenstypus auf ein Reflexionsniveau gehoben, das für das 21. Jahrhundert das ständige Suchen des Menschen nach sich selbst zu einem entscheidenden Wissenschaftsimperativ macht: die kontinuierlichere integrativere Wahrnehmung von so zentralen Kategorien wie Geschichtlichkeit, Gegenwart, Zukunft, Sprache und symbolische Repräsentation, Wirklichkeit und Wahrheit, Möglichkeit und Wahrscheinlichkeit, Werte, Entscheidungen und Realisierungen. Neue Dilemmata und neue Chancen tun sich hier quasi gleichzeitig auf. Denn gegenwärtig steigen die Potentiale für eine „evolutionär-systemische Geisteshaltung" erheblich an, um einen entscheidenden klassischen Bruch überbrücken zu können zwischen (i) der evolutionär-systemischen Wissenskonservierung einerseits und (ii) den darauf beruhenden emergenten Informations- und Wissensprozessen andererseits. Das Menschenbild revolutioniert sich hin zu einem evolutionär-systemischen Menschenbild, innerhalb dessen sich die Relationen zwischen Natur und Kultur in neuer Weise herausbilden, sodass sich die wohlbekannte Differenzierung in die zwei Kulturen in ganz neuer Weise nicht mehr aufrecht erhalten lässt.[3] Das sich herausbildende „emergente Menschenbild" lässt sich bereits zumindest in den Grundkonturen genauer identifizieren.

Um wenigstens an eine erste Antwortrichtung heranzukommen, ist es hilfreich, auf einige spezifische Zusammenhänge zwischen Zeit und Wissenserzeugung zu rekurrieren, weil hierbei das neue Zusammenspiel von individueller und kollektiver Kreativität als Ausdruck eines emergenten Menschenbildes identifizierbarer wird. Im Kern geht es beim emergenten Menschenbild um die Zusammenhänge zwischen „Zeit – Komplexität – Dynamik – Wissen und Wissensdynamik".

Ohne hier Zeit im Detail als fundamentalste Struktur schlechthin explizieren zu können, ist eine Erhellung der Relation zwischen Zeit und Wissensevolution noch viel zu wenig weit gediehen.[4] Drei Regulative seien herangezogen:

1. Der Denkraum ist bedeutungstiefer als der Begriffsraum (im Begriffsraum gibt es eine implizite Dominanz der Rationalität gegenüber der Emotionalität; im Denkraum bleibt dieses Verhältnis zumindest vorerst unbestimmter;
2. Mehr Wissen ist bedeutungstiefer als weniger Wissen (d.h. die Erkennung und Herstellung von Anpassungsontologien ist als zentrale Manifestation zu begreifen,

z.B. Experimente als Anpassungsontologien);

3. Die Herstellung von statistisch-reproduzierbarem Wissen als Ordnungsmuster fungiert als zentraler Teil der soziotechnischen Realität. Die Realisierbarkeit von Wissen erfolgt über die sogenannten Renormalisierungsmethodologien.

Zeit und Wissenshervorbringung im innersten Zusammenhang sind es, wodurch das emergente Menschenbild konstituiert wird. Im Kern kann man hier drei Zeitbegriffe unterscheiden: (i) die mathematische Zeit, (ii) die Eigenzeit und (iii) die evolutive Zeit. Die Tiefenbedeutung der Zeitstruktur für die Wissenserzeugung und damit Basis für das emergente Menschenbild liegt in der Verschränkung bzw. der Interdependenz vor allem von Eigenzeit (individueller Zeit) und evolutionärer Zeit (kollektiver Zeit/objektivierter Zeit).

Im Zeitalter der sich globalisierenden Transformation von Sozietäten hin zu stärkeren Ähnlichkeiten und Emergenzen gibt es immer deutlicher erkennbare Charakteristika: die Menschenwelt entwickelt sich in Richtung eines hochdifferenzierten Wissensorganismus. Entscheidend in dieser Entwicklung ist die sich beschleunigende Symbiose zwischen Universalismus und Singularismus. In dieser Symbiotisierung kommt es zu einer Aufwertung des Subjekts (Singularismus) nicht nur durch demokratisch offene Transformationspotentiale, sondern durch das emergente Auftreten eines neuen Verhältnisses zwischen universalistischen und singularistischen Kategorisierungen von Mensch und Natur. Im Kern wird dieses neue Verhältnis damit durch ein interdependentes Zeitnetz konstitutiert, bestehend aus den drei Zeitbegriffen: die kulturell-individuelle Eigenzeit verschränkt sich mit der evolutionären/objektiven Zeit (Physik) und der mathematischen Zeit. Dieses dreidimensionale Zeitnetz erzeugt sowohl Adaptionen als auch Generierungs- und Auswahlfunktionen.

Damit können einige Zusammenhänge zwischen Zeitnetz und Historizität in neuer Weise erhellt werden. Die rascher sich wandelnden kulturell-individuellen Eigenzeiten werden mit der sich nicht so rasch verändernden evolutionären Zeit strukturell gekoppelt; d.h. entscheidend für diese Kopplung ist der wechselseitige Anpassungsprozess zwischen individueller Eigenzeit und evolutionärer Zeit. Eigenzeiten und evolutionäre Zeit generieren neue Auswahlfunktionen: Was z.B. in Bezug auf die evolutionär bestimmte Zeit im Sinn der Naturgesetze für die Erzeugung von Praxis „ausgewählt" bzw. realisiert wird, ergibt sich aus den Kontrasten der Adaptionsprozesse zwischen individueller Zeit und evolutionärer Zeit.

Die kulturell historisch bedingten Lebensformen in Kopplung mit Naturgesetzen repräsentieren spezifische empirische Informations- bzw. Wissensinhalte. Zeitnetze haben Ordnungs- und Generierungsfunktionen für die evolutionäre Dynamik von Erkennen. Aus wissenschaftsphilosophischer Sicht wird jetzt eines deutlicher: Die modernen Wissenschaften generieren eine Art dynamisches Gleichgewicht der Wertigkeit zwischen Universalismus und Singularismus - oder etwas soziologischer ausgedrückt -zwischen Kollektiv und Individuum: eine neue ontische Grundfigur tritt deutlicher hervor.

Diese ontische Grundfigur, von der aus sich die evolutionäre Entfaltung des neuen Menschenbildes besser verstehen lässt, repräsentiert in dynamischen Gleichgewichten zwischen Universalität und Singularität Folgendes: die synergetische Integration von Geisteswissenschaften und neueren systemischen Denkweisen lässt ein spezifisches Muster erkennen. Die modernen Theorien der Selbstorganisation in Verbindung mit den Konzeptionen von individueller und kollektiver Kreativität verweisen auf die innere Dynamik von Zeitnetzen und Wissensnetzen insbesondere mit empirischem Gehalt. Die hierin immer deutlicher zum Ausdruck kommende potentiell-funktionale Gleichwertigkeit von Universalität und Singularität findet seine spezifische evolutive Manifestation in der Erkenntnis, dass moderne Sozietäten unter gewissen Bedingungen eben ihre eigenen Randbedingungen für die evolutive Transformation erzeugen. Das Paradigma von statischen Gleichgewichten wird ersetzt durch erheblich verbesserte Theoriegebäude hin zu dynamischen Gleichgewichtsmodellen, wodurch etwas wie ein neues Menschenbild, eingebettet in spezifische Emergenzphänomene in Entstehung begriffen ist: Kompetition und Kooperation, Evolution und Koevolution, individuelle und kollektive Kreativität haben auf der Basis von Zeitnetzen neue Bedeutungen bekommen. Es sind unterschiedliche Funktionalitäten, die aber grosso modo ontisch als „gleichwertig" einzustufen sind. Dieses Menschenbild, durch welches die klassische kategorial-konfrontative Gegenüberstellung des Einzelnen gegenüber dem Kollektiv verringert wird, wird zunehmend dominant konstituiert aus der Wissenschaftsevolution. Im Kern ist es der paradigmatische Übergang vom *Theorienmonismus* zum *Theorienpluralismus*. Neue Inhalte des Rationalitätsbegriffes befinden sich in Herausbildung. Es handelt sich um einen „evolutiven Rationalitätsbegriff", der zugleich gekennzeichnet ist von Komplexität und Dynamik. Die komplex-dynamische in Beziehung Setzung des Einzelnen zum „Ganzen" enthält eine Art auch expliziter werdenden „ethischen Kodex" als immanenten Teil des evolutionären Rationalitätsbegriffs. Die Nichtseparierbarkeit von Risiko und optimalen Lösungsmöglichkeiten von Konflikten (Problemen) treten auf als Manifestation einer rational kalkulierbaren Unbestimmtheit. Die Vermehrung des rationalen Wissens darüber, was man nicht wissen kann (Typus des Nicht-Wissens) generiert signifikant den auch empirisch realisierbaren Spielraum für Singularitäten (Individuen) und Kollektivitäten (soziale Systeme).

In wissenschaftsphilosophischer Weise ausgedrückt ergibt sich daraus: der semantische Gehalt eines emergenztheoretischen Menschenbildes erzeugt sich aus der Konvergenz zwischen Darwinismus und Neodarwinismus einerseits und den evolutionär spieltheoretischen sozioökonomischen Theorien andererseits. Dies ist weder mit dem klassischen Reduktionismus bzw. Physikalismus noch mit metaphysischen Formen eines Holismus vereinbar, sondern ist eher anzusiedeln ist im Kontext dessen, was sich derzeit im Aufbau befindet: nämlich eine „Verallgemeinerte Evolutionstheorie". Reduktionismus als Physikalismus – z.B. Quantentheorie als Basis genommen – kann zwar nicht als falsch eingestuft werden, wohl aber sind dessen Grenzen vor allem in Bezug auf Autopoiese und Selbstorganisation immer deutlicher zu erkennen.[5] Was bedeutet all dies für die immer aufs Neue zu suchende Modellierung des Menschen? Es reduziert sich langsam aber deutlich die klassisch bisher unüberbrückbare Kluft zwischen Individuum und Kollektiv wie auch jene zwischen Mensch und Natur. Diese Reduzierung erfolgt auf Basis von Komplexitätstheorien und Theorien der Dynamik hin zur Idee einer „Verallgemeinerten Evolutionstheorie", wodurch Emergenz in verschiedenen ontischen Schichten – Anorganisches, Organisches, Geistig-Mentales als Resultat spezifischer Bedingungen - immer besser verstanden werden kann. Auch wenn sich gegenwärtig der Prozess der Theorienbildung in Richtung zu einer verallgemeinerten Evolutionstheorie erst ganz am Anfang befindet, so kann man doch schon jetzt in Bezug auf die bereits existierenden Teiltheorien die zentrale Bedeutung von dynamischen Gleichgewichten zwischen den einzelnen Individuen und sozialen Systemen in Konturen erkennen. Was ist dabei für das werdende Menschenbild zentral?[6]

Die Geschichte der wissenschaftlichen Erkenntnisentwicklung zeigt wichtige Strukturmerkmale: Das wissenschaftliche Erkenntnis hervorbringende Individuum besitzt eine wichtige anthropologisch-intrinsische Eigenschaft, nämlich die der kogno-sozialen Intelligenz, z.B. als „Konstrukteur" von Kreativität. Diese kogno-soziale Intelligenz als Systemeigenschaft des Individuums verweist auf zumindest drei weiterführende Charakteristika: (i) sie generiert kompetitive und kooperative Strukturen, (ii) sie entfaltet sich innerhalb von kompetitiven und kooperativen Strukturen einschließlich der Generierung von Realisierungsformen bis hin zu Institutionen und (iii) sie verlagert die kompetitiven Inhalte in Niveaus anhebende kooperative Verfahrensformen, Mechanismen bzw. Algorithmen. Selbstverständlich würde eine Vertiefung dieser Aspekte es erfordern, die Netzwerksstruktur (Interdependenz) zwischen sprachlicher, kognitiver und sozioökonomischer bis hin zu kultureller und technischer Kreativität expliziter zu machen. Aber schon an dieser Stelle verschärft sich die Einsicht mit der Fragestellung danach, ob bzw. inwiefern nicht selbstorganisierende Systeme Neues mit evolutiv-statistischer Notwendigkeit hervorbringen können. Denn die Möglichkeit dieser evolutiv-statistischen Notwendigkeit für die Entstehung von Neuem – Innenbild und Außenbild des Menschen spiegeln sich dann quasi komplementär im Erkenntnisprozess – wird ja durch die Erkenntnis verständlicher, dass die durch die Fluktuationen in Systemen auftretenden Instabilitäten eben nicht beliebig erzeugt werden können, sondern eben nur innerhalb gewisser Grenzen von dynamischen Gleichgewichten und Ungleichgewichten generiert werden können. Das evolutiv-statistische Modell dafür ist in Kurzform folgendes: Unter gewissen Voraussetzungen können soziale Systeme ihre dynamischen Gleichgewicht verlieren – z.B. durch Problemlösungs- und Konfliktlösungsdefizite – wodurch chaotische, instabile Zwischenphasen entstehen können, bis wiederum systemimmanente individuelle Kreativität zu dynamischen Gleichgewichten auf höheren Ebenen führen kann. Durch die Fluktuation von stochastischen Prozessen reduziert sich der Anspruch auf Garantie von dynamischen Gleichgewichten. Die Berücksichtigung systemtheoretischer Stochastik erhöht die individuellen und systemischen Anpassungsverhältnisse zwischen Darstellung und Erzeugung von Realitäten.[7]

2. Zum Menschenbild im Kontext der Vermehrung und Zusammenführung von Wissenschaften

Komplexität und Dynamik haben – heute mehr denn je als globalisierendes Phänomen bekannt – durch das europäisch-abendländische Verhältnis zwischen Universalismus und Singularismus erheblich zugenommen. Die damit verbundene Zunahme an Wissenschaftsdisziplinen und den Technologien wie auch die damit verbundene Symbiotisierung (Zusammenführung) von Wissenschaften hat allerdings in geringerer Weise zu einer Homogenisierung der Lebens- und Reflexionswelten geführt.[8] Das Gegenteil ist der Fall. Das Ansteigen der neuen Verhältnisse zwischen wissenschaftlichem Universalismus und Singularismus ist eng verflochten mit einem Ansteigen der individuellen und kollektiven Differenzierung hin zur Vielfalt. Vor diesem Hintergrund erscheint es für das in diesem Kontext erkennbare emergierende Menschenbild von besonderer Relevanz zu sein, das Phänomen Wissenschaft einer verstärkt wissenschaftsphilosophisch-anthropologisch ausgerichteten Analytik zu unterziehen.

Für das Faktum der Vermehrung und Symbiotisierung der Wissenschaften können vorerst zumindest einmal fünf Charakteristika geltend gemacht werden;

1. Ansteigen von Metadisziplinen für Beschreibung, Rekonstruktion und Modellierung

Ohne hier Vollständigkeit zu beanspruchen, hilft hier folgendes als Orientierung: Metamathematik, Kybernetik, Wissenschaftstheorie, Wissenschaftssoziologie, Wissenschaftspsychologie, Wissenschaftslinguistik, Wissenschaftsinformatik, Wissenschaftsgeschichte, Wissenschaftsökonomie, Wissenschaftspolitik und Wissenschaftsethik. Alle diese genannten Disziplinen haben eine ständig sich vertiefende Funktionsbedeutung. Sie verschärfen durch Darstellungs- und Rekonstruktionsleistung ein integrales Verständnis des Status von Wissen, Wissensproduktion und Wissensanwendung.[9]

2. Ansteigen der Notwendigkeit und Fruchtbarkeit von Symbiotisierungen (Zusammenführung) von Wissenschaften

Die Symbiotisierungen von Wissenschaften verändern das Menschenbild. Drei Beispiele von gegenwärtigen Symbiotisierungen können helfen, die Bedeutung dieser Zusammenführung für das Menschenbild schrittweise zu identifizieren: Die langsame, aber deutliche Symbiotisierung von Neurowissenschaft und Psychologie. Dies verändert das Verständnis von extern-intern bzw. Materie und Geist (Neurodynamik, Mentaldynamik, Psychodynamik). Denn diese Symbiotisierung lässt rational erwarten, dass z.B. die damit in Entwicklung befindlichen Wissenschaftsdisziplinen – die Neuropsychotherapie einschließlich einer Neuropsychoanalyse – sowohl hinischtlich der diagnostischen wie auch der therapeutischen Potentiale erheblich zunehmen werden.

3. Der Übergang vom Diskontinuum zum Kontinuum in der Wissenschaftsfragmentierung[10]

Der Übergang vom Diskontinuum in Richtung Kontinuum - das Spektrum der Wissenschaft betreffend zeigt, dass sich die Differenz zwischen Wissenschaften von der Materie einerseits und Wissenschaften vom Menschen andererseits durch das gewaltige Ansteigen von Wissenschaftsdisziplinen verringert. Hieraus ergibt sich, dass der Unterschied zwischen den Wissenschaften von der Materie und den Wissenschaften vom Menschen nur mehr graduell ist bzw. sich in Richtung Kontinuum entwickelt.[11]

4. Anstieg des wissenschaftlichen Wissens darüber, was man wissenschaftlich begründet nicht wissen kann

Der gewaltige Anstieg des Wissens darüber, was man wissenschaftlich begründet nicht wissen kann, strukturiert den Suchraum als Konstruktionsprinzip in neuer Weise. Der Zusammenhang zwischen wissenschaftlich begründetem Nicht-Wissen und Stochastik ist hier von entscheidender Bedeutung (z.B. Quantentheorie, Stochastik u.a.m.) Kurz: Die Bedeutung von Zufallsgeneratoren impliziert, dass das Verfügen über Nicht-Wissen zu einem neuen wichtigen evolutionstheoretischen Anpassungsfaktor und Realitätsverständnis wird.

5. Anstieg von informations- bzw. wissenstechnologisch basierter Generierung von neuen Wissenschaften

Das Ansteigen der informations- und wissenstechnologisch basierten Wissenschaften (Fraktale Geometrie, Teile der Molekular- und Quantenbiologie u.a.m.) konstituiert neue Relationen zwischen dem „theoretischen" und dem „praktischen" Menschen.[12] Dies führt zur erkennbaren Herausbildung eines Menschenbildes, innerhalb dessen der Mensch als dynamische Einheit von Zeitwesen, Begriffswesen und Handlungswesen darstellbarer wird. Entscheidend hierbei sind die Interface-Relationen zwischen Mensch und Computer, weil sich darin zeigt, dass diese Relationen zwischen Computer (derzeit domnant auf deduktiven Algorithmen basierend) und beim Menschen (sowohl auf deduktiven Algorithmen wie auch auf nicht deduktiven Prozessen basierend), zu enormen Anstiegen der Kreativität führen, die immer weniger auf spezifische soziale Schichten beschränkt ist. Es ist folglich eine distributive Kreativität in Entfaltung begriffen. *Dieses neue emergente Menschenbild ist also ein neues Netzwerk von distributiver Intelligenz, Kreativität und Innovativität.* Eine Kerncharakteristik für das gegenwärtige Menschenbild liegt somit im emergenten Netzwerkverständnis. Die Selbsterkennung von Ich-Identität ist zumindest dreierlei zugleich: (i) die Selbstfindung innerhalb von Kontinua zwischen Theorie und Pragmatik, (ii) die Selbstfindung innerhalb des Wissensraumes betreffend die neuen Verhältnisse zwischen Wissen und Nicht-Wissen als Ausdruck von Unbestimmtheiten auf höheren Niveaus und (iii) die Selbstfindung innerhalb des werdenden Kontinuums zwischen „den Wissenschaften der Materie und den Wissenschaften vom Menschen.

3. Zum Menschenbild im Kontext integrativ-hybrider Kategorisierung: Die Vernetzungsleistung der Wissenschaft der Selbstorganisation

Die Entfaltung der dynamischen, kognitiven statistisch-stochastischen Wissenschaften -

vor allem in der 2. Hälfte des 20. Jahrhunderts - führt dazu, dass neue Verhältnisse entstehen zwischen den sich pluralisierenden Wissenschaften bzw. Wissenschaftstypen auf der einen Seite und der sozio-kulturellen Vielfalt auf der anderen Seite. Zwar hat vieles in dominanter Hinsicht mit der Quantentheorie begonnen, zeigt sich aber gegenwärtig in neuen Symbiotisierungen von z.B. mathematischer Spieltheorie und Ökonomie, Theorie der Selbstorganisation und Evolutionstheorie. Neu ist auch die laufende Symbiotisierung von kognitiven Wissenschaften mit früher als „bloße technische Wissenschaften" bezeichneten Erkenntnis- und Gestaltungssystemen. Durch diese Symbiotisierung von „bloß technischen" mit „Realisierungswissenschaften" hat sich auch das Verständnis der Grundlagen für das Menschenbild bzw. Anthropologie verändert: Es besteht eine Art Verkettungsregel: (i) Die so wichtige Regel der Voraussagbarkeit mittels wissenschaftlicher Theorien ist nicht mehr das einzige Kriterium für rationales Wissen; (ii) die Symbiotisierung von kognitiven Wissenschaften mit technischen Wissenschaften hat als Kriterium die Regel der „Realisierung" generiert. Theoretische Erkenntnis und praktische Realisierbarkeit bilden ein neues verkettetes Kriterienpaar, das hiermit sich ergebende Menschenbild – eine neue Anthropologie - bekommt zunehmend Gestalt: Wovon sich der Mensch ein „Bild" macht, ist nicht mehr allein das Kategoriensystem deduktiv-axiomatisierter Theorien, von denen eben jede Singularität deduktiv abgeleitet werden kann, sondern es formt sich auch stärker das „Bild" heraus, wonach das dynamische Wissenschaftsparadigma des 21. Jahrhunderts durch die Nicht-Separierbarkeit von Voraussagbarkeit und Realisierungen geprägt ist.[13]

Es gibt eine erkennbare Verlagerung hin zu einem emergenten Menschenbild, innerhalb dessen den äußerst komplexen und dynamischen Zusammenhängen zwischen den Wissenschaften vom Menschen und den Wissenschaften von der Materie Rechnung getragen wird und die klassischen – unbegründeten - kategorischen Unterscheidungen zwischen Menschenbild und Naturbild in erkennbarer Auflösung begriffen sind. Diese Auflösung vollzieht sich vor allem auf der Grundlage von erheblichen Defragmentierungsleistungen einer Reihe von Wissenschaften, insbesondere von solchen wie der Wissenschaft der Selbstorganisation, Chaostheorie, Evolutionstheorie, Kybernetik 2. Ordnung, Evolutionäre Spieltheorie und Netzwerktheorien. Folgt man der enormen Defragmentierungs- und Netzwerksleistung der Theorie der Selbstorganisation,[14] so ist erkennbar, dass sich die Erkenntnisgrundlagen für den Aufbau einer integral-emergenten Anthropologie verbessern, in der die Selbstbeschränkung auf die Wissenschaften vom Menschen nicht mehr adäquat ist.

Erkundet man mit Hilfe von Wissenschaftsphilosophie die Bedeutung der Wissenschaft der Selbstorganisation für die Herausbildung eines neuen Menschenbildes, so ergibt sich eben hieraus etwas wie ein „evolutionär-emergentes" Menschenbild. Denn die Theorie der Selbstorganisation hat in dieser Hinsicht eine zweifache Bedeutung: (i) Sie integriert sich konsistent in die Evolutionstheorie, in Richtung zur Verbesserung der Möglichkeit hin zu einer „verallgemeinerten Evolutionstheorie"; (ii) sie enthält „materietheoretische" und „autopoetische" Theorieteile, die den Weg dafür freier machen, die „Wissenschaften vom Menschen" und die „Wissenschaften von der Materie" als konzeptionelle Konvergenzprozesse identifizieren zu können.

Die wissenschaftsphilosophische Rekonstruktion der Theorie der Selbstorganisation führt zumindest zu vier Ergebnissen: (i) Empirisch interpretierbares Systemverständnis statt metaphysischer Abstraktionen; (ii) Monismus statt Dualismus; (iii) Netzwerkfragmentierung auf der Basis von Disziplinfragmentierung; (iv) selbstorganisatorische versus fremdorganisatorische Fragmentierungen.[15]

Analysiert man im Detail genauer (i) bis (iv), dann zeigt sich, dass die Konzeption in Form der „Wissenschaft der Selbstorganisation" eine der derzeit besten Varianten darstellt, die Grundlagen für integrative Konzeptionen zu verbessern. Die Wissenschaft der Selbstorganisation – auch als Theorie von Komplexität und Dynamik der Kopplung von natürlicher und kultureller Evolution (Wissenschaftsevolution) heranzuziehen – kann besser als die bisherigen Theorien Integrationsfragen lösen helfen. Denn die Wissenschaft der Selbstorganisation trägt viel zur Überwindung des Dualismus von Geist und Materie bei. Eine neue Konfiguration der Wissenschaften ist in Entwicklung begriffen: Die Theorie der Selbstorganisation als Brückenwissenschaft, die Theorie der Selbstorganisation als Integrationswissenschaft und die Theorie der Selbstorganisation als Instrument zur Verschmelzung von Selbstorganisation und Evolution. Dadurch ergeben sich neue Möglichkeiten der Konvergenzbildung zwischen den Wissenschaften, von Neubestimmungen der Innenwelt- Außenweltrelationen und Kettenbildungen zwischen den Wissenschaften.

Somit trägt die Theorie der Selbstorganisation entscheidend dazu bei, dass ab einem begrifflichen Entwicklungsniveau die wissenschaftliche Repräsentation der Außenwelt und die wissenschaftliche Repräsentation der Innenwelt konvergenter modelliert wie auch empirisch interpretiert werden können. Dies verdeutlicht sich auch an neueren, wenn auch erst in ersten Ansätzen sich vollziehenden Zusammenführungen von Wissenschaften: (i) Neurowissenschaftliche Theorien des Bewusstseins (neurobasierte Mentalprozesse und mentalbasierte Neuroprozesse...."social brain"); (ii) die selbstorganisationstheoretische Repräsentation des neuro-mentalen Systems, (iii) Quantentheorie des Bewusstseins und (iv) Computersimulation des neuromentalen Systems. Eine Konsequenz für das immer neu zu suchende Menschenbild verdeutlicht sich: Die oben angeführte Konvergenz zwischen den „Wissenschaften von der Materie" und den „Wissenschaften vom Menschen" wird wissenschaftlich begründbarer. Das heißt, dass das Ich, das Selbst, personale Identität und personale Kontinuität in einem spezifischen Sinn keine anthropologischen Konstanten sein können. Das sich abzeichnende Menschenbild im Werden macht deutlich: das klassische Menschenbild, wonach es keine definierbaren und empirisch interpretierbaren Korrelationen zwischen dem Zustand der Welt einerseits und der sozio-kulturellen Welt andererseits gibt, ist nicht mehr aufrecht zu erhalten.[16]

Evolutionäre, selbstorganisatorische Prozesse sind Realität erzeugende bzw. Werte schaffende Prozesse, wie z.B. insbesondere Überlebungswerte bis hin zu Entfaltungswerten in Form von Freiheitswerten, wodurch es im Kern zu einer leichteren Überbrückung der klassischen Grenzen zwischen Sein und Sollen kommt. Die neuen Wissenschaften mit ihren dynamischen, komplexen, evolutiven, dissipativen und stochastischen Strukturen sind offensichtlich leichter untereinander vernetzbar und dadurch besser geeignet, größere Symbiotisierungen von kognitiven Wissenschaften vorzunehmen, wodurch es z.B. zu einem gewaltigen Ansteigen der Lebenserwartung kommt: Dies ist auch eine spezifische Strukturleistung mittels der Theorie der Selbstorganisation, der Evolutionstheorie u.a.m., weil dadurch die klassisch kategoriale Separation von Physik, Chemie, Biologie, Sozialwissenschaft mit bisher unüberbrückbaren verschiedenen Ontologien überwunden wird, insofern als diese Unüberbrückbarkeiten reduziert bzw. zur Auflösung gebracht werden. Die früher behandelte Verkettung von „Voraussagbarkeit und Realisierbarkeit" lässt den Weg in die Richtung erkennen, dass die klassischen „absoluten Sollensprinzipien" oder „höchste wissenschaftsfremde Werte" sich reduzieren.

4. Zum Menschenbild im wissenschaftsphilosophischen Kontext der Musik: Die Sonderstellung der Musik in den Verhältnissen von Rationalität und Emotionalität

Vor dem Hintergrund der europäisch-abendländischen Aufklärungsphilosophie kann erneut festgehalten werden, dass trotz der Fokussierung auf die Ausarbeitung des Rationalitätsbegriffs, insbesondere auch zunehmend im 20. Jahrhundert durch Rekonstruktion der wissenschaftsimmanenten Rationalität, auch die Emotionalität entlang den Künsten und schöpferischen Prozessen mit ihrem expressiven Ausdrucksmitteln nicht minder zu einer sozio-kulturellen Selbstverständlichkeit geworden ist. Aber gänzlich offen bzw. ungelöst ist es bis heute geblieben, dass Rationalität und Emotionalität – ähnlich wie Materie und Geist, Sein und Sollen – nicht in einen homogenen Begriffsrahmen gebracht werden konnten, um zu einem Menschenbild zu führen, innerhalb dessen das evolutionär-dynamische Verhältnis von Rationalität und Emotionalität etwa im Sinne einer offenen kybernetischen Spirale modelliert wäre. Dass Zusammenhänge zwischen Rationalität und Emotionalität bestehen, wird in geringster Weise bezweifelt; so z.B. kommt es insbesondere in Kontexten von wissenschaftlich-technologischen Durchbrüchen (großen Entdeckungen) zur Konstitution von Emotionen in den Formen wie Bewunderung, Ehrfurcht, Freude, Glück, existenzielle Umorientierung, Transformation weltanschaulicher Einordnungen wie Erwartungen u.a.m. Aber auch über empirisch-systematische Kontexte, in denen Musik eine zentrale Rolle spielt, wird zunehmend Emotionalität manifest: z.B. musikbasiertes Lernen, Musiktherapien und Aussendung von Musik in den Weltraum zur Ermittlung außerirdischer Lebensspuren. Damit ist allerdings noch viel zu wenig darüber ausgesagt, was Musik eigentlich ist, oder anders gefragt: Worin besteht möglicherweise, schwerpunktmäßig wieder wissenschaftsphilosophisch fokussiert, die menschenbildkonstitutive Bedeutung von Musik im Kontext wissenschaftsphilosophischen Denkens?

Die Sonderstellung der Musik zur Ermittlung der Bedeutung des sich in Entwicklung befindlichen Menschenbildes ist heuristisch äußerst fruchtbar. Worin besteht also die Sonderstellung der Musik? Fasst man Musik in einem ersten Schritt auf als ein evolutives, spezifische Gestalten vermehrendes, implizites Informations- bzw. Wissenssystem, welches bis heute nicht einmal in Ansätzen dekodiert ist (auch wenn es für eine solche Dekodierung kein theoretisches Ausschließungsprinzip gibt), so ist evident, dass man gegenwärtig keine Chancen sieht, an einen anthropologischen Inhalt von Musik explizit heranzukommen. Denn Musik generiert kein bestimmtes Menschenbild, sondern Möglichkeitsräume für kulturelle Identitäts- und Selbstfindungen. Musik als evolutionäres Gestaltungsprinzip ist zwar sprachlich nicht explizierbar und ist wahrscheinlich deswegen keinem Filter für die Erreichbarkeit des Menschen unterworfen, wodurch sie wie keine andere Kulturdimension grundlegende Gestaltqualitäten enthält und dadurch auch keine sozialen hierarchischen Voraussetzungen erfordert. Musik konstituiert quasi hinter der symbolisch-sprachlichen Repräsentation des Menschen über die Dimension der Emotion gestalthafte Wahrnehmungsmuster, über die sich Menschenbilder wandeln. Musik liefert hier etwas in die Richtung einer „evolutionär-dynamischen Einheit von Kognition, Emotion, Sozialisation und Kommunikation". Dies weist in Konturen darauf hin, dass alle Gestalten über Musik als Ausdruck auch einer Ästhetisierung von Geist und Materie zu sehen sind. Dieser Punkt macht es hilfreich, eine äußerst radikale wie herausfordernde These formulieren zu können: Ein dem Menschen selbst adäquates Bild wird erreicht sein, wenn Rationalität und Emotionalität innerhalb sich selbst organisierender Prozesse als dynamisches Gleichgewicht empfunden und verstanden werden können.[17]

In diesem Sinne hat Musik eine Sonderstellung im menschlichen Sein und Werden. Obwohl in Grenzen Rationalität emotionalisiert und Emotionalität rationalisiert werden können, können sie in einem starken Sinne als komplementäre Charakteristika des Menschseins eingestuft werden. Obwohl bekanntlich die Aufklärungsphilosophie und in erheblichem Teil damit zusammenhängend, die Philosophien der Musik die Rationalität priorisiert haben, wird dieser Denkstil brüchig. Worin besteht nun ein neuer Zugang zu Rationalität und Emotionalität?

Der immer deutlicher sich vollziehende, durch Wissenschaft und Technologie zunehmende Quantifizierung oder besser gesagt Fragmentierung des Weltenlaufes, wird durch die wissenschaftsphilosophische Reflexion auf Musik eine neue Dimension eröffnet. Denn Musik übermittelt keine sprachlich-symbolische Botschaft, etwa die, dass die wissenschaftlich-technologische quantifizierende Fragmentierung schlecht ist oder zur kulturellen Degeneration führt. Die „Botschaft" der Musik ist eine ganz andere, nämlich die, dass Menschen insbesondere in Bezug auf die rationalen Lebensformen sich emotional in Beziehung setzen können. Musik hat zwar als eine notwendige Voraussetzung die Fragmentierungsleistungen in Form von naturgesetzlichem Wissen u.a. für die Hervorbringung von Instrumenten, erzeugt aber im Kern Qualitatives. Dieses Qualitative, dem Menschen im Prinzip ohne jegliche Filterung oder gesellschaftliche Schichtung zugänglich, im Erleben innerhalb eines ganzen Spektrums von vollständiger Identifikation über Indifferenz bis hin zur vollständigen Ablehnung identifizierbar, besitzt in diesem Qualitativen eine einzigartige Charakteristik, die für die Wahrnehmung und Generierung eines modernen Menschenbildes von zentraler Relevanz ist: Musik besitzt keine Fragmentierungsstruktur, Musik fragmentiert nicht - im Gegensatz zu den Wissenschaften.[18] Damit wird eine bekannte Vermutung begründbarer: Musikalisches Erleben beschränkt sich nicht auf tiefe Subjektivität, sondern Musik enthält einen objektiven Bedeutungsgehalt, der in dieser qualitativen Dimension in Form ihrer Defragmentierungsleistung liegt. In dieser Bedeutung verkörpert Musik etwas wie „emotionale Rationalität", enthält keine expliziten Wertungen, sondern Sinngehalte, die der explizit sprachlichen Form von Menschenbildern bisher verschlossen sind. Musik eröffnet neue Freiheitsräume. Dieser Sinngehalt von Musik als eine neue Denkfigur basiert auf deren dynamischen Einheit von Materie und Geist: Der Mensch ist nunmehr verstehbar als komplexes und dynamisches „Schwingungs- Resonanz- Rhythmussystem", und das lässt jetzt die Vermutung tiefer begründen, dass die ersten bzw. frühesten Manifestationen bei der Personwerdung von den jeweiligen paradigmatischen Kulturdominanzen am unabhängigsten sind. Wissenschaftsphilosophisch kann man an dieser Stelle dann sagen, dass der Mensch nicht nur Musik hervorbringt und aufnimmt, sondern in einem gewissen Sinn in der anthropologischen Tiefenstruktur seiner Existenz „Musik ist". Jetzt kann eine These verschärft werden: Der Mensch wirkt den dominant quantifizierend-fragmentierenden Tendenzen des Weltenlaufes entgegen. In der Qualität der Defragmentierung durch Musik liegt ein bisher unerschlossenes Potential, nämlich ein dynamisches Gleichgewicht zwischen Fragmentierung und Defragmentierung in der Welterzeugung zu erkennen. Oder anders ausgedrückt: die Vorstufe dahingehend zu erreichen, über die Musik zu einer einheitlicheren Darstellung von Rationalität und Emotionalität vorstoßen zu können.

Der Mensch mit der Defragmentierungsleistung mittels der Musik gelangt zu Verbindungen, wie sie in Fragmentierungssystemen nicht erreicht werden können. Auf tiefen ontologischen Stufen verbindet Musik Kognition, Emotion, Sozialisation und Kommunikation. Damit wird die Grundlage erkennbar, zu einem komplex-dynamischen ganzheitlicheren Menschenbild vorstoßen zu können, wo sich die Rationalisierung von Emotionalität und die Emotionalisierung von Rationalität auf höheren Reflexionsebenen zumindest mit weniger Widersprüchlichkeit schrittweise homogenisieren lassen.

Endnotes

1 *Wittgenstein. L.*: Tractatus logico-philosophicus. Frankfurt/M.: Suhrkamp (1963)

2 *Wittgenstein, L.*: Philosophische Untersuchungen. Frankfurt/M..: Suhrkamp (1952)

3 *Snow, C.P.*: Die zwei Kulturen. Literarische und naturwissenschaftliche Intelligenz Stuttgart: Klett 1967. [The two Cultures 1959]

4 *Götschl, J*: „On the Network of the Concepts of Time", in: *E. Mariani* (Ed.): Aspetiti del Tempo, Neapel 1998; *Götschl, J.* et al: „Zeit und Emergenz: Der Mensch als homo sapiens", in: *C. Posch, S. Schuierer, A.J. Schuierer* (Hg.): Leib & Seele. Forum interdisziplinär Bd. 1, 2000

5 *Leinfellner, W.*: "Towards a Bayesian Theory of Self-Organization, Societal Evolution, Creativity, and the Role of Randomizers in the Societal Evolution", in: *J. Götschl* (Ed.): Evolution and Progress in Democracies. New Foundations of a Knowledge Society, Kluwer Academic Publishers, Dordrecht/Boston/London 2001; *Götschl, J.*: „Charakteristika eines evolutiven dynamischen Wissenschaftsbegriffes: Alexander von Humboldt als Vorläufer einer evolutiven Modellierung der Wissenschaftsentwicklung", in: Alexander von Humboldt - Aufbruch in die Moderne, Akademie Verlag Berlin 2001
Götschl, J.: Lebenssinn durch Zeitverständnis?, in: D. Goltschnigg (Ed.): Phänomen Zeit. Dimensionen und Strukturen in Kultur und Wissenschaft. Stauffenburg Verlag (2011)

6 *Götschl, J.*: „Die Wissensgesellschaften: Neue Voraussetzungen zu einer qualitativen Demokratie (Drei Herausforderungen)", in: *G. Banse/S. Wollgast* (Hg.): Philosophie und Wissenschaft in Vergangenheit und Gegenwart. Festschrift zum 70. Geburtstag von Herbert Hörz. Leibniz-Sozietät Bd. 13, Berlin 2003

7 *Wuketits, F. M.*: "Self-organization, constructivism, and reality, in: *A. Carsetti* (Ed.): La Nuova Critica No

30-II, Rom 1997

8 *Götschl, J.*: Wege zur Integration? Dynamische Zusammenhänge zwischen Disziplinarität und Interdisziplinarität. Wissenschaftsphilosophische Zugänge, in: *Petzold, G./Leitner, A.* (Eds.): Integrative Therapie. Zeitschrift für Vergleichende Psychotherapie und Methodenintegration, Krammer Verlag, 2008

9 *Leinfellner, W.*: "Towards a Bayesian Theory of Self-Organization, Societal Evolution, Creativity, and the Role of Randomizers in the Societal Evolution", in: *J. Götschl* (Ed.): Evolution and Progress in Democracies. New Foundations of a Knowledge Society, Kluwer Academic Publishers, Dordrecht/Boston/London 2001; *Götschl, J.*: "On Evolutive Dynamics of Knowledge Production. Some Implications for Democracy", in: *J. Götschl* (ed.): "Evolution and Progress in Democracies. New Foundations of a Knowledge Society", Kluwer Academic Publishers, Dordrecht/Boston/London 2001

10 *Götschl, J.*: "On Evolutive Dynamics of Knowledge Production. Some Implications for Democracy", in: *J. Götschl* (ed.): "Evolution and Progress in Democracies. New Foundations of a Knowledge Society", Kluwer Academic Publishers, Dordrecht/Boston/London 2001

11 *Götschl, J.*: Wege zur Integration? Dynamische Zusammenhänge zwischen Disziplinarität und Interdisziplinarität. Wissenschaftsphilosophische Zugänge, in: *Petzold, G./Leitner, A.* (Eds.): Integrative Therapie. Zeitschrift für Vergleichende Psychotherapie und Methodenintegration, Krammer Verlag, 2008

12 *Götschl, J.*: „Theoretische und pragmatische Aspekte von Forschung". In: *E. Bratengeyer / A. Stepan* (Hrsg.): Forschung: Strategien, Programme, Förderungen. Expertenmeeting an der Donau-Universität Krems, 2005

13 *Hörz, H.*: "Systemtheorie und Entwicklungsdenken. Zum Verhältnis von Dialektik und Kybernetik", (erscheint in: Abhandlungen der Leibniz Sozietät der Wissenschaften zu Berlin, 2008)

14 *Götschl, J.*: "Self-Organization: New Foundations Towards a 'General Theory of Reality'", in: *Götschl, J.* (Ed.): Revolutionary Changes in Understanding Man and Society (Scopes and Limits). Kluwer Academic Publishers, Dordrecht/Boston/London 1995

Götschl, J.: "Convergence between 'Nature Sciences' and 'Social Sciences' (Human Sciences)", in: La Nuova Critica, Rom 1995

Götschl, J.: "Self-organization: new foundations towards a 'general theory of reality'", in: *A. Carsetti* (Ed.): La Nuova Critica No 30-II, Rom 1997

Götschl, J.: "Self-Organization: Epistemological and Methodological Aspects of the Unity of Reality" in: *A. Carsetti* (Ed.): Functional Models of Cognition. Self-Organizing Dynamics and Semantic Structures in Cognitive Systems. Kluwer Academic Publishers, Dordrecht/Boston/London, 2000

Götschl, J.: "Self organization: epistemological and methodological aspects of the Unity of Reality" – "Autoorganizzazione: aspetti epistemologici e metodologici dell'unità della realtà". In: *Cuccurullo, L./Mariani, E.* (eds.): Contesti e validità del discorso scientifico. Roma 2005

Götschl, J.: "Selbstorganisation: Neue Grundlagen zu einem einheitlicheren Realitätsverständnis", in:*Vec/ M., Hütt/M.-Th./Freund, A. M.*: Selbstorganisation. Ein Denksystem für Natur und Gesellschaft, Sammelband der Berlin-Brandenburgischen Akademie der Wissenschaften, Böhlau Verlag Köln Weimar Wien, 2006

15 *Götschl, J.*: Wege zur Integration? Dynamische Zusammenhänge zwischen Disziplinarität und Interdisziplinarität. Wissenschaftsphilosophische Zugänge, in: *Petzold, G./Leitner, A.* (Eds.): Integrative Therapie. Zeitschrift für Vergleichende Psychotherapie und Methodenintegration, Krammer Verlag, 2008

16 *Kinsbourne, M.*: "Dynamic Self-Organization of the Cerebral Network: Evidence from Neuropsychology". In: *Götschl, J.* (Ed.): "Evolution and Progress in Democracies. New Foundations of a Knowledge Society", Kluwer Academic Publishers, Dordrecht/Boston/London, 2001

17 *Götschl, J.*: "On the Meaningful Content of Music. Notes on the existential and cultural meaning of music", in: Quills and Pixels, University of Arkansas at Little Rock, U.S.A. 2001

18 *Götschl, J.*: „Philosophie der Musik: Zur existentiellen und kulturellen Bedeutung von Musik – Ein Essay", in: *ORFF Schulwerk Information* Nr. 73, Salzburg, 2004

Roland Mahler

Der Mensch zwischen Widerspruch und Gewissheit[1]

Theologische Reflexionen zu einem psychotherapeutischen Menschenbild

Im Jahre 1937 hat der Schweizer Theologe Emil Brunner seine theologische Anthropologie unter dem Titel „Der Mensch im Widerspruch" veröffentlicht. Der Titel bringt den Grundgedanken von Brunners theologisch-anthropologischer Arbeit zum Ausdruck: Der *wirkliche* Mensch, mit dem wir es in der Geschichte (und auch in der Psychotherapie!) zu tun haben, steht im Widerspruch zu jenem *wahren* Menschen, wie er auf ultimative Weise in der theologischen Rede vom menschgewordenen Gott, aber auch in gelegentlich allzu mechanistischen und eindimensionalen Menschenbildern der Psychotherapie zur Sprache kommt. Dieser Widerspruch ist nicht lediglich ein moralischer, sondern vielmehr ein fundamentalontologischer. Der geschichtliche Mensch handelt nicht nur widersprüchlich zum göttlichen Anspruch (und zu allen humanistischen Idealisierungen), sondern er *ist* der Widerspruch zu jeder Verallgemeinerung und Typisierung. Als Folge davon wird Widersprüchlichkeit zur grundlegenden menschlichen Bestimmtheit (Befindlichkeit) in einer Welt, welche als Spiegel seiner selbst erscheint – als Widerspruch. Damit ist eine existentiale Sicht des Menschseins in seiner bewusstseinsimmanenten Weltwirklichkeit der Entfremdung thematisiert, welche in der Folge auch für die Psychotherapie spannende Perspektiven erschliesst. Indessen sei hier zunächst die theologische Position expliziert, von welcher aus wir anschliessend die Konsequenzen für ein psychotherapeutisches Menschenbild erörtern werden.

Die Menschwerdung Gottes bildet seit fast zweitausend Jahre den christologischen Brennpunkt abendländischer Theologie und zwar in Form jener immer wieder neu zu gewärtigenden Spannung zwischen göttlicher Immanenz in Welt und Geschichte sowie menschlicher Wirklichkeit als der historischen *condition humaine* – etwa in Gestalt der nicht nur theologisch bedeutsamen Diastase zwischen Schöpfung und Fall, zwischen Glanz und Elend menschlicher Selbstbehauptung, zwischen Verheisung und Realität. Die Konsequenzen für das menschliche In-der-Welt-Sein sind angesichts des metaphysischen Introjekts eines menschgewordenen Gottes (sei es durch die blosse Präsenz sakraler Baute, durch besondere Zeichen wie Sakrament oder durch den personalen Glauben) in der abendländischen Kultur nach wie vor unübersehbar und bilden bis heute den eigentlichen Kern einer theologischen Debatte um den Menschen. Die Mehrzahl der präsentierten Antworten sieht indessen (mit Brunner) die Überwindung jener menschlichen Widersprüchlichkeit vorab in der Menschwerdung selbst, d.h. im Geschehen einer schöpferischen Neubegründung des Menschseins (Stichwort: zweiter Adam) im Glauben. Dieser schöpferische Glaube erfasst den Menschen zum einen in seiner Diesseitigkeit und Endlichkeit angesichts von Leid, Schuld und Tod und lässt ihn zum anderen

[1] Es handelt sich um eine überarbeitete und erweiterte Neufassung des bereits in Integrative Therapie 2009/4 erschienen Aufsatzes.

unter Berufung auf eben jene Menschwerdung Gottes in ein überdauerndes gnädiges Gehaltensein durch die göttliche Solidarität und Identität im Zeichen von Luthers „nos extra nos“ eingehen (WA 40.I, S.589). Damit ist nicht weniger als die heilstiftende Selbstfindung des glaubenden Individuums „in Christus“ intendiert, d.h. dessen projektive Identifikation mit dem *wahren* Menschen (gemäss dem neutestamentlichen Ausspruch des Pilatus: … *ecce homo*) als dem *neuen* Menschen – durchaus unter den Bedingungen der *alten* Welt. Theologie als Anthropologie versucht auf diese Weise die wahrgenommene Spannung zwischen dem geschichtlichen Dasein und dem geschöpflichen bzw. eschatologischen Sosein des Menschen in jener das Selbstverständnis haltenden Figur des Glaubens (Brunner a.a.O., S.508) aufzuheben bzw. sie als solche dadurch personal zu transzendieren, dass sie den Glauben als die Existenz zwischen den Zeiten (so eine Formulierung Brunners und Barths, die auch zum Titel der massgebenden Zeitschrift für dialektische Theologie wurde) erschliesst und dabei sowohl dem geschichtlichen Dasein als auch der eschatologischen Bestimmung des Menschen Raum lässt. Der Widerspruch des Menschen wird so freilich externalisiert in den Widerspruch der Zeiten bzw. der Welten zwischen denen der Mensch im Glauben als der Chiffre für die neue (vorläufige) Einheit der Existenz steht. Ein derartiges Transzendieren menschlicher Selbstentfremdung im Widerspruch um den Preis einer Widersprüchlichkeit von Zeit und Welt ist freilich schon lange vor Brunner bereits ein wesentliches Merkmal einer glaubenden Existenz im Vollzug des paulinischen „… *wie wenn nicht* …“ (1.Kor.7) im Umgang mit den zeitlichen Dingen des Daseins. Das Leben in der Welt des Widerspruchs ist eine Herausforderung für den Menschen, auf die er sich glaubend so einzulassen hat, als wäre er nicht von dieser Welt – ein Fremder und Aussenstehender also. Damit wird eine individuelle Grenzsituation, ein existentielles *inter-esse* im Blick auf die Welt, zum Paradigma einer Existenz des Glaubens erhoben, das auch von Bedeutung für den psychotherapeutischen Umgang mit dem Menschen sein kann: die Erfahrung der existentiellen Fremde und des Verlassenseins (Yalom 2000). Diese unter der Oberfläche der psychischen Alltagsstabilität lauernde Bedrohung durch das Verloren- und Alleinseins signalisiert auch nach Meinung anderer Autoren eine Betroffenheit, welche das Menschsein in einer für die jeweilige Existenz eigentlichen Weise expliziert (Jaspers 1973). Diese Eigentlichkeit stellt in der Folge für die Reflexivität des Individuums eine Herausforderung *sui generis* dar. Angesichts solcher Bedrohung steht der Mensch als Subjekt seines Daseins vor der Frage nach tragfähigen hominiden (Petzold 2009e) Möglichkeiten der Existenzsicherung in einer ambivalenten und widersprüchlichen Umwelt. Als das Wesen im Widerspruch mit seinem Ursprung und demjenigen mit seiner eigentlichen Bestimmung erweist er sich dabei in seinen jeweils gegebenen Handlungsmöglichkeiten als Grenzgänger zwischen den Zeiten, derjenigen seiner Vergangenheit im Einst und derjenigen seiner Zukunft im Dann. Zugleich ist er aber auch das Wesen, welches in seinem Bewusstsein zwischen den Welten, derjenigen der zuhandenen Dinge (als Aussenwelt) und derjenigen der Bilder und Gedanken (als Innenwelt), fluktuiert. Innen und aussen, einst und später sind auch die unverzichtbaren dimensionalen Parameter einer menschlichen Selbstfindung und Aktualisierung (Rogers 2006) im psychotherapeutischen Prozess. Indem diese Grenzen immer wieder erfahren und erweitert werden, verwirklichen sich für das Individuum dabei so etwas wie Konsistenz und Ganzheit einer eigenen unverwechselbaren und sinnstiftenden Geschichte bzw. einer eigenen Identität. Die Transzendierung der besagten Widersprüche als Programm psychotherapeutischer Entwicklungs- und Heilungsverfahren fordert dem Menschen ein neues Selbstverständnis im Sinne einer Gewissheit der Zugehörigkeit ab, welche sich immer wieder abgrenzt gegen eine einengende Begrenztheit durch die Angst (vor dem Verlorensein), aber auch gegen die Unbegrenztheit der Handlungsobjekte und der Beliebigkeit der Ich-Konstrukte im Zeichen einer expansiven Identitätssuche.

Wo freilich die das Individuum herausfordernden Übergänge von einer Zeit zur anderen, von innen nach aussen und umgekehrt als Balanceakt des Selbst nicht reibungslos vonstatten gehen, droht der Mensch einseitig in der Vergangenheit oder in der Zukunft, in der Innenerfahrung oder in der Aussenwelt „hängen zu bleiben", d.h. keine ausreichend konsistenten und integrativen Abgleichungen seines Erlebens, Verstehens und Handelns auf den neuronalen Landkarten (Petzold, Schay, Scheiblich 2006) seines Bewusstseins mehr vorzunehmen und damit im Extremfalle in eine multiple mentale Not- und Randständigkeit abzugleiten, wie sie in der Psychopathologie vielfältig beschrieben wird. Welche physiologischen Verhältnisse auch immer damit korrelieren, die Auswirkungen derartiger „Entgleisungen" des identität- und selbstsichernden Grenzverkehrs menschlicher Selbstaktualisierung (ein Begriff, der üblicherweise der Gesprächspsychotherapie zugeordnet wird!) sind fatal für die Stabilität des Selbsterlebens und in der Folge für die handlungsrelevante Interpretation der Lebenswelt. Lange bevor die Psychopathologie sich mit derartigen Phänomenen befasst, ortet die theologische Anthropologie hier eine mögliche Verfehlung menschlichen Daseins im Blick auf die finale Bestimmtheit von Leben überhaupt. Verlorensein erscheint nicht nur als soziales oder topografisches Phänomen, sondern vorab als existentiales und universelles zugleich. Im Widerspruch zwischen Geschichte und Bestimmung (Brunner 1937) balanciert der Mensch des Glaubens über bzw. zwischen dem inneren und äusseren Abgrund eines das Ziel verfehlenden Daseins im Blick auf die verpassten Möglichkeiten der Vergangenheit und die schwer zu lösenden Aufgaben der Zukunft. Dabei als ein Selbst verloren zu gehen ist eine geschichtliche Möglichkeit des menschlichen Bewusstseins – egal in welcher Weise sich dieser Verlust auf der Verhaltensebene artikuliert. Ob ein derartiger „heilloser" weil zunehmend sinnloser Zustand als krankheitswertig oder als blosses defizitäres Dasein eingestuft wird oder nicht, bleibt zunächst ohne Bedeutung für die Befindlichkeit des Individuums. Bekanntlich hat Viktor Frankl in seinem Konstrukt des „existentiellen Vakuums" diesen Zustand der Verfehlung in seiner grundlegenden Bedeutung für die menschliche Desintegration (etwa im Vorgang der „somatopsychischen Affektion") erfasst und seine psychopathologischen Konsequenzen beschrieben. Mentale Leere und emotionale Destabilisierung sind die spürbaren Faktoren eines noopsychischen Syndroms, das zumindest die Lebenszufriedenheit und die Stressregulation des Individuums beeinträchtigt (Frankl 2007).

Der Mensch in seiner Entsicherung jenseits animalischer Instinktorientiertheit und zunehmend ohne einen traditionellen Lebensraum, welcher eine nachhaltige maximale Anpassung aufgrund stabiler sozialer Erwartungen ermöglichen würde, sucht zur Kompensation solcher Verluste nach Zugehörigkeit und Gewissheit, durch welche er seinen gestiegenen Daseinsstress angemessen zu regulieren vermag. Dieses an sich gemeinhominide Grundbedürfnis nach sozialer Stressregulation lässt sich durch mehr oder weniger situative Sozialisation und kognitive Weltbemächtigung (im Horizont eines heteronomen Kulturraumes) gerade mal so befriedigen – es bleibt indessen immer wieder gefährdet und unterbrochen durch die Veränderung der Lebensbedingungen und durch die fluktuierenden Stabilität der Weltbeherrschung. Umwälzungen und Katastrophen im mikro-, meso- oder makroökonomischen Raum (Bronfenbrenner 1974b) zwingen den Menschen zu immer neuen und gewagteren sowohl externalen als auch internalen Anpassungs- bzw. Kontrollleistungen. In dieser Vorläufigkeit aller menschlichen Weltbeherrschung liegt wohl auch ein evolutionspsychologischer Ursprung religiösen Denkens überhaupt. Die eigene fragliche Kontrollleistung gegenüber einer Lebenswelt, die sich als bedrohte und zugleich bedrohende erweist, wird unter die Kontrolle eines guten oder gütig zu stimmenden göttlichen Willens bzw. in den Rahmen einer letztlich sinnhaften Metalogik gestellt. Natürlich würde es bei weitem zu kurz greifen, damit den Glauben an Gott (gleichsam in psychodynamischer Manier) als Anwehrreaktion eines menschlichen Kontrollkonfliktes zu desavouieren. Dennoch leistet der Glaube an einen umfassenden Sinnzusammenhang einen wesentlichen Beitrag zur Stabilität der selbstorganisierenden Funktionalität sozialer und psychischer Systeme (Luhmann 1984).

Die subjektive Gewissheit zum Zwecke der Stressregulation kann durch kognitive Kontrolle nur unzureichend gewährleistet werden. Wie die Traumaforschung (van der Kolk, McFarlane, Weisaeth 1996; Bremner, Marmar, 1998; LeDoux 1998) zeigt, treten trotz kognitiv stabiler Sicherung gegenüber der Retraumatisierung akute emotionale Kontrollverluste auf (arousals), welche die Wichtigkeit einer ganzheitlichen biopsychsozionoetischen Stabilisierung unterstreichen. Der Mensch in seiner widersprüchlichen Ungewissheit bzgl. der eigenen Zugehörigkeit (Tournier 1975) bedarf dazu multisensorischer Informationen, um die eigene Situation in den Dimensionalität von innen und aussen, einst und dann ausreichend verorten zu können, d.h. eine neuronal stabile Vernetzung zu erzeugen, welche akute Stressreaktionen optimal zu regulieren vermag.

Die erfolgreiche Bewältigung von belastenden Lebenserfahrungen (stressful life events) erfordert vom Individuum die Fähigkeit des Verstehens (Verstehbarkeit), die Möglichkeit eines aktiven Beitrags (Handhabbarkeit) und das Erkennen einer ultimativen Bedeutung des Erlebten (Bedeutsamkeit) (Antonovsky 1979; 1997). Damit ist der Stellenwert der Sinnfrage in der Saluto-Anthropologie unterstrichen. Seit Antonovskys Untersuchungen, welche mehr oder weniger durch Zufall die gesundheitlichen Unterschiede von Holocaust-Überlebenden in Israel auf den sogenannten SOC (Sense Of Coherence) zurückführen konnten, kann der Mensch als Individuum in einer Welt, die ihm nicht nur einiges zumutet, sondern auch viel von ihm fordert, nicht mehr losgelöst von integrativen Konzepten der Sinngebung gedacht werden (Petzold, Orth 2005a). Zwar ist die Sinnfrage an sich keine spezifisch theologische (Honecker 1990),, sondern eine gleichsam fundamentalanthropologische dennoch scheint die Theologie als Wissenschaft diese Frage als Nebenschauplatz erster Ordnung neben der Gottesfrage im Auge zu haben. Hierbei kann die Theologie auf eine lange Geschichte und Tradition zurückgreifen, freilich unter der Voraussetzung, dass sie sich nicht scheut, mit kritischem Blick die Sinnfrage im Dienste des Menschen zu stellen und die überkommenen Konzepte daraufhin zu überprüfen.

Die neutestamentliche Theologie bei Paulus von Tarsus fasst den Sinn menschlichen Glaubens vorab in der Liebestätigkeit (Gal. 5,6). Diese Denkweise wir auch von johanneischen Schriftum weitgehend geteilt. Menschlicher Glaube an Gott erweist sich so als zwischenmenschlicher Faktor erster Güte: Altruistisches Handeln wird dadurch unterstützt und positiv verstärkt. Diese altruistischen Aspekte menschlicher Sinnerfahrung sind auch ein Merkmal hominider Disposition – wie die vergleichende Primatologie zeigt (Warneken / Tomasello 2006; Tomasello 2010). Damit kann die Liebe als ein fundamentales Bedürfnis – nicht nur im Rahmen der artinternen Fortpflanzung – menschlicher Selbstaktualisierung bezeichnet werden. Dieses Bedürfnis entspricht der linguierend-emtionierend-konversierenden Verhaltenskkordination (Maturana 1990) hominider Gruppen und Verbände. Die sprachlich-emotionale Handlungssynchronisierung zum Zwecke der Optimierung von Sicherheit und Umweltkontrolle mündet in eine zwischenmenschliche Qualität der altruistischen Zugewandtheit im Zeichen der sozialen Verantwortung. Der Wert der eigenen Lebensbewusstheit wird so stets im Bewusstsein eines bedeutsamen Gegenübers (unabhängig von Blutsverwandtschaften) erfahren. Wer liebt, der lebt besser, weil bewusster! Darauf zielt der Glaube als die übersinnliche Verankerung dieser zwischenmenschlichen Bewusstheit.

Damit erweist sich der theologische Beitrag zu einer Diskussion um Menschenbilder in der Psychotherapie als ein vorab bewusstseinstheoretischer Versuch eines amicalen und agapalen Verständnisses personaler Mitmenschlichkeit.

Dieser Versuch fragt zunächst nach den Verstehensbedingungen des geschöpflichen Menschen im Blick auf sein widersprüchliches Selbst und hinsichtlich seiner ebenso widersprüchlichen Erfahrungswirklichkeit, in welcher er vornehmlich durch Sprache (u.U. auch durch diejenige der Therapie) und damit in verständlicher Weise (Gadamer 1975) zum entschiedenen und damit verantwortlichen Handeln im Blick auf sich selbst und den Nächsten aufgerufen wird. Die christliche Theologie stellt diese Frage nach den menschlichen Verstehensbedingungen seiner selbst traditionellerweise mit Blick auf ein absolutes Objekt der Vergewisserung: Gott. Als Mensch gewordener stellt er für den Glauben eine innerweltliche und letztlich gar innermenschliche Wirklichkeit der personalen Einheit dar, ein radikales Du, in welchem das Ich zu sich selbst finden kann. Solche Gewissheit des Selbst am Du (Levinas 2003) weist als Grundlage von Erziehung und Entwicklung darauf hin, dass der Mensch coram Deo - aber auch coram publico! – als das jeweilige Referenzsubjekt seiner Geschichte (Lübbe 1977) wie auch als Mitglied von Systemen unterschiedlicher Ordnung (Bronfenbrenner 1974b) einem reflexiven und projektiven sozialen und personalen Anspruch gegenüber steht, den wir als Gebot bezeichnen können. Diese apriori moralische und letztlich deontologische Akzentuierung des Menschseins in der Welt verschärft indessen zunächst die Erfahrung der Widersprüchlichkeit. Die paulinische Theologie fasst diesen verschärften Widerspruch unter der Chiffre des Gesetzes.

Der Mensch zwischen dem geschichtlichen Widerspruch zur eigenen Bestimmung unter der Herrschaft des Gesetzes und der ultimativen Gewissheit einer befreienden Zugehörigkeit zum Nächsten (und zu Gott!) ist der anthropologische Fixpunkt theologischer Reflexion (zumindest in reformatorischer Tradition!). Dabei scheint es zwei Möglichkeiten zu geben, mit der das Individuum bestimmenden Spannung umzugehen. Entweder es versucht stets aufs Neue, sich auf seine Anpassungs- und Kontrollfähigkeiten zu besinnen, um sich handelnd zu stabilisieren oder es erkennt die Überwindung des Widerspruchs in der Gewissheit des Glaubens an einen gnädigen Gott. Im ersten Falle steht und fällt der Mensch mit seinem geschichtlichen Erfolg. Im zweiten sieht er sich auf den Nächsten verwiesen (siehe oben), durch welchen er erst seiner selbst gewiss werden kann. Hier zeigt sich erneut die personale Zuspitzung eines Menschenbildes, welches im göttlichen Introjekt des Nächsten und des „Christus in mir" (Gal 2,20) seinen ultimativen Ausdruck findet. Dieses so geschichtlich inkarnierte Personale erscheint als ein Raum der Begegnung mitten im Widerspruch, indem es sowohl reflexiv als auch objektiv neue Bewusstseinsqualitäten ermöglicht. Sich selbst und den Nächsten als Ort göttlicher Präsenz zu verstehen, wirft ein neues Licht auf die Gegenwart und leitet dadurch den Prozess einer Neubeschreibung der eigenen und der gemeinsamen Geschichte ein. Hier liegt ein kaum hoch genug einzuschätzendes Potential für heilsame integrative Entwicklungsprozesse. Die affiliative Bezogenheit auf den Mitmenschen als dem christusähnlichen Nächsten in der Balance mit dem introjektiven göttlichen Selbst des *wahren* Menschen gibt der hominiden Sozietät und Proseität eine veränderte Sicht auf künftige Gestaltungsmöglichkeiten von Dasein. Diese amicale Wirklichkeit menschlicher Selbstfindung kann unter dem Stichwort der „heilenden Beziehung" als Bewusstseinsinhalt multisensorisch, multiaffektiv und multiperspektivisch verankert und linguierend interiorisiert werden (Wygotski 1925/1985). Natürlich nicht nur in therapeutischen Konstellationen, aber auch dort! Gerade die Geschichte theologischer Verkündigung in Liturgie und Predigt vermag auf vielfältige Weise die „innere Sprache" (Wygotski 1934 / 1972) zu stärken, durch welche Menschen imstande sind, sich selbst heilsam zu vergewissern – etwa in der Form des stummen Gebets oder des tröstenden Gedankens (als das interiorisierte Wort der Verkündigung und des seelsorgerlichen Trostes). Das Personale, wie es die christliche Theologie inkarnatorisch und, wie die Psychologie geneigt ist zu sagen, introjektorisch als göttliche Wirklichkeit in der Welt und im Menschen zum Verstehen bringt, beschreibt also eine innere Begegnung mit sich selbst, dem Nächsten und schliesslich Gott in Form einer sprachlich geformten „heilenden Beziehung", d.h. im Bewusstsein der Zugehörigkeit und der Gewissheit eigentlichen Lebens trotz widersprüchlicher Informationen über uns selbst und die Welt.

Der theologische Zugang zum Menschen über den Widerspruch und dessen Überwindung durch die introjektive Personalität Gottes im Menschen bzw. durch die Interiorisierung heilsamer Gewissheit von Zugehörigkeit in Gebet und gedanklichem Trost aber auch heilender Bezogenheit auf den Nächsten (anstelle des bedrohenden Verlustes) begegnen wir der jahrhundertealten Kraft christlicher Pastoralität wie sie immer schon auch in das moderne psychotherapeutische Beratungsgespräch (nicht nur im Falle der Gesprächspsychotherapie nach Rogers!) eingeflossen ist (Oden 1987). Die amicale Grunddynamik dieses Zuganges findet ihre theologische und anthropologische Spitze in der Agape-Liebe als der sich hingebenden Gewissheit an die Bedeutsamkeit des Nächsten. Hierbei erscheint der Mitmensch in seiner Nähe als Ausdruck personaler Bedeutsamkeit schlechthin. Das Widersprüchliche wird ultimativ überwunden in der Hingabe der eigenen Bedeutsamkeit an jene absolute personale Wertigkeit und Sinnhaftigkeit. Hier findet der hominide Altruismus seinen höchsten Wert und die soziale Affiliation ihr Äusserstes. Unbestritten gilt daher die globale Achtung und Bewunderung all jenen hominiden Individuen, welche im Stillen und vor den Augen der Geschichte diesen Akt der Hingabe an den Nächsten vollzogen haben und vollziehen. Inwieweit dies eine Bedeutung für die Psychotherapie und das sie leitende Menschenbild haben kann, ist auf den ersten Blick schwer abzuschätzen. Ob die Fähigkeit zur hingebungsvollen Liebe eine Frage der psychischen Gesundheit und Integrität sei, wage ich jedoch an dieser Stelle zu bezweifeln. Es könnte sein, dass in jedem noch so emotional instabilen Individuum ein Humanum steckt, dass ihn zur absoluten Tat der Liebe befähigt, zur frei gewählten totalen Hingabe an den Nächsten. Dieser Gedanke scheint zumindest als Tiefendimension eines psychotherapeutischen Menschenbildes eine das Handeln des Therapeuten befreiende und zugleich inspirierende Wirkung zu haben. In diesem Sinne Psychotherapie auch als Schule des Liebens zu sehen würde bedeuten, die Stärkung des Selbst (wie sie traditionellerweise im psychotherapeutischen Prozess im Vordergrund steht) als Durchgangsziel auf dem Weg zur altruistischen Sinnstiftung des menschlichen Daseins (vgl. auch Frankl 1996).

Die Überwindung des Widerspruchs hin zur Gewissheit in der amicalen oder gar agapalen Bezogenheit und Hingabe ist aus theologischer Sicht kein Akt menschlicher Tugend, sondern vorab Gottes Handeln in der ultimativen Konsequenz seiner Menschwerdung - im Tod am Kreuz. Dieses brachiale Geschehen bringt die anthropologische Wirklichkeit des Leidens und des Verlustes *in extremis* zur Sprache – im verkündigten Wort vom Kreuz. Das sprachlose Leiden kommt zum Wort und geht ein in das menschliche Verstehen, indem es sich selbst als Akt der Hingabe und schliesslich als das neue Leben selbst deutet. Das Sprachgeschehen des Kreuzes zeigt, was Sprache vermag: Verstehen des Unsäglichen und Unerhörten. Das menschliche Antlitz Gottes wird so zur Sprache der Hoffnung, zum Wort des Heils. Zweifellos bewegen wir uns mit solchen Überlegungen weit ab von der Frage nach dem theologischen Beitrag zur Menschenbilddiskussion in der Psychotherapie. Aber ohne diesen tiefsten Grund menschlicher Hoffnung lässt sich das, was die Theologie über den Menschen zu sagen hat, nicht abschliessen erfassen. Darum gilt es in einem nächsten Durchgang den Menschen unter dem Aspekt der Sprache und dies insbesondere im Blick auf die Sprache der Hoffnung zu bedenken.

Der Mensch als Gegenstand der theologischen Anthropologie begegnet in der jüdisch-christlichen Tradition (vgl. den einschlägigen Schöpfungsmythos des Alten Testaments) von Anfang an als derjenige unter dem Anspruch des Wortes, d.h. als das Wesen, dessen Wirklichkeit durch das gesprochene Wort Inhalt, Struktur und Richtung erhält. Die letztendlich sprachliche Verfasstheit der Aktualisierung menschlicher Existenz hebt deren Wesen aus dem Chor der geschöpflichen Vielfalt von Lebensphänomenen hervor und stellt sie (die menschliche Existenz) in einzigartiger Weise vor sich selbst, vor den Nächsten – und last but not least vor Gott als dem radikalen Altrum, von dem letztlich jede zwischenmenschliche Alteriorität ihren Ausgang nimmt. Der sich auf diese Weise in sich selbst, dem Nächsten und dem ultimativ Anderen reflektierende Mensch sieht nicht nur das eigene Selbst, sondern zugleich seinen Mitmenschen als denjenigen, der in der eigenen Bewusstheit als der bedeutsame Andere erscheint, der dem Selbst einen einzigartigen Wert verleiht und indem er auf denjenigen verweist, der ihm als Ursprung und Quelle jeglicher Selbstheit gegenübersteht. Diese selbstranszendente Reflexion versetzt das Individuum in einen multiplen sprachlich-personalen Kontext, den er in der Folge als den ihn unbedingt angehenden (Tillich 1969) erfährt. Mit einer solchen anthropologisch-existentialen Aussage über das menschliche Selbstverständnis in der Sprache ist eine Vorentscheidung getroffen, die in der Folge zahlreiche innertheologische Fragen aufwirft. Etwa die nach der Legitimität einer Fokussierung der theologischen Rede vom Menschen auf das Sprachgeschehen, wie dies von der Hermeneutischen Theologie (Fuchs, Ebeling u.a.) suggeriert wird. Wir meinen im Blick auf den hier verhandelten Kontext, dass gerade dieser theologisch sicher nicht einzig mögliche aber nichts desto trotz durch die sprachliche Gestalt der Menschwerdung im paulinischen Wort vom Kreuz gerechtfertigte Ansatz einen wichtigen Beitrag zur Diskussion um die Wirksamkeit von Menschenbildern in der Psychotherapie leisten kann - weil er radikaler als dies eine rein am Menschen orientierte Sichtweise vermag die sprachliche Wirklichkeit der Person, welche auch für die letztlich immer wieder am Gespräch orientierte Psychotherapie eine fundamentale Voraussetzung darstellt, thematisiert.

Die reflexive Sprachlichkeit des Menschen (Ricoeur 1991; ders. 2005) als das sich selbst durchaus widersprüchlich in der Geschichte (Lebensgeschichte) entwerfende Individuum ist für die christliche Theologie der Ausdruck dessen, was als Wort und Wille zum absoluten Gegenüber erhoben wird bzw. was als der Ursprung menschlicher Sprachlichkeit den archimedischen Punkt des menschlichen Daseins bezeichnet. Die individuelle Geschichte des Daseins wird auf diese Weise verknüpft mit dem Mythos des Lebens und der Liebe, d.h. mit jenem Sprache gewordenen Bios schlechthin. Das Leben des Einzelnen ist entsprechend dazu ein perspektivischer Teil jener menschgewordenen Wirklichkeit der Personalität (Protestantismus), der ursprünglichen Wesenhaftigkeit (Orthodoxie) und des sich ewig spiegelnden Seins (röm. Katholizismus). Konfessioneller Mythos (Philipp 1966) und biografisch-lebensweltliche Rekonstruktion im Zeichen des Selbst, des Nächsten und es radikal Anderen sind die Bewegungen, die sich in der Folge zu dem vereinen, was als humane Identität soziologisch und psychologisch relevant wird (Mead 1934/ 1968). Der Mensch erscheint als handlungsfähiges Leibsubjekt (Petzold 2003a) bezogen auf die Wirklichkeit einer aktualisierten, in das Dasein in der Welt einbrechenden und dieses immer wieder als personale Unvertretbarkeit beanspruchenden Transzendenz des Nächsten, welche das leibliche Selbstsein in der Welt gleichzeitig relativiert und aufwertet, indem es jene Präsenz mit dem Gegenüber im verantwortlichen Handeln und vorab im Lieben seines Nächsten und seiner selbst zum Ausdruck bringt. Hier liegt der entscheidende Wirklichkeitsgewinn eines für den radikal Anderen im

Namen Gottes offenen Menschenbildes

Zwar ist das Doppelgebot der Nächsten- und Selbstliebe keine spezifisch christliche Bestimmung der Anthropologie (vgl. die jüdische Entsprechung in Lev 19,17), aber es ist zum identifikatorischen Brennpunkt des christlichen Selbstverständnisses im Zeichen des Glaubens geworden. Die paulinische Synergetik nennt den Glauben als Kontrollparameter für jenes Handeln, das sich als Liebe wirksam erweist (Gal.5,6). Der Glaube als reflexiv-rekonstruktives Narrativ, das den Menschen als das Referenzsubjekt des göttlichen Handelns (Lübbe 1977) - nämlich als Geschöpf und als Geliebter - zur Sprache bringt, steht (wie bereits erwähnt) sowohl in der fundamental geschichtlichen Spannung von einst und jetzt (Rechtfertigungslehre) als auch in derjenigen von jetzt und dann (Soteriologie). Die Sprache des Glaubens erzählt den Menschen als gerechtfertigten Sünder und als mitten in der Welt der Welt entnommen. Diese narrative Verschränkung von Vergangenheit, Gegenwart und Zukunft (Ricoeur 1988) stellt die Widersprüchlichkeit des Menschen im Blick auf die aktuale Verantwortlichkeit und Freiheit des Individuums vor Gott, dem Nächsten und sich selbst in ein neues Licht. Als das Referenzsubjekt der eigenen Geschichte ist der Mensch als Subjekt und Objekt zugleich in den Blick genommen (Ricoeur 2005) und kommt als derjenige vor, der in besonderer Weise um sich selbst weiss. Diese Gewissheit der reflexiv-narrativen Selbstkonstitutierung aufgrund von Selbstverstehen ist das Resultat eines komplexen Sozialisations-, Integrations- und Enkulturationsgeschehens (Petzold 2000h; ders. 2002j), welches sowohl die soziale als auch die personalen Identität des Subjekts leiblich integriert, d.h. im Kontinuum der Zeit und im Kontext der Geschichte(n) als das ICH der Gegenwart relativiert, hervorhebt und zugleich unterscheidet. Kollektiv-mentale und subjektiv-mentale Repräsentationen bilden so ein biopsychosoziotemporales Netzwerk von Informationen, das es dem Subjekt erlaubt, sich im Vollzug des Daseins laufend als verkörpert und eingebettet - embodied and embedded (Petzold 2003a) - zu begreifen.

Die Gewissheit des geschichtlichen Selbst hängt theologisch indessen auch an jenem einzigartigen Wert, der ihm aufgrund seiner geschöpflichen Bezogenheit auf Gottes Wollen und Tun zukommt. Der Mensch ist Mensch, weil er glaubt von Gott gewollt und darum geliebt zu sein. Ohne diesen Glauben kann das Selbst seinen Wert einzig als der geschichtliche Autor von Besitz, Ehre und Lust auf dem Feld seines sozialen und oekonomischen Handelns definieren. Dabei steht in letzter Konsequenz die Würde (>Wert) des denkenden, fühlenden und handelnden Subjekts auf dem Spiel. Diese in ihrer Verletzlichkeit zu achten ist das zentrale Anliegen theologischer Anthropologie. Dazu bedient sie sich vorab und traditionellerweise des Begriffs des Gewissens.

Die Gewissheit des Selbst verweist auf die einzigartige Funktion des Gewissens für die Erhaltung der personalen Integrität. Das Mitwissen (gr. *Syneidesis*) des Subjekts um sich selbst als Referenzsubjekt der eigenen Geschichte ist in der Folge diejenige Perspektive, unter welcher wir den vorliegenden theologischen Beitrag zur Menschenbilddiskussion der Psychotherapie verstanden wissen wollen. Im Folgenden geben wir einen kurzen Überblick über die grundlegenden theologischen Positionen hinsichtlich der Gewissensfunktion. Dabei beschränken wir uns um der Sache willen auf die wichtigsten Ansätze.

Theologische Anthropologie versucht – wie wir bereits oben sagten - den Menschen vorab von seiner bewahrten und dennoch zerbrechlichen (theologisch: infralapsarischen) Geschöpflichkeit her zu verstehen (Barth KD III/2 1948). Seit Calvin geschieht dies u.a. explizit im Rahmen einer doppelten Erkenntnis (cognitio): der menschlichen Erkenntnis Gottes und der Selbsterkenntnis (Calvin Institutio 1559). Anthropologie als Ausdruck menschlicher Selbsterkenntnis ist also gewissermassen die komplementäre Seite zur Gotteslehre. Wer von Gott spricht, muss vom Menschen bzw. von sich selbst (!) sprechen und wer von sich selbst als Geschöpf, d.h. als dem einem Wesen, das sich dem Akt eines kreativen Gegenübers verdankt, spricht, sieht sich dabei schliesslich auf die Rede von Gott als dem Schöpfer, als dem *auctor mei ipsius* verwiesen. Letzteres scheint zwar gerade in unseren Tagen aus dem postreligiösen Alltagsbewusstsein der Menschen und schon gar aus der wissenschaftlichen Reflexion menschlicher Selbstkonstitution verschwunden zu sein. Einzig ultimative Sachverhalte – wie etwa der Tod (Thielicke 1946) und seine Erscheinungsformen – zwingen den Einzelnen und manchmal auch eine Vielzahl (etwa angesichts von Terrorismus und Natrukatastrophen) immer wieder dazu, das Verschwundene ins Bewusstsein aufsteigen zu lassen. Jede Rede von der Endlichkeit des Menschen (etwa im Rahmen von religiösen Abdankungsritualen) assoziiert tendenziell diejenige von seiner Geschöpflichkeit. Das Geschöpfliche des Menschenlebens bringt ihn aber erst in jene von der christlichen Theologie betonte ausgezeichnete Stellung vor Gott. Ausgezeichnet ist er dabei traditionellerweise zunächst durch die Rede von seiner Gottebenbildlichkeit. In dieser entspricht er von Natur aus - gleichsam per definitionem - dem göttlichen Anspruch. Darin liegt nach Auffassung der evangelischen Dogmatik freilich keine Qualität oder Zuständlichkeit des Menschen, sondern die Gottebenbildlichkeit meint einen Verhältnisbegriff (Weber 1977), der die Gottesbeziehung des Menschen und das dieser entsprechende Handeln im Zeichen einer exklusiven Verantwortlichkeit charakterisiert. Verantwortlich ist der handelnde Mensch zunächst für die geschaffene Welt im Angesicht Gottes. Zu dieser Verantwortlichkeit des Geschöpfs gehört in ontologischer Hinsicht – wie unter dem Stichwort der Verletzlichkeit und der Zerbrechlichkeit bereits angetönt - freilich stets auch die Schuldfähigkeit, die Möglichkeit des Schuldigbleibens und damit des Scheiterns dessen, was mit der Gottebenbildlichkeit als Beziehungsqualität intendiert ist (Calvin Institutio 1559), nämlich die handelnde Loyalität zum Schöpfer und die Bereitschaft, sich auf sein Wort im Gehorsam einzulassen und so dem göttlichen Gebot im Blick auf sich selbst und die Mitmenschen zu entsprechen. In dieser Grundspannung zwischen natürlicher Berufung und ontologischer (nicht nur sozialer!) Möglichkeit der Schuld steht das menschliche Gewissen. Es weiss als existentiale (d.h. dem Sein selbst verpflichtete) Gewissheit des Menschseins um sich selbst wie um den göttlichen und mitmenschlichen Anspruch. Es weiss dabei um die Möglichkeit der Schuld – gegenüber sich selbst wie gegenüber dem ihm begegnenden Anspruch Gottes und last but not least gegenüber demjenigen der Mitmenschen. Darin repräsentiert das Gewissen zugleich aber nichts weniger als die ultimative personale Freiheit, welche ihrerseits wiederum der Gottebenbildlichkeit als einer existentialen Verhältnisbestimmung von Gott und Mensch entspricht.

Die mittelalterliche Theologie der Scholastik fasst das Gewissen vorab als eine qualitative Bestimmung besagter menschlicher Gottebenbildlichkeit. Bonaventura bindet in der Folge den Gewissensbegriff an den Willensakt und spricht vom Gewissen als einer *potentia voluntatis*, einer Befähigung des Willens zum rechten Handeln in einer geschöpflichen Wirklichkeit der Welt. Unter dem Begriff der *synteresis* entspricht das Gewissen dagegen bei Thomas von Aquin eher einer unzerstörbaren göttlichen Gabe (habitus), welche um die göttlichen Grundsätze und Vorgaben des Natur- und Gesellschaftsrechts weiss und sich in der Vernunft Gehör verschafft. Dabei ist sie auf menschlicher Seite wesenhaft und ausschliesslich dieser Vernunft verpflichtet (bzw. ihr zur Seite gestellt), welche von ihr die göttlichen Prinzipien übernimmt und ihrerseits den (vernunftgeleiteten!) menschlichen Willen dazu bringt, die göttliche Wahrheit ins Handeln zu befördern. Über letzteres (den Übergang von vernünftigem Wollen ins gewollte Handeln nämlich) wiederum wacht gemäss thomistischer Begrifflichkeit die *conscientia*. Im Gegensatz zur *synteresis* (dem göttlichen Kern des Gewissens) kann die *conscientia* (das operationale menschliche Gewissen) geschichtlich jedoch irren, weil sie als rationale Aktualität (Handlungsbestimmtheit) lediglich für die Umsetzung dessen verantwortlich ist, was ihr von der Vernunft und vom Willen vermittelt wird. Der menschliche Wille aber ist so gleichsam das schwächste Glied in der Kette von der göttlichen Wahrheit hin zum geschichtlichen Handeln des Individuums. Das operationale Gewissen (*conscientia*) ist daher grundsätzlich der Unterweisung durch die Kirche bedürftig. Jedoch bleibt für Thomas stets auch das irrende Gewissen als solches zu respektieren! So bindet im Zweifelsfalle das irrende Gewissen den Einzelnen auch mehr als die Anweisungen der Oberen. Hier zeigt sich der freiheitlich-emanzipatorische Aspekt des Gewissens im Horizont der scholastischen Lehre. In ihm scheint sich bei Thomas gleichsam die göttliche Souveränität in der menschlichen Natur zu spiegeln.

Theologische Anthropologie ortet im Gewissen traditionellerweise also einen Reflex göttlicher Freiheit im durchaus widersprüchlichen Wesen des Menschen im Spannungsfeld von Natur und Gnade, Zeit und Sein. Gerade dies scheint in der reformatorischen Gewissenslehre Luthers, dessen frühe Theologie der Kirchengeschichtler Holl (Holl 1932) als eine „Gewissensreligion" bezeichnet, zunächst gänzlich in den Hintergrund zu treten. Der frühe Luther verbindet zwar die franziskanische (Bonaventura) und die thomistische Gewissenslehre, indem er sowohl vom Gewissen des Willens (Gewissen als Willen) als auch von demjenigen der Vernunft (Gewissen als Wissen) spricht. Dabei erweist es sich stets als der Ort, an welchem sich menschlicher Wille und menschliche Vernunft (Erkenntnis) in ihrem Widerspruch zu Gottes Willen und Vernunft für das Bewusstsein erfahrbar machen (darin liegt auch ein wesentlicher Teil von Luthers Kritik am scholastischen Denken). In diesem Sinne ist das Gewissen die stete Bezeugung einer fundamentalen Inkongruenz von Gott und Mensch – sowohl im Bereich des Willens als auch in demjenigen der Vernunft und des Erkennens. Solches führt bei Luther zur Einsicht, dass die Gewissensfunktion den Menschen vorab an seine Verfallenheit unter die Macht der Sünde (Gesetz) gemahnt und dass eben daraus die Sehnsucht nach Gnade und Erlösung aufsteigt. Das Gewissen wird so zum Ort radikaler Selbsterfahrung. Hier stehen nicht mehr Wille und Vernunft des Menschen zur Debatte, sondern die

Möglichkeit der Existenz *coram deo* als solche. Ob der Mensch perspektivisch überhaupt sein kann, danach fragt vorab die *synteresis*. In der Folge hält sich Luther begrifflich eher an die *conscientia*, wohl auch um den Bruch mit der thomistischen Gewissenslehre und ihrer Rückbindung an die von Gott inspirierte Vernunft zu unterstreichen. Das Gewissen wird in der Folge zunehmend zum Synonym für die ultimative Rechenschaftspflicht vor Gott, zum inneren Ausdruck einer existenzbezogenen Externrelation (siehe oben), gegenüber welcher sämtliche menschlichen Ansprüche an das rechte Handeln verblassen. In Christus (d.h. extra se!) vermag der Mensch in seinem Gewissen um des göttlichen Anspruchs willen den Anfechtungen zu widerstehen. So kann Luther auf dem Reichstag zu Worms sagen: „Mein Gewissen ist in Gottes Wort gefangen ..." (WA 1, 939,2f). Nicht mehr der Mensch und seine Geschichte sind Herr über das Gewissen, sondern Gott, der die menschliche *conscientia* für sich gefangen nimmt. Wie Mokrosch (Mokrosch 1996) richtig bemerkt, setzt Luther hier das Gewissen gegen die Institution der Kirche als letzte Instanz menschlicher Einsicht im Blick auf das rechte Leben. Damit erscheint der Mensch in seiner auf Gott geworfenen Existentialität schlechthin. Nicht mehr das Kollektiv verantwortet die Wahrheit, sondern der einzelne in seinem Gewissen (d.h. vor Gott). Schliesslich erfährt dieses existential verabsolutierte Gewissen auch die Gnade, welche als Freiheit wirksam wird. „Mein Gewissen ist frei geworden" schreibt Luther 1521 (WA 8,575). Die Bindung an Christus, welche dem Glaubenden zur neuen Identität verhilft, ist der konkrete Ausdruck jener Freiheit von den Bindungen der Welt (bzw. der römischen Kirche und ihrer Struktur). Diese Freiheit beruft sich auf die paulinische Rechtfertigung aus Glauben, d.h. auf das Wort vom Kreuz. Letzteres weist dem Gewissen den Weg aus dem Spannungsfeld des Widerspruchs von göttlichem Willen bzw. Vernunft und menschlichem Streben und Trachten in der Geschichte. Diese Befreiung entspricht der situativ wirksamen (emanzipierten) Identität des Glaubenden in der Externrelation des „se extra se". In der Folge spricht Luther vom „getrösteten und guten Gewissen" (WA 8, 606-611). Der Mensch erscheint hier als kongruentes Wesen aufgrund einer relationalen Neubestimmung, d.h. aufgrund externaler Zuwendung. Damit wird unterstrichen, dass sich menschliches Selbstsein stets dem transzendenten Gegenüber verdankt, durch welches es sich als angenommen und in diesem Sinne als gerechtfertigt erlebt.

Im Pietismus des späten 17. und des frühen 18. Jahrhunderts erfährt der protestantische Gewissensbegriff im Zeichen einer Individualisierung des Glaubens bzw. des Heils eine neue Zuspitzung und zugleich eine Idealisierung (z.B. Armesius 1630). So steht das Gewissen im Pietismus zunächst gegen die allgemeinen Normen eines institutionalisierten Glaubens (Dogma). Nicht allein das verkündigte Wort und die Lehre der Kirche binden den Glauben, sondern erstlich und letztlich hat dieser im gleichsam spirituellen Gewissen des Glaubenden seinen Bestand und dieser Glaube ist zugleich ein eigentlicher Akt dieses Gewissens. Glaube und Heil des Menschen werden so zu einer dem Subjekt obliegenden Gewissenssache. Dass damit der Gewissensbegriff in verdeckte aber nichts desto trotz scharfe Konkurrenz zum reformatorischen *sola scriptura* tritt, ist unübersehbar. Bereits Weber hat in seiner Analyse der protestantischen Ethik auf die oekonomisch-emanzipative Rolle des Gewissens und damit der subjektivierten Gotteserfahrung im Geschehen der inneren Offenbarung (auch in der Abwendung vom Sakramentalismus!), wie sie in der

Täuferbewegung, bei den Quäkern wie auch im deutschen und angelsächsischen Pietismus zu beobachten ist, hingewiesen (Weber 1905). An die Stelle der strikten Bibelobservanz rückt in der Folge zunehmend die individualisierte Haltung der Askese bzw. der Liebestätigkeit als Ausdruck des personalen Gnadenstandes (Knutzen 1674). Mit der pietistischen Individualisierung des Heils sind dem Gewissen des Glaubenden indessen zweifellos unerhörte Lasten auferlegt. Das Handeln des Glaubens soll Ausdruck von Heil und Erlösung sein und zugleich dieses bewirken. In seinem Gewissen hat der Mensch dabei vor sich selbst und Gott gerade zu stehen! Die fast zwangsläufige Gewissensnot (aus der anhaltenden Überforderung) führt in der Folge leicht zu Legalismus (z.B. Voetius' Sabbatlehre) oder Flucht in schwärmerische Idealisierung (Inspirationsgemeinden). Beide Wege ist der Pietismus in seiner frühen wie in seiner späten Entwicklung gegangen (Brecht 1993) und seine Erben gehen in teilweise heute noch.

Im 19. Jahrhundert steht die theologische Gewissenslehre weitgehend unter dem Einfluss der kantischen Transzendentalontologie und ihren Konsequenzen für Erkenntnistheorie. Die praktische Vernunft konstituiert dabei das Subjekt in seiner individuellen Bezogenheit auf Gott losgelöst von der institutionellen Bevormundung durch die Kirche (Holl 1906). Im Anschluss an Fichte wird der individualistische Gewissenbegriff des Luthertums um den Aspekt der Intersubjektivität erweitert (Hirsch 1914). Dabei tritt das Gewissen als der Garant subjektiver Rücksichtsnahme auf den Mitmenschen in den Vordergrund. Das sittliche Subjekt in seiner Gewissenhaftigkeit wird zum Träger der gesellschaftlichen Ordnung. Zugleich steht das Gewissen für den Willen und die Freiheit des Menschen, die sich dem Absoluten zugehörig wissen und in der freien Entscheidung des Einzelnen sich geschichtlich erst konkretisieren (Fichte 1845). Die konkrete Individualität im Zeichen des Gewissens ist in der Folge die eigentliche Repräsentantin der personalen Einheit in der Geschichte.

Die Hermeneutische Theologie des 20. Jahrhunderts bezieht sich im Wesentlichen auf den existentialphilosophischen Gewissensbegriff (Heidegger 1977) sowie auf die Phänomenologie als Zugang zur Erfahrung des Gewissens und sieht in der Gewissensfunktion die Unvertretbarkeit der menschlichen Existenz im Sprachgeschehen des Heils, wie es im neutestamentlichen Kerygma zum Vorschein kommt. Das Gewissen markiert in der Folge den phänomenologischen Ort, an welchem sich der rechte „Zusammenhang von Mensch, Welt und Gott" zeigt (Ebeling 1962). Ebenso meldet sich darin schliesslich das, was den Menschen als unvertretbares Individuum „unbedingt angeht" (Tillich 1969; ders. 1999). Die Sprachlichkeit der Existenz als diejenige anthropologische Wirklichkeit, auf welche die Hermeneutische Theologie um des Verstehens willen immer wieder abhebt, räumt dem Gewissen ein, das Menschsein als Verhältnisbestimmung von Mensch, Welt und Gott adäquat in der Zeit auszutragen und dieses darin als unvertretbares Sein vor sich selbst zu bringen. Darin kann des dem Menschen gelingen, den fundamentalen geschichtlichen und ontologischen Widerspruch seiner Existenz in einem sprachlich vermittelten Verstehensvorgang zu überwinden, indem er sich ganz auf das Wort der Gnade einlässt, das ihn bei sich selbst, beim Nächsten und bei Gott sein lässt.

Die Überwindung des geschichtlichen und ontologischen Widerspruchs ist wohl auch das, was Psychotherapie als Handlungswissenschaft im Dienste des Menschen und seiner Emanzipation immer wieder im nichtlinearen Wirkzusammenhang von Klientensystem und Therapiesystem zu stabilisieren sucht. Der Klient als der konkrete und unvertretbare Mensch angesichts seiner mehr oder weniger komplexen und zunächst widersprüchlichen Lebenssituation (zu der u.a. auch unzählige Mitsubjekte als Objekte gehören) und angesichts seiner im Vergleich dazu klar strukturierten Therapiesituation (zu der mindestens der Therapeut gehört) kommt dabei im Behandlungsprozess idealerweise so vor sich, dass er sich selber aus einer antizipierten Optik der Veränderung und Entwicklung (Ressourcenperspektive) verstehend zu deuten vermag und so eine geöffnete Sicht der gegenwärtigen Wirklichkeit im Zeichen der Hoffnung gewinnt. In dieser Wirklichkeit verfügt er in einer neuen und möglicherweise überraschenden und akuten Weise über sich selbst, indem er das tut, was sich als Mögliche erweist. Nur so vermag er der von Leiden geprägten Gegenwart eine Perspektive abzuringen, welche die entscheidenden reorganisierenden und restrukturierenden Varianten der Identitätskonstituierung und -erhaltung zulassen. Dazu bedarf er (der Klient) jedoch eines qualifizierten Verstehens von Selbst (aufgrund einer bereicherten Geschichte) und Zeit (von einst, jetzt und dann), welches die Psychotherapie allzu oft nur unzureichend zum Tragen bringt. Im Folgenden versuchen wir, die Rolle des Gewissens im Verstehen von Selbst und Zeit zu klären.

Der Mensch als Wissender um sich selbst ist der Mensch, der sich selbst als Gegenstand seiner Reflexion immer auch als ein aktuell Anderer (Ricoeur 2005) beschreibt und damit die sprachliche und verstehbare (Gadamer 1975) Grundverfasstheit von menschlicher Existenz in der reflexiven Identifikation der Fragmente von Vergangenheit, Gegenwart und Zukunft zu seiner ganz persönlichen Geschichte gerinnen lässt. In dieser gegenwärtigen Rekonstruktion der Vergangenheit und gleichzeitigen Antizipation der Zukunft ereignet sich das Bewusstsein der Jetzt-Selbst als gegenwärtiges Narrativ der zeitlosen Aktualität aller biologischen, psychischen, sozialen und noetischen Bezüge eines leiblichen Seins. Die so laufend aktualisierte Geschichte des Jetzt-Selbst erfährt der Mensch im besten Falle als seine aktuale (handlungsbestimmende) Freiheit angesichts von aktivierbaren Ressourcen (Vergangenheit) und Optionen (Zukunft). Darin ist sein Handeln Ausdruck seiner geschöpflichen Eigentlichkeit, seiner Betroffenheit vom einzigartigen Anspruch der im gegenwärtigen Jetzt aufscheinenden Ewigkeit (Gegenwartstranszendenz) seiner Bestimmung. Diese lässt ihn jene komprehensive Gegenwart erahnen, die als eine ewige die akute Einsamkeit des Bewusstseins hält und umfängt: den Geist als den Geist Gottes! Diese Metaphysik des Augenblicks (!) in der geschichtlichen Aktualisierung des Jetzt-Selbst bringt das Selbst als ein Anderer, als ein unbedingt Freier und Verantwortlicher, vor die jeweils akute Situation der Wahl. Diese Wahl ist stets diejenige angesichts eines Zweifels aufgrund der Begrenztheit Selbst hinsichtlich der Möglichkeiten (Zukunft) und einer ebensolchen hinsichtlich der Ressourcen (Vergangenheit). Der Zweifel gilt dabei theologisch gesprochen und in letzter Konsequenz jener grenzenlosen Liebe, welche dem Menschen auf dem Grund der Sprachlichkeit seiner Existenz zugesagt ist. Der jüdische Mythos des Sündenfalles (Gen.3) thematisiert dieses fundamentale Dilemma menschlicher Selbstidentifikation: Im radikalen Anspruch des Begrenzten der Situation und damit des ganzen endlichen Lebens zeigt sich das Unendliche (Lévinas 1996; ders. 2003) und Ewige! Und in neutestamentlicher Optik: Das jeweilige Wissen um..., das dingliche Begreifen und Erkennen wiegt weit weniger als das aktuale Erkanntsein (1.Kor.8,3), welches auf die sich schenkende Liebe verweist. Die schenkend hingebende Liebe als die Möglichkeit der Wahl (und als Alternative zum einverleibenden Begreifen des Faktischen) ist die konkrete Negation der Angst, zu kurz zu kommen und die gelegene Zeit (und damit die Welt!) zu verpassen. In ihrem Akt schenkt die Liebe Ewigkeit, während die Angst des Zweifels (an Gott und der Welt) die Zeit knapp werden lässt. Diese theologische Botschaft gilt dem Menschen in der Begrenztheit seiner tatsächlichen Wahlmöglichkeiten angesichts der sozialen Exklusionen und Kränkungen, durch die ihn seine Geschichte in die Enge (vgl. lat. angustus > Angst) getrieben hat. Sie, als die „frohe" Botschaft, spricht ihn frei im Zeichen jener Liebe, die für ihn auch an den Grenzen des Seinkönnens aufs Ganze geht und ihm dabei die Wahl lässt. Mit der Wahl gibt sie ihm zugleich das Wort und die Sprache zurück, die eine Antwort im eigentlichen Sinne der Verantwortung möglich macht. Darin tritt sie ein für die Würde des Menschen – auch angesichts unendlicher Entfremdung und Verfehlung im Widerspruch.

Indem sie den Menschen in seiner Wahl des Lebens nicht alleine lässt, sondern ihm ein Beisein in der Geschichte des Jetzt verheisst, spricht theologische Anthropologie so zum Individuum, dass dessen Mitwisserschaft um sich selbst, um den Nächsten und um Gott leibhaftig eingebettet erscheint in Gottes vorlaufendem Handeln der Liebe im Zeichen der Menschwerdung. Dieser Mensch ist wie wir zeigten zu seinem Menschsein gerade so befreit, dass er die Wahl hat, sein Jetzt und Hier unter dem Diktat der vor Angst knappen Zeit oder im Beisein der ewigen Aktualität des liebenden Erkanntseins zu entscheiden. Diese Freiheit in Gegenwart von Zeit, Welt und Ewigkeit, wie sie der existential zu deutende (sprich: zu verkündigende) christliche Mythos zur Sprache bringt, versetzt das Individuum in seiner Geschichte (Vergangenheit) der Hoffnung (Zukunft) vor sich selbst (Gegenwart). Das darin sich konkret zeigende Andere ist damit nicht das zu Befürchtende, das Verdrängte und Verschwiegene, sondern das Eigentliche und Erkannte, das Liebende und Geliebte. Die theologische Anthropologie entwirft den Mensch auf diese Weise in sein gegenwärtiges Heil, sowohl im Rückgriff auf seine Ressourcen (Vergangenheit) als auch im zusprechenden Vorgriff auf seine Möglichkeiten (Zukunft).

Für die Menschenbilddiskussion in der Psychotherapie ist das aktuelle Wissen des Menschen um die eigene Zeit im Blick auf das Gewesene (Vergangenheit) sowie das perspektivisch Mögliche (Zukunft) im Sinne der dreifachen Gegenwart (Ricoeur 1988) von grundlegender Bedeutung. In der psychotherapeutischen Situation gilt es, dieses Wissen um das Selbst in der Zeit zu „refigurieren" (Ricoeur 1984), d.h. die eigene Geschichte so zu rekonstruieren, dass daraus ein Wirklichkeitsgewinn (Moreno 1996) für die Gegenwart und ein entsprechender Perspektivenwechsel für die Zukunft resultiert. Als eine anthropologische Begrifflichkeit der Theologie stellt die Gewissensfunktion dabei eine auch für die Wirklichkeit des Menschen in der Psychotherapie relevante Ergänzung dar. Die Wirklichkeit als Aktualpräsenz von Vergangenheit und Zukunft in der phänomenologischen Gestalt von kognitoaffektiven Spuren zum einen und von perspektivischer Selbstbesorgung zum anderen ist gerade in ihrer refigurativen Selbstorganisation als Ordnungsparameter auf eine relationale Koordination angewiesen, welche eine sinnhafte Entscheidungsfindung und eine entsprechende volitionale Zielfindung im Rahmen von therapeutisch begleiteter Motivation und gestützter Handlungskontrolle zulässt. Diese spezifische Aufgabe im Rahmen der synergetischen Aktualisierung zwischen einst und dann (als konitiv-emotionale Vergegenwärtigungen) und vor der dabei im Abgrund der Zeiten aufscheinenden Ewigkeit (Zeitlosigkeit) ist als Gewissensfunktion zur Konstitution jener Aktualität (Handlungsbezogenheit) von Selbst, Welt und Gott (als der Andere, der mich unbedingt angeht) entspricht dem, was wir als Gewissensfunktion im Horizont der theologischen Anthropologie erarbeitet haben. Der Mensch als der sich selbst verändernde und als der sich im Blick auf seine sozialen wie personalen Möglichkeiten entwickelnde (und als der kommt er im psychotherapeutischen Handeln vor Augen) ist das sich dabei selbst sozial transzendierende, das sich angesichts seiner Zeitlichkeit relativierende und zugleich im Existenzvollzug der Entscheidung verabsolutierende Individuum der Geschichte(n) in ihrer konfigurativen und refigurativen (Ricoeur 1984 bzw. der. 1991) Entfaltung, wie sie auch die theologischen Zeugnisse zur Sprache bringen. Als hermeneutische Aktualisierung des Menschen in seiner dreifachen Gegenwart von einst, jetzt und dann sowie in seiner dreifachen Aktualität (Handlungsbezogenheit) von Selbst, Welt und Gott ist die theologische Gewissensanthropologie zumindest eine beachtenswerte Inspiration für die Rede vom Menschen in der Psychotherapie.

Die Psychotherapie als eine Wissenschaft, die das menschliche Selbstsein im Blick hat und in dessen Interesse agiert und interveniert, hat sich bezüglich der sprachlichen Konsistenz dessen, was als Bewusstsein zur Erhaltung von Identität in ständige Identifikation und Identifizierung mit und von Reflexionen des eigenen Selbst in der Welt, am Nächsten und in ultimativer Form an Gott (im Bewusstsein des Glaubens als spirituelle Identität) verfügbar ist, Rechenschaft abzulegen. Dabei geht es weniger um eine Hermeneutische Therapie im engeren Sinne (Holm-Hadulla 1997) als um eine Hermeneutik therapeutischen Handelns überhaupt. Die Bedeutung von Selbst und Zeit im Prozess therapeutischer Interaktion zwischen Klient und Therapeut sprachlich zu entfalten – unbesehen welcher Zugang dabei gewählt wird – wäre eine zentrale Aufgabe einer derartigen Hermeneutik. Sowohl das Selbst auf der Suche nach dem Eigenen und Lebendigen im Wissen um so etwas wie Dasein als auch die Zeit als die Konsekution von Bewusstseinszuständen (bzw. den memorierten Restbestände derselben) anhand von Geschichten (Konfigurationen des personalen Selbst) und als Reflexion davon in den Vergegenwärtigungen unseres In-der-Welt-Seins sind Träger dessen, wonach der Mensch strebt: des letztendlich beruhigenden Verstehens und Wiedererkennens des Vertrauten und Bekannten in der aktuellen Leiblichkeit des situativen Bewusstseins. Wo immer der Mensch diese Erfahrung wiederholt, vermag er sein Leben im Rückgriff auf seine Identität im Blick auf das Kommende zu sichern. Darauf hin zielt der von der Geschichte herkommende Glaube, indem er vom Kommenden das Heil erwartet. Dasselbe tut die Psychotherapie, indem sie zwar nicht das Heil, aber doch ein Stück heiles Leben erwartet – und sei es nur darum, weil das geschichtlich Unheile durch das Verstehen zu etwas Eigenem und Vertrautem wird. Dabei darf das Verstehen nicht auf das kognitive Erkennen verkürzt werden. Denn Verstehen ist bereits die präkognitive Gewissheit von Ordnung und Perspektive. Was an seinen Ort kommt, braucht nicht zwingend durch Erkenntnis verstanden zu werden und woraufhin perspektivisch gelebt wird, braucht nicht notwendigerweise durch Wissen belegt zu sein. Das Individuum in seiner Fragilität in ein solches ausbalanciertes Selbstverständnis zu bringen ist um des Verstehens willen zwar stets eine Sache von Sprache, nicht aber unbedingt eine solche von epistemischer Objektivität.

In diesem Sinne sei abschliessend auf das vielsagende Wort von Ignatius von Loyola aus seinen „Geistlichen Übungen" verwiesen: „Nicht das viele Wissen sättigt und befriedigt die Seele, sondern das Innerlich-die-Dinge-Verspüren-und-Schmecken!" (Loyola 1615 / 2003) Verstehen meint hier über alle kognitive Zuordnung hinaus auch eine gleichsam sprachliche Sinnlichkeit, welche das Wahrgenommene in eine innere Stimmigkeit und Ordnung rückt, die vom reflexiven Selbst als Befriedigung und Entspannung empfunden und auch so nach aussen getragen wird. Daran hat sich nicht nur die religiöse Rede immer wieder zu orientieren, sondern auch die sprachliche Wirklichkeit der Psychotherapie. Es geht nicht nur um rationales Erkennen und Unterscheiden oder um begreifende Einsicht, sondern darüber hinaus um eine ganzheitliche Balance von innerer und der äusserer Sprache, welche jene Qualität von Gewissheit mit sich führt, welche vom Klienten als stimmig und authentisch empfunden wird. Es geht um die Gewissheit einer Zugehörigkeit zu einem Geschehen, welches als das je eigene identifiziert wird und den Augenblick sinnvoll einbettet in ein Ganzes.

Der theologische Beitrag zur Menschenbilddebatte in der Psychotherapie greift also auf ursprüngliche Strukturen menschlicher Selbstvergewisserung auf der Grundlage von interiorisierten (Wygotsky 1925 / 1985) und zugleich sozial repräsentierten (Moscovici 2001) selbstregulativen Strukturen zurück, indem er um die tröstenden und beruhigenden Wirkungen religiöser Sprache (etwa als Liturgie oder Gebet) und um die stabilisierende Kraft von erzählten Geschichten und Bildern weiss. Jedoch kann diese Tradition nicht ohne weiteres auf die äussere Form reduziert werden. Die signifikanten Inhalte (Geschichten und Bilder) dieser religiösen Sprachlichkeit sind ihrerseits Teil der darin wirksamen Kraft. Die unterschiedlichen Zugänge zum Menschen, welche die Psychotherapie als ein Ganzes repräsentiert, entsprechen methodisch den vielfältigen Aspekten, wie sie auch in der theologischen Anthropologie aufscheinen: Der zwischenmenschliche Dialog, die Unmittelbarkeit der Gegenwart im Hier und Jetzt, die Objektivierung von Sachverhalten sind Ausdruck von Positionen, in welchen der Mensch als das Wesen mitten im Widerspruch und doch mit der Gewissheit eigener Geltung und Bedeutung vor Gott erscheint. Einzelne dieser Positionen zu verabsolutieren (egal ob in der Theologie oder in der Psychotherapie) kann nur auf Kosten des Menschen selbst geschehen.

Literatur

Amesius W., (1630): De conscientis et ejus jure vel casibus, (engl. 1639; holl. 1652). In: Guilelmi Amesii opera, 5 vol., Amstelodami 1658 (mit einer Lebensbeschreibung v. Matthias Nethenus).
Antonovsky, A., (1979): Health, Stress, and Coping. New Perspecives on Mental and Physical Well-Being, San Francisco
Antonovsky, A., (1997): Salutogenese. Zur Entmystifizierung der Gesundheit, Tübingen
Barth K., (1948):KD (Kirchliche Dogmatik) III/2, Zürich.
Brecht M., (Hg.) (1993):Die Geschichte des Pietismus, Bd.1. Das 17. und frühe 18.Jahrhundert, Göttingen.
Bremner, J.D., Marmar, C.R., (eds) (1998)Trauma, Memory, and Dissociation. Washington. DC:
Bronfenbrenner U., (1974b) Developmental research, public policy, and the ecology of childhood, in: Child Development 45.
Calvin J. (1559): Christianae Religionis Institutio, in: Calvini Opera Bd. III, 1952, München
Ebeling G., (1962): Theologische Erwägungen über das Gewissen, in: ders., Wort und Glaube I, 2. Aufl., Tübingen
Frankl, V.E. (1996): Der leidende Mensch. Anthropologische Grundlagen der Psychotherapie, 2. unv. Auflage, Bern etc.
Frankl, V.E. (2007): Theorie und Therapie der Neurosen, 9. Auflage München
Gadamer H.G., (1975): Wahrheit und Methode, 4. Aufl., Tübingen.
Heidegger M., (1977): Sein und Zeit, 14. Aufl., Tübingen.
Hirsch E., (1914): Fichtes Religionsphilosophie im Rahmen der philosophischen Gesamtentwicklung Fichtes, Göttingen.
Holl K., (1906): Die Rechtfertigungslehre im Lichte der Geschichte des Protestantismus, Tübingen.
Holl K. (1932): Gesammelte Aufsätze zur Kirchengeschichte, Bd.1: Luther, 6. Aufl., Tübingen.
Holm-Hadulla R., (1997): Die psychotherapeutische Kunst. Hermeneutik als Basis therapeutischen Handelns, Göttingen.
Honecker, M., (1990): Einführung in die Theologische Ethik, Berlin, New York
Jaspers, K., (1973): Existenzerhellung, in: Philosophie II, Berlin etc.
LeDoux, J., (1998): The emotional brain, New York
Lévinas E., (1996): Ethik und Unendliches. Gespräche mit Philippe Nemo. Aus dem Französischen von Dorothea Schmidt (Edition Passagen 11), 3. Aufl., Wien.
Lévinas E., (2003): Totalität und Unendlichkeit. Versuch über die Exteriorität. Übersetzt von Wolfgang Nikolaus Krewani, 4. Aufl., Freiburg i.Br. / München.
Loyola von I., (1615 / 2003): Geistliche Übungen. Nach dem spanischen Urtext übersetzt von Peter Knauer, 3. Auflage, Würzburg
Lübbe H., (1977): Geschichtsbegriff und Geschichtsinteresse, Basel / Stuttgart.
Luhmann, N., (1984): Soziale Systeme, Grundriss einer allgemeinnen Theorie, Frankfurt a.M.
Luther M. (1883-2005): WA (Weimarer Ausgabe) Kritische Gesamtausgabe, R.Herrmann / G.Ebeling u.a. (Hg.),. Weimar.
Maturana, H.R., (1990): Die Ontologie des Konversierens, in: K.W. Kratky u. F. Wallner (Hrsg): Prinzipien der Selbstorganisation. Darmstadt
Mokrosch R., (1996): Gewissen und Adoleszenz, Christliche Gewissensbildung im Jugendalter, Weinheim.
Moreno J.L., (1996): Die Grundlagen der Soziometrie. Wege zur Neuordnung der Gesellschaft, 3. Aufl., Opladen.
Moscovici, S., (2001): Social Representations. Explorations in Social Psychology, Cambridge
Petzold H.G., (2000h): Wissenschaftsbegriff, Erkenntnistheorie und Theoriebildung der „Integrativen Therapie" und ihrer biopsychosozialen Praxis für „komplexe Lebenslagen" (Chartakolloquium III), Düsseldorf/Hückeswagen:
Petzold H.G., (2002j): Der „informierte Leib" – embodied and embedded in Kontext / Kontinuum, Düsseldorf / Hückeswagen. Bei www.FPI-Publikationen.de/materialen.htm.
Petzold, H.G., Orth, I., (2005a): Sinn, Sinnerfahrung, Lebenssinn in Psychologie und Psychotherapie. 2 Bände, Bielefeld

Petzold, H.G., W. Schay, P. ,Scheiblich, W.,(2006): Integrative Suchtarbeit, Wiesbaden Verlag für Sozialwissenschaften
Philpp W., (1966): Die Absolutheit des Christentum und die Summe der Anthropologie, 2. Aufl., Heidelberg.
Ricoeur P., (1984): Die erzählte Zeit, in: Ders., Vom Text zur Person, 2005, Hamburg.
Ricoeur P., (1986): Die lebendige Metapher, München:
Ricoeur P., (1988): Zeit und Erzählung Bd.1: Zeit und historische Erzählung, München.
Ricoeur P. (1991): Zeit und Erzählung Bd.3: Die erzählte Zeit, München.
Ricoeur P., (2005): Das Selbst als ein Anderer, München.
Rogers C.R. (2006): Entwicklung der Persönlichkeit. Psychotherapie aus der Sicht eines Therapeuten Übers. von Jacqueline Giere. 13. Aufl., Stuttgart
Thielicke H., (1946): Tod und Leben, Tübingen.
Tillich P., (1999): Religion, Kultur, Gesellschaft, Zweiter Teil, Berlin.
Tomasello, M., (2010): Warum wir kooperieren, Berlin
Tournier, P., (1975): Geborgenheit – Sehnsucht des Menschen, Freiburg i.B.
van der Kolk, B.A., McFarlane, A., Weisaeth, L., (1996): Traumatic Stress: The Effects of Overwhelming Experience on Mind, Body, and Society, New York
Warneken, F., Tomasello, M. (2006): Altruistic helping in human infants and young chimpanzees. in: Science, 311, 1301-1303.
Weber, O., (1977): Grundfragen der Dogmatik, 2 Bde., 5. Aufl., Neukirchen.
Weber, M., (1905): Die protestantische Ethik und der Geist des Kapitalismus, Tübingen.
Wygotski, L.S.,(1925/1985): Das Bewusstsein als Problem der Psychologie des Verhaltens, Gesammelte Schriften, Band 1: Arbeiten zu theoretischen und methodologischen Problemen der Psychologie, Berlin.
Wygotski, L.S.,(1934/1972): Denken und Sprechen, 4. Aufl. 1972
Yalom I.D. (2000): Existentielle Psychotherapie, 3. Aufl., Köln.

Jochen Fahrenberg

Die Funktion von Menschenbildern – Forschungsaufgaben der empirischen Psychologie

1. Einleitung und Übersicht

„Einem atheistischen Psychotherapeuten würde ich niemals einen Patienten überweisen, weil ich das nicht verantworten könnte.“ Diese Wortmeldung war so entschieden, dass die Seminardiskussion über die Menschenbilder von Psychotherapeuten ins Stocken geriet. Die Referentin hatte über die Menschenbilder von *Freud, Jung, Fromm, Frankl, Rogers* und *Skinner* gesprochen und sich für die Trennung von Weltanschauung und professioneller Tätigkeit, für weltanschauliche Abstinenz bzw. Neutralität, ausgesprochen. Sie war von der vehementen Zurückweisung sichtlich betroffen, nicht minder auch viele der anderen Studierenden, die mehrheitlich wohl das Berufsziel Klinische Psychologie bzw. Psychotherapie hatten. Dieser Vorfall im Seminar mit dem Zusammenstoß von religiöser Überzeugung und Berufsperspektive blieb in Erinnerung.

Die in der Seminardiskussion engagierten Studierenden würden auch heute in der Mehrzahl der Lehrbücher über Klinische Psychologie und Psychotherapie kaum Informationen zu diesem Thema finden. Vielleicht kommen *Religiosität und psychische Gesundheit* als ein spezieller Bereich von Patientenmerkmalen oder als neues Forschungsgebiet vor. Vielleicht wird kurz und nur im Allgemeinen auf die unterschiedlichen Menschenbilder der Psychotherapie-Schulen verwiesen. Aber die individuellen philosophischen und religiösen Auffassungen, die persönlichen Überzeugungen der einzelnen Psychotherapeuten sind kein Thema. Vergeblich würden die Leser die Register nach Stichwörtern wie Religion (der Psychotherapeuten, der Patienten), Transzendenzerfahrung und Gebet, fördernden oder komplizierenden Einflüssen der Menschenbilder (auf beiden Seiten) durchsehen. Traditionell werden die philosophischen und religiösen Grundüberzeugungen der Therapeuten und der Patienten zugunsten einer neutralisierenden, professionellen, „wissenschaftlichen“ Haltung weitgehend ausgeklammert – abgesehen von der komplexen Psychologie *C.G. Jungs, Viktor Frankls* Logotherapie und wenigen anderen Richtungen. Ebenso vergeblich würden die Leser nach Hinweisen auf *empirische* Studien suchen: Unterscheiden sich die Menschenbilder und religiösen Überzeugungen der Psychotherapeuten von den Einstellungen der Durchschnittsbevölkerung? Wirken sich die Überzeugungen der Psychotherapeuten auf die Behandlungen aus? Gibt es Konflikte zwischen professionellen und religiösen Einstellungen? Wie wird mit Patienten über Sinnfragen und religiöse Überzeugungen kommuniziert? Gibt es Hypothesen über einen Prozess wechselseitiger Beeinflussung? Welche Konsequenzen ergeben sich für die Aus- und Weiterbildung von Psychotherapeuten und für die Berufspraxis?

Doch wer in der Fachliteratur recherchiert, wird tatsächlich auf einige empirische Untersuchungen über die religiösen Überzeugungen von Psychotherapeuten stoßen. Es sind vor allem amerikanische Untersuchungen. Wegen der Unterschiede der institutionellen und kulturellen Bedeutung von Religion in den USA sind die Ergebnisse nicht auf die deutschen Verhältnisse übertragbar, doch können die Untersuchungsansätze, Methoden und Ergebnisse als Vorbild und als Anregung künftiger Forschung in Deutschland dienen. In den USA existieren bereits repräsentative Umfragen bei Psychotherapeuten bzw. bei Psychiatern und Ärzten, und es gibt die *Resolution on Religious, Religion-Based and/ or Religion-Derived Prejudice,* verabschiedet von der *American Psychological Association* im Jahr 2007.

„Menschenbild" ist ein zwar verbreiteter, aber unscharfer Begriff. Hier werden *Menschenbild* und *Persönlichkeitstheorie* voneinander abgegrenzt, um einerseits die psychologische Funktion der Menschenbilder und andererseits die Aufgaben einer empirischen und differentiellen Psychologie dieser Menschenbilder darstellen zu können. Menschenbild wird als eine *subjektive Alltagstheorie* über den Menschen, als eine implizite Anthropologie, definiert, im Unterschied zum fachpsychologisch-wissenschaftlichen Begriff der Persönlichkeitstheorie (oder Therapie-Theorie).

Während ihres Studiums lernen zumindest die Psychologinnen und Psychologen verschiedene Persönlichkeitstheorien über die Struktur und Funktion von Persönlichkeitsmerkmalen kennen und in der Berufspraxis werden sie dann einer Vielfalt von Annahmen über den Menschen, den alltäglichen Menschenbildern ihrer Patienten, begegnen. Diese Menschenbilder haben vielfältige Facetten und lassen oft bestimmte Grundüberzeugungen erkennen. In philosophischer Sicht gehören zu den zentralen Überzeugungen u.a. die Themen Leib-Seele-Problem (Gehirn-Bewusstsein) und Willensfreiheit-Determinismus (siehe u.a. Fahrenberg, 2008b). Beide philosophische Fragen werden immer wieder aktualisiert und beide haben viele psychologische Implikationen für die Krankheitslehre, für die Eigenverantwortlichkeit und Selbstkontrolle, fundamental auch für die Religiosität und Spiritualität sowie den Glauben an eine geistige Existenz nach dem biologischen Tod.

Einige Autoren – so auch im vorliegenden Buch – sehen ein zunehmendes Interesse am Thema *Psychotherapie und Menschenbild*, doch scheint dies vor allem für den Teilbereich *Psychotherapie und Religion* zu gelten, denn die heutigen empirischen Untersuchungen und viele Diskussionsbeiträge gelten hauptsächlich dieser Perspektive. Einige der neueren Untersuchungsergebnisse werden hier dargestellt und kommentiert. Eine Untersuchung befasste sich auch mit philosophischen und religiösen Überzeugungen von Studienanfängern der Psychologie. Die Menschenbilder und ihre hypothetischen Effekte in der Berufspraxis sind zu einem Thema wissenschaftlicher Untersuchungen geworden, vor allem ist es eine Forschungsaufgabe der differentiellen Psychologie mit potentiell wichtiger Ausstrahlung in die Theorie und Praxis der Psychotherapie.

2. Menschenbilder und Persönlichkeitstheorien

Menschenbilder – Annahmen über den Menschen

Das Menschenbild ist die Gesamtheit der Annahmen und Überzeugungen, was der Mensch von Natur aus ist, wie er in seinem sozialen und materiellen Umfeld lebt und welche Werte und Ziele sein Leben hat oder haben sollte. Es umfasst das Selbstbild und das Bild von anderen Personen oder von den *Menschen im Allgemeinen.* Dieses Menschenbild wird von jedem Einzelnen entwickelt, enthält jedoch vieles, was auch für die Auffassungen anderer Personen oder größerer Gruppen und Gemeinschaften typisch ist. Es enthält Traditionen der Kultur und Gesellschaft, Wertorientierungen und Antworten auf Grundfragen des Lebens. Viele der Ansichten werden sich wahrscheinlich auf einige fundamentale Überzeugungen zurückführen lassen. Diese Überzeugungen unterscheiden sich von anderen Einstellungen durch ihre systematische Bedeutung, gedanklich den Grund zu legen und durch ihre persönlich empfundene Gültigkeit, durch ihre Gewissheit und Wichtigkeit. Die Annahmen und Überzeugungen haben viele und unterschiedliche Inhalte und bilden ein individuelles Muster mit Kernthemen und Randthemen. Psychologisch betrachtet ist das Menschenbild *eine subjektive* Theorie, die einen wesentlichen Teil der persönlichen Alltagstheorie und Weltanschauung ausmacht.

Zu den Grundüberzeugungen gehören oft der religiöse Glaube, der Glaube an Gott und eine geistige Existenz nach dem biologischen Tod (Unsterblichkeit der Seele), die Spiritualität, Freiheit des Willens, Prinzipien der Ethik, soziale Verantwortung und andere Werte. Menschenbilder enthalten demnach Überzeugungen, die eine hohe persönliche Gültigkeit haben, sie sind aus der Erziehung und der individuellen Lebenserfahrung entstandene persönliche Konstruktionen und Interpretationen der Welt.

Menschenbild als subjektive Theorie

Die in den Menschenbildern enthaltenen Annahmen können als Einstellungen und als Werthaltungen bezeichnet werden. Hier wird der Begriff Überzeugung (belief-system) bevorzugt, wenn im Unterschied zu den vielen Einstellungen persönlich sehr wichtige Grundsätze gemeint sind, u.a. der Glauben an Gott, eine geistige Existenz nach dem Tod, die Freiheit des Willens und der tiefste Grund des ethischen Handelns: (1) Menschenbilder enthalten Überzeugungen, die eine hohe persönliche Gültigkeit haben, und (2) Menschenbilder sind aus der individuellen Lebenserfahrung entstandene persönliche Konstruktionen und Interpretationen der Welt.

In der Psychologie existieren mehrere, weitgehend überlappende oder synonyme Fachbegriffe. *Alltagstheorien* oder *subjektive Theorien* sind die Auffassungen, welche sich Menschen über ihre Lebenswelt herausgebildet haben. Es sind Begriffe, Zuschreibungen von Eigenschaften (Attributionen), insbesondere von Ursachen (Kausaldeutungen) und andere Konzepte, wie sich Menschen in der Welt orientieren und Zusammenhänge begreifen. Alltagspsychologie hat die wichtige Funktion, das Verhalten anderer Menschen verstehbar, subjektiv voraussagbar und kontrollierbar zu machen. *Persönliche Konstrukte* eines Menschen (im Sinne vom *George A. Kelly*) bezeichnen – im Unterschied zu den Erklärungshypothesen der Wissenschaftler – Schemata zur Erfassung der Welt. Die Menschen gehen, um andere Personen oder die Ereignisse in der Welt zu verstehen, wie Wissenschaftler vor – so lautet auch die grundlegende Behauptung von *Harold Kelley*. Menschen interpretieren ihre Wahrnehmungen, sie entwickeln Annahmen und prüfen diese an ihren wiederkehrenden Erfahrungen. Dabei unterliegt das System persönlicher Konstrukte einer kontinuierlichen Veränderung durch neue Erfahrungen. *Implizite Anthropologie* enthält die gesamte vom Individuum gesammelte und deshalb einzigartige Lebenserfahrung. Sie bildet den Bezugsrahmen, um sich zu orientieren, andere Menschen einzuordnen, Probleme zu lösen und das Leben zu bewältigen. *Werthaltungen* sind durch die Orientierung an typischen Werten, z.B. humanistischen, christlichen, demokratischen Werten, gekennzeichnet. *Selbstkonzepte* sind alle auf die eigene Person bezogenen Einstellungen bzw. Beurteilungen (Zur psychologischen Sicht und zu den Facetten der Menschenbilder siehe u.a. *Asendorpf*, 2007; *Fahrenberg*, 2004, 2007; *Groeben*, 1997; *Herkner*, 2001; *Oerter*, 1990, 1999, 2007; *Wrightsman*, 1992).

Menschenbild bezeichnet ein außerordentlich umfangreiches und schwer zu fassendes Gebiet. Dennoch ist Menschenbild kein Allbegriff. Es gibt den Unterschied zwischen den einzelnen Annahmen des Menschenbildes und den Hypothesen der wissenschaftlichen Persönlichkeitsforschung, obwohl ein enger wechselseitiger Bezug nicht übersehen werden darf. In praktischer Hinsicht wird hier vor allem die Stärke und Gewissheit der Überzeugung als wichtiges Unterscheidungskriterium gegenüber anderen Einstellungen angesehen.

Menschenbilder sind vielgliedrig und beziehungsreich. Dem nahe liegenden Einwand, dass die meisten Menschen nicht so differenzierte Unterscheidungen treffen werden, kann aufgrund der Arbeiten über die Alltagspsychologie widersprochen werden. Aus der Forschung über solche Alltagstheorien (u.a. *Laucken*, 1973) ist seit langem bekannt, wie verzweigt die „naiven" Verhaltenstheorien sein können, u.a. durch tradierte Vorstellungen und durch Lernen an der eigenen Erfahrung. Sie sind z.T. mit Zusatzannahmen und mit Kausal-Deutungen (im Unterschied zu wissenschaftlichen Kausal-Erklärungen) ähnlich geformt wie die aus der Fachwissenschaft stammenden Konzepte. Sie sind jedoch oft unterschwellig und nicht ausformuliert, so dass sie erst durch geeignete Methoden erkundet werden müssen.

Menschenbilder und Persönlichkeitstheorien

Die grundsätzliche Unterscheidung zwischen den subjektiven Theorien bzw. Alltagstheorien und den wissenschaftlichen Persönlichkeitstheorien ist für die Abgrenzung wichtig, obwohl sie im Einzelnen oft schwierig sein kann. *Persönlichkeitstheorien* geben eine verallgemeinernde Beschreibung der Struktur und Funktion von Persönlichkeitsmerkmalen, d.h. Eigenschaften, Motiven, Emotionen und Prozesskomponenten. Das wissenschaftliche Programm lautet, die *psychophysische Individualität* des Menschen genau zu beschreiben, als *Persönlichkeit* zu verstehen und in ihrer genetisch, familiär und soziokulturell bedingten Entwicklung zu erklären. In dieser Aufgabe bündeln sich zahlreiche Forschungsrichtungen der Psychologie, und es existiert eine kaum noch überschaubare Vielfalt heterogener, mehr oder minder ausgeformter Persönlichkeitstheorien (*Asendorpf*, 2007; *Fisseni*, 2003; *Stemmler, Hagemann, Amelang & Bartussek*, 2010). Einige Persönlichkeitstheorien beziehen auch soziale Einstellungen, Wertorientierungen und Überzeugungen ein, klammern jedoch gewöhnlich die grundlegenden philosophischen und religiösen Überzeugungen und Sinnfragen aus.

Menschenbilder als subjektive Theorien und die psychologischen Persönlichkeitstheorien unterscheiden sich in verschiedener Hinsicht. Persönlichkeitstheorien sind in der Regel sehr viel differenzierter, begrifflich ausgearbeitet, formal strukturiert und in Teilen auch empirisch überprüft, wobei bestimmte Untersuchungsmethoden eingesetzt werden. Persönlichkeitspsychologische Forschung ist überwiegend deskriptiv-explikativ ausgerichtet, Menschenbilder sind dagegen deskriptiv-attributiv (zuschreibend) sowie normativ-präskriptiv. Zwischen den individuellen Menschenbildern und den psychologischen Persönlichkeits- und Motivationstheorien bestehen also formale Unterschiede, und die Konstruktionen haben verschiedene Absichten: Orientierung des Einzelnen in der persönlichen Lebenswelt bzw. systematisches, gesichertes Wissen.

Leitbegriffe oder multireferentielle Konzepte

Wie gegensätzlich der Mensch bestimmt werden kann, hat der Philosoph *Diemer* (1978, S. 56-73) durch eine Reihe charakteristischer Zitate demonstriert. Bekannt sind Begriffe wie zoon politikon, homo rationale, homo faber, homo oeconomicus, oder der Mensch als das nicht-festgestellte Tier, als gesellschaftsbestimmtes, arbeitendes und produzierendes Lebewesen oder als gesellschaftsgeschädigtes Reflexionswesen. Auch aus psychologischer Sicht wurden solche Leitprinzipien geprägt: die unbewussten Triebansprüche, das operationale Lernen, die immerwährende Suche nach Sinn, die Selbstverwirklichung usw. Psychische Phänomene werden auf *ein* angeblich zugrunde liegendes Funktionsprinzip zurückgeführt oder auf *einen* fundamentalen Gegensatz. Diese Vereinfachungen sind charakteristisch für weite Bereiche der Philosophischen und Psychologischen Anthropologie; sie haben viele Entsprechungen in einigen älteren, monothematischen Motivationslehren und in vielen eng gefassten Persönlichkeitstheorien (vgl. u.a. *Chapman* & *Jones*, 1980; *Hampden-Turner*, 1996). Solche Vereinfachungen liefern Zerrbilder und sind als überwertige Ideen, als Hypostasierungen, zu kennzeichnen. Sie können außerdem als theorieformende Metaphern gedeutet werden und als potentiell dogmatische Positionen (*Jüttemann*, 1991). Die verbreitete Tendenz zum Reduktionismus in der Philosophischen und Psychologischen Anthropologie ist erstaunlich (*Fahrenberg*, 2008a).

Demgegenüber verlangt die differentielle Psychologie eine wesentlich breitere empirische Sicht auf die zahlreichen Facetten des Menschenbildes. Grundsätzlich müssen *individuelle Muster* von Überzeugungen mit Kern- und Randthemen unterschieden werden statt ein abstraktes und überwertiges Leitprinzip zu postulieren. Solche Vereinfachungen sollten grundsätzlich durch wirklichkeitsnahe Konzepte von *multi-referentiellen Überzeugungssystemen* ersetzt werden.

Typische Muster von Überzeugungen

Statt sich auf eine anthropologische Leitidee einzuschränken, kann nach Grundüberzeugungen gefragt werden, wie sie wahrscheinlich überall zu finden sind. Zu diesen Kernthemen gehören unter anderem die Fragen nach Monismus und Dualismus, Willensfreiheit und Determinismus, einer geistigen Existenz nach dem Tode (Unsterblichkeit der Seele) und die Frage nach einem Schöpfergott. Vor allem die religiösen Überzeugungen bilden häufig absolute Voraussetzungen von hoher Gewissheit. Aus diesen Kernthemen müssten sich viele andere Aspekte des Menschenbildes ableiten lassen. Wer von der Existenz einer eigenständigen geistig-spirituellen Welt neben der physikalischen Welt überzeugt ist, wird ein anderes Menschenbild entwickeln als ein Monist, für den Bewusstseinsprozesse nur die Innenansicht der Hirnphysik sind. Mit der dualistischen Sicht sind Vorstellungen über eine geistig-seelische Existenz nach dem biologischen Tod, über Transzendenz und Religion leichter zu verknüpfen und zu diesen Überzeugungen würde es eher passen, die Möglichkeit übernatürlicher bzw. parapsychischer Phänomene anzuerkennen als diese abzulehnen. Für Gottgläubige und für Atheisten werden sich in einer Anzahl nachgeordneter Fragen grundverschiedene Antworten ergeben, weil jeweils andere Erklärungen und Erwartungen existieren. Dies gilt nicht allein für das religiöse Leben im engeren Sinn oder die Vorstellungen vom Leben nach dem Tod, sondern für die Schöpfung und die Sonderstellung des Menschen, für die Sinngebung des Lebens und für die tiefste Begründung der Ethik, auch für das Thema, wie Gehirn und Bewusstsein zusammenhängen, und die Frage nach dem freien Willen. Das Netz der assoziierten Überzeugungen könnte in alle Lebensbereiche hineinreichen. – Solche Konfigurationen werden auch auffällige Inkonsistenzen aufweisen können, wie es auch innere Widersprüche in philosophischen und theologischen Lehren gibt. Dennoch ist es gerechtfertigt, nach bestimmten Grundüberzeugungen zu fragen und auch empirisch nach charakteristischen Mustern von assoziierten Überzeugungen zu suchen. In der Fachliteratur gibt es bisher nur wenige oder thematisch relativ enge Vorschläge zur empirischen Typisierung von Menschenbildern (Hinweise siehe *Fahrenberg*, 2004, 2007; *Wrightsman*, 1992).

Differentielle Psychologie der Menschenbilder

Die *Psychologie der Menschenbilder* hat mehrere ineinander verschachtelte Perspektiven. Welche grundlegenden Annahmen über den Menschen sind bei den Einzelnen bzw. in der Bevölkerung vorzufinden? Welche Menschenbilder – im Sinne von Vorannahmen oder Vorentscheidungen – lassen andererseits die Autoren der wissenschaftlichen Persönlichkeitstheorien erkennen? Welches Menschenbild dokumentiert der Autor eines Lehrbuchs durch die Auswahl und spezielle Gewichtung von Persönlichkeitstheorien und Methoden? Die zuvor getroffene Unterscheidung zwischen den *wissenschaftlichen Persönlichkeitstheorien* und den *Annahmen der psychologischen Alltagstheorien* kann folglich nicht sehr scharf sein. Auch in die wissenschaftlichen Theorien mischen sich oft noch sehr vorläufige Annahmen und in die Alltagstheorien durchaus auch psychologische Wissenskomponenten aus der Forschung, d.h. von den Medien popularisierte Details. Viele Psychologen verwenden Fragebogen und Interviews und importieren mit den erhaltenen Antworten auch Komponenten der Alltagstheorien in ihre Konzeptionen. Außerdem sind die Alltagstheorien der Bevölkerung wiederum Thema der wissenschaftlichen Psychologie.

Die Forschung zu Menschenbildern gehört in ein Grenzgebiet der Persönlichkeits- und Entwicklungspsychologie, der Sozial- und Kulturpsychologie sowie der Wissenspsychologie. Dadurch ergeben sich viele Perspektiven: z.B. sozialpsychologisch im Hinblick auf Stereotype und Vorurteile sowie deren Konsequenzen, entwicklungspsychologisch bzw. erziehungspsychologisch oder kulturpsychologisch (siehe *Fahrenberg*, 2004, 2007; *Oerter*, 1999, 2007). Weitaus mehr Forschungsarbeiten gibt es über soziale Einstellungen oder über Werte und Werthaltungen; aus diesem Grund werden sie hier ausgeklammert (siehe u.a. *Asendorpf*, 2007; *Herkner*, 2001; *Six*, 1996).

Erkundung des Menschenbildes

Das individuelle Menschenbild kann durch die Methode des Interviews und näherungsweise auch durch Fragebogen erfasst werden; gründlichere Einsichten werden sich dagegen nur in psychologisch-biographischen Studien (und auch im Alltagsverhalten) ergeben. Zur gründlichen Beschreibung des Selbstbildes einer Person sowie der Fremdbilder wird eine Kombination aus dem frei erzählenden, narrativen Gespräch und dem genau vorbereiteten psychologischen Forschungsinterview im Stil *Wengrafs* (siehe *Fahrenberg*, 2002) geeignet sein. Dagegen sind größere Personengruppen nur mit Fragebogen zu untersuchen. Die Methoden zur Erfassung des Menschenbildes unterscheiden sich also in vieler Hinsicht, u.a. im Aufwand an Zeit und Training, in der Anwendbarkeit im Einzelfall oder in großen Untersuchungen, in der Zuverlässigkeit und empirischen Gültigkeit der Ergebnisse.

Die Methodik der sozialpsychologischen Forschung über Einstellungen und über Werte ist am besten ausgearbeitet, auch für die Religionspsychologie gibt es inzwischen zahlreiche Items und Fragebogen bzw. standardisierte Skalen (*Glöckner-Rist*, 2005; *Hill* & *Pargament*, 2003; *Huber*, 1996; *Zwingmann* & *Moosbrugger*, 2004; *Zwingmann, Moosbrugger* & *Frank*, 2004). Offensichtlich haben die zunehmenden Interessen an religionspsychologischen und religionssoziologischen Fragestellungen – auch im Gefolge des gewachsenen Interesses an Religion und Gesundheit – die Methodenentwicklung gefördert. Es wird heute nicht nur schematisch nach Glaubensgemeinschaft und Häufigkeit der Teilnahme an Gottesdiensten gefragt, sondern außerdem zwischen Kirchlichkeit, Religiosität und Spiritualität differenziert und spezielle Glaubensüberzeugungen und Erwartungen unterschieden. Eine der bekannten, auf *Allport* zurückgehende Unterscheidungen betrifft die intrinsische und die extrinsische Religiosität, d.h. innere Überzeugung und spirituelle Erfahrung versus persönliche Abhängigkeit von Religion wegen der nützlichen Gewährung von Sicherheit und sozialem Ansehen. An die Stelle der ein- und zweidimensionalen Konzepte sind heute multidimensionale Ansätze getreten. Prägnantere Formulierungen der Fragen und Antwortkategorien sollen die Missverständnisse möglichst verringern. Allerdings fehlen noch Methodenstudien mit kritischen Vergleichen zwischen Fragebogendaten, Interviewergebnissen und verhaltensnahen Daten.

Demgegenüber ist der Bereich der philosophischen Grundüberzeugungen bisher vernachlässigt. Vermutlich gilt dieser Bereich als begrifflich noch schwieriger und wegen des u.U. notwendigen Vorwissens oder wegen der möglichen Missverständnisse als weniger geeignet für schriftliche Interviews. Andererseits ist es durchaus üblich, in bestimmten sozialwissenschaftlichen Umfragen nach Gottesglauben und Spiritualität zu fragen oder Sinnfragen zu stellen (vgl. *ZA und ZUMA* ALLBUS 2003, 2005). Weshalb sollte nicht versucht werden, in speziellen Populationen, z.B. bei Psychologen, Psychotherapeuten oder Studierenden der Psychologie, nach der Auffassung des Leib-Seele-Problems (bzw. Gehirn-Bewusstsein-Problem, Monismus oder Dualismus), nach Willensfreiheit oder Determinismus, nach der Einstellung zur Theodizee (über die Existenz des Bösen in der Welt) u.a. Grundüberzeugungen zu fragen? Wie verbreitet sind die Annahmen über parapsychische Phänomene, über Telepathie, geistige Heilung, Exorzismen u.a. (vgl. unten die eigene quasi-repräsentative Umfrage bei Studienanfängern).

Die Vielfalt der Menschenbilder empirisch zu erkunden und nach häufigen Mustern zu suchen, wäre die erste Aufgabe. Zweitens wäre systematisch nach den historischen, zeitgeschichtlichen, religiösen, soziokulturellen und anderen Bedingungen für das Entstehen und die Veränderung von Überzeugungen zu fragen. Beispielsweise könnte untersucht werden, wie sich zentrale Annahmen des Menschenbildes durch ein Fachstudium, etwa der Psychologie, Pädagogik oder Medizin, ändern. Eine weitere Perspektive geben die speziellen Inhalte der Lehrbücher, denn die Autoren werden unvermeidlich eigene Überzeugungen erkennen lassen, wenn sie bestimmte Theorien auswählen und darstellen. Schließlich können die Autobiographien von Psychologen und Psychotherapeuten inhaltlich ausgewertet werden, ob sie Hinweise auf das Menschenbild geben.

Menschenbilder in einzelnen Persönlichkeitstheorien

Ein eigenes Kapitel über Philosophische Anthropologie oder Menschenbilder fehlt in den meisten Lehrbüchern der Persönlichkeitspsychologie. Bei der Schilderung der einzelnen Persönlichkeitstheorien wird jedoch oft auf philosophische Annahmen aufmerksam gemacht. Wenn *Asendorpf* (2007) in seinem Lehrbuch fünf Gruppen von Persönlichkeitstheorien (Paradigmen) unterscheidet, beschreibt er zu Beginn kurz das typische Menschenbild: so bei Freud, beim behavioristischen Paradigma, beim Eigenschaftsparadigma, beim Informationsverarbeitungsparadigma und beim dynamisch-interaktionistischen Paradigma. *Carver* und *Scheier* (1996) gliedern nach den bevorzugten Untersuchungsstrategien, d.h. dispositionaler, psychodynamischer, phänomenologischer, lerntheoretischer oder Informationsverarbeitungs-Perspektive. Andere Theoriegruppen wurden nach der dominierenden Idee gebildet, z.B. Konflikt-Modell, Vervollkommnungs-Modell, Konsistenz-Modell, oder – bereits ironisierend – nach metaphorischen Besonderheiten, z.B. räumlich-hydraulische Metapher, Schichten-Metapher, Gleichgewichts-Metapher (Homöostase) oder Computerprogramm-Metapher. Gelegentlich werden mögliche biographische Zusammenhänge, die Herkunft des Autors, die religiöse Erziehung, z.B. bei *Freud* das viktorianische Zeitalter mit unterdrückter Sexualität, bei *Fromm* die eindringliche Wirkung von Nationalsozialismus und Weltkrieg, bei *Jung* seine Neigung zum Okkultismus kurz erwähnt.

Bereits *Thomae* (1968) und in neuerer Zeit auch viele weitere Persönlichkeitspsychologen haben die Begriffe *Modell* und *Menschenbild, Perspektive* oder auch *Paradigma* verwendet, wenn sie eine Typologie von Persönlichkeitstheorien entwarfen (*Carver* & *Scheier*, 1996; *Fisseni*, 2003; *Pervin*, 1981). Ohne genauer zu definieren unterschied Pervin zwischen (1) dem impliziten Menschenbild einer Persönlichkeitstheorie (eines Persönlichkeitsforschers) als einer philosophischen Bestimmung des Menschen und (2) zentralen Bereichen jeder Persönlichkeitstheorie wie Struktur, Prozess, Entwicklung, Verhaltensänderung und Psychopathologie, die zwar theoretisch auf verschiedene Weise konstituiert werden, jedoch im Prinzip empirisch zu untersuchen sind. – Es besteht jedoch eine deutliche Zurückhaltung, tiefer in diese Überzeugungen einzudringen. Wenn diese mit der eigentlichen wissenschaftlichen Persönlichkeitstheorie zu tun hätten, müssten sie ja – genau wie methodische Entscheidungen – analysiert und hinsichtlich ihrer *Konsequenzen* systematisch verglichen werden. Sind die philosophisch-metaphysischen Überzeugungen der Persönlichkeitstheoretiker nun wichtig und wissenswert oder nicht? Für die Persönlichkeitspsychologie scheint ganz überwiegend die Annahme zu gelten, dass religiöse, politische und andere weltanschauliche Positionen, also das Menschenbild des Autors, keine wesentliche Quelle zur Beurteilung der wissenschaftlichen Theorie sein können.

Gesichtspunkte zur Bewertung und zum Vergleich von Persönlichkeitstheorien

In der psychologischen Fachliteratur wurden zahlreiche Beurteilungsmaßstäbe vorgeschlagen, um den wissenschaftlichen Status von Persönlichkeitstheorien zu bewerten. Nun sind die allermeisten Persönlichkeitstheorien – wie auch andere Theorien in der Psychologie – kein kontingentes Gefüge, sondern eher ein Konglomerat von assoziierten theoretischen Konstrukten, Operationalisierungsvorschlägen und Deduktionen für spezielle Anwendungsfelder. Deswegen können die für stringente (natur-) wissenschaftliche Theorien ausgearbeiteten formalen Anforderungen nur bedingt herangezogen werden: an die *Syntax* einer Theorie, u.a. Grad der Axiomatisierung in Postulaten und Theoremen, Grad der Formalisierung mit Regeln zur Konstruktion von Ableitungen, Widerspruchsfreiheit; an die *Semantik einer Theorie,* u.a. empirische Bedeutung und Wahrheitsgehalt von Begriffen und Aussagen, Grad der Bestätigung wissenschaftlicher Hypothesen; Ausmaß der Bewährung bei identischen Replikationen von Untersuchungen.

Demgegenüber werden Persönlichkeitstheorien meist unter anderen Gesichtspunkten verglichen: behaupteter Geltungsbereich, überzeugende Operationalisierungen der Grundbegriffe, relativer Umfang empirischer Begründungen, Eignung für die Vorhersage von individuellen Unterschieden. Statt der konstruktiven Qualität werden eher die die Adäquatheitsbedingungen, welche Methoden für welche Ziele (Phänomene) angemessen sind, die Funktion als allgemeiner Orientierungsrahmen sowie die allgemeine Heuristik in wichtigen Anwendungsfeldern diskutiert. Wesentliche *wissenschaftstheoretische Positionen* sind z.B. das biographische Verstehen gegenüber der nomothetischen Rückführung auf allgemeine (statistische) Gesetze, Vorhersage des individuellen Verhaltens und Befindens als wissenschaftliche Basis von praktischen Interventionen, formale Bedingungen der Wissenschaftlichkeit bzw. der Abgrenzung von nicht-wissenschaftlichen Positionen und naiven Persönlichkeitskonzepten. – Aus diesen verschiedenen Gesichtspunkten des Theorienvergleichs könnte der Ansatz einer Meta-Theorie entwickelt werden. Dies ist bisher nicht systematisch versucht worden.

Seit einiger Zeit haben sich die Interessenschwerpunkte gewandelt. Die Konfrontation bestimmter Persönlichkeitstheorien oder spezielle Auseinandersetzungen, z.B. das Erbe-Umwelt-Problem oder die Interaktionismus-Kontroverse, sind in den Hintergrund getreten. Demgegenüber sind viele Konzepte und Methoden der *differentiellen* Psychologie (im Unterschied zur Persönlichkeitsforschung) vergleichsweise einfacher und anwendungsnäher. Es geht um die *Assessmentstrategien*, wie bestimmte theoretische Konstrukte zweckmäßig und entscheidungsorientiert erfasst werden können, wie Veränderungen angemessen zu beschreiben sind, z.B. in der Evaluationsforschung.

Persönlichkeitsforscher und ihre Persönlichkeitstheorien

Die Beziehungen zwischen der Biographie eines Psychologen (bzw. Philosophen, Soziologen) und der ausgearbeiteten Theorie könnten ein interessantes Thema der Wissenschaftspsychologie sein. Die Autoren lassen in der Regel ihren eigenen Standpunkt im Ungewissen; es wäre sehr ungewöhnlich, wenn ein Lehrbuch mit der Darstellung des eigenen Menschenbildes begonnen würde. Typische Lehrbücher sind bisher mit text- und inhaltsanalytischen Methoden noch nicht systematisch untersucht worden. Einen ersten und sehr einfachen Zugang bieten die Sach- und Personen-Register des Lehrbuchs: Welche Stichwörter treten sehr häufig auf und welche fehlen überhaupt? Gibt es unmotivierte Lücken? Die genauere Inhaltsanalyse würde über die Häufigkeit des Themas hinaus u.a. die positive oder negative Wertigkeit, die Intensität der Ausprägung und den Zusammenhang mit anderen Themen untersuchen. Psychologen und Sozialwissenschaftler haben wohl solche Methoden entwickelt, aber im eigenen Hause bisher kaum genutzt. Vielleicht wird der mögliche Vorwurf gescheut, in solchen Inhaltsanalysen wissenschaftsmethodische Auseinandersetzungen und ideologiekritische Ansätze zu vermischen. „Das Menschenbild gehört zu jenen Persönlichkeitsfaktoren, die Einfluss auf die Vorgehensweise der Wissenschaftler haben. ... Wir müssen uns deshalb immer fragen, ob eine gegebene Interpretation eine notwendige Schlussfolgerung aus dem Datenmaterial darstellt, oder ob sich in dieser Interpretation eher das Menschenbild des Forschers äußert“ (*Pervin*, 1981, S. 479).

Menschenbilder in der Psychotherapie

Die verschiedenen Menschenbilder der Psychotherapie-Richtungen können als Leitbilder des professionellen Handelns verstanden werden. Seit der Auseinandersetzung um *Freuds* atheistisches und pessimistisches Menschenbild gibt es fortdauernde Diskussionen über das Verständnis des Menschen, über humane Werte und Ethik in der Psychotherapie. Die in den verschiedenen Richtungen der Psychotherapie existierenden Menschenbilder sind jedoch nicht ohne weiteres festzulegen. Die Menschenbilder der bedeutenden Pioniere sind selten in systematischer, ausgearbeiteter Weise vorzufinden. Oft sind es markante und zugespitze Zitate, um die sich dann Kontroversen ranken, welche im Kontext anderer Äußerungen alsbald relativiert werden müssten. An erster Stelle der Quelleninterpretation stehen natürlich Biographie und Werk des Begründers einer bestimmten Psychotherapie-Richtung mit den als zentral geltenden Publikationen. Keiner der großen Autoren macht diese Exegese leicht, weil sich oft aus wachsender Erfahrung und Einsicht erhebliche Revisionen ergaben, z.B. im Hinblick auf die Triebtheorie und Selbsttheorie innerhalb der Psychoanalyse oder im Hinblick auf die therapeutische Beziehung in der Verhaltenstherapie sowie die Bedeutung von Selbsterfahrung und Selbstkontrolle. Die komplizierte Entwicklungsgeschichte erschwert das schrittweise Erschließen des Menschenbildes (*Hagehülsmann*, 1984). Es sind Rekonstruktionen, genauer gesagt ein Spektrum von oft divergierenden Interpretationsversuchen der grundlegenden Überzeugungssysteme einer Schule.

Charakterisierungen von Menschenbildern im Kontext von Psychotherapie wurden vor allem von *Kriz* (2004, 2007) und *Petzold* (1984; *Petzold* & *Orth*, 1999) gegeben, und das vorliegende Buch setzt diese Diskussion fort. Die grundlegenden anthropologischen Annahmen und z.T. auch der wissenschaftsgeschichtliche Hintergrund jeder der bedeutenderen Richtung der Psychotherapie werden dargestellt. Diese Form der schulenorientierten Darstellung hat den Vorzug, dass auch deutlich gemacht werden kann, wie die weitere Entwicklung verlief und welche Revisionen und Erweiterungen vorgenommen wurden. Auch die autorenbezogene Darstellung kann didaktische Vorzüge haben. Durch Konzentration auf die *ursprüngliche* Konzeption *Freuds, Jungs, Fromms, Frankls, Rogers* oder *Skinners* könnte die Schilderung konsistenter, geschlossener und auch einprägsamer sein. Die autorenbezogene Darstellung der Menschenbilder erleichtert den Vergleich, einen zugleich quellenorientierten und auch konfrontativen Dialog. So haben sich u.a. *Fromm* über *Freud* und *Jung*, *Frankl* über *Freud* und *Adler* in erhellender Weise geäußert; *Rogers* und *Skinner* diskutierten sogar öffentlich über ihre Auffassungen vom Menschen und ihre persönlichen Erwartungen (vgl. *Fahrenberg*, 2004, 2007).

Während in einer ersten Phase das Menschenbild *Freuds* und der Psychoanalyse (vgl. *Kutter, Páramo-Ortega* & *Müller*, 1998; Thomä & Kächele, 1999) im Zentrum standen, richtete sich das Interesse anschließend vor allem auf das Menschenbild der Verhaltenstherapeuten (u.a. *Lieb* & *Lutz*, 1992; *Parfy, Schuch* & *Lenz*, 2003; *Schmuck*, 2000). Kurze Darstellungen dieser Art sind auch in vielen Lehrbüchern der Klinischen Psychologie und Verhaltenstherapie zu finden. Der von *Lieb* und *Lutz* (1992) herausgegebene Band ist deswegen bemerkenswert ist, weil hier – zumindest Ansätze – einer Plenar-Diskussion über solche Perspektiven berichtet werden. Wenn jedoch *Parfy* et al. primär auf die Organisation von Erfahrung, Gefühlen, Denken, Plänen, Bedürfnissen, Selbstregulation, Interaktion, auf die therapeutische Beziehung, Therapieziele und Erfolgsbeurteilung eingehen, dann wird hier Menschenbild offensichtlich weitgehend synonym mit Persönlichkeitstheorie verwendet. Philosophisch-anthropologische Bestimmungen des Menschenbildes wurden dagegen kaum angesprochen.

Müller und *Kutter* (1998) sind überzeugt, dass die bewussten wie die unbewussten Menschenbilder einen nicht unerheblichen Einfluss auf den therapeutischen Prozess haben: „Schulische Unterschiede wirken sich wahrscheinlich auch stärker auf die tägliche Arbeit der Analytiker aus, als diese denken. Menschenbilder wirken wie Vorurteile und stellen als Stereotype zwar Sicherheit her, engen aber die Wahrnehmung und das Denken erheblich ein. Hier sind auch unbewusste Abwehrmechanismen im Spiel ... So ist zu vermuten, dass die im umfassenden Sinne verstandene ‚persönliche Gleichung' des Analytikers auch auf das Verhältnis der Dynamik von psychischer und materieller Realität Einfluss nimmt, sowie darauf, ob wir unseren Patienten eine analytisch oder emotional korrektive Erfahrung anbieten" (1998, S. 13). *Páramo-Ortega* (1998) kommentiert auch die geschichtlichen und zeitgenössischen Komponenten der Denkströmungen und der „kulturellen Unbewusstheiten", die den religiös-kulturellen Hintergrund der Psychoanalyse bilden: u.a. Katholizismus und Jüdische Weltanschauung sowie „Verlust der atheistischen Tradition" in der Psychoanalyse. Gegen *Freuds* These, die psychoanalytische Methode sei ein parteiloses Instrument, wird eine ideologische Neutralität für unmöglich gehalten. – Auf die Muster der *individuellen* Menschenbilder und auf die möglichen differentiellen Effekte kommen diese Autoren kaum zu sprechen.

Sinn, Sinnerfahrung und Sinnfindung als Lebensaufgabe bilden ein zentrales Thema, wenn über Menschenbilder, Psychotherapie und Psychotherapieziele nachgedacht wird (vgl. die folgenden Kapitel). Zahlreiche Diskussionsbeiträge unter klinischen, philosophischen und alltagspraktischen Perspektiven wurden von *Petzold* und *Orth* (2005) zusammengestellt. – In der sich rasch wandelnden Welt und angesichts des zunehmenden Pluralismus der Weltanschauungen treten diese Grundfragen heute vielleicht stärker hervor. Eigentlich hat schon Freud mit seinen skeptischen Urteilen über das menschliche Glücksstreben und mit seinen Hoffnungen auf allmähliche Ich-Reifung und Aufklärung den anhaltenden Strom psychologisch-anthropologischer Darlegungen und Zielbestimmungen in der Psychotherapie eingeleitet.

Auf Ideologien, Dogmen, Mythen und kryptoreligiöse Tendenzen in der Psychotherapie machten insbesondere die Beiträge zu dem von *Petzold* und *Orth* (1999) herausgegebenen Buch aufmerksam. Die kritische, aber nicht abwertend gemeinte Analyse kann „metahermeneutische Reflexionen von Ideologien und Konzepten in der Psychotherapie" ermöglichen. Gerade für eine integrativ orientierte Psychotherapie sind Diskursanalyse und hermeneutische Konstruktionen wesentliche Verfahren. So fordern auch die „Psychologie des guten Lebens" und die „Ideologie der neuen Spiritualität" eine kritische Auseinandersetzung mit den Subkulturen und den von ihnen gepflegten Dogmen und Mythen heraus. In diesem Sinne ist die Reflexion der Menschenbilder auch Kulturarbeit. Petzold sieht die kritische Metareflexion in drei Horizonten: in der Beobachtung des therapeutischen Geschehens, in der Beobachtung und Reflexion dieses Beobachtens selbst, in der gemeinsame Reflexion auf die historischen, gesellschaftlichen u.a. Bedingtheiten des beobachteten gemeinsamen Prozesses (1999, S. 256).

Kriz (2004, 2007, sowie in diesem Buch) beschreibt Grundauffassungen und allgemeine Mythen von Menschenbildern in der Psychologie, z.B. das mechanistische gegenüber dem systemisch-dynamischen Weltbild und diskutiert deren Auswirkungen auf die Vorstellungen von Psychotherapie. Wenn schulenübergreifende Grundfragen, u.a. Innenwelt und Außenwelt, Natur und Kultur, mechanistische, organismische, selbst-reflexive Sichtweise, unterschieden werden, dann erinnert das an die erwähnten Systematisierungsversuche in der Persönlichkeitsforschung. Diese Entsprechungen sind nicht überraschend, denn zwischen beiden Bereichen existieren viele Gemeinsamkeiten. Die großen Entwürfe von Therapie-Theorien sind zugleich als Entwürfe von Persönlichkeitstheorien zu verstehen und auch einige der – aus anderen Ursprüngen stammenden – Persönlichkeitstheorien wirkten auf die Entwicklung von Psychotherapieformen zurück.

Jaeggi (1995) verglich die wichtigsten Therapierichtungen hinsichtlich einiger Aspekte ihrer typischen Menschenbilder. Sie schilderte außerdem, in welcher Weise diese Menschenbilder in den Alltag eindringen und das Selbstgefühl verändern können. Auch *Spengler et al.* (2002) bieten ein Spektrum von Stellungnahmen, die von Schweizer Psychotherapeuten zu Aspekten ihrer Menschenbilder und über ihr Verständnis von Krankheit und Therapie gegeben wurden.

In der Diskussion über Menschenbilder in der Psychotherapie fehlt jedoch weitgehend der Bezug auf mögliche empirische Untersuchungen, wie verbreitet die jeweiligen Auffassungen tatsächlich sind, und es fehlt der Bezug auf die heutige differentielle Psychologie und Persönlichkeitsforschung. Über die Gründe dieser Distanzierung lassen sich nur Vermutungen anstellen: die Ausrichtung des Fachstudiums, die Interessenlage oder vielleicht die unbegründete Vorstellung, dass Persönlichkeitstheorie ausschließlich eine Theorie der Eigenschaftsstruktur ist, d.h. ohne die lange Tradition der Prozess- und Interaktionsforschung mit ihren speziellen Methodenentwicklungen zu sehen. So fand die konkrete Bedeutung bestimmter Menschenbilder als Ursache differentieller Effekte im Therapiegeschehen bisher nur geringes Interesse. Die allgemeine Relevanzbehauptung wäre zu spezifizieren und empirisch zu prüfen: Inwiefern könnten sich bestimmte anthropologische Vorannahmen auf die Therapietheorie, Diagnostik, Indikation, Prognose, therapeutische Strategien, Zieldefinitionen und Erfolgsbeurteilung auswirken? Welche Zusammenhänge mit den subjektive Theorien der Patienten, mit Laienätiologie und Krankheitsverhalten sind zu vermuten?

Sich den Menschenbilder in der Psychotherapie nur interpretierend zu nähern, enthält zwei Risiken. *Erstens* bleibt unbekannt, welche Auffassungen die Psychotherapeuten tatsächlich teilen. Es wäre sehr fragwürdig, allen Mitgliedern eines speziellen Fachverbandes in den Grundzügen gleichlautende Menschenbilder zuzuschreiben. Dies wäre allein durch eine repräsentative Studie zu ermitteln. Wahrscheinlich würde es große Überraschungen geben, denn nach einer Umfrage neigte die Mehrheit der kassenzugelassenen Psychotherapeuten zu einer eklektischen oder integrativen, teils auch polypragmatischen Haltung (*Schindler* & *von Schlippe*, 2006). Demnach ist es fraglich, ob sich heute in Deutschland noch markante Unterschiede zwischen den Therapierichtungen ergeben werden. *Zweitens* ist es unmöglich, spekulativ einzuschätzen, ob die verbal geäußerten Auffassungen, eine wesentliche praktische Relevanz für das psychotherapeutische Geschehen haben. Aus der sozialpsychologischen Einstellungsforschung und differentiellen Psychologie ist geläufig, dass sich in den individuellen Einstellungsmustern divergente oder eigentlich unvereinbare Einstellungen verbinden können. Von den abstrakten philosophischen und religiösen Grundüberzeugungen besteht ein großer Abstand zur Ebene der

Persönlichkeitstheorien. Das tatsächliche professionelle Verhalten bildet dann noch eine ganz andere Ebene mit eventuell noch größeren Diskrepanzen zu den geäußerten Überzeugungen. Wer die Relevanzbehauptung empirisch prüfen möchte, wird auf Konzepte, Assessmentstrategien und adäquate Daten aus der differentiellen Psychologie und modernen Persönlichkeitsforschung zurückgreifen müssen.

Religiöse Komponenten des Menschenbildes

Zweifellos bilden die religiösen Überzeugungen einen wesentlichen Teil des Menschenbildes; häufig werden es sogar die zentralen Themen sein (vgl. *Fahrenberg*, 2007; *Utsch*, 1998). Die philosophisch-religiösen Überzeugungen der *einzelnen Psychotherapeuten* sind in neuerer Zeit stärker ins Blickfeld geraten, nachdem es früher eher um die allgemeine Charakterisierung der Therapierichtungen ging. Dass viele Therapeuten ein anderes Menschenbild haben als ihre Patienten, ist eine realistische Annahme. Nun kann die Religion der Patienten als eines von vielen *Patientenmerkmalen* angesehen werden, die bei der Indikation und im Prozess der Psychotherapie eine Rolle spielen könnten. Psychologisch adäquater wäre es jedoch, die *Interdependenz* der religiösen oder nicht-religiösen Einstellungen von Patient und Therapeut zu betrachten. Die Konvergenz oder Divergenz der Menschenbilder ist noch kaum zum Thema geworden, trotz der plausiblen Annahme, dass die „Passung" kein unwichtiger Aspekt der therapeutischen Beziehung ist.

Abgesehen von der organisatorischen Mitgliedschaft in einer Glaubensgemeinschaft und der partizipatorischen Aktivität („Kirchlichkeit") oder der allgemein geäußerten Religiosität und Spiritualität sind auch die fundamentalen Glaubensinhalte zu nennen. Die christliche Anthropologie enthält – wie u.a. im Katechismus aufgeführt – zahlreiche, tradierte Bestimmungen des Menschen: Geschöpf, direkte Verantwortung und Rechenschaft vor dem persönlich zugewandten Gott, unsterbliche Seele und Heilserwartung, Leib-Seele-Dualismus, bedingte Willensfreiheit und begrenzte Autonomie, persönliche Gotteserfahrung, Vorsehung, Zuversicht auf Gebetserhörung, existentielles Vertrauen u.a. Im christlichen Fundamentalismus existieren oft noch weitere Glaubensgewissheiten: Schuld (Erbsünde), Strafe, Wirklichkeit des personifizierten Bösen und spiritueller Kampf gegen solche Mächte, Umkehr (Erweckung) und unmittelbare Heilserwartung. Krankheit wird als Prüfung und Bewährung verstanden, und jede Behandlung könnte als Zweifel an der Vorsehung Gottes und als Verlust des Glaubens gedeutet werden. In einigen Glaubensgemeinschaften werden u.U. bestimmte medizinische Maßnahmen, z.B. Impfung, Operationen, abgelehnt, weil sie die göttliche Vorsehung in Frage stellen, außerdem kann die psychische Gesundheit durch extreme religiöse Praktiken beeinträchtigt werden oder durch Aberglauben, Exorzismus, Ausbildung ekklesiogener Neurosen. In Publikationen besteht eine deutliche Tendenz, vielleicht auch das Erkenntnisinteresse vieler Autoren, der religiösen Bindung eine grundsätzlich positive Funktion für Wohlbefinden, Sozialverhalten und psychische Gesundheit zuzuerkennen und auch eine prognostisch günstige Wirkung in der Psychotherapie. Die Möglichkeit komplizierender oder abträglicher Einflüsse religiöser Überzeugungen darf jedoch nicht außer Acht gelassen werden (vgl. *Kriterien zur Beurteilung von Destruktiven Gruppierungen,* Berufsverband Deutscher PsychologInnen e. V., *Gross*, 1996; *Aktion für Geistige und Psychische Freiheit AGPF* mit Infos über Sekten, Kulte und den Psychomarkt www.AGPF.de).

Religiosität bedeutet positive Einstellung zur Religion. Der religiöse Mensch orientiert sich an der Religion seines Kulturkreises, ist in seinen Grundüberzeugungen davon geprägt, bewertet diesen Lebensbereich als persönlich wichtig und teilt wesentliche Züge des typischen Menschenbildes dieser Religion. Dazu gehört es, an den religiösen Ritualen und am Leben in der Gemeinde aktiv teilzunehmen. Sozialwissenschaftler haben den Begriff der „Kirchlichkeit" entwickelt und für die deutschen Verhältnisse eine Anzahl von Indikatoren zusammengestellt: z.B. Kirchgangshäufigkeit, Empfang von Sakramenten, Teilnahme am Gemeindeleben, Taufe, Kommunion bzw. Konfirmation, kirchliche Heirat (u.a. ZA-ZUMA ALLBUS 2002). *Spiritualität* bedeutet vor allem Geistigkeit, eine Überzeugung und Lebenspraxis im Gegensatz zum Naturalismus. Das spirituelle Menschenbild ist auf etwas Überweltlich-Jenseitiges, auf Gott oder eine andere metaphysische Kraft bzw. eine Transzendenz bezogen. Spiritualität beinhaltet typische Überzeugungen: Verinnerlichung, Zuwendung zu einem tieferen Sinn oder etwas Heiligem, höhere als nur materielle Werte, eine bestimmte Lebensweise, u.U. auch ein Gefühl der Erweckung, Bekehrung oder Erleuchtung. Inbegriff spiritueller Orientierung ist die Mystik, die eine Erfahrung der höchsten Wirklichkeit sucht durch meditative Versenkung, Läuterung und Erleuchtung.

Spiritualität kann zu einem sehr unklaren Allgemeinbegriff werden, wenn nicht genauer unterschieden wird: eine *christliche, islamische, buddhistische* Spiritualität, die sich auf wesentliche Glaubensinhalte bezieht; eine *über-religiöse* Spiritualität, die gemeinsame Elemente sucht, sowie eine *triviale* Spiritualität, die sich mit Aberglauben und paranormalen Phänomenen beschäftigt oder einem Spiritismus (Geisterglauben) anhängt. Strittig ist, ob zur Spiritualität immer ein Transzendenzbezug gehört, wie meist angenommen wird. Von der Spiritualität mit Transzendenzerfahrung, sei es mit oder ohne Gottesglauben, kann eine diesseitige, immanente, innerweltliche Geistigkeit neben der Natur verstanden werden – als herausragendes Interesse an Sinnfragen, an geistiger Entfaltung und Selbstverwirklichung, entweder auf eine personale oder auf eine transpersonale geistige Wirklichkeit gerichtet. Spiritualität kann – wie auch die Mystik – in Opposition zum Dogma einer Kirche geraten, in Opposition zu einem einseitigen Materialismus sowie in Opposition zum Rationalismus („Wesentliche Bereiche des Lebens bleiben der Vernunft unzugänglich").

Das Thema Spiritualität findet offensichtlich zunehmendes Interesse. Dies spiegelt sich in der psychologischen Fachliteratur, wie der internationalen Datenbank PsycINFO zu entnehmen ist. Der Begriff Spiritualität *im Titel* psychologischer Publikationen ist inzwischen sehr häufig: im Jahr 1980 nur 1 Titel, 1990 bereits 12 Titel, 2000 schon 112 Titel und 2009 waren es 276 Arbeiten. Ähnlich nahm der Begriff Religion in diesem Zeitraum von 25 auf 275 Nennungen zu. Bisher ist es vorwiegend eine amerikanische Wissenschaftsentwicklung, denn die Datenbank deutscher Fachliteratur PSYNDEX zeigt (noch) keine deutliche Zunahme dieser Titel-Begriffe (siehe *Fahrenberg*, 2007). Mit dem üblichen „cultural lag" wird voraussichtlich auch dieser amerikanische Trend in Deutschland ankommen und die Diskussion fördern. Diese Entwicklung könnte dazu beitragen, der

Religionspsychologie, die in Deutschland als „Stiefkind“ angesehen wird (Grom, 2007, 2010), einen angemessenen Status zu verschaffen.

Absolute Voraussetzungen jeder Wissenschaft bzw. Wissenschaftstheorie

Der Hinweis auf axiomatische Vorannahmen in Menschenbildern, also Grundüberzeugungen von großer persönlicher Gewissheit, führt zur Diskussion allgemeinster Voraussetzungen wissenschaftlicher Theorien weiter. Dass jede wissenschaftstheoretische Position erkenntnistheoretische Voraussetzungen macht und deswegen keine Allgemeingültigkeit beanspruchen kann, ist wohl Allgemeingut der neueren Diskussion und der Grund für die verschiedentlichen Liberalisierungen der aus heutiger Sicht dogmatisch wirkenden älteren Auffassungen. Den besonderen Charakter dieser Voraussetzungen von philosophischer Seite untersucht zu haben, ist das Verdienst u.a. des Philosophen *Collingwood* (1940/1998). Jedes Aussagensystem über wissenschaftliche Theorien und Methoden muss immer auf außerhalb des Systems liegende Begründungsstrukturen zurückgreifen, denn die basalen Postulate und die unvermeidlichen Konventionen sind nicht innerhalb des Systems begründbar. *Collingwood* nannte sie absolute Voraussetzungen, „abolute presuppostions“. Er analysierte einige solcher absoluten Voraussetzungen: Allgemeingültigkeit der rationalen Erkennbarkeit der Natur, Atomismus nicht nur als Prinzip der Physik, sondern für die gesamte Natur, Reduzierbarkeit komplexer Strukturen auf die Kombination von Elementen.

Hier sind gerade für die Psychologie weitere Voraussetzungen leicht zu benennen: Kausalität psychischer Ereignisse, Willensfreiheit, empirische oder transzendentale Verfassung von „Selbst“ (Ich), Psychometrie von Bewusstseinsvorgängen u.a. In den Grundentscheidungen zum Leib-Seele-Problem sieht *Walach* (2010) solche absoluten Voraussetzungen. Er weist darauf hin, dass das Leib-Seele-Problem über Gehirn und Bewusstsein hinaus noch eine andere Perspektive enthält: auf „transpersonale“ geistige Phänomene (*Walach*, 2007). – Zweifellos ist die Einstellung zu Spiritualität und Transzendenz eine fundamentale Komponente des Menschenbildes. Durch eine inter-religiöse und inter-kulturelle Sicht kann dieses Thema noch komplizierter werden, weil Selbstverständlichkeiten der europäischen Tradition in Frage gestellt werden. Im frühen Theravada- und im Zen-Buddhismus scheinen – ontologisch und psychologisch – Äquivalente für die westlichen Begriffe von transzendentaler Seele, Ich und Selbst zu fehlen. Im genauen Gegensatz zu Descartes führen die psychologisch hochdifferenzierten Analysen und Meditationen zu der Einsicht, dass im Bewusstsein überhaupt nichts vorhanden ist, was als „Ich“ zu bezeichnen wäre (vgl. *Fahrenberg*, 2007).

Die absoluten Voraussetzungen haben den Status metaphysischer Überzeugungen. Sie sind durch die wissenschaftliche Forschung nicht zu begründen, sondern leiten diese in bestimmter Weise. *Collingwood* wies darauf hin, dass solche Voraussetzungen zwar gemacht, aber nur selten mitgeteilt oder reflektiert werden. Es fehle die Kraft und vielleicht die Kompetenz, solche Voraussetzungen aufzudecken. *Collingwoods* Thesen ähneln denen von *Kuhn* über die *Struktur wissenschaftlicher Revolutionen* und tatsächlich scheint sich *Kuhn* sowohl auf *Collingwood* als auch auf *Flecks* Lehre von den Denkstilen, d.h. auf die soziale Bedingtheit wissenschaftlicher Erkenntnis, gestützt zu haben (siehe *Walach*, 2010).

Der einflussreiche Wissenschaftstheoretiker *Stegmüller* (1973) erläuterte verschiedene Facetten des Begriffs „wissenschaftliche Voraussetzungslosigkeit" und unterschied u.a. mögliche Voraussetzungen auf der Ebene der Einzelwissenschaften oder auf der Metaebene sowie formale und inhaltliche Voraussetzungen. Zur Forderung nach Voraussetzungslosigkeit schrieb er: „Am besten deutet man die Forderung *als eine moralische Empfehlung*, die sich gleichermaßen an die Adresse des Fachwissenschaftlers wie an die des Wissenschaftstheoretikers wendet: *nämlich bereit zu sein, jede spezielle Annahme der Kritik auszusetzen und sie preiszugeben, wenn sie der Kritik nicht standhält.* Deutet man die Forderung in dieser Weise, dann ist sie nichts anderes als Bestandteil der globalen Empfehlung, sich im intersubjektiven Gespräch rational zu verhalten" (S. 44). – Diese Deutung wirkt harmlos, wenn das metatheoretische Problem nur zum moralischen Apell wird oder wie ein gewöhnliches Problem der alltäglichen Fachdiskussion gesehen wird. Die Mehrzahl der Lehrbücher und Handbücher zur Methodenlehre der Psychologie scheint noch nicht einmal diesem Weg der Problembewältigung zu folgen. Vielleicht ordnen die Autoren solche absoluten Voraussetzungen ihrer Forschung und ihrer akademischen Lehre ausschließlich der Philosophie zu und klammern sie deswegen als Weltanschauung oder Scheinproblem aus.

Mit dem Begriff Systemimmanenz kennzeichnet *Jüttemann* (1991) eine besondere Kategorie von verkürzten und erstarrten Denksystemen, deren Geschlossenheit durch die Fixierung von Menschenbildern erzeugt wird. Wer – wie *Jüttemann* – mehr als 50 Persönlichkeitstheorien und mehr als 250 verschiedene Richtungen der Psychotherapie sieht, wird tatsächlich nicht nur einen breiten Pluralismus der Systeme und der Menschenbilder erkennen, sondern den Eindruck chaotischer Verhältnisse gewinnen. Den tieferen Grund der Dauerkrise wissenschaftlicher Psychologie sieht Jüttemann in der nicht mehr aufhebbaren Fixierung anthropologisch-reduktionistischer Menschenbilder bzw. Modellkonstruktionen. Die angebliche Voraussetzungslosigkeit ende oft schon bei der Reflexion des eigenen Menschenbildes und seiner Implikationen, so dass es zur Reduktion auf ein überwertiges Leitprinzip oder eine überwertige Methode komme. Er äußert sich überzeugt, dass die Systemimmanenz (im Sinne einer Zirkularität und Selektivität) und die anthropologischen Reduktionen durch eine neue reflexive Haltung überwunden werden können (vgl. Jüttemann, 2004).

Jüttemanns zentrale Forderung nach gegenstandsangemessener Grundlagenforschung wird jedoch auf Zweifel stoßen, denn diese Definition des Gegenstandes ist offensichtlich in der Geschichte der Psychologie bisher nicht gelungen und wird in einer pluralistisch verfassten Gesellschaft kaum zu erwarten sein. Ist die divergente Produktion immer neuer Systeme und Varianten von Menschenbildern aufzuhalten? Werden sich die evolutionsbiologisch und physikalistisch orientierten Monisten und die transzendenzbezogenen (seelen- und gottgläubigen) Dualisten in der Psychologie je verständigen können? Sind nicht die Ausdrücke Geist, Seele, Person, Selbst, Subjekt außerordentlich vieldeutige, säkularisierte Platzhalter für solche unklaren Transzendenz-Überzeugungen vieler Psychologen? Demnach bliebe ein einheitliches Menschenbild utopisch. Besteht vielleicht *allein die Alternative*, von der vereinheitlichenden Konzeption, also der großen Einheitstheorie, die sogar in der modernen Physik fragwürdig geworden ist, abzusehen und den Fokus auf die *einzelnen Psychologen* zu verschieben? Falls diese durch ihre Ausbildung in die Lage versetzt werden, Standpunkte und aufgabenbezogen auch Theorien und Methoden zu wechseln, perspektivisch zu denken und mit multi-referentiellen Konstruktionen zu arbeiten, könnten vielleicht größere Bereiche der Wirklichkeit erfasst werden.

Funktion von Menschenbildern

Die besondere Unschärfe von „Menschenbild" ist einerseits durch den extremen Umfang des Begriffs bedingt, andererseits durch die unzureichende Unterscheidung von philosophischer Bestimmung des Menschen und empirisch ausgerichteter Persönlichkeitstheorie. Hier wird daran festgehalten, unter Menschenbild *hauptsächlich* die philosophisch-metaphysisch-religiösen Annahmen über den Menschen zu fassen. Welche Funktion haben solche Menschenbilder in der wissenschaftlichen Psychologie bzw. der professionellen Psychotherapie?

Es ist nachzuvollziehen, dass aus einem bestimmten Menschenbild auch eine Präferenz für eine bestimmte Persönlichkeitstheorie (und Therapierichtung bzw. Therapietheorie) folgt. In welchem Menschenbild erkennt sich ein Psychologe bzw. Psychotherapeut selbst wieder? Anthropologische Grundüberzeugungen bestimmen u.U. die Akzeptanz für „passende" Persönlichkeitstheorien und mittelbar das Bezugssystem der konzeptuellen und methodischen Ausrichtung. Diese These muss nicht auf eine völlige Relativierung hinauslaufen. In der Wirklichkeit werden diese Orientierungen komplizierter sein, nicht als einfache Auswahlentscheidungen fallen, sondern in einer fachlichen Entwicklung, mit Rückkopplungsprozessen aufgrund eigener Handlungserfahrungen, andererseits mit weniger Stringenz als die abstrakte Gedankenentwicklung einer philosophischen Position, d.h. auch mit Inkonsequenzen und Widersprüchen.

In ihren Überlegungen, welche Funktion Menschenbilder in der Psychologie und Psychotherapie haben, greifen u.a. *Herzog* (1982) und *Hagehülsmann* (1984) auf den Begriff des Modells zurück. Modelle haben eine erkenntnisleitende, repräsentierende, heuristische, illustrierende, konstituierende Funktion. Hagehülsmann betont die regulative Funktion eines Modells als Leitbild für die Praxis und diskutiert auch Fruchtbarkeit, Nützlichkeit und Erkenntnisinteresse. Doch „Modell" wird in Wissenschaft und Technik sehr unterschiedlich gebraucht. Um die technisch-gegenständlichen Konnotationen oder den unzutreffenden Eindruck einer besonderen Prägnanz und Abgeschlossenheit zu vermeiden, wird hier der Begriff Menschenbild vorgezogen: als Abbild und Leitbild sowie als individuelles Muster von Annahmen über den Menschen. Es geht um die psychologische Vielschichtigkeit und Dynamik der subjektiven Theorienbildung und um die multi-referentiellen Konstruktionen, die weit über den üblichen Begriff eines Modells hinausgehen. Übersichtsdarstellungen und das Programm einer integrativen Psychotherapie legen es sehr nahe, nach schulenübergreifenden Gemeinsamkeiten zu fragen. Gibt es diese am ehesten im Umgang mit den Menschen, d.h. in bestimmten Aspekten des psychotherapeutischen Handelns? Besteht darin der wesentliche Unterschied zu der Vielfalt der unvereinbar erscheinenden Persönlichkeitstheorien? Angesichts der pluralistischen Verfassung von Psychotherapie stellt sich die Frage, wie einheitlich die Psychotherapie überhaupt sein kann (*Baumann*, 1999). Doch weshalb sollten die Menschenbilder in der Psychotherapie eher zu integrieren sein als die empirischen Persönlichkeitstheorien? Gibt es wenigstens Annäherungen an eine philosophisch geordnete, perspektivische und interdisziplinäre Sichtweise?

Rückfragen an die Philosophische Anthropologie

Das Nachdenken über Menschenbilder führt zu den allgemeineren Fragestellungen der Philosophischen Anthropologie zurück und zu dem Wunsch nach fundierten Begriffsklärungen und zur Einordnung solcher Grundüberzeugungen in einen allgemeinen Kontext. Grundsätzlich müssten solche Klärungen aus der Philosophie erwartet werden, die vielfach genau diesen Anspruch vertritt. Aber ist es aussichtsreich, diese Fragen gerade an die Philosophische Anthropologie zurückzugeben?

Eine vielleicht für viele heutige Philosophen nicht untypische Meinung vertritt *Zitterbarth* (1992). Er beschreibt das Zurückschrecken vor der Aufgabe, auf Kants Frage – Was ist der Mensch? – Antworten anzubieten, denn dies könnten fast nur Selbstverständlichkeiten oder Spekulationen sein. Menschenbilder würden heute in den Einzelwissenschaften entwickelt und „die Idee eines direkten Menschenbildimports von der Philosophie in die Humanwissenschaften“ müsse begraben werden. „Die Wissenschaften müssen selbst für ihre Menschenbilder sorgen und tun dies auch in der Regel“ (S. 143). Dementsprechend bleibt nur ein “Interpretationsangebot der Philosophie“ und die Aufforderung zur Selbstreflexion übrig. – Dieser Rückzug, sei es wegen Unzuständigkeit oder zu großer Schwierigkeit der Aufgabe, wirkt wie ein Selbstwiderspruch. Noch in der Neuen Anthropologie von *Gadamer* und *Vogler* (1972-1975) wurde angesichts der überwältigenden Vielfalt der Humanwissenschaften dennoch an der Idee festgehalten, an einer integralen Sicht zu arbeiten, ohne Anspruch auf letzte Wesensaussagen.

Gegenwärtig wird oft von *Historischer Anthropologie* gesprochen. Die Philosophische Anthropologie der deutschen Tradition, soll mit der angelsächsischen Kulturanthropologie und mit der Reflexiven Anthropologie aus der französischen Kulturphilosophie kombiniert werden. Die vorherrschenden Themen deuten durchaus „transdisziplinäre“ Bemühungen an, mögen vielleicht diese Zusammenschau z.T. auch erreichen, doch bleibt der Ansatz sehr fragwürdig: Die Konzentration auf eine spekulative „Mentalitätsgeschichte“ ist historisierend, ohne die moderne humanwissenschaftliche Forschung zu umfassen oder substantiell zu integrieren. Als *interdisziplinär* ist diese Strömung kaum zu bezeichnen, denn es ist geradezu typisch, dass die Artikel der Sammelbände meist zusammenhanglos, unkommentiert und ohne Dialog hintereinander stehen. Eine Inhaltsanalyse (*Fahrenberg*, 2008a) ergibt, dass die Mehrzahl der heutigen Einführungen und Sammelbände der Philosophischen Anthropologie sogar die empirische Psychologie, d.h. eine der zentralen Humanwissenschaften, weitgehend ausklammert.

Nur wenige andere Stimmen sind zu verzeichnen. *Thies* (2004) verfasste eine Einführung in die Philosophische Anthropologie mit einem ungewöhnlich breiten humanwissenschaftlichen Horizont. Ein markanter neuer Diskussionsbeitrag *Anthropologie statt Metaphysik* stammt von *Tugendhat* (2007). Er knüpft wieder an Kant an und begründet aus heutiger Sicht, weshalb die Anthropologie im Zentrum der Philosophie steht. Was immer Metaphysik bedeuten kann, es reduziere sich auf Anthropologie. Aus *Tugendhats* Sicht sind alle metaphysischen Themen eigentlich Elemente des menschlichen Verstehens. Die philosophische Anthropologie als Grunddisziplin der Philosophie befasst sich mit diesem Kernbereich des Menschlichen, dem Verstehen, und fragt nach der Struktur dieses Verstehens. Was bleibt als Frage nach dem Sein des Menschen übrig, so fragt er, wenn alles Historische im Sinne des nur Traditionellen weggezogen würde? *Tugendhat* sieht die Anthropologie in einem Gegensatz sowohl zur Metaphysik als auch zur Orientierung am Geschichtlichen, am historisch Vorgegebenen, Traditionen, göttlicher Offenbarung usw.

Auffällig bleibt die unzureichende Rezeption von Immanuel Kants philosophischer und pragmatischer Anthropologie, die kaum Nachfolge fand. Weithin in Vergessenheit geraten ist auch Wilhelm Wundts weiter Horizont der Psychologie als empirische Geisteswissenschaft, philosophisch reflektiert, mit der Heuristik des psychophysischen Parallelismus und dennoch als multi-perspektivischer Monismus entwickelt. Beide Traditionen sind bei weitem nicht ausgeschöpft und fehlen als Orientierungsrahmen (vgl. *Fahrenberg*, 2008a, 2011; *Jüttemann*, 2006; *Sturm*, 2009). Die Vereinzelung der Menschenbilder oder die historisierende Mentalitätsgeschichte bleiben vielleicht nur vorübergehende Phasen auf dem gewiss nicht leichten Wege, sich als Philosoph in die zentralen Ideen und Kontroversen der Humanwissenschaften hineinzudenken – eine gewiss ausfüllende Aufgabe, die Teamarbeit und Dialog verlangt und keinen Raum für zahlreiche andere philosophische Beschäftigungen lassen würde.

Falls die defensiv wirkende, negative Einschätzung der Chancen einer interdisziplinär fundierten *Philosophischen* Anthropologie – im Sinne von *Zitterbarths* Prognose – zutreffen sollte, wäre um so mehr am Programm einer *Psychologischen* Anthropologie zu arbeiten. Die Diskussionen über Menschenbilder hätten dort ihren systematischen Platz, mit dem Bezug auf die Grundlagenforschung und die Anwendungsfelder, mit Begriffsklärungen und metatheoretischen Versuchen.

3. Empirische Untersuchungen

Die folgenden Untersuchungen wurden aus der neueren Literatur ausgewählt, um typische Fragestellungen und Methoden sowie einige anregende Ergebnisse darzustellen. Untersucht wurden die religiösen Einstellungen von *psychologischen und ärztlichen Psychotherapeuten* bzw. *Psychiatern*. Anschließend wird über die Menschenbilder von *Studienanfängern der Psychologie* aufgrund einer quasi-repräsentativen Untersuchung berichtet. Hier gingen die Fragen weit über den kirchlich-religiösen Bereich hinaus und umfassten auch philosophische Grundüberzeugungen.

Die Religion ist für einen großen Teil der Bevölkerung die wichtigste Dimension ihres Lebens. In diesem Bereich sind auch die meisten empirischen Untersuchungen über

Menschenbild und Berufspraxis zu finden. Religion und Spiritualität haben auch deswegen zunehmendes Forschungsinteresse gefunden, weil statistische Zusammenhänge zwischen religiöser Einstellung und Merkmalen der psychischen und der körperlichen Gesundheit sowie Prognose und Erfolg von Psychotherapie berichtet wurden (u.a. *Bergin*, 1991; *Hill* & *Pargament*, 2003; *Larson, Pattison, Blazer, Omran* & *Kaplan*, 1986; *Miller* & *Thoresen*, 2003; *Weaver, Kline & Samford*, 1998; *Zwingmann* & *Moosbrugger*, 2004). Es darf jedoch nicht übersehen werden, dass es sich zunächst nur um epidemiologische Daten, d.h. hier korrelative Beziehungen handelt. Da in der Regel nur pauschale Indizes wie Religionszugehörigkeit, Teilnahme an religiösen Veranstaltungen und Selbsteinstufungen der Religiosität verwendet wurden, fehlen differenzierte Informationen und vor allem auch psychologische Konzepte, wie solche gesundheitsfördernden Effekte vermittelt sein könnten. Die bisherigen Untersuchungsansätze sind ungeeignet, prägnante funktionale oder gar kausale Beziehungen nachzuweisen. Da Untersuchungspläne mit randomisierten Kontrollgruppen und objektiven Parametern, die von den generalisierten subjektiven Bewertungen unabhängig bleiben, kaum zu verwirklichen sind, bleibt die u.a. von *Sloan, Bagiella* und *Powell* (1999) geäußerte grundsätzliche Kritik bestehen. Die beobachteten statistischen Effekte sind mit vielen anderen Bedingungen konfundiert und könnten auch auf maßgebliche Effekte einer Präselektion von Patienten oder auf fundamentale Erwartungseffekte bzw. Effekte der persönlichen und sozialen Erwünschtheit in den Selbsteinstufungen zurückzuführen sein. Auch statistische Metanalysen verschiedener Untersuchungen können den zentralen Mängeln solcher Studien nicht abhelfen.

Viele der aktuellen Fragestellungen beziehen sich auf die Funktionen von Religiosität/Spiritualität zur Bewältigung von Lebensproblemen (Coping), zur Prävention von Alkohol- und Drogenabhängigkeit oder zur Beeinflussung von depressiven Störungen, als Ressource für Wohlbefinden (siehe *Koenig, McCullough* & *Larson, 2001*; *Paloutzian* & *Park,* 2005; *Zwingmann* & *Moosbrugger*, 2004). Dabei sind die psychologischen Hypothesen, wie solche Bindungen und Wirkungen im Einzelnen vermittelt werden, gegenwärtig noch sehr allgemein gehalten (*Grom*, 2004).

Die religiösen Überzeugungen der Einzelnen bzw. der religiösen Gemeinschaften können bekanntlich die Erfahrung von Krankheit und die Akzeptanz medizinischer Maßnahmen beeinflussen. Ärzte und Psychotherapeuten sind zwar direkte oder indirekte Teilnehmer dieses Geschehens, doch ist über deren individuelle religiöse Einstellung relativ wenig bekannt und noch weniger, wie über dieses Thema innerhalb der therapeutischen Beziehung kommuniziert wird. Die Grundüberzeugungen des Menschenbildes von Psychotherapeuten und von Patienten könnten sich hypothetisch in allen Phasen der Psychotherapie auswirken, d.h. von Erstinterview, Diagnose, Indikationsstellung, Therapiezielen, Prognose, Verlaufsbeurteilung bis zur Evaluation. Die abstrakte *Relevanzbehauptung* müsste in spezielle Hypothesen umgesetzt werden. Dies verlangt begriffliche Differenzierungen und geeignete psychologische Erhebungsmethoden. Amerikanische Untersucher scheinen für diese Fragestellungen aufgeschlossener zu sein, weil Religion in den USA eine andere Rolle spielt als in vielen europäischen Ländern, der religiöse und kulturelle Pluralismus ausgeprägter und das Konfliktpotential deutlicher ist.

Religiöse Überzeugungen von Psychotherapeuten – regionale und überregionale Studien in Deutschland

Die bis 2001 umfangreichste deutsche Untersuchung religiöser Einstellungen im Zusammenhang mit der Psychotherapie wurde von *Demling, Wörthmüller* und *O'Connolly* (2001) berichtet. In dieser regionalen, auf den bayerischen Landesteil Franken begrenzten Umfrage antworteten jeweils ca. 70 % der angeschriebenen 274 ärztlichen und 109 psychologischen Psychotherapeuten. Jeweils ca. 30 % gehörten keiner Glaubensgemeinschaft an. Unter den Psychoanalytikern waren nicht mehr Konfessionslose oder Agnostiker als unter den Verhaltenstherapeuten. Dreiviertel der Ärzte und Psychologen bezeichneten sich als religiös eingestellt bzw. religiös praktizierend, auch 50 % der Konfessionslosen zeigten eine positive Einstellung zur Religion. Etwa ein Fünftel der Psychologen hat für Patienten gebetet. „Ein großer Teil der Therapeuten kann sich in geeigneten Fällen die Hinzuziehung eines Seelsorgers vorstellen. Die Ergebnisse sprechen für einen Zusammenhang zwischen der subjektiven Einstellung des Therapeuten zur Religion und der Handhabung der Thematik in der therapeutischen Praxis" (2001, S. 76). Die Autoren gehen selbstkritisch auf die Grenzen ihres Forschungsansatzes ein: die mangelnde Repräsentativität bzw. die religionssoziologischen Besonderheiten der Region, den Rücklauf, die noch fehlenden Differenzierungen, was „religiös praktizierend" sei, und die notwendige Unterscheidung intrinsischer und extrinsischer Religiosität. Dennoch geben die Daten interessante Einblicke und regen zu spezielleren Hypothesen an. Die Autoren treten dafür ein, den Bereich der Spiritualtät in Aus- und Weiterbildung stärker zu berücksichtigen.

Anregend, aber noch weniger repräsentativ waren die Untersuchungen von *Jordahl* (1990) und von *Ludwig* und *Plaum* (1998). *Jordahls* Umfrage nach religiösen Einstellungen und Erfahrungen von Psychotherapeuten hatte nur einen sehr geringen Rücklauf von 24 %. Deshalb sind die Ergebnisse für die 279 Antwortenden nur als Hinweise zu werten. Dies gilt insbesondere für die angedeuteten Unterschiede zwischen den verschiedenen Richtungen, z.B. für die an Freud oder an Jung orientierten Psychotherapeuten. Nur eine kleine Minderheit bezeichnet sich als Atheisten. Fast jeder Zweite hat einen regelmäßigen Gedankenaustausch mit einem Geistlichen, doch wird die Kirche, d.h. die institutionalisierte Religion eher kritisch gesehen. Zwei Drittel der Psychotherapeuten sind der Ansicht, dass religiöse Erfahrungen für die Entwicklung der Persönlichkeit wichtig sind. Wenn Jordahl dem religiösen Denken bei Psychotherapeuten im allgemeinen eine hohe Bedeutung einräumt und schließt, dass ein Psychotherapeut kaum heilend wirken kann, wenn er nicht für die religiöse Lebensdimension offen ist, müssen sich methodische Einwände erheben. Die ungewöhnlich niedrige Rücklaufquote lässt solche Aussagen nicht zu, außerdem ist ein systematischer Selektionseffekt wahrscheinlich. Der geringe Rücklauf geht wahrscheinlich zu Lasten der an solchen Fragen desinteressierten Personen. *Ludwig* und *Plaum* (1998) legten 73 Psychotherapeuten einen Fragebogen zu den Glaubensüberzeugungen sowie zu den vermuteten Auswirkungen in der Therapie vor. Etwa die Hälfte der Antwortenden räumte den religiösen Überzeugungen eine *geringe* Bedeutung ein, 30 % eine *signifikante* Bedeutung, 16 % wählten die dazwischenliegende Kategorie. Fast alle Befragten äußerten einen Glauben an eine Transzendenz jenseits der empirischen Wissenschaften.

In einem repräsentativ angelegten Projekt zum Thema Spiritualität bei Psychotherapeuten (1.700, Rücklauf 57 %) verwendeten *Hofmann, Möckelmann* und *Walach* (2003) zunächst einen kurzen Fragebogen, um einige Aspekte der religiösen Einstellung und Unterschiede zwischen psychotherapeutischen Richtungen zu erkunden. Die Unterschiede waren jedoch gering. Relativ am schwächsten ausgeprägt waren die Einstellungsvariablen bei kognitiv-behavioral orientierten Psychotherapeuten, deutlicher bei psychodynamisch-psychoanalytisch und eklektisch eingestellten und relativ am höchsten bei humanistisch orientierten. In einem zweiten Schritt wurde ein breiter angelegter Fragebogen entwickelt, um die Einstellung zum Verhältnis von Psychotherapie und Spiritualität/Religiosität zu erfassen. Im dritten Schritt konnten 498 (55 %) der ersten Stichprobe für die ausführlichere Erhebung gewonnen werden. Die Psychotherapeuten schätzen, dass ca. 20 % ihrer Patienten im Verlauf der Behandlung spirituelle und religiöse Themen ansprechen. Während ihrer Ausbildung wären diese Themen, so meinten 81 %, nur selten oder nie vorgekommen. So sprachen sich 67 % dafür aus, diesen Bereich stärker zu berücksichtigen. Aber nur die Hälfte erwartete davon auch „mäßig" oder „sehr viel" für ihre Praxis zu profitieren, während sich 37 % „keinen" oder „nur geringen" Nutzen davon versprachen. Nach der Relevanz von Spiritualität/Religiosität in ihrem eigenen Leben befragt, lauteten die Antworten: mäßig 27 %, ziemlich 22 %, sehr wichtig 16 %, demgegenüber sahen 35 % kaum eine Bedeutung. Von 56 % der Teilnehmer wird bejaht, dass ihre eigenen spirituellen und religiösen Einstellungen die therapeutische Tätigkeit beeinflussen: mäßig 27 %, ziemlich 21 %, sehr stark 8 %.

In neuerer Zeit werden zunehmend auch patientenbezogene Studien unternommen wie zwei Beispiele zeigen. *Kögler* (2006) untersuchte unter dem Titel *Spiritualität als Ressource?* den Zusammenhang von Spiritualität mit psychischer Belastung und Therapieerfolg bei 94 Patienten einer psychosomatischen Klinik. Zwischen Indikatoren positiver Spiritualität zu Beginn der Behandlung und den Veränderungen der psychischen Belastung sowie der rückblickenden Erfolgsbeurteilung bestanden keine Beziehungen, doch schien „negatives religiöses Coping" mit dem Grad der psychischen Belastung assoziiert zu sein. Eine Studie mit 347 Patienten einer anderen psychosomatischen Klinik fragte nach religiösen Einstellungen und Attributionen, z.B. „Ich glaube, dass Gott mich bei meinen Problemen unterstützt" und „Ich glaube, dass Krankheit ein Zeichen dafür sein könnte, dass Gott meine Stärke und meinen Glauben prüft." Wenn jeweils die Antwortkategorien „völlig" und „ziemlich" zusammengefasst werden, ergeben sich Zustimmungen von 28 % bzw. von 14 % (*Murken, Laux* & *Rüddel*, 2001).

Religiöse Einstellungen amerikanischer Psychotherapeuten

Dass sich die persönliche Einstellung zur Religion auf die psychotherapeutische *Praxis* auswirkt, ist eine Hypothese, die empirisch und repräsentativ untersucht werden muss. Diesen Fragen versuchten einige amerikanische Untersucher nachzugehen. An einem National Survey nahmen 1985 vier Personengruppen des Gesundheitswesens teil, insgesamt 414 Personen (59 % einer nationalen Stichprobe): 119 klinische Psychologen, 71 Psychiater, 106 klinische Sozialarbeiter sowie 118 Ehe- und Familien-Therapeuten (*Bergin* &

Jensen, 1990). Die Antworten zu einer Liste von Werten und Zielen, die positive Aspekte der psychischen Gesundheit kennzeichnen, stimmten in hohem Maße überein. Dagegen zeigten sich große Unterschied im Hinblick auf die Rolle der Religion. Gefragt wurde nach Glaubensgemeinschaft und Partizipation bei religiösen Veranstaltungen. Mit der *Religious Orientation Scale* von *Allport* und *Ross* sollten individuelle Unterschiede der intrinsischen und der extrinsischen Religiosität erfasst werden. Die Gruppe der Klinischen Psychologen wies die relativ geringste Häufigkeit konventioneller religiöser Bindungen und Partizipation auf (auch tendenziell geringer als Vergleichsdaten einer bevölkerungsrepräsentativen Umfrage), jedoch waren spirituelle Interessen verbreitet. Die Autoren ziehen den Schluss: „the lack of consensus among professionals regarding the mental health implications of religious patterns of belief and conduct creates a dilemma in that laypersons generally endorse a religious view of life" (*Bergin* & *Jensen*, 1990, S. 6). Probleme könnten z.B. dann auftreten, wenn Patienten den Eindruck gewinnen müssten, dass ihre Glaubensüberzeugungen und ihr Verhalten den Therapieerfolg behinderten und wenn sie u.U. einen Verlust des Glaubens, des Vertrauens auf Gottes Hilfe, antizipieren und deshalb ihre Identität und Integrität gefährdet sehen.

Verschiedene Aspekte der religiösen Überzeugungen amerikanischer Ärzte bzw. einer Untergruppe von Psychiatern wurden im Jahr 2003 von *Curlin, Lantos, Roach, Sellergren* und *Chin* (2005) in einer geschichteten Zufallsstichprobe von 2000 Ärzten untersucht (mit überproportionaler Berücksichtigung der Psychiater und einem Rücklauf von 63 % einschließlich 100 Psychiatern). Der umfangreiche Fragebogen bezog sich auf die organisatorische bzw. partizipatorische Religiosität, auf Bekenntnisfragen wie Glaube an Gott, Glaube an Leben nach dem Tod, Orientierung an Gott als Quelle der Stärke, Führung versus Sinnfindung sowie Handeln ohne auf Gott zu bauen, außerdem auf die intrinsische Religiosität als Ausmaß, zu dem ein Individuum Religion als Leitmotiv und Sinngebung des Lebens begreift. Durch zwei weitere Fragen wurde eine Differenzierung versucht: "To what extent do you consider yourself a spiritual person?" und "To what extent do you consider yourself a religious person?" Außerdem wurde eine Vignette verwendet, um die Einstellung zu erkunden: Die kurze fiktive Fallschilderung skizzierte mehrdeutige Symptome psychischer Störung, vor allem Trauer und Depression, und führte zu der Frage, an wen der Arzt an erster Stelle überweisen würde: an einen Psychiater oder Psychologen, an ein clergy member oder einen religious counselor, einen health care chaplain, oder eine andere Person (*Curlin, Odell, Lawrence, Chin, Lantos, Meador* & *Koenig*, 2007a, S. 1194). – Bereits eine Umfrage der *American Psychiatric Association* im Jahr 1975 hatte ergeben, dass Psychiater im Vergleich zur Bevölkerung eher nicht-religiös waren, relativ häufiger der Jüdischen Religionsgemeinschaft angehörten, und relativ seltener Protestanten oder Katholiken waren. Ähnliche Studien hatten konsistente Befunde ergeben (siehe *Curlin* et al., 2005).

Als Hintergrund der Umfragen bei Psychiatern und Psychologen erwähnenswert ist ein aktueller nationaler Survey über religiöse Merkmale und Einstellungen in den USA von *Bader, Mencken* und *Carson Froese* (2007). Die Autoren stützen sich in der für jedes zweite Jahr geplanten Umfrage auf Inhalt und Methoden des *Baylor Religion Survey BRS* und lehnen sich an den regelmäßigen *General Social Survey GSS* in den USA an. Der BRS

2005 enthält nahezu 400 Items zum Thema Religion und basiert auf 1721 Personen; der Vergleich zu den allgemeinen demographischen Statistiken des GSS scheint befriedigend auszufallen.

Religiös orientierte Ärzte waren weniger bereit, Patienten an Psychiater zu überweisen als nicht-religiöse Ärzte: "Furthermore, with respect to every other religious characteristic, those who were more religious were more likely to want to refer the patient to a clergy member or other religious counselor and less likely to want to refer to a psychiatrist" (2007a, S. 1195). Die Psychiater gehörten relativ seltener einer Glaubensgemeinschaft an, kennzeichneten sich im allgemeinen als weniger religiös und tendierten eher dazu, sich als spirituell, aber nicht als religiös zu bezeichnen. Psychiater anerkennen im Allgemeinen positive Einflüsse von Religion auf die Gesundheit, tendieren jedoch eher als andere Ärzte dazu, auch negative Einflüsse und zusätzliches Leiden zu sehen. Sie begegnen natürlich in ihrer Tätigkeit eher religiösen Fragen und meinen, dass es durchaus angemessen ist, Religiosität und Spiritualität anzusprechen (*Curlin, Lawrence, Odell, Chin, Lantos, Koenig* & *Meador*, 2007b). Die Autoren kommentieren ihre Ergebnisse: „The findings suggest that historic tensions between religion and psychiatry continue to shape the care that patients receive for mental health concern" (2007a, S. 1193). In der Psychiatrie sei es eigentlich geläufig, dass beide „Kulturen", die des Patienten und die des Arztes, für die Bewertung von psychischer Gesundheit wichtig sind und dass kulturelle Unterschiede die Kommunikation und die Entwicklung vertrauensvoller Beziehungen behindern können. Deswegen sei die „kulturelle Kompetenz" der Psychiater wichtig, sogar für die Diagnosestellung. Nicht-religiöse Psychiater können vielleicht religiöse Aspekte einbeziehen, aber wenn sie nicht selbst religiös sind, werden sie vielleicht nicht erkennen, wenn Therapien mit religiösen Weltsichten in Konflikt geraten. Patienten könnten Schwierigkeiten haben, ähnlich denkende Psychiater zu finden. Sie könnten außerdem Angst haben, dass die Ärzte die Veränderung tiefsitzender religiöser Glaubensüberzeugungen fordern würden, andere Patienten könnten eine Therapie ganz ausschließen, weil dies ein Versagen des Gottesvertrauens bedeuten würde.

Auch für die klinischen Psychologen der American Psychological Association ist eine im Vergleich zur Bevölkerung geringere Religiosität und Spiritualität anzunehmen (*Bergin & Jensen*, 1990). Eine neuere Umfrage unter 489 zufällig ausgewählten Mitgliedern dieser Sektion der APA (mit Rücklauf 53%) spricht für diese Feststellung (*Delaney, Miller & Bisonó*, 2007). Die große Mehrzahl (82 %) sah jedoch Religion als förderlich für die psychische Gesundheit an, nur wenige als schädlich (8 %).

Abgesehen von diesen quasi-repräsentativen Erhebungen (eingeschränkt nach Maßgabe der Rücklaufquote und durch mögliche systematische Selektionseffekte, vermutlich zu Lasten der an diesen Fragen eher desinteressierten Personen) existiert eine Reihe von Untersuchungen, die nicht-repräsentativ, aber inhaltlich und methodisch anregend sind. *Shafranske und Malony* (1990) unternahmen umfangreiche Fragebogenstudien über den Zusammenhang zwischen religiöser Ausrichtung und Relevanz der Spiritualität für die Gestaltung der Psychotherapie. So äußerten sich 406 klinische Psychologen hinsichtlich Religiosität und Spiritualität, zu religiös orientierten Interventionen in der Psychotherapie und zu einer besseren Ausbildung hinsichtlich religiöser und spiritueller Themen. Die Antworten sprachen dafür, dass religiöse und spirituelle Orientierungen die professionellen Einstellungen und Interventionen beeinflussen, welche sich ihrerseits auf den Verlauf und Erfolg der Psychotherapie auswirken könnten. *Neeleman und King* (1993) befragten in London 231 Klinik-Psychiater in Teaching Hospitals über ihre religiösen Einstellungen. Obwohl nur 27 % Mitglieder von Glaubensgemeinschaften waren und nur 23 % an Gott glaubten, meinten 92 % dass Psychiater auf die religiösen Überzeugungen ihrer Patienten eingehen sollten. Die Untersucher fanden jedoch keine Hinweise, dass die religiösen Einstellungen der Psychiater einen Einfluss auf ihre klinische Tätigkeit hatten. *McVittie* und *Tiliopoulos* (2007) gelangten aufgrund von sechs ausführlichen Interviews zu dem Schluss, dass diese Psychotherapeuten zwar für das Thema der Religiosität offen waren, jedoch deren praktische Relevanz als gering ansahen. Ein anderes Bild kann sich ergeben, wenn Psychotherapeuten mit spezifisch christlichen Auffassungen in Umfragen bzw. ausführlichen Interviews über ihre religiös orientierten therapeutischen Interventionen berichten (z. B. *Baetz, Larson, Marcoux, Jokic & Bowen*, 2002; *Baker & Wang*, 2004).

Gerson, Allen, Gold & *Kose* (2000) wollten klären, welche Effekte religiöse Überzeugungen auf die klinische Urteilbildung haben, indem sie 87 Psychotherapeuten (Rücklauf in Höhe von 20 %) befragten. Außer dem Fragebogen zu religiösen und zu professionellen Einstellungen (65 Items) und zu möglichen Konflikten beider Überzeugungssysteme (4 Items) sowie den Eigenschaften eines „optimally helpful therapist“ (65 Items) gab es zwei kurze Vignetten zu lesen, in denen ein religiöser und ein nicht-religiöser Patient mit Angst und depressiver Störung beschrieben wurden. Die Psychotherapeuten sollten die Erfolgschancen der Behandlung anhand von 11 Items einschätzen. Zwar gab es keine signifikante Beziehung zwischen religiösen und professionellen Überzeugungen, doch beeinflusste die Stärke der religiösen Überzeugung den therapeutischen Optimismus hinsichtlich des religiösen Patienten. Außerdem scheinen Psychologen, die sich als sehr religiös einstufen, u.U. innere Konflikte zu erleben, wenn sie ihre religiösen und professionellen Überzeugungen zu integrieren versuchen. Die Autoren bezweifeln insgesamt, dass ein Psychotherapeut eine isolierte Position, unabhängig von persönlichen Überzeugungen und Werten einnehmen kann. Vielmehr sei ein ganzes Netz von Überzeugungen (multiple beliefs) für die Therapie relevant und habe Einfluss auf die Urteilsbildung. *Hathaway, Scott* und *Garver* (2004) untersuchten Psychotherapeuten von vier Kliniken und führten eine postalische Umfrage bei 1000 klinischen Psychologen durch. Beide Erhebungen sprechen dafür, dass die Religiosität und Spiritualität der Patienten zwar für funktionell wichtig galt, aber dieser Bereich offenbar nicht routinemäßig erfasst oder systematisch in die Behandlung einbezogen wurde.

Aktualität der spirituell orientierten Psychotherapie

Die spirituellen und religiösen Überzeugungen und Praktiken der Patienten finden ein stark zunehmendes Interesse in der Psychotherapie und professionellen Beratung. Dieser Trend hat inzwischen auch die bedeutenderen Fachzeitschriften erreicht wie zwei Themenheften belegen: *Journal of Clinical Psychology* 2009 (siehe Worthington & Aten, 2009) und *Cognitive and Behavior Practice* 2010 (siehe Rosmarin, Pargament & Robb,

2010), und es gibt im Verlag der APA einen Ratgeber für Therapeuten „Spiritual Practices in Psychotherapy" (Plante, 2009). Saunders, Miller und Bright (2010) beschreiben die Schwierigkeiten mit diesem Thema umzugehen, ohne mit den gewohnten ethischen Standards in Konflikt zu geraten. Sie unterscheiden vier Positionen: die Vermeidung des Themas; die spirituell bewusste Haltung, auf diesen wichtigen Lebensbereich einzugehen; die spirituell integrierte Psychotherapie, welche die spirituellen und religiösen Überzeugungen und Praktiken der Patienten therapeutisch nutzt; die spirituell direktive Psychotherapie mit der ausdrücklichen Absicht, die religiösen Überzeugungen und Praktiken des Patienten zu unterstützen oder zu ändern.

Die „proliferation of faith-based counselling" (Cummings & Cummings, 2009) entspricht den religiösen Wurzeln der „positiven" Psychologie. Der glaubensbasierten Beratung mangelt es zwar noch an evidenzbasierten Untersuchungen, biete jedoch religiösen Menschen eine einzigartige Möglichkeit, einen Therapeuten zu finden der sie versteht und mit einem wichtigen Teil ihres Lebens sympathisiert. Die religiösen Überzeugungen des Patienten seien bisher in der Regel marginalisiert oder nur für wenige Prozent der Patienten als wesentlich angesehen worden (McVittie & Tiliopoulos, 2007). Erste, methodisch noch unzureichende Untersuchungen zur Evaluation spirituell orientierter Psychotherapie führen naheliegender Weise zur Forderung nach adäquaten „philosophically and methodologically pluralistic research strategies" (Richards & Worthington, 2010). Wie die gemeinten Einflüsse von Spiritualität und Religion im Hinblick auf den Therapeuten, den Klienten sowie auf die Interventionen adäquat erfasst und interaktionell analysiert werden könnten, ist jedoch forschungsstrategisch noch kaum durchdacht (Peteet, Lu&Narrow, 2011; Post & Wade, 2009).

Bemerkenswert ist die wissenschaftstheoretisch wünschenswerte Tendenz, dass einige Autoren einschlägiger Publikationen ihre Konfession und ihre religiöse Bindung angeben. Auch bei anderen grundsätzlichen Diskussionen könnte diese Information helfen, die individuellen Voraussetzungen verständlich zu machen.

Zusammenfassung der Studien zu Religion und Psychotherapie

In den Publikationen wird verschiedentlich betont, dass früher oft ein gespanntes Verhältnis zwischen Psychotherapie und Religion bestand. Die klinischen Interventionen sollten von professionellen Prinzipien und Methoden geleitet sein, nicht durch persönliche Überzeugungen. Demgegenüber zeichnet sich ein zunehmendes Interesse an empirischer Forschung zu dieser Thematik ab. Im Vergleich zu abstrakten philosophischen Grundfragen (Leib-Seele-Problem, Willensfreiheit, Letztbegründung der Moral u.a.) scheinen die religiösen Überzeugungen besser umschrieben und relativ leichter zugänglich zu sein. Bei näherer Betrachtung erweist sich jedoch das religiös bestimmte Menschenbild, sobald mehr als nur die Glaubensgemeinschaft und die Kirchlichkeit erfasst werden, als ein Bereich mit vielen Perspektiven, so dass differenziert gefragt werden muss. Bereits das Thema solcher Studien könnte eine starke suggestive Wirkung entwickeln, die fraglichen Zusammenhänge als sehr plausibel zu begreifen und dabei die großen Schwierigkeiten objektivierender empirischer Nachweise zu übersehen.

Mehrere Umfragen, vor allem in den USA, sprechen dafür, dass Klinische Psychologen und Psychiater eine tendenziell geringere organisatorische und partizipatorische Religiosität („Kirchlichkeit") als die Gesamtbevölkerung haben. Davon zu unterscheiden sind das Interesse und Verständnis für religiöse Fragen, die eigene Spiritualität und bestimmte Bekenntnisinhalte bzw. Glaubensgewissheiten. Die künftige Untersuchungsmethodik muss genauer auf die Aspekte der Spiritualität eingehen, denn ein beträchtlicher Teil der Psychotherapeuten neigt dazu, deutlich zwischen ihrer Spiritualität und der Einstellung zu religiösen Institutionen (organisatorische und partizipatorische Religiosität) zu unterscheiden. Insgesamt verlangt dieser Bereich prägnante begriffliche und methodische Differenzierungen, eine genaue psychologische Hypothesenbildung über die Wirkprinzipien bzw. funktionalen Zusammenhänge – und insgesamt mehr Forschungsaufwand in enger Verbindung mit der differentiellen Psychologie.

Es gibt empirische Hinweise, dass religiösen Einstellungen der Psychotherapeuten einen Einfluss auf die Überweisung von Patienten und auf die Prognose haben. Außerdem scheint es für einige Psychotherapeuten schwierig zu sein, ihre religiösen und professionellen Einstellungen zu verbinden. Darüber hinaus ist es umstritten, ob auch die klinische Tätigkeit spezifisch beeinflusst wird. Weiterhin wird vermutet, dass eine nicht-religiöse Einstellung der Psychotherapeuten für religiöse Patienten problematisch sein könnte. Wie auch in anderen Bereichen der Therapie- und Evaluationsforschung ist genauer zu fragen: Welches sind die fördernden und die u.U. komplizierenden Komponenten? Können bestimmte funktionelle Zusammenhänge und nützliche Einstellungsänderungen spezifiziert werden oder ist eher eine *generalisierte Hoffnung auf Erfolg*, motiviert durch religiöse Grundhaltung, Gottvertrauen, Gebete wirksam? In dieser Hinsicht steht die Forschung noch ganz am Anfang, denn es muss mehr über die Interdependenz der Einstellungen von Psychotherapeuten und Patienten bekannt sein.
Die wenigen vorliegenden Untersuchungen beziehen sich ausschließlich auf die Ebene der geäußerten Einstellungen von Psychotherapeuten. Differentielle Effekte in der diagnostischen Urteilsbildung, in der therapeutischen Beziehung, im Therapieprozess und im Therapieerfolg sind bisher nicht gesichert. Die Untersuchungen auf diesem Gebiet waren, auch wenn die Relevanzbehauptung bisher empirisch nicht bestätigt ist, in verschiedener Hinsicht fruchtbar. Breite Übereinstimmung gab es in der Auffassung, dass die religiösen Einstellungen von Psychotherapeuten und Patienten, künftig ein Thema der Ausbildung und der Weiterbildung sein sollten (z.B. *Waldfogel, Wolpe* & *Shmuely*, 1992). Hier schließt sich die Frage an, in wie weit ausgeprägte religiöse Überzeugungen des Therapeuten mit der Abstinenzregel in Konflikt kommen können. Diese Regel wird zwar sehr unterschiedlich interpretiert und mehr oder minder weit gefasst (siehe *Eickhoff*, 1998; *Thomä* & *Kächele*, 1999), doch sind durchaus Grenzüberschreitungen im Übergang von einer distanziert-wertneutralen und freundlich abwartenden, einer deutlich anteilnehmenden, einer beratenden und bestärkenden oder sogar „missionierenden" Hatung denkbar. Deshalb sind auch die Resolutionen zweier amerikanischer Fachverbände bemerkenswert.

Resolutionen amerikanischer Fachgesellschaften zu Religion und Religiosität

Die American Psychological Association hat, auch unter dem Eindruck des öffentlich diskutierten Konfliktpotentials, eine *Resolution on Religious, Religion-Based and/or Religion-Derived Prejudice* (2006) verabschiedet. Die APA setzt sich nachdrücklich für die Abwehr jeglicher Diskriminierung aus religiösen Gründen ein. Sie bezieht sich auf die Diskriminierungen, die von Individuen, Gruppen oder von staatlichen Einrichtungen ausgehen. Selbst in Staaten, die sonst ein hohes Niveau von religiöser Freiheit und Pluralismus erreicht haben, können solche Diskriminierungen fortbestehen (Ein deutsches Beispiel wären die juristischen und die großen finanziellen Privilegien, die vom Staat nur den anerkannten Religionsgemeinschaften als Körperschaften öffentlichen Rechts gewährt werden, d.h. den beiden großen christlichen Kirchen, aber auch den zahlreichen christlichen Glaubensgemeinschaften (Sekten) sowie der jüdischen Glaubensgemeinschaft, nicht jedoch den Millionen Muslimen und der nicht geringen Zahl von Buddhisten; Quellenhinweise s. *Fahrenberg*, 2007).

Die APA wendet sich gegen jegliche Diskrimination aus religiösen Gründen und betont die fachliche Zuständigkeit der *empirischen* Wissenschaft indem sie sich von der Theologie abgrenzt. Die folgenden Zitate belegen diese Auffassung und beziehen sich ausdrücklich auf die religiösen und nicht-religiösen Überzeugungen in der Berufspraxis:

> WHEREAS understanding and respecting patient/client spirituality and religiosity are important in conducting culturally-sensitive research, psychological assessment and treatment, and
>
> WHEREAS evidence exists that religious and spiritual factors are under-examined in psychological research both in terms of their prevalence within various research populations and in terms of their possible relevance as influential variables, and … (…)…
>
> THEREFORE BE IT FURTHER RESOLVED that psychologists are encouraged to recognize that it is outside the role and expertise of psychologists as psychologists to adjudicate religious or spiritual tenets, while also recognizing that psychologists can appropriately speak to the psychological implications of religious/spiritual beliefs or practices when relevant psychological findings about those implications exist. Those operating out of religious/spiritual traditions are encouraged to recognize that it is outside their role and expertise to adjudicate empirical scientific issues in psychology, while also recognizing they can appropriately speak to theological implications of psychological science.
>
> THEREFORE BE IT FURTHER RESOLVED that psychologists are careful to prevent bias from their own spiritual, religious or non-religious beliefs from taking precedence over professional practice and standards or scientific findings in their work as psychologists.

Von der American Psychiatric Association (Council on Minority Mental Health & Health Disparities, Corresponding Committee on Religion, Spirituality, and Psychiatry) stammt eine Resolution zur Diversität und multi-kulturellen Eigenart der Mitglieder, mit der Absicht, das Verständnis der individuellen Überzeugungen der Patienten mit Empathie und Respekt zu fördern (2007):

> 1. Advocate for patients by raising psychiatrists' awareness concerning the importance of religion and spirituality in the lives of many of our patients.
>
> 2. Advocate for the profession by affirming the importance of religion and spirituality in the lives of many psychiatrists and encourage discussion concerning ethical issues that these beliefs raise in the doctor-patient relationship.
>
> 3. Support education, training and career development by encouraging education concerning religious and spiritual issues at the medical school, psychiatric residency and graduate levels. The goal is to enhance cultural competence in the practice of psychiatry.
>
> 4. Define and support professional values by emphasizing the importance of religious and spiritual beliefs in defining and enforcing the ethical standards of the profession in the health care environments. The need to consider religious and spiritual beliefs and practices (for example, religious beliefs or practices such as dietary or Sabbath observances that might present an obstacle to a potential subject's participation) in the development and maintenance of standards for the protection of human subjects in psychiatric research.
>
> 5. Support research directed toward the understanding of both negative and positive aspects of religion and spirituality in psychiatric patients and support the development of more accurate diagnosis and more effective treatments based on these findings.

Die Menschenbilder von Studienanfängern der Psychologie

Abgesehen von den Menschenbildern der Psychotherapeuten verdienen auch jene der Studienanfänger der Psychologie besonderes Interesse, denn viele von Ihnen streben eine entsprechende Berufstätigkeit an. Das Fachstudium kann in dieser Phase noch kaum einen Einfluss ausgeübt haben und viele der Studienanfänger werden vielleicht ihr Menschenbild noch nicht ausführlich reflektiert haben. Andererseits darf das Interesse an diesem Thema und an Sinnfragen gerade in dieser Lebensphase nicht unterschätzt werden, und nicht wenige Studienanfänger bringen ein bemerkenswertes Vorwissen aus eigener Lektüre oder aus speziellen Kursen des Schulunterrichts mit.

Der verwendete Fragebogen enthält 64 Fragen, Skalen und Trilemmata u.a. zu den Themen Gehirn und Bewusstsein, Willensfreiheit und Determinismus, Schöpfung und Evolution, Aspekte des Gottes-Glaubens, Theodizee-Problem, geistige Existenz nach dem biologischen Tod, Sinnfragen des Lebens, die Letztbegründung der Moral, Religion und Religiosität, Spiritualität, Einstellung zu parapsychischen (übernatürlichen) Phänomenen. Dieser Fragebogen wurde von 800 Studierenden an sieben Universitäten in West- und Ost-Deutschland beantwortet, davon waren 296 Studienanfänger der Psychologie (quasi-repräsentativ) und 267 in mittleren Fachsemestern. Parallel dazu, aber nur an einer Universität, wurden auch Studienanfänger der Naturwissenschaften und Studierende im Grundstudium der Philosophie befragt. Das Menschenbild der Studierenden wurde in einzelnen Aspekten sowie nach ausgewählten theoretischen Konzepten beschrieben. Es sind die Grundüberzeugungen hinsichtlich Monismus-Dualismus-Komplementarität, Atheismus-Agnostizismus-Deismus-Theismus, Einstellung zu Transzendenz-Immanenz, das Interesse an Sinnfragen und eine Selbsteinstufung der Religiosität. Die Ergebnisse lassen eine Vielfalt von Überzeugungen erkennen, wobei insgesamt nur wenige Unterschiede zwischen Männern und Frauen oder zwischen ersten und mittleren Semestern bestehen. Mit der Methode statistischer Zwillingsbildung ließ sich zeigen, dass die Menschenbilder der Studierenden verschiedener Fächer (Psychologie, Philosophie, Naturwissenschaften) weitgehend ähnlich sind (*Fahrenberg*, 2006a, 2006b, 2007).

Unter den insgesamt 296 Studienanfängern der Psychologie gibt es mehrheitlich eine Präferenz für eine dualistische Auffassung von Bewusstsein (Geistig-Seelischem) und Materie (Energie). Ein Dualismus mit psychophysischer Interaktion wird von 46 %, ein Dualismus als Doppel-Aspekt-Lehre von 7 % angenommen. Fast gleichauf folgt die „psychophysisch neutrale“ Auffassung im Sinne einer Komplementarität beider Bezugssysteme mit 41 % der Befragten. Nur wenige stimmen der Position des Epiphänomenalismus (4 %) oder des materialistischen Monismus (2 %) zu. Die Frage nach dem Gottesglauben wurde aus der ZA-ZUMA Umfrage (2000) übernommen. Relativ viele Studierende halten eine Antwort auf die Frage nach Gott für unmöglich (21 % Agnostiker zuzüglich 2 % ohne Angabe); andere glauben zwar an eine höhere geistige Macht, jedoch nicht an einen persönlichen Gott (28 % Deisten). Nach dem großen Anteil der Zweifelnden (24 %) folgt das entschiedene Bekenntnis zu Gott statistisch erst an vierter Stelle (13 % Theisten), an fünfter Stelle kommen die erklärten Atheisten (12 %). An eine „geistige Existenz“ nach dem biologischen Tod glauben 60 % und Gottes Hilfe in einer konkreten Situation haben bereits 27 % erfahren. Die Antwortverteilungen bei den Studierenden in den mittleren Semestern sind recht ähnlich.

Nach der Auswertung der einzelnen Antworten wurden zur Strukturierung drei fundamentale Überzeugungen herangezogen: (1) die Entscheidung zwischen Monismus und Dualismus, d.h. damit auch zwischen verschiedenen Auffassungen des Gehirn-Bewusstsein-Problems, (2) der Glauben an Gott bzw. der Atheismus oder Agnostizismus, und (3) Transzendenz und Immanenz, d.h. Bezug auf ein jenseitiges, übernatürliches Seinsprinzip (Gott) oder Bezug auf die diesseitige eigene Person (Selbst). Durch statistische Analysen lassen sich häufig auftretende Beziehungen zwischen den Grundüberzeugungen und anderen Facetten aufzeigen. Beispielsweise zeigt sich ein deutlicher, aber nicht allgemeingültiger Zusammenhang zwischen Gehirn-Bewusstsein-Dualismus, der Gottgläubigkeit, der Spiritualität und der Annahme einer geistigen Existenz nach dem Tode.

Repräsentative Umfragen in der Bevölkerung haben seit Jahrzehnten ergeben, dass religiöser Aberglauben, positive Einstellung zur Astrologie und zu parapsychischen (übernatürlichen) Phänomenen sehr verbreitet sind (u.a. *Terwey*, 2003; *Zwingmann, Moosbrugger & Frank*, 2004). In die quasi-repräsentative Erhebung bei Studierenden wurden deshalb einige Fragen zu parapsychischen Phänomenen aufgenommen. Ein nicht geringer Teil der 296 Studienanfänger im Fach Psychologie hält paranormale Phänomene für möglich: Außersinnliche Wahrnehmung und Telepathie 72 %, Wunderheilungen 50 %, die Aussagekraft von Horoskopen 22 %, den Exorzismus in extremen Fällen 18 %. Die besser informierten 267 Studierenden in den mittleren Semestern äußerten eine signifikant geringere Zustimmung zu diesen vier Auffassungen, doch waren es auch hier noch 56, 40, 12 und 10 % der Befragten. An einer Universität war der Vergleich zwischen Studienanfängern der Naturwissenschaften, der Philosophie und der Psychologie möglich. Es zeigten sich nur geringe Unterschiede, indem die Studierenden der Psychologie eher als Studierende der Philosophie Wunderheilungen und tendenziell eher als Studierende der Naturwissenschaften auch die Aussagekraft von Horoskopen für möglich hielten.

Wie bei jeder Fragebogenerhebung, die nicht durch Interviews abgesichert ist, sind methodische Vorbehalte angebracht. Die Befunde scheinen jedoch stimmig zu sein, denn die Einstellung zu diesen parapsychischen Phänomenen ist mit anderen Überzeugungen assoziiert. Es handelt sich um ein konsistentes Muster spiritueller Überzeugungen: Annahme einer geistigen Existenz nach dem biologischen Tod, Glaube an Gott, Erfahrung der Hilfe Gottes in konkreten Situationen, relativ ausgeprägte Religiosität (Selbsteinstufung), Annahme, dass wesentliche Bereiche des Lebens der Vernunft unzugänglich bleiben (*Fahrenberg,* 2006b). – Gewiss können die Untersuchungsergebnisse nicht auf Diplom-Psychologen oder Psychotherapeuten verallgemeinert werden, doch sind auch in diesen Gruppen unterschiedliche und gelegentlich vielleicht positive Einstellungen zu diesen Themen zu vermuten. Den Dozentinnen und Dozenten im Fach Psychologie wird mangels empirischer Daten bisher nicht geläufig sein, wie verbreitet solche Überzeugungen unter den Studierenden sind.

Selbstverständlich muss zwischen den beiden Ebenen unterschieden werden: der systematischen philosophischen Reflexion und den in einem Interview geäußerten persönlichen Überzeugungen. Gegen die Auswertung solcher alltagsphilosophischen Überzeugungsmuster lassen sich viele Einwände vorbringen, u.a. die zu erläuternden schwierigen Begriffe, die unvermeidlichen sprachlichen Missverständnisse, das unzureichende philosophische Vorwissen oder die letztlich unlösbar erscheinenden Probleme (wie die Philosophiegeschichte lehrt). Hinzu kommen vielleicht Flüchtigkeit, Desinteresse oder schematische Antworttendenzen wie sie aus der Fragebogenmethodik bekannt sind. Aber solche empirisch aufgezeigten Muster sind als Anregungen gemeint, wie typische Facetten von Menschenbildern (implizite Anthropologien) erfasst bzw. durch gründlichere Forschungsinterviews weiter untersucht werden könnten. Ähnlich wie in einer vorausgegangenen Studie (Fahrenberg, 1999) wurde erneut nach den Implikationen des Menschenbildes für die Berufspraxis gefragt. Die befragten 563 Studierenden der Psychologie waren zu 66 Prozent der Auffassung, dass die unterschiedlichen Überzeugungen „bestimmt“ Auswirkungen auf die Berufspraxis von Psychologen und Psychotherapeuten haben würden. Vielleicht dachten viele an das Leib-Seele-Problem im Zusammenhang der Psychosomatischen Medizin oder an einleuchtende Zusammenhänge zwischen Willensfreiheit-Determinismus und Fragen der Beurteilung und Sozialtherapie von Straftätern, auch bei den Betroffenen und beim Personal dieser Berufsfelder. Aber auch in dieser Hinsicht ist die Relevanzbehauptung nicht ohne weiteres empirisch zu prüfen.

Zu ergänzen ist hier, dass auch die Mehrzahl der 27 Ärzte und 28 Diplom-Psychologen, die von *Wider* (1994; vgl. *Fahrenberg*. 2006b) interviewt wurden, weitgehend von der Relevanz solcher Vorentscheidungen überzeugt war. Es handelte sich um eine Gelegenheitsauswahl von Praktikern im psychologisch-medizinischen Feld, d.h. aus verschiedenen Fach- bzw. Therapierichtungen; sie hatten sich bisher mit dem Leib-Seele-Problem teils ausführlich, teils weniger eingehend auseinandergesetzt. Mittels Interview, Fragebogen und vorformulierten Entscheidungssituationen der diagnostischen Urteilsbildung wurden die Einstellungen und möglichen Implikationen erkundet. Über die geäußerten Auffassungen hinaus erwies es sich jedoch als sehr schwierig, empirische Konsequenzen anhand der konstruierten Entscheidungssituationen plausibel zu machen. Die diagnostisch-therapeutischen Strategien sind wesentlich auch von den Befunden, Sachzwängen, vorhandenem Fachwissen, individuellen Eigenschaften, konkurrierenden ätiologischen Konzepten sowie von pragmatischen Überlegungen im jeweiligen Kontext beeinflusst. Dieser Untersuchungsansatz könnte jedoch empirisch weiter vertieft werden, indem genaue Forschungsinterviews im Kontext realer Entscheidungssituationen, z.B. in einer internistischen, neuro-psychiatrischen oder psychosomatischen Ambulanz, durchgeführt werden, um den Entscheidungsprozess mit den beteiligten Personen zu analysieren. Gegenwärtig bleibt offen, ob es sich nur um Relevanzbehauptungen handelt oder um tatsächlich auftretende differentielle Effekte in der klinischen Urteilsbildung aufgrund philosophischer Vorannahmen. Bereits die Möglichkeit solcher Konsequenzen könnte eine gründlichere Diskussion nahelegen.

Menschenbilder bekannter Psychologen und Philosophen

Wenn es an empirischen Untersuchungen mangelt, könnte das auch durch wissenschaftstheoretische Positionen begründet sein: Die persönliche Weltanschauung soll aus der Forschung und Praxis ausgeklammert bleiben. Außerdem betreffen viele dieser Fragen Themen, über die im Alltag selten gesprochen wird. Es ist die Privatsphäre der Weltanschauung. Für diese Vermutung spricht eine eigene Inhaltsanalyse der publizierten Selbstdarstellungen von 63 Psychotherapeuten bzw. Psychologen sowie 23 Philosophen (*Pongratz*, 1973; *Pongratz, Traxel* & *Wehner*, 1972-1979; *Wehner*, 1992).

Die meisten dieser Autobiographien enthalten natürlich Informationen über Elternhaus und Erziehungseinflüsse, über Ausbildung, Berufsleben u.a. Bei weniger als der Hälfte der Autoren gibt es außerdem mehr oder minder kurze Hinweise auf das religiöse Bekenntnis der Eltern und auf die eigene Konfessionszugehörigkeit. Darüber hinaus wurden die Fragen nach Gott und die eigene Haltung zur Religion höchst selten angesprochen. Die Psychologen, insbesondere jene Autoren, die beratend oder psychotherapeutisch tätig waren, gingen tendenziell eher auf ihre psychologisch-biographische Entwicklung und auf Fragen des Menschenbildes ein als die Vergleichsgruppe von Philosophen

(*Fahrenberg*, 2004, 2007). Die persönlichen Überzeugungen blieben jedoch in der Regel verborgen, trotz der möglichen Bedeutung dieser letzten Fragen für das Philosophieren, für Persönlichkeitstheorien oder Psychotherapie-Ziele. Offensichtlich wird hier von vielen kritischen Philosophen und von engagierten Psychotherapeuten eine Privatsphäre gewahrt oder ein Tabu beachtet. Oder gilt die Annahme, das private Menschenbild sei für das Denken und Lehren über den Menschen bzw. für die pädagogischen und psychotherapeutischen Anwendungsfelder völlig unerheblich?

4. Ausblick

Dass bestimmte ärztliche Entscheidungen von religiösen Überzeugungen beeinflusst sein können, ist durch die Auseinandersetzungen über Prä-Implantationsdiagnostik, Embryonenforschung oder Schwangerschaftsabbruch bekannt. Die Palliativmedizin gehört ebenfalls zu diesen heiklen Gebieten.

Bis in die Tagespresse hinein („Glaube beeinflusst ärztliches Handeln") wurde eine aktuelle Publikation von *Seale* (2010) im *Journal of Medical Ethics* beachtet. Besteht ein Zusammenhang zwischen der Dosierung von Schmerzmitteln im terminalen Stadium der Patienten und der religiösen Einstellung der Ärzte? In Großbritannien antworteten 2923 (Rücklauf 78 %) von 3733 angeschriebenen Ärzten im Hinblick auf die Medikation ihres zuletzt verstorbeben Patienten. Das Ergebnis war: „Independently of speciality, doctors who described themselves as non-religious were more likely than others to report having given continuous deep sedation until death, having taken decisions they expected or partly intended to end life, and to have discussed these decisions with patients judged to have the capacity to participate in discussions." (Abstract).

Die Beziehungen zwischen Menschenbildern, Persönlichkeitstheorien und Therapiekonzepten werden nur in einem Teil der Fachliteratur gesehen und auch als empirische Fragestellung anerkannt. Den möglichen Konsequenzen für die Berufspraxis und für die Aus- und Weiterbildung gingen vor allem einige neuere amerikanische Untersuchungen nach.

Die Diskussion über Menschenbilder in der Psychologie und Psychotherapie könnte mehr Klarheit gewinnen, wenn zwischen verschiedenen, aber z.T. eng aufeinander bezogenen Perspektiven unterschieden würde:

- Menschenbilder als subjektive Theorien der Patienten (und auch der Psychotherapeuten), ähnlich weit gefasst wie der Begriff Weltanschauung, jedoch bei vielen Menschen durch maßgebliche philosophische oder religiöse Grundüberzeugungen strukturiert;
- Persönlichkeitstheorien als fachpsychologische Theorien, die zwar auf wissenschaftliche Methoden und empirische Prüfungen ausgerichtet sind, sich jedoch an unterschiedlichen philosophischen Vorannahmen bzw. absoluten Voraussetzungen, d.h. auch an den Menschenbildern ihrer Autoren, orientieren;
- Menschenbilder *bestimmter* Richtungen oder Schulen der Psychotherapie;
- Zusammenhänge zwischen den typischen anthropologischen Grundüberzeugun-

gen und der Präferenz für bestimmte Persönlichkeitstheorien und Therapietheorien sowie den zugeordneten Konzepten und Methoden;

– Relevanzbehauptung, dass sich individuelle bzw. typische Menschenbilder auf die Berufspraxis auswirken, wobei zwischen der Ebene der geäußerten Einstellungen und der Ebene unabhängiger, möglichst objektiver Indikatoren der Psychotherapieforschung unterschieden werden muss.

Für das Defizit an empirischen Studien könnte eine abwehrende Einstellung bzw. Hemmung verantwortlich gemacht werden, sich mit „weltanschaulichen" Komponenten der angeblich neutralen Psychologie-Wissenschaftler und Psychotherapeuten näher zu beschäftigen. Insgesamt scheint noch eine große Zurückhaltung zu bestehen, die individuellen Überzeugungssysteme mit ihren möglichen psychologischen und ethischen Konsequenzen *empirisch* zu erkunden und psychologisch-philosophisch genauer aufzuklären. Doch Menschenbilder sind nicht allein als implizite Überzeugungsmuster, sondern auch als explizite Leitbilder humanwissenschaftlicher Forschung und Berufspraxis zu begreifen. Die geschilderten Beispiele mögen dazu anregen, genauere Untersuchungen zu planen.

Zusammenfassung

Die Funktion von Menschenbildern – Forschungsaufgaben der empirischen Psychologie

Das Menschenbild ist die Gesamtheit der Annahmen und Überzeugungen, was der Mensch von Natur aus ist, wie er in seinem sozialen und materiellen Umfeld lebt und welche Werte und Ziele sein Leben hat oder haben sollte. Religiöser Glauben bzw. philosophische Grundüberzeugungen bilden wesentliche Teile des Menschenbildes. Im Unterschied zu den psychologischen Persönlichkeitstheorien sind die Menschenbilder als *subjektive Theorien* anzusehen. Es ist nachzuvollziehen, dass aus einem bestimmten Menschenbild auch eine Präferenz für eine bestimmte Persönlichkeitstheorie und eine entsprechende Therapierichtung folgt. Diese verschiedenen Menschenbilder können als Leitbilder des professionellen Handelns verstanden werden. Die Beziehungen zwischen Menschenbildern, Persönlichkeitstheorien und Therapiekonzepten werden jedoch nur in einem Teil der deutschen Fachliteratur gesehen und auch als empirische Fragestellung anerkannt. Die typischen Menschenbilder der Therapierichtungen sind verschiedentlich diskutiert worden. Doch erst in neuerer Zeit wurden die grundlegenden Überzeugungen der *einzelnen* Psychotherapeuten empirisch untersucht. Das Interesse richtete sich insbesondere auf die religiösen Einstellungen und deren Auswirkung auf die psychotherapeutische Praxis. Mehrere amerikanische Erhebungen stimmen darin überein, dass Psychiater und Klinische Psychologen dort weniger kirchlich gebunden sind als die Durchschnittsbevölkerung. Dennoch betonten viele Psychotherapeuten ihre „Spiritualität". Es gibt Hinweise, dass die religiöse Einstellung sowohl die Überweisung von Patienten als auch die Prognose beeinflussen kann. Darüberhinaus sind differentielle Effekte in der therapeutischen Beziehung oder im Therapieerfolg bisher nicht gesichert. – Die Beziehungen zwischen Menschenbildern und Psychotherapie wären auch in Deutschland ein Thema der psychologischen Forschung und ein Thema der Aus- und Weiterbildung.

Schlüsselwörter
Menschenbilder (in der Psychotherapie), Persönlichkeitstheorien, Religiöse Einstellungen, Philosophische Anthropologie

Summary

Concepts of man in Psychotherapy – Research Issues in Differential Psychology

Concepts of man include assumptions and beliefs about human nature, life in social context and natural environment, and, values and goals (meaning of life). Religion and philosophical preconceptions constitute essential parts of this pattern (Weltanschauung). As compared to psychological theories of personality, such concepts of man can be regarded as *subjective theories*. It is conceivable that specific concepts of man will suggest a preference for a certain personality theory and a corresponding orientation in psychotherapy. Such associations between concept of man, personality theory and psychotherapy are acknowledged only in part of the literature as an issue in empirical research.

Typical concepts of man, which are obvious in the domains of psychotherapy were discussed repeatedly. However, the assumptions hold by individual psychotherapists were investigated only recently, especially the hypothetical implications of religious attitudes on psychotherapy. A number of studies from the US indicated that psychiatrists and clinical psychologists showed less organized religiosity than the general public. On the other hand, many psychotherapists indicated their "spirituality". The findings suggest that religious attitudes have an influence on the referral of patients and on prognostic ratings. Further differential effects, i.e., on therapy process and outcome, were not substantiated so far. – The relationship between concepts of man and psychotherapy constitute an issue in psychological research and an issue in training and supervision.

Keywords

Concepts of man (and Psychotherapy), Personality theories, Psychotherapy, Religious Attitudes, Philosophical Anthropology

Literatur

American Psychiatric Association Committee on Psychiatry and Religion (1990). *Guidelines regarding possible conflict between psychiatrists' religious commitments and psychiatric practice. American Journal of Psychiatry, 147,* 542.

American Psychological Association Council of Representatives. (2007). *Resolution on Religious, Religion-Based and/or Religion-Derived Prejudice.* August, 2007. URL:http://www.apa.org/pi/religious_discrimination_resolution.pdf (PDF, 53 KB, 5.3.2008)

Asendorpf, Jens (2007). *Psychologie der Persönlichkeit* (4. Aufl.). Heidelberg: Springer.

Bader, Christopher D., Mencken, F. Carson Froese, Paul (2007). American piety 2005: Content and methods of the Baylor Religion Survey. *Journal for the Scientific Study of Religion, 46*(4), 447-463.

Baetz, Marilyn, Larson, David B., Marcoux, Gene, Jokic, Ruzica & Bowen, Rudy (2002). Religious psychiatry: The Canadian experience. *Journal of Nervous and Mental Disease, 190*(8), 557-558.

Baker, Martyn & Wang, Michael (2004). Examining connections between values and practice in religiously committed U.K. clinical psychologists. *Journal of Psychology and Theology, 32,* 126-136.

Baumann, Urs (1999). Wie einheitlich ist die Psychologie? *Psychotherapeut, 44,* 360-366.

Bergin, Allen E. (1991). Values and religious issues in psychotherapy and mental health. *American Psychologist, 46,* 394-403.

Bergin, Allen E. & Jensen, Jay P. (1990). Religiosity of psychotherapists: A national survey. *Psychotherapy: Theory, Research, Practice, Training, 27*(1), 3-7.

Carver, Charles S. & Scheier, Michael F. (1996). *Perspectives on personality* (3rd. ed.). Boston, MA: Allyn and Bacon.

Chapman, Anthony J. & Jones, Dylan M. (Eds.). (1980). *Models of man.* London: The British Psychological Society.

Collingwood, Robin G. (1940/1998). *An essay on metaphysics.* Oxford: Clarendon Press.

Cummings, Janet L. & Cummings, Nicholas A. (2009). The proliferation of faith-based counseling: Booming while psychotherapy declines. In: *Cummings*, Nicholas, O'Donohue, William & *Cummings*, Janet (Eds.). *Psychology's war on religion.* (pp. 313-333). Phoenix, AZ: Zeig, Tucker & Theisen.

Curlin, Farr A., Lantos, John D., Roach, Chad J., Sellergren, Sarah A. & Chin, Marshall H. (2005). Religious characteristics of U. S. physicians. A national survey. *Journal of General Internal Medicine, 20,* 629-634.

Curlin, Farr A., Odell, Shaun V., Lawrence, Ryan E., Chin, Marshall H., Lantos, John D., Meador, Keith G., Koenig, Harold G. (2007a) The relationship between psychiatry and religion among U.S. physicians. *Psychiatric Services, 58*(9), 1193-1198.

Curlin, Farr A., Lawrence, Ryan E., Odell, Shaun V., Chin, Marshall, H., Lantos, John D., Koenig, Harold G. & Meador, Keith G. (2007b). Religion, spirituality, and medicine: Psychiatrist's and other physician's differing observations, interpretations, and clinical approaches. *American Journal of Psychiatry, 164,* 1825-1831.

Delaney, Harold D., Miller, William R. & Bisonó, Ana M. (2007). Religiosity and spirituality among psychologists: A survey of clinician members of the American Psychological Association. *Professional Psychology: Research and Practice, 38(*5), 538-546.

Demling, Joachim H., Wörthmüller, Michael & O'Connolly, Thomas A. (2001). Psychotherapie und Religion. Eine repräsentative Umfrage unter fränkischen Psychotherapeuten. *PPmP Psychotherapie Psychosomatik, medizinische Psychologie, 51,* 76-82.

Diemer, Alwin (1978). *Elementarkurs Philosophie. Philosophische Anthropologie.* Düsseldorf: Econ.

Eickhoff, Friedrich-Wilhelm (1998). Einige Gedanken über Wandlungen des Neutralitätskonzepts in der Psychoanalyse und verwandte Themen. In: Peter Kutter, Raúl Páramo-Ortega & Thomas Müller (Hrsg.). *Weltanschauung und Menschenbild. Einflüsse auf die psychoanalytische Praxis* (S. 179-197). Göttingen: Vandenhoeck & Ruprecht.

Fahrenberg, Jochen (1999). Das Leib-Seele-Problem aus der Sicht von Studierenden verschiedener Fächer. *Zeitschrift für Klinische Psychologie, Psychiatrie und Psychotherapie, 47,* 207-220.

Fahrenberg, Jochen (2002). *Psychologische Interpretation. Biographien, Texte, Tests.* Bern: Huber.

Fahrenberg, Jochen (2004). *Annahmen über den Menschen. Menschenbilder aus psychologischer, biologischer, religiöser und interkultureller Sicht.* Heidelberg: Asanger.

Fahrenberg, Jochen (2006a). Was denken Studierende der Psychologie über das Gehirn-Bewusstsein-Problem, über Willensfreiheit, Transzendenz, und den Einfluss philosophischer Vorentscheidungen auf die Berufspraxis? *Journal für Psychologie, 14,* 302-330.

Fahrenberg, Jochen (2006b). *Annahmen über den Menschen. Eine Fragebogenstudie mit 800 Studierenden der Psychologie, Philosophie, Theologie und Naturwissenschaften.* Internet-Dokument. URL: http://psydok.sulb.uni-saarland.de/volltexte/2007/984/ (PDF, 987 KB, 5.3.2008)

Fahrenberg, J. (2007). *Menschenbilder. Psychologische, biologische, interkulturelle und religiöse Ansichten. Psychologische und Interdisziplinäre Anthropologie.* e-book. URL: http://psydok.sulb.uni-saarland.de/volltexte/2007/981 (PDF, 2.0 MB, 5.3.2008).

Fahrenberg, Jochen (2008a). *Die Wissenschaftskonzeptionen der Psychologie bei Kant und Wundt als Hintergrund heutiger Kontroversen. Struktureller Pluralismus der Psychologie und das Komplementaritätsprinzip. Defizite der Philosophischen und Psychologischen Anthropologie und ein Plädoyer für eine interdisziplinäre Anthropologie.* Internet-Dokument. URL: http://psydok.sulb.uni-saarland.de/volltexte/2008/1557 (PDF, 788 KB, 30.5.2008).

Fahrenberg, J. (2008b). Gehirn und Bewusstsein. Neurophilosophische Kontroversen. In: S. Gauggel und M. Herrmann (Hrsg.). *Handbuch der Neuro- und Biopsychologie* (S. 28-43). Göttingen: Hogrefe.

Fahrenberg, J. (2011) Wilhelm Wundt – Gründervater und Außenseiter der Psychologie? e-Buch http://www.jochen-fahrenberg.de (Juni 2011).

Fisseni, Hermann-Josef (2003). *Persönlichkeitspsychologie. Ein Theorienüberblick* (5. Aufl.). Göttingen: Hogrefe.

Gadamer, Hans-Georg & Vogler, Paul (Hrsg.). (1972-1975). *Neue Anthropologie.* 7 Bände. (Band 1-2 Biologische Anthropologie, 3 Sozialanthropologie, 4 Kulturanthropologie, 5 Psychologische Anthropologie, 6-7 Philosophische Anthropologie). Stuttgart: Thieme.

Gerson, Jessica, Allen, Rhianon, Gold, Jerry & Kose, Gary (2000). Multiple belief systems in psychotherapy: The effects of religion and professional beliefs on clinical judgment. *Journal of Contemporary Psychotherapy, 30*(1), 27-32.

Glöckner-Rist, Angelika (Hrsg.). (2005) *ZUMA-Informationssystem. Elektronisches Handbuch sozialwissenschaftlicher Erhebungsinstrumente. Version 9.00.* Mannheim: Zentrum für Umfragen, Methoden und Analysen. http://www.gesis.org/

Groeben, Norbert (Hrsg.). (1997). *Zur Programmatik einer sozialwissenschaftlichen Psychologie.* Band 1-3. Münster: Aschendorff.

Grom, Bernhard (2004). Religiosität – psychische Gesundheit – subjektives Wohlbefinden. Ein Forschungsüberblick. In: Christian Zwingmann & Helfried Moosbrugger (Hrsg.). (2004). *Religiosität: Messverfahren und Studien zu Gesundheit und Lebensbewältigung. Neue Beiträge zur Religionspsychologie* (S. 187-214). Münster: Waxmann.

Grom, Bernhard (2007). Religionspsychologie (3. Aufl.). München: Kösel.

Grom, Bernhard (2010). Stiefkind Religionspsychologie. Plädoyer für mehr wissenschaftliche Unbefangenheit. *Psychologische Rundschau, 61 (2),* 101-102.

Gross, Werner (Hrsg.). (1996). *Psychomarkt - Sekten - Destruktive Kulte.* Bonn: Deutscher Psychologen Verlag.

Hagehülsmann, Heinrich (1984). Begriff und Funktion von Menschenbildern in Psychologie und Psychotherapie. In: Hilarion Petzold (Hrsg.). *Wege zum Menschen: Methoden und Persönlichkeiten moderner Psychotherapie* (S. 9-44). (2. Aufl.). Paderborn: Junfermann.

Hampden-Turner, Charles (1996). *Modelle des Menschen. Ein Handbuch des menschlichen Bewusstseins.* Weinheim: Beltz.

Hathaway, William L., Scott, Stacey Y. & Garver, Stacey A. (2004). Assessing religious/spiritual functioning: A neglected domain in clinical practice? *Professional Psychology: Research and Practice, 35*(1), 97-104.

Herkner, Werner (2001). *Lehrbuch der Sozialpsychologie* (6. Aufl.). Bern: Huber.

Herzog, Walter (1982). Die wissenschaftstheoretische Problematik der Integration psychotherapeutischer Methoden. In: Hilarion Petzold (Hrsg.). *Methodenintegration in der Psychotherapie* (S. 9-29). Paderborn: Junfermann.

Hill, Peter C. & Pargament, Kenneth I. (2003). Advances in the conceptualization and measurement of religion and spirituality: Implications for physical and mental health research. *American Psychologist, 58*(1), 64-74.

Hofmann, Liane, Möckelmann, Britta & Walach, Harald (2003). Entwicklung und empirische Validierung einer Skala zur Erfassung der Einstellung von Psychotherapeuten zum Verhältnis von Psychotherapie und Spiritualität/Religiosität. In: Wilfried Belschner, Liane Hofmann & Harald Walach (Hrsg.): *Auf dem Weg zu einer Psychologie des Bewusstseins* (S. 113-154). Oldenburg: BIS.

Huber, Stefan (1996). *Dimensionen der Religiosität. Skalen, Messmodelle und Ergebnisse einer empirisch orientierten Religionspsychologie.* Bern: Huber.

Jaeggi, Eva (1995). *Zu heilen die zerstossenen Herzen. Die Hauptrichtungen der Psychotherapie und ihre Menschenbilder.* Reinbeck: Rowohlt.

Johrdahl, David (1990). *Psychotherapeuten denken religiös. Eine überraschende Bilanz.* Olten: Walter.

Jüttemann, Gerd (1991). Systemimmanenz als Ursache der Dauerkrise „wissenschaftlicher" Psychologie. In: Gerd Jüttemann, Michael Sonntag & Christoph Wulf (Hrsg.). *Die Seele. Ihre Geschichte im Abendland* (S. 340-363). Weinheim: Psychologie Verlags Union.

Jüttemann, Gerd (2004). *Psychologie als Humanwissenschaft. Ein Handbuch.* Göttingen: Vandenhoeck & Ruprecht.

Jüttemann, Gerd (Hrsg.). (2006). *Wilhelm Wundts anderes Erbe. Ein Missverständnis löst sich auf.* Göttingen: Vandenhoeck & Ruprecht.

Kögler, Monika (2006). *Spiritualität als Ressource? Zusammenhang von Spiritualität mit psychischer Belastung und Therapieerfolg bei PatientInnen der psychosomatischen Klinik Bad Grönenbach.* Unveröffentlichte Diplomarbeit. Ludwig-Maximilians-Universität München. Fakultät für Psychologie und Pädagogik: Department Psychologie.

Koenig, Harold G., McCullough, Michael E. & Larson, David B. (2001). *Handbook of religion and health.* New York, NY: Oxford University Press.

Kriz, Jürgen (2004): Wissenschaftliche Grundlagen: Denkmodelle. In: Wolfgang Senf & Michael Broda (Hrsg). *Praxis der Psychotherapie* (3. Aufl.). (S. 18-24). Stuttgart: Thieme.

Kriz, Jürgen (2007): *Grundkonzepte der Psychotherapie. Eine Einführung* (6. neubearbeitete Aufl.). Weinheim: Beltz

Kutter, Peter, Páramo-Ortega, Raúl & Müller, Thomas (Hrsg.). (1998). *Weltanschauung und Menschenbild. Einflüsse auf die psychoanalytische Praxis.* Göttingen: Vandenhoeck & Ruprecht.

Larson, David B., Pattison, E. M., Blazer, D. G., Omran, A. R. & Kaplan, B. H. (1986). Systematic analysis of research on religious variables in four major psychiatric journals, 1978-1982. *American Journal of Psychiatry, 143*, 329-334.

Laucken, Uwe (1973). *Naive Verhaltenstheorie. Ein Ansatz zur Analyse des Konzeptrepertoires, mit dem im alltäglichen Lebensvollzug das Verhalten der Mitmenschen erklärt und vorhergesagt wird.* Stuttgart: Klett.

Lieb, Hans & Lutz, Rainer (Hrsg.). (1992). *Verhaltenstherapie. Ihre Entwicklung – ihr Menschenbild.* Göttingen: Verlag für Angewandte Psychologie.

Ludwig, Michael & Plaum, Ernst (1998). „Glaubensüberzeugungen" bei Psychotherapeutinnen/Psychotherapeuten. *Zeitschrift für Klinische Psychologie, Psychiatrie und Psychotherapie, 46*(1), 58-83.

McVittie, Chris & Tiliopoulos, Niko (2007). When 2-3% really matters: The (un)importance of religiosity in psychotherapy. *Mental Health, Religion & Culture, 10*, 515-526.

Miller, William R. & Thoresen, Carl E. (2003). Spirituality, religion, and health: An emerging research field. *American Psychologist, 58*(1), 24-35.

Müller, Thomas & Kutter, Paul (1998). Einleitung. In: Paul Kutter, Raúl Páramo-Ortega & Thomas Müller (Hrsg.). *Weltanschauung und Menschenbild. Einflüsse auf die psychoanalytische Praxis* (S. 7-15). Göttingen: Vandenhoeck & Ruprecht.

Murken, Sebastian, Laux, Ulrich & Rüddel, Heinz (Hrsg.). (2001). *Spiritualität in der Psychosomatik. Konzepte und Konflikte zwischen Psychotherapie und Seelsorge.* CD-ROM Dokumentation der Tagung am 21./22. September 2001 in Bad Kreuznach. Marburg: diagonal-Verlag.

Neeleman, Jan & King, Michael B. (1993). Psychiatrists' religious attitudes in relation to their clinical practice: A survey of 231 psychiatrists. *Acta Psychiatrica Scandinavica, 88*(6), 420-424.

Oerter, Rolf (1990). Subject's implicit anthropology: A determinant of mental and physical health. In: Klaus Hurrelmann & Friedrich Lösel (Eds.). *Health hazards in adolescence.* (S. 91-113). Berlin: Walter de Gruyter.

Oerter, Rolf (Hrsg.). (1999). *Menschenbilder in der modernen Gesellschaft. Konzeptionen des Menschen in Wissenschaft, Bildung, Kunst, Wirtschaft und Politik.* Stuttgart: Enke.
Oerter, Rolf (2007). Menschenbilder im Kulturvergleich. In: Gisela Trommsdorff & Hans-Joachim Kornadt (Hrsg.). *Theorien und Methodender kulturvergleichenden Psychologie* (S. 487-530). Göttingen: Hogrefe.
Paloutzian, Raymond F. & Park, Crystal L. (Eds.). (2005). *Handbook of the psychology of religion and spirituality.* New York: Guilford.
Páramo-Ortega, Raúl (1998). Psychoanalyse und Weltanschauung. Hintergründige Weltansichten in der psychoanalytischen Praxis. In: Paul Kutter, Raúl Páramo-Ortega & Thomas Müller (Hrsg.). *Weltanschauung und Menschenbild. Einflüsse auf die psychoanalytische Praxis* (S. 19-60). Göttingen: Vandenhoeck & Ruprecht.
Parfy, Erwin, Schuch, Bibiana & Lenz, Gerhard (2003). *Verhaltenstherapie. Moderne Ansätze für Theorie und Praxis.* Wien: Facultas.
Pervin, Lawrence A. (1981). *Persönlichkeitstheorien* (4. Aufl.). München: Reinhardt.
Peteet, John R., Lu, Francis G., Narrow, William E. (2011). Religious and Spiritual Issues in Psychiatric Diagnosis. A Research Agenda for DSM-V. Arlington VA: American Psychiatric Publishing Inc.
Petzold, Hilarion G. (1984): *Wege zum Menschen. Methoden und Persönlichkeiten moderner Psychotherapie.* Band 1-2. Paderborn: Junfermann.
Petzold, Hilarion G. & Orth, Ilse (1999). Kritische Überlegungen zu offenen und verdeckten Ideologien in der Psychotherapie. Überlieferungen und Veränderungen im psychotherapeutischen Feld – Präzisierungen integrativer Positionen. In: Hilarion G. Petzold & Ilse Orth (Hrsg.). *Die Mythen der Psychotherapie. Ideologien, Machtstrukturen und Wege kritischer Praxis* (S. 125-261). Paderborn: Junfermann.
Petzold, Hilarion G. & Orth, Ilse (2005). (Hrsg.). *Sinn, Sinnerfahrung, Lebenssinn in Psychologie und Psychotherapie.* 2 Bände. Bielefeld: Sirius.
Plante, Thomas G. (2009). *Spiritual practices in psychotherapy: Thirteen tools for enhancing psychological health.* Washington, DC: American Psychological Association.
Pongratz, Ludwig J. (Hrsg.). (1973). *Psychotherapie in Selbstdarstellungen.* Bern: Huber.
Pongratz, Ludwig J., Traxel, Werner & Wehner, Ernst G. (Hrsg.). (1972/79). *Psychologie in Selbstdarstellungen* (2 Bände). Bern: Huber.
Post, Brian C. & Wade, Nathaniel G. (2009). Religion and spirituality in psychotherapy: A practice-friendly review of research. *Journal of Clinical Psychology, 65(2),* 131-146.
Richards, P. Scott & Worthington, Everett L., Jr. (2010). The need for evidence-based, spiritually oriented psychotherapies. *Professional Psychology: Research and Practice, Vol 41(5),* Oct, 2010. pp. 363-370.
Rosmarin, David H., Pargament, Kenneth I. & Robb, Harold B., III (2010). Spiritual and religious issues in behavior change: Introduction. *Cognitive and Behavioral Practice, 17(4),* 343-347.
Saunders, Stephen M., Miller, Melissa L. & Bright, Melissa M. (2010). Spiritually conscious psychological care. *Professional Psychology: Research and Practice, 41(5),* 355-362.
Schindler, Hans & von Schlippe, Arist (2006): Psychotherapeutische Ausbildungen und psychotherapeutische Praxis kassenzugelassener Psychologischer PsychotherapeutInnen und Kinder- und JugendlichentherapeutInnen. *PiD - Psychotherapie im Dialog 7,* 334-337.
Schmuck, Peter (2000). Werte in der Psychologie und Psychotherapie. *Verhaltensmedizin und Verhaltenstherapie, 21,* 279-295.
Seale, Clive (2010). The role of doctor's religious faith and ethnicity in taking ethically controversial decisions during end-of-life care. *Journal of Medical Ethics* doi:10.1136/jme.2010.036194.
Shafranske, Edward P. & Malony, H. Newton (1990). Clinical psychologists' religious and spiritual orientations and their practice of psychotherapy. *Psychotherapy: Theory, Research, Practice, Training, 27*(1), 72-78.
Six, Bernd (1996). Generalisierte Einstellungen. In: Manfred Amelang (Hrsg.). *Enzyklopädie der Psychologie. Differentielle Psychologie und Persönlichkeitsforschung. Band 3. Temperaments- und Persönlichkeitsunterschiede* (S. 1-50). Göttingen: Hogrefe.
Sloan, Richard P., Bagiella, Emilia & Powell, Tia (1999). Religion, spirituality, and medicine. *The Lancet, 353,* 664-667.Spengler, Ernst (und 18 weitere Autoren) (2002). Themenheft: Menschenbilder, Gesundheits-, Krankheits- und Therapieverständnisse und deren Hintergründe der in der Schweizer Charta für

Psychotherapie vereinigten Psychotherapieverfahren. *Psychotherapie Forum, 10* (2), 82-119.

Spengler, Ernst (und 18 weitere Autoren) (2002). Themenheft: Menschenbilder, Gesundheits-, Krankheits- und Therapieverständnisse und deren Hintergründe der in der Schweizer Charta für Psychotherapie vereinigten Psychotherapieverfahren. Psychotherapie Forum, 10 (2), 82-119.

Stegmüller, Wolfgang (1973). *Aufgaben und Ziele der Wissenschaftstheorie. Probleme und Resultate der Wissenschaftstheorie und Analytischen Philosophie.* Band IV. Berlin: Springer.

Stemmler, Gerhard, Hagemann, Dirk, Amelang, Manfred & Bartussek, Dieter (2010). *Differentielle Psychologie und Persönlichkeitsforschung* (6. Aufl.). Stuttgart: Kohlhammer.

Sturm, Thomas (2009). *Kant und die Wissenschaften vom Menschen.* Paderborn: mentis.

Terwey, Michael (2003). Kirchen weiter auf der Verliererstrasse – Inferno und Aberglauben im Aufwind? *ZA-Informationen des Zentralarchivs für Empirische Sozialforschung an der Universität zu Köln, 52,* 93-119.

Thies, Christian (2004). *Einführung in die philosophische Anthropologie.* Darmstadt: Wissenschaftliche Buchgesellschaft.

Thomä, Helmut & Kächele, Horst (1999). *Lehrbuch der psychoanalytischen Therapie* (2. Aufl.). Berlin: Springer.

Thomae, Hans (1968). *Das Individuum und seine Welt.* Göttingen: Hogrefe.

Tugendhat, Ernst (2007). *Anthropologie statt Metaphysik.* München: Beck.

Utsch, Michael (1998). *Religionspsychologie. Voraussetzungen, Grundlagen. Forschungsüberblick.* Stuttgart: Kohlhammer.

Walach, Harald (2007). Mind – Body – Spirituality. *Mind and Matter, 5,* 215-240.

Walach, Harald (2010). *Psychologie. Wissenschaftstheorie, philosophische Grundlagen und Geschichte.* (2. Aufl.). Stuttgart: Kohlhammer.

Waldfogel, Shimon, Wolpe, Paul R. & Shmuely, Yochi (1992). Religious Training and Religiosity in Psychiatry Residency Programs. *Academic Psychiatry 22,* 29-35.

Weaver, Andrew J., Kline, Amy E. & Samford, Judith A. (1998). Is religion taboo in psychology? A systematic analysis of research on religion in seven major American Psychological Association journals: 1991-1994. *Journal of Psychology and Christianity, 17*(3), 220-232.

Wehner, Ernst G. (Hrsg.). (1992). *Psychologie in Selbstdarstellungen.* Band 3. Bern: Huber.

Wider, Kornelia (1994). *Diagnostisch-therapeutische Strategien in Abhängigkeit von der Einstellung zum Leib-Seele-Problem.* Unveröffentlichte. Diplomarbeit. Universität Freiburg i. Br.: Psychologisches Institut.

Worthington, Everett L., Jr. & Aten, Jamie D. (2009). Psychotherapy with religious and spiritual clients: An introduction. *Journal of Clinical Psychology, 65(2),* 123-130.

Wrightsman, Lawrence S. (1992). *Assumptions about human nature* (2nd ed.). Newbury Park Ca.: Sage.

ZA (Zentralarchiv für Empirische Sozialforschung) und ZUMA (Zentrum für Umfragen, Methoden und Analysen). (2003). *ALLBUS 2002* (ZA-Studien-Nr. 3700), elektronisches Codebuch, Köln: Zentralarchiv.

ZA (Zentralarchiv für Empirische Sozialforschung) und ZUMA (Zentrum für Umfragen, Methoden und Analysen). (2005). *ALLBUS 2004* (ZA-Studien-Nr. 3762), elektronisches Codebuch, Köln: Zentralarchiv.

Zitterbarth, Walter (1992). Was sind – wie entstehen – wozu führen Menschenbilder? In: Hans Lieb & Rainer Lutz (Hrsg.). (1992). *Verhaltenstherapie. Ihre Entwicklung – ihr Menschenbild* (S. 142-148). Göttingen: Verlag für Angewandte Psychologie.

Zwingmann, Christian & Moosbrugger, Helfried (Hrsg.). (2004). *Religiosität: Messverfahren und Studien zu Gesundheit und Lebensbewältigung. Neue Beiträge zur Religionspsychologie.* Münster: Waxmann.

Zwingmann, Christian, Moosbrugger, Helfried & Frank, Dirk (2004). Der gemeinsame Glaube der Christen. Empirische Analysen zum Apostolischen Glaubensbekenntnis. In: Chistian Zwingmann & Helfried Moosbrugger (Hrsg.). *Religiosität: Messverfahren und Studien zu Gesundheit und Lebensbewältigung. Neue Beiträge zur Religionspsychologie* (S. 108-130). Münster: Waxmann.

Jürgen Kriz

Menschenbilder in der Psychotherapie – eine schulenübergreifende Perspektive auf grundlegende Aspekte psychotherapeutischer Diskurse

1. Die Vielfalt der Menschenbilder als Ausdruck demokratischer Pluralität

Die Frage nach den Menschenbildern in der Psychotherapie ergibt sich aus der Erfahrung, dass in den Diskursen in der und über die Psychotherapie divergierende Positionen darüber vertreten werden, was eigentlich als *wesentlich* anzusehen ist. Diese Kontroversen betreffen sowohl die Art des Handelns von Therapeuten als auch die zu erreichenden Ziele - darüber hinaus aber auch die Inhalte und Strukturen der Begründungen für beides sowie die Art, wie evidentes Wissen über die psychotherapeutischen Prozesse gewonnen werden kann.

Auf den ersten Blick mag diese Heterogenität verwundern oder unbefriedigend erscheinen, da man sich vielleicht eine bessere wissenschaftliche Fundierung wünscht, die Aufklärung darüber geben könnte, welche Vorgehensweisen, Ziele, Begründungen und Forschungsansätze denn nun richtig wären und daher allgemein verbindlich festgelegt werden könnten. Spätestens auf den zweiten Blick aber wird deutlich, dass die Heterogenität dieser Perspektiven auf das psychotherapeutische Geschehen als eine Widerspiegelung der Heterogenität von Lebensweisen sowohl seitens der Behandler als auch der Behandelten zu sehen ist. Da Psychotherapie in die (Er)-Lebens- und Verhaltensweisen von Menschen verändernd eingreift, sieht sie sich unmittelbar mit der Vielfalt an Lebensgeschichten, Gewohnheiten, Vorlieben, Werten, und Lebenszielen konfrontiert, welche unsere modernen pluralistischen Gesellschaften auszeichnen, und welche durch implizite und explizite Antworten auf die Frage: „wie wollen wir leben?" bestimmt sind. Diese Vielfalt der Perspektiven wird aber in demokratischen Gesellschaften nicht als Bedrohung oder unerwünschte Abweichungen vom Durchschnitt begriffen (sofern sie mit den Grundkonsensen der Gesellschaft nicht in Widerspruch stehen) – nicht einmal als ein Nachteil, der in einem noch mangelhaften Stand wissenschaftlicher Forschung begründet wäre.
Vielmehr werden die beträchtlichen Unterschiede der Werte als positive Leistung einer Gesellschaft und damit als etwas Erhaltenswertes oder gar Förderungswürdiges gesehen. Und es besteht weitgehend Konsens darin, dass eine Gesellschaftsform, in der die eben skizzierte Vielfalt der Lebensweisen und „Weltzugänge" ideologisch gleichgeschaltet wäre, keineswegs anzustreben sei sondern dahingehende Tendenzen eher zu bekämpfen wären. Entsprechend gibt es im breiten Spektrum psychotherapeutischer Ansätze (bzw. „Verfahren" oder „Schulen") – und auch jeweils innerhalb der drei Subgruppen von Patienten, Therapeuten und Psychotherapieforschern – recht unterschiedliche Vorstellungen darüber, wie das *leidvolle Geschehen* und dessen *Veränderung* bei jenen Menschen, die um Psychotherapie nachfragen, verstanden und beschrieben werden kann. Dies ist verbunden mit unterschiedlichen Konzepten über den *Zustand* eines Patienten sowie über die *Entwicklung*, die zu diesem Zustand geführt hat. Auch wenn die konkreten *Vorgehens-*

weisen von Psychotherapeuten unterschiedlicher Richtungen zu einem beachtlichen Anteil erstaunliche Ähnlichkeiten und Überschneidungen aufweisen – zumindest bei oberflächlicher Betrachtung – unterscheiden sich die *Konzepte* und theoretischen *Begründungen* für diese Vorgehensweisen (und damit auch die Details und Kontexte der Durchführung) essentiell.

Die damit zusammenhängenden Teilfragen für Praxis und Forschung lassen sich eigentlich nur dann angemessen erörtern, wenn dabei die zugrundeliegenden Unterschiede in den Auffassungen darüber, was als „wesentlich" angesehen werden muss (und was, andererseits, als eher peripher oder irrelevant für diese Fragen vernachlässigt werde kann) nicht ausgeblendet werden. Dennoch findet derzeit eine Position starken Zulauf, welche diese Fragen für irrelevant erklärt und in szientistischer Manier nach dem Vorbild der Virologen, wo Viren unabhängig vom Träger „Mensch" mit einer bestimmten Substanz bekämpft werden, den Problemfokus quasi auf das Reagenzglas im Labor einzustellen versucht. Auch wenn man dabei nicht solchen Theorien folgt, dass Schizophrenie oder manisch-depressive Störungen auf Befall durch Mikroorganismen zurückführbar wären – wie z.B. der Virologe *Fuller Torrey* (2002, 2005) mit bemerkenswert breiter Resonanz in der Fachwelt postuliert – kommt bei der Redeweise, dass „psychotherapeutische Methoden" zur effektiven Behandlung von „Störungen" eingesetzt werden, der Mensch weder als Therapeut noch als Patient vor. Doch so, wie es z.B. die „leere Menge" gibt, hat eine Psychotherapie ohne den Menschen (bzw. nur als biopsychisches Grundmaterial für Störungen einerseits und als biopsychisches Funktionselement zum Ausführen von Manualen andererseits) eben auch ein Bild vom Menschen – nämlich, dass der Mensch jenseits seiner Funktionen als eine Art Ganzheit weitgehend irrelevant sei (zumindest für die zu behandelnden Fragen).

Bis auf die letztere Position spielen Ausführungen zum Menschbild aber in allen Darstellungen psychotherapeutischer Ansätze eine bedeutsame Rolle. Die Gemeinsamkeiten und Unterschiede werden besonders in Übersichtwerken deutlich - explizit z.B. bei *Petzold* (1994), wo das Menschenbild jeweils ein Gliederungspunkt in der Darstellung des Ansatzes ist, oder implizit bei *Kriz* (2007), wo das Menschenbild sich in den Grundkonzepten und –prinzipien des Ansatzes widerspiegelt. Entsprechend finden sich auch in diesem Band zu zentralen psychotherapeutischen Ansätzen recht ausführliche Darstellungen der zugrundeliegenden Menschenbilder.

Im vorliegenden Beitrag wird allerdings versucht, eine grundsätzlichere Perspektive einzunehmen, bei der schulenübergreifend dem Verhältnis von Menschenbildern in der Psychotherapie zu den Menschen- und Weltbildern in unserer Kultur (besonders der Alltagswelt) nachgegangen wird. Die Bedeutsamkeiten, ja die genaueren Konturen, der in den spezifischen psychotherapeutischen Schulen entwickelten Menschbilder – die in weiteren Kapiteln dieses Bandes dargestellt sind - werden m. E. erst deutlich, wenn diese als Figuren gegen den Hintergrund der allgemeinen Menschen- und Weltbilder betrachtet und herausgehoben werden können. Dabei soll aber nicht eine so allgemeine Perspektive eingenommen werden, wie sie beispielsweise *Fahrenberg* (2004, 2006, 2007) in empirischen Erhebungen zum Menschbild von Studierenden oder gar bei weiteren Gruppen vorgenommen hat. Dort geht es u.a. um Annahmen und Überzeugungen bezüglich Fragen zum Leib-Seele-Problem, zu Willensfreiheit bzw. Determiniertheit, oder zum Glauben an Gott. In Einschränkung dazu soll hier der Fokus auf Annahmen und Überzeugungen bezüglich der o. a. Fragen, nämlich bezogen auf den Umgang mit Menschen, beschränkt bleiben – auf Fragen also, die für psychotherapeutisches Handeln und dessen Grundprinzipien bedeutsam sind und die Diskurse durchziehen. Denn neben dem „Unbehagen in der Kultur" (Freud, 1930) ist das Behagen an der Kultur, an den von ihr bevorzugt als universell gültig geglaubten Prinzipien, erstaunlich (um nicht zu sagen: erschreckend) hoch.

2. Welches Bild von ihrer Beziehung zum Menschen zeichnet die Psychotherapie?

2.1 Vom Menschenbild zum Bild der Beziehung „Mensch-Welt"

Als Ausgangspunkt und zur weiteren Orientierung soll ein sehr prägnantes Zitat des Physikers *Werner Heisenberg* (1955) dienen – es handelt sich um eine Beschreibung des methodologischen Wandels im Weltverständnis des Menschen, die *Heisenberg* bereits vor über 50 Jahren auf einem internationalen Philosophenkongress wie folgt gekennzeichnet hat:

„*Wenn von einem Naturbild der exakten Naturwissenschaften in unserer Zeit gesprochen werden kann, so handelt es sich eigentlich nicht mehr um ein Bild der Natur, sondern um ein Bild unserer Beziehung zur Natur.*"

Zumindest die Naturwissenschaften haben sich von ihrem Objektivitäts-Mythos längst verabschiedet. Statt des Glaubens, man könne Fakten und „die Welt" so erkennen, wie sie „wirklich" sind, mussten Naturwissenschaftler anerkennen, dass die Art der Beziehung zur Welt, manifestiert in der notwendig selektiven und intentionalen Weise Fragen zu stellen, letztlich die Fakten und das „Bild der Welt" bestimmen. Naturwissenschaftler haben also gelernt, dass sie nicht umhin kommen, sich im Rekurs auf die Gemeinschaft (auch: die Scientific Community) der Verantwortung für ihre Art zu fragen, für ihre damit verbundenen Entscheidungen und das daraus resultierende Weltbild stellen zu müssen – und dass es erkenntnis- und wissenschaftstheoretisch nicht möglich ist, sich auf eine von dieser menschlichen Intentionalität unabhängige, rein objektive, Faktenlage zu berufen.

Angesichts dieses grundlegenden methodologischen Wandels der Naturwissenschaften – nämlich von der Maßlosigkeit des 19. Jahrhunderts zur Bescheidenheit des 20 Jahrhunderts und der Einsicht in die Grenzen der Erkenntnisobjektivität – sind manche Ansprüche in den Psychotherapie-Debatten erstaunlich. Obwohl sich die der Psychotherapie zugrunde liegenden Wissenschaften, Psychologie und Medizin, gerne an den Naturwissenschaften orientieren oder sich gar als solche ausgeben, stehen Aussagen, dass man „objektiv feststellen" wolle, was „tatsächlich" wirke, in recht ungutem Kontrast zur Bescheidenheit der modernen Physik.

Solange die Psychotherapie nicht begründen kann, auf welche Weise sie meint, zu einer beziehungs-unabhägigeren Realität durchdringen zu können, als es den Naturwissenschaften möglich ist, muss sie sich der Diskussion stellen, welche Beziehung sie zu Phänomenen wie „Krankheit", „Gesundheit", „Heilung", „Therapie" etc. einnimmt. Die damit verbundenen Fragen können nicht über die Wahl von statistischen Parametern oder Items an eine scheinbar „objektive Methodik" delegiert und auf diese Weise entschieden werden; sondern es ist nur möglich, nach den Entscheidungen dann die Parameter und Items entsprechend zu entwickeln. Die Entscheidungen selbst sind aber durch keine methodischen Tricks dem multiperspektivischen Diskurs entziehbar. Und der Verantwortung für bestimmte Entscheidungen kann man sich nicht dadurch entledigen, dass man sich auf die vermeintlich objektive Berechnung vermeintlich objektiver Parameter beruft.

2.2 Menschenbilder als doppelte Reflexivität in der Psychotherapie

Bei genauerer Betrachtung stellt sich der von *Heisenberg* für die Naturwissenschaften charakterisierte Aspekt der Beziehung des Menschen (auch des Forschers) zu seinem Gegenstand für den Bereich der Psychotherapie aber noch viel radikaler. Denn es geht in der Psychotherapie in *mehrfacher* Hinsicht um die Beziehung von Menschen zu den Phänomenen ihrer Welt:

Zum einen gehen alle Richtungen der Psychotherapie davon aus, dass sich in den Symptomen der Patienten mannigfaltige Beziehungen widerspiegeln. Leidvoll ist dabei vor allem die Art der Beziehung zur „Welt", zu anderen Menschen und zu sich selbst – als drei analytisch unterschiedene aber meist untrennbar miteinander verbundene Aspekte in der Art des Lebens und Erlebens. Selbst die Entscheidung, einen als isoliert empfundenen „Tic", wie z.B. das Augenbrauenhochziehen, „wegkonditionieren" zu lassen, kommt nicht ohne zumindest implizite Stellungnahme zu Lerngeschichten und zu Bedeutungskontexten aus.

Zum anderen wird heute von allen Richtungen der Psychotherapie eingeräumt, dass die Beziehung zwischen Therapeut und Patient einen wichtigen Anteil an den Veränderungsprozessen hat – auch wenn dieser Anteil selbst, und was genau mit „therapeutischer Beziehung" gemeint ist, von den einzelnen Ansätzen sehr unterschiedlich gesehen wird. Globale Aussagen wie etwa: „65% der Varianz gehen auf die therapeutische Beziehung zurück", könnten sich daher bestenfalls auf eine bestimmte Untersuchung (oder ein Set von Untersuchungen) beziehen: Je nachdem welche Ansätze, welche Therapeuten, welche Patienten etc. jeweils einbezogen werden, dürfte man hier zu sehr unterschiedlichen Aussagen kommen.

Bei aller Heterogenität lässt sich aber festhalten, dass die Menschenbilder der unterschiedlichen psychotherapeutischen Ansätze nicht nur *Bilder der Beziehungen* zum Menschen (und zur Welt) sind, sondern dass diese Bilder in hohem Ausmaß selbst wieder Bilder abbilden: nämlich erstens die Bilder der Beziehungen, die Patienten zu sich selbst, zu anderen Menschen und, allgemeiner, zur Welt haben - was sich auch in den Symptomen ausdrückt; und zweitens die Bilder der Therapeuten, was die Beziehungen zu Patienten für sie bedeutet und wie sie solche Beziehungen aufnehmen und gestalten wollen bzw. können. Anders ausgedrückt: die „theoretischen Landkarten" der Naturwissenschaftler sind (beziehungsabhängige) Bilder der Natur, die „theoretischen Landkarten" der Psychotherapiewissenschaftler sind aber (beziehungsabhängige) Bilder von Bildern, die Menschen als Patienten oder als Therapeuten über ihre Beziehungen haben.

2.3 Pathologie der Wissenschaft von der Psychotherapie

Man kann diese doppelte Reflexivität der Mensch-Welt-Beziehung, der sich die Psychotherapie grundsätzlich zu stellen hat, auch andersherum betrachten – d.h. nicht nur betonen, dass die Menschenbilder der Psychotherapie-Richtungen zu einem hohen Anteil Menschbilder ihrer Patienten zum Gegenstand haben, sondern zunächst mit diesen Menschbildern beginnen. Diese sind, so beschreiben wir Patienten, leidvoll symptomatisch – ohne dass wir hier auf die Details und Differenzierungen dieses Leids eingehen müssen. Da aber anerkanntermaßen zwischen Patienten und nicht-Patienten (einschließlich Wissenschaftlern und Schulengründern) bestenfalls ein gradueller aber kein prinzipieller Unterschied besteht, liegt es nahe, auch nach den Symptomen zu fragen, die sich in den Menschbildern der Psychotherapie – und damit z.B. in den wissenschaftlichen Psychotherapie-Debatten – widerspiegeln. Diese Frage ist keineswegs neu. Vielmehr ist sie z.B. von *Maslow* (1957) besonders gründlich diskutiert worden (aus anderer Perspektive auch von *Kriz* 1998): In seiner „Psychologie der Wissenschaft" hat *Maslow* z.B. ein Kapitel mit dem Titel: „Die Pathologie der Erkenntnis: Angstmildernde Mechanismen der Erkenntnis" überschrieben; in einem anderen Kapitel eine Liste von 21 „krankhaften", „primär angstbedingten" Formen im Bedürfnis, „Erkenntnisse zu gewinnen, zu wissen und zu verstehen", zusammengestellt. Ein weiteres Kapitel lässt er mit den zusammenfassenden Sätzen beginnen: „Wissenschaft kann demnach der Abwehr dienen. Sie kann primär eine Sicherheits-Philosophie sein, ein Absicherungssystem, ein kompliziertes Mittel, Angst zu vermeiden..." (*Maslow* 1977, S.57).

Dies klingt provokativ. Wenn man allerdings betrachtet, mit welchem Eifer und mit welchen unredlichen Mitteln gegenwärtig im deutschen Gesundheitssystem beispielsweise humanistische Psychotherapien bekämpft und von einem fairen Wettstreit ausgeschlossen werden, liegt das Motiv der „Angstabwehr" nicht fern. Auch die starken Bemühungen, Entscheidungen im Bereich von Psychotherapie nicht nur möglichst evident wissenschaftlich und empirisch zu fundieren – was nur begrüßt werden kann – sondern diese komplexen Entscheidungen möglichst weitgehend einem operationalen Algorithmus zu überantworten, schafft eine Scheinobjektivität, Scheinwissenschaftlichkeit und Scheinsicherheit die eigentlich nur als missglückter Versuch verstanden werden kann, sich der eigenen Verantwortung für das Handeln zu entkleiden und diese Verantwortung auf das Bewertungs-„Verfahren" zu verschieben. Denn natürlich stecken in den Regeln und Rechenalgorithmen letztlich Wertungen, die nicht objektiv sondern nur intersubjektiv begründet werden können. Gerade einer solchen diskursiven Auseinandersetzung und rationalen Kritik wird der Bewertungsprozess aber dann entzogen, wenn nur noch auf operationale und formalisierte Bewertungsalgorithmen verwiesen wird, die im zu prüfenden Einzelfall die Expertise der Prüfer weitgehend überflüssig machen. Schlimmer noch: indem ein solches Vorgehen als „wissenschaftlich" ausgegeben wird, wird das kritische Potential von Wissenschaft – nämlich Selbstverständlichkeiten immer wieder kritisch zu hinterfragen und

Denkräume ständig zu erweitern – in ihr Gegenteil pervertiert: Auf der Basis gefundener oder einmal konsentierter „Wahrheiten" wird versucht, die Grenzen bisheriger Denk- und Handlungsräume zu verengen oder zumindest festzuschreiben und abzusichern. Die Aufgabe von Wissenschaftlern droht damit von Anstiftern für innovativ-kritisches Denken zu Verfassern und Bewahrern von Handbüchern für eine Art „Wahrheitspolizei" zu degenerieren. Dies aber kann schwerlich als Zeichen von Expertise oder Souveränität verstanden werden, sondern ist eher von der Angst bestimmt, nichts „falsch" zu machen und möglichst unangreifbar zu werden.

Daraus ergäbe sich eigentlich die psychotherapeutische Forderung (in der Diktion *Maslows*), die Beteiligten an diesem Prozedere einer wissenschaftlich verbrämten Angstabwehr zunächst einmal zu „ent-ängstigen", damit sich das kritisch-innovative Potential von Wissenschaft wieder zu entfalten vermag. Dies kann allerdings nur als Gedankenspiel gemeint sein, da wir – gottlob – einerseits keine Zwangs-Therapie verordnen wollen und können und andererseits bei den Akteuren selbst meist kein Leidensdruck besteht. Vielmehr leiden, wie in vielen anderen Bereichen unserer Gesellschaft auch – etwa dort, wo die soziopathischen Symptome mancher Spitzenmanager als besondere Qualitäten belobigt werden – vorwiegend die anderen, deren Existenz bedroht ist.

2.4 Gesellschaftliche Weltbilder als Basis

Allerdings – so lässt sich eine grundlegende psychotherapeutische Erkenntnis ausdrücken – ist niemand allein „krank". Da heißt, die Symptome sind immer in größeren und insbesondere auch sozialen Zusammenhängen zu sehen. Dies gilt sicher auch für die eben problematisierten Aspekte einer symptomatische Beziehung der Psychotherapie zu ihrem Gegenstand. Denn die Menschenbilder in der Psychotherapie sind in hohem Maße beeinflusst von den Bildern über die Welt (bzw. von den Bildern der Beziehung des Menschen zur Welt) in unserer Kultur. Und hierfür ist insbesondere die gewaltige Entwicklung der technologischen Wirkungs-, Veränderungs- und Nutzungsmöglichkeiten auf der Basis der Naturwissenschaften des 16.-19. Jahrhunderts sehr bedeutsam. Die Entwicklung und Beherrschung von Maschinen, die immer differenzierter, komplizierter und komplexer wurden, und die entdeckende Beschreibung von zugrundeliegenden Wirkmechanismen übte auf die Menschen unserer Kultur eine so ungeheure Faszination aus, dass diese Einsichten sich vielfach (besonders am Ende des 19. Jahrhunderts) zu der Hybris verengten, dass diese Zusammenhänge und Wirkprinzipien universelle Geltung hätten – also letztlich und prinzipiell auch auf die lebende Mitwelt und den Menschen anwendbar wären. Zumindest die bio-somatischen Vorgänge der Lebewesen wären – so glaubte man in inadäquater Generalisierung eines zu eng gefassten Verständnisses von *Descartes* „res extensa" – so verstehbar und behandelbar, wie die Mechanik von Maschinen. Sogar wesentliche Bereiche von psychischen und sozialen Vorgängen wurden nicht etwa als Teile des „res cogitans" gesehen, sondern als funktionalisierte Aspekte des „res extensa" – etwa mit der Doktrin (z.B. *Griesinger* 1845), dass allen psychischen Störungen eine somatische Ursache (Krankheit des Gehirns) zugrunde liege und diese für die Heilung zu finden sei. So wie eben auch „verrücktes Verhalten" von Maschinen auf Störungen ihrer Funktion und diese wiederum auf rein materiellen Prozessen beruhen.

Dennoch war schon im 19. Jahrhundert manchen – und heute wohl fast allen – klar, dass zwischen dem Reparieren einer gestörten oder defekten Maschine und der psychotherapeutischen Intervention bei Patienten ein essentieller Unterschied besteht (ausführlich in *Kriz* 2006). Die Prinzipien allerdings – und die diesen Prinzipien zugrundeliegende Metaphern – von Veränderung oder auch nicht-Veränderung sind sowohl im Verständnis der Patienten als auch der Therapeuten allzu oft sehr nahe an den Prinzipien einer klassisch-mechanistischen Naturwissenschaft. Der radikale Wandel im Verständnis von Veränderungs- und Entwicklungsprinzipien in den modernen Naturwissenschaften, vor allem im Kontext der System- und Selbstorganisationstheorien, hat weder Medizin und Psychologie (als Grundlagenwissenschaften der Psychotherapie) in einem so bedeutsamen Ausmaß erreicht, dass die Denk- und Erklärungsmodelle sich wesentlich gewandelt hätten. Noch weniger ist diese neue Sichtweise in das „Alltagsverständnis" der Bevölkerung allgemein – aus der ja eher die Patienten stammen – übergegangen.

3. Mainstream-Mythen über die „Welt" und ihre Einflüsse auf die Vorstellungen von Psychotherapie

Das Welt- und Menschenbild, das die „Normalbevölkerung" einschließlich Patienten überwiegend vertritt, und das eng mit den Vorstellungen über Veränderung und Entwicklung zusammenhängt, ist ebenso wie das Menschbild in der Psychotherapie grundlegend von folgenden „Mythen" (*Kriz* 1999) beeinflusst (wobei sich die einzelnen Richtungen der Psychotherapie unterschiedlich schwer damit tun, sich vom Einfluss dieser Mythen zu befreien – siehe dazu mit unterschiedlicher Perspektive auch: *Petzold & Orth* 1999):

1.) Objektivitäts-Mythos: Dieser Glaube, dass man Fakten und „die Welt" so erkennen könne, wie sie „wirklich" sind, wurde bereits oben anhand des *Heisenberg*-Zitates eingehend problematisiert. Aber: Nicht die Dinge selbst, sondern unsere Meinung von den Dingen ist es, was uns beruhigt oder beunruhigt! Diese sinngemäß bereits vom stoischen Philosophen *Epiktet* vor fast zwei Jahrtausenden formulierte Einsicht wird eigentlich von allen Ansätzen der Psychotherapie geteilt – von der Psychoanalyse über die kognitive Verhaltenstherapie bis hin zu den humanistischen und systemischen Ansätzen (Patienten sind davon hingegen keineswegs alle überzeugt!). Gleichwohl belegen nicht nur die „evidenzbasierten Medizin"-Regeln – in ihrer typischerweise inadäquat rigiden Auslegung und Anwendung auf die Psychotherapie - und die Idee, dass man Evidenz eigentlich nur über randomisierte, kontrollierte Experimentalstudien gewinnen könne, den weitgehend ungebrochenen Glauben an den Objektivitäts-Mythos. Vielmehr sind auch die Psychotherapie-Diskurse immer noch erheblich von der Sehnsucht nach objektiven Fundierungen durchzogen – statt eines narrativ-interaktiven Aushandelns von Bedeutungen. Dafür ist m. E. der gegenwärtig sehr starke Hang, psychische Phänomene auf Neuroprozesse zu reduzieren, als ein Beleg zu sehen (womit nicht die Neurowissenschaften als wichtige *Grundlage* in Zweifel gezogen werden sollen, sondern der Versuch, psychischo-soziale Prozesse und ihre analytische wie empirische Erforschung durch Neurowissenschaften zu *substituieren*).

2.) Analyse- und- Synthese- Mythos: Gemeint ist der Glaube, dass durch die analytische Zerlegung eines Systems, durch die Erforschung der so zergliederten Teile und dann wieder durch deren synthetische Zusammenfügung in jedem Fall ein Ganzes untersucht werden kann. Dies hat sich als Trugschluss erwiesen (und damit auch die unbedingte Suche nach „Wirkfaktoren"). Rückkopplungen zwischen Systemteilen – eine essentielle Eigenschaft lebender Systeme – können zu Eigenschaften führen, die nicht aus den Teilen erklärbar sind (was z.B. auch schon die Gestaltpsychologie betonte). Nur dann, wenn Teile artifiziell rückkopplungsfrei gehalten werden können, lassen sich diese nicht-linearen Einflüsse vermeiden bzw. können vernachlässigt werden – dies ist aber für lebende Systeme extrem untypisch.

3.) Homogenitäts-Mythos: Die in der Psychotherapie-Debatte so hochstilisierte Frage, ob ein bestimmtes Verfahren „A" wirksam sei, setzt einen Pharma-Mythos über die Homogenität therapeutischen Handelns seitens einer bestimmten Richtung „A" voraus. Bereits materielle Systeme mit nicht-linearen Rückkopplungen können aber typischerweise qualitative Sprünge in ihrer Entwicklung aufweisen. Das klassische Prinzip „natura non facit saltus" (die Natur mache keine Sprünge), hat sich also *allgemein* als Trugschluss erwiesen. Ursache-Wirkungs-Verläufe sind damit ebenfalls keineswegs homogen (größere Ursachen führen keineswegs immer zu größeren Wirkungen). Die „Geschichte" selbst einfacher physikalischer und chemischer Systeme muss wesentlich berücksichtigt werden. Die Berücksichtigung dieser Erkenntnis in der Psychotherapie würde z.B. erheblichere Zweifel an manualisiertem Vorgehen aufwerfen, als sie derzeit geäußert werden.

Die Homogenisierbarkeit ist gemeinsam mit dem Analyse-und-Synthese-Prinzip zugleich eine wichtige Voraussetzung für wichtige Aspekte abendländischer Kontrolltechnologie, die unterstellt, dass Ordnung nur durch äußere ordnende Eingriffe hergestellt werden könne (weshalb z.B. ***Kontroll***verlust ein wichtigeres Thema in der klinischen Psychologie zu sein scheint als ***Vertrauens***verlust). Dabei wird eine Ganzheit ihrer Eigenstruktur entkleidet, in homogene Teile zerlegt, diese analysiert und dann zu einem Ganzen synthetisch (und nach der designhaften Schöpfungsidee des Menschen) neu zusammengefügt. Aus zermahlenen Steinen wird beliebig formbarer Beton, aus gewachsenem Holz werden Hartfaserplatten, aus Fleisch wird das „Formfleisch". Entsprechend diesen Prinzipien wird das Ziel verfolgt, aus den historisch gewachsenen Psychotherapierichtungen, welche ja unterschiedliche Lebenszugänge repräsentieren, eine einheitliche Therapie aus „Wirkfaktoren" oder zumindest symptom-optimierten „Techniken" zu synthetisieren.

4.) Design-Mythos: „Verum et factum conventur" (Wahr-sein und Hergestellt-sein ist dasselbe - das von *Vico* 1710 eingeführte Verdikt, das über Jahrhunderte das „Credo" abendländischer Wissenschaft war) musste zugunsten der Erkenntnis verworfen werden, dass selbstorganisierte Systeme zwar verändert werden können, aber nur entsprechend den *inhärenten* Strukturmöglichkeiten. Wieder müssen beispielsweise Physiker und Chemiker einfachen, „toten" Systemen mehr typische Eigenart zugestehen, die sich jeder designhaften Veränderung widersetzt, und die es durch Umgebungsbedingungen zu fördern (und nicht „herzustellen") gilt, als der behavioristische Mainstream noch vor kurzem dem Menschen theoretisch zubilligen wollte. Nebenbei: auch in diesem Aspekt liegt nochmals begründet, dass sich Therapeuten „der Richtung A“ nicht designhaft ausbilden lassen: Selbst weitgehend exakt Manuale vollstreckende Therapeuten wären immer noch Menschen mit spezifischen Eigenarten. Und da keine Richtung heute mehr die Bedeutung der therapeutischen Beziehung bestreitet, kommen hier andere Aspekte mit auf den Plan, die den Therapieverlauf beeinflussen, als es im Manual vorherbestimmbar wäre (jedenfalls ist mit „Beziehung“ gerade nicht eine „technische Vollstreckung“ gemeint).

5.) Genauigkeits-Mythos: Der Glaube, dass man nur genau genug messen müsse - oder genügend detaillierte Kenntnisse besitzen - um etwas genau vorhersagen zu können, war lange Zeit tief in der klassischen Wissenschaft verwurzelt. Mit dem Homogenitätsmythos zusammen bildete dies die Grundlage des Erfolges der Differentialrechnung in vielen technischen Anwendungsbereichen: Noch so komplizierte Verläufe lassen sich demnach letztlich, bei immer kleiner (genauer) werdenden Teilstücken durch gradlinige Übergänge annähern. Doch auch diese Ansicht hat sich - in dieser Allgemeinheit - durch die moderne Forschung als Mythos erwiesen: Bei rückgekoppelten Systemen ist mit Verläufen zu rechnen, bei denen selbst sehr einfache Prozesse im weiteren Verlauf unberechenbar werden. Auch diese Eigenschaften sind für lebende Systeme eher typisch - d.h. ihre Bedeutsamkeit und Wirksamkeit kann nur über artifizielle Ausklammerung der Rückkopplungen begrenzt werden. Die faktische (in Grenzen mögliche) Vohersagbarkeit und Stabilität solcher Systeme folgt nicht aus linearen Regressionen von Entwicklungen, sondern als Attraktoren nicht-linearer Systemdynamiken (genauer *Kriz* u.a. 1992, 1999, 2006) – und ihre mathematische, statistische und vor allem inhaltliche Behandlung ist in vielen Fällen fundamental unterschiedlich.

6.) Kausalitäts-Mythos: Natürlich wollen und sollen Therapeuten etwa bewirken - Kausalität ist also nicht einfach „aufgehoben“. Allerdings musste die klassische Vorstellung von Kausalität wesentlich modifiziert werden: Wie bereits genannt, können, je nach spezifischer Geschichte des Systems, kleine Ursachen zu großen Wirkungen führen (und umgekehrt), qualitative Sprünge können auftreten und Ordnung muss z.B. nicht dadurch hergestellt werden, dass Ordnung eingeführt wird. Stattdessen genügt es, recht unspezifische (aber nicht beliebige!) Umgebungsbedingungen zu gewährleisten, unter denen ein System eine seiner inhärenten Ordnungspoteniale selbst realisiert. „Aufgehoben“ ist also das Primat von lokaler Interventions-Kausalität - die z.B. zur Anwendung kommt, wenn man eine verbeulte Blechbüchse gezielt wieder ausbeulen will. Schon bei einem Wasserfall aber lässt sich eine unerwünschte Kaskaden-Struktur ebenso wenig lokal „ausbeulen“, wie eine Kerzenflamme (im Gegensatz zum Stummel) einem Design in Form eines Osterhasen angepasst werden kann. Genau dies eben sind die Unterschiede zwischen dynamischen und statischen Systemstrukturen. Prozesse des Lebens - einschließlich biologischer, medizinischer, psychischer und interaktioneller Aspekte - sind aber nur als dynamische Systeme angemessen zu beschreiben. Die Leitidee von Blechbüchsen-Interventionen als Reparatur einer Krankheit lassen sich nur unter extrem restringierten Bedingungen verwirklichen.

4. Mechanistisches versus systemisch-dynamisches Weltbild

Wenn man das mit diesen Mythen verbundene Weltbild hinsichtlich der Grundprinzipien von Veränderung bzw. Entwicklung auf seine Essenz reduziert, so lässt sich dies am „Verhalten“ einer Kiste auf einer ebenen Fläche veranschaulichen (Abb. 1):

Lokale Kausalität: Ursache-Wirkung sind hier in dem Sinne lokal verknüpft, dass die Wirkung genau dort eintritt, wo interveniert wird. Damit verbunden ist ein ***Determinismus:*** Was geschieht – d.h. wohin die Kiste in Abb. 1 geschoben wird - ist nur von der Kraft (Dosierung und Richtung) abhängig. Zufallseinflüsse spielen höchstens als Fehlervariable eine Rolle. Beides sind Aspekte von ***Kontrolle,*** da nämlich auf so etwas wie „Eigenverhalten“ oder „Eigenzustände“ der Kiste keine Rücksicht genommen werden muss, sondern man das Erwünschte über kontrollierte Interventionen auch erreichen kann. Das Prinzip der ***Homogenität*** unterstellt, dass alle Zustände prinzipiell gleich sind, denn es gibt keine ausgezeichneten Punkte in der Ebene, zu welchen man die Kiste besonders gut schieben kann. Dazu gehört auch ***Geschichtslosigkeit***: In Abb. 1 ist ganz gleich, wo sich die Kiste befindet oder wie sie dort hingekommen ist: die lineare Ursache-Wirkung gilt stets. (Ob von A nach B oder von B nach A: Es bewirkt stets die *gleiche* Arbeit eine *gleich* große Veränderung).

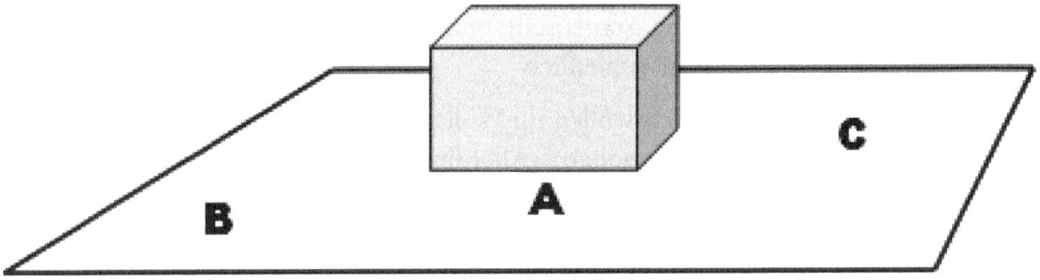

Abb. 1: Veranschaulichung des klassisch-mechanistischen Weltbildes: Eine Kiste auf einer ebenen Fläche

Liest man Lehrbücher über Psychotherapie einschließlich der theoretischen Beschreibungen von Veränderungen sorgfältig unter dieser Perspektive, so ist erstaunlich, in wie hohem Ausmaße dort diese Prinzipien wiederzufinden sind (*Kriz* 2003, 2006). Dies gilt selbst für Darstellungen im Bereich der humanistischen Psychotherapien, die explizit zu dem Ziel angetreten sind, eine Herangehensweise im Fokus zu haben, welche den Lebens- und Erlebensprozessen des Menschen möglichst gerecht wird. Mangels besser Erklärungsprinzipien wird oft auch dort ungewollt die Metaphorik dieser mechanistischen Denkweise übernommen – etwa wenn davon gesprochen (und geschrieben) wird, dass die Entwicklung das Patienten „blockiert“ oder „stecken geblieben“ sei, obwohl klar ist, dass weder über eine Autobremse oder einen Damm gesprochen wird, noch über einen Schlüssel, der in ein Schloss gesteckt wurde.

Dies zeigt eindringlich die starke Suggestivkraft dieser Wirkprinzipien aus einem mechanistischen Weltbild. Allerdings ist das kein Wunder, da wir überall den Errungenschaften dieser Technologie begegnen, die uns scheinbar die Richtigkeit dieser Prinzipien belegen. Selbst im Umgang mit komplizierten und komplexen Gebilden können wir unsere so aufbereitete Welt durch einfache mechanistische Betätigungen steuern – etwa das Gaspedal eines Autos durchdrücken, das „Licht" mit einem Schalter anknipsen, oder ähnlich einfache Schalter und Startknöpfe zur Inbetriebnahme von Waschmaschinen, Herdplatten, Aufzügen oder Fernsehern betätigen.

Für den Umgang mit lebenden Systemen und besonders dem Menschen ist nun aber typisch, dass auf ein bestimmtes Quantum an Interventionen lange Zeit fast nichts geschieht, dann aber, nach wenigen weiteren Schritten, plötzlich eine sprunghafte Veränderung einsetzt. Beispielsweise wird eine bestimmte Bewegung geübt und gelingt lange nur mäßig – doch plötzlich, mit wenigen weiteren Übungen, kann diese Bewegung weitgehend richtig und wiederholbar ausgeführt werden. Oder, im mentalen Bereich, wird ein komplexer Sachverhalt lange und mit immer weiteren Beispielen erläutert – man versteht fast nichts; doch plötzlich, als „Aha-Erlebnis", durchschaut man den Zusammenhang. Entwicklungsverläufe beim Menschen sind somit typischerweise durch nicht-lineare, qualitative Sprünge gekennzeichnet. Zudem zeigen solchen Entwicklungen oft eine Eigendynamik, die nicht beliebig plan- und steuerbar ist, sondern nur – relativ unspezifisch - gefördert oder behindert werden kann.

Wenn man daher versucht, den Menschen nicht nur mit klassisch-mechanistischen Modellen und Prinzipien zu (er)-fassen – wobei dann zu große Abweichungen als „Sonderheiten", „Fehler" oder noch zu beseitigende „Schwächen" interpretiert werden – bedarf es offenbar anderer Beschreibungs- und Erklärungs-Prinzipien. Diese liefert ein systemisch-dynamischer Ansatz, wie er in der interdisziplinären Systemforschung heute (trotz aller Detailunterschiede in den spezifischen Konzeptionen) allgemein üblich ist (s. *Kriz* 1992, 1999, 2006). Statt durch eine Kiste auf einer Ebene, wie in Abb. 1, die sich nur dann und genau dorthin bewegt, wenn und wohin sie planbar geschoben wird, lässt sich das Grundprinzip dieses Ansatzes durch Abb. 2 veranschaulichen: Eine Kugel rollt ständig den Zeitpfad von hinten (Vergangenheit) nach vorne (Zukunft) durch eine Landschaft, in der es etliche, aber nicht beliebige viele (oder gar homogene) Möglichkeiten (Täler) gibt. Die Struktur der Landschaft bleibt über die Zeit nicht konstant – denn es ist ja ein Prozess-Modell, bei dem die Kugel stets am Bewegen „in die Zukunft" ist – sondern repräsentiert Verformungen aufgrund von Feldkräften. So gibt es tiefe und langgestreckte (d.h.: langwährende) Täler, in denen die Kugel dann wahrscheinlich recht lange bleibt und flache (bzw. flach werdende) Abschnitte, wo der weitere Weg vergleichsweise viele Möglichkeiten zulässt, weil die genaue Bahn recht instabil verläuft und leicht von einem möglichen Pfad auf einen anderen gewechselt werden kann.

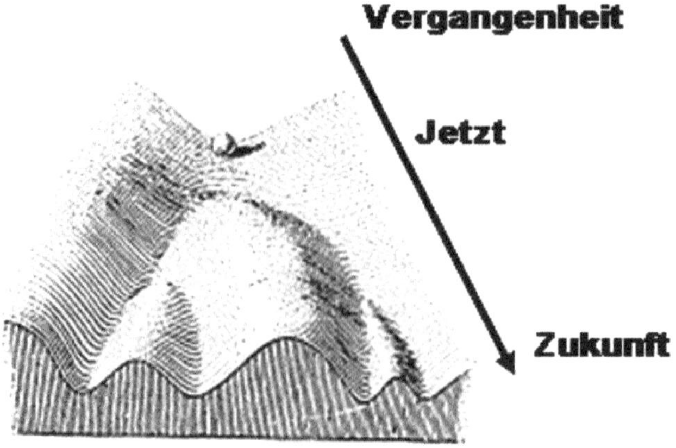

Abb. 2: Dynamisch-systemische Sichtweise von Entwicklung u. Veränderung.

Der gezeigte Querschnitt, unten in Abb. 2, stellt dabei die möglichen aktualisierbaren Systemzustände zu einem bestimmten Zeitpunkt dar, wobei insbesondere für die 4 Täler (in diesem Ausschnitt) eine große Wahrscheinlichkeit besteht, dass die Kugel ihren Weg dort nehmen wird. Und nachdem sie einmal in einem bestimmten Tal ist, wird sie auch nicht leicht wechseln – es handelt sich somit um eine dynamische Stabilität: Obwohl der Prozess natürlich ständig weitergeht (beim einzelnen Menschen beispielsweise erst mit dem Tod endet), ist für die Länge eines einmal gewählten Tales dieser Weg stabil (d.h. im Querschnitt verfolgt, würde es so aussehen, als würde sich nahezu nichts ändern). Allerdings werden durch vielerlei Einflüsse im weiteren Verlauf neue Täler gebildet und/oder das bisher durchlaufene Tal verflacht (dies repräsentiert verändernde Umgebungsbedingungen – etwa die sich konstellierenden Entwicklungsaufgaben im Leben eines Menschen, eines Paares, einer Familie oder einer Organisation).

Obwohl in diesem Rahmen auf Details nicht eingegangen werden kann (ausführlicher in *Kriz* 1992, 1999, 2004a, 2006), sollte deutlich geworden sein, dass diese Prinzipien – besonders die nicht-linearen Entwicklungsverläufe, die Bedeutsamkeit des bisherigen Weges (bzw. der Entwicklungsgeschichte), die Nicht-Homogenität möglicher Zustände sondern die Existenz ausgezeichneter inhärenter Möglichkeiten (entspricht den Bahnen in der Landschaft), welche sich der Beliebigkeit designhafter Veränderungen widersetzen, sowie die selbstregulative (bzw. selbstorganisierte) Adaptation an äußere Gegebenheiten (was etwas anderes ist, als eine äußere Ordnung ins System einzuführen) – weit mehr den Erfahrungen und Vorstellungen sehr vieler Therapeuten im Umgang mit Patienten entsprechen als die klassisch-mechanistischen Prinzipien.

Es ist allerdings ein Problem, dass psychotherapeutische Ansätze, die weniger klassisch-mechanistischen sondern eher systemisch-dynamischen Konzepten folgen, eben - gemessen am Alltagsverständnis - keine „einfachen" Konzepte sind und sich daher dem Zeitgeist plakativer Reduktionismen deutlich widersetzen. Dabei hat es die Psychotherapie besonders schwer: Denn in den modernen Naturwissenschaften sind zwar auch deren

„Absurditäten", „Widersprüche", „Ungereimtheiten" usw. im Verhältnis zum Alltagsverständnis meist nicht angemessen in üblicher Sprache zu vermitteln. Doch halten sich vor deren Beurteilung Laien meist ehrfurchtsvoll zurück.

Im Bereich der Psychotherapie aber glauben verständlicherweise z.B. auch Krankenkassenvertreter auf der Basis ihres Alltagsverständnisses nicht nur fundiert mitreden sondern letztlich auf dieser Basis „wissenschaftliche" Ureile sprechen zu können. Es ist nicht leicht, jemandem, der sich auf seinen „gesunden Menschenverstand" und das „selbstverständliche" Weltbild beruft, zu vermitteln, dass manche Therapiekonzepte auch dann (oder: gerade dann) „wissenschaftlich fundiert" und hoch „wirksam" sein können, wenn sie den doch scheinbar so bewährten Prinzipien klassischer Mechanik nicht in jedem Fall folgen.

5. Spezifische schulenübergreifende Grundfragen zum Menschenbild in der Psychotherapie

Das Spektrum an Menschenbildern in der Psychotherapie ist aber nicht nur durch die bisher problematisierte Inadäquatheit alltagsweltlicher Vorstellungen von der Universalität mechanistischer Wirkprinzipien beeinflusst. Sondern die Menschenbilder der Psychotherapie sind in einem Spannungsgeflecht von Positionen und Perspektiven eingebunden, die sich daraus ergeben, dass Psychotherapie mindestens unter drei Aspekten als eine „Grenzwissenschaft" gesehen werden muss – als eine Wissenschaft, die im Grenzbereich unterschiedlicher Anliegen und Vorgehensweisen angesiedelt ist, die jeweils mehr oder weniger berücksichtigt werden müssen. Das bedeutet, es sind keine Menschenbilder denkbar, die nicht explizit oder implizit auf folgenden Dimensionen Position beziehen (die allerdings nicht unabhängig voneinander sind -so ist beispielsweise eine „Natur"-wissenschaftliche Position in (b) üblicherweise mit der Perspektive der „3. Person" (a) gekoppelt):

5.1 Das Spannungsfeld „Innenwelt" versus „Außenwelt"

Man kann einerseits den Menschen hinsichtlich seiner biochemischen, neuronalen, verhaltensmäßigen Aspekte und deren Korrelate zu Reizkonfigurationen, seine Antworten auf Fragebögen und seine verbalen Aussagen, seine Berichte über Ängste, Ziele, Wertvorstellungen, vermutete logische Zusammenhänge, etc. betrachten. Obwohl hier bereits unterschiedliche Teilperspektiven aufgezählt wurden – ein streng behavioraler Ansatz würde zumindest die letzten beiden nicht berücksichtigen – bleibt es doch eine Sicht „von außen".

Im Unterschied dazu weiß jeder Mensch, dass seine Wahrnehmung von „Rot", seine erlebte „Angst", seine „Werte" etwas grundsätzlich Anderes bedeuten, als das, was sich in physiologischen Messungen, Antworten in Fragebögen oder auch in verbalen Berichten widerspiegelt. Seine erlebte Innenwelt bleibt letztlich privat, auch wenn er den (vermutlich überwiegenden) Teil jener Strukturen, mit denen er auf sich selbst und „die Welt" Bezug nimmt und sie symbolisiert, in bedeutsamen sozialen Beziehungen erworben und entfaltet hat. Auf der Basis eigener erlebter Innenwelten, angeborener (Affekte) und gelernter (Sprache) Kommunikationsmittel und gemeinsamer Kultur gelingt es, empathisch (einfühlend) und hermeneutisch (verstehend) etwas über die Innerwelt des Gegenüber zu erschließen. Aber es kann, bestenfalls, sinnvolle, bedeutsame, erlebensintensive und handlungsrelevante Interaktionen zwischen letztlich individuell-persönlichen Innenwelten geben.

Begriffe wie „Selbst", oder „Biographie" verweisen immer auf beide Pole dieser Innen-Außen-Differenz. Die Perspektive der „1. Person" („ich") und die der „3. Person" („er", „sie", „es") sind nicht gegenseitig ersetzbar. Ebenso wird mit „Coping" oder „Stress" zunehmend deutlich, dass beispielsweise außenweltliche Beschreibungen von Belastungsfaktoren empirisch und theoretisch nicht hinreichend sind, sondern notwendig innenweltliche, subjekt-bedeutsame Perspektiven mit einbezogen werden müssen. Ein der Psychotherapie angemessenes Bild vom Menschen muss daher doppelseitig sein und beide Perspektiven berücksichtigen.

5.2 Das Spannungsfeld „Natur" versus „Kultur"

„Die Natur erklären wir, das Seelenleben verstehen wir." Dieser 1894 formulierte und oft zitierte Satz von *Wilhelm Dilthey* weist auf einen bedeutsamen Perspektiven-Unterschied im alltäglichen wie wissenschaftlichen Umgang mit Phänomenen hin. Dies lässt sich anhand eines Beispiels weiter erhellen (nach *Slunecko u. Mayer* 1999):

Ein Forscher erblickt in einem ihm unbekannten Tal eine Ansammlung von verwitterten, eingekerbten Steinen und untersucht diese zunächst mit geologischen und anderen naturwissenschaftlichen Fragestellungen und Methoden, bis er plötzlich entdeckt, dass es sich um eine Formation aus Grabsteinen handelt und die Kerbungen offenbar Zeichen darstellen.

Damit geraten nun die *Intentionen* der menschlichen Handlungen in den Fokus: Nicht die *Ursachen* sondern die *Gründe* für die Kerbungen und die Steinformation sind nun wichtig. Was sollen diese *bedeuten* und *für wen* soll(t)en sie etwas bedeuten? Um dies zu erforschen muss versucht werden, Wissen über die Lebensumstände, die Geschichte, die Glaubenssysteme – kurz: die Kultur – dieser Menschen zu gewinnen (bzw. vorhandenes Wissen unter dieser Perspektive zusammenzustellen). „The place of values in a world of facts" heißt der markante Titel eines Werkes von *Wolfgang Köhler* (1938), das ebenfalls diesen Unterschied aufgreift.

Es dürfte kaum zu bestreiten sein, dass diese Kultur-Perspektive für die Psychotherapie sehr bedeutsam ist. Die Aussage eines Patienten ist selten als Naturvorgang zu fassen, den es objektiv *nomothetisch* (gesetzmäßig) zu erklären gilt, sondern als Kulturvorgang, der subjektiv und kommunikativ *idiographisch* (Eigentümliches, Einmaliges beschreibend) verstanden werden muss. Denn die Lebenswelt des Menschen ist stets erfüllt von Sinn und Bedeutungen. Bei diesen kann man nicht nach den *Ursachen* fragen, die etwas erklären könnten, sondern nur nach *Gründen*, die verstanden werden müssen. Zusätzlich treffen auch hier die o.a. Innen- und Außenperspektive aufeinander, da sich der Mensch selbst verstehen muss, als jemand, dessen persönliche (Auto)-Biographie hinreichend konsistent einer „Vergangenheit" bedarf und sich auf eine „Zukunft" hin entwerfen kann. Es ist berechtigt zu fragen: „Welche Eigenschaften, Defizite und Symptome hat jemand (oder: „ich selbst"), welche Leistungen und Verhaltensweisen werden (wie stark, wie oft, wann etc.) gezeigt?" Doch diese Perspektive unterscheidet sich von Fragen wie: „Als wen sehe ich mich, wer bin ich geworden, was will ich im Leben erreichen?" und dies wieder ist etwas anderes als das *Erleben*, verstanden zu werden, das *Erleben* von Geborgenheit oder das *Erleben* von Sinnlosigkeit.

Bekanntlich ist der Mensch sowohl in der frühen Entwicklung der Persönlichkeit und des Selbstbewusstseins als auch später zumindest in hinreichendem Maße auf das empathische Verstehen signifikanter Anderer angewiesen und die Realität baut sich bedeutsam aus den kulturellen Strukturen auf – wie schon die Sprache und ihre Entwicklung zeigt. Gleichzeitig aber sind Verstehens-, Bewusstseins-, Handlungs- und Sprachprozesse nicht nur allgemein in Naturvorgänge eingebettet, sondern auch spezifisch von diesen abhängig: Wird das Gehirn funktionsunfähig, so hört jedes psychische Geschehen auf; dies gilt in spezifischer Weise auch für ganz bestimmte, oft hoch spezialisierte neuronale und psychische Zusammenhänge bei Ausfällen und Leistungen (auch wenn die interindividuelle Plastizität und die interindividuelle Varianz der Befunde und Befindlichkeiten im Laufe der Forschung zunehmend höher eingeschätzt wird).

Ferner verändern Entwicklungsvorgänge oder die Zufuhr bestimmter Substanzen das subjektive Erleben und beobachtbares Handeln; das Gefühlsleben ist an die Funktion bestimmter Drüsen gebunden, etc. Alle diese somatischen Vorgänge lassen sich im Rahmen der Naturwissenschaft untersuchen und deren Perspektive lässt sich auf die Zusammenhänge zwischen somatischen und psychischen Vorgängen (durch Introspektion oder deren Äußerungen bei anderen) ausdehnen. Ferner lassen bestimmte Aspekte von Wirksamkeit – etwa Reduktion von spezifischen Symptomen, Erweiterung spezifischer Kompetenzen etc. – mit quantitativ-nomothetischer Methodik gut untersuchen. Allerdings ist dabei zu beachten, dass das, was unter „spezifisch" jeweils zu verstehen ist, wiederum von Sinn-, Wert- und Zielentscheidungen relativ zur jeweiligen Kultur und ihren (allgemeinen wie wissenschaftsspezifischen) Diskursen abhängt.

„Natur versus Kultur" ist somit ein prägnantes Kürzel für zwei unterschiedliche, besonders im Bereich der Psychotherapie eher komplementäre Perspektiven und Vorgehensweisen, wobei sich die eine nicht durch die jeweils andere ersetzen lässt. Es wäre daher z.B. auch in der Forschung unangemessen, nur eine der beiden zu berücksichtigen.

Es sei bemerkt, dass sich dieses Spannungsfeld in modifizierter Form auch in „der großen Psychotherapie-Debatte" (*Wampold* 2001) widerspiegelt, in der es um die Frage des Ausmaßes von spezifischen versus allgemeinen „Wirkfaktoren" in der Psychotherapie geht. *Wampold* setzt dabei insbesondere dem „medizinischen" ein „kontextuelles" Modell entgegen. Im medizinischen Modell geht es darum, dass vonseiten eines Klienten eine Funktionsstörung, Beschwerde oder ein Problem vorliegt, wofür auf eine psychologische Erklärung zurückgegriffen werden kann, die es ermöglicht einen Veränderungsmechanismus zu benennen. Hingegen geht es im kontextuellen Modell (in Weiterführung von *Frank* 1991) darum, dass recht unspezifische aber wirksame Einflüsse ausgehen von (a) der therapeutischen Beziehung, (b) dem heilenden Setting, (c) einer Begründung oder auch einem Mythos für die Erklärung der Symptome und (d) einem Ritual oder einer Prozedur mit aktiver Teilnahme des Patienten, um diese Symptome zu beseitigen.

Man ahnt, dass eine solche Sicht nicht nur den Aspekt der Kultur stark betont, sondern diese Kultur-Perspektive selbst nochmals stark relativiert und beispielsweise Vorgehensweisen wie dem Schamanismus zunächst einmal eine gleiche Berechtigung dafür einräumt, dass seine Wirksamkeit (oder Unwirksamkeit) einer seriösen Erforschung bedarf.

5.3 Das Spannungsfeld: mechanistisch - organismisch – potentiell selbstreflexiv

Ausgehend von früheren Arbeiten *Eckensbergers* (1979) haben *Eckensberger* u. *Keller* (1998) als Taxonomie der Modellvorstellungen in der Entwicklungspsychologie *drei* Perspektiven vorgeschlagen. Diese lassen sich in Bezug zur Psychotherapie fruchtbar verwenden, da grundlegende Prinzipien von Entwicklungs- und von Psychotherapie-Prozessen ähnlich diskutiert werden (wobei wir hier „Entwicklung" allgemeiner durch „Veränderung" ersetzen).

Die ***mechanistische Perspektive*** orientiert sich an der Maschinen-Methapher – es geht also um eine Sichtweise, von der einige Aspekte bereits oben ausführlich diskutiert wurden. *Eckensberger u. Keller* betonen hier besonders, dass „Veränderung" außerhalb des Subjekts liegt, unter Stimuluskontrolle steht, kausal erklärbar ist, weitgehend über Reiz-Reiz- oder Reiz-Reaktions-Kontingenzen bestimmt und in quantitativ fassbaren, kontinuierlich ändernden Größen beschrieben wird. Sie ist normativ neutral, d.h. aus dem Modell heraus lässt sich kein optimaler Endzustand ableiten. Stabilität scheint gegeben, Veränderung muss erklärt werden. *Eckensberger u. Keller* argumentieren darüber hinaus, dass diese Perspektive nicht nur typischerweise von den Lerntheorien eingenommen wird, sondern dass sie gegenwärtig durch die Verknüpfung der kognitiven Psychologie (soweit diese mit der Computermetapher arbeitet) und der modernen Hirnforschung belebt wird.

Die ***organismische Perspektive*** orientiert sich an der (sozio)biologischen Metapher einer phylogenetischen Entwicklung mit Adaption, Selektion und Mutation von Organismen. Veränderung liegt eher innerhalb des Subjekts, das in aktiver Interaktion mit der Umwelt über *Assimilation* (sich *die* Welt anpassen) und *Akkomodation* (sich *der* Welt anpassen) seine Strukturen (z.B. Schemata) ausbildet und modifiziert. Teile und Teilprozesse sind ganzheitlich miteinander vernetzt, woraus eine diskontinuierliche qualitative Transformation der Struktur folgen kann (entsprechende Entwicklungstheorien sind daher Stufentheorien). Veränderung findet zwar unter Anpassungsgesichtspunkten statt und lässt sich im Hinblick auf diese bewerten, ist aber nicht auf ein Entwicklungsziel ausgerichtet und daher normativ neutral. Es sei bemerkt, dass manche Wissenschaftstheoretiker genau diese *dynamisch-systemischen Aspekte* zum Anlass nehmen, statt der Natur-Kultur-Dichotomie eine Unterscheidung in *nomologische und autopoietische Realität* vorzunehmen. Letztere ist nicht konstant und unveränderlich gegeben, sondern (in Interaktion mit einer Umwelt) sich selbst steuernd und entwickelnd, und damit eines offenen Entwicklungshorizontes fähig (*Schülein u. Reitze* 2002, *Slunecko* 2002).

Die ***potentiell selbstreflexive Perspektive*** stellt ins Zentrum, dass der Mensch nicht nur denken, sondern *über sich* nachdenken und somit intendiert und zukunftsorientiert handeln kann (auch wenn er von dieser Potenz nicht immer Gebrauch macht). Er deutet und (re)- konstruiert, im Kontext der Gemeinschaft mit anderen Subjekten, nicht nur Situationen und bildet kognitive Schemata sondern manifestiert durch sein Handeln Bedeutung in der Umwelt (vgl. das o.a. Grab-Stein-Beispiel, Werkzeuge und andere Dinge unserer weitgehend „hergestellten" Kultur-Welt). Kultur bietet dabei sowohl Handlungsgrenzen wie auch -möglichkeiten; zwischen letzteren kann das Subjekt auswählen, hat (zumindest begrenzte) Entscheidungsfreiheiten und ist daher verantwortlich (zu machen).

Auf den ersten Blick mag man versucht sein, die drei Perspektiven unterschiedlichen Phänomenbereichen als „Selbstverständlichkeiten" zuzuordnen: die mechanistische eher physikalisch-chemischen Prozessen, die organismische den biologisch-somatischen Vorgängen und die selbstreflexive dem Humanbereich. Dies mag zwar tendenziell korrekt sein, doch wurden die Weltbilder im 20 Jahrhundert, zuletzt besonders durch die System- und Selbstorganisationstheorien, erheblich „aufgemischt". So wurde oben referiert, dass für die naturwissenschaftliche Forschung zunehmend solche physikalischen und chemischen Prozesse interessant sind, welche eben nicht mechanistisch „funktionieren" sondern genau jene Eigenschaften aufweisen, die charakteristisch für die organismische Perspektive benannt wurden: Qualitative Entwicklungssprünge, Adaptation an gegebene Umweltbedingungen, Nicht-Determinierbarkeit und die Förderung von Selbstregulation und Selbstorganisation usw. Auf der anderen Seite findet man, wie bereits angesprochen wurde, sowohl in der Forschung als auch in der Praxis im Bereich des Lebens (etwa in Teilen der Medizin) und sogar im Bereich des Psychischen teilweise eine Berufung auf die Prinzipien der klassisch-mechanistische Perspektive. Eine explizite Auseinandersetzung mit grundlegenden Vorstellungen von Entwicklung, Veränderung und Stabilität ist daher gerade für die Psychotherapie unerlässlich, damit das Menschenbild nicht von Metaphern unterwandert wird, die zur eigenen Theorie „quer" stehen.

5.4 Das Spannungsfeld zwischen unterschiedlichen Systemebenen: psychische, somatische und soziale Dynamiken

Die Kernphänomene der Lebensprozesse, welche für die Psychotherapie relevant sind – nämlich insbesondere Wahrnehmungen, Gedanken, Gefühle, Handlungen – spielen sich auf einer Systemebene ab, die zwischen der Ebene von biosomatischen Prozesse und der Ebene von sozialen Prozessen liegt. Diese haben jeweils ihre Eigendynamiken – beispielsweise die somatische Entwicklungsdynamik eines Herzinfarkts oder die soziale Entwicklungsdynamik von bestimmten familiären Interaktionsmustern. Gleichwohl sind die Prozesse der psychologischen Ebene in hohem Maße an die anderen Prozessebenen gekoppelt: Sie werden einerseits von anderen Prozessebenen beeinflusst und üben, andererseits, erhebliche Einflüsse auf diese aus. So können beispielsweise in Koevolution zu einem schweren somatischen Asthma nicht nur psychische und soziale Sekundärsymptome auftreten, etwa in Form von Angst oder von Familienmustern, die sich nur noch auf das asthmatische Kind konzentrieren und die anderen Kinder oder die Paarbeziehung weitgehend vernachlässigen. Vielmehr wirken Angst und sozialer Stress auf den konkreten somatischen Prozessverlauf zurück und können im Extremfall bei einem bestimmten *status asthmaticus,* medikamentöser Einstellung und Belastung durch Allergene jenes Zünglein an der Waage spielen, wodurch ein akuter Asthma-Anfall entweder gerade noch abgefangen werden kann oder aber bis zum tödlichen Ausmaß ansteigt.

Da also grundsätzlich jene Lebensprozesse, die in der Psychotherapie zu beachten sind und die daher die Diskurse um ein angemessenes Menschenbild bestimmen, auch an die anderen Prozessebenen gekoppelt sind, geht es stets auch um Fragen der spezifischen Einordnung psychischen Geschehens in die hierarchischen Wechselwirkungen zwischen Mikro- und Makro-Prozessen. So ist beispielsweise gegenwärtig ein starker Trend zu beobachten, psychisches Geschehen möglichst umfangreich auf seine neurowissenschaftlichen Grundlagen zurückzuführen. Noch liefern aber die vielen Techniken der modernen bildgebenden Verfahren nur sehr globale Information und müssen zudem eine Korrelation zwischen Differenzen von bestimmten Stoffwechselprozessen in lokalen Bereichen des Kortex mit der „Lage" entsprechender Funktionen im Gehirn unterstellen. Daher wird – unter der durchaus berechtigten Annahme, dass das menschliche Gehirn in vielerlei Hinsicht somatisch äquivalent zu dem von anderen Säugetieren ist – für spezifischere Untersuchungen und experimentelle Eingriffe (wieder) zunehmend auf Tierexperimente zurückgegriffen - allein schon, wenn aus ethischen Gründen bestimmte Eingriffe beim Menschen nicht möglich sind. So wie einst auch im Rahmen des klassischen Behaviorismus das Tierexperiment im Zentrum der Psychologie stand. Natürlich sind durch diese Art der Beziehung zum Untersuchungsgegenstand die Möglichkeiten und die Art der Fragen und damit auch die möglichen Antworten stark beeinflusst.

Zweifellos bilden solche Fragen und die dabei gewonnenen Erkenntnisse wichtige Grundlagen für das Verständnis psychologischer Vorgänge – so wie allerdings auch für Neuroscience die Physiologie eine wichtige Grundlage darstellt, für die wiederum Biochemie eine wichtige Grundlage ist, und hierfür wiederum Chemie, hierfür Physik, und hierfür letztlich Quantenmechanik. Es darf aber einerseits – etwas polemisch – gefragt werden, wie viel Quantenmechanik ein Psychotherapeut wirklich benötigt. Andererseits lässt sich die vielleicht noch wichtigere Frage aufwerfen, wie weit solche Aspekte essentiell psychisches Geschehen oder gar den Menschen zu beschreiben vermögen (oder welche Wissenschaften eigentlich als zuständig für psychische Prozesse erklärt werden, wenn die Psychologie sich fast nur noch mit den wichtigen *Grundlagen* psychischen Geschehens aber kaum mehr mit diesem selbst befasst). Ein Suizidant lässt sich, *nachdem* er von Dach eines Hochhauses gesprungen ist, wesentlich nur noch als schwerer Köper und durch die physikalischen Fallgesetze beschreiben. Aber, wie bereits oben anhand des Grabstein-Beispiels deutlich wurde, seine Gedanken und Ängste zuvor, sein Sinnverlust aufgrund von Arbeitslosigkeit, seine Hoffnungslosigkeit angesichts der gescheiterte Beziehung zu seiner Frau etc. lässt sich, wenn überhaupt, nur extrem eingeschränkt mit physikalischen, chemischen oder auch neurophysiologischen Vorgehensweisen ergründen.

Der „Fall des Suizidanten" eignet sich aber, noch einen weiteren Aspekte des Bildes von den Beziehungen zum Menschen aufzugreifen – nämlich die Frage, wie und wie weit ein Menschenbild in der Psychotherapie prognostische Anteile haben kann und soll. Der Hang zum Reduktionismus lässt sich vielleicht auch teilweise damit erklären, dass hier eine weitere inadäquate Metapher klassischer Naturwissenschaft – nämlich die genaue Prognose künftiger Zustände - dem Verständnis von und dem Umgang mit dem Menschen übergestülpt werden soll. Immerhin lässt sich beim fallenden Suizidanten ja recht gut nach der Formel $s= (b/2)*t^2$ in Kenntnis der Hochhaushöhe prognostizieren, wie lange er fällt und wenn er unten aufschlägt.

Allerdings ist schon die ähnliche Frage: „Warum, wann und wie fällt ein Blatt vom Baum?" nicht mit einer ähnlichen Sicherheit und Exaktheit beantwortbar, wie die Frage nach fallenden Körpern, weil hierbei nun die vorher vernachlässigbaren Einflüsse wie Wind, (Blatt)-Form etc. das Problem deutlich komplexer machen. Dennoch sind für diese Frage die Erkenntnisse der Naturwissenschaften keineswegs überflüssig. Denn gesetzmäßige Erkenntnisse aus Biologie und Botanik liefern erhebliche Grundlagen zum „Warum" und „Wann" - ebenso wie die Meteorologie. Die Kenntnisse der Physik mit Gravitation und Aerodynamik liefern Grundlagen zur Erörterung des „Wie". Aber damit sind weder Zeitpunkt noch genaue Flugbahn eines konkreten Blattfalls nomothetisch vorhersagbar. Und dies wird auch nur geringfügig besser, wenn der Baum besser „diagnostiziert" werden kann – also etwa als Eiche einer bestimmten Unterart, im Alter von 34 Jahren, auf trockenem Boden etc. Trotzdem kann aus den Kenntnissen eine erhebliche Anzahl von Handlungsoptionen abgeleitet werden – etwa, in einem trockenen Sommer die Bäume zu gießen, wenn sie ihre Blätter (oder relevanter: Früchte) lange behalten sollen.

Aussagen im Bereich von Psychotherapie sollten nun nicht präziser prognostischer sein wollen, als die eben exemplarisch aufgeworfenen aus dem Bereich der reinen Naturwissenschaften. Das bedeutet, dass die pathogenetische und therapeutische Grundfrage: „Warum, wann und wie entwickelt sich eine bestimmte psychische Störung bei einem bestimmten Menschen und mit welcher Intervention ist sie wann wie `heilbar`?" grundsätzlich oder zumindest aber auf absehbare Zeit im Detail nur *rekonstruktiv* (und damit vor allem idiographisch) aber nicht *prospektiv* (und damit nur sehr beschränkt nomothetisch) beantwortbar sein wird. Jedenfalls scheint schwerlich begründbar, warum und wie die Dynamik pathologischer oder therapeutischer Entwicklungen bei Menschen wesentlich leichter und präziser zu fassen sein sollen als die Dynamik fallender Blätter. Darüber hinaus ist bei der Dynamik einer „psychischen Störung" zusätzlich ein zentraler Aspekt wesentlich, der bei der Dynamik des „fallenden Blattes" keinerlei Rolle spielt: Die Entwicklungsdynamik von Menschen ist, wie mehrfach betont wurde, wesentlich von den *Bedeutungen* abhängig, welche die Beteiligten einzelnen Phänomen und deren Kontexte zuschreiben. Wenn dies in der Psychotherapie nicht zentral berücksichtigt wird, können m. E. nicht einmal überzeugende rekonstruktive Erklärungen geliefert werden.

6. Die vier großen Psychotherapie-Narrative als spezifische Grundlagen der Menschbilder

Anliegen dieses Beitrags war es, zentrale Aspekte herauszuarbeiten unter denen sich die Menschenbilder der einzelnen psychotherapeutischen Ansätze aus den allgemeinen Welt- und Menschenbildern der Kultur durch spezifische Fokussierungen, Fragestellungen und entsprechende Antworten herausschälen lassen. Die Aufgabe von schulenspezifischen Weltbildern unter funktioneller Perspektive, nämlich den Anhängern der jeweiligen „Schulen“ eine gemeinsame Identität zu verschaffen, womit die theoretischen Kerne des Ansatzes in ihren Handlungsprinzipien leichter merkbar und umsetzbar werden, kann nur erfüllt werden, wenn einzelne Teile weder untereinander noch zu den Grundannahmen in der Kultur in unreflektierten Widersprüchen stehen. Solche Widersprüche bestehen beispielsweise bei humanistischen Therapieansätzen darin, dass zwar einerseits die explizite Bezugnahme auf den Menschen, auf seine Selbstaktualisierung, auf die Förderung von Wachstumsprozessen etc. als etwas Wesentliches dieser Ansätze betont wird, andererseits aber die in den Beschreibungen vermittelten Konzepte und Metaphern allzu oft eher an das Reparieren von Maschinen, das Wegräumen von Barrieren etc. erinnern. Viel zu wenig wird hingegen deutlich, dass es hier (d.h. in humanistischen Therapien) um die selbstorganisierte Entwicklungsdynamik von einer symptomatischen in eine weniger belastende Prozessstruktur geht.

Aus schulenübergreifender Perspektive muss zudem darauf hingewiesen werden, dass bei aller Unterschiedlichkeit der Menschbilder zwischen den psychotherapeutischen Ansätzen gleichwohl deutlich wird, dass es sich eher um unterschiedliche Narrative handelt – also um unterschiedliche rekonstruktive Erzählungen *eines* deutlich einheitlicher aufgefassten Prozesses. So würden die Ziele einer erfolgreichen Therapie (entsprechend den Kernkonzepten der vier großen Grundorientierungen) beispielsweise so beschrieben werden, dass der Patient Veränderungen in folgenden „Realitäts“-Aspekten (vgl. *Kriz* 2004b) durchläuft und dabei

a) die biographische Eingebundenheit seiner spezifischen Konflikt(abwehr)dynamik in deren symptomgebenden (kompromissbildenden) Auswirkungen versteht, (die analytische bzw. tiefenpsychologische Beschreibung)
b) gelerntes Verhalten und/oder der zugrundeliegenden kognitiven Prozessstrukturen ändert und neue Kontingenzen aufbaut (die verhaltenstherapeutische -einschließlich kognitiver VT – Beschreibung),
c) die als Angst gespürte und in Vermeidungsverhalten manifestierte Inkongruenz zwischen seinem organismischen Erleben und seinem „Selbst“ zumindest in den symptomgenerierenden Auswirkungen durch Reintegration des nicht-Zugänglichen ins „Selbst“ vermindert (die humanistische Beschreibung)
d) seine destruktiven narrativen Konstruktionen über seine Beziehungen zu sich, zu anderen und zur Welt und deren gegenseitige Stabilisierung in den Interaktionen bedeutsamer Anderer (z.B. Partner oder Familie) verflüssigt und zu neuen Sinn- und Interaktions-Mustern („Attraktoren“) in den je-

weiligen Systemdynamiken findet (die systemisch-familientherapeutische Beschreibung)

Bedeutsam bei dieser Zusammenstellung ist, dass es eben nicht um vier unterschiedliche Prozesse geht. Sondern es handelt sich um vier unterschiedliche Perspektiven auf die erfolgreiche Veränderung eines bestimmten Patienten in einem einzigen Prozess, nämlich dem Therapieprozess, auch wenn dabei unterschiedlichen Fokussierungen (die sich auch in der Art des therapeutischen Arbeitens niederschlagen) vorgenommen werden.

Ein konkreter Therapeut wird nämlich kaum alle diese Aspekte gleichermaßen fokussieren können und wollen, sondern bestimmte Aspekte werden ihm aufgrund seiner eigenen Biographie und der damit verbundenen Ausrichtung näher liegen als andere. Sie machen sein Menschenbild in der therapeutischen Arbeit mit anderen Menschen aus. Die spezifischen Unterschiede zwischen den Menschenbildern haben also primär mit den Lebensläufen der Therapeuten und den sich daraus ergebenden Lebensgeschichten, Gewohnheiten, Vorlieben, Werten, und Lebenszielen zu tun, die dann innerhalb der einzelnen Therapie-Richtungen stabilisierend verstärkt werden. Hier sind gruppendynamische Prozesse mindestens so wichtig wie das Ausmaß wissenschaftlicher Fundierungen – denn welche methodischen Vorgehensweisen in der Argumentation und Begründung als überzeugend, rational, logisch etc. deklariert werden, hängt ebenfalls stark mit den Menschenbildern zusammen.

Insgesamt ist für die Psychotherapie ein integrativer Ansatz zu wünschen, der zumindest die vier o.a. eher pragmatisch formulierten Perspektiven theoretisch fundiert miteinander vereinen kann sowie den in Abschnitt 5 herausgestellten Grundfragen und den damit charakterisierten Spannungsfeldern Rechnung trägt. Solche Konzeptionen sind im deutschen Sprachraum u.a. von *Grawe* (1998, 2004), *Kriz* (1985, 2004a, 2006), *Petzold* (1982, 1991, 1992, 1993) und *Sponsel* (1995) in den Diskurs eingebracht worden. Sie sind aber offenbar noch zu wenig indentitäts-stiftend, als dass sie mit den großen, durch institutionelle Strukturen abgesicherten Einzel-Richtungen derzeit mithalten könnten. Wenn man allerdings bedenkt, dass Umfragen unter deutschen Psychotherapeuten zeigen, dass rund 80% angeben, „integrativ" oder „eklektisch" zur arbeiten (*Schindler & v. Schlippe*, 2006), so scheint dringend geboten, für dieses Vorgehen auch entsprechend fundierende Konzepte zu vermitteln.

Literatur

Eckensberger, Lutz H. (1979): A metamethodological evaluation of psychological theories from a cross-cultural perspective. In: *Eckensberger, L.H.* et al. (Hrsg): Cross-cultural contributions to psychology. Lisse: Swets & Zeitlinger, 255-275

Eckensberger, Lutz H. & Keller, Heidi (1998): Menschenbilder und Entwicklungskonzepte. In: *Keller, H.* (Hrsg.): Entwicklungspsychologie. Bern: Hans Huber

Fahrenberg, Jochen (2004). Annahmen über den Menschen. Menschenbilder aus psychologischer, biologischer, religiöser und interkultureller Sicht. Heidelberg: Asanger.

Fahrenberg, Jochen (2006). Annahmen über den Menschen. Eine Fragebogenstudie mit 800 Studierenden der Psychologie, Philosophie, Theologie und Naturwissenschaften. (Forschungsbericht Nr. 164). Universität Freiburg i.Br.: Institut für Psychologie. Verfügbar über: http://www.psychologie. unifreiburg.

Fahrenberg, Jochen (2007) Menschenbilder. Psychologische, biologische, interkulturelle und religiöse Ansichten. Psychologische und Interdisziplinäre Anthropologie. Online im Internet: http://www.jochen-fahrenberg.de/forschung/index.html/fobe90.html, Kurzfassung in: E-Journal Philosophie der Psychologie (2006), 5, Seite 1-20Version 11.8.2007

Freud, Sigmund (1930): Das Unbehangen in derKultur. Wien: Internationaler Psychoanalytischer Verlag

Grawe, Klaus (1998): Psychologische Therapie. Göttingen: Hogrefe.

Grawe, Klaus (2004): Neuropsychotherapie. Göttingen: Hogrefe.

Griesinger, Wilhelm (1845): Die Pathologie und Therapie der psychischen Krankheiten für Ärzte und Studirende. Stuttgart: Krabbe.

Heisenberg, Werner (1955). Das Naturbild der heutigen Physik. Hamburg: Rowohlt

Köhler, W. (1938): The Place of Value in a World of Facts. New York: Liveright. (Deutsch: Werte und Tatsachen. Berlin, Heidelberg, New York: Springer, 1968)

Kriz, Jürgen (1985/2007): Grundkonzepte der Psychotherapie. Eine Einführung. München: Urban & Schwarzenberg; 6. neu bearbeitete Auflage (mit Fall-CD) Weinheim: Beltz

Kriz, Jürgen (1992): Chaos und Struktur. Systemtheorie Bd 1. München, Berlin: Quintessenz

Kriz, Jürgen (1999): Systemtheorie für Psychotherapeuten, Psychologen und Mediziner. Eine Einführung.3. Aufl.UTB/ Facultas, ISBN 3-8252-2084-2

Kriz, Jürgen (1998): Chaos, Angst und Ordnung. Wie wir unsere Lebenswelt gestalten. 2. Aufl. Göttingen/ Zürich: Vandenheock & Ruprecht

Kriz, Jürgen (1999): Von der „science-fiction" zur „science". Methodologische und methodische Bemerkungen zur Frage der „Wissenschaftlichkeit von Psychotherapie-verfahren". Report Psychologie, 24, 21 - 30

Kriz, Jürgen (2003): Mechanistischer Humanismus statt humanistischer Systemtheorie ? Person, 7, 1, 82-84

Kriz, Jürgen (2004a): Personzentrierte Systemtheorie. Grundfragen und Kernaspekte. In: *Schlippe, A.v. & Kriz, W.C.* (Hrsg): Personzentrierung und Systemtheorie. Perspektiven für psychotherapeutisches Handeln. Göttingen: Vandenhoeck & Ruprecht, 13 – 67

Kriz, Jürgen (2004b): Wissenschaftliche Grundlagen: Denkmodelle. In: *Senf, W. & Broda, M.* (Hrsg): Praxis der Psychotherapie, 3. Aufl. Stuttgart: Thieme, 18 - 24

Kriz, Jürgen (2006): Self-Actualization. Hamburg: BoD

Märtens, Michael & Petzold, Hilarion, G. (2000a): Therapieschäden, in: *Stumm, G., Pritz, A.*, Wörterbuch der Psychotherapie. Wien, Springer, S. 702-703.

Maslow, Abraham (1977). Die Psychologie der Wissenschaft, München: Kindler, , S.57)

Petzold, Hilarion G. (1982): Methodenintegration in der Psychotherapie, Paderborn: Junfermann

Petzold, Hilarion G. (1991): Integrative Therapie. Ausgewählte Werke Bd. II, 1: Klinische Philosophie, Junfermann, Paderborn. Überarb. Neuauflage 2003

Petzold, Hilarion G. (1992): Integrative Therapie. Ausgewählte Werke Bd. II, 2: Klinische Theorie. Paderborn: Junfermann. 2. erw. Aufl. 2003.

Petzold, Hilarion G. (1993): Integrative Therapie. Ausgewählte Werke Bd. II, 3: Klinische Praxeologie. Paderborn: Junfermann. 2. erw. Aufl. 2003.

Petzold, Hilarion G. (1994): Wege zum Menschen. Methoden und Persönlichkeiten moderner Psychotherapie. Ein Handbuch. 2 Bde., Junfermann, Paderborn 6. Aufl. 81. Aufl 1984)

Petzold, Hilarion G. & Orth, Ilse (1999). Die Mythen der Psychotherapie. Ideologien, Machtstrukturen und Wege kritischer Praxis. Paderborn: Junfermann.

Schindler, Hans & v. Schlippe, Arist (2006): Psychotherapeutische Ausbildungen
und psychotherapeutische Praxis kassenzugelassener
Psychologischer PsychotherapeutInnen und Kinder- und JugendlichentherapeutInnen.
PiD, 7/3 334-337

Schülein, J.A. & Reitze, S. (2002): Wissenschaftstheorie für Einsteiger. Wien: WUV/UTB

Slunecko, T. (2002): Von der Konstruktion zur dynamischen Konstitution. Wien: WUV

Slunecko, T. & Mayer, H. (1999): Das Hindernis und die Schwelle. In: *Slunecko, T.* et al. (Hrsg.): Psychologie des Bewusstseins – Bewusstsein der Psychologie. Wien: WUV, 219-232

Sponsel, Rüdiger (1995): Handbuch Integrativer Psychologischer Psychotherapie, Erlangen: IPPT, IEC

Torrey, E. Fuller (2002): Surviving Manic-Depressive Illness. Basic Books

Torrey, E. Fuller (2006): Surviving Schizophrenia : A Manual for Families, Consumers and Providers. 5th edition, Collins;

Wampold, B.E. (2001):. The Great Psychotherapy Debate. Models, Methods, Findings. Mahwah: Lawrence Erlbaum.

Wolfgang Jantzen

Was ist der Mensch? Konturen einer marxistischen Anthropologie[1] – mit Anmerkungen zum Problem der Psychotherapie

„Der Mensch ist ein gesellschaftliches, seine materiellen Existenzmittel und die erforderlichen Produktionsinstrumente wie Instrumente seines sozialen Verkehrs (u.a. Sprache) selbst produzierendes Lebewesen", dessen psychische Prozesse „das Niveau des Bewußtseins (und damit der Persönlichkeit)" erreicht haben, so hatte ich eingangs eines Handbuch-Stichwortes formuliert.[2] Natürlich fangen mit einer solchen Definition die Fragen erst an. Und ihre Lösung liegt keineswegs in einer bloßen Dreiteilung der Probleme in biologische, psychologische und gesellschaftswissenschaftliche und ihre additive Vereinigung zu einer „biopsychosozialen Einheit Mensch".[3]

Wie ist die in „Juxtastruktur" zu den gesellschaftlichen Verhältnissen stehende Individualisierung der Menschen als Persönlichkeit zu verstehen, die zugleich einmalig in ihrer Gesellschaftlichkeit und gesellschaftlich in ihrer Einmaligkeit sind? – so die Frage von *Lucien Sève*.[4] Und was ist mit der „körperliche(n) Organisation dieser Individuen und ihr(em) dadurch gegebenen Verhältnis zur übrigen Natur" und einer Geschichtsschreibung, die „von diesen natürlichen Grundlagen und ihrer Modifikation im Lauf der Geschichte durch die Aktion der Menschen" auszugehen hat?[5] Und wie ist dieser Übergang zwischen Natur und Persönlichkeit zu denken? Im Rahmen einer materialistischen und monistischen Wissenschaft verbietet es sich, das eine auf das andere zu reduzieren, so geschehen im Epiphänomenalismus der Neurowissenschaften einerseits und im Spiritualismus der Lebensphilosophie und der Phänomenologie andererseits.[6] Zudem ist Wissenschaft keine glatte Oberfläche; methodologische und inhaltliche Lösungen aus einem Teilbereich lassen sich nicht auf den anderen übertragen.

Mit einem tiefen Gespür für diese Probleme verwies *Vygotskij* bereits 1927 auf eine weitere notwendige Ausdifferenzierung des Dialektischen Materialismus: Neben dem Naturwissenschaftlichen Materialismus und den (noch zu entwickelnden) Soziologischen Materialismus im Rahmen des Historischen Materialismus habe ein Psychologischer Materialis-

---

[1] Der erste Teil erschien in Marxistische Blätter 43 (2005) 5, 51-55, sowie erneut in: Forum Wissenschaft 23 (2006) 3, 40-42

[2] *Jantzen, W.*: Mensch. In: *H.J. Sandkühler* (Hrsg.): Europäische Enzyklopädie zu Philosophie und Wissenschaften. Hamburg 1990, Bd. 3, 336-358.

[3] Vgl. *Brenner, H.-P.*: Marxistische Persönlichkeitstheorie und die „bio-psychosoziale Einheit Mensch". Studie zur Entwicklung des Menschenbildes in der DDR. Bonn 2002.

[4] *Sève, L.*: Marxismus und Theorie der Persönlichkeit. Frankfurt/M. 197.

[5] *Marx, K., Engels, F.*: Die deutsche Ideologie. MEW Bd. 3, 21.

[6] Diese cartesianische Zweiteilung dominiert auch die moderne Debatte über den „freien Willen" zwischen Neurowissenschaften und Philosophie, vgl. *C. Geyer* (Hrsg.): Hirnforschung und Willensfreiheit. Zur Deutung der neuesten Experimente. Frankfurt/M. 2004.

mus zu treten; die Psychologie benötige ihr eigenes „Kapital", ihre eigenen „Grundrisse"[7]. Denn der Kern der „Krise der Psychologie", so *Vygotskij* dort und in späteren Arbeiten, liegt im ungelösten cartesianischen Dualismus von Denken und Emotionen, hinter dem sich der klassische Leib-Seele-Dualismus verbirgt.[8]

Vygotskij ist kein Außenseiter, sondern der bedeutendste Psychologe des 20. Jahrhunderts. Und darüber hinaus ist er marxistischer Philosoph vom Range eines *Georg Lukács* oder *Antonio Gramsci*. Indem er Spinoza methodologisch in die Debatte um die Genesis des Psychischen und der Persönlichkeit einbringt – eingebettet in die fortgeschrittene marxistische Debatte dieser Zeit[9]–, öffnet er den Weg für die Überwindung der oben angeschnittenen Probleme des Dualismus und Parallelismus in der wissenschaftlichen Behandlung verschiedener Realitätsbereiche. Sein Denken ist eingebettet in eine Zeit, die ob der Oktoberrevolution schwanger geht mit dem Denken der Zukunft und sich zugleich erkenntnistheoretisch des modernsten Standes der Naturwissenschaften und der Naturphilosophie (Relativitätstheorie, Quantenphysik) vergewissert. Für diese Vergewisserung steht bei *Vygotskij* u.a. der Rückbezug auf *Uchtomskijs* Theorie der Dominante, die als Raum-Zeitsystem mit positiver Rückkopplung gedacht, den Übergang von körperlichen Bedürfnissen in psychischen Bedarf modelliert.[10] Hierfür steht aber auch der deutlich positive, und im *Vygotskij*schen Denken (wenn auch nur an wenigen Stellen direkt) sich nachweisbar niederschlagende Einfluss von *Ernst Cassirer*.

Bei *Michail Bachtin*, der in seiner Romantheorie und dialektisch-materialistischen Sprachtheorie ebenfalls *Uchtomskij* folgt, ist dieser Niederschlag sehr viel deutlicher[11]. *Bachtin* begreift Romane, aber darüber hinaus sprachliche Figuren insgesamt als Chronotope, also Raumzeit-Systeme[12], die sich gegenseitig einschließen und begrenzen, über Dialoge verbunden sind und immer gesellschaftlicher Natur sind. Eine dritte Stimme, in Form derer, welchen die im Dialog Stehenden implizit oder explizit verpflichtet sind, ist immer präsent. Dialoge sind immer polyphon. Und die Stimme der Herrschenden oder Widerständigen spricht immer durch die Teilnehmer hindurch – von ihnen selbst meist unbemerkt. Doch zuvor eine methodologische Anmerkung: Wenn es der Begriff des Menschen

---

[7] *Wygotski, L.S.*: Die Krise der Psychologie in ihrer historischen Bedeutung. In: Ders.: Gesammelte Schriften. Köln 1985, 57-278.

[8] *Vygotskij. L.S.*: Die Lehre von den Emotionen. Eine psychologiehistorische Untersuchung. Münster 1996

[9] Vgl. *Thalheimer, A., Deborin, A.*: Spinozas Stellung in der Vorgeschichte des Dialektischen Materialismus. Reden und Aufsätze zur Wiederkehr seines 250. Todestages. Wien/ Berlin 1928; Marxistische Bibliothek Bd. 13

[10] Vgl. *Jantzen, W.*: Die Dominante und das Problem der „niederen psychischen Funktionen" im Werk von Vygotskij. Mitteilungen der Luria-Gesellschaft 11(2004) 1,2, 62-79, erneut in Jantzen 2008 a.a.O. Sie ist damit die erste Theorie funktioneller Systeme, auf der in dieser Hinsicht sowohl *Vygotskij* als auch die Neurophysiologen *Anochin* und *Bernstein* unmittelbar aufbauen.

[11] Zwischen beiden Denkansätzen bestehen eine Reihe bemerkenswerter Verbindungen und Übereinstimmungen. Vgl. *Akhutina, Tanya V.*: The theory of verbal communication in the works of M.M. Bakhtin and L.S. Vygotskij. Journal of Russian and East European Psychology. 41 (2003) 3/4, 96-114.

[12] „Den grundlegenden wechselseitigen Zusammenhang der in der Literatur künstlerisch erfaßten Zeit-und-Raum-Beziehungen wollen wir als *Chronotopos* (»Raumzeit« müßte die wörtliche Übersetzung lauten) bezeichnen. Dieser Terminus wird in der mathematischen Naturwissenschaft verwendet; als man ihn einführte und begründete, stützte man sich dabei auf die Einsteinsche Relativitätstheorie." *Bachtin, M.M.*: Untersuchungen zur Poetik und zur Theorie des Romans. Berlin, Aufbau, 1986, 292 [mit Bezug auf einen Vortrag *Uchtomskijs*].

(=Trieb) ist, „sich zu realisieren, sich durch sich selbst in der objektiven Welt Objektivität zu geben und sich zu verwirklichen (auszuführen)", so *Lenin*[13], wenn also das *„Bewusstsein die objektive Welt nicht nur widerspiegelt, sondern [...] sie auch (schafft)"*, dann hat im Zentrum einer materialistischen Anthropologie eine materialistische Theorie des Ideellen und des Bewusstseins zu stehen. Auf ihre Möglichkeit und Realisierung zielen meine Ausführungen.

Zurück zu Bachtins Bezug auf *Cassirer*[14]*:* Er erfolgt im Kontext der Überlegung, *dass jeder von den „großen, umfassenden, wesentlichen Chronotopoi [...] eine unbegrenzte Zahl von kleinen Chronotopoi in sich einschließen (kann). Kann doch jedes Motiv [...] seinen eigenen besonderen Chronotopos haben."* Die Bezugsstelle bei *Cassirer*, die ein nachrelativistisches Verständnis von Raum und Zeit eröffnet – und damit einen ummittelbaren Zugang zum Denken von *Vygotskij* und *Leont'ev* zur Raum-Zeit des Bewusstseins – lautet zur Frage der Repräsentation, dass: *„jedes einzelne Sein des Bewusstseins [...] nur dadurch seine Bestimmtheit [hat], daß in ihm zugleich das Bewusstseinsganze in irgendeiner Form mitgesetzt und repräsentiert ist"*. Zur Zeitstruktur des Bewusstseins: „Nichts als starres substantielles Dasein, sondern nur als der schwebende Übergang vom Vergangenen zum Künftigen, vom Nicht-Mehr zum Noch-Nicht, ist der einzelne zeitliche Augenblick, sofern er eben als zeitlicher bestimmt werden soll, zu fassen." Und zur Frage von Teil und Ganzem: dass das Bewusstseinselement sich zum Bewusstseinsganzen „nicht wie ein extensiver Teil zur Summe der Teile [verhält], sondern wie ein Differential zu seinem Integral [..]. Wie in der Differentialgleichung einer Bewegung diese selbst ihrem Verlauf und ihrem allgemeinen Gesetz nach ausgedrückt ist, so müssen wir die allgemeinen Strukturgesetze des Bewußtseins schon in jedem seiner Elemente in jedem Querschnitt von ihm mitgegeben denken."[15]

Vergleichbar fasst *Vygotskij* in seinem „neuropsychologischen Testament"[16] zusammen: „Die Funktion des Ganzen ist aufgebaut als integrierende Tätigkeit, der hochdifferenzierte, hierarchisch verbundene, dynamische interzentrale Beziehungen zu Grunde liegen"[17] Wenn also das Ganze im Verhältnis zu den Teilen von Anfang an gegeben ist und Ganzes und Teile sich durch Differenzierung und Integration entwickeln, wie haben wir dann die Genesis des Psychischen und des Bewußtseins zu denken?

Die Lösung erfolgt bei den Klassikern der marxistischen Psychologie in der ersten Hälfte des vergangenen Jahrhunderts in vergleichbarer Weise: Für *Vygotskij* ebenso wie für

---

[13] LW Bd. 38, 203.

[14] „Hier ist nicht der Ort, auf diese speziellere Frage einzugehen. Wir verweisen auf das entsprechende Kapitel in der Arbeit von *Cassirer* (»Philosophie - der, symbolischen Formen«), in welchem die Widerspiegelung der Zeit in der Sprache (die Aneignung der Zeit durch die Sprache) unter Hinzuziehung reichen Faktenmaterials untersucht wird." *Bachtin* a.a.O., 456.

[15] *Cassirer, E.*: Philosophie der symbolischen Formen. Erster Teil: Die Sprache. Darmstadt, 1994, 32 f., 40.

[16] *T. Akhutina*: Foundations of neuropsychology, in: *Dorothy Robbins, Anna Stetsenko* (Eds.): Voices within Vygotsky's non-classical psychology. Past, present, future. New York, 2002 27-44.

[17] *Vygotskij, L.S.*: Die Psychologie und die Lehre von der Lokalisation psychischer Funktionen, in: *L.S. Wygotski*: Ausgewählte Schriften Bd. 1. Köln 1985, 353-362.

Henri Wallon[18] ist das Psychische von Anfang an sozial. Die menschliche Ontogenese ist im Vergleich zu jeder anderen Form der Entwicklung einzigartig. Denn weder in der biologischen Evolution noch in der gesellschaftshistorischen Entwicklung ist das Ergebnis vor seinem Erreichen in einer „idealen und finalen Form" bereits gegeben. Hingegen beeinflusst beim Kind etwas, von dem angenommen wird, dass es erst zu Ende seiner Entwicklung Gestalt annimmt, bereits die allerersten Schritte seiner Entwicklung. Rudimentäre Form im Ausdruck des Kindes und ideale Form am Ende des Prozesses verknüpfen sich im Dialog mit dem Erwachsenen in direkter, reziproker Aktion.[19] Dies schafft die „Zone der nächsten Entwicklung", die damit aber von Anfang an in die Sozialität des Bewusstseins in der ontisch/ontologischen Form der Möglichkeit sichert. Diese tritt schon auf der Ebene des emotionalen Austauschs unmittelbar nach der Geburt als „subjektiver, subjekthafter Bereich" auf[20]. Die ursprünglichen Dominanten bzw. „Instinkte" sind – ein strikt spinozanischer Gedanke – auf das ausgerichtet, was ihnen am meisten gemein ist, auf andere Menschen. Ebene für Ebene entstehen in der Entwicklung des ZNS durch „chronogene Lokalisation" nicht nur die höheren Synthesen, welche als „funktionelle Hirnorgane" erworbener Art (ein Begriff von *Uchtomskij*) auf die niederen zurückwirken, auch die „Instinkte" selbst vergesellschaften sich, die Bedürfnisse und Emotionen werden sozial. Insofern sind die Affekte das A und das O, so *Vygotskij*[21] *„Sie öffnen und schließen das Gehirn, sie sind die aller niedrigsten, uralten, primären Systeme des Gehirns und die aller höchsten, spätesten, in ihrer Ausbildung nur dem Menschen eigenen."*[22], so seine Auflösung des Affekte/Kognitions-Dualismus. Mit der Entwicklung entsteht demnach Stufe für Stufe in krisenhaften Übergängen ein „Erleben" als elementare Einheit psychischer Prozesse, in welches die emotionalen Bewertungen der bisherigen Erfahrungen immer mit eingetragen sind. Diesen Aspekt identifiziert Leont'ev später als psychologischen Sinn.[23]

Übersetzen wir die damit angelegte Debatte in die modernen Humanwissenschaften, so erweist sich die von *Vygotskij*, aber auch von *Wallon* anskizzierte Lösung als genial. Die allgemeine Säugetiernatur des Menschen führt dazu, dass sein Gehirn schon in seiner frühen Genesis mit einem „Intrinsischen Motivsystem" ausgestattet ist (es entsteht auf der Ebene der Formatio reticularis zwischen der 5. und 8. Embryonalwoche) welches auf einen „freundlichen Begleiter" (friendly compagnon) zielt. Diese Konstruktion verbindet sich mit dem emotional-motorischen Ausdruck der Mundmotorik, so dass sich später das

[18] Vgl. *Leont'ev, A.N.*: Henri Wallon. Mitteilungen der Luria Gesellschaft, 6/7 (1999/2000), 2/1, 6-17; *Voyat, G.*: (Ed.): The World of Henri Wallon. London 1984.

[19] *Vygotsky, L.S.*: The problem of the environment. In: *R. van der Veer; J. Valsiner, J.* (Eds.): The Vygotsky Reader. Oxford 1994, 338-354, 348f.

[20] *Leont'ev* a.a.O. mit Bezug auf Wallons Grundannahmen.

[21] *Vygotskij, L.S.*: Das Säuglingsalter (1932). In: *L.S. Wygotski*: Ausgewählte Schriften Bd. 2. Köln 1987, 91-161; 130.

[22] *Vygotskij L.S.*: Das Problem des geistigen Zurückbleibens. In: *Jantzen, W.* (Hrsg.): Jeder Mensch kann lernen – Perspektiven einer kulturhistorischen (Behinderten-)Pädagogik. Berlin 2001, 135-163; 162.

[23] Er behandelt ihn in der Evolution vom biologischen zum persönlichen Sinn, vgl. *Leont'ev, A.N.*: Probleme der Entwicklung des Psychischen, Frankfurt/M. 1973; Leont'ev, A.N.: Tätigkeit, Bewußtsein, Persönlichkeit. Berlin 1979.; vgl. *Jantzen, W.*: A.N. Leont'ev und das Problem der Raumzeit in den psychischen Prozessen. In: *W. Jantzen; B. Siebert,* (Hrsg.): Ein Diamant schleift den anderen - Evald Vasil'evič Il'enkov und die Tätigkeitstheorie. Berlin) 2003, 400-462.

Neugeborene auf der Basis eines virtuellen (und bereits vorgeburtlich durch intrauterine Dialoge und Handlungen ausdifferenzierten; W.J.) Selbst auf virtuelle Andere bezieht.[24] Diese virtuellen Anderen sind zunächst in Form zeitlicher Resonanzeffekte gegeben, die im sozialen Austausch zum Aufbau von Bindung führen.

Neurowissenschaftlich ist Bindung in frühester Kindheit durch wechselseitiges „attuning", zeitliche Triggerung, Resonanzbildung gekennzeichnet.[25] In diesen Prozess der reziproken Bestätigung gelangt über die gelingende bzw. misslingende Bindungssituation Wissen in die psychischen Prozesse, bis gegen Ende des ersten Lebensjahres dann eigenes Selbst, andere Personen und äußere Gegenstände voneinander differenziert werden und über die „geteilte Aufmerksamkeit" das inhaltliche und (später dann zunehmend sprachliche Lernen) evolviert. Aus Sicht von *Vygotskij* geschieht dies, indem das Kind bezogen auf (erbkoordinierte) „Gesten an sich" erfährt, dass diese „Gesten für andere" werden, also Reziprozität hervorbringen, es diese nun gezielt als „Gesten für ich" einsetzt (so *Vygotskij*). Zentrales Gesetz von Lernen und Entwicklung ist es, dass alle höheren (sozialen, gesellschaftlichen) psychischen Funktionen zunächst im sozialen Verkehr zwischen den Menschen auftauchen und dann nach innen wandern. Die Organisation des menschlichen Gehirns sichert – so die moderne Forschung – unter nahezu allen Umständen in zyklischen Prozessen der Entwicklung (linkshemisphärischer Prozess der Integration differenter Subsysteme, rechtshemisphärischer Prozess der funktionellen Differenzierung dieser vorher integrierten Subsysteme) die Entwicklung des symbolischen Niveaus (2 - 4/5 Jahre), von symbolischen Prozessen zweiter Ordnung (Abstraktion und Systemintegration; 5/6 - 9 Jahre) sowie der multidimensionalen Abstraktion (13 - 15,5 Jahre).[26]

Der Prozess der Bindungsentwicklung evolviert lebenslang weiter. Unterdessen nehmen erste Forscher an, dass Religiosität in psychologischer Hinsicht ein spezifisches Resultat der Anwendung der in der Gattungsgeschichte erworbenen Bindungsmechanismen durch das erwachsene Selbst ist.[27] Bindungsprozesse sind demnach auch jene Prozesse, die jegliche Institutionen mit sozialem Sinn auskleiden. Dieser vermag im institutionellen Kontext dann persönlichen Sinn zu binden und anzurufen, wie es in der marxistischen Diskussion Althusser[28] bezogen auf Staatsfunktionen bereits vermutet hat. Der Staat als „SUBJEKT" organisiert massenpsychologisch die über die konkreten „Subjekte" der Bindung (Mutter usw.) aufgebauten Bindungserwartungen (auf Existenz eines „freundlichen Begleiters", zumindest aber als Schutz vor „unfreundlichen Begleitern.") und bezieht diese auf sich selbst. Eine marxistische Anthropologie steht demnach u.a. vor den folgenden Aufgaben.

---

[24] *Trevarthen, C.; Aitken, K.J.*: Brain development, infant communication, and empathy disorders: Intrinsic factors in child mental health, in: Development and Psychopathology, 6 (1994) 597-633; *Aitken, K.J.; Trevarthen, C.*: Self/other organization in human psychological development, in: Development and Psychopathology, 9 (1997) 653-677.

[25] *Schore, A.*: The effects of secure attachment relationship on right brain development, affect regulation, and mental health. Infant Mental Health Journal, 22 (2001) 7-66.

[26] *Thatcher, R.W.*: Psychopathology of early frontal lobe damage. Development and Psychopathology, 6 (1995) 565-596.

[27] *Kirkpatrick, L.A.*: Attachment, evolution, and the psychology of religion. New York 2005.

[28] *Althusser, L.*: Ideologie und ideologische Staatsapparate. Berlin 1977.

Nicht nur eine Theorie des Ideellen im Sinne Il'enkovs ist weiterzuentwickeln. Dieser hatte versucht, *Hegels* „Weltgeist" als „Ideelles" materialistisch vom Kopf auf die Füße zu stellen. (Das Ideelle ist die Gesamtheit menschlichen Kulturprozesse, welche das Ganze sind, in dem sich die Persönlichkeiten in Juxtastruktur differenzierend individualisieren und zugleich dieses Ganze integrierend wieder hervorbringen).[29] Nein dieses Ideelle ist auch als Anrufungsraum, als Bindungsraum neu zu konzipieren und zu beschreiben. Jeweilige Bindungsstrukturen wandern nach innen und ermöglichen es, die eigenen Affekte mittels Affekten aufzuheben, d.h. das eigene Gehirn selbst durch Affekte öffnen und schließen zu können.[30]

Nicht nur Anrufungen durch einen verhimmelten Gott oder durch den Staat sind in diesen Raum eingeschrieben, auch Anrufungen durch sich von der Gegenwart lösende Utopien (millenistische, eschatologische Vorstellungen) oder Nostalgien. Von diesen Elementen ist auch der Marxismus nicht frei. So wird im Kommunistischen Manifest die „freie Entwicklung eines jeden (als) die Bedingung der freien Entwicklung aller" gänzlich in die Zukunft verlagert, anstelle in der Gegenwart grundsätzlich als Aufgabe wahrgenommen zu werden, um so der Horizont des alltäglichen und über den Alltag hinausreichende Kampfes für eine menschenwürdige Zukunft zu sein.[31]

Natürlich bedeutet die freie Entwicklung eines jeden nicht die freie Entwicklung der Unterdrücker, da diese gegen sich gelten lassen müssen, eben diese freie Entwicklung zu verunmöglichen. Insofern gilt *Marx*'ens Imperativ, „alle Verhältnisse aufzuheben, in denen der Mensch ein erniedrigtes, ein geknechtetes ein verlassenes, ein verächtliches Wesen ist."[32]

Zudem bedarf es einer gründlichen Analyse des Sachverhaltes, dass der Raum des Ideellen der sich jeweils über Sprache und Kommunikation, Produktion und sozialen Verkehr offenbart wie entsteht, zugleich immer den Prozessen der Verdinglichung unterliegt, als sozialer, historischer Raum zur ewigen Natur verdinglicht wird. Der von *Marx* aufgedeckte Prozess der Fetischisierung beschränkt sich keineswegs bloß auf den ökonomischen Tausch sondern bezieht sich auf alle Austauschverhältnisse innerhalb der Menschheit und im Verhältnis zur Natur.[33]

Und schließlich hat die Aufdeckung der Struktur dieses ideellen Raumes – und ebenso die der Sozialgeschichte der Menschheit wie der individuellen Vergesellschaftung – die Genesis der abstrakten Arbeit aufzuspüren, um nach Seiten der Individuen die Fähigkeit zum Warenverkehr, zur Nutzung der Äquivalentform ebenso wie der Geldform aufzudekken. Aber dies ist Gesamtinhalt des Projekts einer materialistischen Anthropologie, von welchem ich hier lediglich einige, wenn auch zentrale Aspekte skizziert habe.[34]

---

[29] *Il'enkov, E.V.*: Dialektik des Ideellen. Münster) 1994.

[30] Die Zone der nächsten Entwicklung wandert wie alle interpsychischen Prozesse nach innen, wird intrapsychisch; vgl. *Jantzen, W.*: Die „Zone der nächsten Entwicklung" - neu betrachtet, in: ders. 2008, 231ff.

[31] MEW Bd. 4, 482.

[32] MEW Bd. 1, 385.

[33] vgl. MEW Bd. 23, 85-98 sowie *Mamardashvili, M.*: Analysis of consciousness in the works of Marx. Studies in Soviet Thought 32 (1986) 101-120.

[34] Vgl hierzu auch *Jantzen, W.*: Psychologischer Materialismus, Tätigkeitstheorie, Marxistische Anthropologie. Gastvorle-

Einige Anmerkungen zu Fragen der Psychotherapie

Zieht man aus diesem Menschenbild einige Folgerungen für Psychotherapie, so gilt – hier völlig in Übereinstimmung mit dem Menschenbild des Konstruktivismus der Santiago-Schule und der Kybernetik zweiter Ordnung von *Heinz von Foerster* [35]– dass alles was gesagt wird, von einem Beobachter gesagt wird und daher jegliche Theorie diesen Beobachter mit einbeziehen muss. Dies verbietet jedes Verstecken von Therapie und Therapeuten hinter so genannter technischer Qualifikation, professioneller Ausbildung usw. und eine Zentrierung auf die zentrale Frage jeglicher Psychotherapie: Wie können sichere Übertragungsbrücken konstruiert werden in einer zugleich asymmetrisch empathischen Beziehung?[36]

Empathie ist jenseits von emotionaler Verstrickung durch zu große Nähe und jenseits von Zynismus durch zu große Entfernung zu realisieren, um Heilung zu ermöglichen. Psychotherapie bedeutet Heilung durch Liebe, aber Liebe allein genügt nicht, so die Formulierung im psychoanalytischen Diskurs (*Bettelheim*). Die Forschungen von *Kurt Fischer*[37] verweisen darauf, dass im Durchlaufen psychopathologischer Entwicklungspfade es zu einer negativen Besetzung des Kerns des eigenen Selbst kommt. Vergleichbar argumentiert die moderne Entwicklungsneuropsychoanalyse[38]. Und ähnlich bereits *Vygotskij*[39] in der genialen Antizipation einer emotional-kognitiven Entwicklungsneuropsychologie in seinem Spätwerk[40], in deren Mittelpunkt das Erleben steht: als kognitives ebenso wie emotionales Erleben.

Da aber das Erleben in der je gegebenen „Zone der nächsten Entwicklung" nach innen wandert, in innere Zonen der nächsten Entwicklung, wandern auch emotionale Prozesse der Verletzung des Selbst in der ZdnE nach innen und werden dann durch entsprechende emotional-kognitive Prozesse bewältigt oder neutralisiert, als Empathie oder Verweigerung von Empathie im Verhältnis zum eigenen Selbst. Es sind demnach Prozesse der

---

sung auf dem Wilhelm-Wundt-Lehrstuhl der Karl-Marx-Universität Leipzig im Wintersemester 1987/88. Hamburg 1991, http://www.ssoar.info/ssoar/files/2008/1154/jantzen_psychologischer_materialismus_.pdf; *Jantzen, W.*: Materialistische Anthropologie und postmoderne Ethik. Methodologische Studien. Bonn: 2004; *Jantzen, W.:* Genesis und Zerfall von sozialem Sinn. In: *W. Gerns* u.a. (Hrsg.): Philosophie und Politik. Festschrift für Robert Steigerwald. Essen 2005, 163-180; *Jantzen, W.*: Sinn/sinnhaftes Handeln und der Aufbau der sozialen Welt. In: *Markus Dederich* und *Wolfgang Jantzen* (Hrsg.): Behinderung und Anerkennung. Bd. 2 des Enzyklopädischen Handbuchs der Behindertenpädagogik „Behinderung, Bildung und Partizipation" (Hrsg.: *W. Jantzen, Iris Beck, Georg Feuser, Peter Wachtel*). Stuttgart: Kohlhammer

35 *Maturana, H. & Varela, F.*: Der Baum der Erkenntnis. München 1987; *Maturana, H.R.*: Biologie der Realität. Frankfurt/M. 2000; *Depraz, Natalie, Varela, F., Vermersch, P* et al. (ed.): On becoming aware. Amsterdam 2003; Foerster, H. von: Wissen und Gewissen. Frankfurt/M. 1993

36 *Farber, Barbara M.*: Übertragung, Gegenübertragung und Gegenwiderstand bei der Behandlung von Opfern von Traumatisierungen. Hypnose und Kognition, 12 (1995) 2, 68 – 83

37 *Fischer, K.W.* et al.: Psychopathology as adaptive development along distinct pathways. In: Development and Psychopathology, 9 (1997) 749-779

38 *Schore, A.N.*: Affect regulation and the origin of the self. Hillsdale/N.J. 1994; *Schore, A.*: Affect dysregulation and disorders of the self. New York 2003; *Schore, A.*: Affect regulation and the repair of the self. New York 2003

39 *Vygotskij, L.S.* (1993): The Diagnostics of Development and the Pedological Clinic for Difficult Children. In: *L.S. Vygotsky*: The Fundamentals of Defectology. The Collected Works of L.S. Vygotsky. Vol. 2. New York, 241-291

40 Vgl. *Jantzen, W.* : Kulturhistorische Psychologie heute. Berlin 2008, 211-278)

Sinngebung, die im Zentrum psychopathologischer Entwicklung stehen[41] Psychotherapie bedeutet auf diesem Hintergrund nicht nur Rekonstruktion des Alltags sondern auch Rekonstruktion des Selbst mit Hilfe anderer, was sowohl bezogen auf den Alltag wie auf die traumatischen, in die Abwertung des Selbst integrierten Erfahrungen Anerkennung voraussetzt. Anerkennung ist nicht alles, aber ohne Anerkennung ist alles nichts. Psychotherapie bedeutet in dieser Hinsicht Rekonstruktion des persönlichen Sinns über ihm entsprechende Bedeutungen durch Rekonstruktion des sozialen Sinns[42]

[41] Vgl. *Jantzen, W.; Meyer, Dagmar*: Isolation und Entwicklungspsychopathologie. In: *G. Feuser; Birgit Herz* (Hrsg.): Emotionen und Persönlichkeit. Bd. 10 des Enzyklopädischen Handbuchs der Behindertenpädagogik „Behinderung, Bildung und Partizipation" (Hrsg.: *W. Jantzen, Iris Beck, Georg Feuser, Peter Wachtel)*. Stuttgart: Kohlhammer 2011 i.V.

[42] Vgl. auch *Jantzen, W.*: „Allgemeine und spezielle Therapie" Kap. 12. In: ders.: Allgemeine Behindertenpädagogik Bd. 1 und 2. Berlin 2007 (unveränderter Nachdruck)

Brigitte Schigl, Surur Abdul-Hussain

Menschenbildannahmen im feministischen Diskurs

Perspektiven für die Psychotherapie

"*When a Woman enters a room, sex comes in and when a black person enters a room, race comes in*" (*Harding* 1991, cit. *Brückner* 1998, 56). Dieser Satz, den *Sandra Harding* für den Wissenschaftsbereich formuliert hat, könnte die Essenz feministischer Diskurse in diversen Disziplinen markieren. Führt man den Gedankengang von *Harding* weiter und lässt einen weißen Mann den Raum betreten, so würde der feministischen Kritik folgend die Norm „Mensch" hereinkommen, eine Norm, die Frauen zu Anderen und Minderen macht und sich selbst als Ausgangspunkt alles Wissens und aller Erfahrung nimmt. Dieser Normbegriff ist in den klinischen, therapeutischen und pädagogischen Feldern von ungeheurer Wichtigkeit. Feministische Diskurse thematisieren die Verallgemeinerung von Menschentum als Männlichkeit *(Androzentrismus),* die Abwertungen *(Misogynie),* die verzerrten Darstellungen von Frauen und Weiblichkeit *(Sexismus)* sowie die Hegemonie von Männern in fast allen Bereichen des beruflichen Lebens (vgl. *Singer* 2004, 257). Die Kritik der feministischen und Frauenforschung an einem vermeintlich geschlechtsneutralen Menschenbild wie z. B. als „freier Staatsbürger", als „bürgerliches Individuum" oder eben „gesunder Mensch" (vgl. *Bronvermann et al.* 1970, 1) hat Frauen (und so auch Männer) in struktur- und subjekttheoretischer Hinsicht sichtbar gemacht (vgl. *Brückner* 1998, 57f) und damit die Auseinandersetzung mit Frauen- und Männerbildern ermöglicht und vorangetrieben.

Es gibt es nun aber nicht „die" feministische Theorie bzw. „das" Frauen- und Männerbild oder „den" Erkenntnisbegriff der feministischen Theorie. Der im Titel angekündigte „feministische Diskurs" muss vielmehr als *Diskursgeflecht* von feministischen, gendertheoretischen, poststrukturalistischen sowie Ansätzen der kritischen Männerforschung gesehen werden, das Geschlecht, Geschlechterverhältnisse und Gender fokussiert. Wir griffen zu kurz, wenn wir uns auf nur **einen** feministischen Diskursrahmen beschränken wollten. So haben wir uns entschieden, die Menschen-, Frauen- und Männerbilder der Hauptströmungen in den feministischen Theorien herauszuarbeiten und sie mit der psychotherapeutischen und psychosozialen Praxis zu verknüpfen. In den feministischen Diskursen finden sich keine explizit so benannten Menschenbildannahmen, wohl aber eine breite Auseinandersetzung mit Identitäts-, Subjekt- und Sozialisationstheorien. In den feministischen Texten zu Psychotherapie und psychosozialer Beratung haben wir einerseits elaborierte psychoanalytische Entwürfe zur Ontogenese, eine Vielfalt an (selbst)erfahrungsgegründeten und praxeologischen (v.a. aus den Anfängen, wie die Dokumentationen der Frauentherapiekongresse) Texten sowie empirische Überlegungen zur gesellschaftlichen Konstruktion von Gesundheit und Krankheit zur Verfügung. Es gilt also, von den vorhandenen *Middle Range Theories* auf die dahinter liegenden Metatheorien rückzuschließen. Der hier vorliegende Text versucht, diese Ebenen erstmals miteinander zu verknüpfen, die theoretischen Einflüsse auf feministische und später *„gendersensible"* psychosoziale

Praxis und Psychotherapie zu diskutieren, bzw. unterschiedliche feministische Praxen im gesundheitlichen Feld den einzelnen feministischen Theorien zuzuordnen.

Für diese Verknüpfung werden jene Diskurse ausgewählt, die eine breite Rezeption erfahren haben, d.h., in den Genderstudies gelehrt sowie in aktuellen Grundlagenwerken und Handbüchern referiert werden: Die Diskurse der Gleichheit und der Geschlechterdifferenz haben eine lange Tradition und weisen insofern eine hohe Aktualität auf, als sie am deutlichsten in die Alltagstheorien eingegangen sind und den theoretischen Hintergrund für Konzepte der feministischen Psychotherapie bilden. Der Diskurs um Diversität findet im deutschsprachigen Raum nach wie vor wenig Anerkennung, ist aber gerade im psychosozialen Feld ein wesentliches Denkmodell, weil er die Unterschiedlichkeiten von Menschen als Individuen in vielerlei Bezugspunkten in den Blick nimmt. Der empirisch-konstruktivistische Diskurs leitete die Wende von der feministischen zur gendertheoretischen Entwicklung ein und ist daher bedeutsam für Überlegungen zu gendersensiblem und männerreflektierendem Handeln in der Psychotherapie und genderreflektierender psychosozialer Praxis. Der poststrukturalistische Diskurs schließlich beschäftigt sich intensiv mit Identitäten und ihrer Verfasstheit und schließt dabei die Strategie der Dekonstruktion wie auch diskurstheoretische Überlegungen ein.

Im ersten Teil dieses Beitrags werden diese Diskurse vorgestellt und auf implizite Menschenbildannahmen und Erkenntnisbegriffe hin befragt. Im zweiten Teil dieses Textes soll untersucht werden, wo in der psychosozialen und klinischen Praxis die theoretischen Annahmen feministischer Denkerinnen und GendertheoretikerInnen auffindbar sind bzw. wie sich Handlungsfelder und Theorieentwicklung gegenseitig durchdringen und befruchten. Das Thema der (psychischen) Gesundheit war ja wichtiger Ausgangspunkt der zweiten Frauenbewegung: Individuelle Notlagen wurden als kollektive Probleme von Frauen identifiziert und mündeten im Slogan „Das Private ist Politisch". Das Handeln feministischer Psychotherapeutinnen, Beraterinnen, Sozialarbeiterinnen, Medizinerinnen, Pädagoginnen hat über die unmittelbaren Interventionen für die einzelne Klientin oder die (Ziel-)Gruppe hinaus immer gesellschaftliche Hintergründe mitgedacht und (meist) politische Ziele formuliert. Die Darstellung des Einflusses der feministischen Theorien und Konsequenzen für die Praxis wird deshalb nicht nur Psychotherapie im engeren Sinne berücksichtigen, sondern psychosoziales Handeln und Forschen in den Blick nehmen. Wesentliche Inhalte und theoretische Überlegungen der Frauenbewegung fanden ja v.a. in Frauenprojekten dieses Feldes ihren Ausgang und Niederschlag. Über diesen Weg gingen und gehen von den feministischen Diskursen und der kritischen Gender-Forschung hervorgebrachten Ergebnisse und Denkfiguren und mit ihnen Annahmen über Menschsein als Mann- und Frausein in den State of the Art von Psychotherapie und Beratung ein.

Wichtig für das Verstehen erscheint uns die Überlegung, dass die in Kapitel 1 dargestellten feministischen Diskurse nicht (nur) als ständige Weiterentwicklung und als ein lineares Fortschreiten im Sinne einer notwendigen Verbesserung gedacht werden können. Im psychosozialen Feld lösen sie einander nicht zeitlich ab oder sind zu einem bestimmten Zeitpunkt an allen Handlungsorten gleich (stark) vertreten (vgl. *Freytag* 2003, 31f). Sie finden sich vielmehr gleichzeitig in unterschiedlichen Projekten oder auch vermischt in ein und demselben Aufgabengebiet. Feministische Theorie erwuchs und erwächst aus dem Handeln im Feld und wirkt wieder auf dieses zurück.

1. Menschenbildannahmen und Erkenntnisbegriffe in feministischen, gendertheoretischen und Diskursen der kritischen Männerforschung

Wie einleitend deutlich geworden ist, werden hier die genannten Diskurse in einem groben **Abriss** vorgestellt* und auf ihre Menschenbildannahmen und Erkenntnisbegriffe hin befragt. Das Ausmaß und die Tiefe der Antworten werden sehr unterschiedlich ausfallen, was schon jetzt auf ein wissenschaftliches Desiderat verweist und gleichzeitig das Novum dieses Versuchs herausstellt.

1.1 Der Diskurs um die Gleichheit

Der Begriff „Gleichheit" wird in der feministischen Debatte sehr vielfältig eingesetzt und diskutiert. Unter „Gleichheit" werden Themen wie Gleichberechtigung, Verteilungsgerechtigkeit, Chancengleichheit, Gleichwertigkeit und das tatsächliche Gleichsein der Menschen subsumiert. In der politischen und der wissenschaftlichen Diskussion der Theorienbildung werden diese Begrifflichkeiten weitgehend synonym verwendet und oftmals verknüpft.

Den Ausgangspunkt dieses Diskurses bilden die politischen Forderungen von *Olympe de Gouges* (1791) und *Mary Wollstonecraft* (1792), welche damit auch die sogenannte erste Frauenbewegung einleiteten. Sie kämpften um die gleichen Rechte für Frauen wie für Männer (z.B. Wahlrecht, Scheidungsrecht, Recht auf Bildung). So wie die VorreiterInnen der Aufklärung die Vorstellung propagierten, dass alle Menschen von Natur aus nicht nur frei, sondern auch gleich seien, setzte *de Gouges* die Annahme der Gleichheit der Geschlechter voraus, und zwar in Bezug auf Intelligenz, Fähigkeiten und Menschsein (vgl. *Blanc* 1989). Die Annahme der Freiheit und Gleichheit aller Menschen fordern *de Gouges* und *Wollstonecraft* auch für die Frau. Das kritisierte Frauenbild ist demnach ein durch ihr biologisches Geschlecht gesellschaftlich determiniertes Wesen ohne Rechte, ja nicht einmal mit dem Recht ausgestattet, „Bürgerin" und damit frei zu sein (*de Gouges:* Erklärung der Rechte der Frau und Bürgerin 1791 cit. *Blanc* 1989, 190). Damit wird der im Gleichheitsdiskurs verankerte kollektive Subjektbegriff deutlich, der als Subjekt „die Frau" bestimmt und damit alle Frauen generalisiert. Gleichzeitig wird „die Frau" als von Natur aus freies und gleiches Wesen betrachtet, das, wenn es mit den gleichen Rechten wie Männer ausgestattet ist, auch zu gleichen Leistungen fähig ist.

Anfang der 1970er Jahre wurden diese Ideen von der so genannten zweiten Frauenbewegung aufgegriffen. Die Vertreterinnen dieses Diskurses fordern ebenso gleiche Rechte, gleiche Chancen, gleiche Bildung und die Anerkennung gleicher Fähigkeiten für Frauen wie für Männer, unter dem Stichwort „Chancengleichheit" (vgl. *Thürmer-Rohr* 1995,

* Eine ausführliche Darstellung der Diskurse, vernetzt mit Forschungsergebnissen im beruflichen Kontext und Theorien über Supervision und Coaching bis hin zur Anwendung dieser Metatheorien in der Beratungsarbeit findet sich in Abdul-Hussain 2011.

88). Die Frau wurde auf der Basis gemeinsamer („gleicher") Betroffenheit und Erfahrung unter Frauen als kollektives Subjekt gesehen und das Frauenbild als über alle Unterschiede hinwegsehendes konstruiert. Demgegenüber steht die so genannte Männerherrschaft, das Patriarchat. Von großer Bedeutung war die Verschränkung von Alltagserfahrung und Gesellschaftsstruktur. Durch die Veröffentlichung dieses Zusammenhangs wurde Persönliches und Privates erstmals zum Erkenntnisobjekt (vgl. 2.1). Das neue Bild der Frau lässt sich also als gesellschaftlich unterdrücktes, auf den privaten Reproduktionsbereich eingeschränktes und gleichzeitig aller Fähigkeiten für eine gesellschaftliche Teilhabe mächtiges Wesen beschreiben. Es ist ein einheitliches Bild eines kollektiven Subjekts und auch eines „kollektiven Opfers" (eadem 2004, 85) gesellschaftlich struktureller Gewalt. Auch das Bild des Mannes als Unterdrücker und Täter (siehe Patriarchatskritik von *Butler* 1991, 18f), als gesellschaftlich freies und an allen Belangen der Gesellschaft teilhabendes Subjekt wird vereinheitlicht und ist demnach genauso wenig differenziert. In der ersten wie in den modernen Frauenbewegungen besteht die Vorstellung, dass Frauen- und Männerbilder nicht natur-, sondern kulturbedingt und damit veränderbar sind (*Deuber-Mankowsy* 2005, 214). Erkenntnis wird gewonnen durch den Ausdruck, Austausch und die Analyse der gemeinsamen emotionalen und strukturellen Betroffenheit. Ausgehend von der privaten Phänomenologie wird zu den allgemeinen Strukturen vorgestoßen. Indem „private" und persönliche Erkenntnisse veröffentlicht werden, kann Wissen erworben und Gesellschaft verändert werden.

1.2 Das italienische *„pensiero della differenza sessuale"* – Das Denken der (Geschlechter-) Differenz

Zur Differenz der Geschlechter gibt es zahlreiche Diskurse, wobei die französischen, dekonstruktiven Differenztheoretikerinnen *Hélenè Cixous*, *Luce Irigaray* und *Julia Kristeva* zunächst in den USA rezipiert wurden und über diesen Weg in Europa Bedeutung erlangten. Die US-amerikanische Psychoanalyse-Kritik baut u.a. auf den Analysen von *Irigaray* auf. Ihre Theorien sind aber auch der Ausgangspunkt für das Denken der Differenz, das die italienischen Differenztheoretikerinnen in den 1980er Jahren entwickelt haben. Ihre Überlegungen bilden zudem eine der Grundlagen für feministische Psychotherapie und psychosoziale Praxis.

Hauptvertreterinnen dieses Denkens sind das Autorinnenkollektiv des Mailänder Frauenbuchladens *Libreria delle donne di Milano*, kurz: die *Mailänderinnen,* und die Veroneser Philosophinnengemeinschaft *Diotima,* der u. a. die Autorin *Andrea Cavarero* angehört. Die Italienerinnen entwickelten in Anlehnung an *Irigaray* die These, dass Geschlechterdifferenz im abendländischen Diskurs bisher nicht als egalitär, sondern als hierarchisch gedacht wurde und Weiblichkeit nur als Negation und Komplementarität von Männlichkeit bestimmt wurde. Dieser Vorstellung setzen sie das „Denken der Differenz" entgegen, wonach sie das hierarchische Verhältnis zwischen Männern und Frauen in Frage stellen und die Frau bzw. die Frauen als differente Subjekte mit gleicher Würde bestimmen. Folgende zentrale Thesen beschreiben dieses Denken (vgl. *Cavarero* 1990, 99f): Es gibt zwei Geschlechter, die biologisch, historisch und ontologisch bestimmt sind, und keines von beiden repräsentiert bzw. kann das ganze menschliche Geschlecht repräsentieren. Es besteht eine unleugbare und strukturelle Differenz (hier führen die Spuren der philosophischen Verortung über *Irigaray* zum *différance*-Begriff von *Jacques Derrida*, vgl. *Münker, Roesler* 2000, 46f) zwischen Frausein und Mannsein, die von jedem der zwei Geschlechter aus ihrer Parteilichkeit heraus gedacht wird. Demnach gilt keines der beiden Geschlechter als universal oder als Modell bzw. Paradigma für das Menschengeschlecht an sich, sondern beide Geschlechter werden als gleichwertig und egalitär angesehen. Weibliche Subjektivität muss hier unabhängig von einem männlichen Bezugspunkt gedacht werden. Frauen werden nicht im *Vergleich* zu Männern wahrgenommen, sondern weibliche Subjektivität als ursprünglicher und positiv besetzter Ausgangspunkt per se genommen.

Aus dieser wertschätzenden Bezugnahme hat sich das Prinzip der Parteilichkeit für Beratung und Forschung entwickelt. Der Gleichheitsdiskurs wird abgelehnt, weil er eine *„Angleichung (assimilazione)"* (ibid., 104) an die männliche Norm bedeutet. Das Frauenbild in diesem Diskurs kann insofern als revolutionär betrachtet werden, als es die Frau als völlig frei, unabhängig und positiv zeichnet. Es kommt bei den Italienerinnen aber zu einer Idealisierung von Frau und Weiblichkeit als sozial kompetentes Wesen, das durch seinen Bezug und die Beziehung zu Frauen die Entwicklung einer weiblichen Ordnung ermöglichen und so gesellschaftsverändernd wirken kann. Reale gesellschaftliche Begrenzungen werden genauso ausgeblendet wie Gemeinsamkeiten mit dem männlichen Geschlecht (vgl. *Nestvogel* 2000, S. 228). Der Mensch wird hier in seiner Geschlechtszugehörigkeit biologisch, historisch und ontologisch bestimmt. Die gesellschaftliche Position von Frauen und Männern aber wird als kulturell hervorgebracht angesehen.

Als Erkenntnisobjekt kann das Finden und Definieren „weiblicher Freiheit" (*Cavarero* 1990, 105) angesehen werden, das durch die weiblichen Erkenntnissubjekte und ihren Bezug zueinander in Beziehungsprozessen weiblicher Ordnung verwirklicht wird. Frauen sind in diesem Denken also Erkenntnissubjekt und Erkenntnisobjekt zugleich und treten in intersubjektive Prozesse des Erkennens.

1.3 Der Diskurs um Diversität

Die Anfänge dieses Diskurses können zu Beginn der 1980er Jahre in den USA verortet werden und werden durch die Publikationen von *Cherrie Maroga* und *Gloria Anzaldúa, Gloria Hulls, Patricia Bell Scotts* und *Barbara Smith* sowie *Valerie Amos* und *Pratibha Parmar* eingeleitet. Den Ausgangspunkt bildet die Kritik am weißen, heterosexuellen Mittelschichtsfeminismus, welcher durch die Diskurse der Gleichheit und der sexuellen Differenz repräsentiert wird. Afroamerikanische und afroeuropäische, immigrierte, lesbische Frauen und Frauen mit Behinderungen formulierten diese Kritik, weil ihre Lebenswelten in dieser Theoriebildung ausgeschlossen bleiben. Sie weisen darauf hin, dass die Frauen der weißen und westlichen Welt kein Recht haben, von „den Frauen" zu sprechen und das Subjekt des Feminismus aus ihrer Perspektive zu bestimmen. Problematisiert werden vor allem die Universalsetzung der Kategorie Frau und der implizite Rassismus des Feminismus. Unter Universalitätssetzung wird die Verallgemeinerung der Erfahrungen von weißen, heterosexuell lebenden Mittelschichtsfrauen, und somit das Verschweigen und die Unsichtbarkeit von Erfahrungen, Kämpfen und Theorien marginalisierter Frauen verstanden (Kritik von *Anzaldúa/Moraga* 1983, *Hull* 1982, cit. *Gutiérrez Rodríguez* 2004,

241). Es wird Einspruch gegen den Anspruch des weißen, bürgerlichen Feminismus erhoben, für alle Frauen dieser Welt zu sprechen, und deren rassistischer Diktus vor allem gegenüber afroamerikanischen und afroeuropäischen Frauen kritisiert.

In diesem Diskurs kommen verschiedene Frauenbilder zum Tragen, je nachdem aus welcher Perspektive gesprochen wird. Marginalisierte Frauen zeichnen das Bild der weißen, heterosexuellen, bürgerlichen, privilegierten Frau, die marginalisierte Frauen diskriminiert, indem sie sie als unemanzipiert und ungebildet definiert und sie zur eigenen Konstruktion als modernes, emanzipiertes Subjekt benutzt (vgl. *Gutiérrez Rodríguez* 2004, 244). Daran anschließend begreifen weiße, bürgerliche Feministinnen sich selbst zusammen mit Männern von Dominanzkulturen als „Mittäterinnen" von Unterdrückungsprozessen (*Thürmer-Rohr* 1995, 2004). Sich selbst definieren marginalisierte Frauen als nicht nur durch ihr Geschlecht, sondern auch als durch andere gesellschaftliche Kategorien wie Hautfarbe, Klasse, Nationalität oder sexuelle Orientierung bestimmt, wobei diese Kategorien als verwoben und verflochten interpretiert werden (*Intersectionality* bei *Crenshaw* 1989 und *Butler* 1991, 18). Darüber hinaus verstehen sie sich selbstverständlich als handlungsfähige Subjekte (vgl. *Dietze* 2005, 319). Im Konzept des „Transnationalen Feminismus" werden zudem postkoloniale weibliche Subjekte als „verstreuten Hegemonien" ausgesetzt wahrgenommen, welche von „globalisierter Ökonomie, nationalen Patriarchaten, ‚authentischen' Traditionen und staatlich-juristischer Unterdrückung ausgehen" (*Grewal, Kaplan* 1997, 17 cit. ibid.). Allen diesen Frauenbildern gemeinsam ist die Vorstellung von soziokulturell konstruierten (Macht-)Verhältnissen und Identitätsvorstellungen, in welchen marginalisierte Frauen völlig ausgeschlossen werden. Im gesamten Diversitätsdiskurs *(nomen est omen)* werden vielfältige theoretische Referenzpunkte gesetzt, was dazu führt, dass sich kein einheitliches, konsistentes Menschenbild herauslesen lässt.

Gemeinsam ist ihnen der Gedanke, dass nur über die Reflexion von und Kritik an jeglicher Form der Herrschaftsausübung durch eine weiße (weibliche und männliche) Dominanzkultur Erkenntnisse über Diskriminierungsprozesse gegenüber marginalisierten Frauen gewonnen werden können. Notwendig dafür ist eine Dezentrierung des Erkenntnisstandpunktes (vgl. ibid., 320). Zum Erkenntnissubjekt und Erkenntnisobjekt werden hier alle Frauen und nicht wie im Gleichheitsdiskurs als einheitliche Kategorie, sondern als differenzierte Vielfalt, weshalb es besonders wichtig ist, von welchem Ort aus gefragt, betrachtet, beantwortet und definiert wird („*Politics of Location*", *Rich* 1984). *Donna Haraway* definiert darüber hinaus den politischen Charakter der Epistemologie als die „Differenzierung von Differenzen" (*Haraway* 1995, 48).

Über alle theoretischen Unterschiede hinweg ist den Diskursen der Gleichheit, Differenz und Diversität ein explizit politischer Impetus gemeinsam, der sich in der konkreten Auseinandersetzung mit Diskriminierung zeigt. Im ideologiekritischen Grundzug zeigt sich zudem eine Verwandtschaft mit den europäischen Traditionen des Existenzialismus, der Kritischen Theorie und des Poststrukturalismus.

1.4 Der empirisch-konstruktivistische Diskurs: Doing Gender

Dieser Diskurs hat in der feministischen Debatte um Geschlecht große Verbreitung in der Theoriebildung und in der psychosozialen Praxis gefunden. Er markiert eine Wende in der feministischen Bewegung, indem er von einem universalistischen, essentialistischen Subjektbegriff „der Frau“ hin zu einer historischen und soziokulturellen Konstruiertheit von Geschlecht, Geschlechterdifferenz und Geschlechterverhältnissen führt.

Die Existentialistin *Simone de Beauvoir* kann als erste gendertheoretische Konstruktivistin bezeichnet werden. In ihrem Werk „Das andere Geschlecht“ (1949, 1996) analysiert sie die Konstruktion von Mannsein als Subjekt und Frausein als „das Andere“, von der Norm Abweichende, sowie Sozialisationsprozesse der Vergeschlechtlichung: „Man kommt nicht als Frau zur Welt, man wird es“ (334). Weitere Referenzpunkte bilden die Ende der 1970er bis in die 1980er Jahre erschienenen ethnomethodologischen Arbeiten von *Harold Garfinkel, Suzanne J. Kessler* und *Wendy McKenna* sowie *Candace West* und *Don H. Zimmerman* sowie *Erving Goffmans* interaktionstheoretische Veröffentlichungen. *Carol Hagemann-White* gilt als Pionierin im deutschsprachigen Raum.

Verschiedenste Disziplinen beschäftigen sich mit der Konstruktion von Geschlecht und verwenden dafür einen gemeinsamen Ausgangspunkt: Geschlecht wird als soziale Konstruktion definiert und die soziale Wirklichkeit zweier Geschlechter gilt als historische und soziokulturelle Entwicklung, die durch fortlaufende soziale Praxen hervorgebracht und permanent reproduziert wird (vgl. *Wetterer* 2004, 122). Gesellschaftliche Aspekte, wie die Einteilung aller Menschen in zwei Geschlechtsklassen und damit verbundene Verhaltenserwartungen und entsprechende Sozialisationsprozesse sind dabei von ebenso großer Bedeutung wie die vom Individuum internalisierten Verhaltensweisen und Darstellungsprozesse, welche in jeder alltäglichen Interaktion Geschlecht reproduzieren (vgl. *Goffman*1977, dt. Übersetzung 1994; *Garfinkel* 1967). Alle alltäglichen Handlungen und Interaktionen sind demnach durch Geschlecht geprägt, Geschlecht wird also permanent neu konstruiert und inszeniert. „Weiblichkeit“ und „Männlichkeit“ sind dementsprechend nicht einfach an biologische Faktoren gebunden, sondern stellen ein Konglomerat an Verhaltenserwartungen und -entsprechungen dar. Um diesen Prozess der Geschlechtsdarstellung und Geschlechtswahrnehmung im Alltag zu benennen, setzte sich der Begriff *„doing gender“* (*West, Zimmermann* 1987, 14) durch. „Das Geschlecht (…) ist nicht etwas, was wir ‚haben‘ oder ‚sind‘, sondern etwas, was wir tun“ (*Hagemann-White* 1993, 68).

Der Mensch ist hier, auf die Spitze getrieben, **nur** Kulturwesen: Frau und Mann werden als handelnde Subjekte *(doing gender)* und als gesellschaftlich determiniert im Sinne der Entsprechung gesellschaftlicher Erwartungen verstanden. Diese Erwartungen begegnen dem Individuum als idealisierte Geschlechterbilder und werden aus konstruktivistischer Perspektive beleuchtet. Die Analyse zeigt Frauen- und Männerbilder als klassische und komplementäre Geschlechtsstereotype entlang von Dualismen wie aktiv–passiv, stark–schwach oder sach- bzw. beziehungsorientiert, die von Männern und Frauen in der Annahme einer natürlichen Zweigeschlechtlichkeit und Geschlechterdifferenz als Orientierungsrahmen konstruiert werden. In diesem Denken wird deutlich zwischen soziokulturellem (*gender*/Kultur) und biologischem Geschlecht (*sex*/Natur) unterschieden: Das biologische Geschlecht und die damit verbundene Vorstellung einer natürlichen Zweigeschlechtlichkeit und Geschlechterdifferenz werden als gesellschaftliche Übereinkünfte und Kategorisierungen erkannt (vgl. *Heintz* 1993, 38, cit. *Kahlert* 2000, 28). Die Naturhaftigkeit und biologische Gegründetheit des Menschseins wird völlig ausgeblendet bzw. als Paradigma sogar bekämpft. Erkenntnis wird in diesem Diskurs durch die Erforschung und Analyse geschlechtlicher Konstruktionsprozesse gewonnen, wobei auch der Prozess des Gewinnens von Erkenntnis als soziokulturell und historisch geprägter Interaktionsprozess definiert wird. Sowohl Erkenntnissubjekt als auch Erkenntnisobjekt werden in diesem Sinne als konstruiert und reproduziert vorausgesetzt (vgl. *Kahlert* 2000, 24). Erkenntnisprozesse sind hier erfahrungsgegründet und setzen eine systematische Reflexion und Analyse von Interaktionsprozessen und der daraus entstehenden Praxis von *doing gender* voraus.

Im Kontext empirisch begründeter sozialkonstruktivistischer Theorien ist in Bezug auf die kritische Männerforschung das Konzept „hegemonialer Männlichkeit" (*Carrigan, Connell, Lee* 1985, cit. *Wedgewood, Connell* 2004, 112) von großer Bedeutung. In ihren Studien über die Konstruktion von Männlichkeiten arbeitet *Robert* (später *Raewyn*) *W. Connell* (2006) das gesellschaftlich dominierende Bild von Männlichkeit heraus. Unter hegemonialer Männlichkeit versteht sie das zu einer bestimmten Zeit kulturell maßgebliche Deutungsmuster von Männlichkeit zur Legitimation der gesellschaftlichen Machtstellung von Männern gegenüber Frauen und marginalisierten Männern. In weiten Bereichen bildet dieses Konzept eine Grundlage für spezifische männerreflektierende psychosoziale Praxis und Psychotherapie – als dem hegemonialen Bild gegenüber kritisches Handeln –, wie sie unter anderem in deutschen und österreichischen Männerberatungsstellen angeboten werden. Zentral ist in diesem Konzept, dass eine Vielfalt von Männlichkeiten der homogenen Kategorie „Mann" entgegengesetzt wird und dass alle Männer aufgrund ihrer Geburt als Mann aus der Vorherrschaft von Männern Vorteile ziehen, die „patriarchale Dividende" (*Connell* 2006, 100).

1.5 Der poststrukturalistische Diskurs: Undoing Gender

Poststrukturalistische Überlegungen finden in der Gendertheoriebildung erst mit *Judith Butler* Anfang der 1990er Jahre eine Rezeption, die zunächst für viel Wirbel und Verunsicherung in der Frauen- und Geschlechterforschung sorgte. Sie bezieht sich in ihren Überlegungen auf eine Reihe wissenschaftlicher Disziplinen und Theorien, wie die Psychoanalyse, Philosophie, Sprachtheorie, Geschichte und Sozialwissenschaften, Medientheorie sowie lesbische und feministische Theorien (vgl. *Villa* 2003, 12).

Gegenüber dem empirisch-konstruktivistischen Diskurs stellt Butlers Theorie noch einmal eine Radikalisierung dar. Ihre diskurstheoretische Herangehensweise konzentriert sich auf Sprache und Diskurs als Momente der Konstruktion von Gender. Sie bezieht sich in ihrem Diskursbegriff auf den französischen Philosophen, Psychologen und Psychiatriekritiker *Michel Foucault* und versteht Diskurse als Systeme des Denkens und Sprechens und somit auch als privilegierte Orte der Konstruktion von Gender (vgl. ibid., 18f), in denen Machtdispositive zum Tragen kommen. Diskurse bilden einen Rahmen, in dem Wörter und Sprache ihre Bedeutungszuschreibungen erlangen und in dem gewisse Denk- und Ausdrucksweisen integriert sind, während andere (machtvoll) ausgeschlossen werden: „Wir erkennen in der Welt immer nur das, wofür wir sprachlich-diskursive Kategorien haben. Der Diskurs also ist es, der den Dingen einen Namen und damit eine Bedeutung gibt“ (ibid., 22).

Der angloamerikanisch-europäische Diskurs um Gender etwa wird durch die Diskurse der Biologie, Medizin, Psychologie und der Rechtwissenschaften geprägt, in welchen weitgehend mit der Voraussetzung der Zweigeschlechtlichkeit und jener der Geschlechterdifferenz operiert wird und beide damit diskursiv reproduziert werden. So entstehen Sprachsysteme, die bestimmte Vorstellungen produzieren und transportieren und ihnen damit zur Existenz verhelfen, während andere Vorstellungen ausgeschlossen werden und somit nicht existieren. Für *Butler* bilden die Diskurse der Zweigeschlechtlichkeit und der Zwangsheterosexualität (vgl. 1991, 39) den Rahmen für die Konstruktion von Gender. Sie sind die Matrix, in der nur sinnvolle, nachvollziehbare und verständliche Konstruktionen von gelebtem Geschlecht, „intelligible Geschlechter“ (ibid., 21), benannt und somit auch anerkannt werden.[1] Die konkrete Konstruktion von intelligiblen Geschlechtern erfolgt durch „performative Sprechakte“ (*Austin* 1985, 1979; *Derrida* 2004, 90ff), also konkretes Sprechen von konkreten Personen, welches Handlungscharakter hat, etwas Bestimmtes ausführt und damit in der Welt etwas verändert.

In ihrer subjekttheoretischen Auseinandersetzung schließt *Butler* bei den Diversitätsvertreterinnen an, stellt das Subjekt des Feminismus, nämlich „die Frau(en)“ in Frage (1991, 18) und erfasst Subjekt nicht als mit sich selbst identische Entität (1997, 315f). Auf dieser Basis entwickelt sie ihre Theorie des „postsouveränen Subjekts“ (1998, 29f), wonach die Handlungsmacht des Subjektes erst dort einsetzt, wo die Souveränität schwindet. Es ist nicht autonom, aber auch nicht vollkommen determiniert, bewegt sich also zwischen diskursiver Konstitution und sprachlicher Konstruktion.

Das Frauen- und Männerbild bei Butler ist eindeutig als diskursiv historisch und soziokulturell (auf keinen Fall natürlich) hervorgebracht zu verstehen. Auf die Fortschreibung von herkömmlichen Gender-Vorstellungen antwortet sie mit dem Schlagwort „Undoing Gender“ (Butler 2004). Sie macht damit darauf aufmerksam, dass jedem Doing Gender ein Undoing innewohnt, eine Handlung, die nicht gesetzt wird, und damit eine Gender-Vorstellung, die nicht sichtbar gemacht wird. Mit diesen ausgeschlossenen Aspekten beschäftigt sich Butler und regt dazu an, sie ans Tageslicht zu holen. Anhand der Nachzeichnung „queerer“ Transgender-Lebensweisen unterwandert sie die heterosexuelle Matrix in bewusst subversiver Weise (eadem. 1991, 61f). Sie zeichnet keine Bilder von Frauen und Männern, sondern ist vielmehr mit der „Dekonstruktion“ (*Derrida* 1972) bestehender Bilder beschäftigt, worin für sie auch die Erkenntnisstrategie liegt.

Dekonstruktion ist eine Strategie der Aufdeckung und Umwertung von Hierarchien, von Normen, Werten und des durch sie Ausgeschlossenen in Sprache und Text als Erkenntnisobjekt (*Culler* 1999, 166f). Als Text wird nahezu alles zur Sprache Gebrachte verstan-

[1] Die Matrix von Zweigeschlechtlichkeit und Zwangsheterosexualität bildet den Ausgangspunkt für die daraus entstehende Queer Theory, als deren Begründerin Judith Butler gilt.

den, z. B. Texte, Hörbilder, Szenen. Ein dekonstruktives Lesen bedeutet, nach der Konstruktion von Texten, nach den Prozessen ihrer Produktion und den ihnen zugrunde liegenden Normen und Werten zu fragen. Des Weiteren wird die Idee der Konstruktion selbst reflektiert. Besonders interessant ist die Offenlegung von „blinden Flecken" im Text, also die Frage nach der Differenz zwischen bewusst und unbewusst Vermitteltem im Text. Damit wird deutlich, dass nicht nur von der Existenz eines individuellen, sondern ebenso eines gesellschaftlichen und sogar diskursiven Unbewussten ausgegangen wird.

2. Der Einfluss der feministischen/Gender-Diskurse auf Psychotherapie und psychosoziale Praxis

In der Beschäftigung mit den (theoretischen) Entwicklungen der zweiten Frauenbewegung ab den 1960er Jahren fällt die v.a. in den Anfängen enge Verschränkung von Theorieentwicklung mit praktischem Handeln ins Auge. Das Feld der psychischen und physischen Gesundheitsvorsorge und Therapie ist der Boden, auf dem Thesen zur gesellschaftsverändernden Arbeit des Feminismus entstehen, in Projekten der Autonomen Frauenbewegung erprobt und umgesetzt, in Frauengruppen und -kongressen ausgetauscht und weiterentwickelt werden. Deren inneren Zusammenhang kann man, um mit *Petzold* zu sprechen, als *rhizomatisches Denken* kennzeichnen, einem „nicht-zentrierten, nicht-hierarchischen und nicht-signifikanten System… Im Rhizom geht es um 'Werden' aller Art" (*Deleuze, Guattari* 1977, 35 cit. *Petzold* 2002c, 7). In der feministisch-wissenschaftlichen Kritik können wir deshalb „rhizomatisch" organisierte Menschenbildannahmen und Theoreme unterschiedlicher Strömungen nebeneinander finden, die in einer mehrperspektivischen Sicht die Erklärungskraft für die vorgefundene Wirklichkeit vergrößern. Derart ist der Einfluss der feministischen Theorien auf die psychosoziale Praxis und Psychotherapie seit 40 Jahren: Einander ergänzende, widersprechende, sich erläuternde, miteinander durch „unterirdische Strömungen" verbundene Hintergrundtheorien aus den in Teil 1 dargestellten Theorieansätzen finden sich in den Konzeptbeschreibungen und Schlussfolgerungen der feministischen psychosozialen Fachfrauen. Diskursanalytisch gedacht verläuft die theoretische Entwicklung nicht linear und aufbauend, Altes durch Neues ablösend. Veränderungen sind nicht einheitlich, später heißt nicht gleich besser, wenn „wir uns ein Denken in Diskontinuitäten gestatten" …. (*Foucault* 1973, 13, cit. *Freytag* 2003, 32). So tauchen die unterschiedlichen Theorieansätze in der Praxis nebeneinander auf bzw. durchdringen einander in ein und demselben Praxisprojekt.

2.1 Die Anfänge: Feministische Gesundheitspraxis und Frauenprojekte

In den 1960er Jahren fanden sich in den USA und in Europa Frauen, die unzufrieden mit ihrer Lebenssituation diese gesellschaftlich hinterfragten und politisch für eine Veränderung kämpften. Eine der wichtigsten Bühnen dieser Auseinandersetzung waren weibliche Gesundheit und Sexualität, insbesondere Themen wie Verhütung, das Recht auf Abtreibung, die Forderung nach Selbstbestimmung und Begehren. In sog. *Consciousness Raising Groups,* **Frauenselbsterfahrungsgruppen**, wurden die individuellen Lebens-, Körper- und Beziehungserfahrungen von Frauen als gemeinsame Wirklichkeit erkannt, die durch die Bedingungen des Patriarchats hervorgebracht wird. In dieser *Bewusstwerdungs- und Artikulationsphase* (vgl. *Lenz* 2002, 66, cit. *Doderer, Kortendiek* 2004, 684) entstand 1969 als eine der ersten Frauenselbsthilfegruppen das spätere *Boston Women's Health Collective*, um der Kolonialisierung des weiblichen Körpers und seiner Psychosomatik entgegenzutreten (vgl. *Boston Women's Health Collective* dt.1981); im deutschsprachigen Raum war das Frauenzentrum West-Berlin Vorreiterin der Entwicklung einer Frauengesundheitsförderung (vgl. *Hexengeflüster 1&2* 1976, 1977). Sie folgten den Arbeitsparadigmen: 1. Ausschluss von Männern, 2. Ausgehen von persönlichen Erfahrungen, 3. Anti-ExpertInnentum und 4. nominelle Gleichrangigkeit der Mitglieder (*Kramer 1994*, cit. *Höfner* 2007,280). In diesen Gruppen wurden die Grundlagen der Frauen-Gesundheitsbewegung (*Groth* 1999, 83*)* gelegt.

Folgende Themenkreise kristallisierten sich heraus und wurden als zentrale Kritikpunkte an einer patriarchal organisierten Gesellschaftsordnung formuliert: Es ging (und geht) um die Enttabuisierung und Thematisierung von individueller und struktureller männlicher Gewalt gegen Frauen (vgl. *Müller* 2004), um die Macht und Kontrolle über weibliche Körper und Fruchtbarkeit durch männerdominierte Medizin, insbesondere die Gynäkologie. Daraus wurden erste gesellschaftskritische Thesen zum Bereich Gesundheit und Therapie erarbeitet (vgl. *Schultz, Langenheder* 1996; *Schmerl* 2002, 33).

In der Folge entwickelten sich aus den Frauenzentren und Frauengruppen in Mittel- und Westeuropa vielerorts **Frauengesundheitszentren** (in Österreich erst in den 1990er Jahren mit mehr als 10-jähriger Verspätung im Vergleich zu Deutschland, vgl. *Groth* 1999, 83ff) und Projekte, die die Erkenntnisse der CR-Groups in **selbstverwalteten (autonomen) Initiativen** umsetzten und weiterführten: Beratungsstellen mit Frauenselbsthilfegruppen für bestimmte Problemlagen wie (Brust-)Krebserkrankungen oder Essstörungen, für Angehörige Alkoholabhängiger, Notruf für vergewaltigte Frauen, Frauenhäuser und Notschlafstellen, Beratungszentren für Opfer sexuellen Missbrauchs, Initiativen zur Mädchenarbeit etc. (*Doderer, Kortendiek* 2004, 685f).

In den oben angerissenen frühen Entwicklungen finden wir in der Hauptsache zwei theoretische Strömungen vertreten, die die Frauengesundheitsbewegung der ersten Dekade kennzeichnen: Zum einen waren dies die Diskurse von Gleichheit (vgl. 1.1), im Wehren gegen die Anders-Behandlung von Männern und Frauen durch das Gesundheitssystem (vgl. *Kolip* 2000) und in der Forderung nach Selbstbestimmung über den eigenen Körper und Sexualität. Diese Ziele schließen fast nahtlos an die Themen der ersten Frauenbewegung der bürgerlichen Gleichstellung und Befreiung von der Vorherrschaft durch Männer an. Kritisiert wird erkenntnistheoretisch der männliche Blick, der Frauen zu Objekten macht und pathogenisiert (z.b. *Kaufmann* 1996, 180f). Zum anderen ist in den Selbsterfahrungsgruppen und ersten Beratungsprojekten der Differenzgedanke (vgl. 1.2) aufspürbar, der Frauen „männerfreie" Räume zur Verfügung stellen will, um sich unabhängig von männlichen Normen neu zu definieren.

2.2 Feministische Forschungsperspektiven in den Gesundheitswissenschaften

Seit den 1980er Jahren begannen ForscherInnen, die die feministischen Diskurse rezipiert hatten, Daten zu Gesundheit und Gesundheitsförderung – implizit: Was Frauen krank macht – zu sammeln, die die persönlichen Erfahrungen aus den Frauenselbsthilfegruppen eindrucksvoll untermauerten. Vor allem in der **Medizinsoziologie, der Sozialepidemiologie und Gesundheitsforschung** entwickelte sich ein reiches Datenfeld, das in einem ersten Schritt die Unterschiede in der Inanspruchnahme des Gesundheitssystems, in den Diagnosen, Symptomen und der Therapie zusammentrug und erstmals systematisch nach Geschlecht analysierte (z.B. *Brähler, Felder* 1992; *Klesse et al.* 1992; *AK Frauen und Gesundheit* 1998 etc.). Die Essenz dieser Veröffentlichungen war die unterschiedliche Behandlung, die Frauen und Männer durch das Gesundheitssystem erhalten, und deren Auswirkungen: In fast allen gesundheitsrelevanten Bereichen unterscheiden sich Männer und Frauen, eine Tatsache, die Androzentrismus, Geschlechterinsensibilität oder Überverallgemeinerung in der Forschung bisher verschwiegen hatte: Die so herausgearbeiteten *gender-bias* (*Eichler* 1998, 34f) konnten durch die Einführung der Analysen des Gleichheitsdiskurses in der Forschung erwachsen, der nachfragte, wie denn so große Unterschiede in der Pathogenese und Salutogenese erklärbar seien – die Antworten darauf sind vorwiegend empirisch-konstruktivistischer Natur (vgl. *Schigl* 2007), die modernen Arbeiten beziehen den Diversity-Ansatz mit ein. Die Debatte um die **Medikalisierung** (vgl. *Kolip* 2000), initiiert vom Gleichheitsdiskurs, fand Antwort in auch dem Differenzdenken zuzuordnenden Projekten und Frauengesundheitszentren. Die Paradigmen von Projekten wie Schwangerengruppen, Gebärhäusern, Stillgruppen oder Gruppen von Frauen in den Wechseljahren (*Stolzenberg* 2000, 215) resultierten aus dem *affidamento* der Mailänder Theoretikerinnen (vgl. 2.2) mit einem Männer ausschließenden Selbsthilfe- und Selbstdefinitionsansatz. Auch die **Psychiatrie** wurde als Teil des Medizinsystems von den feministischen Forscherinnen (die oft ebenso Praktikerinnen waren, vgl. *Burgard* 2002) als Ziel der Kritik genommen: Sie wurde als eine *„Gendered Institution"* entlarvt, in der Männer (und Frauen) mit ExpertInnenmacht „Labels" vergeben und **Diagnosen** erstellen. Vom konstruktiv-feministischen Standpunkt aus sind psychische Konflikte interaktive Antworten auf eine krankmachende Umwelt, mit denen Frauen auf gesellschaftliche Verhältnisse und Männergewalt reagieren (*Kaschak* 1992 cit. *Scheffler* 2004). In weiterer Folge (vgl. aktuelle Entwicklungen 2.6) wurde versucht, vor einer empirisch-konstruktivistischen Kritik und teilweise *diversity* miteinbeziehenden Sichtweise die speziellen Entwicklungen, Behandlungsmöglichkeiten und Ressourcen verschiedener psychischer Diagnose(-gruppen) aus feministischer Sicht zu erfassen (z.B. *Wardetzki* 1991; *Mc.Grath et al.* 1993; *Beyer* 2000).

2.3 Der Trauma-Diskurs: Gewalt gegen Frauen und Kinder und sexueller Missbrauch

Die neue Frauenbewegung war in den 1970er Jahren aufgebrochen, um eine lustvolle weibliche Sexualität zu ermöglichen. 10 Jahre später standen feministische Praktikerinnen unter dem Eindruck der Berichte über massive sexuelle Grenzverletzungen. Es ist eines der wesentlichsten Verdienste der Frauenbewegung, beide Themengebiete, die Gewalt von Männern an Frauen und Kindern und die sexualisierte Gewalt („sexueller Missbrauch")[2], an die Öffentlichkeit gebracht und Strategien der Intervention befördert zu haben (*Müller* 2004, 549f): Nach den ersten Publikationen über Gewalt im sozialen Nahraum (z.B. *Benard, Schlaffer* 1978), die (sexuelle) Grenzverletzungen durch den Frauen bekannte Täter beschrieben, wurde der Blick der feministischen Community durch die Arbeit von Selbsthilfegruppen (z.B. Wildwasser e.V.) auf sexualisierte Gewalt an Kindern (vgl. *Enders* 1990; *Burgard* 1994, 53f) gelenkt und damit ein Tabu benannt: Das Undenkbare, das *S. Freud* in der Analyse seiner Patientinnen zwar vermutet, dann aber als Verführungstheorie revidiert und in den Bereich der Phantasie abgetan hatte, wurde Wirklichkeit. Eine engagierte Gewaltforschung kam zu dem Schluss, dass mindestens 15% aller Mädchen Formen von häuslicher Gewalt oder sexuellem Missbrauch erleiden (z.B. *Hagemann-White, Bohne* 2003, 3). Die Auseinandersetzung mit sexuellen Grenzüberschreitungen, die Frauen und Mädchen erleben müssen, und ihren Folgen mündete in einem intensiven Diskurs über Traumatisierung. Ab den 1990er Jahren fand sie breites Echo im psychosozialen Feld, die Aufnahme der Postraumatischen Belastungsreaktion (*PTBS*) in den ICD10 und DSM IV ist mit eine Folge dieser Diskussion.[3] Inzwischen sind Manifestationen, Diagnosen und Umgangsweise mit Betroffenen Bestandteil der klinischen Praktiken der psychotherapeutischen Schulen geworden, wenn auch noch weiter gendersensibler Analysebedarf besteht (*Scheffler* 2007, 78).

In ihrer kritischen Analyse feministischer Psychotherapieentwicklung kommt *Marecek* (1999, cit. *Freytag* 2003, 27) allerdings zu dem Schluss, dass die massive Thematisierung der (sexuellen) Gewalterfahrungen von Frauen – bei ihr *„Trauma-talk"* genannt – als Bezugssystem überbewertet sei. Die Diagnose PTBS sei zu einem neuen Label und Teil des herrschenden Psycho-Establishments geworden. Die Fixierung auf die Traumatisierungen von Frauen und Mädchen bedinge, dass Frauen und Männer in einer Opfer-Täter-Perspektive festgemacht werden, die den Blick auf andere Nuancen verstellen kann. Auf die Spitze getrieben ließe sich die Verfestigung dieser Traumatisierungszuschreibung differenztheoretisch lesen, als eine prinzipielle (wenn auch gesellschaftlich hervorgebrachte) Unterschiedlichkeit von Männern und Frauen, die bestehende Strukturen eher zementiert als aufweicht und Frauen in ihrer (alten) Opferrolle festschreibt. Die gesamte Diskussion um Gewalt mit ihrer Opfer-Täter-Dichotomie bewegte sich im Bereich des Gleichheits- bzw. des Differenzdiskurses – je nachdem ob Männer als übergriffig angeprangert oder Frauen als die Friedfertigen festgeschrieben wurden.

Epistemologisch gesehen ist die aus der strikten Parteilichkeit für die Opfer geborene feministische Forderung, diesen unbedingt und ohne Zweifel immer zu glauben, auch nicht nur von konservativer, sondern auch von kritischer Seite hinterfragt worden (vgl. Kritik von *Holzkamp* 1994, cit. *Freytag* 2003, 72).

---

[2] Es handelt sich hierbei, das ist wichtig zu unterscheiden, um zwei unterschiedliche Tatbestände.

[3] Wobei hier ebenso die Verbände der Vietnamveteranen in den USA ihre politische Macht für die Aufnahme der PTBS ins Gewicht legten.

2.4 Feministische Kritik an den psychotherapeutischen Schulen

Ein wesentliches Verdienst der feministischen Denkerinnen ist es, psychologische und psychotherapeutische Theorien unter dem Gender-Aspekt neu gelesen und als meist androzentristisch entlarvt zu haben. Feministisches Denken hinterfragt alle den Geschlechtern qua Natürlichkeit, „Objektivität" oder Biologie zugeschriebenen Eigenschaften (z.B. *Eichenbaum, Orbach* 1993, 181) bzw. dekonstruiert die Welt und unser Denken insgesamt als *„gendered"* (vgl. *Hagemann-White* 1984). Schon früh zeigten *Inge Bronvermann* et al. (1970) den „Doppelstandard seelischer Gesundheit" auf und bewiesen die Voreingenommenheit und Reproduktion von Geschlechterstereotypien durch psychosoziale ExpertInnen: Gesunder Mann und gesunder Mensch ähneln sich, einer gesunden Frau hingegen werden Merkmale zugeschrieben, die beim männlichen Geschlecht als krank bewertet werden. Ebenso wurden von Feministinnen die Entwicklungs- und Persönlichkeitstheorien (v.a. in Bezug auf die Sozialisation und Geschlechtsidentität) und die intrapsychisch angelegten Pathogenese-Theorien der Psychotherapieschulen hinterfragt.

Die *Freud*'sche **Psychoanalytische Theorie** wird von feministischer Seite als misogyn entlarvt (*Franke* 2007, 66): Sie zwingt Frauen, entweder als reife Individuen ihre „Kastration" zu akzeptieren oder unreif bzw. krank gegen ihre konstitutionelle „Minderwertigkeit" zu rebellieren, und konstituiert das Weibliche erst in Abgrenzung zum Männlichen (*„phallischer Monismus"*, *Chasseguet-Smirgel* 1988, cit. *Gissrau* 1991, 107). „Die Psychoanalyse eingehender feministischer Prüfung zu unterziehen, bedeutet eine fundamentale Kritik psychoanalytischen Denkens", so *Jessica Benjamin* (1994, 7). Auch *C.G. Jung*s Frauenbild wurde kritisch beleuchtet (*Baumgardt* 1989, 41f) und befand die Animus-Anima-Konzeption als ein in der jüdisch-christlichen Tradition stehendes Instrument der Zwangsheterosexualität.

Feministische Analytikerinnen der 1980er und 1990er Jahre gehen in der Mehrzahl von einem Differenzansatz aus. Sie beschreiben die unterschiedliche Entwicklung von Frauen und Männern jedoch vor einem konstruktivistischen Weltverständnis, das Geschlecht bzw. Geschlechtsidentität als durch die Verhältnisse hergestellt und nicht „Anatomie als Schicksal" begreift (z.B. *Chasseguet-Smirgel* 1974; *Rohde-Dachser* 1991). *Christiane Olivier* (1989) und *Nancy Chodorow* (1985) beschäftigen sich mit dem Einfluss der Mutter als gegen- bzw. gleichgeschlechtliche primäre Bezugsperson auf die deshalb unterschiedliche Entwicklung von Mädchen und Buben; *Jessica Benjamin* (1993) schreibt zur weiblichen Beteiligung an der geschlechtlichen Herrschaftsbeziehung und *Marina Gambaroff* (1990) über den Zusammenhang zwischen Mutterbindung und Paardynamik. *Tamara Musfeld* (1996), die Frauen des *Hamburger Arbeitskreises für Psychoanalyse und Feminismus* (1995) und zuletzt *Anneliese Buchta* (2004) entwarfen einen neuen Blick auf weibliche Aggression bzw. *Burgard & Rommelspacher* (1992) auf den „Mythos vom weiblichen Masochismus". Zu heftigen Debatten unter den feministischen Psychotherapeutinnen führten *Carol Gilligan*s (1988) differenztheoretische Aussagen über Unterschiede in der männlichen und weiblichen Moral(-entwicklung), die die Zuordnung von Eigenschaften zu Geschlechtern übernimmt, aber eine Umwertung zugunsten der Frauen vornimmt. Die oben genannten Werke sind wesentlicher Wissensbestand der feministischen TherapeutInnen – ihr Einfluss auf die etablierten psychoanalytischen Diskurse und Ausbildungen insgesamt ist jedoch gering.

Wenn auch große Teile der psychoanalytischen Theorie von feministischer Seite immer wieder umgedacht, revidiert und weiterentwickelt wurden, so sind epistemiologische psychoanalytische Grundannahmen der therapeutischen Behandlung in feministische Praxis eingeflossen: Die Annahme, dass in einem intersubjektiven Prozess ein Erkennen des Subjekts erst möglich wird, und das Arbeiten an Übertragung und Gegenübertragung werden von feministischen Therapeutinnen vielfach geteilt.

Für die **Verhaltenstherapie** erbringt die Analyse aus feministischer Perspektive zwar keine systematische Abwertung von Frauen, eher eine Geschlechterinsensibilität: In der sozialen Lerntheorie (*Lazarus* 1974, 217 cit. *Franke* 2007, 67) werden Männer und Frauen als gleich betrachtet (eine Verwirklichung des Gleichheitsdiskurses), allerdings dabei die unterschiedlichen gesellschaftlichen Bedingungen, in denen sich die Geschlechter befinden, geleugnet. Die umfangreiche Forschung zu Verhaltenstherapie lässt mit wenigen Ausnahmen (z.B. *Arnold, Retsch* 1991 zu sexuellen Übergriffen in der Psychotherapie) eine gendersensible Perspektive vermissen. Umgekehrt hat aber der im Prinzip emanzipatorische Gedanke vom Erlernen von Verhaltensweisen Niederschlag in den übungszentrierten Selbstsicherheits- und Selbstbehauptungstrainings feministischer Selbsthilfe gefunden.

Viele feministische Psychotherapeutinnen kommen aus den sog. **Humanistischen Psychotherapieverfahren** (Klientenzentrierte Psychotherapie, Psychodrama, Gestalttherapie) oder **Körpertherapie**methoden, die etwa zeitgleich mit der zweiten Frauenbewegung in Europa rezipiert wurden. In den Theorien dieser Verfahren finden sich in der GründerInnengeneration kaum systematische genderbetreffende Aussagen zu Entwicklungs- oder Krankheitslehre. In einzelnen Aufsätzen kritischer Autorinnen (meist ProtagonistInnen der untersuchten Methode) finden sich Statements und Analysen aus feministischer Sicht – allerdings gibt es kein Sammelwerk, das diese Psychotherapie-Kritik übersieht, ordnet und kommentiert. Gendertheoretisch problematische Implikationen bzw. Klischees lassen sich aus feministischer Sicht so etwa in der Transaktionsanalyse bei *Bernes* „Spiele der Erwachsenen" finden; sexistische Konzepte und Praxen enthalten die Konzepte von vielen Schülern *Reichs*, z. B. die Bioenergetik *Loewens* (vgl. *Großmaß* 1983, 50f; *Blessing* 1992, 194), explizit abwertende und sexistische Äußerungen von *Perls* und *Goodman* in der Gestalttherapie bzw. grenzverletzendes sexistisches Verhalten in Szenen von Perls' therapeutischem Handeln (*Masson* 1988). (Zur feministischen Kritik an *F. Perls* siehe *Ernst, Goodison* 1981, 93f; *Großmaß* 1983, 46f; ethiktheoretisch bei *Petzold* 2007j) Im Personenzentrierten Ansatz wird der prinzipiell sexistische Gehalt von Sprache (vgl. *Hofmeister* 1997, 149f) analysiert.

Insgesamt standen feministische Psychotherapeutinnen den humanistischen Verfahren jedoch nahe. Zentrale Prämissen wie *Awareness*, individuelles Wachstum, Selbstverantwortlichkeit und phänomenologische Betrachtung waren in Verbindung mit einem dekonstruktivistisch-gesellschaftskritischen Denken gut anwendbar (*Scheffler* 2007). Die Gestalttherapie mit dem Umgang mit Polaritäten und Grenzen und der – nicht ganz unproblematischen – positiven Konnotation von Aggression sowie Ideen aus den gesellschaftskritischen Beiträgen von *Paul Goodman* wurde von feministischen Psychotherapeutinnen als wertvoll angenommen (*Mangelsdorf* 1992, 184f; *Ulbing*, 1999, 600f). Letzteres erwuchs aus einer therapeutischen Gegenbewegung zur vielfachen Macht-Losigkeit, Duldung und Mangel an Konfrontation, die viele Frauen in krankmachenden sozialen Beziehungen zeigen[4] (vgl. *Prengel, Wirbel* 1986, 69f; *Rutz* 1989, 187; *Kost* 1992, 90f; Gleichheitsdiskurs, Empowerment).

Die **Integrative Therapie** hat schon früh Sensibilität in Bezug auf die Gender Diskussion gezeigt (z.B. *Frühmann* 1985): IT machte in ihrer Ausbildungs-Praxis seit den 1970er Jahren wesentliche Ausbildungsschritte bei beiden Geschlechtern verpflichtend[5] bzw. hat in ihrer anthropologischen Grundformel seit 1988 die Formulierung „Mensch" durch die Ergänzung als "Mann und Frau" spezifiziert. Kritik an mangelndem genderdifferenten Sprach- und Theoriegebrauch in der Integrativen Therapie in Abschlussarbeiten von Ausbildungskandidatinnen (*Krey* 1998; *Greber Bretscher et al.* 1998) wurde unmittelbar aufgenommen (*Sieper, Petzold* 1998). Eine gegenseitige Rezeption der Ansätze der (v.a. frühen) IT und feministischer therapeutischer Praxis war durch die in beiden Konzepten vorhandene Betonung der Leiblichkeit (*Freytag* 1992, 72f; *Orth* 2002), der Entwicklung im gesellschaftlichen Feld, der phänomenologischen Grundhaltung des intersubjektiv-konstruktivistischen Beziehungsmodells und der Prozessorientierung leicht möglich (vgl. *Gahleitner, Ossola* 2007) – die inhaltlich-theoretische Konstruktion der IT ist derartig, dass sie an feministische Theorien gut anschlussfähig bzw. mit feministischer therapeutischer Praxis kompatibel ist und umgekehrt. In letzter Zeit wird in der IT der Begriff "Genderintegrität" als Leitparadigma für die Erhaltung und Entfaltung der Würde von Menschen in ihrer Genderidentität konzipiert (vgl. Petzold, Orth 2011, S. 293).

Systemische Familientherapie unterliegt laut feministischer Analysen Geschlechterinsensibilität, -dichotomie bzw. Familialismus. So zeigt *Welter-Enderlin* (1987, 1990), dass FamilientherapeutInnen Familienbilder ohne Bezug zur Geschichte und Gesellschaftspolitik reproduzieren, und *Walters* et al. (1991, cit. *Franke* 2007, 68) kommen zu dem Schluss, dass familientherapeutische Basismodelle patriarchale Strukturen wie die klassische Zuschreibung von männlich-weiblichen Eigenschaften an die Elternrollen enthalten. Sie gehen von einem Konzept der tradierten Rollenkomplementarität aus und tragen Frauen als Individuen und neuen gesellschaftlichen Entwicklungen nicht genügend Rechnung. Insgesamt wird eine moderate, aber andauernde Beschäftigung mit feministischer Kritik konstatiert (*Rücker-Emden-Jonasch* 1997, 156f). Die Mehrgenerationenperspektive der Familientherapie erweist sich als fruchtbringend für einen frauenspezifischen Blick (*Lerner* 1993, 166f). *Goodrich et al.* (1994) beschäftigen sich vom feministischen Standpunkt aus mit Macht in patriarchal ausgerichteten Familien, *Elisabeth Goll-*

---

[4] Es fehlte dabei allerdings eine breitere kritisch-theoretische Diskussion um die positive Wertung von Aggression, die hier unreflektiert mit Zivilcourage und Assertiveness gleichgesetzt wurde (vgl. *Petzold* 1986a).

[5] Wobei natürlich die Absolvierung der Lehranalyse je teilweise bei einer Frau und einem Mann nicht ausreicht, um Gendersensibilität zu entwickeln. Die wahrgenommenen Unterschiede müssen vielmehr im Lichte feministischer und genderspezifischer Theorie systematisch reflektiert werden (vgl. Anleitung zur Durchführung von Integrativen Lehranalysen, *Petzold, Leitner, Sieper, Orth*, 2008).

witzer und *Eva Neuner* (1997, 151f) konstatieren die Fruchtbarkeit systemisch-konstruktivistischer Ansätze für feministische Psychotherapie.

2.5 Feministische / Frauenspezifische Psychotherapie

Anfangs standen die Feministinnen der Psychotherapie sehr kritisch gegenüber und analysierten sie als ein Instrument sozialer Kontrolle, das Frauenprobleme individualisiert und pathologisiert, statt sie an gesellschaftliche Verhältnisse rückzubinden (vgl. *Nuber* 1994). Favorisiert wurde vielmehr ein Selbsthilfeansatz (*Psychologinnengruppe München* 1978), der der Forderung nach Aufhebung hierarchischer (ExpertInnen-)Strukturen mehr entsprach. Die Benennung als feministische Psychotherapie taucht mit dem Buch von *Eichenbaum & Orbach* (engl.1982[6], dt. 1984) auf. Seit 1977 fanden im deutschsprachigen Raum Feministische Frauentherapiekongresse statt, die Grundlagen entwickelten und festschrieben (*Freytag* 2003 9) und aus deren Rahmen feministische Frauentherapiebücher (*Dürmeier et al.* 1990, *Bilden* 1992) hervorgingen. Der theoretische Hintergrund feministischer Psychotherapie bestand v.a. aus den Publikationen feministischer Analytikerinnen (siehe 2.4), verwoben mit den Postulaten aus Gleichheits- und Differenzdiskurs (siehe 1.1 und 1.2), der Praxeologie aus den Methoden der humanistisch-existentialistischen Therapien, Körper-[7] und Musiktherapie sowie der Zusammenschau der Erfahrungen in den Frauengruppen und Frauenberatungsinitiativen. Besondere Beachtung schenken feministische Therapeutinnen Themen wie Körperlichkeit/Sexualität/weibliches Begehren bzw. den damit verbundenen Verletzungen und Grenzüberschreitungen (z.B. *Scheffler* 1986, 32), dem Spannungsfeld zwischen Autonomie/Abgrenzung und Abhängigkeit/Bezogenheit (z.B. Eichenbaum, *Orbach* 1993 *Streit* 1992, 95f) und weiblicher Aggression (z.B. *Kost* 1992, 90f). Frau-Frau-Beziehungen wie zwischen Mutter-Tochter, Freundinnen und lesbischen Paaren bzw. die weiblichen Übertragungen in der therapeutischen Beziehung (z.B. *Buchta* 2004) zählen zu den Kernthemen der Feministischen Therapie (*Koch* 1992, 37ff), wobei es feministischer Therapie wichtig ist, nicht die Mütter schuldhaft zur Verantwortung zu ziehen (*Bausch-Hug* 1989, 36).

Die immer wieder zitierten Prämissen (im weiten Sinne anthropologische Grundlegungen) sind: - „Das Persönliche ist Politisch“, - Antihierarchische und antipatriachale Grundhaltung, - Selbstverantwortlichkeit und Autonomie, - Parteilichkeit und Betroffenheit (*Wirtz* 1991, 8). Dieser Leitsatz des Privaten, das Politisch ist, steht auch in der kritischen Tradition sozialistischer und marxistischer Denkströmungen, die in individuellen Lebenswelten gesamtgesellschaftliche Strukturen analysieren.

Scheffler (2004) definiert feministische Therapie als „phänomenologisches, interaktives, subjektzentriertes, verstehendes, am realen sozialpolitischen Geschehenskontext orientiertes Verfahren zur Erweiterung persönlicher Handlungsspielräume und persönlichen Sinnverstehens zur Unterstützung und Stabilisierung persönlicher Lebensvollzüge“.

[6] Wobei der englische Titel noch die Psychoanalyse als Referenzsystem anführte: „Outside In…Outside Out. A Women´s Psychology: A Feminist Psychoanalytic Approach“ , bei der deutschen Ausgabe nicht mehr.

[7] Interessant ist, dass es in den funktional-übenden körperorientierten Methoden viele weibliche Begründerinnen gab: Elsa Gindler, Ilse Middendorf, Gerda Alexander, Gerda Boysen.

Von Anfang an wird betont, dass es sich bei der Feministischen Therapie um keine neue Schule im engeren Sinne handelt (z.B. *Thebbenjohanns, Schwanke* 1992, 112), sondern um ein kritisches Querlesen der therapeutischen und (sozial-)psychologischen Wissensbestände, die Rekonstruktion weiblicher (Leidens-)Erfahrung vor dem Hintergrund feministischer gesellschaftlicher Theorie und damit das Verlassen allein individueller, intrapsychischer Pathogenesevorstellungen. Daraus lässt sich metatheoretisch ein phänomenologisch-hermeneutischer Erkenntnisansatz ableiten, der Frauen (und Männer) als sozial Gewordene in einer philosophisch existentiellen Situation versteht. Die parteiliche Orientierung ist emanzipatorisch-kritischer Impetus, der ein Empowerment durch Solidarisierung mit marginalisierten Existenzen anstrebt.

Das favorisierte Behandlungssetting feministischer Therapeutinnen ist die Gruppentherapie, die solidarische Erfahrung und die Verschränkung von Privatem mit Gesamtgesellschaftlichem am besten abbildet. Die Methodik stammt v.a. aus den humanistischen Therapiemethoden, aus oft tiefenpsychologischen Grundannahmen wie Übertragung und Gegenübertragung, aus erlebens- und körperzentrierter Perspektive und arbeitet mit kreativen Medien und erlebniszentrierten, übungsorientierten Herangehensweisen. Insgesamt handelt es sich bei der Feministischen Therapie (ähnlich wie bei der Integrativen Therapie) um ein offenes System, das bei Kompatibilität mit einer feministischen Grundanthropologie durch neue (Theorie-)Entwicklungen und Methoden erweiterbar und nicht abgeschlossen ist.

2.6 Weiterentwicklungen und aktuelle Handlungsfelder

Die Kritik der Feministinnen an der Geschlechterinsensibilität des Medizinsystems wurde von diesem inzwischen aufgegriffen und Daten für eine „Gender-Medizin" (*Legato* 2002; *Rieder, Lhoff* 2004) gesammelt. Diese geht von einem empirisch-konstruktivistischen, teilweise aber auch differenztheoretisch biologistischen Weltbild aus. Gendersensibles Handeln, das die unterschiedlichen Lebenswelten (Diversity) und ihre sozialen Implikationen miteinbezieht, findet sich seit den 1990er Jahren in Publikationen zum psychosozialen Handeln (z.B. *Schigl* 1999; *Kolip, Altgeld* 2005) und zur Psychologie (*Riecher-Rössler, Rhode* 2001; *Franke, Kämmerer* 2001; *Krause-Girth* 2004; *Rhode, Maneros* 2007). Frauenberatungs- und Frauengesundheitszentren konnten sich in den letzten 20 Jahren in Europa etablieren. Männerberatungsstellen und Männerkollektive der kritischen Männerbewegung arbeiten aktuell an von der Vorstellung spezifischen Mannseins und vielfältiger Männlichkeiten getragenen sowie vom Konzept hegemonialer Männlichkeit ausgehenden, adäquaten Konzepten für männerspezifische Psychotherapie und psychosoziale Beratung (bspw. *Brandes, Bullinger* 1996; *Süßenbach* 2001; *Virilent* 2001; *Spilles, Weidig* 2005). Die gendersensible Sicht erfuhr durch das Hereinnehmen von *diversity* noch weitere Dimensionen – inzwischen beginnt die Auseinandersetzung mit Themen wie *„Managing Diversity"* auch in Coaching und Supervision (*Abdul-Hussain, Baig* 2006). In der Wirtschaft gehört sie bereits dem Mainstream-Diskurs an und feministische Theorien fanden als EU-Programme des Gender-Mainstreaming (*Council of Europe* 1998, 15 cit. *Frey* 2003, 9; *Wöhl* 2007) ihre institutionelle

Verankerung und Eingang hat feministische Kritik ihre ursprüngliche Schärfe verloren und an gesellschaftlicher Akzeptanz gewonnen. In Opposition zur gesellschaftlichen Entwicklung befindet sich der feministische Diskurs derzeit etwa bei der Kritik an der medizinunterstützten Manipulation von – meist weiblicher – Leiblichkeit, etwa durch die massenhafte Zunahme an Schönheitsoperationen und Reproduktionstechnologien (vgl. *Kuhlmann* 2004, 530). In der psychosozialen Praxis, v. a. im Bereich sexualisierter Gewalt oder Essstörungen(Schigl 2010) (beides Felder, in denen Geschlechterstereotype besonders zerstörerische Wirkung haben), ist feministisches Gedankengut integraler Bestandteil des allgemeinen therapeutischen Diskurses.

Kritisches Fazit

Der Ursprung der feministischen Psychotherapie und psychosozialen Praxis liegt in gesellschaftspolitischer Bewusstheit und einem politischen Auftrag. Selbsthilfefrauen sind in den 1960er und 1970er Jahren angetreten, um den Konnex zwischen den (Leidens-)Erfahrungen von Frauen und den Bedingungen des Patriarchats herzustellen, was vor dem Hintergrund des Gleichheitsdiskurses eine Kritik an der Machtposition eines ExpertInnentums beinhaltete[8]. Die Auseinandersetzungen zwischen sogenannten Selbsthilfefrauen und Professionellen (Psychotherapeutinnen), zwischen Gleichwertigkeit in der Betroffenheit als Frau und der mächtigen Position als Behandlerin prägte die feministischen Diskussionen (vgl. *Großmaß* 1986, 11ff; *Freytag* 2003, 61ff). Sie band Kräfte und stellte vermutlich mit einen Grund für die Unverbundenheit feministisch-psychotherapeutischer Theoreme dar. Der gemeinsame Außenfeind (die Männer, das Patriarchat) bildete jedoch eine Klammer, in der Schwächen und Konkurrenzen abgewehrt und Einigkeit hergestellt werden konnte (*Körner* 1994, 110ff).

Unter dem Titel „frauenspezifische Beratung und Therapie" (bzw. männerspezifische Ansätze) werden derzeit alle theoretischen und methodischen Konzepte, die sich am Geschlechterverhältnis als bestimmender Ordnungskategorie für die Geschlechter (im Sinne von *Gender*) orientieren, erfasst. Darunter versammelt sich eine breite Palette von Selbsthilfe-Manuals bis zu theoretisch differenzierten psychoanalytisch fundierten Arbeitsformen. Die Konzepte mündeten nicht in einem in sich geschlossenen Gedankengebäude einer frauenspezifischen Psychotherapie (im weiteren FT) mit detaillierter Gesundheits- und Krankheitslehre oder systematisierter geschlechtsspezifischer Diagnostik. FT will keine neue, eigene Therapieschule darstellen, wohl aber quer zu den theoretischen, methodischen und praxeologischen Prinzipien die Konsequenzen der Geschlechterdifferenz in ihren psychosozialen Ausprägungen in die jeweilige Psychotherapieform hineintragen (*Scheffler* 2004, Frauen beraten Frauen 2010). Die Integrative Therapie stellt unserer Meinung nach das mit FT anschlussfähigste Verfahren dar, da sie sich unter anderem auf dieselben französischen PhilosophInnen, wie z.B. *Foucault*, *Derrida*, *Beauvoir*, bezieht (*Petzold* 2005t). Ähnlich wie die IT kann die FT als offenes System (*Bausch-Hug* 1989,

[8] Diese ExpertInnen-Kritik findet sich ebenso etwa zeitgleich in den Strömungen der radikalen italienischen Psychiatriereform (vgl. *Franco Basaglia 2002*) oder des Heidelberger Patientenkollektivs.

39) verstanden werden, inem vor einer grundgelegten Anthropologie neue Inhalte und Methoden integriert werden können.

FT hat eine Fülle wichtiger kritischer Literatur (von Misogynie bis zu Geschlechterinsensibilität) zu den herkömmlichen Psychotherapieschulen hervorgebracht. Die differenziertesten Konzepte stammen hier aus der Kritik an der Psychoanalyse, deren elaboriertes Theoriesystem den offensichtlichsten *gender bias* in sich trägt (*Bausch-Hug* 1989, 28) bzw. die fruchtbare Verbindung von Psychoanalyse und feministisch-philosophischem Denken auftut. Umgekehrt jedoch sind die innovativen feministischen Theoriediskurse großteils einer Ignoranz von Seiten der etablierten Psychotherapiemethoden anheimgefallen. Feministische Psychotherapeutinnen haben sich weniger erfolgreich als die soziologisch orientierten GeschlechterforscherInnen und gendersensiblen PraktikerInnen etabliert (*Scheffler* in *Freytag* 2003, 5). Letztere haben in der Theorie und Praxis der öffentlichen Gesundheitsförderung seit der Jahrtausendwende breite Resonanz gefunden (z.B. Öffentliche Programme für Frauengesundheit, Arbeitskreis Frauengesundheit in Medizin, Psychotherapie und Gesellschaft, European Women´s Health Network, International Society of Gender Medicine, *WHO Regional Office*: Investing in Women´s Health u.v.a.m.).

Der allgemeine Krankheitsbegriff der FT besagt, dass Frauen im Patriarchat auf eigenes effektives Handeln verzichten müssen. Er sieht die Symptome der Frauen (simplifizierend?) als kreative Adaptionen des (Über-)Lebens in einer männerdominierten Gesellschaft. Das heißt, die tiefenpsychologisch gesehen intrapsychischen Konflikte, die sich als Symptome manifestieren, werden in den Anfängen (Gleichheits- und Differenzdiskurs) als die Reibung mit einer feindlichen Umwelt gedeutet, welche diese inneren Konflikte erst auslöst. Die FT wendet sich gegen die Individualisierung sozialer Problemlagen und gab den PraktikerInnen die Möglichkeit, kritische Theorie und Psychotherapie zu verbinden (*Schigl* 1992). *Christiane Ludwig-Körner* (1994) kritisiert allerdings die Vermischung politischer Ziele mit dem Heilungs-, Linderungs- und Begleitungsparadigma von Psychotherapie.

Das Menschenbild der feministischen Psychotherapie wollen wir in einem ersten Versuch folgendermaßen umreißen: Männer und Frauen werden als vergesellschaftete Wesen gesehen. Geschlecht ist sozial konstruiert und färbt von der ersten Minute an unser Menschsein sozusagen ein. Das Patriarchat führt zu Verformungen und Leidenszuständen durch ungleiche Machtverteilung: In der feministischen Theorie nur bei Frauen, in einer gendersensiblen Sichtweise bei beiden Geschlechtern (*Bongers* 2006). Feministisches Gedankengut wendet sich gegen eine Theorie der biologischen Geschlechtsunterschiede als vorgegebene Seinsunterschiede von Frauen und Männern. Eine wesentliche, aus der FT hervorgegangene Kritik ist die an der Überbetonung von Autonomie in den herkömmlichen psychotherapeutischen Leitbildern (*Bausch-Hug* 1989, 37). Dieses Gesundheitsbild entspricht nicht den realen Begrenztheiten durch die gesellschaftliche Zweiteilung des *„doing gender"* und müsste durch eine Aufwertung des Ideals der Gebunden- und Bezogenheit ergänzt werden, was z.B. auch *Sloterdijk* (1998) betonte.

Der androzentristische *bias* in den Psychotherapieschulen wird als in der christlich-jüdischen Tradition stehend analysiert (*Bausch-Hug* 1989, 32).

Insgesamt zeigt sich in der Entwicklung der feministischen Diskussion in der Psychotherapie ein Abnehmen der politischen Ansprüche: So wird etwa der politisch besetzte Begriff Patriarchat durch sanftere Formulierungen wie „durch Geschlechterdifferenz strukturierte Gesellschaft" abgelöst. Es stellt sich die Frage, ob diese Entschärfung ein Resultat der Mainstream-Verlagerung vom Gleichheitsdiskurs zum Konstruktivismus ist. Andererseits ermöglicht diese Verlagerung Frauen und Männern, sich zur Herstellung einer geschlechterdemokratischen Gesellschaft (*Hollstein* 2004, 9) zu verbünden. Im feministischen Diskurs zeigt sich dies als die nominelle Entwicklung von einer „Feministischen Psychotherapie" zu einer „frauengerechten" oder „frauenspezifischen Psychotherapie" (vgl. *Bilden* 1992, 270f) und weiter zu einer „gendersensiblen bzw. genderreflektierenden Psychotherapie" [9]. Dies ist unserer Meinung nach jedoch nicht selbstredend als eine Weiterentwicklung zum Besseren, sondern als eine Verlagerung von Schwerpunkten zu sehen. Poststrukturalistische feministische Überlegungen fanden bis dato kaum Eingang in die feministische bzw. gendersensible Psychotherapie bzw. generell nicht in die herkömmlichen Psychotherapieschulen. Der theoretische Diskurs und die praktische Anwendung von FT wird jedoch weiterentwickelt und ist in vielen psychotherapeutischen Verfahren lebendig (Frauen beraten Frauen 2010).

Eine Sichtung der feministischen und Gender-Literatur birgt noch viele wertvolle Ansätze für alle Psychotherapeutinnen und Psychotherapeuten. Sie beweist Geschlecht als zentrale Analysestruktur, die jegliches menschliche Handeln einfärbt. Eine Aufnahme und intensive Diskussion dieses Themas in den psychotherapeutischen Praxen jeglicher Schule ist wünschenswert. Vor allem sollte unseres Erachtens nach eine theoriegeleitete Auseinandersetzung mit feministischem und Gender-Gedankengut und dessen unterschiedlichen Hintergrundtheorien, wie in diesem Beitrag angedacht, in der Psychotherapieausbildung (*Schigl* 2006, 105) ihren Platz finden: Die Sensibilität für die gesellschaftliche Genese und Bedingungen von Frausein und Mannsein generell und die Wachheit für die Kontakt-Reaktions-Begegnungs- und wechselseitigen Übertragungsqualitäten ist in den therapeutischen und psychosozialen Settings unerlässlich.

[9] In den letzten Jahren finden wir kaum Publikationen zu Psychotherapie, die sich als „feministische" Psychotherapie bezeichnen, das Gros der Texte stammt – wie aus dem Literaturverzeichnis ersichtlich, aus den 1980er und 1990er Jahren.

Literatur

Abdul-Hussain, Surur; Baig, Samira (2006): Managing Diversity in Supervision und Coaching oder der kompetente Umgang mit Unterschieden. In: *ÖVS News* 3/06, 3–4.

Abdul-Hussain, Surur (2011): Genderkompetenz in Supervision und Coaching. Wiesbaden: VS-Verlag.

AK Frauen und Gesundheit (1998) (Hg): Frauen und Gesundheit(en) in Wissenschaft, Praxis und Politik. Bern: Huber.

Arnold, Eva.; Retsch, A. (1991). Liebe, Sexualität und Erotik zwischen Therapeuten und Klientinnen. Eine anonyme Fragebogenerhebung bei zertifizierten Verhaltenstherapeuten und -therapeutinnen. *Verhaltenstherapie und psychosoziale Praxis,* Vol 23, 273–288.

Austin, John L. (1985): Zur Theorie der Sprechakte. Stuttgart: Reclam. Erstveröffentlichung 1979.

Basaglia, Franco (2002): Die Entscheidung des Psychiaters. Bilanz eines Lebenswerkes. Bonn: Psychiatrieverlag.

BauSteineMänner (Hg.) (2001): Kritische Männerforschung. Neue Ansätze in der Geschlechtertheorie. Hamburg: Argument. 2. Aufl.

Baumgardt, Ursula (1989): Zwischen Idealisierung und Entwertung: C.G. Jungs Frauenbild. In: *Camenzind, Elisabeth, Von den Steinen, Ulfa* (Hg): Frauen verlassen die Couch. Feministische Psychotherapie. Zürich: Kreuz. 41–54.

Bausch-Hug, Angela (1989): Feministische Therapie – eine Anfrage. In: *Camenzind, Elisabeth; Von den Steinen, Ulfa* (Hg): Frauen verlassen die Couch. Feministische Psychotherapie. Zürich: Kreuz Verlag 27–40.

Beauvoir, Simone de (1996): Das andere Geschlecht. Sitte und Sexus der Frau. Reinbek bei Hamburg: Rowohlt Taschenbuch Verlag. Neuübersetzung. Erstveröffentlichung 1949.

Becker, Ruth, Kortendiek, Beate (Hg.) (2004): Handbuch Frauen- und Geschlechterforschung. Theorie, Methoden, Empirie. Wiesbaden: VS Verlag für Sozialwissenschaften.

Benard, Cheryl; Schlaffer, Edith (1978): Die ganz gewöhnliche Gewalt in der Ehe. Reinbeck: Rowohlt

Benjamin, Jessica (1993): Die Fesseln der Liebe. Psychoanalyse, Feminismus und das Problem der Macht. Frankfurt/M: Fischer.

Benjamin, Jessica (1994) (Hg): Unbestimmte Grenzen. Beiträge zur Psychoanalyse der Geschlechter. Frankfurt/M: Fischer.

Beyer, Kathrin (2000): Eßsucht ist weiblich. Über die gesellschaftliche Konstruktion weiblicher Konfliktlösungsstrategien. Hannover: R.T. Verlag.

Bilden, Helga (1992) (Hg): Das Frauentherapie Handbuch. München: Frauenoffensive

Blanc, Olivier (1989): *Olympe de Gouges.* Wien: Promedia.

Blessing, Annemarie (1992): Die Arbeit mit dem Körper. In: Bilden, Helga (1992) S 191–199

Bongers, Dieter (2006): Männlichkeit und Männlichkeitsideologie: Achtung: Zuviel Männlichkeit schadet ihrer Gesundheit (und möglicherweise auch denen, die ihnen am nächsten sind). In: *Gestalttherapie. Forum für Gestaltperspektiven.* 20/2, 108–118.

Boston Women's Health Collective (dt.1981) (Hg): Unser Körper – Unser Leben. Reinbeck: Rowohlt.

Brandes, Holger/Bullinger, Hermann (Hg.) (1996): Handbuch Männerarbeit. Weinheim, Basel, Berlin: Beltz.

Brähler, Elmar; Felder Hildegard (1992) (Hg): Weiblichkeit, Männlichkeit und Gesundheit. Medizinpsychologische und psychosomatische Untersuchungen. Westdeutscher Verlag.

Braun von, Christina, Stephan, Inge (Hg.) (2005): Gender@Wissen. Ein Handbuch der Gender-Theorien. Köln: Böhlau.

Bronverman, Inge, K., Bronverman, Donald; Clarkson Frank, E. (1970): Sex role stereotypes and clinical judgements of mental health. *Journal of Consulting and Clinical Psychology,* Vol. 34. Nr. 1.

Brückner, Margrit. (1998): Wenn Forschende und Beforschte ein Geschlecht haben: epistemologische, theoretische und methodologische Überlegungen. *Sozialwissenschaftliche Rundschau* 21/36, 55–68.

Buchta, Anneliese (2004): Aggressionen von Frauen. Entwicklungspsychologie, Psychodynamik und Psychotherapie. Stuttgart, Kohlhammer.

Burgard, Roswitha (1994): Die Angst, verrückt zu werden. Sexueller Missbrauch und seine zerstörerischen Folgen. In: *Nuber* (1994) 53–66.

Burgard, Roswitha; Rommelspacher, Birgit (1992): Leiden macht keine Lust. Der Mythos vom weiblichen Masochismus. Frankfurt/M: Fischer.

Burgard, Roswitha (2002): Frauenfalle Psychiatrie: Wie Frauen verrückt gemacht werden. Berlin: Orlanda.

Butler, Judith (1991): Das Unbehagen der Geschlechter. Frankfurt am Main: Suhrkamp.

Butler, Judith (1997): Körper von Gewicht. Gender Studies. Frankfurt am Main: Suhrkamp.

Butler, Judith (1998): Haß spricht. Zur Politik des Performativen. Berlin: Berlin Verlag.

Butler, Judith (2004): Undoing Gender. New York: Routledge 2004.

Cavarero, Adriana (1990): Die Perspektive der Geschlechterdifferenz. In: *Gerhard, Ute, Jansen, Mechthild, Maihofer, Andrea, Schmid, Pia, Schultz, Irmgard* (Hg.): Differenz und Gleichheit. Menschenrechte haben (k)ein Geschlecht. Frankfurt am Main: Ulrike Helmer. 95–111.

Chasseguet-Smirgel, Janine (1974) (Hg): Psychoanalyse der weiblichen Sexualität. Frankfurt/M.: Suhrkamp.

Chodorow, Nancy (1985): Das Erbe der Mütter. Psychoanalyse und Soziologie der Geschlechter. München: Frauenoffensive.

Connell, Raewyn bzw. *Robert W.* (2006): Der gemachte Mann. Konstruktion und Krise von Männlichkeiten. Opladen: VS Verlag für Sozialwissenschaften. 3. Aufl. Erstveröffentlichung 1995.

Crenshaw, Kimberle (1989): Demarginalizing the Intersection of Race and Sex. A Black Feminist Critique of Antidiscrimination Doctrine, Feminist Theory and Antiracist Politics. In: *The University of Chicago Legal Forum* 5, 139–167.

Culler, Jonathan (1999): Dekonstruktion. Derrida und die poststrukturalistische Literaturtheorie. Reinbek bei Hamburg: Rowohlt.

De Gouges, Olympe (1791): *Déclaration des troits de la femme à la reine.* Cit. *Blanc, Olivier* (1989).

Derrida, Jacques (1972): Die Schrift und die Differenz. Frankfurt: Suhrkamp.

Derrida, Jacques (2004): Die différance. Ausgewählte Texte. Stuttgart: Reclam.

Deuber-Mankowsky, Astrid (2005): Natur / Kultur. In: *Braun von, C., Stephan, I.* (Hg.) (2005), 200–219.

Dietze, Gaby (2005): Postcolonial Theory. In: *Braun von, C., Stephan, I.* (Hg.) (2005), 304–324.

Doderer, Yvonne, P.; Kortendiek, Beate (2004): Frauenprojekte: Handlungs- und Entwicklungsräume feministischer Frauenbewegungen. In: *Becker, Ruth; Kortendiek, Beate* (Hg): Handbuch Frauen- und Geschlechterforschung. Wiesbaden: Verlag f. Sozialwissenschaften. 684–691.

Dürmeier, Waltraud et al. (1990) (Hg): Wenn Frauen Frauen lieben...und sich für Selbsthilfe-Therapie interessieren. München: Frauenoffensive.

Eichenbaum, Luise; Orbach, Susie (1984): Feministische Psychotherapie auf der Suche nach einem neuen Selbstverständnis der Frau. München: Frauenoffensive.

Eichenbaum, Luise; Orbach, Susie (1993): Was wollen die Frauen? Düsseldorf: Econ.

Eichler, Margrit (1998): Offener und verdeckter Sexismus: Methodisch- methodologische Anmerkungen zur Gesundheitsforschung. In: *AK Frauen und Gesundheit* (1998) S 34–62.

Enders, Ursula (1990) (Hg): Zart war ich, bitter war's. Handbuch gegen sexuellen Missbrauch. Köln: Kiepenheuer&Witsch.

Ernst, Sheila; Goodison, Lucy: Selbsthilfetherapie. München. Frauenoffenisve 1981.

Franke, Alexa (2007): Zur Bedeutung des Geschlechts in den Rahmenmodellen von Gesundheit und Krankheit. In: Zeitschrift für Frauenforschung und Geschlechterstudien. 25.Jg, Heft 2/2007 S 63–74.

Franke, Alexa; Kämmerer Annette (Hrsg.) (2001): Klinische Psychologie der Frau. Ein Lehrbuch. Göttingen. Hogrefe Verlag

Frauen beraten Frauen (Hg.): In Anerkennung der Differenz. Feministische Beratung und Psychotherapie. Psychosozial Verlag Gießen

Frey, Regina (2003): Gender im Mainstreaming. Geschlechtertheorie und -praxis im internationalen Diskurs. Königstein/Taunus: Ulrike Helmer.

Freytag, Gabriele (1992): Der weibliche Körper. In: *Bilden, Helga* (1992) 72–79.

Freytag, Gabriele (2003): Von der Avantgarde zur Fachfrau. Identitätskonstruktionen feministischer Therapeutinnen. Heidelberg: Asanger.

Frühmann, Renate (1985) (Hg): Frauen und Therapie. Paderborn: Junfermann.

Gahleitner, Silke Birgitta; Ossola, Elena (2007): Genderaspekte in der Integrativen Therapie: Auf dem Weg zu einer geschlechtssensiblen Therapie und Beratung. In: *Sieper, Johanna;*

Orth, Ilse; Schuch, Hans-Waldemar (Hg).:Neue Wege Integrativer Therapie. Klinische Wissenschaft, Humantherapie, Kulturarbeit – Polyloge – 40 Jahre Integrative Therapie, Bielefeld: Edition Sirius, Aisthesis Verlag.

Gambaroff, Marina (1990): Utopie der Treue. Reinbeck: Rowohlt. Neuaufl. Psychosozial-Verlag.

Garfinkel, Harold (1967): *Studies in Ethnomethodology*. Englewood Cliffs: Prentice Hall.
Gilligan, Carol (1988): Die andere Stimme. Lebenskonflikte und Moral der Frau. München: Piper.
Gissrau, Barabara (1991): Weiblichkeitskonstruktionen in der Psychoanalyse heute. In: *Voigt, Diana; Jawad-Estrak, Hilde* (Hg): Von Frau zu Frau. Feministische Ansätze in Theorie und Praxis psychotherapeutischer Schulen. Wien: Wiener Frauenverlag 103–142.
Goffman, Erving (1994): Interaktion und Geschlecht. Frankfurt, New York: Campus Verlag. Erstveröffentlichung 1977.
Gollwitzer, Elisabeth; Neuner Eva (1997): Familien- und Systemtherapie aus feministischer Sicht. In: Dokumentation 20. Frauentherapiekongresses 1997, FrauenTherapieZentrum München Eigenverlag. 151–155.
Goodrich, Jean Thelma (1994) (Hg): Frauen und Macht. Neue Perspektiven für die Familientherapie. Frankfurt. New York: Campus.
Greber Bretscher Franziska; Albertini, Ursina von; Eberle, Susanne (1998): Einige Überlegungen zur geschlechtsspezifischen Betrachtung von Identitätsentwicklungsprozessen. In: *Petzold, H.G.* (1998h) (Hg.): Identität und Genderfragen in Psychotherapie. Soziotherapie und Gesundheitsförderung. Bd. 1 und 2, Sonderausgabe von *Gestalt und Integration*. Düsseldorf: FPI-Publikationen. S. 248–264.
Großmaß, Ruth (1983): Der Widerspenstigen Zähmung. Zum Frauenbild von Gestalttherapie und Bioenergetik. In: Psychologie und Gesellschaftskritik. Vol 26/27. 46–60.
Großmaß, Ruth (1986): Feminismus undTherapie. In: beiträge zur feministischen theorie und praxis.9. Jg. Heft 17. 7–24.
Groth, Sylvia (1999): Bewegte Frauengesundheit. In: Groth, Sylvia; Rásky, Eva (Hg): Frauengesundheiten. Innsbruck-Wien: StudienVerlag. 82–95.
Gutiérrez Rodríguez, Encarnacíon. (2004): Postkolonialismus: Subjektivität, Rassismus und Geschlecht. In: *Becker, R., Kortendiek, B.* (2004), 239–247.
Hagemann-White, Carol (1984): Sozialisation: Weiblich – Männlich? Opladen: Leske+Budrich.
Hagemann-White, Carol (1993): Die Konstrukteure des Geschlechts auf frischer Tat ertappen? Methodische Einsichten einer theoretischen Einsicht. In: Feministische Studien 2, 68–78.
Hageman-White, Carol; Bohne, Sabine (2003): Versorgungsbedarf und Anforderungen an Professionelle im Gesundheitswesen im Problembereich Gewalt gegen Frauen. Expertise für die Enquetekommission „Zukunft einer frauengerechten Gesundheitsversorgung in NRW“. Osnabrück, Düsseldorf. www.landtag.nrw.de/WWW/index2.htm?seite=3a
Hamburger Arbeitskreis für Psychoanalyse und Feminismus (1995) (Hg): Evas Biss. Weibliche Aggressivität und ihre Wirklichkeiten. Gießen: Kore Verlag, Neuauflage: Psychosozial-Verlag.
Haraway, Donna (1995): Die Neuerfindung der Natur. Primaten, Cyborgs und Frauen. Frankfurt, New York: Campus.
Hexengeflüster 2 (1977) Frauen greifen zur Selbsthilfe. Frauenselbstverlag West-Berlin.
Hofmeister, Beate (1997): Gender Aspekte in der Psychotherapie und Beratung unter besonderer Berücksichtigung von Ausbildungsgängen nach dem Personenzentrierten Ansatz von Carl R. Rogers. In: Dokumentation 20. Frauentherapiekongresses 1997, FrauenTherapieZentrum München Eigenverlag. 139–150.
Höfner, Claudia (2007): Gender Vertigo. Eine Verführung. In: *Integrative Therapie* Vol. 33, Nr. 3. Wien: Krammer Verlag. 279–298.
Hollstein, Walter (2004): Geschlechter-demokratie. Männer und Frauen: Besser miteinander leben. Wiesbaden: VS Verlag.
Kahlert, Heike (2000): Konstruktion und Dekonstruktion von Geschlecht. In: *Lemmermöhle, D., Fischer, D., Klika, D., Schlüter, A.* (Hg.) (2000), 20–44.
Kaufmann, Doris (1996): Wahnsinn und Geschlecht. In: *Eifert, Christiane* (Hg): Was sind Frauen? Was sind Männer? Geschlechtskonstruktionen im historischen Wandel. Frankfurt/M: Suhrkamp. 176–196.
Klesse, Rosemarie; Sonntag, Ute; Brinkmann Marita; Maschewsky-Schneider, Ulrike (1992): Gesundheitshandeln von Frauen. Leben zwischen Selbst-Losigkeit und Selbst-Bewußtsein. Frankfurt: Campus.
Koch, Chris (1992): Die therapeutische Beziehung. In: *Bilden, Helga* (1992) 36–46.
Kolip, Petra (2000) (Hg): Weiblichkeit ist keine Krankheit. Die Medikalisierung körperlicher Umbruchsphasen im Leben von Frauen. Weinheim + München: Juventa.
Kolip Petra, Altgeld Thomas (Hg.) (2005): Geschlechtergerechte Gesundheitsförderung und Prävention. Theoretische Grundlagen und Modelle guter Praxis. Juventa Verlag 2005.

Kost, Petra (1992): Weibliche Aggression. Zwischen Gestaltungsmacht und Vernichtungsangst. In: *Bilden, Helga* (1992) S 90–94.

Kost, Petra (1992): Weibliche Aggression. In: *Bilden, Helga* (1992) (Hg), S 90–95.

Krause-Girth, Cornelia, Oppenheimer Christa (Hg.) (2004): Lebensqualität und Beziehungen. Geschlechtersensible Betreuung psychisch Kranker. Psychiatrie Verlag.

Krey, Rana (1998): Ein weiblicher Blick durch die Wörter. Das sprachlich gezeichnete Frauen-Männer-Bild in gestalt-/integrativtherapeutischer Literatur. In: *Petzold, H.G.* (1998h) (Hg.): Identität und Genderfragen in Psychotherapie. Soziotherapie und Gesundheitsförderung. Bd. 1 und 2, Sonderausgabe von *Gestalt und Integration*. Düsseldorf: FPI-Publikationen. S. 300–325.

Kuhlmann, Ellen (2004): Gen- und Reproduktionstechnologien. In: *Becker, Ruth; Kortendiek, Beate* (2004) (Hg). S 529–534.

Legato, Marianne (2002): Evas Rippe. Die Entdeckung der weiblichen Medizin. Köln: Verlag Kiepenheuer&Witsch.

Lemmermöhle, Doris, Fischer, Dietlind, Klika, Dorle, Schlüter, Anne (Hg.) (2000): Lesarten des Geschlechts. Zur De-Konstruktionsdebatte in der erziehungswissenschaftlichen Geschlechterforschung. Opladen: Leske + Budrich.

Lerner, Harriet, G. (1993): Das missdeutete Geschlecht. Falsche Bilder der Weiblichkeit in Psychoanalyse und Therapie. Frankfurt/M: Fischer.

Ludwig-Körner, Christiane (1994): Möglichkeiten und Grenzen „feministischer Psychotherapie". In: Psychosozial 55, 107–118.

Mangelsdorf, Almuth (1992): Gestalttherapie – Integrative Therapie. Wege zu Lebendigkeit und Wachstum. In: *Bilden, Helga* (1992). 182–190.

Masson, Jeffry M. (1988): „Against Therapy". New York: Athenaeum.

Mc. Grath, Ellen; Puryear Keita, Gwendolyn; Strickland, Bonnie, R.; Felipe Russo, Nancy (1993): Frauen und Depression. Risikofaktoren und Behandlungsfragen. Bergheim: Mackinger Verlag.

Musfeld, Tamara (1996): Im Schatten der Weiblichkeit. Über die Fesselung weiblicher Kraft und Potenz durch das Tabu der Aggression. Tübingen: Edition diskord.

Müller, Ursula (2004): Gewalt: Von der Enttabuisierung zur einflussnehmenden Forschung. In: *Becker, Ruth; Kortendiek, Beate* (Hg). 549–545.

Münker, Stefan, Roesler, Alexander (2000): Poststrukturalismus. Suttgart, Weimar: Verlag J. B. Metzler.

Nestvogel, Renate (2000): Konstrukte zum Geschlechterverhältnis und Konsequenzen für eine interkulturelle Pädagogik. In: *Lemmermöhle, D., Fischer, D., Klika, D., Schlüter, A.* (Hg.) (2000), 223–244.

Nuber, Ursula (1994) (Hg): Bin ich denn verrückt?! Was Psychotherapie für Frauen leistet – und was nicht. Zürich: Kreuz Verlag.

Olivier, Christiane (1989): Jokastes Kinder. Die Psyche der Frau im Schatten der Mutter. München: dtv.

Orth, Ilse (2002): Weibliche Identität und Leiblichkeit – Prozesse „konvivialer" Veränderung und Entwicklung – Überlegungen für die Praxis, Düsseldorf/Hückeswagen 2002, FPI-Publikationen. www.FPI-Publikationen.de/materialien.htm: POLYLOGE: Materialien aus der Europäischen Akademie für psychosoziale Gesundheit – 15/2002, auch in Integrative Therapie 4, 2002, 303–324.

Petzold, H.G. (Hrsg.)(1986a): Psychotherapie und Friedensarbeit. Paderborn: Junfermann.

Petzold Hilarion, G. (2002c): POLYLOGE: Die Dialogzentrierung in der Psychotherapie überschreiten. Perspektiven „Integrativer Therapie" und „klinischer Philosophie". www. FPI-Publikationen.de/materialien.htm – POLYLOGE: *Materialien aus der Europäischen Akademie für psychosoziale Gesundheit* – 04/2002/ Updating 2005.

Petzold, Hilarion G. (2005t): Homo migrans. Der „bewegte Mensch" – Frauen und Männer in Bewegung durch die Zeit. Transversale Überlegungen zur Anthropologie aus der Sicht Integrativer Therapie. www. FPI-Publikationen.de/materialien.htm – *POLYLOGE: Materialien aus der Europäischen Akademie für psychosoziale Gesundheit* – Jg. 2005; auch in: *Willke, Elke* (2006): Forum Tanztherapie. Sonderausgabe Jubiläumskongress. Pullheim: Deutsche Gesellschaft für Tanztherapie. 33–116.

Petzold, Hilarion G., Leitner, Anton, Sieper, Johanna, Orth, Ilse (2008): Materialien und Konzepte zu Lehrtherapien und Selbsterfahrung in der Psychotherapie – Perspektiven der Integrativen Therapie Bei www. FPI-Publikationen.de/materialien.htm POLYLOGE: Materialien aus der Europäischen Akademie für psychosoziale Gesundheit – Jg. 2008.

Petzold, Hilarion G.; Orth, Ilse (2011): "Genderintegrität" als neues Leitparadigma für Supervision und Coaching in vielfältigen Kontexten - ein ko-reflexiver Beitrag zu "Genderkompetenz". In Abdul-Hussain, Surur: Genderkompetenz in Supervision und Coaching. Wiesbaden: VS Verlag. S. 195-298.
Prengel, Annedore, Wirbel, Ute (1986): Abschied von der Abhängigkeit. Zur historischen und biografischen Entmachtung von Frauen. In: In: *Beiträge zur feministischen Theorie und Praxis.* 9.Jg. Heft 17. 69–82.
Psychologinnengruppe München (1978): Spezifische Probleme von Frauen und ein Selbsthilfeansatz. In: *Keupp, Heinrich, Zaumzeil, Manfred*: Die gesellschaftliche Organisation psychischen Leidens. Frankfurt: Suhrkamp. 695–732.
Rich, Adrien (1984): Notes Toward a Politics of Location. In: *Lewis, Reina, Mills, Sara* (Hg.) (2003): Feminist Postcolonial Theory. Edinburgh: Edinburgh Univ. Press. 29–43.
Riecher-Rössler, Anita; Rhode, Anke (2001) (Hg): Psychische Erkrankungen bei Frauen. Für eine geschlechtersensible Psychiatrie und Psychotherapie Basel: Karger.
Rieder, Anita; Lohff Brigitte (Hg.) (2004): Gender Medizin. Geschlechtsspezifische Aspekte für die klinische Praxis. Wien, New York: Springer Verlag.
Rhode, Anke; Marneros, Andreas (Hg.) (2007): Geschlechtsspezifische Psychiatrie und Psychotherapie. Ein Handbuch. Stuttgart: Kohlhammer.
Rohde-Dachser, Christa (1991): Expeditionen in den dunklen Kontinent. Weiblichkeit im Diskurs der Psychoanalyse. Berlin: Springer.
Rutz, Charlotte (1989): Einige Reflexionen zum Umgang mit Gewalt und Aggression in einer feministischen Therapie. In: *Camenzind, Elisabeth; Von den Steinen, Ulfa* (Hg): Frauen verlassen die Couch. Feministische Psychotherapie. Zürich: Kreuz Verlag 181–188.
Rücker-Embden-Jonasch, Ingeborg (1997): Chancen und Risiken der Gender-Debatte in der systemischen Familientherapie oder: Wie konstruieren wir unsere unwirtliche Realität und machen sie lebbar? Dokumentation 20. Frauentherapiekongresses 1997, FrauenTherapieZentrum München: Eigenverlag 156–162.
Scheffler, Sabine (1986): Feministische Therapie. In: *Beiträge zur feministischen Theorie und Praxis.* 9. Jg. Heft 17. 25–40.
Scheffler, Sabine (2003): Vorwort 2. In: *Freytag, Gabriele*: Von der Avantgarde zur Fachfrau. Identitätskonstruktionen feministischer Therapeutinnen. Heidelberg: Asanger. 4–6.
Scheffler, Sabine (2004): Frauengemäße Psychotherapie. In: *Beckermann, Maria* (Hg): Handbuch für Gynäkologie. Basel: Schwabe. 2059–2068.
Scheffler, Sabine (2007): Kritische Anmerkungen zur Traumaforschung aus der Geschlechterperspektive. *Zeitschrift für Frauenforschung & Geschlechterstudien25 Jg, Heft 2/2007.* 75–83.
Schigl, Brigitte (1992): Psychotherapeutische Intervention. In: *Benetka, Gerhard* et al: Gegen-Teile, Wien: Profil Verlag S 264–268.
Schigl, Brigitte (1999): Frauen-Leben auf dem Land: Psychosoziale Bedingungen einer Lebenswelt, Aspekte von Psychotherapie und Beratung. In: *Lesnik, Maria; Vyslouzil, Monika* (Hg.): Frauen-Sozialarbeit im Ländlichen Raum. St Pölten: Sozaktiv Vlg. S 119–146.
Schigl, Brigitte (2006): „Doing gender by doing therapy" Überlegungen zu einer gendersensiblen Gestalttherapie. In: *Gestalttherapie. Forum für Gestaltperspektiven.* 20/2, 97–107.
Schigl, Brigitte (2007): „Geschlechtskrankheiten – Geschlechtsgesundheiten": Gender-typische Konstruktionen von Gesundheit und Krankheit. In: *Integrative Therapie* Vol.33 Nr. 3. 299–322.
Schigl, Brigitte (2010): Frauenspezifische/Feministische Arbeit mit Integrativer Gestalttherapie. In: Frauen beraten Frauen (Hg.): In Anerkennung der Differenz. Feministische Beratung und Psychotherapie. Psychosozial Verlag Gießen S 135-146
Schmerl, Christiane (2002): Die Frau als wandelndes Risiko: Von der Frauenbewegung zur Frauengesundheitsbewegung bis zur Frauengesundheitsforschung. In: *Hurrelmann, Klaus;*
Schultz, Dagmar; Langenheder, Simone (1996): Die Entwicklung der Frauengesundheitszentren in der Bundesrepublik Deutschland und ihre Bedeutung für die Gesundheitsversorgung von Frauen. Berlin.
Sieper, Johanna, Petzold, Hilarion .G. (1998): Einige Überlegungen zur geschlechtsspezifischen Betrachtung von Identitätsprozessen. In: *Petzold, H.G.* (1998h) (Hrsg.): Identität und Genderfragen in Psychotherapie. Soziotherapie und Gesundheitsförderung. Bd. 1 und 2, Sonderausgabe von *Gestalt und Integration.* Düsseldorf: FPI-Publikationen, 265–299.

Singer, Mona (2004): Feministische Wissenschaftskritik und Epistemologie: Voraussetzungen, Positionen, Perspektiven. In: *Becker, R., Kortendiek, B.* (2004), 257–266.

Sloterdijk, Peter (1998): Sphären I. Blasen. Frankfurt am Main: Suhrkamp.

Spilles Georg, Weidig Ulf (2005): Überlegungen zu männerspezifischen Behandlungsansätzen in der Suchtkrankenhilfe am Beispiel der Ambulanten Rehabilitation Sucht (ARS) unter besonderer Berücksichtigung des Modells der Integrativen Therapie. Bei *www. FPI-Publikationen.de/materialien.htm – POLYLOGE: Materialien aus der Europäischen Akademie für psychosoziale Gesundheit.* Eine Internet-Zeitschrift für „Integrative Therapie" – Jg. 2005.

Stolzenberg, Regina (2000): Frauengesundheitszentren und Geburtshäuser. Von der Autonomie und Abgrenzung zu Einfluss und Kooperation. In: *Kolip* (2000) 215–238.

Streit, Monica (1992): Autonomie in Beziehungen. In *Bilden, Helga* (Hg.) 1992. 95–101.

Wardetzki, Bärbel (1991). Weiblicher Narzissmus – der Hunger nach Anerkennung. München: Kösel.

Süßenbach, Jürgen (2001): Männer in der Psychotherapie. Welchen Einfluß hat Männlichkeit auf die therapeutische Beziehung zwischen Psychotherapeut und Klient. In: *BauSteineMänner* (Hg.) (2001), 217–248.

Thebbenjohanns, Hille; Schwanke, Karin (1992): Frauen und Therapie. In: *Sonntag, Ute, Gerdes, Ursel* (Hg): Frau und Gesundheit. Oldenburg: Bibliotheks- und Informationssystem der Universität Oldenburg. 97–116.

Thürmer-Rohr, Christina (1995): Denken der Differenz. Feminismus und Postmoderne. *Beiträge zur feministischen Theorie und Praxis* 18/39, 87–97.

Thürmer-Rohr, Christina (2004): Mittäterschaft von Frauen: Die Komplizenschaft mit der Unterdrückung. In: *Becker, R., Kortendiek, B.* (2004), 85–90.

Ulbing, Madelaine (1999): Geschlechtsspezifische Aspekte der Gestalttherapie. In: *Fuhr, Reinhard et al.* (Hg): Handbuch der Gestalttherapie. Göttingen: Hogrefe S 599–634.

Villa, Paula-Irene (2003): Judith Butler. Campus Einführungen. Frankfurt, New York: Campus.

Virilent, Trio (2001): Kann man Männer beraten? Bedingungen männerspezifisch niedrigschwelliger psychosozialer Beratung. In: *BauSteineMänner* (Hg.) (2001), 249–280.

Wedgwood, Nikki, Connell, Robert W. (2004): Männlichkeitsforschung: Männer und Männlichkeiten im internationalen Forschungskontext. In: *Becker, R., Kortendiek, B.* (2004), 112–121.

Welter-Enderlin, Rosemarie (1987): Familialismus, Sexismus und Familientherapie. In: *Familiendynamik* 12 / 3. 261–281.

Welter-Enderlin, Rosemarie (1990): Skelette im Keller und Schätze auf dem Dachboden. Famlientherapiegeschichten. In: *System Familie* 3 196–205.

Wetterer, Angelika (2004): Konstruktion von Geschlecht: Reproduktionsweisen der Zweigeschlechtlichkeit. In: *Becker, R., Kortendiek, B.* (2004), 122–131.

West, Candace, Zimmerman, Don (1987): Doing Gender. In: *Gender & Society* 1/2, 125–151.

WHO Regional Office (1995): Investing in Women´s health in the Countries of Central and Eastern Europe. WHO Regional Publications, European Series Nr. 55, Vienna.

Wirtz, Ursula (1991): Therapeutische Arbeit mit Frauen. Eine Einführung. In: *Voigt, Diana; Jawad-Estrak, Hilde* (Hg): Von Frau zu Frau. Feministische Ansätze in Theorie und Praxis psychotherapeutsicher Schulen. Wien: Wiener Frauenverlag 7–14.

Wöhl, Stefanie (2007): Mainstreaming Gender? Widersprüche europäischer und nationalstaatlicher Geschlechterpolitik. Königstein/Taunus: Helmer.

Wollstonecraft, Mary (1999/1792): Ein Plädoyer für die Rechte der Frau. Weimar: Böhlau.

Paul Tiedemann

Menschenbilder und Menschenrechte
Der Mensch im Menschenrechtsdiskurs

1. Die „liberalen" Menschenrechte

Die Funktion der Menschenrechte wird seit dem Aufkommen dieser Idee darin gesehen, der Macht des Menschen über den Menschen Grenzen zu setzen. Dem Individuum soll ein Status zuerkannt werden, der durch Abwehrrechte vor allem gegen staatliche, aber auch gegen Eingriffe nichtstaatlicher Machthaber schützen soll. *John Locke* (1632-1704) hat diesen Gedanken am Modell des Privateigentümers entwickelt: Der Mensch ist Eigentümer einer Rechtssphäre, in die ein anderer ebenso wenig eindringen darf wie in ein Grundstück, das nicht in seinem Eigentum steht.[1] Die Pointe dieses Gedankens besteht nun darin, dass die Grenzen dieser Freiheitssphäre nicht selbst wieder durch menschliche Dezision festgelegt sein dürfen. Denn wären es menschliche Willensentscheidungen, die darüber befinden könnten, wo die Grenzen des Schutzbereichs der Menschenrechte liegen, dann wären diese Rechte eben doch wieder von dem guten Willen derer abhängig, die die Macht haben, ihre Dezisionen durchzusetzen. Das Fundament der Menschenrechte muss also ein solches sein, das sich nicht der Willkür von Machthabern verdankt, sondern aller Machtausübung schon immer vorgegeben ist und deshalb als Kriterium der Kritik von Macht dienen kann. Mit anderen Worten: Die Menschenrechte haben entweder den Status eines nicht-gesetzten, also „überpositiven" Rechts oder aber es gibt so etwas wie Menschenrechte gar nicht.

John Locke glaubte, dieses überpositive Fundament theologisch rekonstruieren zu können. Er betrachtete die Menschenrechte als Rechtspositionen, die den menschlichen Individuen durch Gott verliehen worden sind.[2] Dem lag natürlich eine Gottesvorstellung zugrunde, die Locke der christlichen Tradition entnommen hat – oder besser: entnehmen zu können glaubte. Als es nach dem Zweiten Weltkrieg darum ging, die Organisation der Vereinten Nationen zu gründen und ihr unter anderem auch die Verantwortlichkeit für die weltweite Klärung, Propagierung und Durchsetzung der Menschenrechte zu übertragen, war schnell klar, dass man nicht nur die von einer atheistischen Staatsreligion geprägten Staaten des kommunistischen Machtbereichs, sondern auch Staaten wie Indien oder Ägypten dabei nicht hätte mitnehmen können, wenn man den Menschenrechten ein christliches Fundament gegeben hätte. Deshalb ist in der Präambel der Charta der Vereinten Nationen nur noch die Rede von „unserem Glauben an die Grundrechte des Menschen, an Würde und Wert der menschlichen Person."[3] Das klingt wie eine Auflistung: Wir glauben erstens an die Grundrechte des Menschen und zweitens an Würde und Wert

[1] *John Locke*: The Second Treatise of Government [1689] V 27

[2] *John Locke* a.a.O. XVI 190ff.

[3] http://www.unric.org > Charta [09.05.2008]

der menschlichen Person. Doch das Verhältnis von Rechten und Würde war nicht additiv gemeint. Die Würde der Person wurde vielmehr als das Fundament der Menschenrechte betrachtet. Das kommt in der Präambel der Allgemeinen Erklärung der Menschenrechte vom 10. Dezember 1948 erstmals ganz deutlich zum Ausdruck, deren Präambel das Projekt einer Menschenrechtserklärung ausdrücklich auf die „Anerkennung der allen Mitgliedern der menschlichen Familie innewohnenden Würde" stützt.[4] Noch deutlicher geklärt ist der Begründungszusammenhang schließlich in den beiden Internationalen Menschenrechtspakten, die die Generalversammlung der Vereinten Nationen am 19. Dezember 1966 annahm. Dort ist von der „Erkenntnis" die Rede, „dass sich diese [Menschen] Rechte aus der dem Menschen innewohnenden Würde ableiten".[5]

Die Menschenrechte werden jetzt also nicht mehr als etwas begriffen, dass Gott den Menschen verliehen hat, sondern als etwas, das sich aus der Menschenwürde ergibt. Die Menschenwürde selbst wird dabei allerdings wiederum als ein Status begriffen, dessen genauer Inhalt erst noch geklärt werden muss. Menschenwürde ist der Wert, der dem Menschen als Menschen zukommt. Was dem Menschen als Menschen zukommt, hängt davon ab, was er für sich kraft seines Menschseins in Anspruch nehmen darf. Und dies verweist auf die Frage, was wir unter Menschsein überhaupt verstehen müssen. So lässt sich die Frage nach dem Geltungsgrund der Menschenrechte auch formulieren als Frage nach dem Menschenbild, also nach dem, wie wir uns als Menschen in der Welt, in unserem Verhältnis zum Mitmenschen und zur nichtmenschlichen Welt selbst verstehen. Wo kommen wir her, wo gehen wir hin, was ist der Sinn des Lebens? Oder – mit *Kant* gesprochen –: Was ist der Mensch?[6]

Die Schwierigkeiten dieser Frage beginnen schon mit der Mehrdeutigkeit ihres Inhalts: Fragt sie danach, was der Mensch ist oder vielmehr danach, was die Menschen sind? Ist Menschenwürde das, was dem Menschen als Menschen zukommt, oder ist sie vielmehr das, was den Menschen als Menschen zukommt? Geht es um ein transzendentales Muster des Menschen, eine Idee vom Menschen im platonischen Sinne oder geht es um das empirisch vorhandene menschliche Individuum, das uns auf der Straße begegnet? Die Entscheidung dieser Alternative determiniert die Antwort auf die Frage nach dem Menschenbild, ohne dass sie selbst schon durch etwas rational Greifbares determiniert wäre. Es hängt von unseren mehr oder weniger bewussten oder unbewussten Vorverständnissen ab, ob wir nach dem Menschen oder ob wir nach den Menschen fragen.

Welche dramatischen Folgen diese Entscheidung hat, lässt sich eindrucksvoll an der Gegenüberstellung von zwei Texten erkennen, die beide von anerkannten Kirchenlehrern und damit aus der christlichen Tradition stammen, aber doch inhaltlich nicht unterschiedlicher sein könnten.

---

4 http://www.uni-potsdam.de/u/mrz/aemr/aemr-dt.htm [09.05.2008]

5 http://www.uni-potsdam.de/u/mrz/un/int-bill/ipbprde.htm[09.05.2008]
http://www.uni-potsdam.de/u/mrz/un/int-bill/ipwskde.htm [09.05.2008]

6 *Immanuel Kant*: Logik, ein Handbuch zu Vorlesungen [1800], A 26

Das erste Zitat stammt von *Thomas von Aquin*:[7]

„Indem er sündigt, verlässt der Mensch die Ordnung der Vernunft und fällt somit ab von der Würde des Menschen, sofern der Mensch von Natur frei und seiner selbst wegen da ist, und stürzt irgendwie ab in tierische Abhängigkeit, insofern nun über ihn bestimmt wird nach Maßgabe des Nutzens für die anderen; ... Wiewohl es also in sich schlecht ist, einen Menschen, solange er in seiner Würde verharrt, zu töten, so kann es doch gut sein, einen Menschen, der in Sünden lebt, zu töten wie ein Tier; denn der schlechte Mensch ist schlimmer als ein Tier und bringt größeren Schaden, ..."

Das zweite Zitat stammt von *Aurelius Augustinus*:[8]

Gott hat aber auch jener Kreatur die Freigebigkeit Seiner Güte nicht vorenthalten, von der Er im Voraus wusste, dass sie sündigen und im Willen zur Sünde verharren werde, und hat sie dennoch ins Dasein gerufen. So wie ein durchgehendes Pferd immer noch besser ist als ein Stein, der nicht durchgeht, weil ihm eigener Antrieb und Sinn mangeln: so ist auch ein Geschöpf, das mit freiem Willen sündigt, vorzüglicher als eines, das nicht sündigt, weil es den freien Willen nicht besitzt. Ich lobe auch den Wein als ein Gut in seiner Art und muss den Menschen tadeln, der sich an ihm berauscht; aber trotzdem werde ich auch noch den berauschten Menschen, den ich tadele, dem gelobten Wein, an dem er sich berauschte, vorziehen. So lobe ich mit vollem Recht das eine, während ich jenen tadele, der, weil er es im Unmaß nützt, von der Erkenntnis der Wahrheit abgewendet wird; aber auch noch in seiner Verkehrtheit und Trunkenheit gebührt ihm, ungeachtet des Lasters, bloß auf Grund der Würde seines Wesens, der höhere Rang vor jener in ihrer Art so lobenswerten Schöpfung, an der er sich in seiner Sucht verging."

Die Gegenüberstellung zeigt, wie wenig Aussicht auf Erfolg es hat, die Frage nach dem Menschenbild religiös oder metaphysisch beantworten zu wollen. Denn jedes religiöse oder metaphysische Konzept ist bereits von den Vorverständnissen geprägt, die wir durch sie bestätigt sehen wollen. Das Menschenbild hängt vom Gottesbild ab, aber das Bild, das wir uns von Gott machen, ist letztlich nichts anderes als eine Projektion des Bildes, das wir uns von uns selbst machen. Das ist vielleicht der tiefere Grund dafür, warum manche Religionen ein rigoroses Verbot postulieren, sich von Gott ein Bild zu machen.[9] Freilich: wenn wir das Bilderverbot im Sinne eines rigorosen Verbotes jeglicher Abbildung verstehen und befolgen würden, können wir aus der Religion nichts für unser Menschenbild gewinnen.[10].

---

[7] *Thomas v. Aquin*: Summa Theologica [um 1268] II-II, qu 64, Art. 2 resp. ad 3

[8] *Aurelius Augustinus*: De libero arbitrio [396] III, 15

[9] Exodus 20, 4: Du sollst dir kein Gottesbild machen und keine Darstellung von irgendetwas am Himmel droben, auf der Erde unten oder im Wasser unter der Erde. Historisch mag freilich andere Motive im Vordergrund gestanden haben, vor allem der Kampf gegen den magischen Bildzauber. Vgl. zum alttestamentlichen und altorientalistischen Befund: *Bernhard, K.*, Gott und Bild, Evangelische Verlagsanstalt, Berlin 1956.

[10] Das ändert nichts daran, dass dies doch immer wieder versucht wird. Vgl. *Robert Spaemann*: Personen. Versuche über den Unterschied zwischen «etwas» und «jemand», Stuttgart 1996, S. 105; *Ulrich Weiß*: Menschenrechte/Menschenwürde: Normative Grundorientierung für eine globale Politik. In: W. *Lütterfels*/*Thomas Mohrs* (Hrsg.): Eine Welt – Eine Moral? Eine kontroverse Debatte. Darmstadt (WBG) 1997; *Josef Isensee*: Menschenwürde: die säkulare Gesellschaft auf der Suche

Der zitierte Text von *Thomas von Aquin* ist zwar rund 800 Jahre jünger als der von *Augustinus*. Er steht aber in der Tradition eines Verständnisses von Menschenwürde, das literarisch erstmals bei *Cicero* greifbar wird und sich damit als das wesentlich ältere erweist.[11] Es hat für viele Menschen bis heute nichts von seiner Anziehungskraft verloren[12] und bestimmte schon für einen Teil der Mitglieder des Parlamentarischen Rates das Verständnis davon, was Menschenwürde im Kontext des Grundgesetzes heißen sollte.[13]

Gemeinsam ist allen Menschenwürdekonzepten dieser Tradition die Vorstellung, dass die Würde als unveräußerlicher und unentziehbarer absoluter Wert nicht *den* Menschen, sondern *dem* Menschen zukommt, – *Kant* spricht vom *homo noumenon*[14] – insofern nämlich als der *Mensch an sich* kraft seiner Vernunft oder kraft seines Glaubens an die göttliche Offenbarung um die Normen weiß, denen gemäß er sein Leben führen muss, um seiner Würde gerecht zu werden, und insofern als er diese Normen auch befolgt und so, wie *Thomas* sagt, „in seiner Würde verharrt". Das real existierende menschliche Individuum nimmt an dieser Würde nur insofern teil, als ihm aufgegeben ist, der Idee des Menschen gerecht zu werden. In dieser Aufgabe liegt seine unantastbare, aber eben auch unentrinnbare Würde. Solange ein Mensch existiert, steht er vor der Aufgabe, seiner Würde gerecht zu werden. Dem kann er sich nicht entziehen und davon kann er auch nicht befreit werden. Freilich hat er kraft dieser Würde auch das Recht auf genau die Freiheit, die er braucht, um seine Aufgabe erfüllen zu können. Die Menschenwürde müsse deshalb von der Gottesebenbildlichkeit als Metabezug begründet werden

Ein Menschenrecht auf die Freiheit, sich der Aufgabe zu entziehen oder an ihr zu versagen, kann es nach diesem Konzept nicht geben. Wer die ihm übertragene Aufgabe, wahrer Mensch zu sein, nicht erfüllt, der „fällt ab von der Würde des Menschen", er ist schlimmer wie ein Tier und der einzig angemessene Umgang mit ihm ist seine Vernichtung, zumindest aber seine Bevormundung und Lenkung.

Auf der Basis dieses heteronomischen Konzepts von Menschenwürde[15] ist es nicht nur erlaubt, sondern sogar geboten, einen Menschen, der sich anschickt, von seiner Würde „abzufallen" auch zwangsweise wieder auf den rechten Weg zu leiten. So schritten etwa die französischen Behörden gegen den kleinwüchsigen Herrn *Wackenheim* ein, der seinen Lebensunterhalt damit verdiente, dass er sich im Rahmen öffentlich veranstalteter Wettkämpfe im „Zwergenweitwurf" als Wurfkörper zur Verfügung stellte. Die Veranstaltungen wurden verboten und Herrn *Wackenheim* der Lebensunterhalt genommen, weil ein

nach dem Absoluten. In: AöR 131 (2006), S. 206ff

[11] *Cicero*, De Officiis I, 105f.

[12] *Robert Spaemann*: Über den Begriff der Menschenwürde. In: *Ernst-Wolfgang Böckenförde /Robert Spaemann* (Hrsg.): Menschenrechte und Menschenwürde. Historische Voraussetzungen – säkulare Gestalt – christliches Verständnis. Stuttgart 1987, S. 303ff.; *Hans Wagner*: Die Würde des Menschen. Wesen und Normfunktion. Würzburg 1992, S. 537ff.

[13] *Seebohm* in: *Doemming/Füsslein/Matz*: Entstehungsgeschichte der Artikel des Grundgesetzes. In: JöR (NF 1), Tübingen 1951, S. 52

[14] *Immanuel Kant*: Metaphysik der Sitten. Tugendlehre [1797] A 94

[15] Vgl. P*aul Tiedemann*, Menschenwürde als Rechtsbegriff. Eine philosophische Klärung, Berlin 2007, S. 109ff.

solcher Beruf die Würde desjenigen verletzt, der ihn ausübt.[16] Das mag man noch unter der Rubrik „Kuriositäten" abheften. Problematischer wird es, wenn man gegenüber demjenigen, der von seiner Würde „abfällt", auch Folter in Erwägung zieht.[17]

Die Frage nach dem Menschenbild stellt sich in der Menschenrechtsdebatte als Frage nach einem universalen Menschenbild, also nach einem solchen, das weltweite Geltung beanspruchen kann, unabhängig von den regionalen kulturellen Eigenheiten und Traditionen bestimmter Weltgegenden. Denn die Menschenrechte beanspruchen universale Geltung. Vor diesem Hintergrund kann das heteronome Konzept der Menschenwürde auf den ersten Blick attraktiv erscheinen. Denn es findet sich keineswegs nur in der europäischen Tradition, sondern lässt sich auch in gänzlich anderem kulturellen Kontext nachweisen. Das gilt etwa für gewisse Traditionslinien im Konfuzianismus[18] oder für jene afrikanischen Traditionen, die heute unter dem Begriff der Ubuntu-Philosophie[19] diskutiert werden.

Indessen täuscht der Eindruck, dass das heteronomische Menschenwürdekonzept die Bedingung der Universalität erfüllt. Das zeigt schon ein sehr vordergründiger Blick auf den Menschenrechtsdiskurs, wie er etwa in Frankreich, Großbritannien und den USA geführt wird. In diesen Ländern wird – allerdings in unterschiedlichem Maße – dem heteronomischen Konzept der Menschenwürde eine Absage erteilt. Insbesondere in Frankreich gibt es eine Kontroverse über die Frage, ob diese Idee der Menschenwürde überhaupt mit einer freiheitlichen Verfassung vereinbar ist. Dabei sind sich die Kombattanten darin einig, dass Menschenwürde heteronomisch zu verstehen ist, also nicht das Prinzip der Menschenrechte darstellt, sondern ein Gegenprinzip. Die Menschenwürde setzt nach diesem Verständnis den Menschenrechten Schranken, denn es begründet in erster Linie nicht die Freiheit des Menschen, sondern die Pflichten, um deren Erfüllung willen der Mensch die dazu erforderliche Freiheit braucht.[20] Der Streit geht also nicht darum, ob man den Begriff der Menschenwürde angemessen versteht, wenn man ihn heteronomisch deutet, sondern nur darüber, ob man ihn als Begriff des französischen Verfassungsrechts begrüßen[21] oder bekämpfen[22] sollte.

Eine ähnliche Situation herrscht in den USA, nur dass die Befürworter der Menschen-

---

[16] Conseil d'Etat Urt. v. 27.10.1995, RDS 1996, S. 177; Human Rights Committee, Comm. v. 15.07.2002 – GAOR 57th Sess No. 40 II S. 179; s.a. VG Neustadt, Beschl. v. 21.05.1992, NVwZ 1992, 98

[17] *Michael Ch. Jakobs*: Terrorismus und polizeilicher Todesschuss. In: DVBl 56 (2006), 84

[18] *Tiedemann* a.a.O S. 131ff

[19] *Tiedemann* a.a.O S. 142ff.

[20] In Deutschland ist das (noch) eine Mindermeinung: vgl. *Matthias Herdegen*: Artikel 1 Absatz 1. In: *Maunz/Dürig/Herzog/Scholz* (Hrsg.): Grundgesetzkommentar Bd. 1 München Loseblatt 44. Lfg. 2005, S. 15

[21] *Bernard Edelman*: La dignité de la personne humaine, un concept nouveau. In : Recueil Dalloz 1997 Heft 23, S. 186; *Patrick Fryman*: L'atteinte à la dignité de la personne humaine et les pouvoirs de police municipale. À propos des «lancers de nains». In : RFDA 11 (1995), S. 1207

[22] *Hugues Moutouh*: La dignité de l'homme en droit. In : Revue du Droit Public 1999, S. 159 [187]; *Benoit Jourion* : La dignité de la personne humaine ou la difficile insertion d'une règle morale dans le droit positif. In : Revue du Droit Public 1999, 197 [217]

würde hier klar in der Minderheit sind.[23] Herrschend ist dagegen die Auffassung, dass es sich bei der Menschenwürde um ein spezifisch kontinentaleuropäisches Konzept handelt[24], dessen Funktion darin besteht, die Bürger unter die Vormundschaft des Staates zu stellen, der ihnen vorgeben darf, wie sie zu leben haben.[25] Dieser Skepsis liegt in der Tiefe die Auffassung zugrunde, dass es keine Möglichkeit einer rationalen Begründung von überpositivem Recht gibt. Auch die Menschenrechte haben ihren Geltungsgrund nach dieser Konzeption im positiven Recht, das sich ein Volk durch seine Verfassung und seine Rechtsordnung gibt. Daraus folgt u.a., dass Personen, die nicht Mitglieder dieser staatlichen Ordnung sind, auch keinen Anspruch auf die Achtung ihrer Menschenrechte haben können. Was das für die Handlungsfähigkeit des amerikanischen Staatsapparates außerhalb des amerikanischen Hoheitsgebietes bedeutet, lässt sich mit den Stichworten Guantánamo und Abu Ghraib ausreichend beschreiben.

Die Skepsis gegenüber der Möglichkeit von überpositivem Recht ist auch der Grund dafür, warum die Idee der Menschenwürde in Großbritannien auf die größte Skepsis stößt[26] und warum die Vertreter dieses Landes im Verfassungskonvent der Europäischen Union nichts unversucht ließen, um die Menschenwürde aus dem Wertekatalog der Union wenn nicht fernzuhalten so doch jedenfalls in ihrem Rang zu schmälern.[27]

Der tiefere Grund dafür, dass man aus dem heteronomen Konzept der Menschenwürde kein universales Prinzip machen kann, liegt allerdings darin, dass dieses Konzept nur der Form, nicht aber dem Inhalt nach universal ist. Weit verbreitet ist zwar die Vorstellung, dass es uns Menschen auferlegt ist, jenen Normen und Standards zu entsprechen, die das *wahre* Menschsein ausmachen. Aber über den Inhalt dieser Normen und Standards, also über das, was das *wahre Menschsein* ausmacht, herrscht keinerlei Einigkeit. Die Vorstellungen darüber sind von jeweils kontingenten kulturellen Traditionen, von Ort, Zeit, Religion, Bildung und anderen Faktoren abhängig. Diese Vielfalt ist ein sehr ernsthafter Hinweise darauf, dass wir über keinerlei objektivierbare Kriterien verfügen, nach denen sich bestimmen ließe, welche Standards *wahren* Menschseins denn nun verbindlich sind und welche nicht. Lassen sich solche Standards aber nicht feststellen, so entbehrt auch die Annahme einer Grundlage, dass es solche Standards überhaupt gibt.

Es spricht viel dafür, dass wir in die falsche Richtung blicken, wenn wir draußen in der

---

23 *Edward J. Eberle*: Dignity and Liberty. Constitutional Visions in Germany and the United States. Westpoint (Conn.) 2002; , *Jordan J. Paust*: Human Dignity as a Constitutional Right: A jurisprudentially based inquiry into Criteria and Content. In: Howard Law Journal 27 I (1984); *Louis Henkin*: Human Dignity and Constitutional Rights. In: *Michael J. Meyer / William A. Parent* (Hrsg.): The Constitution of Rights. Human Dignity and American Values. Ithaca/London 1992, S. 210ff.

24 *James Q. Whitman*: The Two Western Cultures of Privacy: Dignity Versus Liberty. In: The Yale Law Journal 113 (204), S. 1151ff.

25 *Raoul Berger: Justice Brennan*, "Human Dignity", and Constitutional Interpretation. In: *Michael J. Meyer / William A. Parent* (Hrsg.): The Constitution of Rights. Human Dignity and American Values, Ithaca/London 1992, S. 129ff. m.w.N.

26 *David Feldman*: Human Dignity as a Legal Value. In: Public Law 50 (1999), 682 [Part I], 51 (2000), 61 [Part II]

27 *Martin Borowsky*: Kapitel I Würde des Menschen. In: *Jürgen Meyer* (Hrsg.): Kommentar zur Charta der Grundrechte der Europäischen Union. Baden-Baden 2003, S. 56; Lord Tomlinson in: *Klemens H. Fischer*: Konvent zur Zukunft Europas, Baden-Baden 2003, Begleit CD-ROM Datei global02.pdf, S. 41

Welt, in der Natur, in Gott oder wo immer nach dem Ausschau halten, was wir sein sollen. Das legt den Gedanken nahe, dass das maßgebliche Menschenbild nicht ein solches ist, das uns heteronom vorgegeben ist, sondern vielmehr ein solches, das uns autonom aufgegeben ist. Wir kommen nicht umhin, uns an einem Menschenbild zu orientieren, wenn wir sinnvoll leben wollen, aber dieses Menschenbild ist eines, das wir allererst selbst schaffen müssen. Es geht also nicht um die Frage, wer wir sein *sollen*, sondern eher darum, wer wir sein *wollen*. Die Antwort auf diese Frage findet man nicht mit einem Blick nach draußen, sondern nur mit einem Blick nach Innen, also auf das, was uns die Reflexion auf uns selbst zeigt.

Diese Reflexion über uns selbst sucht eine Antwort auf die Frage, wer wir sind. In diesem Sinne ist es eine anthropologische Frage. Aber sie sucht die Antwort nicht in der Beobachtung menschlichen Verhaltens, sondern in der bewussten Entscheidung, wer wir sein wollen. Es handelt sich also nicht um empirische, sondern um reflexive oder philosophische Anthropologie. Die Reflexion kann uns offenbaren, dass es neben allen denkbaren Präferenzen, die Menschen haben können oder auch nicht, eine besondere, unvergleichliche und in diesem Sinne absolute Wertschätzung gibt, die nichts anderem gelten kann, als uns selbst als wertsetzendem Wesen. Dieser Wert liegt nicht auf der Skala möglicher Güter, die ein Mensch diesem oder jenem vorzieht, sondern sie liegt jeder solchen Wertschätzung schon immer zugrunde. In der Reflexion auf uns selbst erfahren wir uns als absolut, d.h. unvergleichlich wertvoll, weil und insofern wir uns als wertsetzende Wesen begreifen.[28] Indem wir Werte setzen, d.h. bestimmte Handlungsoptionen anderen vorziehen und uns dabei an einer Präferenzordnung orientieren, die ihrerseits der Inbegriff dessen ist, wie wir unser Leben führen wollen, begreifen wir uns trotz aller Begrenzungen und Beschränkungen als Autoren unseres Lebens. Dieses Bewusstsein der Authentizität versetzt uns in die Lage uns zu uns selbst ins Verhältnis der Identität zu setzen. Menschenwürde in diesem Sinne ist also nicht der Wert, der uns zukommt, wenn wir unsere Lebensvollzüge am Ideal *wahren Menschseins* orientieren, sondern es ist der Wert, den wir uns schon immer als authentische Wesen zusprechen. Nicht die Wahl des *richtigen* Lebenssinns ist dann der Grund unserer Würde, sondern vielmehr allein schon die Tatsache, dass wir unserem Leben einen Sinn geben können, welcher dies immer auch sei.

Wenn man sich von der religiösen Redeweise nicht irritieren lässt, dann kann man feststellen, dass dieses autonome Konzept von Menschenwürde[29] in dem Text von Augustinus anklingt. Danach besteht der Wert des Menschen nicht darin, dass er bestimmten vorgegebenen normativen Vorgaben entspricht oder entsprechen kann, sondern allein darin, dass er imstande ist, sich selbst die Regeln zu setzen, nach denen er leben will. Die in dieser Fähigkeit zur Selbstbestimmung (freier Wille) liegende Würde ist jedem Menschen mitgegeben, solange er in der Lage ist, aufgrund eigener Reflexionen seine Handlungen und damit sein Leben *aus Gründen* zu bestimmen. Wenn unsere Würde in der Fähigkeit zur Selbstbestimmung liegt, also in der Freiheit der Willensbildung, dann ist es

[28] *Klaus Konhardt*: Die Würde des Menschen als absoluter Wert. In: *Thomas Ebers / Malkus Melchers / Andreas Michel-Andino* (Hrsg.): Dialog als Lebensform, FS *Gerhard Pfafferott* zum 65. Geburtstag, Koblenz 2007, 204ff

[29] *Tiedemann* a.a.O. 147ff.

unmöglich, durch die Wahl der Handlungsalternative, die man trifft, von seiner Würde „abzufallen". Vielmehr ändert auch die dümmste oder verbrecherischste Entscheidung nichts daran, dass die Entscheidungsfreiheit dessen zu achten ist, der sie getroffen hat. Denn in dieser Entscheidungsfreiheit liegt seine Würde. Das bedeutet nicht, dass man einem Verbrecher nicht in den Arm fallen dürfte. Aber man darf ihm gleichsam eben *nur* in den Arm fallen und nicht *ins Gehirn*. Man darf ihn notfalls einsperren, aber man darf ihn nicht foltern, man darf ihm Sanktionen auferlegen, aber man darf ihn nicht manipulieren – kurz man darf seine Handlungsfreiheit einschränken, niemals aber seine Willensfreiheit.[30]

Auf der Grundlage dieses Verständnisses von Menschenwürde gewinnt man ein völlig anderes Fundament der Menschenrechte. Der Schutzbereich dieser Rechte betrifft nun alles, aber auch nur das, was erforderlich ist, damit das einzelne menschliche Individuum in der Lage bleibt oder in die Lage kommt, ein reflexives Selbstverhältnis aufrecht zu erhalten und sich aus eigenen Gründen selbst zu bestimmen. Das klingt nach Freiheit und deshalb gut. Aber wir dürfen nicht die Kosten vergessen, die mit diesem Menschenbild verbunden sind: Selbstbestimmung ist (auch) eine Bürde, denn sie ist notwendigerweise mit dem Verzicht auf jene Entlastungen verbunden, die unser psychischer Haushalt aus Sinngebungen schöpft, die er sich nicht in eigener Verantwortung erarbeiten muss, sondern von externen Instanzen auferlegen lässt. So muss man die Suche nach dem Lebenssinn draußen in der Welt nicht zwingend als einen bloßen Irrtum begreifen. Sie hat einen durchaus funktionalen Sinn, nämlich den Sinn der Entlastung durch Outsourcing von Verantwortung. Dieser Nutzen hat seinen Preis, nämlich den Verlust an freier Selbstbestimmung. Ob wir diesen Preis zahlen wollen oder ob er uns zu hoch erscheint, lässt sich nicht anders als durch die Reflexion darüber aufklären, wer wir sein wollen, also durch die Reflexion auf unser Menschenbild. So ist das Menschenbild, das wir uns zueigen machen, auch davon abhängig, inwieweit wir bereit sind, Verantwortung zu tragen, bzw. auf Freiheit zu verzichten.

2. Die „sozialen" Menschenrechte

Der Fortgang des Menschenrechtsdiskurses seit der Gründung der Vereinten Nationen wirft die Frage nach dem Menschenbild noch in einer anderen Hinsicht auf, die die im ersten Abschnitt behandelte Problematik überlagert. Es ist dies die Frage danach, ob wir

[30] Dabei kommt man natürlich in das zwischen Neurowissenschaftlern und Philosophen in den vergangenen Jahren lebhaft diskutierte Thema der Willensfreiheit, die von einigen Neurowissenschaftlern in Abrede gestellt wird. Insbesonders *Wolf Singer* und *Gerhardt Roth* haben sich als dezidierte Verfechter einer neurowissenschaftlichen These einer prinzipiellen Unmöglichkeit menschlicher Willensfreiheit geäußert (vgl. ihre Beiträge in *Roth, G., Grün, K.J.* (2006): Das Gehirn und seine Freiheit: Beiträge zur neurowissenschaftlichen Grundlegung der Philosophie. Göttingen: Vandenhoeck & Ruprecht. Die Neurowissenschaftler *Hans H. Kornhuber* und *Lüder Deeke* hingegen betonen das Freiheitsmoment: „Wille ist vernünftige Selbstführung des Menschen, ist Denken und Tunaus der Persönlichkeit und ihrem Kern, dem Selbst" in *Petzold, Hilarion, Sieper, Johanna* (Hrsg.): Der Wille, die Neurowissenschaften und die Psychotherapie. 2. Bde. Bielefeld: Sirius/Aisthesis 2008, 151, wobei die Herausgeber dieses, die aktuelle Diskussion zusammenbringenden Werkes der Auffassung sind, dass eine bedingte Freiheit des Willens gegeben ist, umfänglich genug, um die die Menschen durch die Evolution zu bringen und die vorhandenen Kulturleistungen zu schaffen. Dieses Freiheitspotential ist damit ausreichend, das Konzept einer durch hinlänglich freie Willensentscheidung fundierte Konzeption von Menschenrechten zu vertreten. Das Thema soll hier freilich nicht weiter vertieft werden.

uns in erster Linie als Individuen verstehen oder eher als Gemeinschaftswesen und in welchem Verhältnis unsere Individualität und unsere „Sociabilität" (*Pufendorf*) zueinander stehen.

Diese Frage beherrschte den internationalen Menschenrechtsdiskurs schon bald nach der Gründung der Vereinten Nationen und verhinderte es, dass die UN, wie ursprünglich geplant, schon bald nach ihrer Gründung ein verbindliches völkerrechtliches Instrumentarium zum Schutz der Menschenrechte entwickeln konnte. Vielmehr dauerte es 21 Jahre bis diese Diskussion schließlich mit einer Kompromisslösung beendet wurde.

Es standen sich dabei im Kern zwei Menschenbilder gegenüber, die man etwas verkürzt als das westliche und das östliche bezeichnen könnte. Das westliche Menschenrechtsverständnis beruhte auf einem individualistischen Menschenbild. Dem entsprach die Vorstellung eines Spannungsverhältnisses zwischen Individuum einerseits und Gesellschaft und Staat andererseits. Die Funktion der Menschenrechte wurde allein darin gesehen, die Freiheit des Individuums gegen Beeinträchtigungen durch den Staat oder die Gesellschaft zu schützen. Diesem Verständnis verweigerten sich jedoch die von der Sowjetunion angeführten Staaten des kommunistischen Machtbereichs. Für sie waren die individuellen Freiheitsrechte blutleere Konstruktionen, deren eigentliche Funktion darin bestand, den starken Individuen im Abwehrkampf gegen die schwachen Vorteile zu verschaffen. Auf den Punkt gebracht hat diese Sichtweise Anatole France mit seinem berühmten Aperçu, wonach das Gesetz in seiner erhabenen Gleichheit es Reichen wie Armen verbiete, unter den Brücken zu schlafen, auf den Straßen zu betteln und Brot zu stehlen.[31] Das Recht zur Abwehr staatlicher Eingriffe in die Freiheitssphäre des einzelnen schützt nach diesem Verständnis eine ungerechte Eigentumsordnung zugunsten der Reichen und verfestigt zugleich für die Armen Lebensverhältnisse, in denen sie von der ihnen formal zugesprochenen Freiheit keinen Gebrauch machen können, weil es ihnen dazu an den Mitteln fehlt. Aus der Menschenwürde werden daher in erster Linie nicht individualistische Abwehrrechte abgeleitet, sondern vielmehr das, was man soziale Menschenrechte zu nennen sich angewöhnt hat. Das sind soziale Teilhaberechte, die sicherstellen sollen, dass alle Menschen unabhängig von ihrer individuellen Leistungsfähigkeit am gesellschaftlichen Wohlstand in gleicher Weise teilhaben und vor allem gleiche Chancen auf Bildung, kulturelle Selbstdarstellung, wirtschaftlicher Betätigung und soziale Sicherung genießen.

Da es keiner der beiden Seiten gelang, ihre Auffassung von Menschenwürde und Menschenrechten international durchzusetzen, fand man im Jahre 1966 schließlich zu dem erwähnten Kompromiss. Dieser bestand darin, dass jede Seite ihre eigene Menschenrechtskonvention bekam. Das individualistische Menschenbild bediente der *Internationale Pakt über bürgerliche und private Rechte*, während das sozialistische Menschenbild für den *Internationalen Pakt über wirtschaftliche, soziale und kulturelle Rechte* maßgeblich war. Beide wurden am 19. Dezember 1966 von der Generalversammlung der Vereinten Nationen angenommen und zur Unterzeichnung aufgelegt. Heute sind die meisten Staaten Vertragspartei beider Pakte.

[31] *Anatole France*: Die rote Lilie, München 1925, S. 116

In Deutschland hat das Bundesverfassungsgericht seit seiner frühesten Rechtsprechung zur Menschenwürde den Versuch unternommen, die Polarisierung zu vermeiden, die sich auf internationaler Ebene zeigte. Zu diesem Zweck entwickelte es das Konzept vom „Menschenbild des Grundgesetzes".[32] Die Grundidee dabei ist, dass die Würde des Menschen nicht schon darin liegt, dass er als „isoliertes souveränes Individuum" nur seine eigenen subjektiven Lebenspläne verfolgt, sondern erst darin, dass er schon immer auch Gemeinschaftswesen ist und sich deshalb nur in der sozialen Zurücknahme seiner eigenen Wünsche und Interessen als wahrer Mensch selbst verwirklichen kann. Daraus folgt für das Bundesverfassungsgericht, dass sich der einzelne jene Schranken seiner Freiheit gefallen lassen muss, „die der Gesetzgeber zur Pflege und Förderung des sozialen Zusammenlebens in den Grenzen des ... allgemein Zumutbaren zieht, vorausgesetzt, dass dabei die Eigenständigkeit der Person gewahrt bleibt." Das führte später zu jener Formel, die den Schutz der Menschenwürde vollständig im Grundsatz der Verhältnismäßigkeit aufgehen lässt: „Als gemeinschaftsbezogener und gemeinschaftsgebundener Bürger [...] muss [...] jedermann staatliche Maßnahmen hinnehmen, die im überwiegenden Interesse der Allgemeinheit unter strikter Wahrung des Verhältnismäßigkeitsgrundsatzes getroffen werden, soweit sie nicht den unantastbaren Bereich privater Lebensgestaltung beeinträchtigen."[33] ([379])

Die erste und grundlegende Schwierigkeit dieser Judikatur liegt darin, dass das grundgelegte Menschenbild behauptet, aber nicht anthropologisch begründet wird. So bleibt auch diffus, ob es hier tatsächlich um das Spannungsverhältnis zwischen Individualität und Sozialität geht oder möglicherweise doch nur um ein heteronomes Verständnis von Menschenwürde, wie es im ersten Abschnitt erörtert wurde.

Eine anthropologische Grundlegung des Menschenbildes muss m. E. von der Einsicht ausgehen, dass das Bewusstsein des Individuums von der eigenen Würde und das Bewusstsein des Individuums von der Würde der anderen gleichursprünglich sind.[34] Gleichursprünglich bedeutet, dass die Idee der eigenen Willensfreiheit sich nicht widerspruchsfrei denken lässt, ohne zugleich auch die Idee der fremden Willensfreiheit zu denken. Gleichursprünglichkeit meint weiter, dass die eigene Willensfreiheit nur absolut wertgeschätzt werden kann, wenn auch die fremde Willensfreiheit absolut wertgeschätzt wird, so dass die Missachtung der fremden Authentizität zur eigenen Selbstentfremdung führt und damit zum Zusammenbruch der eigenen Identität. Diesem Gedanken liegt die Vorstellung zugrunde, dass der Mensch in der Tat nicht als „isoliertes souveränes Individuum" verstanden werden kann, sondern stets als ein Wesen, dass seine eigene Authentizität und Identität nur im Kontext mit der Authentizität und Identität seiner Mitmenschen erfahren kann. Wer im Bewusstsein seiner eigenen Würde lebt und infolgedessen auch in der Lage ist, Angriffe gegen diese Würde als Unrecht zu erleben, der muss zwangsläufig

---

[32] BVerfG Urt. v. 20.07.1954, BVerfGE 4,7 [16]; Beschl. v. 20.12.1960, BVerfGE 12, 45; früher schon BayVerfGH Entsch. v. 13.01.1955, BayVerfGHE 8, 1 [6]

[33] BVerfG Beschl. v. 08.03.1972, BVerfGE 32, 373 [379]

[34] Vgl. ausführlich *Tiedemann* a.a.O. S. 260ff.; s.a. ders.: Der Begriff der Menschenwürde. Eine Anfrage an die Sozialpsychologie. IT 29 (2003), S. 1ff.

auch ein Bewusstsein, d.h. Respekt vor der Würde der anderen haben. Wer die Würde der anderen nicht respektiert, sondern verletzt, wird auch das Bewusstsein für seine eigene Würde verlieren und infolgedessen nicht mehr in der Lage sein, sich gegen Angriffe auf diese seine Würde zur Wehr zu setzen. In diesem Sinne ist die menschliche Person immer auch und zugleich ein soziales Wesen.

Aus diesem Menschenbild folgt nun allerdings rein gar nichts für die Frage, wie gewöhnliche Interessenkonflikte zwischen Individuen oder zwischen privaten und öffentlichen Belangen zu entscheiden sind. Hier sind letztlich Interessenabwägungen erforderlich, die im Kern das Geschäft der Politik sind. Jenseits aller politischen Verfügbarkeit müssen aber die Bedingungen absolut, abwägungsresistent und nicht relativierbar gewährleistet sein, unter denen allein es möglich ist, das Bewusstsein der eigenen und der fremden Würde zu entwickeln und aufrecht zu erhalten.

3. Die „kollektiven" Menschenrechte

Seit Mitte der siebziger Jahre des vorigen Jahrhunderts sieht sich der Menschenrechtsdiskurs und die damit verbundene Frage nach dem Menschenbild vor neue Herausforderungen gestellt. Damals kam, ausgehend von einem Artikel von *Karel Vasak*[35]*, der Gedanke auf, dass es neben den liberalen und den sozialen noch eine dritte Kategorie von Menschenrechten gäbe, die bisher noch nicht ins allgemeine Bewusstsein gerückt worden sei, obwohl sie sich aus einer konsequenten Fortentwicklung des Menschenrechtsgedankens zwangsläufig ergäbe. Dies seien die so genannten kollektiven* Menschenrechte. *Vasak* war der Auffassung, dass sich die Forderung nach diesen kollektiven Menschenrechten ebenso folgerichtig aus der bisherigen Geschichte der Menschenrechte ergebe wie die sozialen Menschenrechte sich aus einer konsequenten materialen Anreicherung der bloß formalen und daher unzureichenden liberalen Menschenrechte ergeben hätten. Während die liberalen Menschenrechte der ersten Generation angehörten, stellten die sozialen Menschenrechte die der zweiten und die kollektiven Menschenrechte schließlich die der dritten Generation dar. Das Anliegen dieser Theorie besteht darin, gewissen insbesondere seitens der Länder der Dritten Welt vor den Foren der Vereinten Nationen erhobenen Forderungen nach Entwicklung und kultureller Selbstbestimmung das moralische Gewicht zu geben, das die Menschenrechte inzwischen erlangt haben. Eine nähere Betrachtung zeigt jedoch, dass der Gedanke kollektiver Rechte keine konsequente Fortentwicklung des Menschenrechtsgedankens ist, sondern mit diesem in einem unversöhnlichen Gegensatz steht. Tatsächlich ist der Gedanke kollektiver Rechte von einem Menschenbild getragen, das dem der Menschenrechte diametral entgegensteht, und zwar unabhängig davon, welche Variante der bisher erörterten Menschenbilder man zugrundelegt. Ob man ein Menschenbild zugrundelegt, das an dem Ideal des wahren Menschseins orientiert ist oder ein solches, das an der Authentizität und Identität jedes einzelnen menschlichen Individuums orientiert ist, ob man von einem isolierten souveränen Individuum oder vom Menschen als Gemeinschaftswesen ausgeht – in jedem Fall geht es bei den Menschenrechten um den

---

[35] *Karel Vasak*: Human Rights: A Thirty-Year Struggle: the Sustained Efforts to give Force of law to the Universal Declaration of Human Rights, *UNESCO Courier* Heft 11/1977, Paris 1977.

Status des menschlichen Individuums. Dem Gedanken kollektiver Menschenrechte liegt dagegen die Vorstellung zugrunde, dass nicht dem Individuum, sondern eben dem Kollektiv ein überpositiver rechtlich verbindlicher Status zukommt. Menschenwürde in diesem Kontext ist der absolute Wert des menschlichen Kollektivs und nicht der absolute Wert des menschlichen Individuums.

Was das im konkreten Fall bedeuten kann, sei an einem Beispiel erläutert, in dem es um die individuellen Menschenrechte kanadischer Staatsbürger indianischer Volkszugehörigkeit einerseits und dem kollektiven Recht auf kulturelle Identität der indianischen Bevölkerungsgruppe andererseits geht.

In Kanada steht die Öffentlichkeit und die Gesetzgebung vor dem Problem, einerseits die individuellen Rechte anzuerkennen und andererseits das Recht auf kollektive Identität der Indianerstämme, die in ausgewiesenen und staatlich geschützten Reservaten nach ihren eigenen kulturellen Vorstellungen leben können. Zu diesen die kulturelle Identität ausmachenden Vorstellungen gehört auch, dass eine Stammesangehörige, die einen Europäer heiratet, aus der Gemeinschaft ausgestoßen ist und kein Recht mehr hat, in das Reservat zurückzukehren. Das gilt nicht für männliche Stammesangehörige, die eine weiße Frau genommen haben. In der Vergangenheit haben weiße Siedler sich bewusst indianische Frauen genommen, um auf diese Weise die indianischen Populationen zu reduzieren. Die Nachkommen aus diesen Verbindungen empfinden sich als Indianer und erstrebten die Rückkehr in die Reservate. Da ihnen das von ihrem Stamm verweigert wird, klagen sie vor den staatlichen Gerichten unter Berufung auf die Menschenrechte. Die Stammesführer halten dem entgegen, dass die Anerkennung dieser Rechte nur um den Preis des Verlustes ihrer Stammesidentität möglich wäre.[36]

Das Beispiel zeigt, dass kollektive Rechte die Achtungsbereiche der Menschenwürde nicht ergänzen können, sondern ihnen diametral entgegenstehen. Das Prinzip der Menschenwürde fordert die Suprematie des Individuums und die uneingeschränkte Achtung seiner Würde. Dieser Achtungsanspruch kann auch durch einen Anspruch auf Achtung der Würde des Kollektivs nicht eingeschränkt werden, weil er absolut gilt. Das aber widerspricht den Wertvorstellungen, die die Identität der traditionellen Stammesgesellschaft ausmachen.

Ein weiteres Beispiel beleuchtet den Konflikt noch drastischer. Man denke etwa an die weibliche Genitalverstümmelung, die in vielen Gegenden Afrikas zur kulturellen Identität gehört oder daran, dass in manchen indigenen Gesellschaften der menschliche Körper Symbol der normativ gedachten Naturordnung ist, so dass Folter nicht als inhuman betrachtet wird, wenn sie der Wiederherstellung der vom Opfer verletzten Naturordnung dient. In diesen Fällen identifizieren sich auch die Opfer mit dem kollektiv geteilten Weltbild ihrer Gesellschaft und sind deshalb gar nicht in der Lage, hiergegen menschenrechtlichen Schutz zu suchen.[37]

---

[36] *Rhoda E. Howard*: Dignity, Community, and Human Rights. In: *Abdullahi Ahmed An-Na'im* (Hrsg.): Human Rights in Cross-Cultural Perspectives. A Quest for Consensus. Philadelphia (PA) 1991, S. 84

[37] *Howard* a.a.O. S. 89

Aus der Sicht der Menschenrechte kann es keine Anerkennung solcher Rechte auf kulturelle Identität geben, weil hier Vorstellungen eine Rolle spielen, die mit dem Menschenbild der Menschenrechte unvereinbar sind. Kollektive Rechte stehen stets unter dem Vorbehalt der Anerkennung der Menschenrechte und sind selbst keine Menschenrechte. Ein Recht auf kollektive Identität kann es deshalb nur als Recht der Mitglieder einer kulturellen Gruppe geben, in ihrer Lebensart nicht behindert zu werden. Doch gibt es weder Rechte des Kollektivs selbst, noch ein Recht von Mitgliedern auf die Freiheit anderer Mitglieder.[38]

Die Tatsache, dass die Debatte um die so genannten Menschenrechte der dritten Generation noch immer anhält, zeigt eine Konfusion im Menschenrechtsdiskurs an, der auf nichts anderes zurückzuführen ist als auf eine Konfusion im Hinblick auf das maßgebliche Menschenbild. Dies zeigt erneut und besonders eindrucksvoll, welche fundamentale Bedeutung die Reflexion auf das Menschenbild für den Gang des Menschenrechtsdiskurses hat.

4. Anthropologie statt Metaphysik

Der Menschenrechtsdiskurs wird von Juristen auf der Ebene des gesetzten Rechts geführt, also auf der Grundlage von internationalen Vertragstexten und nationalen Verfassungstexten. Die Kodifizierung der Menschenrechte ist jedoch Ausdruck des Gedankens, dass die Menschenrechte überpositiver Natur sind. Sie gelten nicht, weil sie von einem Gesetzgeber beschlossen oder von Vertragsparteien vereinbart worden sind. Sie gelten vielmehr, weil sie unseren Vorstellungen vom Menschen entsprechen. Den Codices kommt insofern nur eine deklaratorische, nicht aber eine konstitutive Bedeutung zu. Der angemessene juristische Umgang mit den Menschenrechten setzt deshalb voraus, dass hinreichend geklärte Vorstellungen über das ihnen zugrundeliegende Menschenbild bestehen. Insofern sind die Juristen auf die Leistungen anderer Disziplinen angewiesen und zwar in erster Linie auf diejenige, die sich die Reflexion auf das Wesen des Menschen zum Gegenstand gemacht hat, nämlich die Philosophie.

Der philosophische Menschenrechtsdiskurs leidet vielfach jedoch noch immer daran, dass sehr viele philosophische Autoren ihre reflexive Tätigkeit an untauglichen Vorstellungen orientiert, nämlich an der Vorstellung einer metaphysischen Struktur der Wirklichkeit, in die der Mensch eingewoben ist und die es deshalb gleichsam von einem objektiven Standpunkt aus zu erkennen gilt. *Ernst Tugendhat* hat kürzlich auf die Dringlichkeit hingewiesen, dass sich die Philosophie von dieser Vorstellung verabschiedet. Die Jahrtausende alte Tradition der Metaphysik als *prima philosophia* müsse zugunsten einer reflexiven Anthropologie überwunden werden.[39] Reflexive Anthropologie fragt nach dem, was der Mensch ist, bzw. was er sein will, aus der Erste-Person-Perspektive. Diese Selbstbezogenheit führt leicht zu Einseitigkeiten und Verzerrungen, die sich den Vorverständnis-

---

[38] *Susanne Boshammer*: Gruppen, Rechte, Gerechtigkeit. Die moralische Begründung der Rechte von Minderheiten. Berlin 2003

[39] *Ernst Tugendhat*: Anthropologie als „Erste Philosophie", DZPhil 55 (2007), S. 5

sen verdanken, die nicht ins Bewusstsein gehoben worden sind. Deshalb ist reflexive Anthropologie darauf angewiesen, sich von den empirischen Wissenschaften vom Menschen über alternative Möglichkeiten menschlicher Lebensführung und Sinnfindung belehren zu lassen. Philosophische Anthropologie ist also, wie *Tugendhat* sagt, kritische Reflexion und als solche rationale Kritik sowohl der eigenen als auch fremder Traditionen der Lebensführung.[40] Eine solche rationale Kritik ist heute nicht ohne Rezeption gerade auch der Menschenbilder möglich, die den verschiedenen psychotherapeutischen Schulen zugrunde liegen oder in ihnen entwickelt werden.

[40] *Tugendhat* a.a.O. S. 11

Gerald Hüther, Hilarion G. Petzold

Auf der Suche nach einem neurowissenschaftlich begründbaren Menschenbild

> Dabei „wüsste eine Wissenschaft ohne Philosophie buchstäblich nicht, wovon sie spricht. Eine Philosophie indes, ohne methodische Erforschung der Phänomene, würde nur zu formalen Wahrheiten, das heißt zu Irrtümern führen“ (*Merleau-Ponty* 1948, 171).

> „Eine Philosophie, die den Dialog mit den Wissenschaften abbricht, richtet sich nur noch an sich selbst“ (*Ricoeur* 1986, 94f.).

> “Science without philosophical presuppositions is impossible. Philosophy without scientific constraint is speculative. And science without philosophical consequences is unimaginable” (*Weinert* 2005, 282).

1. Das Dilemma der Neurowissenschaftler

Jeder Mensch und damit auch jeder Neurowissenschaftler entwickelt im Lauf seines Lebens eine Vorstellung davon, was Menschsein für ihn bedeutet und was ihn selbst als Mensch auszeichnet. Solange Neurowissenschaftler sich selbst als Naturwissenschaftler im Sinne des Paradigmas der „exakten“ oder der „biologischen“ Naturwissenschaften betrachten, müssen sie dem Objektivitätsanspruch naturwissenschaftlicher Erkenntnissuche folgen. Sie sind daher gezwungen, ihr jeweiliges persönliches Menschenbild weder in ihre experimentellen Ansätze noch in ihre Interpretationen der erhobenen Befunde einfließen zu lassen (worin natürlich selbst bereits eine Menschenbildannahme steckt, nämlich die, der Mensch könne ein objektiver Beobachter sein). Aber gerade bei den biologischen Wissenschaften, den „life sciences“ (z. B. Biologie, Molekularbiologie, Genetik, Physiologie, Ökologie, und natürlich auch Neurobiologie als Brücken zu den exakten Naturwissenschaften – wie Physik und Chemie) ist das Objektivitätskriterium nicht immer „exakt“ einzuhalten. Diesem Anspruch, ihr eigenes Menschenbild von ihren Forschungsbemühungen abzutrennen, können besonders Neurowissenschaftler um so weniger gerecht werden, je stärker sich ihre Forschungstätigkeit auf die Suche nach Erklärungen für bestimmte Verhaltensweisen oder für die Herausbildung geistiger und emotionaler Fähigkeiten auf den Menschen fokussiert. Unvermeidlich – und wie die Neurowissenschaftler ja selbst herausgefunden haben, unbewusst – fließen subjektive Erfahrungen und die daraus abgeleiteten Anschauungen und Überzeugungen vom Menschen in ihre Suche nach Erklärungen für menschliches Verhalten ein. Der Mensch als Forscher und Beforschter, Betrachter und Betrachteter zugleich, schafft eine Konstellation von höchster Komplexität, die sich nicht vollends und nicht ohne beträchtliche Verluste an Wirklichkeit reduzieren lässt, wie schon *Alexandr R. Lurija* (1976), der bedeutende Hirnforscher und Begründer der Neuropsychologie (ders. 1932) betont hat. Der naturwissenschaftlich unverzichtbare Reduktionismus der Forschung wird durch die Forschung selbst – etwa durch die Quantenmechanik – in seiner Begrenztheit erkennbar. „Der klassische Wissenschaftler zerlegt die Ereignisse in ihre Bestandteile, ... bis er schließlich allgemeine Gesetze formulieren kann ... Die Eigenarten des lebendigen Ganzen gehen verloren ... romantische Wissenschaftler lassen sich von genau entgegengesetzten Interessen, Einstellungen und Vorgehensweisen leiten ... Ihre wichtigste Aufgabe sehen sie darin, den Reichtum der Lebenswelt zu bewahren" (ders. 1993, 177). *Lurija* versuchte, den mit diesen beiden Orientierungen von Wissenschaft verbundenen Problemen zu begegnen (nicht etwa, sie in „glatter Weise" zu lösen), indem er – durchaus mit Bezug auf den Naturforscher *J. W. v. Goethe* – eine *Doppelperspektive* entwickelte und praktizierte: „Während des größten Teils meiner Forschung bin ich immer klassischer und romantischer Wissenschaftler zugleich gewesen" (ders. 1993, 182; vgl. *Petzold, Michailowa* 2008).

Hier nun kommen Fragen nach Trennschärfe, Möglichkeiten, Graden und Grenzen der Annäherung und Konnektivierung oder auch nach Kategorienfehlern, unbilligen Unschärfen und Vermischungen auf – ein stets noch diffiziler Bereich voller Probleme, denkt man etwa an das so genannte „Körper-Seele Problem" mit den damit verbundenen Fragen des „Bewusstseins", der monistischen oder dualistischen Begründung der Idee des „Geistes" (*Beckermann* 2001, 2009; *Clayton* 2008; *Kim* 2000, schon *Ward* 1894) oder an das Thema des „objektiven Wissens", das die abendländische Wissenschaftsgeschichte durchzieht mit immer neuen Anstößen zu Grundsatzdiskussionen etwa in der Folge von *Popper* (1972) oder von *Kuhn* (1970, 1974, 1977; *Lakatos, Musgrave* 1974). Vermeiden lässt sich eine Vermengung objektiver Befunde und subjektiver Bewertungen – wenn überhaupt – nur durch die Fähigkeit zu reflexiver, ja metareflexiver Selbsterkenntnis, die eine differenzierende Sicht ermöglicht (*Petzold, Orth, Sieper* 2006), aber immer auch, wie schon *Kant* in seiner Anthropologie aufgezeigt hat (*Böhme* 1985), mit den Einflüssen aus der Gefühlssphäre umgehen lernen muss, wobei die Gefühle ihrerseits eine wesentliche Rolle in der Entwicklung der geistigen und sozialen Fähigkeiten des Menschen spielen (*Ward* 1880, 1893a).

Die hochkomplexen reflexiven Fähigkeiten, die als Herausstellungsmerkmal des Menschen betrachtet werden müssen, sind von den Vertretern der klassischen Naturwissenschaften bisher weder als eine besondere Qualifikation erwartet noch dezidiert eingefordert worden. Wie in keiner anderen *naturwissenschaftlichen* Disziplin sind Neurowissenschaftler als Forscher gezwungen, sich über die subjektiven Motive ihres Erkenntnisstrebens Klarheit zu verschaffen, die ihren Denkansätzen und Modellvorstellungen zugrunde liegenden Prämissen freizulegen, den mit ihren Forschungen verfolgten Zielen, Wünschen und Absichten nachzugehen, um sie zu erkennen. In der Antike, wo eine Differenzierung zwischen Natur- und Geisteswissenschaften noch nicht stattgefunden hatte, war eine Verbindung zwischen Naturerforschung und Selbsterforschung ein selbstverständliches Vorgehen. Und so sind in den Überlegungen dieses Beitrags auch naturwissenschaftliche Perspektiven im Sinne der „Life Sciences", in Sonderheit der Biologie, aber auch „kulturwissenschaftliche" Perspektiven aus der modernen Philosophie einbezogen. Man könnte auch von „geisteswissenschaftlichen" Perspektiven sprechen, aber wir wissen heute um die grundsätzliche kulturelle Imprägnierung geisteswissenschaftlicher Ideen, die beständig metareflexiv im Blick behalten werden muss – etwa die Spezifität einer eurozentrischen Perspektive, für deren Ursprung, Herkommen und Eigenart in der Tat geisteswissenschaftliche Forschung die Grundlagen bereit gestellt hat, es seien hier nur die Arbeiten von *Bruno Snell* (1946) oder *Werner Jaeger* („Paeideia" 1934 -1947/1989) genannt. Für den modernen Naturwissenschaftler stellen sich ohnehin zunehmend auch philosophische Fragen, genauso wie sich dem Philosophen heute unausweichlich naturwissenschaftliche Fragen stellen – beide finden dabei Anschluss an Traditionen, die bis in die Anfänge der jeweiligen Disziplin zurückreichen (*Boring* 1950; *Kuhn* 1970; *Weinert* 2005) und deren frühe und durchaus fruchtbare Diskussionen oft aus dem Blick geraten sind. So hat der Paläobotaniker und Neodarwinist *Francis Lester Ward* (1841 – 1913), zugleich einer der Begründer der amerikanischen Soziologie und Protagonist eines engagierten Meliorismus (*Chugerman* 1939; *Rafferty* 2003), naturwissenschafliche, geisteswissenschaftliche und sozialwissenschaftliche Fragen miteinander zu verbinden gesucht, denn Erkenntnisse in einem Bereich müssen immer zu Erkenntnisse in dem anderen führen, wenn sie einander zur Kenntnis nehmen, und sie führen sehr oft in neue **Wege der Praxis**. Das lässt sich immer wieder an Werken disziplinübergreifender Forscher zeigen, die sich neben den Forschungsarbeiten in ihrer spezifischen Disziplin stets auch mit den Wegen ihres Denkens und dem Wesen der menschlichen Natur auseinandergesetzt haben, so etwa *George Herbert Mead* (1904, 1924, 1934), der Begründer moderner Sozialpsychologie und Sozialisationstheorie (*Joas* 1982, 1985; *Cronk* 1987) oder *Lev Semjonovič Vygotskij* 1924, 1982, 1992), einem der Protagonisten moderner Entwicklungspsychologie und Heilpädagogik (*Jantzen* 2008; *Lurija* 1978; *Van der Veer, Valsiner* 1991). *Welterkenntnis, Selbsterkenntnis* und *verantwortliches Handeln* in der Welt mit einer besonnenen und kritischen melioristischen Perspektive[1] werden auf diese Weise miteinander verbunden. Das reicht weit in die abendländische Kultur- und Geistesgeschichte zurück.

Die Aufforderung in der Inschrift am Apollontempel in Delphi, sich selbst zu erkennen „Γνῶθι σεαυτόν, *gnothi seauton*" wurde unter anderen dem Mathematiker, Philosophen und Naturforscher *Thales von Milet* (*625, † um 547 v. Chr.) zugeschrieben. Sie findet sich aber auch schon bei *Heraklit* (Fragment 116). *Platon* entwickelte diesen Gedanken (Apologie 23 b) zu einer Maxime, nach der sich Menschen um Selbsterkenntnis, Selbstsorge und Tugend (*aretê*) bemühen müssen, eine Idee, die auch in der Stoa zentral werden sollte (*Tränkle* 1985) und gleichfalls für den Kontext einer weisheitsorientierten Psychotherapie heute Bedeutung gewonnen hat (*Baumann, Linden* 2008; *Petzold* 2009f).

In der langen Tradition moderner *Naturwissenschaften* hat sich mit der Neurobiologie

[1] »*Meliorismus* ist eine philosophische und soziologische Sicht (philosophiegeschichtlich in vielfältigen Strömungen entwickelt), die danach strebt, die Weltverhältnisse, die Gesellschaften oder den Menschen zu „verbessern", indem man sich für die Entfaltung und Nutzung von Potenzialen engagiert. Meliorismus setzt dabei voraus, dass im Verlauf historischer Prozesse und kultureller Evolution Gesellschaften verbessert werden können, dass Fortschritt im Sinne einer kontinuierlichen Entwicklung zum Besseren möglich ist und mit Vernunft, wissenschaftlichen Mitteln, materiellen Investitionen und potenzialorientiertem sozial-humanitärem und ökologischem Engagement vorangetrieben werden kann.« (*Petzold, Orth, Sieper* 2010, 56). *L. Ward, J. Dewey, G. Mead,* aber auch *L. Vygotskij* oder neuerlich *A. Sen, M. Nußbaum* – also ForscherInnen aller Richtungen und Kulturkreise – sind hier zu nennen (auf die großen melioristischen AltruistInnen wie *Florence Nightingale, Henry Dunant* kann hier nur hingewiesen werden, vgl. *Petzold, Sieper* 2011).

bzw. der Neurowissenschaft erstmals eine eindeutig *naturwissenschaftliche* Disziplin herausgeformt (die Psychologie hatte oft eine Zwischenposition), deren Vertreter, sich in besonderer Weise selbst fragen und fragen lassen müssen, wonach sie in ihrem wissenschaftlichen Erkenntnisstreben mit den von ihnen eingesetzten wissenschaftlichen Verfahren und Methoden suchen und an welchen Vorstellungen, also an welchem „Menschenbild", sie sich bei dieser Suche orientieren. Indem sie menschliches Verhalten mit naturwissenschaftlichen Denkansätzen und Verfahren zu erforschen versuchen, sind die Neurowissenschaftler also in ein Dilemma geraten. Entweder geben sie ihren Anspruch auf, im klassischen Sinn naturwissenschaftlich begründbare Erkenntnisse über menschliches Verhalten zutage fördern zu können – eine von der modernen Physik ohnehin längst ad absurdum geführte Vorstellung über naturwissenschaftliche Forschungstätigkeit –, oder sie müssen ihre eigenen, innerhalb der klassischen, am Paradigma der *Newton*schen Physik orientierten und in den Naturwissenschaften tradierten Vorstellungen über Erkenntnisgewinn *alleinig* durch objektivierende und reduktionistische Forschung in Frage stellen. Die Diskussion über diese Thematik ist – entzündet an den Fragen um den „freien" Willen – wieder einmal in vollem Gange (*Roth* 2004; *Roth, Grün* 2006; *Singer* 2008; *Sturma* 2006; *Petzold, Sieper* 2008).

2. Die fragwürdige „Objektivität" eines traditionell-naturwissenschaftlich begründeten Menschenbildes

Die entscheidende Grundüberzeugung, die den Siegeszug der Naturwissenschaften ermöglicht hat und die alle dabei zutage geförderten Erkenntnisse mit dem Nimbus der „Unhinterfragbarkeit" versehen hat, ist die bis heute lauthals propagierte und von der staunenden Menge naturwissenschaftlicher Laien auch weithin akzeptierte Behauptung, naturwissenschaftliche Erkenntnisse seien grundsätzlich und insgesamt „objektiv" durch empirische Befunde belegt, methodisch nach allen Seiten abgesichert, jederzeit wiederholbar und daher „wissenschaftlich nachprüfbares" Wissen und somit zutreffende Beschreibungen von real existierenden Zusammenhängen und Phänomenen der unbelebten und belebten Welt. Diesem Anspruch auf „Objektivität" ihrer Befunde kann naturwissenschaftliche Forschung allerdings nur dann gerecht werden, wenn die Wesensmerkmale der jeweils untersuchten Phänomene, also die Eigenschaften des Untersuchungsgegenstandes auch dann noch weitgehend erhalten bleiben, wenn das Untersuchungsobjekt im Rahmen des Experiments aus dem Kontext herausgelöst wird, in den es normalerweise eingebettet ist. Die Gesetze der *Newton*schen Physik sind nur hier, auf der Erde, zutreffende und objektive Beschreibungen von beobachteten Phänomenen der Welt. Aus der Perspektive der modernen Quanten- und Astrophysik hat *Newton* deshalb die Schwerkraft nicht entdeckt, sondern erfunden.

Noch problematischer wird der Anspruch auf Objektivität überall dort, wo Naturwissenschaftler sich mit Phänomenen der lebendigen Welt befassen, also im Bereich der biologischen Naturwissenschaften bzw. Life Sciences forschen. Um hier zu eindeutigen, jederzeit reproduzierbaren Befunden zu gelangen, sind sie gezwungen, das jeweils untersuchte Objekt aus dem Kontext lebendiger Beziehungen und wechselseitiger Abhängigkeiten herauszulösen, in den es normalerweise eingebettet ist. Pflanzen und Tiere müssen dazu aus dem jeweiligen Ökosystem herausgelöst werden, obwohl sie eigentlich Teil des Ökosystems sind. Einzelne Organe müssen getrennt vom jeweiligen Körper untersucht werden, obwohl sie untrennbar mit diesem Körper verbunden sind. Zellen müssen von anderen Zellen isoliert und unter künstlichen Bedingungen kultiviert werden, damit man einzelne Eigenschaften oder Leistungen dieser Zellen „objektiv“ untersuchen kann.

Dieses Herauslösen aus dem Kontext, dieses Trennen einzelner zu untersuchender Teilphänomene von allem, was als interferierende Variablen die Reproduzierbarkeit der Untersuchungsbefunde einschränkt, war in der Vergangenheit außerordentlich erfolgreich. Es hat dazu geführt, dass die so genannten „Life Sciences“ in den letzten einhundert Jahren immer mehr Wissen über immer isolierbarere Phänomene des Lebendigen akkumuliert haben. Jeder noch so sonderbar anmutende Einzelbefund war und ist dabei – wenn es sich nicht um bewusste Fälschungen von Versuchsergebnissen handelte – innerhalb der Rahmenbedingungen, unter denen er erhoben wurde, zutreffend, reproduzierbar und daher „objektiv“.

Diese, aus der klassischen Physik und Chemie übernommene Strategie stößt jedoch, wenn sie auf die Analyse lebender Systeme unreflektiert übertragen wird, auf vorhersehbare Grenzen. Lebende Systeme sind nicht nur weitaus komplexer (*Mayr* 2005), ihre Teilsysteme sind auch auf viel radikalere Weise untrennbar miteinander verbunden und voneinander abhängig als das im Bereich der unbelebten Welt der Fall ist – oder aus einer naiven Alltagsperspektive der Fall zu sein scheint. Lebende Systeme sind vor allem sich selbst erhaltende, *autopoietisch* entwicklungsfähige und anpassungsfähige Systeme, also „nicht-lineare, dynamische Systeme“ (*Kelso* 1995; *Haken*, *Schiepek* 2007), die sich ständig verändern, die auf Änderungen der Rahmenbedingungen und des Kontexts mit eigenen Antworten reagieren. Man kann sie also nicht in ihre Einzelteile zerlegen, ohne genau das zu zerstören, was sie ausmacht und was sie in ihrer Einzigartigkeit auszeichnet. Das Zerlegen und Herauslösen einzelner Komponenten eines lebenden Systems kann daher bestenfalls dazu führen, dass sich immer genauer erklären lässt, welche Eigenschaften diese Komponenten auszeichnen und wie sie funktionieren. Dieses Wissen wiederum eignet sich dazu, mit gezielten Manipulationen in das Zusammenspiel einzelner Teilfunktionen einzugreifen und die betreffenden Lebewesen nach unseren Vorstellungen zu verändern und für unsere Zwecke zu nutzen. Aber verstehen lässt sich auf diese Weise das, was „Leben“ ausmacht, leider nicht. Deshalb stehen wir heute, nach all den großartigen Entdekkungen der so genannten „Life Sciences“ über den Aufbau und die Funktionsweise der Organe, Gewebe, Zellen und letztlich sogar des genetischen Codes des Menschen, wie zu Beginn der Aufklärung immer noch ziemlich genauso ratlos vor der Frage, was uns als Menschen ausmacht. Wir haben uns selbst zerlegt und analysiert, aber wir haben uns dadurch selbst kaum besser verstanden, geschweige denn erkannt, warum wir so sind, wie wir sind, weshalb wir so denken, fühlen, wollen und handeln, wie wir das in unserem täglichen Leben tun.

Diejenigen, die all dieses viele Wissen gewonnen und die Erkenntnisfortschritte voran gebracht haben über das, was in unserem Leib – und dazu gehört auch unser Gehirn –

vorgeht, hatten bisher wenig Veranlassung, sich selbst zu fragen, mit welchen Motiven und Intentionen, mit welchen Überzeugungen und Vorstellungen sie ihre „objektiven" Befunde erheben. Selbst *Sigmund Freud,* der ursprünglich als naturwissenschaftlich ausgerichteter Neuropathologe seine Karriere begann, und dann ein Modell des Unbewussten entwarf, hatte zwar angefangen, nach menschlichen Motivationen zu suchen, verließ dabei aber alsbald den Boden der exakten Wissenschaften und des Experiments (*Grünbaum* 2009) und schuf ein System naturwissenschaftlich weitgehend nicht überprüfbarer Annahmen, das moderne Wissenschaftsforscher deshalb als „Mythenbildung" klassifiziert haben (*Sulloway* 1991, 2009; *Crews* 1998) und das eher einer bestimmten Form der „Hermeneutik" zuzurechnen ist (*Ricœur* 1965), nicht aber den Naturwissenschaften. Und natürlich hatte *Freud* nicht „das Unbewusste" entdeckt, das war schon von vielen Denkern (so schon von *Heraklit*, fr. 123) angenommen und von vielen Forschen vor ihm postuliert und umschrieben worden – es seien nur *J. C. Reil, K. G. Carus, E. v. Hartman, P. Janet, F. Nietzsche* genannt, weshalb die medizinalgeschichtliche Forschung *Freud*s Entdeckeranspruch für das Unbewusste zurückweist (*Ellenberger* 1973; *Sponsel* 2008). In seiner aufwendigen „Selbstanalyse" (*Anzieu* 1975) ging *Freud* seinen Forschungsmotivationen und seinem Erkenntnisbegehren nicht vertieft nach. – In seinen Briefen z. B. an seine Verlobte, *Martha Bernays*, den „Brautbriefen" (*Freud* 1968; *Freud, Bernays* 2011), oder an seinen Vertrauten, *Wilhelm Fließ* (*Masson* 1985/1999), äußerte er sich deutlich über seine Motive: Ruhm als Forscher und Wissenschaftler, „a dream of undying fame", wie der *Freud*-Forscher *Louis Breger* (2009) herausgearbeitet hat. Über das Herkommen dieses starken, sein Leben bestimmendes Motiv hat der „Vater der Psychoanalyse" keine vertiefenden Untersuchungen angestellt. Hier aber würde es – für den Kontext dieser Arbeit – interessant, weil sie auch das Thema „Selbsterkenntnis" berührt. Zweifelsohne wollte *Freud* das „Wesen des Menschen" erklären. Aber die Fragen, die sich ein moderner Forscher stellt, der sich heute mit erkenntnistheoretischen Problemen auseinandersetzen muss, die stellte er nicht:

> „Wer ist es, der eine bestimmte Fragestellung auswählt und die dazu erforderlichen Experimente so und nicht anders plant?
> Wer legt fest, welche Variablen konstant zu halten und welche Versuchsbedingungen einzuhalten sind?
> Wer sucht aus, welche Parameter gemessen (und welche nicht gemessen) werden?
> Wer interpretiert die unter diesen Bedingungen erhobenen Messdaten nach welchen Gesichtspunkten?
> Wer bestimmt darüber, welche Befunde in der Öffentlichkeit bekannt gemacht (und welche verschwiegen) werden?"

Die Frage der Objektivität ist in der Wissenschaftstheorie breit und kontrovers diskutiert worden (*Popper* 1972), und man ist sich hinlänglich einig, dass immer nur das als objektiv angesehen werden kann, was unter den jeweiligen Versuchsbedingungen gemessen wird (*Daston, Gallison* 2007). Und selbst hier ist der Experimentator eine intervenierende Größe, dessen Eigenschaften wirken können (*Harding* 1994). Ohnehin hängt außer dem Messvorgang alles andere von demjenigen ab, der die betreffende Untersuchung plant, durchführt und auswertet – von seinen subjektiven Überzeugungen, seinen Wissensständen, seinem expliziten oder impliziten Weltverständnis- und Menschenbild.

3. Menschen und andere Tiere. Der schwierige Weg zur menschlichen Selbsterkenntnis – ethologische und entwicklungspsychobiologische Perspektiven

Die schon erwähnte Maxime des delphischen „Erkenne Dich selbst“ (*Wilkins* 1929) kann man als „Aufforderung zur Menschwerdung“ auffassen, die zeitüberdauernde Gültigkeit beanspruchen kann. Sie wendet sich an jeden Einzelnen und betrifft immer auch all die anderen Menschen, mit denen dieser Einzelne in Beziehung steht, ja, ist an die Menschheit gerichtet. Auch für die Wissenschaft heißt das: hier wird „Selbstreflexionsfähigkeit“ – oder besser – „Selbstreflexivität“, gefordert, und bei dieser handelt es sich in der Tat um die wohl komplexeste Leistung, zu der ein Mensch mit Hilfe seines Gehirns und seiner Mitmenschen befähigt ist. Die Menschen, in sozialen Gruppen lebend, schulen ihre Kinder über deren Entwicklungsweg hin in ihrer Wahrnehmungs- und Erlebnisfähigkeit, in ihren Kenntnisständen und in ihrem unbewusst-fungierenden und bewusst-intentionalen Reflexionsvermögen durch differenzierte sozialisatorische Tradierungsprozesse und durch kulturelle Lernprozesse, in denen sich die *„Sinnwahrnehmungs-, Sinnverarbeitungs- und Sinnschöpfungskapazität“* (*Petzold* 2003e) der heranwachsenden Nachkommen entwickelt. Im Tierreich findet man Vergleichbares nur in Ansätzen etwa bei Delfinen und Schimpansen. Mit Blick auf das Faktum von *Sozialisation* und *Enkulturation* sind alle anthropologischen Konzepte konsequent bewusstseinstheoretisch, entwicklungspsychologisch und intersubjektivistisch-interaktional zu entwickeln, will man zu einer konsistenten Position und zu spezifischen Aussagen für ein Menschenbild kommen. Auch viele höhere Tiere leben ja in Gruppen, können Zusammenhänge zwischen verschiedenen Wahrnehmungen aus der äußeren Welt und den von ihnen geweckten Erinnerungsmaterialien erkennen. Sie können diese auch weiterverarbeiten, innere Zusammenhänge herstellen und aus all diesem funktional stimmige Schlussfolgerungen ableiten – also Regeln extrahieren und diese später in ähnlichen Kontexten anwenden (*Cheney, Seyfarth* 1994; *Perler, Wild* 2005). Reflektierte gemeinsame Sinnzusammenhänge herstellen können sie nur rudimentär. Es geht bei anderen Tieren als den Humanprimaten zudem fast ausschließlich um „funktionalen Sinn“ zur Strukturierung von zweckbezogenen Handlungsabläufen (*Tomasello* 2010), nicht um reflexiv gewonnenen „Bedeutungssinn“ etwa eines Textes oder einer physikalischen Formel oder von Entwicklungsprozessen und intersubjektivem Beziehungsgeschehen etc.

Diese Möglichkeiten haben Menschen in der Hominisation und kulturellen Evolution in über 85 000 Generationen zu sehr großer Leistungsfähigkeit entwickelt: zu Fähigkeiten des abstrakten Denkens, zu technischen Konstruktionen, zur Metareflexion, zu künstlerisch-literarischen Werken, zu differenzierten zwischenmenschlichen Regelsystemen wie in hochkulturellen Gesellschaftsformen usw. Diese äußerst komplexen Prozesse sind seit langem von EvolutionstheoretikerInnen, BiologInnen, EthologInnen, AnthropologInnen untersucht worden und haben zu sehr elaborierten Ansätzen geführt. Ihnen allen ist disziplinübergreifendes Denken eigen (*Oyama* 2000a; *Richerson, Boyd* 2005, 2009;

Tomasello 2009; *Ward* 1893a) und der Versuch, individuelle und kollektive Entwicklungen miteinander zu verbinden. Und in der Tat führen die Entwicklungen, die die Menschen genommen haben, uns immer wieder in den Bereich des Zwischenmenschlichen, zu den *interpersonalen* und *intrapersonalen* Prozessen in Kollektiven. Hier liegen die herausstechendsten Leistungen menschlicher Gehirne, die letztlich allen anderen Leistungen der Menschen zugrunde liegen und die Leistungen von anderen hochentwickelten Tieren, was Differenziertheit und Komplexität anbetrifft, übersteigen. Zu erspüren und zu erkennen, was in einem anderen Artgenossen vorgeht, was dieser fühlt und denkt, welche Motive und Intentionen er hat, eine solche empathische Leistung (als *„theory of mind*") ist eine weitaus anspruchsvollere Fähigkeit, als bloße Mimikry oder die spiegelneuronengestützte Wahrnehmung und Imitation motorischer Performanzen, wie Untersuchungen aus der *„social neuroscience*" zeigen konnten (*Decety, Ickes* 2009; *De Haan, Gunnar* 2009; *Harmon-Jones, Winkielman* 2007). Nur die in individualisierten Gemeinschaften lebenden Tiere haben solche komplexen Fähigkeiten ausgebildet. Vielleicht für den Nicht-Biologen verständlicher: Nur in Gemeinschaften von Tieren, in denen eine individuelle Charakteristik aufgrund differenzierter Kommunikationsprozesse ausgebildet werden kann (also nicht von Herdentieren), entwickeln sich solche Kompetenzen. Hier denkt man natürlich zunächst an die Menschenaffen, für die die vergleichende Primatologie (*Geissmann* 2003; *Goodall* et al. 1993) und speziell die Forschung bei Schimpansen und Bonobos erstaunliche Kompetenzen entdeckt hat und Gemeinsamkeiten zu den Menschen aufzeigen konnte, aber natürlich auch Differenzen (*Call, Tomasello* 2008; *Goodall* 1986; *de Waal* 2006). Das alles ist inzwischen ja in breiter Weise bekannt. Es sei deshalb hier noch an die Delfine erinnert (*Carwardine* 1996, 2000; *Schnall* 2001; *Shirihai, Jarret* 2006), z. B. an den „Großen Tümmler" [Tursiops truncatus], die wohl am besten erforschte Delfinart (*Wells, Scott* 2002). Sie leben sehr kommunikativ in sogenannten „Schulen", kommen in Großgruppen – zuweilen von über tausend Tieren – zusammen, jagen vollauf koordiniert, helfen sich in der Aufzucht ihrer Jungtiere. Mit Klicklauten, Pfeifen, Schnattern kommunizieren sie und tauschen Signale mit einer Stärke von bis zu 150 kHz aus. Sie können Frequenzen bis zu 220 kHz wahrnehmen, also im Ultraschallbereich hören. Mit ihrem hocheffizienten Sonarsystem (*Au* 1993) können sie nicht nur Beutetiere orten, sondern vermögen auch Tiere ihrer Gruppe und deren Befinden zu erfassen (sozusagen die im Ultraschall differentiell erfasste Emotions-Physiologie des anderen Tiers, Informationen, die Menschen aus der Mimik des anderen Menschen "herauslesen" müssen). So können Delfine sich in Spielaktionen synchronisieren oder verletzten Artgenossen beistehen, sie ggf. an die Oberfläche tragen, damit sie nicht ertrinken. Auch Menschen sind von Delfinen gerettet oder vor Haien geschützt worden (*Celizic* 2007). Derartiger sogenannter „Delfin-Altruismus" ist gut dokumentiert (*Davidson College* 2007). Man hat auch bei Schimpansen Beispiele für altruistisches Verhalten beobachtet (*Bradley* 1999), aber auch für intentionale, extrem feindselige Verhaltensweisen (*Goodall* 2008; *Nowack* 1999, 624). Die geschilderten, hohen Kompetenzen haben bei beiden Tierarten mit der intensiven Kommunikation ihres Gruppenlebens zu tun. Delfine sind in der „animal assisted therapy" bei Kindern mit leichten geistigen Behinderungen, bei depressiven Erwachsenen usw. eingesetzt worden. Auch wenn die methodische Qualität der dabei durchgeführten Studien diskutabel ist (*Marino, Lilienfeld* 2007), ist zumindest die Möglichkeit eines empathisch-kommunikativen Bezugs zwischen Mensch und Delfin dadurch gut dokumentiert.

Die „Kunst" differenzierter Empathie für emotionale Lagen und funktionale Intentionen untereinander und zum Menschen hin beherrschen auch viele unserer Haustiere. Bei den Hunden (canidae) beschränken sich diese Fähigkeiten nicht nur auf das Erkennen der Intentionen anderer Artgenossen, sondern sie treten bei ihnen besonders im Bezug auf den jeweiligen Besitzer zutage (*Coren* 1995; *Lorenz* 1998; *Marshal* 2010). Schaut man Schäfern und ihren Hirtenhunden bei der Arbeit zu, etwa den hochintelligenten Border Collies (*Kennard* 2004; *Hartnagle-Taylor, Taylor* 2010), zeigt sich das auf bisweilen beeindrukkende Weise. Aber auch im familiären Alltag beschleicht Hundebesitzer bisweilen das Gefühl, ihr Hund könne ihre Empfindungen und Gedanken lesen (*Masson* 1997), zuweilen in differentieller Weise bei den verschiedenen Mitgliedern der „Familie" des Hundes (also Herrchen, Frauchen, deren Kinder o. ä.), die geradezu „hundzentriert" zu leben beginnen, „Hundefamilien" werden, in denen das Tier durchaus zur emotionalen Stütze für den Menschen wird (*Tacon, Pardoe* 2002; *Haraway* 2003; *Newby* 1997). Das hat dann zu einem weitverbreiteten therapeutischen Einsatz von Hunden (*Batson* et al. 1998) in der „*animal assisted therapy*" oder „*pet therapy*" geführt (*Becker* 2002; *Fine* 2006; *Prothmann* 2008). Die Fähigkeit zu einem spezifischen Beziehungsverhalten ist also nicht ein mentales Herausstellungsmerkmal, das allein uns Menschen auszeichnet, wohl aber der Grad der Differenziertheit, die *reflexive Subjektqualität.* Man könnte bei Haustieren vielleicht von einer „*Protointersubjektivität*" sprechen, was auf Seiten des Tieres zumindest auch eine „*Protosubjektivität*" voraussetzen würde.

Hundefreunde sprechen gerne von einer „Hundepersönlichkeit" zur Benennung der besonderen Charakteristik eines Tieres. Und das „Great ape personhood" Projekt will Persönlichkeitsrechte für Bonobos, den Gemeinen Schimpansen, Gorillas, Orang-Utans, also für die „non-human great apes" erstreiten (*Cavallieri, Singer* 1994). Die besondere Schutzwürdigkeit dieser Arten ist unbestritten, ja, muss engagiert betrieben werden. Mit Subjektqualitäten ist das jedoch nicht unbedingt zu begründen. Der Respekt vor der Integrität des Lebendigen und die „ökosophische Sorge" um die Integrität der Natur, der wir zugehören, was um unserer selbst Willen einen „weisen Umgang" mit den Ressourcen unserer Lebenswelt verlangt, bietet hier ethiktheoretisch bessere Argumente (*Petzold* 2006p). Man vermeidet dabei überdies die Probleme einer unbilligen Anthropomorphisierung. In diese Schwierigkeiten gerät man bei der Thematik der Intelligenz und kognitiven Aktivitäten von Tieren, die mit einer Menge interessanter – und bei weitem noch nicht gelöster – Fragestellungen verbunden sind, etwa in den Diskussionen darüber, „ob und wie Tiere denken". Sie beschäftigen PhilosophInnen (vor allem in der „Philosophie des Geistes), BiologInnen und PsychologInnen – durchaus mit kontroversen Positionen (vgl. *Dawkins* 1996; *Griffin* 2001; *Perler, Wild* 2005; zusammenfassend *Annerl* 2006). Können Tiere in einer dem menschlichen Verstehen ähnlichen Weise Handlungszusammenhänge, den „Sinn" von Interaktionen *verstehen*? Oder *erklären* wir mit unserem menschlichen Verständnis von Verstehen die Verhaltensweisen des Tieres in dieser Weise?

Wohl überwiegend letzteres! Hier ist an den berühmten Aufsatz von *Thomas Nagel* (1974) zu erinnern „*What is it like to be a bat?*" Man kann eben letztlich nicht wie eine Fledermaus oder ein Terrier oder ein Delfin denken oder deren Denken wirklich erfassen. Kognitivistische Ethologen, Behavioristen, analytische Philosophen stimmen – bei aller Uneinigkeit – indes darin überein, „dass nicht nur unsere Alltagserfahrungen, sondern nun auch die Forschungsbemühungen im Bereich der Biologie keinen Zweifel daran lassen, dass Tiere in irgendeiner Form Geist haben, dass sämtliche Disziplinen aber bei dem Versuch der Klärung, von welcher Art dieser Geist ist, vor kaum zu lösenden Rätseln stehen" (*Annerl* 2006, 2). Es geht dabei zumeist um die Differenziertheit und die Komplexität des geistigen Vermögens. Wenn man aus biologischer bzw. neurobiologischer Sicht über den Menschen nachdenkt, über sein Selbstbewusstsein, sein Erkenntnisvermögen, dann ist es deshalb unerlässlich, seine evolutionsbiologische Herkunft nicht aus dem Auge zu verlieren, seine Verwurzelung in der Welt des Lebendigen und seine Gemeinsamkeiten mit den anderen Tieren, an denen sich zugleich seine Entwicklungen in besonderer Weise erkennen lassen. Der Mensch erkennt sich selbst in der Betrachtung dieser Entwicklungen. Sie führen ihn, wie *Darwin* das in tiefer Einsicht formuliert hat, zu der Erkenntnis, Teil einer wundervollen Natur zu sein:

> "There is grandeur in this view of life, with its several powers, having been originally breathed into a few forms or into one; and that, whilst this planet has gone cycling on according to the fixed law of gravity, from so simple a beginning endless forms most beautiful and most wonderful have been, and are being, evolved" – so der Schlußakkord in "*On the Origin of Species by Means of Natural Selection, or the Preservation of Favoured Races in the Struggle for Life*" (*Darwin* 1859, 492).

Die Grandiosität der evolutionären Entwicklungen und der Leistungen der Menschen in der Hominisation werden durch eine solche Sicht nicht geschmälert. Teil der Natur zu sein, ist eine im Anspruch bescheidenere Qualität als die, die „Krone der Schöpfung" zu sein, eine Attribution, die nicht zuletzt mit Blick auf die dramatische, menschenverursachte Naturzerstörung an so vielen Orten der Welt mit z. T. globalen Auswirkungen und die Vielzahl der immer wieder ausbrechenden Kriege wohl eher nicht beansprucht werden sollte.

Moderne philosophische Subjekt- und Intersubjektivitätstheorien müssen sich des Beitrags von Biologie und Neurowissenschaften mit den voranstehend aufgezeigten Perspektiven zu den beachtlichen Kompetenzen der Tiere gewärtig sein. Sie werden daran erinnert, dass all die komplexen, hochdifferenzierten Fähigkeiten des Menschenwesens Teil seiner Natur sind, ja, man kann sagen: *Kultur hervorzubringen, gehört zum Wesen der menschlichen Natur* (*Petzold, Orth* 2004b; *Boyd, Richerson,* 2009), die – bei aller Spezifität – damit nicht eine naturenthobene Sonderstellung einnehmen kann.

Das tut subjekt- und intersubjektivitätstheoretischen Überlegungen, wie sie in z. T. sehr unterschiedlicher, aber höchst elaborierter Form von *Mikhail Bakhtin, Gabriel Marcel, Emmanuel Levinas, George Herbert Mead, Jürgen Habermas, Paul Ricœur* vertreten werden, keinen Abbruch. Diese beziehungs- und verständigungsphilosophisch arbeitenden Denker gehen davon aus, dass vollsinnige Humansubjekte durch komplexe Personalität und reflexiv bewusstseinsfähige, persönliche Geschichte sowie weitreichende antizipatorische Kompetenz (z. B. lang vorausgreifendes Wissen um Altern und Sterben) gekennzeichnet sind. Nur so kann Intersubjektivität konstituiert werden, in der das historisch gewordene jeweils andere Subjekt in seiner Biographizität und kulturellen Eingebettetheit empathisch erfassbar wird. Dabei sind szenische Erfahrungen und deren **Bewertungen** und damit **kulturelles Wissen** (vermittelt in Sozialisation und Enkulturation) vorauszusetzen. Ein solcher Subjektbegriff und ein mit ihm verbundenes Intersubjektivitätskonzept ist auf Tiere trotz ihrer vielfältigen Qualitäten und Kompetenzen nicht anwendbar. In einem so vertretenen Verständnis können Subjekte in Akten *pluridirektionaler* Kommunikation oder gar in einer *polylphonen Dialogik* (*Bakhtin* 1981) – etwa der *Polylogik* in Gruppen – in antizipatorischer Reziprozität (*Habermas* 1981) und in symbolischer Interaktion (*Mead* 1934) die Kommunikationspartner erfassen und hinlänglich verstehen. Das können Tiere nicht. Bei höheren Primaten und einigen Delphinidae (z. B. *orcinus orca*) und Walen (*cetacea*) sowie bei Elefanten kann man vielleicht eine gewisse „Personalität" und eine „*theory of mind*" annehmen, d. h. ein Wissen um den Geistes-/Seelenzustand eines anderen höheren Lebewesens und darüber hinaus über die eigene Befindlichkeit, was also ein Selbstbewusstsein und Selbstbild einschließt (im Sinne von *Meads* „innerer Gefährtenschaft" bzw. als „*theory of* ***my*** *mind*"). Das alles findet sich indes in eher rudimentärer Form, ohne dass bei diesen Tieren *metareflexive* Fähigkeiten angenommen werden können. Deshalb sollte man – der Term wurde schon erwähnt – hier besser von „Protosubjektivität" sprechen. Ein biographisch reflektiertes oder gar auf Motive metareflektiertes Subjekterleben und eine intentionale Gestaltung einer ihrer selbst bewussten Personalität, im Sinne einer „Arbeit an sich selbst" und einer persönlichen „Lebenskunst" als „Ästhetik der eigenen Existenz"(*Foucault* 2007), also eine spezifisch menschliche Qualität des Selbstbezugs, kann nicht unterstellt werden.

Nun einige Bemerkungen zur Entwicklungsperspektive beim Menschen. Hier stellen sich ähnliche Probleme für die Säuglings- und Kleinkindzeit wie in tierpsychologischen bzw. ethologischen Überlegungen. Bis heute sind die Forscher uneins, ob und wann von einer „Intersubjektivität" zwischen Säugling und Caregiver gesprochen werden kann. Im Sinne der umrissenen Position der Subjektphilosophien ist Intersubjektivität nicht möglich, da das so wesentliche Moment der bewussten Selbstreflexivität bzw. der Metareflexivität in diesem frühen Entwicklungsalter nicht gegeben ist. Wenn also einige Säuglingsforscher von „Intersubjektivität" sprechen (*Aitken, Trevarthen* 1997; *Trevarthen* 1998), so verwenden sie einen anderen terminologischen Rahmen, in welchem der Subjektbegriff allerdings expliziert werden müsste (was meistens nicht geschieht). Einigkeit besteht indes, dass der in vielfältiger Weise kompetente Säugling – *Stone, Smith* und *Murphy* (1973) haben vom „*competent infant*" gesprochen (der Term stammt also nicht von *Dornes* 1993) – mit seinen hohen interaktiven Fähigkeiten (*Petzold, van Beek, van der Hoek* 1994) über eine „Disposition zur Subjektivität und Intersubjektivität" verfügt bzw. über eine „Protosubjektivität bzw. Protointersubjektivität", deren Entwicklung durch die longitudinale Entwicklungspsychologie differentiell untersucht und betrachtet werden muss. Dabei ist stets ein *cave* vor adultomorphen Zuschreibungen angezeigt, wie man sie häufig gerade im psychotherapeutischen Feld findet, wo doch sorgfältige, vorsichtige Annäherungen an hinlänglich gesichertes Wissen angesagt wären (*Tronik* 1998, 2007; *Stern* 1990) und vor allen Dingen lineare Projektionen ins Jugend- und Erwachsenenalter ohne Absicherung durch *prospektiv* gewonnene longitudinale Daten nicht erfolgen sollten.

Es sei beispielhaft auf die dominante Ausrichtung von PsychotherapeutInnen auf „Dyaden" hingewiesen (sie arbeiten meistens ja auch in therapeutischen Zweierkonstellationen, eigenartigerweise „Einzeltherapie" genannt). Unsere biologische Ausstattung und unser zerebrales Funktionieren ist aber durchaus auch auf „Polyaden", d. h. auf Mehrpersonenbezüge (Familie, Gruppen, Sozialverbände) ausgerichtet, von Säuglingszeiten an über die ganze Lebensspanne hin. Die *Freud*sche Vorstellung einer sequentiellen Entwicklung aus einer „autistischen" Monade, über die Dyade zur Triade durch Triangulation ist entwicklungspsychobiologisch so nicht haltbar. Schon in den ersten Lebenswochen können Säuglinge Beziehungen zu mehreren Caregivern aufnehmen und differentiell leben. Weil Babies in „zwischenleiblicher Kommunikation", im „dialogue tonique" (*Ajuriaguerra* 1962), die Anderen (plur.) in familialen „social networks" (*Lewis* 1982; *Hass, Petzold* 1999) hautnah erleben, von den Netzwerkmitgliedern (Mutter, Vater, Großmutter, Geschwister etc.) erlebt werden, und weil sie in kognitiv und emotional bestimmten Prozessen mit ihnen interagieren und auch diese Interaktionen erleben und aufnehmen (*Field, Fogel* 1982; *Field, Fox* 1985), entwickeln sich unsere Gehirne als Primaten- bzw. Humangehirne, als „social brains" (*Freeman* 1995, 1998; *Fuchs* 2007). In der Primatenforschung wurden Korrelationen zwischen der für das „grooming" (Fellpflege, Nahraumkommunikation) aufgewandten Zeit und der Hirngrösse bzw. dem Hirngewicht der jeweiligen Affenart festgestellt (*Dunbar* 1992, 1998), die aufzeigen, dass kommunikative Dichte und Häufigkeit eng an die Hirnentwicklung gekoppelt sind. Die hohe Intensität der Interaktion und Kommunikation zwischen Säuglingen und Kleinkindern und ihren Caregivern, die genetisch disponierten Programme für Blick- und prosodische Lautdialoge (Ammensprache), in denen emotionale Feinabstimmungen (*attunements*) stattfinden (*M. Papoušek* 1994; *Petzold, van Beek, van der Hoek* 1994; *Stern* 1992), ermöglichen dem Säugling Erfahrungen der Unterscheidung von belebten und unbelebten Dingen, von inneren Stimmungslagen der jeweiligen Pflegeperson und eine wachsende Orientierung über die „Geistesverfassung" der am kommunikativen Geschehen Beteiligten („*theory of mind*" – i. e. of the other's mind, *Legerstee* 1992) und Koorientierung und gemeinsame Aufmerksamkeit (*joint attention, shared attention*) – sie ist im Entwicklungsgeschehen von größter Bedeutung. Diese Fähigkeiten haben in bestimmten Rahmen auch andere Primaten (*Premack, Woodruf* 1978; *Tomasello* 2009, 2010, ders. et al. 2003), allerdings nicht in der differenzierten Weise, wie das bei Menschenkindern der Fall ist. Deren empathisch-intuierende Fähigkeiten nehmen im Entwicklungsverlauf u. a. auch dadurch zu, dass sie von ihren Pflegepersonen beständig intuiert und empathiert werden und dabei ihre eigenen, vom Anderen wahrgenommenen, inneren Zustände verbal-, prosodisch und nonverbal rückgemeldet bekommen. Sie werden damit in differenzierter Weise über ihre eigenen emotionalen Befindlichkeiten und „Geistesverfassungen" (*mental states*) orientiert und lernen, sich in geteilter Aufmerksamkeit (*shared attention*) zu koorientieren. Das Kleinkind und Kind kann dadurch Theorien über sich selbst, selbstreferentielle Metakognitionen („theory of **my** mind") entwickeln, ein Wissen um sich selbst, das damit nicht nur aus der eigenleiblich gespürten Selbstwahrnehmung resultiert, sondern auch aus den Prozessen des Wahrgenommenwerdens und der gemeinsamen bzw. wechselseitigen Wahrnehmung. Diese Fähigkeiten haben sich im Verlauf der Hominisation im sozialen Zusammenleben von Menschen ausgebildet und die Entwicklung unserer Gehirne, besonders die Ausbildung des präfrontalen Kortex beeinflusst (*Kornhuber, Deeke* 2008). Die empathischen Leistungen, die soziale Wahrnehmung, die Fähigkeiten zur „symbolischen Interaktion", welche das Gehirn ermöglicht, haben sich dabei immer weiter verfeinert, und damit wurde in rekursiven, reentranten Prozessen das Hirn und seine Bewusstseinsprozesse, sein Denken, Fühlen, Wollen selbst entwickelt (*Edelman* 2004; *Edelman, Tononi* 2001, b). Mit ihrer gewachsenen zerebralen Leistungsfähigkeit wurde den Subjekten eine komplexere Rückwirkung in ihre sozialen Gruppen möglich, die diese sozialen Milieus weiter differenzierten.

Eine solche Sicht kontrastiert so manche der herkömmlichen Konzepte über die Entwicklung von Babies und Kleinkindern. Blickt man etwa auf „*Freuds* Baby" (dieses armselige triebgeschüttelte Wesen) oder „*Margret Mahlers* Baby" (es ist autistisch, symbiotisch) oder gar auf *Melanie Kleins* Baby (ein Katalog von Psychopathologien), dagegen auf das „Baby der *Papoušeks*" (kommunikationsstark und lernbereit, *Papoušek, Papoušek* 1987) – um nur vier Beispiele aus vielen zu nennen – so sieht man: Es gibt zahlreiche, recht divergierende „Babybilder", d. h. Menschenbilder über Babys (*Hopkins* et al. 1989). Sie zeigen, wie viele unterschiedliche Meinungen, Ideologien und Mytheme darüber bestehen, wie Babys denken, fühlen, funktionieren. Aber faktisch verfügen wir nur über ein indirektes Wissen, das wir aus sorgfältigen, videogestützten und heute auch durch bildgebende Verfahren unterfangenen Untersuchungen erschließen müssen. „*What it is like to be a baby or a toddler*?" Diese Frage ist, wenn überhaupt, keineswegs leicht zu beantworten, obwohl wir alle Babys waren. Eine Dreißigjährige, ein Zwanzigjähriger kann nicht mehr wie ein drei oder sechs Monate alter Säugling denken und fühlen oder sich an die Gefühlslagen aus jener Zeit erinnern. Auch an das erste Selbsterkennen im Spiegel können sich Erwachsene nicht mehr erinnern, obgleich die Säuglingsforscher mit ihren einfallsreichen Beobachtungsmethoden (*Petzold, Müller* 1997; *Müller, Petzold* 2000), z. B. dem „rouge test" (*Lewis, Brooks-Gun* 1979a, b), genauso wie die sensibel-aufmerksamen Eltern im Spiel vor dem Spiegel den Erkennensvorgang auf dem Gesicht eines ca. 18 Monate alten Säuglings beobachten können (*Bischof-Köhler* 1989; *Papoušek, Papoušek* 1974). Es wird dem sorgsamen Beobachter des Heranwachsens von Kindern immer wieder deutlich: Die menschliche Entwicklung ist von Säuglingszeiten an ein Prozess des Selbsterkennens und – mit fortschreitender zerebraler Leistungsfähigkeit verbunden – der Selbstempathie, Selbstinterpretation, des Selbstverstehens in wachsender *Sinn- und Selbsterfassungskapazität*. Diese Prozesse verlaufen zumeist fungierend unbewusst bzw. vorbewusst und kommen nur ab und an zu Bewusstsein („Ach so bin ich, bin ja ganz schön mutig!" usw.). Im ersten Lebensjahr finden sich solche selbstreflexiven Prozesse nicht. Es besteht also keine entwickelte Subjektivität und finden sich folglich auch nur „Vorläuferformen" von „Intersubjektivität", denn für das „*inter*" muss eine Mutualität der Subjekthaftigkeit gegeben sein. Die Baby-caregiver-Interaktionen, wie sie die *Papoušeks* transkulturell untersucht haben, sind im ersten Lebensjahr in hohem Maße programmgesteuerte Muster. Sie nannten das „*intuitive parenting*" (dieselben 1981; *M. Papoušek* 2007). Es wird im zweiten Jahr erweitert durch ein sehr differenziertes „*sensitive caregiving*", das auf die Spezifität der sich jeweils entwickelnden Kinderpersönlichkeit gerichtet ist, auf sie empathisch eingehen kann (*Petzold, van Beek, van der Hoek* 1994). Immer sind dabei zwischenleibliche Prozesse der **Wechselseitigkeit** des Empathierens und Erkennens im Spiel, des miteinander Experimentierens und Lernens der gemeinsamen Aufmerksamkeitslenkung und -koordination. Schon sehr früh (0;3-0;8) folgen Kinder der Blickrichtung der Erwachsenen, dann kommt es (ab 0;6) zu unwillkürlichem Abwechseln zwischen Objekt und Person. Es entsteht *shared attention,* die für gesunde Entwicklungsprozesse von großer Bedeutung ist (*Hüther* 2010a, b) und weitere Entwicklungen wie *joint attention* (ab 0;8-0;9) ermöglich, worunter Säuglingsforscher die gemeinsame Ausrichtung auf Objekte und Kommunikation darüber verstehen, was auch *joint activities* wie Spiele mit den Objekten entstehen lässt. Solche Prozesse hatten schon früh die Aufmerksamkeit von Säuglingsforschern geweckt (*Butterworth, Cochran* 1980; *Butterworth, Jarret* 1991). Sie sind für gesunde Entwicklungsprozesse höchst wichtig (*Moore, Dunham* 1995; *Tomasello* 1995). Gelingen die Prozesse der Aufmerksamkeitsregulation nicht, können Entwicklungsstörungen auftreten (*Schechter* et al. 2010; *Hüther* 2010a; *Mundy* et al. 2009), deshalb wird *shared* resp. *joint attention* in der integrativen kinderpsychotherapeutischen Praxis als wichtiger Stil der Interaktion gepflegt (*Petzold* 1995a, b).

Shared/joint attention kann man als Prozesse gemeinsamer Erkenntnissuche verstehen, als eine Form der „explorativen Neugier" –, einem mächtigen überlebenssichernden Grundantrieb des Menschen – Prozesse, die in der Infant-Caregiver-Interaktion koordiniert werden, so dass von Säuglingszeiten an Formen der Kooperation aufgebaut werden, die sich immer weiter differenzieren. Über die Evolutionsgeschichte hat sich durch immer komplexere, kooperative Aktivität der Humanprimaten und die damit verbundene Synchronisierung von Aufmerksamkeit und Absichten „gemeinsame Intentionalität", „Wir-Intentionalität" (*Tomasello* 2009, 2010) als spezifische Qualität des Menschlichen herausgebildet. Der Mensch wurde „das Tier, das mitteilt. Das Tier, das »wir« sagt. Und das Freude hat an der Kooperation" (*Greffrath* 2009). Das Phänomen der „*joint attention*" und das mit ihm verbundene Thema des „*shared mind*" hat Biologen, Psychologen, Philosophen in Bann geschlagen und in fruchtbare Polyloge, interdisziplinäre Diskurse geführt, die zwar noch zu keinem abschließenden Ergebnis geführt haben (*Eilan* 2005; *Leavens, Racine* 2009; *Striano, Stahl* 2005; *Zlatev* et al. 2008), aber doch zu vielen weiterführenden Einsichten, die in die Richtung weisen, dass die Fähigkeit zu einem bewussten „Wir" zu finden, zu gemeinsamer, verantwortlicher Welt- und Lebensgestaltung eine spezifische menschliche Lebensmöglichkeit ist, die sich über die Evolution hin entwickelt hat und die es weiter zu entwickeln und zu kultivieren gilt, soll das Leben der Menschheitsgemeinschaft und ihres globalen Lebensraumes gesichert werden.

Unsere Spezies hat den Vorteil, dass sie wie keine andere mit einem höchst offenen, lernfähigen und durch eigene Erfahrungen in seiner weiteren Entwicklung und strukturellen Ausreifung formbaren Gehirn zur Welt kommt, das auf *Welterkennen* aber auch *Selbsterkennen* angelegt ist. Neue Erfahrungen, die ein Mensch im Laufe seines Lebens macht –

und dafür haben die Molekularbiologen inzwischen zahlreiche Belege zusammengetragen –, wirken bis auf die Ebene der Gene. Sie führen dazu, dass z.B. Nervenzellen damit beginnen, neue Gensequenzen abzuschreiben und andere stillzulegen, d. h. also die Genexpression zu verändern. Im Gehirn geschieht das bis ins hohe Alter. Das bildet die Grundlage für die lebenslange Plastizität und Lernfähigkeit dieses Organs – und damit des Subjekts –, so lange eine hinlängliche zerebrale Gesundheit gegeben ist (*Streffer* 2010; *Petzold, Horn, Müller* 2010). Allerdings machen wir die meisten Erfahrungen nicht am Ende, sondern am Anfang unserer Entwicklung. Während dieser Phase ist die erfahrungsabhängige Neuroplastizität und damit die erfahrungsabhängige Modulation der Genexpression zumindest im Gehirn am stärksten ausgeprägt, und dem gilt es in Elternarbeit, Pädagogik und Therapie – und natürlich im Bildungssystem, im öffentlichen Bewusstsein und in der Politik Rechnung zu tragen. Das wäre ein wesentlicher Ertrag, der aus einem neurowissenschaftlich fundierten Menschenbild zu ziehen wäre, denn nirgendwo im Tierreich sind in Entwicklungsprozessen die Nachkommen beim Erlernen dessen, was für ihr Überleben wichtig ist, so sehr und über einen vergleichbar langen Zeitraum auf Fürsorge und Schutz, Unterstützung und Lenkung durch die Erwachsenen angewiesen, und bei keiner anderen Art ist die Hirnentwicklung in solch hohem Ausmaß von den emotionalen, sozialen und intellektuellen Fähigkeiten und Fertigkeiten der Selbststeuerung dieser erwachsenen Bezugspersonen abhängig, wie beim Menschen. Da diese Fähigkeiten und Fertigkeiten bei den Erwachsenen, die für die Gestaltung der Entwicklungsbedingungen eines Kindes maßgeblich sind, unterschiedlich gut entwickelt sind, können die genetischen Potenzen zur Ausformung hochkomplexer, vielseitig vernetzter Verschaltungen im Gehirn der betreffenden Kinder nicht immer in vollem Umfang optimal entfaltet werden, was auch die Möglichkeit des Selbst- und Fremderkennens beeinträchtigen kann.
Die Fähigkeit zu einer intensivierten emotionalen Kommunikation mit empathischen Resonanzpänomenen, was Gestimmtheiten und motivationale Lagen anbelangt, teilen wir, wie schon erwähnt, mit vielen höheren Säugern. Da hat das Menschentier keine mentale Alleinstellung, wenngleich natürlich erhebliche Differenzen im Spektrum der Emotionalität bestehen, nicht zuletzt durch die Möglichkeiten der subtilen sprachlichen Benennung von Empfindungen, Gefühlen, Stimmungen und ihrer Bewertung. Komplexe Kognitionen und die Fähigkeit zur Metakognition sind spezifisch menschliche Kompetenzen, die in ihrer Besonderheit in den komplexen Prozessen der Hominisation ausgebildet wurden und für die sich bei Tieren nur Vorformen finden. Vermutlich gab es im Verlauf der Menschheitsgeschichte sogar immer wieder Phasen, in denen die komplexen empathischen Leistungen unseres Gehirns besonders gut entwickelt werden konnten, vielleicht sogar besser als heute, nämlich in Zeiten, in denen das eigene Überleben davon abhängig war, wie gut es den Mitgliedern einer Gemeinschaft zu erspüren gelang, was in den jeweils Anderen vorging. Wie feinspürig sie in der Lage waren, die hinter den Taten und Worten der Anderen verborgenen Bedürfnisse, Hoffnungen und Befürchtungen in adäquater Weise zu verstehen und darauf zu reagieren, war entscheidend für den Einzelnen oder für ganze Gemeinschaften. Noch schwieriger als das Erkennen der Intentionen und Gefühle Anderer ist oft das Erfassen der eigenen Absichten und Strebungen und der hinter diesen Intentionen verborgenen Gefühle und Motive. Diese Fähigkeit, die Gründe

und Hintergründe für sein eigenes Handeln zu erkennen, ist offenbar ein ganz entscheidendes qualitatives Herausstellungsmerkmal des Menschen. Wer diese Kunst beherrschen will, muss freilich in der Lage sein, zunächst seine eigenen Bedürfnisse, Sehnsüchte und Ängste wahrzunehmen, zu erkennen und zu regulieren, d. h. fähig zu sein, mit den daraus erwachsenden Gefühlen, Impulsen, Frustrationen usw. umzugehen.

Die Fähigkeit zur **Selbstregulation** bringt zwar jedes gesunde Kind als Potential in Form seiner Grundausstattung mit auf die Welt (*M. Papoušek* 2007), sie muss aber durch eine emotional reiche, lebendige und kindgemäße Interaktion und Kommunikation von guter Altersstufenpassung mit den Caregivern entwickelt werden. Enkulturation und Sozialisation haben hier die wichtige Funktion der „emotionalen Differenzierungsarbeit", in der durchaus mit spezifischen sozio-kulturellen Einfärbungen ausgelebte, intensive, „heftige" Gefühle nuanciert und „sanfte Gefühle" gefördert werden (*Petzold* 2010k), wobei all diese Emotionen differentielle sprachliche Bennennungen erfahren (z. B. traurig, bedrückt, niedergeschlagen, bekümmert – lustig, freudig, froh, heiter, beschwingt, glücklich). Fehlt ein solches Sozialisationsklima mit seinen „emotionalen Feldern" (ders. 1995g), in denen heftige, aber auch „sanfte" *Empfindungen*, *Gefühle* und *Stimmungen* Raum haben können, wird keine „emotionale Kultur" gepflegt, dann können Empfindungen und Gefühle im Verlauf der späteren Kindheit, der Adoleszenz und des Erwachsenwerdens beeinträchtigt werden und zwar in einem Maße, dass Menschen durch dysfunktionale Stile der Erziehung und Sozialisation dazu gebracht werden, ihre Empfindungen und Emotionen zu unterdrücken und die Signale aus ihrem Körper nur noch eingeschränkt oder verzerrt wahrzunehmen oder auch sie ohne kognitive Bewertung und Kontrolle ungebremst und dadurch ggf. in gefährlicher Weise auszuleben.

Diese schmerzhaft-schwierigen, sich von sich selbst entfremdenden Lernprozesse durch reglementierende bzw. repressive Sozialisationserfahrungen sind für menschliche Gesellschaften und ihre Praktiken der Kindererziehung ein ernsthaftes Risiko. Als bedrückendes Beispiel sei aus einem bis in die achtziger Jahre des vorigen Jahrhunderts (!) immer wieder neu aufgelegten Buch der Ärztin *Johanna Haarer* (1900 -1988) zitiert, die die Leitideologin in Sachen Säuglingspflege und Kleinkinderziehung im „Dritten Reich" war. Sie hat in ihrem Bestseller „Die deutsche Mutter und ihr erstes Kind" (*Haarer* 1934, Gesamtauflage von mehr als 1,2 Millionen Exemplaren) folgende Basisinstruktionen gegeben: Wenn Dein Kind schreit, *„dann, liebe Mutter, werde hart! Fange nur ja nicht an, das Kind aus dem Bett herauszunehmen, es zu tragen, zu wiegen, zu fahren oder es auf dem Schoß zu halten, es gar zu stillen"* (ebenda S. 173). Hier wird eine „Mentalität der Härte" als „Einschreibungen in den Leib – von Kindheit an" (*Petzold* 2008b, ff) Millionen von Müttern anempfohlen, die gleichsam ihr Kind „als Feind" betrachten sollen, wie *Sigrid Chamberlain* (1996) es in ihrem Aufsatz *„Aus der Kinderstube des Herrenmenschen"* formuliert hat. Auch wenn Menschen für den Umgang mit ihren Säuglingen besonders in deren erstem Lebensjahr mit biologischen Mustern der „intuitiven Beelterung" (*Papoušek, Papoušek* 1981, *Papoušek, M.* 2007; *Petzold* et al. 1994) ausgestattet sind, verfügen wir doch – anders als viele von „starken" biologischen Programmen oft unabänderlich bestimmte Tiere – über die besondere Fähigkeit, durch Einwirkungen unseres präfrontalen Cortex z. B. auf limbische Antriebssyteme uns selbst zu steuern und *nutzungsabhängig* neuronale Netzwerke zur Selbststeuerung herauszubilden. Die meisten Tiere folgen ihren in der Evolution entwickelten Mustern („*evolutionary narratives*"), in denen die „Geschichte der Interaktion eines Organismus/einer Art mit der Umwelt" festgehalten ist (*Lorenz* 1980) – eine erfolgreiche Geschichte adaptiver Leistungen, versteht sich. Deshalb gibt es für Tiere, solange die Umweltverhältnisse stabil bleiben, auch keinen Grund, ihre Muster zu ändern und die vielen besonderen, ja außergewöhnlichen Leistungen zu entwickeln, die der Mensch ausgebildet hat, um sein Überleben zu sichern.

4. Perspektiven für Menschenbildannahmen aus neurobiologischer und evolutionstheoretischer Sicht

Um die spezifischen Leistungen, die in der Primatenevolution zum Übergang von den Hominoidea, den menschenartigen, hochentwickelten Vormenschen, den Australopithecinen zu den Angehörigen der Gattung „Mensch" (Homo) führten, anthropologisch zu fassen, muss man sich (immer im Bezug auf die vergleichende Primatenforschung) einige besondere Eigenschaften des Menschen vergegenwärtigen und für die Entwicklung von Menschenbildannahmen konzeptuell zu fassen suchen. Dafür bietet sich besonders das von *Helmuth Plessner* (1928; *Asemissen, Plessner* 1973) entwickelte Konzept der „exzentrischen Positionalität" an, worunter die Fähigkeit des Menschen verstanden wird, zu sich selbst in Distanz zu gehen und sich gleichsam „von außen" zu betrachten. Auch wenn es bei den höheren Primaten gewisse Formen der Exzentrizität gibt – sich z. B. im Spiegel zu erkennen, wozu neben Schimpansen [Pan] (*Gallup* 1970, 1977) und Orang-Utans [Pongo pygmaeus] (*Lethmate, Dücker* 1973; *Suarez, Gallup* 1981) auch Elefanten und Schwertwale [Orcinus orca] fähig sind –, so kann man doch unterschiedliche Exzentrizitätsformen herausarbeiten, die nur für die Sapiens-Hominiden (*homo sapiens sapiens* charakteristisch sind und in vieler Hinsicht wohl auch für den *homo sapiens neanderthalensis*) zutrafen. Folgende seien genannt:

- **Exzentrizität** gegenüber *Nischengebundenheit*. – Menschen als Spezies sind im Unterschied zu allen anderen Tieren mit ihrer *explorativen Neugier* in alle Bereiche unserer Erde, in Sand- und Eiswüsten, zu entlegenen Inseln, in Hochgebirge, in die Tiefsee, in den Weltraum vorgedrungen. Damit konnte die Welt in umfassender Weise als Lebensraum entdeckt, erschlossen und genutzt werden und wurde ein reflektierter Bezug zur Lebenswelt möglich.
- **Exzentrizität** gegenüber der *Aktualitätsgebundenheit* des Erlebens, der Jetzt-Zeit (*Rammstedt* 1975; *Petzold* 1991o). Menschen können langzeitig memorieren und antizipieren, wohingegen die antizipatorische Exzentrizität anderer Primaten gering ist (*Osvath* 2009). Einen temporalisierten Weltbezug entwickeln zu können, ist die Voraussetzung für autobiographisches Memorieren (*Conway* 1990; *Markowitsch, Welzer* 2005) und das Ausbilden einer biographiebewussten Persönlichkeit, die „weitsichtig" Projekte der *poietischen* Selbst-, Lebens- und Weltgestaltung in Angriff nehmen kann.
- **Exzentrizität** gegenüber der *sozialen Bezugsgruppe*, durch die – bei aller affilialen An-

bindung und Gemeinschaftsbezogenheit – die eigene Andersheit und die Andersheit, ggf. Fremdheit der Anderen erkannt wird, sowie die freie Wahl der *Angrenzung* und *Zugehörigkeit* zu einer oder zu verschiedenen anderen Gruppen möglich ist und durch Mitgliedschaft in unterschiedlichen Konvivialitätsgemeinschaften (*Orth* 2010) gelebt werden kann. Aber natürlich sind auch *Abgrenzungen* und *Ausgrenzungen* möglich. Dadurch konnten und können differenzierte Gruppen, Gemeinschaften, Gesellschaften entstehen und mit ihnen – durch kollektive Gedächtnisleistungen und mentale Repräsentationen – unterschiedlichste Kulturen, mit ihren Traditionen, Werten, Normen. In dieser **Diversität** liegt natürlich ein erhebliches Konfliktpotential, das letztlich nur gelöst werden kann, wenn gegenüber festlegender Normativität („Nur unsere Sitten gelten und sind gut!") wiederum Exzentrizität und Metaperspektiven gewonnen werden können.

•**Exzentrizität** gegenüber *sich selbst als Person.* Das ist eine besonders hochentwickelte, allein dem Humanprimaten eigene Fähigkeit. Durch sie vermag man sich mit seiner eigenen Leiblichkeit, seinem Denken, Fühlen, Wollen, Handeln und seinem sozialen Verhalten in den Blick zu nehmen und kann man sich auf seine Motive und Hintergründe reflektieren. Das ist auf der individuellen Ebene Grundlage der Ausbildung eines reflexiven bzw. metareflexiven Selbstbezugs, von Subjektivität und Personalität. Auf der kollektiven Ebene ist es Basis für die Entwicklung hochkultureller, pluralistischer, wertebestimmter Gesellschaften, wie die Demokratien der Moderne.

•**Hyperexzentrizität** gegenüber den *Selbst- und Weltverhältnissen* wurde über die Menschheitsgeschichte hin durch die Kulturarbeit in Bildung, Technik, Kunst und Wissenschaften gewonnen, indem die verschiedensten Wissensdisziplinen den Menschen betrachteten und in seiner biologischen und sozialen Natur und seinen soziokulturellen Zusammenhängen zu verstehen suchten, wobei heute mit dem Aufkommen der Neurowissenschaften – der *cognitive neuroscience* (*Gazzaniga* 1995, 1997), *emotional neuroscience* (*Panksepp* 1998; *LeDoux* 1998) und der *social neuroscience* (*Decety, Cacioppo* 2010; *de Haan, Gunnar* 2009) - eine qualitativ neue Dimension in dieses um **Exzentrizität** bemühte Selbstverstehen kommen konnte: Das Denken, die Verstehensprozesse selbst, werden nun durch die Hirnforschung auf ihre Grundlagen und Prozesse hin untersucht.

Die Ergebnisse dieser Forschungsarbeiten können dann, neben den Erkenntnissen der anderen Naturwissenschaften, aber auch neben den Einsichten der Sozial- und Kulturwissenschaften (Humanities, Sciences Humaines, Geisteswissenschaften – die Bedeutungsebenen variieren je nach Tradition), in die *metareflexiven* bzw. *metahermeneutischen* Überlegungen zum Wesen und zu den Eigenarten des Menschen einbezogen werden. Moderne Anthropologie braucht den interdisziplinären Polylog, der die Möglichkeit zu einer „Hyperexzentrizität" öffnet, welche das Wesen der Menschen „im Prozess", der Menschen „unterwegs zu sich selbst" zu bestimmen versucht, und – so ist zu hoffen – die „destruktiv-devolutionären menschlichen Potentiale" (vg. *Lorenz* 1983) zu regulieren vermag, um die „Zukunftsfähigkeit" der Menschheit zu sichern.

Die anthropologisch reflektierende Philosophie, die seelisches Erleben erforschende Psychologie und Ethologie und die das Leben von sozialen Gruppen untersuchende Ethnologie und Soziologie erhalten durch die Beiträge der Neurowissenschaften neue Erkenntnisse, welche durch Molekularbiologie, Genetik, aber auch durch Paläoanthropologie, Paläogenetik (*Noonan* et al. 2006) noch ergänzt werden. Letztgenannte Disziplinen erforschen das evolutionäre Herkommen der Menschen, die Wege des „*homo migrans*" (*Petzold* 2005t), dessen verschiedene Arten sich in mehreren Wanderzügen über die Welt verbreiteten (*Burenhult* 2000; *Tattersall* 1997, 2002), bis seine „Kulturarbeit" einen so hohen Grad an Elaboration erreicht hatte, dass ihre Monumente und Dokumente von den Geschichtswissenschaften durchforstet werden konnten, die uns ihrerseits ein vertieftes Verständnis des historischen Weges der Menschen und ihrer Taten erschlossen haben. Heute beginnen auch die Geschichtswissenschaften die Erkenntnisse der Neurowissenschaften beizuziehen und gewinnen dadurch Einsichten über die Zuverlässigkeit und Unzuverlässigkeit historischer „Wahrheit", die Konstruktionen der Geschichte, die zu neuen Bildern vom Menschen in der Geschichte führen, wie die historische Memorik des Frankfurter Mediävalisten *Johannes Fried* (2004) zeigt, der Ergebnisse der neurobiologischen Gedächtnisforschung zu einer neuen Sicht von Geschichte genutzt hat.

Bisher hatten die Philosophie in ihrer Spezialisierung der „philosophischen Anthropologie" versucht, die Fülle der Forschungsergebnisse – auch die Ergebnisse der Naturwissenschaften – zusammen zu tragen und zu *verstehen*, um mit einer solchen hermeneutischen Gedankenarbeit Menschenbildannahmen auszuformulieren. Als bedeutende Namen sind hier *Helmuth Plessner, Arnold Gehlen, Rudolph Hernegger* zu nennen. Heute treten Philosophen auch in Diskurse mit den Neurowissenschaften ein (z. B. *Metzinger* 2009; *Metzinger, Gallese* 2003), in ihrem Bemühen, den Menschen umfassender zu verstehen. Der greise *Paul Ricœur* (1913 - 2005), Doyen der modernen Hermeneutik, die eine Offenheit den Naturwissenschaften gegenüber praktiziert und fordert, nutzte einen konstruktiven Dialog mit dem bedeutenden französischen Neurowissenschaftler *Pierre Changeux* (1983; *Ricœur, Changeux* 1998), um in seinem letzten großen Werk „La mémoire, l'histoire, l'oubli. - Gedächtnis, Geschichte, Vergessen" (*Ricœur* 2000/2004), Wege zu einer „Metahermeneutik" aufzuzeigen, einer Hermeneutik, die sich – ihrer kulturgeschichtlichen Situation bewusst – mit dem Wissen der Neurowissenschaften noch einmal selbst hinterfragt (vgl. *Petzold* 2005p).

Diese Möglichkeiten zu hochkultureller **Exzentrizität** und **Hyperexzentrizität** gründen letztlich in den über die Hominisation immer umfassender entwickelten Fähigkeiten zur bewussten **Selbstwahrnehmung**, zum **Selbsterleben** und zur **Selbstreflexivität**, die in rekursiven Prozessen von Empathiertwerden und Empathieren, Erkanntwerden und Erkennen, Fremdattributionen und Selbstattributionen, also immer in den „Bezügen zu den Anderen" ausgebildet wurden, in den sozialen **Polyaden**, in denen die Primaten bzw. die Humanprimaten gelebt haben und leben. Dieses Zusammenleben hatte die Entwicklung immer komplexerer zerebraler Strukturen und Funktionen, insbesondere des Stirnhirns und seiner Verbindungen zu allen anderen Zentren des Gehirns, zur Folge. Hierbei handelt es sich um eine kulturelle Leistung. Sie erst bringt die genetisch angelegten Potentiale zu dieser Art von Entfaltung (*Hüther* 2001, 2004; *Richerson, Boyd* 2005; *Boyd, Richerson* 2009). Damit und mit den vorausgehenden entwicklungstheoretischen Ausführungen über das

Heranwachsen in Netzwerken bzw. Polyaden wird ein für ein neurowissenschaftliches Verständnis der Menschenbildfrage wesentliches Prinzip erkennbar, das des „**dynamischen Systems Gehirn-Subjekt-Gesellschaft**", welches sich in permanenter Rekursivität entwickelt.

> In **sozialen Gruppen** entwickeln sich in dichter Kommunikation **differenzierte Gehirne** als Basis **komplexer Subjekte**, welche die kulturellen Prozesse der **sozialen Gruppe** weiter verfeinern, was wiederum zerebrale Weiterentwicklung zur Folge hat, wodurch **Subjekthaftigkeit** wächst usw. usw.

Eine solche Sichtweise hatte schon die russische neuropsychologische und kulturhistorische Schule um *Vygotskij* und *Lurija* (1930, vgl. *Jantzen* 2008; *Kölbl* 2006) erarbeitet. „Unsere Aufgabe besteht darin, die drei Grundlinien der Verhaltensentwicklung – die evolutionsgeschichtliche, die historische [sc. kulturhistorische] und die ontogenetische – freizulegen und zu zeigen, dass das Verhalten des kulturbestimmten Menschen Ergebnis dieser drei Entwicklungslinien ist. Das heißt, das menschliche Verhalten kann nur wissenschaftlich verstanden und erklärt werden auf der Grundlage dieser drei Wege, auf denen es geformt worden ist" (*Vygotskij, Lurija* 1930, 3).

In sich beständig verändernden kulturellen Prozessen, die im Verlauf der Hominisation Menschen, Menschengruppen, Gesellschaften in ihrem Wesen und ihrer Eigenart verändert haben, kam es über die Menschheitsgeschichte hin zu einer **Vielfalt** kultureller Entwicklungen. **Vielfalt** ist eine Grundqualität des Menschen und der menschlichen Gemeinschaften mit ihren Kulturen, die damit auch immer in ihrer und durch ihre „**Kulturarbeit**" vielfältige Menschenbilder hervorbringen. In einer ähnlichen Weise hat *Alexander R. Lurija* gedacht (*Jantzen* 2002; *Petzold, Michailowa* 2008), wenn er schreibt:

> „Die gesellschaftlichen Formen des Lebens zwingen das Gehirn auf neue Weise zu arbeiten, sie lassen qualitativ neue funktionelle Systeme entstehen" (*Lurija* 1978, 647).

Dabei darf man, wenn man keinen Kategorienfehler machen will, *Gehirn* und *Subjekt* nicht gleichsetzen. Nicht das Gehirn „empathiert" oder ist „schöpferisch", sondern das Subjekt. Es zeigt Einfühlung und Kreativität, wobei die Prozesse des Gehirns allerdings dafür die unabdingbare Grundlage bieten, weil die von ihm gesteuerten Vorgänge des Wahrnehmens und Handelns dem Subjekt Beziehungen zu seinen Mitsubjekten ermöglichen. Deshalb ist es zutreffend, vom Gehirn als einem „Beziehungsorgan" zu sprechen (*Fuchs* 2007), das nicht nur *Beziehungen zu Anderen*, anderen „*minds*" schafft, sondern im Zusammenspiel mit den Gehirnen anderer Subjekte die Grundlagen differenzierter „Beziehungen zu sich selbst", zum eigenen „*mind*" ermöglicht, Selbstbezüge, die sich über ein Leben hin immer wieder neu gestalten. Aus psychologischer Sicht spricht man hier von persönlichen „Identitätsprozessen" (*Petzold* 2011b), die stets – das fügt die neurobiologische Perspektive hinzu – in den zerebralen Prozessen des Wahrnehmens, Memorierens, Verarbeitens und Kreierens neuer Muster gründen.

Im Subjekt und seinem Gehirn, in den mentalen Prozessen der Selbstreflexivität, der Identitätsarbeit, der Alteritäts- und Welterkenntnis usw. ist immer soziales Wissen mit repräsentiert. Schon *Vygotskij*, der Begründer der „Mentalisierungstheorie", hat auf die sowohl zerebrale wie auch soziale Basis des Psychischen bzw. Mentalen und auf die Verschränkung von *intermentalen* und *intramentalen* Prozessen hingewiesen (*Vygotskij* 1934; 1992, 23). „Mentalisierung" als Entwicklungsgeschehen ist deshalb immer als individuelles u n d kollektives Geschehen zu sehen (*Moscovici* 1990; 2001; *Petzold* 2008b), in dem in Enkulturations- und Sozialisationsprozessen *intermentale* „Kultur" an das Individuum vermittelt wird, so dass seine zerebralen Speicher Wissensstände über die „Welt und sich selbst" aufnehmen und verarbeiten können. Sie werden damit *intramentales* Wissen, von dem wiederum Impulse in die Kultur gehen und sie bereichern. In diesem Ansatz werden viel stärker die kollektiven Dimensionen von Mentalisierungsprozessen und ihre Bedeutung für die „individuellen mentalen Repräsentationen" deutlich als bei den psychoanalytischen Mentalisierungstheoretikern (*Fonagy* et al. 2003), die die anderen, älteren Mentalisierungskonzepte, z. B. der russischen Schule von *Vygotskij* oder die in dieser Tradition stehenden Arbeiten von *Juri Lotman* (1990) zur Semiosphäre und vor allen Dingen die Forschungen und Ideen *Serge Moscovicis* (2001; *Markovà* 2002) zu den „kollektiven mentalen Repräsentationen" ausgeblendet haben. Genau mit einer solchen, die eingrenzende tiefenpsychologische Individualisierung überschreitenden, sozialpsychologischen und kulturtheoretischen Sicht aber werden die Prozesse erklärbar, durch welche Individuen sich *zugleich* als souveräne Einzelsubjekte und als Angehörige von **Polyaden**/sozialen Gruppen, erleben und steuern können. **Polyaden** sind die einzige Lebensform, in der die höheren Primaten und natürlich auch die Menschen zu überleben im Stande waren und sind.

Nur weil wir **Mitmenschen** sind, können wir Menschen werden: Weil wir geliebt worden sind, werden wir liebesfähig, weil wir von Menschen emotional erfasst worden sind, können wir uns „auf Menschenweise" erfassen und verstehen. Ähnliches gilt für andere menschliche Vermögen: Weil wir Ansprache erfuhren, können wir sprechen, weil wir reflektiert worden sind, erlebt haben, wie andere über uns im gegebenen Kontext und über diesen hinausgehend nachdenken, können wir „uns selbst in der Welt" reflektieren – von Kindheit an in wachsender Weise. Deshalb sind wir als Erwachsene (zumindest potentiell) in der Lage, uns selbst zu fragen, weshalb wir glauben, uns so und nicht anders verhalten zu müssen, wie wir das tun. Nur wir können uns in Gedanken vor einen Spiegel stellen und uns fragen, weshalb wir so geworden sind, wie wir sind. Nur wir können herauszufinden versuchen, wie die Vorstellungen und Überzeugungen, die Einstellungen und Haltungen, mit denen wir unser Leben zu gestalten versuchen – und die ja so entscheidend dafür sind, wie und wofür wir unser Gehirn benutzen – dort, in die höheren kortikalen Bereiche unseres Gehirns, hineingekommen sind. Und genau diese komplexeste Leistung unseres Gehirns, diese Selbstempathie- und Selbstsreflexionsfähigkeit ist das, was uns nun wirklich als ein qualitativ neues und einzigartiges *psychisches* bzw. *mentales*, d. h. kognitiv-emotionales Merkmal von den Tieren unterscheidet. Angeboren ist nur die Möglichkeit, also das Potential, diese Fähigkeiten zur Selbstempathie und Selbstreflexion entwickeln zu können. Ob und in welchem Umfang sie von einem Menschen im Lauf seines Lebens herausgebildet werden, hängt von den Erfahrungen ab, die er in diesem Leben macht oder zu machen Gelegenheit hat.

Die wichtigsten Erfahrungen sammeln wir zeitlebens in lebendigen Beziehungen und Bindungen zu anderen Menschen, vor allem zu all jenen, denen wir emotional sehr nahe stehen, mit denen wir uns besonders eng verbunden fühlen und die uns auch einen übergeordneten Weltbezug vermitteln – *Vygotskij* (1992) hat in diesem Zusammenhang vom Lernen in der „Zone der nächsten Entwicklung" gesprochen. Durch die Erfahrungen in dieser Zone, die auch mit einer Nahraumerfahrung verbunden ist, beginnt „das Kind im Entwicklungsprozess jene Verhaltensformen sich selbst gegenüber anzuwenden [...], die zunächst andere ihm gegenüber praktiziert haben" (*Vygotskij* 1992, 230; vgl. *Jantzen* 2008). Im Zusammenleben mit anderen, bei denen diese Fähigkeit nur schwach ausgebildet ist, kann es einem Heranwachsenden kaum gelingen, die eigene Selbstempathie- und Selbstreflexionsfähigkeit über die von diesen Vorbildern erreichte Stufe hinaus weiter zu entwickeln, es sei denn, er erhält aus dem weiteren Außenfeld im sozialen Netzwerk Unterstützung durch Personen, die als „protektive Faktoren" resilienzfördernd wirken (*Petzold, Goffin, Oudhof* 1993c) oder Vorbild werden (Lehrer/Lehrerinnen, JugendgruppenleiterInnen etc.). In einer Lebenswelt, in der die Fähigkeiten zur Selbstreflexion auf der Grundlage eines differenzierten eigenleiblichen Spürens (*Schmitz* 1989, 1990), das dann auch benannt werden kann (und auch dazu braucht es Vorbilder und Anleitung in einer differenzierten Sprachsozialisation), sich zumindest vordergründig nicht als vorteilhaft für die eigene Lebensgestaltung erweist, kann diese einzigartige Fähigkeit des Menschen zur *explorativen* Welt- und Selbsterforschung und -erkenntnis kaum entfaltet werden. Verstärkt werden kann das, wenn Selbstreflexion für die Verfolgung beruflicher Ziele oder die eigene Bedürfnisbefriedigung möglicherweise sogar als hinderlich und wenig hilfreich empfunden wird. Auch überall dort, wo ein starker Anpassungsdruck herrscht, wo man als Einzelner nur zu einer Gemeinschaft dazu gehören und dort bestehen kann, indem man sich die Denkweisen, Überzeugungen und Vorstellungen der anderen zu eigen macht, ohne sie ggf. auch kritisch hinterfragen zu können, bleibt wenig Raum für Selbsterkenntnis und selbstbestimmtes, verantwortliches Handeln, für Möglichkeiten der *poietischen* Selbst- und Weltgestaltung, für „persönliche Souveränität". Die **Exzentrizität** bleibt eingeschränkt, weitgreifende „Mentalisierungen" – man spricht ja vom „geistigen Horizont", von „broad mindedness" – werden nicht möglich, was durchaus für den Einzelnen, wie auch für eine Gesellschaft Gefahren bieten kann. Entwicklungen in totalitären Systemen mit einem hohen Konformitätszwang haben das in der Vergangenheit immer wieder gezeigt (*Petzold* 2008b).

Ob sich jemand – ein Neurowissenschaftler oder eine Psychotherapeutin, ein Lehrer usw. – auf die Eigenschau der eigenen Gedankenwelt einlässt oder nicht, hängt nicht davon ab, wie klug er ist, wie viel er weiß oder wie gut er denken kann. Besonders schwer fällt die Selbstreflexion aus einsehbaren Gründen oft ausgerechnet jenen, die bisher mit ihrer Art des Denkens, mit ihren Überzeugungen und bei der Umsetzung ihrer Vorstellungen besonders erfolgreich vorangekommen sind. Diese Menschen haben am wenigsten Veranlassung, sich selbst zu fragen, weshalb sie so geworden sind, wie sie sind, weshalb sie genau so denken und handeln, wie sie das tun, weshalb sie meinen, dass ihre Vorstellungen und Überzeugungen völlig richtig sind und aus welchen Gründen sie genau diese und keine anderen Vorstellungen von anderen Menschen übernommen und sich zu eigen gemacht haben.

Wenn es nun aber stimmt – und zumindest in unserer gegenwärtigen Gesellschaft spricht wenig dagegen –, dass ausgerechnet die erfolgreichsten Mitglieder unserer menschlichen Gemeinschaft am wenigsten Veranlassung verspüren und bereit sein dürften, sich selbst in vertiefter Weise zu erkennen, so wären wir auf unserem Weg zur Selbsterkenntnis in eine fatale Sackgasse geraten: Genau das, was uns am deutlichsten von den Tieren unterscheidet und uns als Menschen auszeichnet, was unsere bisherige Entwicklung ermöglicht und sich als Selektionsvorteil erwiesen hat, nämlich die Fähigkeit zur Selbsterforschung und Selbstreflexion – und damit auch zur In-Fragestellung und Korrektur der im Gehirn einmal entstandenen Denkmuster –, genau das kann unter unseren gegenwärtigen gesellschaftlichen Bedingungen am wenigsten von jenen entwickelt werden, an denen sich die Mehrzahl der anderen Menschen am stärksten orientiert: den Erfolgreichsten.

Das freilich ist ein Dilemma, in das wir nur aufgrund unseres so überaus lernfähigen Gehirns hineingeraten konnten: Offenbar haben wir uns in unserem abendländischen Kulturkreis all zu stark an dem orientiert, was von uns selbst als „erfolgreich" bewertet worden ist. Dabei haben wir vergessen, uns zu fragen, ob das, was uns aus unserer Perspektive erfolgreich erscheint, auch langfristig eine geeignete Strategie zur Sicherung unseres Überlebens ist. Die Unfähigkeit und eine mangelnde Bereitschaft, sich selbst in Frage zu stellen und aus seinen eigenen Fehlern lernen zu können, gehört mit Sicherheit nicht zu den Erfolgsstrategien, mit denen sich unsere Vorfahren einmal den Weg durch die Evolution gebahnt haben. Wir haben uns also bei der Bewertung dessen, was wir als erfolgreich ansehen, möglicherweise geirrt. Aber irren ist menschlich. Menschliche Irrtümer sind zwar schmerzhaft und bisweilen auch folgenschwer, aber letztlich doch immer wieder korrigierbar, vorausgesetzt, Menschen haben sich die Fähigkeit zur **Exzentrizität** und zur selbstempathischen Erforschung des eigenen Wesens und zur **Selbstreflexion** erhalten, pflegen die Fähigkeit zur **Metareflexion** und nutzen die durch Wissenschaft, Forschung und Kulturarbeit erschlossenen Möglichkeiten der **Hyperexzentrizität**. Deshalb wohl haben die Priester von Delphi dieses „Erkenne Dich selbst" damals in den Fels gemeißelt.

Und was für jeden Einzelnen und seine individuellen Vorstellungen gilt, gilt freilich auch für jede Gemeinschaft und die von dieser Gemeinschaft entwickelten kollektiven Vorstellungen und Überzeugungen, für die *„kollektiven mentalen Repräsentationen"*, mit denen sich die Sozialpsychologie und Evolutionspsychologie befassen (*Buss* 2004; *Moscovici* 2001). Ebenso, wie es mehr oder weniger erfolgreiche Einzelne in einer Gemeinschaft gibt, gibt es in jeder Gesellschaft auch mehr oder weniger erfolgreiche Gemeinschaften, also Gruppen von Gleichgesinnten, die es bei der Umsetzung ihrer Vorstellungen besonders weit gebracht haben, die dadurch zu Macht und Einfluss gelangt sind, und dementsprechend besonders viel Wertschätzung und Anerkennung innerhalb der jeweiligen Gesellschaft genießen. Auf der weltlichen Ebene waren das lange Zeit Feudalherren und Heerführer. Sie wurden später abgelöst durch Kaufleute und Unternehmer. Und auf der geistigen Ebene waren es zunächst die maßgeblichen Vertreter der Religion, seit der Aufklärung in weiten Bereichen abgelöst durch die Verfechter der objektiven Wissenschaften, die mit ihren Vorstellungen und Überzeugungen die Entwicklung der Gesellschaft und das Denken und Handeln der Menschen bestimmten.

Je erfolgreicher sich der Aufschwung einer dieser Gruppen gestaltete, je mehr Macht und Ansehen sie erlangten, desto stärker verfestigte sich das ihrem jeweiligen Erfolg zugrunde liegende Gedankengebäude. Selbstreflexion, das Hinterfragen und In- Frage stellen dieser Überzeugungen waren in solchen Phasen des Erfolgs kaum möglich. So etwas wurde innerhalb dieser erfolgreichen Gemeinschaften weder betrieben noch geduldet und die wenigen, die es doch taten, waren häufig Druck, Ausgrenzung und Schlimmerem ausgesetzt. Die Folgen sind hinlänglich bekannt und füllen die Inhalte unserer Geschichtsbücher. Dieser holprige, von Krieg und Leid gekennzeichnete, mit jeweils neuer Begeisterung und ebenso großer Selbstüberschätzung beschrittene, vom Aufbau und vom Zusammenbruch von Gedankengebäuden und bis aufs Blut verteidigter Überzeugungen gekennzeichnete Weg zur Selbsterkenntnis ist auch heute keinesfalls zu Ende. Auch heute bestimmen noch immer die Erfolgreichen, wohin es auf der Grundlage *ihrer* Vorstellungen zu gehen hat, jedenfalls so lange, bis sie mit den von ihnen verfolgten Strategien meist unversehens und unvorbereitet in Dilemmata geraten.

5. Ansätze einer mit neurowissenschaftlichen Erkenntnissen kompatiblen „Pragmatik des Menschlichen"

Wenn neurowissenschaftliche Befunde nur innerhalb eines sehr begrenzten Geltungsbereiches als „objektiv" betrachtet werden können und wenn die aus diesen Befunden abgeleiteten und verallgemeinernd auf andere Bereiche übertragenen Erkenntnisse in einer für die Rezipienten dieser Erkenntnis unkontrollierbaren Weise durch unreflektiert subjektive Erfahrungen, Motive, Überzeugungen und Einstellungen der jeweiligen Forscher beeinflusst sind, so stellt sich die folgende Frage: Nach welchen Kriterien kann all das bewertet und eingeordnet werden, was neurowissenschaftliche Forschungstätigkeit bisher zu Tage gefördert hat und künftig noch zu Tage fördern wird? Wenn der Wert wissenschaftlicher Einzelbefunde nicht mehr allein oder in überwiegender Weise anhand der Objektivität und der Reproduzierbarkeit der zugrundeliegenden Experimente abgeschätzt werden kann, dann wird automatisch die „Plausibilität" des in einer wissenschaftlichen Untersuchung erhobenen Befundes zum entscheidenden Kriterium, an dem sich der Wert des betreffenden Befundes ermessen lässt. Aber welcher wissenschaftliche Befund ist für wen und in welchem Kontext plausibel und „ökologisch valide"?

Wer also Plausibilität als Bewertungskriterium neurowissenschaftlicher Erkenntnisse verwenden möchte, müsste prüfen, ob die jeweilige Erkenntnis zu allem passt und mit allem kompatibel ist, was Menschen in ihrer bisherigen Entwicklungsgeschichte, in allen Kulturkreisen und allen Lebensbereichen im realen Leben an gültigen Erfahrungen, anwendbarem und „praxisbewährtem" Wissen (*Popper* 1962, 1974) gesammelt haben. Da das nicht geht, bleibt als Alternative nur noch die Möglichkeit, den Wert einer neurowissenschaftlichen Erkenntnis daran zu messen, ob sie mit dem kompatibel ist, was besonnene Menschen als Subjekte für die Entfaltung menschlicher Potentiale und die Gestaltung der eigenen Lebenswelt als erstrebenswert und menschengerecht erachten. Damit kommen Fragen nach Werten und Normen, kommen ethische Vorstellungen wie Menschenrechte, Menschenwürde, Integrität ins Spiel (*Petzold, Orth, Sieper* 2010), mit denen man sich auseinander setzen und auf die man sich in Konsens-Dissens-Prozessen einigen muss, wobei durchaus wiederum evolutionstheoretische Überlegungen (ders. 2003d, 2009a) und neurowissenschaftliche Grunderkenntnisse (*Hüther* 2001) beigezogen werden können. Das freilich geht wahrscheinlich am besten im Rahmen eines pragmatischen Ansatzes, dem ein Menschenbild zugrunde liegt, das nicht vorgibt, bestimmt, festlegend beschreibt, was der Mensch ist oder wie er zu sein hat, sondern das in vielfältigen Gestalten auszumalen versucht, was Menschen **werden** könnten oder müssten, wie sie ihre Potentiale weiterzuentwickeln hätten, um als Spezies zukunftsfähig zu bleiben und auf dieser Erde zu überleben, ja diesen „Lebensraum Erde" selbst erhalten zu können.

In dieses Bild einer auf **Potentialentfaltung** ausgerichteten „**Pragmatik des Menschlichen**" passen nun allerdings sehr viele der vor allem in den letzten beiden Jahrzehnten zutage geförderten neurowissenschaftlichen Erkenntnisse. Dazu zählen u. a.:

- dass der Mensch als Subjekt zumindest *hinlänglich frei* (*Bieri* 2001; *Petzold, Sieper* 2008) bestimmen kann, ob er etwas, und was er machen könnte oder nicht machen will (auch wenn das dafür erforderliche Erregungsmuster in seinem Hirn bereits aktiviert ist – das erscheint auch mit Bezug auf die *Singer, Roth* u. a. geführten Diskussionen als hinlänglich sinnvoll);
- dass im menschlichen Gehirn während der frühen Hirnentwicklung ein beträchtlicher Überschuss an synaptischen Verschaltungen bereitgestellt wird und dass von diesem Vernetzungspotential nur diejenigen Verknüpfungen erhalten bleiben und stabilisiert werden, die auch entsprechend genutzt werden;
- dass die im menschlichen Gehirn angelegten Verschaltungen zeitlebens plastisch und formbar bleiben und sich die einmal herausgebildeten synaptischen Verschaltungsmuster verändern und an neue Nutzungsbedingungen anpassen, wenn es einem Menschen gelingt, sein Gehirn anders zu nutzen als er es bisher tat;
- dass neues Wissen und neue Erfahrungen nur dann im Gehirn in Form entsprechender Netzwerke verankert werden können, wenn es gelingt, das neue Erregungsmuster an ein bereits durch frühere Erfahrungen ausgeformtes Netzwerk anzuknüpfen;
- dass neue Erkenntnisse und neue Wissensinhalte auf der kognitiven Ebene immer dann besonders nachhaltig im Gehirn stabilisiert werden, wenn es auch gleichzeitig zu einer Aktivierung der emotionalen Zentren im Gehirn kommt, wenn die neue Erfahrung also „unter die Haut" geht. Philosophen sprechen hier von einer leibhaftigen Selbstbetroffenheit des Subjekts (*Schmitz* 1989);
- dass die wichtigsten und am nachhaltigsten im Gehirn verankerten Erfahrungen solche sind, die Menschen im Lauf ihrer Entwicklung machen, nämlich *soziale Erfahrungen*. Dass das individuelle menschliche Gehirn mit seinen gespeicherten Erfahrungen und den Ergebnissen seiner Verarbeitungsprozesse daher als ein „*social brain*", also in

> gewissem Sinn als ein soziales Konstrukt betrachtet werden muss, ist evident. Philosophen sprechen bei einer solchen Sicht menschlicher Subjektivität von einer zerebralen „Emergenz" im Sinne eines emergenten Monismus (*Bunge* 1980; *Petzold*, dieses Buch), wobei man, um einen Kategorienfehler zu vermeiden und das Gehirn nicht zu hypostasieren, durchweg von „Gehirn und Subjekt", „*brain and subject*" sprechen kann, ohne dabei die emergent-monistische Position aufzugeben, zu der es für einen Naturwissenschaftler keine Alternative gibt.

Die Liste all dieser, das enorme Entwicklungspotenzial des menschlichen Gehirns und die Abhängigkeit der Entfaltung dieser Potenziale von den innerhalb einer bestimmten Zeitepoche oder eines bestimmten Kulturkreises von Menschen als Subjekten machbaren Erfahrungen ließe sich noch verlängern.

Als pragmatische Quintessenz bliebe dennoch keine andere Erkenntnis, als dass der Mensch, weil er als lernfähiges Wesen in der Lage ist, seine eigene Lebenswelt zu gestalten und die dabei gemachten Erfahrungen und komplexen Erkenntnisse an seine Nachkommen weiterzugeben, auch immer wieder die Bedingungen schafft, innerhalb derer sich sein eigenes Gehirn strukturiert. In solchen Prozessen verlief die Evolution des Menschen in der Welt durch die Gegebenheiten der Welt **und** durch den sich beständig entwickelnden Humanprimaten, der sich „*homo sapiens sapiens*" genannt hat. Hatten sich in der Vergangenheit die Entwicklungsprozesse weitgehend fungierend und wenig bewusst vollzogen, so sind wir heute in eine Situation geraten – und zu der haben die Neurowissenschaften Wesentliches beigetragen –, die die Menschen als Subjekte, ja die die Menschheit unter Nutzung all ihrer „exzentrischen Bewusstheit" und ihrer transdisziplinären Wissensstände zwingt, „sich selbst zum Projekt" zu machen. Neben dem delphischen Imperativ, Mensch, „**erkenne sich selbst**" wird damit noch ein weiterer, aus dem *gnothi seauton* logisch folgender Imperativ des griechischen Kulturraums gestellt: Mensch, „**werde der Du bist**", den wir bei *Pindar* (*522 oder 518, † nach 446 v.Chr.) in den *Pythischen Epinikien* II, 72 finden und den *Nietzsche* in Dionysos Dithyramben seines Spätwerks (*Groddek* 1991) aufgegriffen hat, ein Leitmotto für die Weisheitsfigur seines Zarathustra (*Mailhammer* 2005). Beide Imperative führen dazu, „Menschsein als Aufgabe" zu verstehen (*Petzold* 1988n), als ein unabgeschlossenes und vielleicht nicht abschließbares Projekt voller Risiken aber auch voller Chancen.

„Der Übergang vom Affen zum Menschen, das sind wir", hat *Konrad Lorenz* (1973) einst sehr treffend formuliert.

„Aber um nicht in diesem Übergangsstadium verharren zu müssen, werden wir ein Bild davon entwickeln müssen, wo wir eigentlich hinwollen", könnte man heute hinzufügen. Und hier müssen die Gespräche beginnen: zwischen den Menschen – aller gesellschaftlichen Gruppen. Hier müssen auch Diskurse zwischen den Disziplinen beginnen: zwischen Biologen und Soziologen, zwischen Neurowissenschaftlern, Psychologen und Philosophen und mit den Pädagogen, die die Ideen über den Menschen, über die Gesellschaft, über alles, was es Wert ist, zu wissen an Kinder und Jugendliche und Erwachsene herantragen und weitergeben. Nur wenn die Prozesse unserer Selbstentwicklung als

Menschen als besonnene und verantwortliche Subjekte selbstreflexiv und weitsichtig in breitester Weise gemeinschaftlich in Angriff genommen werden, wird das Projekt einer menschlichen und lebensfreundlichen Welt gelingen können.

Literatur

Aitken, K.J., Trevarthen, C. (1997): Self/Other organization in human psychological development. *Development and Psychopathology* 9, 653-677.

Ajuriaguerra, J. de (1962) : Le corps comme relation, *Revue de psychologie pure et appliquée* 2, 137-157.

Allemand L., Maureille B. (2006): Neandertal, enquête sur une disparition, *Les Dossiers de La Recherche* 24, août-octobre 2006.

Anzieu, D. (1975): L'autoanalyse de Freud, Paris: P.U.F.; dtsch. (1990): Freuds Selbstanalyse, München: Verlag Internationale Psychoanalyse.

Asemissen, H.U., Plessner, H. (1973): Die exzentrische Position des Menschen, in: *Speck, J.*, Grundprobleme der großen Philosophen. Philosophie der Gegenwart, Göttingen: Vandenhoeck & Ruprecht, S. 146-180.

Au, W. (1993): The Sonar of Dolphins. New York: Springer

Bakhtin, M.M. (1981): Dialogical imagination. Austin TX: University of Texas Press.

Barth, B. (2006): Genozid. Völkermord im 20. Jahrhundert. Geschichte, Theorien, Kontroversen. München: Beck.

Batson, K., McCabe, B., Baun, M.M., Wilson, C. (1998): The effect of a therapy dog on socialization and psychological indicators of stress in persons diagnosed with Alzheimer's disease . In: *Turner, D. C., Wilson, C. C.* (Hrsg.): Companion animals in human health. Thousand Oaks: Sage Publications. S. 203–15.

Becker, M. (2002): The Healing Power of Pets: Harnessing the Amazing Ability of Pets to Make and Keep People Happy and Healthy. New York: Hyperion.

Beckermann, A. (2001): Analytische Einführung in die Philosophie des Geistes. 2. Auflage. Berlin: De Gruyter.

Beckermann, A. (2008): Gehirn, Ich, Freiheit: Neurowissenschaften und Menschenbild. Ansgar. Paderborn: Mentis.

Bieri, P. (2001): Das Handwerk der Freiheit. Über die Entdeckung des eigenen Willens. München: Hanser.

Bijma, P., Muir, W.M., Ellen, E. D., Wolf, Jason B., Van Arendonk, J.A.M. (2007): Multilevel Selection 2: Estimating the Genetic Parameters Determining Inheritance and Response to Selection, *Genetics* 1, 289–299.

Bijma, P., Muir, W.M., Van Arendonk, J.A.M. (2007): Multilevel Selection 1: Quantitative Genetics of Inheritance and Response to Selection, *Genetics* 1, 277–288

Böhme, G. (1985): Anthropologie in pragmatischer Hinsicht. Darmstädter Vorlesungen, Frankfurt: Suhrkamp.

Boring, E. G. (1950): A History of Experimental Psychology. New York: Appleton-Century-Crofts.

Bouville, C. (1982): Mort violente, les massacres, *Histoire et archéologie* 66, 36 –41.

Bowra, C. M. (1935): Pindari carmina cum fragmentis. Oxford: Clarendon Press.

Boyd, R., Richerson, P.J. (2002): Group Beneficial Norms Spread Rapidly in a Structured Population. *Journal of Theoretical Biology* 215, 287–296.

Boyd, R., Richerson, P.J. (2009): Culture and the evolution of human cooperation, *Philosophical Transactions of the Royal Society* (B), 364, 3281-3288.

Bradley, B. (1999): Levels of Selection, Altruism, and Primate Behavior. *The Quarterly Review of Biology* 2, 171–194.

Breger, L. (2009): A dream of undying fame: How Freud betrayed his mentor and invented psychoanalysis. New York: Basic Books.

Bunge, M. (1980): The mind-body-problem – a psychobiological approach, Oxford: Pergamon,; dtsch. (1984): Das Leib-Seele-Problem, Tübingen: Mohr.

Burenhult, G. (2000): Die ersten Menschen. Ursprünge und Geschichte des Menschen bis 10 000 vor Christus. Hamburg: Jahr Verlag.

Burkhardt, J. (1997): Der Dreißigjährige Krieg. Lizenzausgabe. Darmstadt: Wissensch. Buchgesellschaft.

Buss, D. M. (2004): Evolutionäre Psychologie. München: Pearson Studium.

Butterworth, G., Scaife, M., Rutkowska, J. (1985): Evolution and developmental psychology, London: Harvester.

Butterworth, G. E., Cochran, E. (1980). Towards a mechanism of joint visual attention in human infancy. *International Journal of Behavioural Development*, 3, 253–257.

Butterworth, G., Jarrett, N. (1991): What minds have in common is space: Spatial mechanisms serving joint visual attention in infancy. *British Journal of Developmental Psychology*, 9, 55–7

Call, J., Tomasello, M. (2008). Does the chimpanzee have a theory of mind? 30 years later. *Trends in Cognitive Science*, 12, 187-192.

Carwardine, M. (1996): Delphine. Biologie, Verbreitung, Beobachtung in freier Wildbahn. Augsburg: Naturbuch Verlag.

Carwardine, M. (2000): Whales, Dolphins and Porpoises, London: Dorling Kindersley.

Cavalieri, P., Singer, P. (1994): The Great Ape Project: Equality Beyond Humanity. New York: St Martin's Griffin.

Celizic, M. (2007): Dolphins save surfer from becoming shark's bait. http://today.msnbc.msn.com/id/21689083/?GT1=10547

Chamberlain, S. (1996): Aus der Kinderstube des Herrenmenschen. Über zwei deutsche Erziehungsbücher, *Psychosozial* 1, S. 95 – 114.

Chamberlain, S. (1997): Adolf Hitler, die deutsche Mutter und ihr erstes Kind. Über zwei NS-Erziehungsbücher,Giessen: Psychosozial Verlag.

Changeux, J.P. (1983): L'Homme neuronal. Paris: Fayard.

Cheney, D.L., Seyfarth, R.M. (1994): Wie Affen die Welt sehen. Das Denken einer anderen Art. München: Hanser.

Chugerman, S., (1939): Lester Frank Ward The American Aristotle. A Summary and Interpretation of His Sociology, Durham, NC: Duke University Press.

Clayton, P. (2008): Emergenz und Bewusstsein. Evolutionärer Prozess und die Grenzen des Naturalismus. Göttingen: Vandenhoeck & Ruprecht.

Conway, M.A. (1990): Autobiographical memory. An introduction, Philadelphia: Open University Press.

Coren, S. (1995): The Intelligence of Dogs: A Guide To The Thoughts, Emotions, And Inner Lives Of Our Canine Companions. New York: Bantam Books; dtsch. (2005): Wie Hunde denken und fühlen. Die Welt aus Hundesicht – So lernen und kommunizieren Hunde. Stuttgart: Kosmos-Verlag.

Crawford, C., Krebs, D. (1998): Handbook of evolutionary psychology. New York: Lawrence Erlbaum.

Crews, F. (1998): Unauthorized Freud Doubters Confront a Legend. New York: Viking.

Cronk, G. (1987): The philosophical anthropology of George Herbert Mead, New York: D. Lang.

Darwin, C. (1859): On the Origin of Species by Means of Natural Selection, or the Preservation of Favoured Races in the Struggle for Life. London: John Murray.

Daston, L., Gallison, P. (2007): Objektivität. Frankfurt: Suhrkamp.

Davidson College, biology department (2001): Bottlenose Dolphins - Altruism. http://www.bio.davidson.edu/people/vecase/behavior/Spring2001/Ewart/Altruism.html

Dawkins, R. (1982): The selfish gene, Oxford: Oxford Univ. Press.

Decety, J., Cacioppo, J.T. (2010): Handbook of Social Neuroscience. New York: Oxford University Press.

Decety, J., Ickes, W. (2009): The Social Neuroscience of Empathy. Cambridge, Ma.: MIT-Press.

Dornes, M. (1993): Der kompetente Säugling. Die präverbale Entwicklung des Menschen, Frankfurt: Fischer.

Dunbar, R. (1992): Neocortex size as a constraint on group size in primates, *Journal of Human Evolution* 22, 469-493.

Dunbar, R. (1998): Klatsch und Tratsch. Wie der Mensch zur Sprache fand. München.

Edelman, G.M. (2004): Das Licht des Geistes. Düsseldorf, Zürich: Walter.

Edelman, G.M., Tononi, G. (2001a): Consciousness. Harmondsworth: Penguin Books.

Edelman, G.M., Tononi, G. (2001b): A Universe of Consciousness: How Matter becomes Imagination. London: Basic Books.

Eilan, N. (2005): Joint attention: communication and other minds: issues in philosophy and psychology. New York: Clarendon Press.

Ellenberger, H.F. (1973): Die Entdeckung des Unbewussten, 2 Bde., Bern: Huber; 2. Aufl. (1985): Zürich Diogenes.

Field, T., Fogel, A. (1982): Emotion and early interaction, Hillsdale: Erlbaum.

Field, T., Fox, N.A. (1985): Social perception in infants, Norwood: Ablex Publications.

Fine, A. H. (2006): Handbook on animal-assisted therapy: theoretical foundations and guidelines for practice. Amsterdam: Elsevier/Academic Press.

Finlayson, C., Fa, D.A., Finlayson, G., Pacheco, F.G., Vidal, J.R. (2004): Did the moderns kill off the Neanderthals? A reply to F. d'Errico and Sánchez Goñi, *Quaternary Science Reviews*, 9-10, 1205-1209.

Fonagy, P., Gergely, G. Jurist, E. L., Target, M. (2004): Affektregulierung, Mentalisierung und die Entwicklung des Selbst. Stuttgart: Klett-Cotta Verlag.

Foucault, M. (2007): Ästhetik der Existenz: Schriften zur Lebenskunst. Frankfurt a. M.: Suhrkamp.

Freeman, W.J. (1995): Societies of Brains. Mahwah NJ: Lawrence Erlbaum Associates.

Freeman, W.J. (1999): How Brains Make Up Their Minds. London: Weidenfeld and Nicolson.

Freud, S. (1968): Brautbriefe Briefe an Martha Bernays aus den Jahren 1882-1886. Ausgewählt, hrsg. und mit einem Vorwort von *Ernst L. Freud*. Frankfurt: Fischer.

Freud, S., Bernays, M. (2011): Sei mein, wie ich mir's denke. Herausgeber: *Gerhard Fichtner, Ilse Grubrich-Simitis. Albrecht Hirschmüller*. Frankfurt: Fischer.

Fried, J. (2004): Der Schleier der Erinnerung. Grundzüge einer historischen Memorik. München: C. H. Beck.

Fuchs, T. (2007):- Das Gehirn - ein Beziehungsorgan - Eine phänomenologisch-ökologische Konzeption. Aktuelle neurobiologische Konzeptionen von Geist und Gehirn, Stuttgart: Kohlhammer.

Gallup, G.G. (1970):Chimpanzees: Self recognition.*Science* 167, 86–87.

Gallup, G.G. (1977): Self-recognition in primates, *American Psychologist* 32, 329-338.

Gazzaniga, M.S. (1995): The cognitive neurosciences. Cambridge, MA: MIT Press.

Gazzaniga, M.S. (1997): The new cognitive neuroscienes. Cambridge MA: MIT Press.

Geen, R., Donnerstein, E. (1998): Human Agression. Theories, Research, and Implications for social Policy. San Diego: Academic Press.

Geissmann, T. (2002): Vergleichende Primatologie. Berlin: Springer.

Gintis, H. (2003): The hitchhiker's guide to altruism: Gene-culture coevolution, and the internalization of norms, *Journal of Theoretical Biology* 4, 407–418.

Goodall, J. (1986): The Chimpanzees of Gombe: Patterns of Behavior. Baltiomore: Harvard University Press.

Goodall, J. (2008): Schimpansen - Konflikte, Krieg und Frieden. In: Jane Goodall Institut: http://web.archive.org/web/20080610052552/http://www.janegoodall.de/m2link2_7.php.

Goodall, J. et al. (1993): Menschenaffen. Die faszinierende Welt der Schimpansen, Bonobos, Gorillas und Orang-Utans, Berlin; RV-Verlag.

Greffrath, M. (2009): Das Tier, das „Wir" sagt.Michael Tomasello sucht nach der Einzigartigkeit des Menschen und findet sie in dessen Kooperationsfähigkeit. DIE ZEIT, 08.04.2009 Nr. 16.

Groddek, W. (1991): Friedrich Nietzsche – ‚Dionyson-Dithyramben', II: Die ‚DionysosDithyramben'. Bedeutung und Entstehung von Nietzsches letztem Werk, Berlin: de Gruyter.

Grünbaum, A. (1993): Validation in the clinical theory of psychoanalysis: A study in the philosophy of psychoanalysis. Madison, CT: International Universities Press.

Grünbaum, A. (2008): Psychoanalyse – Wissenschaft, Weltanschauung, Religion. In: *Leitner, Petzold* (2008).

Haan, de, M., Gunnar, M.R. (2009). Handbook of Developmental Social Neuroscience. London: The Guilford Press.

Haarer, J. (1934): Die deutsche Mutter und ihr erstes Kind, München: Carl Gerber Verlag.

Haken, H., Schiepek, G. (2006): Synergetik in der Psychologie. Selbstorganisation verstehen und gestalten. Göttingen: Hogrefe.

Haraway, D. (2003): The Companion Species manifesto: Dogs, People and Significant Otherness. Chicago: Prickly Paradigm Press.

Harding, S. (1994): Das Geschlecht des Wissens. Frauen denken die Wissenschaft neu. Frankfurt: Campus.

Harmon-Jones, E., Winkielman, P. (2007): Social Neuroscience. Integrating Biological and Psychological Explanations of Social Behavior. New York: The Guilford Press

Hartnagle-Taylor, J. J., Taylor, T. (2010): Stockdog Savvy. Crawford: Alpine Publications.

Hass, W., Petzold, H.G. (1999): Die Bedeutung der Forschung über soziale Netzwerke, Netzwerktherapie und soziale Unterstützung für die Psychotherapie - diagnostische und therapeutische Perspektiven. In: *Petzold, H.G., Märtens, M.* (1999a) (Hrsg.): Wege zu effektiven Psychotherapien. Psychotherapieforschung und Praxis.: Modelle, Konzepte, Settings. Opladen: Leske + Budrich, S. 193-272. Auch bei www.FPI-Publikationen.de/materialien.htm – *POLYLOGE: Materialien aus der Europäischen Akademie für psychosoziale Gesundheit* – Jg. 2011.

Hassis, H.G. (1984): Spuren der Besiegten, 3 Bde. Reinbek: Rowohlt.

Hopkins, J.B., Pecheux, M.-G., Papoušek, H. (Hrsg. 1989); Infancy and education: psychological considerations, *European Journal of Psychology and Education* 2.

Hüther, G. (2001): Bedienungsanleitung für ein menschliches Gehirn, Göttingen: Vandenhoeck & Ruprecht.

Hüther, G. (2004): Die Macht der inneren Bilder, Göttingen: Vandenhoeck & Ruprecht.

Hüther, G. (2010a): Alltagsbewältigung verlangt „shared attention". Vortrag „Kindheit und Gesellschaft / Kindheit und Trauma", 10. Symposium Welt der Kinder, Bregenz, 21. - 23. Oktober 2010, http://www.auditorium-netzwerk.de

Hüther, G. (2010b): „ADS ist Folge veränderter sozialer Erfahrungen in modernen Gesellschaften" *Psychologie Heute, Januar* 2010 http://www.gerald-huether.de/populaer/veroeffentlichungen-von-gerald-huether/zeitschriften/psychologie-heute-interview-gerald-huether/index.php

Hüther, G., Krens, I. (2005): Das Geheimnis der ersten neun Monate. Düsseldorf: Walter Verlag.

Jaeger, W. (1939- 1947, 1989): Paideia. Die Formung des griechischen Menschen. 3. Bde. (1939 – 1947), 2. Aufl. Berlin: De Gruyter.

Jantzen, W. (2002): Alexandr R.Lurija. Kulturhistorische Humanwissenschaft. Berlin: Verlag Pro Business.

Jantzen, W. (2008): Kulturhistorische Psychologie heute – Methodologische Erkundungen zu L.S. Vygotskij. Berlin: Lehmanns Media.

Joas, H. (1982): Praktische Intersubjektivität. Die Entwicklung des Werkes von G.H. Mead, Frankfurt: Suhrkamp.

Joas, H. (1985) Das Problem der Intersubjektivität. Neuere Beiträge zum Werk G.H. Meads, Frankfurt: Suhrkamp.

Kelso, J.A.S. (1995): Dynamic patterns. The self-organization of brain and behavior, Cambridge, MA: The MIT Press.

Kennard, K. (2004): A shepherd's watch – through the seasons with one man and his dogs. London: Headline Book Publishing.

Kim, J. (2000). Supervenience. Cambridge: Cambridge University Press.

Kölbl, C. (2006): Die Psychologie der kulturhistorischen Schule. Vygotskij, Lurija, Leont´ev. Göttingen: Vandenhoeck & Ruprecht.

Koeslag, J.H. (2003): Evolution of cooperation: cooperation defeats defection in the cornfield model. *J. theor. Biol.* 224, 399-410.

Kornhuber, H.H., Deecke, L. (2007): Wille und Gehirn. In: *Petzold, H.G., Sieper, J.* (2008): Der Wille, die Neurowissenschaften und die Psychotherapie. Bielefeld: Sirius, Aisthesis.

Kropotkin, P. (1902): Mutual aid. A factor of evolution, London 1902, dtsch. Kropotkin, P., Gegenseitige Hilfe, 1904; Nachdr. Cramer, Berlin 1977.

Kuhn, Th. (1970): The structure of scientific revolutions, Chicago: Chicago University Press ; dtsch. (1976): Die Struktur der wissenschaftlichen Revolution, Frankfurt: Suhrkamp.

Kuhn, T. (1974): Reflections on my critics, in *I. Lakatos, A. Musgrave* (Hrsg.): Criticism and the growth of knowledge. London: Cambridge University Press, S. 231–278.

Kuhn, T.S. (1977): Die Entstehung des Neuen. Studien zur Struktur der Wissenschaftsgeschichte, Frankfurt: Suhrkamp.

Kuper, L. (1981): Genocide, its political use in the 20th century, Harmondsworth: Penguin.

Lakatos, I. (1982: Die Methodologie wissenschaftlicher Forschungsprogramme. Philosophische Schriften, Band I, Braunschweig: Vieweg.

Lakatos, I., Musgrave, A. (1974): Criticism and the growth of knowledge, Cambridge University Press, Cambridge 1970; dtsch. Kritik und Erkenntnisfortschritt, Braunschweig: Vieweg.

Leavens, D. A., Racine, T. P. (2009): Joint attention in apes and humans: Are humans unique? *Journal of Consciousness Studies*, 16, 240-267.

Ledermann, C. (2011): Altruismus in der Psychotherapie. Neueste evolutionstheoretische und neurowissenschaftliche Erkenntnisse zu Altruismus und ihre Implikationen für die Psychotherapie. In: *Petzold, Sieper* (2011).

LeDoux, J. (1998): The Emotional Brain. The Mysterious Underpinnings of Emotional Life. New York: Simon and Schuster.

Legerstee, M. (1992): A review of the animate-inanimate distinction in infancy. Implications for models of social and cognitive knowing. *Early Development and Parenting* 1, 59-67

Leitner, A., Petzold, H. G. (2008): Sigmund Freud heute. Der Vater der Psychoanalyse im Blick der Wissenschaft und der psychotherapeutischen Schulen. Wien: Krammer Verlag.

Lehtmate, J., Dücker, G. (1973): Untersuchung zum Selbsterkennen im Spiegel bei Orang-Utans und einigen anderen Affenarten, *Zeitschrift f. Tierpsychologie* 33, 248-269.

Lewis, M. (1982): The social network systems model: Toward a theory of social development, in: *Field, T.* (ed.), Review of human development, Vol. 1, New York: Wiley.

Lewis, M.; Brooks-Gunn, J. (1979a): Social cognition and the acquisition of self. New York: Plenum Press.

Lewis, M., Brooks-Gunn, J. (1979b): Auf der Suche nach den Ursprüngen des Selbst: Implikationen für das Sozialverhalten und für pädagogische und therapeutische Interventionen, in: *Montada, L.* (Hrsg.). Brennpunkte der Entwicklungspsychologie, Kohlhammer, Stuttgart, S. 157-172.

Lorenz, K. (1963): Das sogenannte Böse. Zur Naturgeschichte der Aggression, München: Piper.

Lorenz, K. (1973): Die Rückseite des Spiegels. Versuch einer Naturgeschichte des menschlichen Erkennens, München: Piper.

Lorenz, K. 1980): Über tierisches und menschliches Verhalten, München: Pieper.

Lorenz, K. (1983): Der Abbau des Menschlichen, München: Piper.

Lorenz, K. (1998): So kam der Mensch auf den Hund. München: dtv

Lotman, J.M. (1990): „Über die Semiosphäre". *Zeitschrift für Semiotik* 4, 287-305.

Lurija; A. R. (1932): The nature of human conflicts. An objective study of disorganization and control of human behaviour. New York: Grove Press. Erschien erst 2002 in Russisch: *Lurija A.R.* (2002): Природа человеческих конфликтов. [Die Natur menschlicher Konflikte]. Moskau: Verlag: Kogito.

Lurija, A.R. (1976): Reduktionismus in der Psychologie. In *Zeier, H.* (hrsg.): Die Psychologie des 20. Jh. Zürich: Kindler und in *Zeier, H.* (1984): Lernen und Verhalten, Bd. I, Lerntheorien. Weinheim: Beltz: 1984, 606-614.

Lurija AR (1979) The making of mind: A personal account of Sovjet Psychology (ed. by M. Cole, S. Cole). Cambridge, MA, Havard University Press

Lurija, A.R. (1992): Das Gehirn in Aktion. Einführung in die Neuropsychologie. Reinbek: Rowohlt. 6. Aufl. 2001.

Lurija, A.R. (1993): Romantische Wissenschaft. Reinbek: Rowohlt (Orig. Moskau 1986).

Mailhammer, R. (2005): „Werde der, der du bist!" - Die Figur des Zarathustra in Friedrich Nietzsches DionysosDithyramben. http://www.jungeforschung.de/moderne/Mailhammer.pdf

Marino, L., Lilienfeld, S.O. (2007): Dolphin-Assisted Therapy: more flawed data and more flawed conclusions. *Anthrozoos* 3, 239–49.

Marková, I. (2003): Dialogicality and Social Representations: The Dynamics of Mind. Cambridge: Cambridge University Press.

Markowitsch, H.J., Welzer, H. (2005): Das autobiographische Gedächtnis: Hirnorganische Grundlagen und biosoziale Entwicklung. Stuttgart: Klett-Cotta.

Marshal, Th. E. (2010): Das geheime Leben der Hunde. Berlin: Edition Tieger.

Masson, J.M. (1985): The complete letters of Sigmund Freud to Wilhelm Fliess, 1887-1904. Cambridge: Harvard University Press; dtsch. (1999): Briefe an Wilhelm Fließ 1887 - 1904, Frankfurt: S. Fischer.

Masson, J.M. (1997): Dogs Never Lie About Love: Reflections on the Emotional World of Dogs. New York: Three River Press.

Maureille, B. (2008): Qu'est-il arrivé à l'homme de Néandertal? Paris: Le Pommier.

Mayr, E. (2005): Konzepte der Biologie. Stuttgart: Hirzel.

Mead, G.H. (1904): The relations of psychology and philology, *Psychological Bulletin* 1, 375-391.

Mead, G.H. (1924/1925): The genesis of the self and social control, *International Journal of Ethics* 35, 251-277.

Mead, G.H. (1909): Social psychology as counterpart to physiological psychology, *Psychological Bulletin* 6, 401-408.

Mead G. H. (1934): Mind, self and society, Chicago: University of Chicago Press; dtsch. (1968): Geist, Identität, Gesellschaft, Frankfurt: Suhrkamp.

Mead, G.H. (1980, 1983): Gesammelte Aufsätze, hrsg. v. *Joas, H.*, Bd. I 1980, Bd. II 1983, Frankfurt: Suhrkamp.

Merleau-Ponty, M. (1995): La Nature. Paris: Seuil; dtsch. (2000): Die Natur. München: Fink.

Meltzoff, A.N. (1981): Imitation, intermodal co-ordination and representation in early infancy, in: *Butterworth, G.* (ed.), Infancy and epistemology, London. Harvester Press.

Meltzoff, A.N., Moore, M.K. (1977): Imitation of facial and manual gestures by human neonates, *Science* 198, 75-78.

Metzinger, T. (2009): „Der Ego-Tunnel". Eine neue Philosophie des Selbst: Von der Hirnforschung zur Bewusstseinsethik. Berlin: Berlin Verlag.

Metzinger, T., Gallese, V. (2003): The emergence of shared action ontology. *Consciousness & Cognition* 4 (2003) 549-571.

Metzmacher, B., Petzold, H.G., Zaepfel, H. (1995): Therapeutische Zugänge zu den Erfahrungswelten des Kindes. Integrative Kindertherapie in Theorie und Praxis. Bd. 1. Paderborn: Junfermann.

Metzmacher, B., Petzold, H.G., Zaepfel, H. (1996): Praxis der Integrativen Kindertherapie. Integrative Kindertherapie in Theorie und Praxis. Bd. 2. Paderborn: Junfermann.

Moore, C., Dunham,P. J. (1995): Joint attention: its origins and role in development. London: Routledge.

Moscovici, S. (1990): Social Psychology and Developmental Psychology: extending the conversation, in: *Duveen, G., Lloyd, B.* (Eds.): Social representations and the development of knowledge. Cambridge: Cambridge University Press, 164-185.

Moscovici, S. (2001): Social Representations. Explorations in Social Psychology. New York: New York University Press.

Müller, L., Petzold, H.G. (2000): Säuglingsforschung. In: *Stumm, G., Pritz, A..* (2000) (Hrsg.): Wörterbuch der Psychotherapie. Wien/New York: Springer. 604-605.

Mundy, P., Sullivan, L., Mastergeorge, A. M. (2009): A parallel and distributed-processing model of joint attention, social cognition and autism. *Autism research* 1, 2-21.

Nagel, T. (1974): What is it like to be a bat? *The Philosophical Review* 83, 435-450.

Newby, J. (1997): The Pact for Survival. Sydney: ABC Books.

Nietzsche, F. (1999): Kritische Studienausgabe, Hg. Giorgio Colli/Mazzino Montinari. München: dtv.

Noonan, J.P., Coop, G., Kudaravalli, S., Smith, D., Krause, J., Alessi, J., Chen, F., Platt, D., Pääbo, S., Pritchard, J.K., Rubin, E. M. (2006): Sequencing and analysis of Neanderthal genomic DNA. *Science* 314, 1113-1118.

Nowak, R. M. (1999): Walker's Mammals of the World. Baltimore: Johns Hopkins University Press.

O'Gorman, R., Wilson, D. S., Sheldon, K. M. (2008): For the good of the group? Exploring group-level evolutionary adaptations using multilevel selection theory. *Group Dynamics -Theory Research and Practice*, 1, 17-26.

Osofsky, J.D. (1987): Handbook of infant development, New York: Wiley.

Osvath, M. (2009): Spontaneous planning for future stone throwing by a male chimpanzee.*Curr. Biol.* 5, R190–91.

Oyama, S. (2000a): The Ontogeny of Information. Developmental Systems and Evolution. Durham, N.C.: Duke University Press, 2. erw. Aufl.

Oyama, S. (2000b): Evolution's eye: a systems view of the biology-culture divide. Publisher: Durham, N. C.: Duke University Press.

Panksepp J. (1998): Affective Neuroscience: The Foundations of Human and Animal Emotions. New York: Oxford University Press.

Papoušek, H., Papoušek, M. (1974): Mirror image and self-recognition in young infants: A new method of experimental analysis, *Developmental Psychobiology* 7, 149-157

Papoušek, H., Papoušek, M. (1981): Intuitives elterliches Verhalten im Zwiegespräch mit dem Neugeborenen, *Sozialpäd. Prax. Klin.* 3, 229-238.

Papoušek, H., Papoušek, M. (1987): Intuitive parenting: a dialectic counterpart to the infants integrative competence, in: *Osofsky* (1987) 669-720.

Papousek, M. (1994): Vom ersten Schrei zum ersten Wort. Bern: Huber.

Papoušek, M.(2007): „Augenblicke" der Begegnung in den frühen Eltern-Kind-Beziehungen – Entwicklung, Störungen und frühe Hilfen. In: *Sieper, J., Orth, I., Schuch, H.W.* (Hg.): Neue Wege Integrativer Therapie. Klinische Wissenschaft, Humantherapie, Kulturarbeit – Polyloge – 40 Jahre Integrative Therapie, 25 Jahre EAG. Bielefeld: Edition Sirius, Aisthesis Verlag, S, 2007, 607-643.

Petzold, H.G. (1991o): Zeit, Zeitqualitäten, Identitätsarbeit und biographische Narration - Chronosophische Überlegungen, In idem (1991a): Integrative Therapie, Bd. 1, Paderborn: Junfermann, S. 333-395; 2. Aufl. (2003a) S. 299 - 340.

Petzold, H.G. (1994j): Die Kraft liebevoller Blicke. Psychotherapie und Babyforschung, Bd. 2. Paderborn: Junfermann

Petzold, H.G. (1995a): Weggeleit und Schutzschild: Arbeit mit protektiven Prozessen und sozioökologische Modellierungen in einer entwicklungsorientierten Kindertherapie. In: *Metzmacher, Petzold, Zaepfel* (1995) 169-280.

Petzold, H.G. (1995b): Integrative Kindertherapie als sozialökologische Praxis beziehungszentrierter und netzwerkorientierter Entwicklungsförderung, Teil II. In: *Metzmacher, Petzold, Zaepfel* (1996) 143-188.

Petzold, H.G. (1995g): Die Wiederentdeckung des Gefühls. Emotionen in der Psychotherapie und der menschlichen Entwicklung. Paderborn: Junfermann.

Petzold, H.G. (1996j): Identitätsvernichtung, Identitätsarbeit, „Kulturarbeit" - Werkstattbericht mit persönlichen und prinzipiellen Überlegungen aus Anlass der Tagebücher von *Victor Klemperer*, dem hundertsten Geburtstag von *Wilhelm Reich* und anderer Anstöße. *Integrative Therapie* 4, 371-450.

Petzold, H.G. (2003e): Menschenbilder und Praxeologie. 30 Jahre Theorie- und Praxisentwicklung am „Fritz Perls Institut für Integrative Therapie, Gestalttherapie und Kreativitätsförderung" (1972-2002). Teil I, *Gestalt* 46 (Schweiz) 3-50. Teil II, *Gestalt* 47, 9-52, Teil III, *Gestalt* 48, 9-64. Updating 2006k als: Integrative Therapie als „angewandte Anthropologie" in einer „transversalen Moderne" - Menschenbild und Praxeologie. Bei www. FPI-Publikationen.de/materialien.htm. *POLYLOGE: Materialien aus der Europäischen Akademie für psychosoziale Gesundheit* 2/2011 http://www.fpi-publikation.de/polyloge/alle-ausgaben/02-2011-petzold-h-g-2006k-update2011-integrative-therapie-anthropologie-menschenbild-u.html.

Petzold, H.G. (2005p): „Vernetzendes Denken". Die Bedeutung der Philosophie des Differenz- und Integrationsdenkens für die Integrative Therapie, In memoriam Paul Ricœur 27. 2. 1913 - 20. 5. 2005 - *Integrative Therapie* 4, 398-412, und erw. in: *Sieper, Orth, Schuch* (2007) 273-295.

Petzold, H.G. (2005t): Homo migrans. Der „bewegte Mensch" – Frauen und Männer in Bewegung durch die Zeit. Transversale Überlegungen zur Anthropologie aus der Sicht Integrativer Therapie. Hommage an Simone de Beauvoir. www. FPI-Publikationen.de/materialien.htm - *POLYLOGE: Materialien aus der Europäischen Akademie für psychosoziale Gesundheit* - 05/2005; auch in: *Willke, E.* (2006): Forum Tanztherapie. Sonderausgabe Jubiläumskongress. Pullheim: Deutsche Gesellschaft für Tanztherapie. 33-116.

Petzold, H.G. (2006j): Evolutionspsychologie und Menschenbilder – Neue Perspektiven für die Psychotherapie und eine Ökopsychosomatik, *Integrative Therapie* 1 (2006) 7-23.

Petzold, H.G. (2008b): „Mentalisierung" an den Schnittflächen von Leiblichkeit, Gehirn, Sozialität: **„Biopsychosoziale Kulturprozesse"**. Geschichtsbewusste Reflexionsarbeit zu „dunklen Zeiten" und zu „proaktivem Friedensstreben" – ein Essay. Bei: www.FPI-Publikationen.de/materialien.htm - *POLYLOGE: Materialien aus der Europäischen Akademie für Psychosoziale Gesundheit* – 28/2008. Und in: *Thema. Pro Senectute* Österreich, Wien/Graz, **Geschichtsbewusstsein und Friedensarbeit** - eine intergenerationale Aufgabe. Festschrift für Prof. Dr. Erika Horn S. 54 - 200.

Petzold, H. G. (2009a): Evolutionäres Denken und Entwicklungsdynamiken im Feld der Psychotherapie - Integrative Beiträge durch inter- und transtheoretisches Konzeptualisieren. Hommage an Darwin. Bei www. FPI-publikationen.de/materialien.htm - *POLYLOGE: Materialien aus der Europäischen Akademie für psychosoziale Gesundheit* - Jg. 2009, auch erschienen in: *Integrative Therapie* 4, 2008m, 356-396.

Petzold, H. G. (2010k): Integrative Therapie und therapeutische Seelsorge - was ihnen „am Herzen liegt".

Über sanfte Gefühle, „leibhaftiges geistiges Leben" und mitmenschliches Engagement. In: Räume des Aufatmens. Pastoralpsychologie im Risiko der Anerkennung. Festschrift zu Ehren von Karl Heinz Ladenhauf. Hrsg. v. *Maria Elisabeth Aigner, Rainer Bucher, Ingrid Hable, Hans-Walter Ruckenbauer*. Wien: LIT-Verlag, S. 460-497.

*Petzold, H.*G. (2011b): „Identiät" und Identitätsarbeit in Psychotherapie und Humanwissenschaften. Wiesbaden: VS Verlag.

Petzold, H.G., Beek, Y van, Hoek, A.-M. van der (1994): Grundlagen und Grundmuster „intimer Kommunikation und Interaktion" - „Intuitive Parenting" und „Sensitive Caregiving" von der Säuglingszeit über die Lebensspanne. In: *Petzold* (1994j) 491-646.

Petzold, H.G., Goffin, J.J.M., Oudhof, J. (1993): Protektive Faktoren und Prozesse - die „positive" Perspektive in der longitudinalen, „klinischen Entwicklungspsychologie" und ihre Umsetzung in die Praxis der Integrativen Therapie. In: *Petzold, H.G.* (1993c): Frühe Schäden, späte Folgen? Psychotherapie und Babyforschung, Bd. I, Paderborn: Junfermann.

Petzold, H. G., Horn, E., Müller, L. (2010): HOCHALTRIGKEIT – Herausforderung für persönliche Lebensführung und biopsychosoziale Arbeit. Wiesbaden: VS Verlag.

Petzold, H. G., Märtens, M. (1999a) (Hrsg.): Wege zu effektiven Psychotherapien. Psychotherapieforschung und Praxis. Band 1: Modelle, Konzepte, Settings. Opladen: Leske + Budrich, S. 193-272.

Petzold, H.G., Michailowa, N. (2008a): Alexander Lurija – Neurowissenschaft und Psychotherapie. Integrative und biopsychosoziale Modelle. Wien: Krammer.

Petzold, H. H., Müller, L. (1997): Felder empirischer Säuglingsbeobachtung - ein Überblick, in: *Hochgerner, M.* (Hrsg.). Wien: Facultas.

Petzold, H.G., Orth, I. (2004b): „Unterwegs zum Selbst" und zur „Weltbürgergesellschaft" - „Wegcharakter" und „Sinndimension" des menschlichen Lebens - Perspektiven Integrativer „Kulturarbeit" - Hommage an Kant, Europäische Akademie für Psychosoziale Gesundheit, Hückeswagen. http://www.fpi-publikationen.de/polyloge POLYLOGE 09/2009 und in: *Petzold, H.G., Orth, I.* (2005a): Sinn, Sinnerfahrung, Lebenssinn in Psychologie und Psychotherapie. 2 Bände. Bielefeld: Edition Sirius beim Aisthesis Verlag. S. 689-791.

Petzold, H. G., Orth, I. Sieper, J. (2010a): Gewissensarbeit, Weisheitstherapie, Geistiges Leben - Themen und Werte moderner Psychotherapie. Wien: Krammer.

Petzold, H. G., Sieper, J. (2008): Der Wille, die Neurowissenschaften und die Psychotherapie. 2 Bde. Bielefeld: Sirius.

Petzold, H.G., Sieper, J. (2011): Menschenliebe heilt. Altruismus und Engagement. Potentialorientierte Psychotherapie. Wien: Krammer, S. 95-136.

Perler, D., Wild, M. (2005): Der Geist der Tiere. Philosophische Texte zu einer aktuellen Diskussion, Frankfurt: Suhrkamp.

Popper, K.R. (1962): Conjectures and refutations, New York: Basic Books.

Popper, K.R. (1972): Objective knowledge. An evolutionary approach, Oxford: Oxford Universit Press; dtsch. (1974): Objektive Erkenntnis – Ein evolutionärer Entwurf, Hamburg: Hoffmann & Campe.

Premack, D., Woodruff, G. (1978): Does the chimpanzee have a theory of mind? *Behavioral and Brain Sciences* 4, 515-526.

Prothmann, A. (2008): Tiergestützte Kinderpsychotherapie - Theorie und Praxis der tiergestützten Psychotherapie bei Kindern und Jugendlichen. Frankfurt: Peter Lang.

Rafferty, E. C. (2003): Apostle of Human Progress. Lester Frank Ward and American Political Thought, 1841 - 1913, Lanham: Rowman & Littlefield.

Rammstedt, O. (1975): Alltagsbewußtsein von Zeit, *Kölner Zeitschr. f. Sozialpsychol.* 1, 47-64.

Richerson, P.J., Boyd, R. (2005): Not by genes alone. How culture transformed human evolution. Chicago: University of Chicago Press.

Ricœur, P. (1965): De l'interprétation. Essai sur Freud, Paris: Gallimard 1965; dtsch. (1969) Die Interpretation. Versuch über Freud, Frankfurt: Suhrkamp.

Ricœur, P. (2000): La mémoire, l'histoire, l'oubli. Paris: Seuil; dtsch. (2004) Gedächtnis, Geschichte, Vergessen, München: Fink.

Ricœur, P., Changeux, P. (1998): Ce qui nous fait penser. La nature et la règle. Paris: Odile Jacob.

Roth, G. (2004): Worüber dürfen Hirnforscher reden und in welcher Weise? *Deutsche Zeitschrift für Philosophie* 2, 223-234.

Roth, G., Grün, K.J. (2006): Das Gehirn und seine Freiheit: Beiträge zur neurowissenschaftlichen Grundlegung der Philosophie. Göttingen: Vandenhoeck & Ruprecht.

Schechter, D.S., Willheim, E., Hinojosa, C. et al. (2010): Subjective and objective measures of parent-child relationship dysfunction, child separation distress, and joint attention. *Psychiatry: Interpersonal and Biological Processes* 2, 130-144.

Schmitz, H. (1989): Leib und Gefühl. Materialien zu einer philosophischen Therapeutik, Paderborn: Junfermann.

Schmitz, H. (1990): Der unerschöpfliche Gegenstand, Bonn: Bouvier.

Schnall, U. (2001): Wale und Delphine. Hamburg: Ellert und Richter.

Schulz, W. (1979): Ich und Welt. Philosophie der Subjektivität. Pfullingen: Neske.

Sémelin, J. (2005): Purifier et détruire. Usages politiques des massacres et genocides. Paris, Le Seuil, dtsch. (2007): Säubern und Vernichten. Die Politik der Massaker und Völkermorde. Hamburg: Hamburger Edition.

Shirihai, H., Jarrett, B. (2006): Whales Dolphins and Other Marine Mammals of the World. Princeton: Princeton Univ. Press.

Sieper, J., Orth, I., Schuch, H.W. (2007) (Hrsg.): Neue Wege Integrativer Therapie. Klinische Wissenschaft, Humantherapie, Kulturarbeit – Polyloge – 40 Jahre Integrative Therapie, 25 Jahre EAG. Bielefeld: Edition Sirius, Aisthesis Verlag.

Silk, J.B., Brosnan, S.F., Vonk, J, et al. (2005): Chimpanzees are indifferent to the welfare of unrelated group members. *Nature* 437(7063), 1357–59.

Singer, W. (2008): Selbsterfahrung und neurobiologische Fremdbeschreibung. Zwei konfliktträchtige Erkenntnisquellen, in: *Petzold, Sieper* (2008)197-228.

Smith, F.H. (1976): The Neandertal remains from Krapina. A descriptive and comparative study, Report of investigation Nr. 15, Department of Anthropology University of Tennessee, Knoxville.

Snell, B. (1946): Die Entdeckung des Geistes. Studien zur Entstehung des europäischen. Denkens bei den Griechen. Hamburg: Claassen & Goverts Verlag.

Sofsky, W. (1996): Traktat über die Gewalt. Frankfurt/M.: Fischer.

Sponsel, R. (2009): Irrtümer und Irrwege Freuds aus allgemein-integrativer Sicht, in: *Leitner, Petzold* (2009).

Stern, D.N. (1990): Diary of a baby, New York: Basic Books.

Stone, J., Smith, H., Murphy, L. (1973): The competent infant, New York: Basic Books.

Streffer, J. (2010): Das gesunde und das kranke Gehirn von Hochaltrigen – Neurobiologie des Gehirns im hohen Alter, in: *Petzold, Horn, Müller* (2010).

Striano, T., Stahl, D. (2005). Sensitivity to triadic attention in early infancy. *Developmental Science*, 4, 333-343.

Sturma, D. (2006): Philosophie und Neurowissenschaften. Frankfurt a. M.: Suhrkamp.

Suarez, S.D., Gallup, G.G. (1981); Self-recognition in chimpanzees and orang-utans, but not gorillas, *Journal of Human Evolution* 10, 87-99.

Sulloway, F.J. (1991): Freud's Cases Histories: the social Construction of Psychoanalysis. *Isis.* 82, 245-275.

Sulloway, F. J. (2008): Geschichte der Wissenschaft und Freuds Psychoanalyse, in: *Leitner, Petzold* (2008).

Tacon, P., Pardoe, C. (2002): Dogs make us human. *Nature Australia* 4, 52–61.

Tattersall, I. (1997): Puzzle Menschwerdung. Auf der Spur der menschlichen Evolution. Heidelberg: Springer.

Tattersall, I. (2002): Wir waren nicht die Einzigen. Warum von allen Menschenarten nur der *Homo sapiens* überlebte. *Spektrum der Wissenschaft* 4, 40-47.

Thorwald, E. (2005): Der Untergang der Neandertaler.In: *Bild der Wissenschaft.* 6, 16–32.

Tomasello, M. (1995): Joint attention as social cognition. In: *Moore, Dunham* (1995).

Tomasello, M., (2009): Die Ursprünge der menschlichen Kommunikation. Frankfurt/M: Suhrkamp

Tomasello, M. (2010): Warum wir kooperieren. Frankfurt: Suhrkamp.

Tomasello, M., Call, J., Hare, B. (2003) Chimpanzees understand psychological states - the question is which ones and to what extent. *Trends in Cognitive Sciences* 4, 153-156.

Tränkle, H. (1985): Gnothi seauton. Zu Ursprung und Deutungsgeschichte des delphischen Spruchs. *Würzburger Jahrbücher für die Altertumswissenschaft, Neue Folge.* 11, 19–31.
Trevarthen, C. (1998): The concept and foundation of infant intersubjectivity. In: *Bråten, S.*, Intersubjective communication and emotion in early ontogeny. Cambridge: Cambridge Univ. Press.
Trevarthen, C. (2001): Intrinsic motives for companionship in understanding: their origin, development, and significance for mental health. *Infant Mental Health Journal,* 1-2, 95-131.
Tronik, E.Z. (1998): Dyadically expanded states of consciousness and the process of therapeutic change. *Infant Mental Health Journal* 3, 290-299.
Tronik, E.Z. (2007): The Neurobehavioral and socio-emotional development of infants and children. New York: Norton.
Van der Veer R., Valsiner, J. (1991): Understanding Vygotsky: A quest for synthesis. Oxford: Basil Blackwell.
Vygotskij, L.S. (1924-1933, 1956) Izbrannye psichologieskie isseldovanija [Ausgewählte psychologische Untersuchungen], hrsg. *Leont'ev, A. N., Lurija, A.R.*, Moskau: Verlag der APW der RSFSR.
Vygotskij, L.S. (1931/1992): Geschichte der höheren psychischen Funktionen. Reihe: Fortschritte der Psychologie. Band 5. Hamburg, Münster: LIT Verlag.
Vygotskij, L. S. (1978): Mind in society (ed. by *Cole M, John-Steiner, V, Scribner, S, Souberman, E.*). Cambridge, MA: Havard University Press
Vygotskij, L. S. (1985, 1987): Ausgewählte Schriften. Berlin: Volk und Wissen (Bd. I: 1985, Bd. 2: 1987).
Vygotskij, L.S., Lurija, A.R. (1930): Ėtjudy po istorii povedenija. (Obez'jana. Primitiv. Rebjonok) [Studien über die Geschichte des Verhaltens. (Der Menschenaffe. Der Primitive. Das Kind)]. Moskau/Leningrad. Übers.: *Lurija, A.R., Vygotskij, L.S. (*1992): Ape, Primitive Man and Child. Essays in the History of Behavior. Hemel Hempstead: Harvester Wheatsheaf.
Waal, de F. (2008): Primaten und Philosophen. Wie die Evolution die Moral hervorbrachte. München: Carl Hanser Verlag.
Walde, B. (2006a): Willensfreiheit und Hirnforschung. Paderborn: Mentis.
Walde, B. (2006b): Die kausale Relevanz des Mentalen – Illusion oder Realität? In: *Reichertz, J.* (2006): Akteur Gehirn. Wiesbaden.
Ward, L. F. (1880): Feeling and Function as Factors in Human Development. *Science* 1, 17, 210-211.
Ward, L. F. (1893a): The Psychic Factors Of Civilization, Boston: Ginn & Co.
Ward, L. F. (1893b): Mind as a Social Factor. *Mind: a Quarterly Journal of Psychology and Philosophy* 9, 563-573.
Ward, L. F. (1894): A Monistic Theory of Mind. *The Monist: A Quarterly Magazine,*
January, 1, 194-207.
Weinert, F. (2005): The Scientist as Philosopher. Berlin: Springer.
Wells, R. Scott, M. (2002): Bottlenose Dolphins. In: *Perrin, W.; Wursig, B., Thewissen, J.* (Hrsg.): Encyclopedia of Marine Mammals. New York: Academic Press. S. 122–127.
Wilkins, E. G. (1929): The Delphic Maxims in Literature. Chicago: Univ. of Cicago Press.
Wilson, D.S., Sober, E. (1994): Reintroducing group selection to the human behavioral sciences. *Behavioral and Brain Sciences* 4, 585–654.
Wilson, E. O. (2005): Kin Selection as the Key to Altruism: its Rise and Fall. *Social Research* 1, 159–166.
Zlatev, J., Racine, T., Sinha, C., Itkonen, E. (2008): The shared mind: Perspectives on intersubjectivity. Amsterdam: John Benjamins.

Hilarion G. Petzold in „Ko-respondenz" mit Johanna Sieper*

„Leiblichkeit" als „Informierter Leib" embodied and embedded – Körper-Seele-Geist-Welt-Verhältnisse in der Integrativen Therapie

Quellen und Konzepte zum „psychophysischen Problem" und zur leibtherapeutischen Praxis

> „Erarbeite therapeutische Konzepte und Methoden so, dass sie an die Grundlagenwissenschaften (z. B. Psychologie, Neurobiologie, Medizin) und die Forschungsergebnisse der Psychotherapieforschung anschlussfähig sind und durch neue Forschung überprüft werden können. Entwickle Beiträge so, dass sie nicht nur der eigenen Richtung dienen, sondern für das gesamte Feld der Psychotherapie und vor allem für PatientInnen von Nutzen sind. Was wirklich grundlegend wichtig ist, muss für alle Richtungen und für PatientInnen Bedeutung haben und mit ihnen partnerschaftlich umzusetzen sein."
> (Therapietheoretischer Imperativ, *Petzold* 2000h,)

1. Vorbemerkungen zu einigen Grundkonzepten der Integrativen Therapie

Mit dem Basiskonzept des „**Informierten Leibes**" bietet die „Integrative Therapie" eine moderne Position zum „psychophysischen Problem", verstanden als „Körper-Seele-Geist-Welt-Verhältnisse", die neurobiologische, leibphilosophische Perspektiven verbindet und die „implizierten Dualismen" und „individualisierenden" Tendenzen der Begriffe „Körpertherapie" oder „Psycho-therapie" vermeidet. Stattdessen wurde das Leitbild eines in die ökologische und soziale Welt eingebetteten (*embedded*) Menschen entwickelt, der Mensch-Welt-Verhältnisse erlebniskonkret wahrnimmt, verarbeitet und sich – sie verkörpernd (*embody*) – als „Leibsubjekt" konstituiert in einer Weise, dss Leiblichkeit und Subjektivität nicht voneinander getrennt werden können.

Die „Integrative Therapie", wie sie von mir und meinen MitarbeiterInnen seit Mitte der sechziger Jahre als *methodenintegrativer Ansatz in der Psychotherapie* und dann wachsend als *methodenübergreifendes* Verfahren einer „**Integrativen Humantherapie**" entwickelt wird[1], vertritt eine „*Philosophie des WEGES*" (*Petzold, Orth* 2004b). Das wird an diesem Entwicklungsprozess über die Jahrzehnte selbst deutlich[2]. Sie betrachtet in evolutionstheoretischer Ausrichtung den Weg des „**homo migrans**" durch die Evolution, denn nur

[1] *Petzold* 1974j, 1988n, 2003a, *Petzold, Sieper* 1993.

[2] *Petzold* 2005x, 2007h; *Sieper* et al. 2007.

* Der Text wurde - trotz schwerer Erkrankung von Prof. Dr. Johanna Sieper - im gemeinsamen Schreiben und im diskursiven Austausch - in „Ko-respondenz", wie er unsere ko-kreative Lebensarbeit kennzeichnet (*Iljine, Petzold, Sieper* 1967) –, z. T am Krankenbett fertiggestellt. Im Text wechseln deshalb „ich" und „wir".

im Blick auf die **Phylogenese**[3] – das ist unsere Position (*Petzold* 2005t; 2006j, 2008m) – ist auch die **Ontogenese**, das menschliche Leben als *Lebensweg* zu verstehen. Konsequenter Weise wird auch Erkenntnissuche als *WEG* gesehen und Therapie als „Wegbegleitung" (*Petzold, Hentschel* 1991) im „Chronotopos" der Welt (*Bakhtin* 2008, 21), d. h. in ihren Raum-Zeit-Verhältnissen und Kontext/Kontinuums-Prozessen (*Petzold, Orth, Sieper* 2008a, 2012a). Die Therapieverfahren betrachten wir als „Wege zum Menschen" (idem 1984a), als Behandlungs- u n d Erkenntniswege.

Der „Chronotopos des Weges", das „*WEG-Thema*", ist als ein funktionales Äquivalent zum „*SINN-Thema*" zu sehen (*Petzold, Orth* 2005a)[4], und das in einer kulturübergreifenden Weise, die in vielen Bereichen des menschlichen Lebens und der menschlichen Kulturen zum Tragen kommt und sinnstiftende „**Kulturarbeit**" erfordert (*Petzold, Orth, Sieper* 2012a).

Dabei lassen sich unterschiedliche Kategorien von Sinnsystemen unterscheiden:

I. »**epistemische Sinnsysteme**, die durch vernunftgeleitete Reflexionen – etwa philosophischer Art – ohne Rekurs auf metaphysische Grundannahmen „jenseits des Erfahrbaren" in systematischer Konzeptentwicklung erarbeitet werden, in ihre Positionen **ethische**, auf breiten Konsens zielende Legitimierungen einbeziehen (ggf. gesetzliche Regelungen), insgesamt intersubjektiven Diskursen sowie der logischen Überprüfung und Bezweifelbarkeit ihrer Annahmen zugänglich sind und ihre Positionen in ko-respondierenden Polylogen mit anderen Disziplinen erarbeiten (1978c, 2002c). Diese Sinnsysteme – sie werden den geistes-, human-, sozial- bzw. kulturwissenschaftlichen Disziplinen zugerechnet – sind oft mit der Zugehörigkeit zu einer Richtung oder „Schule" des Denkens und ggf. der Lebenspraxis verbunden (letzteres ist indes nicht zwingend) und pflegen Verbindungen zu den „szientistischen Sinnsystemen" (**III**);

II. **metaphysisch-transzendenzorientierte Sinnsysteme**. Sie beziehen sich als Glaubenssysteme – etwa religiöser Art – auf Offenbarungslehren und Annahmen einer transzendenten „überweltlichen" bzw. jenseitigen Wirklichkeit, deren Basispositionen keiner logisch-rationalen Überprüfung zugänglich sind, deren ethische Regeln sich aus den Offenbarungen bzw. dem religiösen Fundus herleiten und deren Geltungsansprüche letztlich keinen Zweifel erlauben. Diese Sinnsysteme – auch als metaphysische, religiöse oder theologische, aber auch fundamentalideologische (etwa der militante Marxismus/Leninismus) bezeichnet – gründen in persönlichem Glauben aufgrund einer Gottes- oder Transzendenzerfahrung bzw. -annahme oder einer ideologischen „Bekehrung" und in der Zugehörigkeit zu einer Glaubens-

---

[3] *Ganten* et al. 2009; *Kegel* 2009; *Oyama* 2000; *Petzold* 2008m; *Spork* 2010.

[4] Das Nomen ***Sinn***, ahd. *sin* = ***Weg***, Richtung, Strecke, mit den Sinnen wahrgenommene Orientierung, ursprünglich von germanisch *sinpa* = ***Weg***, Gang, Reise und „*sinnan*" = reisen, streben, gehen, zusammen mit dem *gesinde* = Reisegefährten (vgl. auch *senden*) zeigt, daß es - wie bei so vielen abstrakten oder kognitiven Begriffen (er*fassen*, be*greifen*, er*fahren*, ver*stehen*) – sich um ein Wort handelt, das vom unmittelbar leiblich-sinnenhaft Erlebten und „mit den Händen" im konkreten Handeln (ahd. *hantalon*) auf dem Lebens*weg* (*sin*) Erfahrenen, spürend Begriffenen, bestimmt ist (vgl. *Kluge* 1963, 710).

und Kultgemeinschaft oder einer eschatologisch-politischen Bewegung, die eine innerweltliche, transzendierende Utopie verfolgen („klassenlose Gesellschaft“). Als Bereiche persönlichen Glaubens verdienen sie Respekt und können, wo sich eine konsensuelle Basis mit dem System **I** herstellen lässt (vgl. *Habermas* 2005), was mit fundamentalistischen Positionen natürlich nicht möglich ist, in den interventiven Rahmen einbezogen werden (*Petzold, Sieper, Orth* 2009);

III. **szientistische Sinnsysteme**. Das sind Systeme, die aufgrund rationaler wissenschaftlicher Konzeptentwicklung und – wo immer möglich – empirischer Forschung wissenschaftliche Erkenntnisse generieren, systematisieren, überprüfen, falsifizieren, fortentwickeln. Sie sind unabdingbar auf intersubjektive Diskurse, Überprüfung und systematischen Zweifel verwiesen und bedürfen ethischer Legitimationen aus dem Kontext iuridischer und politischer Vorgaben sowie fachspezifischer Ethikdiskurse bzw. Referenzen zu epistemischen Sinnsystemen (**I**). Diese Sinnsysteme – auch als naturwissenschaftlich, empirisch-sozialwissenschaftlich bezeichnet – gründen in zweckrationalen Überlegungen, kritischen Disputationen, experimenteller Forschung und sind in der Regel mit der Zugehörigkeit zu einer scientific community verbunden« (vgl. *Petzold, Orth* 2004b).

Die drei Sinnsysteme begründen – das ist unsere epistemologische Position – drei kategorial spezifische Ebenen und damit qualitativ verschiedene Sinnebenen und „Sinn***e***“ (plur. vgl. *Petzold* 2001k), die letztlich nicht miteinander vermischt werden können, will man nicht Kategorienfehler (*Ryle* 1969) und Sinnkontaminationen riskieren. Ihre **Diskurse** können einander mehr oder weniger weit angenähert, „konnektiviert“ werden (*Petzold* 1994a, 1998a), erreichen aber nie eine Homologie (*Petzold* 1988a/2003a). Begründungen der einen aus der anderen Ebene sind nicht möglich, jede steht in sich. Psychotherapie als wissenschaftliche Disziplin, die seelische Störungen mit Krankheitswert gesellschaftlich legitimiert behandeln und für die Patienten empirisch überprüfte Sicherheit und Freiheit von Risiken und Nebenwirkungen – „patient security“ (*Märtens, Petzold* 2002) – sowie eine würdige und gerechte Behandlung – («patient dignity, just therapy», zwei Konzepte die ich eingeführt habe, (vgl. idem 1985d, 2000d, 2003i) – gewährleisten will, ist unverzichtbar auf die Sinnsysteme **I** und **III** verwiesen. Fundierung von Praxis muss jeweils aus jeder Ebene spezifisch erfolgen. „Amalgamierungen“ sind problematisch und nicht anzuraten. Das Sinnsystem **III** muss in bestimmten Bereichen, etwa dem der ethischen Legitimierung oder der anthropologischen Grundannahmen, durch das System **I** ergänzt werden, weil es aus sich Wertentscheidungen auf der Ebene moralischer Urteile (z. B. „Therapie soll emanzipatorisch und nicht-manipulativ vorgehen“) oder der Setzung menschlicher Wesenseigenschaften als ethischen Zielformulierungen (z. B. „Menschen sollen aus einer altruistischen Grundhaltung und nach dem Gleichheitsgrundsatz miteinander umgehen“, *Moser, Petzold* 2008, *Petzold, Orth, Sieper* 2010) nicht generieren kann. Ein Durchgriff auf System **II** ist in einem wissenschaftlichen und klinischen Rahmen nur möglich, wenn keine metaphysischen oder transzendentalistischen **Begründungen** aus diesem System abgeleitet werden, sondern Aussagen aufgegriffen werden, die mit den Positionen wissenschaftlicher Vernunft und rational fundierter Ethiktheorie (**I**) **kompatibel** sind und naturwissenschaftlichen Erkenntnissen (**III**) nicht widersprechen. Für konsistente persönliche Werte- und Glaubenssysteme (die z. B. Gegenstand der Seelsorge sind, *Petzold* 2005b; *Petzold, Sieper, Orth* 2009) ist das System **II** durchaus von Bedeutung.

Auf diesem epistemologischen Hintergrund vertreten wir im Rahmen eines **wissenschaftlichen Weltbildes**, wie es im heutigen gesellschaftlichen Konsens für ein „klinisches" Therapieverfahren unabdingbar (epistemisches System **III**) und meist auch rechtlich geregelt ist (System **I**), einen differentiellen „emergenten materialistischen Monismus" (2007m, 2008c, 2009b, hier Abschnitt 3), der **materielle** Wirklichkeit und – darin gründend – materiegebundene, emergierende **transmaterielle** Wirklichkeit annimmt. Damit wird sich dieser Text befassen.

2. Zu Kontexten und Hintergründen der Leibtheorien, der Leibtherapien und der „Integrativen Leib- und Bewegungstherapie" – Collagierungen zu Erkenntnisprozessen zum Thema „Leiblichkeit"

In diesen zweiten Abschnitt der Arbeit werden Quellen, Referenztheorien und Konzepte dargestellt, die wir in unserer Entwicklung von anthropologischen Positionen für leibtherapeutische Theorie, Praxeologie und Praxis als bedeutsam erlebt haben und die wir für ein Versthehen von „**Leiblichkeit**", Leibtherapie, körperorientierter Psychotherapie, ja für Psychotherapie insgesamt zur **anthropologischen Fundierung** als wesentlich erachten. Diese Quellen bieten einen Hintergrund für unsere Menschenbildannahmen und unsere Sicht des „psychophysischen Problems", der „Körper-Seele- bzw. der Leib-Seele-Frage". Diese Position wird dann im dritten Abschnitt der Arbeit dargestellt. Man kann auch unmittelbar zu diesem Abschnitt übergehen, um dann noch einmal die Quellen zu betrachten – beide „Lesarten" sind fruchtbar.

Therapeutische Theorien und Praxeologien sind – ungeachtet aller Originalitätsansprüche – eingebettet in ideengeschichtliche Strömungen, kultur- und wissenschaftsgeschichtliche Entwicklungen, disziplingeschichtliche Fortschritte (manchmal auch Rückschritte und Fehlentwicklungen), praxeologische Innovationen oder Stagnationen. Sie stehen in Zeitgeisteinflüssen (*Petzold* 1989f), wie die Menschen, die Therapien als TherapeutInnen praktizieren oder sie als PatientInnen zu ihrer Gesundung nutzen können oder die an ihren Begrenzungen und Fehlannahmen leiden müssen (*Märtens, Petzold* 2002). Solche vielschichtigen Kontexte bedürfen komplexer kulturtheoretischer und kulturkritischer Analysen – wir haben uns ihnen vielfach unter spezifischen und generellen Fragestellungen zugewandt (*Petzold, Orth, Sieper*, 2010a, 2012a; *Petzold, Orth* 2011, *Petzold, Sieper* 2011) und fokussieren hier **„Leiblichkeit"** als ein zentrales anthropologisches Thema. Wir haben mit dem von uns begründeten *Verfahren* der „**Integrativen Therapie**" und ihren *Methoden* der „**Integrativen Leib- und Bewegungstherapie**" (ders. 1974j) und der „**Integrativen Therapie mit Kreativen Medien**" als „Ko-kreativer Leibtherapie" (ders. 1971k) einen *ersten* Therapieansatz mit dem expliziten Selbstverständnis einer Körperliches, Seelisches, Geistiges, Soziales und Ökologisches umfassenden „**Leibtherapie in der Lebensspanne**" vorgelegt (life span developmental therapy). In ihr wird der

Mensch von einer grundsätzlichen „**explorativen Neugier**" und einem fundamentalen „**poietischen Gestaltungsstreben**" als zwei wesentlichen Antrieben bestimmt (*Petzold* 2003c), und deshalb ist unsere therapeutische Praxis immer eine kreative bzw. ko-kreative Leibtherapie (*Iljine, Petzold, Sieper* 1967). An dem mit der Leiblichkeits-Thematik verbundenen „psychophysischen Problem" kommt man da natürlich nicht vorbei, und deshalb wird es hier wieder einmal aufgegriffen. Hinter all diesem stehen 40 Jahre klinisch-therapeutischer Praxis und theoretischer und forschender Arbeit, in denen wir uns mit der ganzen Breite der Thematik auseinandergesetzt haben – ein kreativer Prozess der Wissensaneignung.

In den körperorientierten Formen der Psychotherapie, die auch als Körpertherapien oder Leibtherapien (*Petzold* 1974j, 1977k) bezeichnet werden, ist das Thema des „**Körpers**", der „**Leiblichkeit**", des „**Leib-Seele-Problems**" – wie überhaupt in der traditionellen Psychotherapie – selten explizit behandelt worden, obwohl hier in der Tat Probleme liegen, die schwer wiegen und sich in Theorienbildung und Praxis auswirken. Da diese Themen an die Grundlagen jedes Menschenbildes rühren, müsste eigentlich jedes Verfahren versuchen, seine theoretischen Positionen, ihre Quellen und die daraus abgeleiteten praxeologischen Umsetzungen zur „anthropologischen Frage" an diesem Problem klar zu machen. Das soll hier für unsere derzeitigen **Positionen** im Verfahren der „Integrativen Therapie" (*Petzold* 1974j, 1997j, 2003a; *Sieper* et al. 2007) und ihrer Methode der „Integrativen Leib- und Bewegungstherapie" (*Petzold* 1993h, 1996a, 2008m, *Waibel, Jakob-Krieger* 2009) und der leiborientierten „Therapie mit kreativen Medien" (*Petzold* 1971k; *Petzold, Orth* 1985a, 1990a; *Orth, Petzold* 2008) geschehen. Dabei wird dem Grundsatz gefolgt, den ich dieser Arbeit vorangestellt habe, nämlich einen Diskussionsbeitrag für das Gesamtfeld der Psychotherapie und Leibtherapie zu leisten. Unter Bezugnahme auf die oben genannten epistemischen Systeme kann folgende Feststellung gemacht werden:

Die Frage nach der **Leiblichkeit** in einer „leiborientierten Therapie", die immer zugleich Arbeit in **klinischer Praxis** und **Arbeit an einem anthropologischen** Verstehen des Menschen ist, denn wir arbeiten mit ja mit Menschen, „personalen Leib-Subjekten", führt in eine **Suchbewegung** mit beständig neuen Fundstücken, die es zu verknüpfen und – wo möglich – zu „integrieren" gilt zu einem **polyzentrischen, konzeptuellen Netzwerk** von wachsender Stimmigkeit und Tragfähigkeit. Das kann beim derzeitigen Forschungsstand und der Fülle relevanter Wissensstände, die selbst noch in z. T. rasanten Entwicklungsprozessen stehen, unseres Erachtens nur durch ein *systematisches Collagieren* von Materialien (*Petzold, Orth, Sieper* 2012) und mit einer „**collagierenden Hermeneutik**" erreicht werden (*Petzold* 2002b, 2009k, 2010f). Solche Versuche zur Bestimmung von hinlänglich konsistenten „**Positionen auf Zeit**" (*Derrida* 1986; *Petzold* 2009k) stehen durch den klinischen Praxiskontext auch immer vor der Aufgabe, patientInnengerecht zu sein, also „*patient security, integrity, and dignity*" zu gewährleisten (ders. 2000d; *Märtens, Petzold* 2002). Die Orientierung auf klinische Praxis ist die Aufgabe einer **klinischen Philosophie** (*Petzold* 1991a) und unterscheidet sie damit grundsätzlich von einer rein philosophischen Reflexion. Im „ganzheitlichen und differentiellen **Integrativen Ansatz**" der Leibtherapie, Psychotherapie, Soziotherapie und Agogik (*approche intégrative, différentielle* et *holistique, Petzold* 1965, 19) setzen wir auf dem *herakliteischen WEG* zu immer neuen *explorativen Suchbewegungen* und *poietischen Gestaltungsprozessen* an (*Petzold, Sieper* 1988b). Solche **Ansätze** sind erforderlich, um uns selbst und die Weltverhältnisse zu erkennen und dabei zu gestalten – hoffentlich immer besser (*Petzold, Orth, Sie*per 2008a, 2010a, 2012a).

> **Klinische Philosophie** (*Petzold* 1991a) erfordert „**multitheoretische** Sichtweisen" und „**intertheoretische** Diskurse", disziplin-, schulen- und richtungsübergreifende *POLYLOGE* (ders. 2002c), welche durch die damit erschlossene „**Mehrperspektivität**" eine hohe Differenziertheit gewinnen können. Das vermag zu gewährleisten, dass man der Situation von PatientInnen von unterschiedlichem Herkommen und kulturellem Hintergrund mit ihren Problemen *hinlänglich gerecht* wird (ders. 2003i). Im „Integrativen Ansatz" ist die **Mehrperspektivität**, welche Gegebenheiten, Situationen, Probleme, „Mensch-mit-Mitmenschen-in-Kontext/Kontinuum" von unterschiedlichen „**Positionen**" her (*multipositional*) und mit verschiedenen „**Optiken**" betrachtet, der Weg, komplexe Sichtweisen zu ermöglichen (z. B. *interdisziplinär* die der Biologie, Soziologie, Philosophie, Psychologie oder *intradisziplinär* in der Psychotherapie mit einer behavioralen, psychoanalytischen, kognitivistischen Optik etc.). Dabei werden Wissensstände „konnektiviert" (ders. 1994a/2007a, 104f, 111) oder auch „collagiert", um in einer „**collagierenden Hermeneutik**" (ders. et al. 2001b) „Übersichtswissen" zu gewinnen, ein „polyzentrisches Wissensnetz" zu erstellen, das Gegenstand hyperexzentrischer, transversaler Interpretationsarbeit, einer „**Metahermeneutik**" also, werden kann (vgl. *Gebhard, Petzold* 2005).

Collagierungen ermöglichen eine sich entwickelnde Klarheit, wie es *Aby Warburgs* (2008) Mnemosyne-Tafeln andeuten – Pin-Wände mit collagierten Materialien aus Werken der Kunst zur Exploration von Bildern und zu ihrem Vergleich. Man könnte auch an die *bricolage* von *Lévi-Strauss* (1962, vgl. *Derrida* 1979), die „Bastelarbeit" mit Theoriematerialien, denken oder besser noch an Patchworks oder Flicken-Teppiche (*Hallgren* 1994), gewebt aus vielfältigen Theoriekonzepten, klinischen Beobachtungen und Forschungsergebnissen, Texturen, die durchaus Festigkeit und Bindung haben, wenn die *Kettfäden* auf dem Webstuhl aus gutem *Garn* sind, und jeder neueingelegte *Schuss* fest mit dem *Webblatt* oder *Riet* an das Gewebe angelegt wird, damit es Dichte und Halt bekommt (*Arndt* 2006; *Marsden* 1895). Solche „Kett- oder Leitfäden" im Theoriegewebe sind unterschiedliche „*lines of thought*" mit entsprechenden Leitautoren, die aber dennoch eine kreative Offenheit (*Michalko* 2012) gewährleisten müssen, so dass der „Schuss" (d.h. der Querfaden im Webstuhl oder einschießende Gedanken und Assoziationen in den mentalen Texturen) vielfältiges Material einbringen kann. In der integrativen Textur sind Kettfäden für uns: **Phänomenologie** (*Husserl, Merleau-Ponty*), **Hermeneutik** (*Ricœur*), **Neuropsychologie** (*Lurija*), **Evolutionsbiologie** (*Darwin*). Diese Kettfäden gewährleisten ein herakliteisches, nicht endendes Weben und ein immer weiter fortlaufendes Gewebe (*Petzold, Sieper* 1988b) aus Wahrnehmungen, Erinnerungen, reflektierenden Denkprozessen, kokreativen Entwürfen und inventiven Phantasien, die ihren Hintergrund in der persönlichen und intellektuellen Biographie haben (zu meiner vgl. ders. 2011i, j). Die Kette verhindert einen *unsystematischen oder chaotischen Eklektizimus* und ermöglicht gut konnektivierte „Einwebungen" von durchaus vielfältig kolorierten Materialien unterschiedlichen Herkommens. Sie werden nach theoretischer Überprüfung anhand von differenzierten **Integrationskriterien** (zu ihnen ders. 2003a, 66f) und nach praxeologischer

Erprobung im therapeutischen bzw. klinischen Alltag für den Webprozess freigegeben und fest in die Textur eingewoben, so dass deren Stabilität gewährleistet ist (zur Methodik vgl. *Petzold, Sieper* 1993a, 422). Eine solche – hier mit der Webe-Metapher umschriebene – „collagierende Hermeneutik" (*Petzold* 2001b, 2010f) ist durchaus ein Weg in der Epistemologie des Integrativen Ansatzes. Wir leiten aus *Merleau-Pontys* Aussage *„il y a être, il y a monde, il y a quelque chose; au sens fort ou le grec parle de tó légein, il y a cohésion,* ***il y a sens***" (*Merleau-Ponty* 1964, 118) folgendes ab: Ja, „es gibt Sinn" und zwar nicht nur „einen" Sinn, sondern Sinn***e***, so wie wir im Integrativen Ansatz auch von einem „vielfältigen Sein" ausgehen (*Petzold* 2001k, 2, 2001b; *Petzold, Orth* 2005a; *Sieper* 2006). Und wenn diese Sinn**e** (hier als Plural für Sinnmöglichkeiten) konnektiviert werden, ja es zu einem **Konflux** von pluralem Sinn***en*** kommt, die aus **Kokreativität** geboren werden, werden neue Sinnmöglichkeiten geschaffen oder emergieren spontan – wieder und wieder. Das hat durchaus ein künstlerisches Moment, wenn sich Gedanken und Gefühle, Praxen und Erfahrungen „collagierend" zu einem „Gesamtkunstwerk", verbinden, wie es *E. Piscator* oder *J. Beuys* und andere anstrebten, und wir es in unserer experimentellen multi- und intermedialen Theaterpraxis Mitte der 1960er Jahre zu realisieren suchten (*Oeltze* 1997; *Petzold, Orth* 1993d). Aber wir wollten uns nicht in szenischen Aktionen begrenzen, sondern auch in Aktionen des Denkens spielen, um sie in einer schöpferischen Lebenspraxis zu verbinden. Wir wollten in diesen Aktionen „multiple Erfahrung, pluriformen Ausdruck und plurale Sinn-Möglichkeiten erschließen, das Schöpfen solcher pluralen Sinn***e*** – ja, ein irregulärer Plural – ermöglichen, wirbelnde Sinncollagen, Spiralnebel von Sinn" (*Sieper, Petzold* 1965).

2.1 Collagierungen zu Kontexten der „neuen Leibdiskurse"

Mit dem Aufkommen der „Neuen Körpertherapien" (*Petzold* 1977n) – so hatte ich meinen Sammelband seinerzeit getitelt – und mit dem Erwachen einer neuen Körperkultur der Wellness und Fitness und eines neuen Gesundheitsbewusstseins (*Strunz* 2001; *Freidl* 2004, *Ostermann* 2010) kann man in der Tat von einer „Wiederkehr des Körpers" reden (*Kamper, Wulf* 1982) nach den Zeiten massenhafter Vernichtung von Leibern im „Zweiten Weltkrieg" (*Petzold* 1996j). Dabei lassen sich in diesem Revival auch massive Entfremdungsprozesse ausmachen (*Petzold* 1987d; *Petzold, Schuch* 1991), blickt man auf zerstörerischen Seiten des Leistungssports (Stichwort Doping, *Feiden, Blasius* 2008; *Waddington, Smith* 2008) oder auf die körper-orientierten Lifestyle-Bewegungen, die beim Styling eines perfekten Körpers selbst auf riskante Drogen (*Kläber* 2010) oder serielle OPs zurückgreifen (*Gilman* 2005). Sie sind meist auf ein reduktionistisches, allein auf physische Fitness begrenztes Verständnis von körperlicher Gesundheit zentriert, einer Gesundheit, die einen Köper fit für den Konsum macht, einen Körper, der sich in Überlastungen und Exzessen selbst konsumiert.

„Was für uns zählt, ist beruflicher Erfolg und gesellschaftliche Stellung, was als Ziel gilt, sind Werke, Leistungen, sind öffentliche Sichtbarkeit und Wirkung, was als Lebensgenuss angeboten wird, sind Reisen, Medienkonsum, Besitz. Der Vollzug des Lebens selbst entgeht einem darüber, und die *leibliche Existenz* findet Beachtung nur als Voraussetzung für anderes. Der Zweck ist Fitness, und das heißt ja doch Fitness für anderes, das als Wert,

Ziel und Inhalt des Lebens rangiert. Die alte Weisheit, dass man all diese Güter des Lebens nicht mit ins Grab nehmen kann, gilt in einem viel radikaleren Sinne für das Leben selbst. Und das entgeht uns auf Grund der bei uns herrschenden Lebensform", so *Gernot Böhme* (2003, 370, meine Hervorheb.).

In seinem Werk „Leibsein als Aufgabe", das das Thema des Leibes in den **Kontext** der modernen Lebenswelt und Leistungsgesellschaft stellt, wird deutlich, dass wir für die Arbeit mit Menschen, für die Förderung ihres Wohlergehens und die Behandlung ihrer Störungen und Erkrankungen mehr brauchen als eine pathologieorientierte Perspektive oder ein oberflächliches Verständnis von Gesundheit und Fitness. Ich habe einen „erweiterten Gesundheitsbegriff" (*Petzold* 2003a, 447, 2010f) vorgeschlagen, der Qualitäten wie „Kraft, Frische, Zugehörigkeit" fokussiert und neben den körperlichen auch seelische, geistige und soziale Dimensionen einschließt, der „Gesundheit als **Lebensqualität**, die man genießen und nutzen sollte", versteht (*Petzold* 2010b), zugleich aber auch die Realität möglicher Krankheit einbezieht, denn unser Körper ist verwundbar, anfällig, endlich und unsere personale Leiblichkeit ist in all ihren Dimensionen verletzlich.

Will man dieser komplexen Situation gerecht werden, muss das Verständnis des „**Körpers**", der in seiner organismischen, biophysiologischen Realität durchaus die Basis aller Lebensprozesse ist, wie in den bisherigen Ausführungen schon deutlich wurde, überstiegen werden zu einem Verständnis von „**Leiblichkeit**" (*Petzold* 1985g; *Alloa* et al. 2012), das umfassender ist als organismisches Funktionieren, damit es dem Menschen in Gesundheit und Krankheit, in seiner Qualität als „leibhaftiger Person" und „inkarniertem Subjekt" gerecht wird. Über die Konzepte und Begriffe „**Körperlichkeit und Leiblichkeit**" ist also nachzudenken, um sie in anthropologischer Hinsicht zu klären und damit auch Grundlagen für klinisches und biopsychosozialökologisches Handeln bereit zu stellen (ders. 1965; *Bolhaar, Petzold* 2008).

Die Idee und das Konzept der „**Leiblichkeit**" hat – nicht zuletzt durch den altertümlich anmutenden Begriff „**Leib**" – in der Psychotherapie und der zumeist neoreichianischen bzw. tiefenpsychologischen **Körper**therapie wenig Beachtung gefunden. In meinem Sammelband „**Leiblichkeit**" (*Petzold* 1985g; vgl. jetzt *Alloa* et al. 2012) mit leibphilosophischen und leibpsychologischen Grundlagentexten u. a. von *G. Marcel, M. Merleau-Ponty, H. Schmitz* hatte ich versucht, für dieses zentrale Konzept zu sensibilisieren. Dadurch ist der „Leibbegriff" in den Bereichen der Bewegungs-, Atem- und leiborientierten Psychotherapie gefestigt worden. Die Formel „Leib sein und Körper haben", wurde von *Gabriel Marcel* (1935) in „Être et avoir" fundiert begründet (ders. 1985). Im „Journal Metaphysique", im Eintrag vom 30. März 1931, schrieb *Marcel*: „Ich kann also, genau gesprochen, nicht sagen, dass ich einen Körper habe, aber die geheimnisvolle Verbindung, die mich mit meinem Körper eint, ist die Wurzel aller meiner Möglichkeiten zu h a b e n " (*Marcel* 1974, 5). Und er fährt fort: „Hier aber, so scheint es mir, liegt das Wesen der seelischen Erkrankung, dass die Einheit von Selbst und Körper gestört oder verloren gegangen ist. Für den Patienten wird die Welt, die Wirklichkeit unverfügbar, er verliert das Bewußtsein seiner selbst als Existierender, er vermag keinen Kontakt – oder nur einen gestörten – nach außen, zu anderen zu finden" (ebenda). Dabei sieht *Marcel* das Selbst als

„**Leib-Selbst**" und als Subjekt der „Körperhabe". Dieses Verständnis hat sich im Feld in der phänomenologisch orientierten **Leibtherapie** als ein Grundkonzept etabliert – auch Graf *Dürckheim* (1974) übernahm es von *Marcel* und verbreitete es im Bereich seiner „Initiatischen Therapie" und in der Atemarbeit. Von der Mehrzahl der neoreichianischen, psychoanalytisch-psychodynamischen bzw. von diesem Denken geprägten tiefenpsychologischen oder humanistisch-psychologischen Formen der „**Körpertherapie**" (*Marlock, Weiss* 2006) wurde der Leibbegriff nicht aufgenommen. Sie sind in souveräner Ausblendung all dieser relevanten leibtheoretischen Diskurse in ihrem offenen oder verdeckten Physikalismus stehen geblieben, der bei einigen Richtungen eigenartiger Weise zugleich mit einem pseudophysikalistischen Energetismus einhergeht (Od, Libido, Orgon, Bioenergie, vgl. *Russelman* 1983, 1988). So ist es bislang kaum zu gut fundierten, **leibphilosophisch** reflektierten, tragfähigen Konzeptbildungen gekommen, obwohl es auch in der psychoanalytischen körperorientierten Psychotherapie fruchtbare und innovative Arbeitsansätze gibt, wie der Band von *Geißler, Heisterkamp* (2007) „Psychoanalyse der Lebensbewegungen" zeigt. Hier werden natürlich keine Position der sogenannten „Richtlinienpsychoanalyse" vertreten. Mit (seelischer) „Lebensbewegung" ist in diesem Buch ein ganzheitlicher, mehrdimensionaler Zugang gemeint, der beides, die „innere Perspektive" von Empathie und Introspektion und auch eine „äußere Perspektive" fokussieren will. Im Vorwort der Herausgeber ist ihr Programm zu lesen: „Zum einen erweitert sich der Fokus über das dynamische Unbewusste auf das prozedurale Unbewusste, und zum anderen wird die nachzeitliche Analyse des Erlebten um die Erfassung unmittelbarer Wirkzusammenhänge ergänzt" (ebenda S.V). Hier würden Brückenschläge zu einer leibtheoretischen Fundierung möglich, allerdings nicht ohne tiefgreifende theoretische und praxeologische Diskurse, weil in dem voluminösen Band leibphilosophische Perspektiven kaum aufscheinen.

Die Frage, was unter dem **Körper** des Menschen – oder eben dann „**Leib**" – zu verstehen sei, bleibt also bei genannten tiefenpsychologischen und humanistischen Richtungen der Körpertherapie in der Regel unbeantwortet oder wird nur vage umschrieben. Damit sind natürlich auch Probleme verbunden, wenn es um die Anschlussfähigkeit an moderne neurowissenschaftliche bzw. biopsychologische Forschungen geht. Man findet nur Verweise, meist auf *A. Damasio, P. Levine* oder *J. LeDoux,* ohne wirkliche Einarbeitung dieser Positionen etwa für die Revision des ubiquitär vorfindlichen „Energie-Begriffes" (kritisch schon *Russelman* 1988). In der Praxis schlägt sich das Theoriedefizit natürlich nieder, wie ich aus dreißig Jahren der Zusammenarbeit mit führenden neoreichianischen KörpertherapeutInnen (*Lowen, Petzold* 1987) und der Supervision bis heute in diesem Feld erlebt habe.

Da wird etwa bei bioenergetischen Stresspositionen – bis zum muskulären Überlastungszittern getrieben – vom Durchströmen der „Energie" gesprochen, die man ja jetzt wahrnehme, ohne sich klar zu machen, dass es sich um die Wahrnehmung des durch die Übung ausgelösten verstärkten capillaren Durchstroms handelt, was natürlich die „awareness" der eigenen Leiblichkeit in durchaus positiver Weise fördern kann – trotz der Fehlerklärung der Prozesse und in Verkennung der Bedeutung des „perzeptiven Leibes" (*Petzold* 2003a, 854ff, 1041; *Orth* 1994). Da wird von der Auflösung „blockierter Energie"in der gepanzerten Muskulatur gesprochen durch die Aktivierung des „Körpergedächtnisses" mit den „in den Muskeln" *energetisch gespeicherten Erinnerungen* an Schläge und andere Mißhandlungen durch stimulierende Energiemassagen der Muskelgruppen oder des Energiefeldes. Es wird ignoriert, dass szenische Abspeicherungen cerebral, etwa im episodischen Gedächtnis des Hippocampus, erfolgen. Körperliche Einwirkungen durch physische Strafen zur „Domestizierung des Körpers" (*Orth* 1994), was immer eine Disziplinierung des „Leib-Subjektes" bedeutet, können durch Körperinterventionen durchaus mnestisch aktiviert werden, indem die „Geschichten der Leiberfahrungen" – aufgezeichnet in den *neurocerebralen* Speichern des „Informierten Leibes" (*Petzold* 2003a, 1076f) – durch die Stimulierung evoziert werden. Sie kommen dann als Erinnerungen zu Bewusstsein – einschließlich der Erinnerungen an einstmaliges phänomenales Leiberleben, das durch die Aktivierung in die Körperregionen projiziert und dort als „Nachhallphänomen" spürbar werden kann. Und in solchem Erinnern geschieht dann auch ein *Erfassen und Verstehen*, was die Basis für den **Willen zu Veränderungen** (*Petzold, Sieper* 2009a) und zu übender Umstellung des Lebensstils auf der Grundlage solcher Hermeneutik bildet.

Ein solches leibphänomenologisches Verständnis und eine solche leibhermeneutische und übungsorientierte Praxis unterscheidet sich grundsätzlich von den bei vielen PraktikerInnen neoreichianischer oder humanistischer Körpertherapien gängigen, gedächtnispsychophysiologisch unzutreffenden Vorstellungen und Praxeologien. Ein Muskel erinnert sich nicht! Und wenn Verspannungsmuster korrigiert werden müssen, dann müssen sie auf neurocerebraler Ebene durch Um- und Neubahnungen korrigiert werden. Solchen Fehlkonzeptualisierungen wird oft noch durch einen ungreifbaren „Energiebegriff" Vorschub geleistet. „Energie" wird – je nach Orientierung der KörpertherapeutInnen – mit unterschiedlichen Quellen verbunden. Oft sind es obskurantistische, z. T. mythotrophe oder religiöse Energievorstellungen unterschiedlichster Herkunft (Prana, Kundalini, Qi, Ki, Lung etc., vgl. *King* 1999; *Kubny* 1995; *Wangyal* 2002) oder gerne auch grenzwissenschaftliche Positionen: Biophotonen (*Popp* 1984; *Popp, Beloussov* 2003), morphische Felder (*Sheldrake* 1990) oder das Orgon des späten *Reich* (1938, 1969).

Im **Integrativen Ansatz** wird ein ganz anderer Weg beschritten. Er geht von der **Leibphänomenologie** als Basis aus, vom eigenleiblichen *Spüren* (*Edmund Husserl, Hermann Schmitz*) des **Leib-Subjekts** (*Gabriel Marcel, Maurice Merleau-Ponty*), das sich selbst, sein Selbst in seiner Bezogenheit zur **Lebenswelt**, in die es eingebettet ist, und in seinen Beziehungen und Bindungen zu seinen bedeutsamen Mitmenschen im sozialen Netz/Konvoi ***wahrnimmt*** und ***erfasst*** (*Petzold* 1988a/2003a, 162ff). Das führt unabdingbar in eine **Leibhermeneutik** (*Paul Ricœur*), in die Bemühungen des **personalen Leib-Subjekts**, sich selbst und die Welt im Lebensganzen zu ***verstehen*** und sich die Lebenszusammenhänge zu ***erklären*** (ebenda 164ff). Im *Wahrnehmen, Erfassen, Verstehen, Erklären* wird die ganze „inkarnierte" Geschichte des „Leibes in Kontext/Kontinuum" zugänglich und wird zielgerichtetes Handeln im Leben möglich.

> **Integrative Therapie** arbeitet mit dem Menschen in seiner personalen „**Leiblichkeit**", d.h. in seiner biopsychosozialökologischen Realität. Dabei richtet sich die Behandlung auf die „ganze Zeit" (*Petzold* 1991o), auf die memorierte **Vergangenheit**, die Leib-Geschichte des

Subjekts, wo das wesentlich ist. Biographisches wird dann in der leiborientierten, „thymopraktischen" therapeutischen Arbeit „aufgerufen" und leibhaftig „gegenwärtig gesetzt", d.h. einsichtsorientiert begriffen und in neuer Weise ***kognitiv*** eingeschätzt (***appraisal***, *corrective cognitive experience*). Dabei werden auch vergangene Gefühlserfahrungen ***emotional*** auf neue Weise erlebt und neu bewertet (***valuation***, *corrective emotional experience*), um dann auf dieser Basis in der leiblich gelebten **Gegenwart** an der persönlichen Identität und am persönlichen Lebensstil zu arbeiten (ders. 2012a, 543ff). In willensgestützem, bahnendem Umüben (***training***, *corrective volitional experience*) und durch kreatives Experimentieren (***experimenting***, *corrective style of creating*) kann es dann gelingen, Neuorientierungen zu finden, die eine bewältigbare, ja gestaltbare, sinnerfüllte **Zukunft** emöglichen (ders. 2003a, 636ff; 854ff; *Orth* 1994; *Petzold, Orth* 1993e, g, 2005a; *Petzold, Sieper* 2008a, 515ff).

Damit ist eine theoretische und praxeologische Position umrissen, die natürlich in Kontexte und Traditionen des Konzeptualisierens und der Praxis eingebettet ist. Wenn man den phänomenologischen Erlebnisraum betritt, den „Denker und Erspürer" von *Maine de Biran* bis *Hermann Schmitz* erschlossen haben, wird der Dualismus von Körper und Seele und der von Mensch und Welt, welcher die klassische Philosophie von *Platon* bis *Descartes* beherrschte, radikal in Frage gestellt. „Der Mensch steht der Welt nicht gegenüber, sondern ist Teil des Lebens, in dem die Strukturen, der Sinn, das Sichtbarwerden aller Dinge gründen" (*Merleau-Ponty* 1994) durch unsere primordiale leibliche Verankerung in der Welt, in der „überhaupt kein Raum für mich wäre, hätte ich keinen Leib" (ders. 1966, 127; vgl. *Waldenfels* 2000). Das „Leibselbst", das fundamental zur Welt gerichtet ist (*Petzold* 1985g), wird für *Merleau-Ponty* die vermittelnde Instanz zwischen Geist und Körper, so in „*Das Sichtbare und das Unsichtbare*" (1994). *Merleau-Ponty* sieht den Leib in einer grundsätzlichen Ambiguität, weil er als belebter weder ein reines Ding noch reines Bewusstsein ist. In der Integrativen Therapie taucht diese Sicht u.a. in der Unterscheidung „materiell-physikalisch (Festkörper, Ding) // transmateriell-organisch-lebendig" (Organimus, Subjekt) auf, wobei Leben und Bewusstsein immer materiell gegründet und damit monistisch begründet bleiben.

Mit der Kontextorientierung in der Leibtheorie von *Husserl, Marcel, Merleau-Ponty* und *Buytendijk,* aber auch von *Hermann Schmitz* in seinen Analysen zu Raum, Zeit und Leib wird eine ökologische und soziale, aber auch eine biographische und historische Orientierungserweiterung „vom Leibe her" erschlossen. Und das ist erforderlich, weil das sensorisch-perzeptuelle Aufnehmen und mnestische Speichern der Umwelteinwirkungen auf den Körper **zugleich** verbunden ist mit dem Speichern der binnenleiblichen Reaktionen auf diese externalen Stimuli (z. B. Schmerz und Stress auf Schläge, Wohlgefühl und Entspannung auf Streicheln), weil „ein Körper eine Geschichte ist, genauer gesagt der Abschluß, die Fixierung einer Geschichte. Das Lebensschicksal [von] Patienten ist die Geschichte ihres Leibes" (*Marcel* 1974, 5). Im bewussten Erleben der Geschichte als Selbst-Erleben wandelt sich der Körper zum Leib, zum Leib-Subjekt, das durch Raum und Zeit als „homo viator" (*Marcel* 1945) den *WEG* des Lebens durchmisst, ein Gedanke, der auch die „Philosophie des *WEGES*" in der Integrativen Therapie bestimmt (*Sieper* et al. 2007; *Petzold* 2004j, 2005t, 2006u), die den Menschen, das Leib-Subjekt als „Zeitleib" mit seiner jeweils gegebenen „Leibzeit" sieht (ders. 1981h).

Die „**Biosodie**" (ders. 2003a, 330ff) des „Menschen auf dem Wege" (von βίος, *bíos*, Leben und όδός, *odós, Weg*) steht natürlich im historischen Kontext und in den jeweiligen Zeitgeisteinflüssen (ders. 1989f) und wird in der Gedächtnisaufzeichnung und ihrer mentalen Verarbeitung zur „**Biographie**", die im autobiographischen Gedächtnis weitgehend *memorabel* aufgezeichnet wird (*Granzow* 1994; *Markowitsch, Welzer* 2005) und damit auch therapeutischer/supervisorischer Bearbeitung zugänglich ist (*Swanton* 2010). Der **Lebensweg** ist damit nicht nur eine philosophische, sondern auch eine entwicklungspsychobiologische Größe im „lifespan development approach" (*Petzold* 1999b; *Sieper* 2007b). Diese Doppelqualität kennzeichnet viele Konzepte des Integrativen Ansatzes. Hinter dem *WEG*-Gedanken steht damit ein komplexes Konzept (*Petzold, Orth* 2004b; *Petzold, Orth, Sieper* 2008a), die herakliteische Idee eines beständigen Wandels im „Fluss des Geschehens" (*Petzold, Sieper* 1988b), denn „jeder Raum hat seinen Horizont, jede Zeit hat ihren Horizont: in die Vergangenheit hinein und in die antizipierbare Zukunft, durch den Leib habe ich meinen *Ort* in Raum und Zeit, aber ich habe ihn nicht allein, ich bin nicht isoliert; denn es ist nicht nur meine Zukunft, meine Vergangenheit. Weil ich Koexistierender, Mitseiender bin im Strom der Zeit, im Strom der Leiblichkeit habe ich auch immer ‚Mitgeschichte'. Meine Zeit ist die Zeit der Familie, aus der ich stamme, und der Familie, die ich vielleicht gründen werde ..., ist die Zeit meines Volkes ..., ist die Zeit dieser Menschheit" (*Petzold* 1981h, 170).

Eine solche Sicht auf das Leib-Subjekt in Kontext/Kontinuum schafft die Möglichkeit, innere und äußere Wirklichkeit in individuellen und kollektiven Gestaltungsprozessen zu verbinden, in denen sich der Mensch selbst und durch die er seine Welt gestaltet, eine Welt, welche ihn wiederum rückwirkend beeinflusst – rekursive Prozesse. Leibtherapie kann sich deshalb nicht auf Körperbehandlung beschränken, wie das in den meisten „Körpertherapien" geschieht – trotz des „politischen" *Wilhelm Reich* (1933, 1948, vgl. *Laska* 1981; *Sharaf* 1994) und seiner konkreten sozialmedizinischen und sozialtherapeutischen „Menschenarbeit" in den Arbeiterkliniken in „schlechten Vierteln". Aber diese Seite hat die neoreichianische Körpertherapieszene verdrängt. Lebenskontexte wirken auf den Leib, und der Leib wirkt in Lebenskontexte. Zieht man hier eine evolutionstheoretische Perspektive bei (*Richerson, Boyd* 2005; *Petzold* 2006j, 2008m), so führt das zu einer Sicht, die **Kultur** als die Kultivierung von Lebensräumen sieht, die aus dem natürlichen Sozialleben der Humanprimaten „selbstorganisiert" emergiert und menschliche Lebensräume schafft. In ihnen konnte dann mit fortschreitender kultureller Entwicklung mehr und mehr auch an Humankultur in Prozessen *intentionaler Poiesis* hervorgebracht werden, in der die bewusste Entscheidung für ein konviviales Miteinander-Leben und eine melioristische Ausrichtung der Arbeit für eine funktionierende Zivilgesellschaft zum Tragen kommt (ders. 2009d, f, k). Einer solchen Sicht ist der Integrative Ansatz verpflichtet (*Petzold, Orth, Sieper* 2010, 2012).

2.2 Alles eine Frage der Sprache? – Zu einer „collagierenden Hermeneutik" über Intentionalität und Qualia

„Viele Unklarheiten, die das Geist-Körper-Problem betreffen, haben ihre Wurzeln in der Sprache. Andere beruhen auf einem Missverständnis der Methoden, die zur Untersuchung des Bewusstseins notwendig sind“ – so schrieb Nobelpreisträger *Gerald Edelman* (2004, 139). Viele, nicht alle, da hat er wohl recht!

Begriffe sind in *Sprache* eingewoben, beide, *parole et langage,* stehen in der Geschichte mit ihren soziokulturellen Kontexten und müssen vor dem jeweiligen Hintergrund verstanden und ausgelegt werden, sind also strukturell in hermeneutische Prozesse eingebunden, bei komplexen Begriffen in Begriffsgeschichte. Ihrer Vielfalt haben wir uns mit einer „**collagierenden Hermeneutik**“ zugewandt (zu unserem Begriff des „Collagierens“ vgl. *Petzold* 2001b), indem wir versucht haben, in der Mannigfaltigkeit der vorgefundenen Materialien sinnstiftende Verbindungen herzustellen. Dafür haben wir das Konzept und die Methodik des **Polyloges** entwickelt (ders. 2002c), der Rede mit vielen und des Gespächs nach vielen Seiten. Inspiriert wurde es u.a. von *Michajlovič Bachtin* (*Михаил Михайлович Бахтин,* frz. *Bakhtine*, engl. *Bakhtin*), den wir 1965 lasen und von dem wir so manchen Gedanken für den Integrativen Ansatz aufnehmen konnten (*Bösel* 2012). Ähnlich war *Julia Kristeva* (1969; *Polubojarinowa* 1998) von *Bakhtine* zu ihrem Konzept der **Intertextualität** von Texten angeregt worden (vgl. auch *Barthes* 2000*; Genette* 1993). In beiden Konzepten werden durch die generierte Vielfalt der Bezüge dichte „Konnektivierungen“ (*Petzold* 2007a, 104ff) hergestellt und „dichte Beschreibungen“ (ders. 2010f, *Sturma* 2006) angeregt, die ein schöpferisches Potential haben.

> „Jedes Wort (jedes Zeichen) eines Textes führt über seine Grenzen hinaus. Jedes Verstehen ist das In-Beziehung-Setzen des jeweiligen Textes mit anderen Texten [...] Der Text lebt nur, indem er sich mit einem anderen Texte berührt. Nur im Punkt dieses Kontaktes von Texten erstrahlt jenes Licht, das nach vorn und nach hinten leuchtet, das den jeweiligen Text am Dialog teilnehmen läßt“ (*Bachtin* 1979, 352).

> „Jeder Text baut sich als Mosaik von Zitaten auf, jeder Text ist Absorption und Transformation eines anderen Textes“ (*Kristeva* 1978, 348).

> „Der Text ist ein Gewebe von Zitaten aus unterschiedlichen Stätten der Kultur. [...] Ein Text ist aus vielfältigen Schriften zusammengesetzt, die verschiedenen Kulturen entstammen und miteinander in Dialog treten“ (*Barthes* 2000, 190).

Wir sprechen in der Tat lieber von **Polylogen** (*Petzold* 2002c) und sehen bei ihnen schon „schwache Integrationen“, die allein durch das Faktum des Vernetzens von Konzepten entstehen (*Petzold* 2003a, 53ff.; *Sieper* 2006), wenn nämlich in Netzen und Bezügen Sichtweisen gefunden, aufgenommen, hergestellt und in *Ko-respondenz* gebracht und collagiert werden (*Petzold* 1978c, 1991e, 2001b, 2001k). Geschieht Konnektivierung zur Praxis hin, dann oszillieren die *konnektivierten* Konzepte zwischen Metatheorie, Theorie und Praxeologie, und es werden Theorien und Praxen im *Polylog* verwoben. TheoretikerInnen und PraktikerInnen, PatientInnen und TherapeutInnen werden ins *Ko-respondieren* gebracht, so dass dann auch „starke Integrationen“ als **Emergenzen** möglich werden, welche neue, diskursübergreifende, **transdisziplinäre Konzepte** hervorbringen (*Petzold* 2007a, 31; *Sieper* 2006). Wenn man in Diskurse, Ko-respondenzen, Polyloge zum Thema Leib, Leiblichkeit, Seelisches usw. eintritt, wird das Spiel der **Intertextualität** unmittelbar deutlich:

Denkt man über das Problem von *„soma - psyche“*, *„body - mind“*, von *„corps - esprit“* oder das „Leib-Seele-Problem", heute eher „Körper-Geist-Problem" bzw. das „psychophysische Problem" nach, wird allein durch die Wort- bzw. die Begriffswahl einsichtig, dass hier die Sprache ein erheblicher Problemfaktor sein muss. Das *Edelman*-Zitat zu Eingang dieses Abschnitts bestätigt sich.

Die deutsche Sprache bietet eine Differenzierungsmöglichkeit der Bereiche **Körperlichkeit/Leiblichkeit:**

a) **Körper** verstanden als *toter* Festkörper (lat. *corpus*) oder als Leiche (engl. *corps*),

b) **Körper** verstanden als *lebendiger*, biologischer Organismus oder Körper eines lebenden Tieres (damit auch des Humanprimaten – „Der Paul hat vielleicht einen athletischen Körper, wow!")
c) **Leib** (ahd. *lip* "leib") ist davon als Begriff unterschieden. Er ist von der Wortwurzel her mit „leben" verbunden (vgl. *Kluge* 2005), besitzt also auch die Qualität des lebendigen **Körpers** (b), der aber darüber hinaus noch über eine Qualität von **Personalität** bzw. **Subjekthaftigkeit** verfügt. *Plessner* und *Scheler* machen eine ähnliche Differenzierung mit der Trias Person, Leib, Körper. *Plessner* sieht aber, weil er den Personbegriff *körperlich* versteht, alle drei Dimensionen als körperlich (*Schürmann* 2012), und insofern kann von einer *Triade*, einer *Dreiheit* oder Dreieinheit gesprochen werden und nicht von einer *Trichotomie,* von drei verschiedenen Entitäten. Im Integrativen Ansatz betonen wir mit dem Begriff „**Leib**" die Subjekt-Dimension des **Menschen**, die immer den menschlichen, biologischen Organismus/Körper als Grundlage hat. Man spricht eben nicht vom „Leib" eines Tieres, sondern von seinem „Körper", aber vom „**Leib**" eines Menschen. Selbst bei einem Sklaven wollte man einen „Leibeigenen" mit allen menschlichen Fähigkeiten. Man wollte keinen „Körpereigenen" (den Begriff gibt es aus gutem Grunde nicht).

> Aus Integrativer Sicht verfügt der menschliche **Leib** in seiner **Subjekthaftigkeit** über „**Intentionalität**" (sensu *Brentano* 1974). Er ist als **Leib-Subjekt** ein auf die Welt und die Anderen gerichtetes *„être-au-monde"* (*Merleau-Ponty*, vgl. *Müller* 1975). In seiner **Personalität** verfügt der **Leib** über je spezifische, seelische und geistige, d.h. „**mentale Qualitäten**", heute „**Qualia**" genannt (*Beckermann* 2001). Das **personale Leib-Subjekt „emergiert"** mit diesen spezifisch menschlichen Eigenschaften aus einer organismisch-körperlichen Basis, ist also materialistisch-monistisch gegründet (vgl. 3).

Intentionalität ist ein diskutierter Begriff (vgl. *Baumgartner* 1985; *Haas-Spohn* 2003; *Searle* 1983). Sein Urheber, *Franz Clemens Brentano,* formulierte: „Jedes psychische Phänomen ist durch [...] die *intentionale (auch wohl mentale) Inexistenz* eines Gegenstandes" charakterisiert, und er fährt fort: „Jedes enthält etwas als Objekt in sich, obwohl nicht jedes in gleicher Weise. In der Vorstellung ist etwas vorgestellt, in dem Urteile ist etwas anerkannt oder verworfen, in der Liebe geliebt, in dem Hasse gehasst, in dem Begehren begehrt usw. Diese *intentionale Inexistenz* ist den psychischen Phänomenen ausschließlich eigentümlich. Kein physisches Phänomen zeigt etwas Ähnliches" (*Brentano* 1874 I, 124).

Unter **Qualia** (von lat. *qualis* „beschaffen von der Art wie") fasst man den subjektiven Erlebnisgehalt eines mentalen Zustandes (*Beckermann* 2001; *Heckmann* 2004), das, was man traditionell als ***phänomenales Bewusstsein*** versteht: also die Empfindungen des Eigenleibes, das eigenleibliche Spüren und Gespürte (*Schmitz* 1990), sogenannte *„raw feels*". Sie entziehen sich bislang der reduktionistischen Erklärung durch die empirischen (Neuro)wissenschaften. Auch hierzu muss man Position beziehen. Unstrittig ist uns *Joseph Levine*s (1983, 1993) *„explanatory gap*": Bewusstsein ist mit dem Eigenschaftserleben der *Qualia* noch nicht naturwissenschaftlich zu erklären, es besteht eine Lücke (*gap*) zu der Erlebnisperspektive der ersten Person. Hier haben wir etwas n o c h nicht verstanden. So unsere Position mit einer Entscheidung für eine naturalistisch-materialistische Perspektive (*Dretske* 1997; *Metzinger* 2003). *Daniel Dennet*s (1993) generalisierte Abweisung des Qualia-Konzeptes überzeugt uns nicht, und *David Rosenthal*s (1991) Idee, Qualia als „Repräsentationen von Repräsentationen", also *Metarepräsentation* zu sehen, finden wir sehr interessant, denkt man an Arbeiten wie die von *Xua* (et al. 2009), die darauf hinweisen, dass symbolische Gesten und gesprochene Sprache von einem gemeinsamen neuronalen Metasystem verarbeitet werden.

Die **Qualia** stellen auch für die (vermeintlichen?) „Empathieleistungen" und die „Interpretationsansprüche" der PsychotherapeutInnen, insbesondere des psychoanalytischen und humanistischen Feldes, eine grosses Problem dar, denn **Qualia** setzen diesen Ansprüchen auf ein weitgreifendes, empathisches Erfassen der PatientInnen und auf Deutungskompetenz bezüglich der erfassten Phänomene doch enge Grenzen, die prinzipiell nicht zu überwinden sind. Das Erleben eines anderen Menschen ist uns nie vollends erschließbar. Die psychoanalytische „Deutungsmacht" war ohnehin schon von *Pohlen, Bautz-Holzherr* (1994) konfrontiert worden. Mehr als *„Näherungen*" sind da nicht zu haben, zumal noch, wenn es sich um „unbewusste" Erlebnisinhalte handelt oder um die mentalen Zustände von Menschen anderer Kulturen, Schichten, des anderen Genders (*Petzold, Orth* 2011). Man kann sich solchen Inhalten nur „ko-respondierend" annähern (*Petzold* 1978c, 1988a, b). *Freud* liegt deshalb ganz richtig, wenn er im Kontext seiner „Grundregel" von „**Erraten**" spricht. Gelingt es dem Patienten, der „Grundregel" folgend, „nach dieser Anweisung seine *Selbstkritik* [sic! HP] auszuschalten, so liefert er uns eine Fülle von Material, Gedanken, Einfälle ... die uns also in den Stand setzen, das bei ihm verdrängte Unbewußte zu *erraten* und *durch unsere Mitteilung* die Kenntnis seines Ich von *seinem* Unbewußten zu erweitern" (*Freud,* Die psychoanalytische Technik, 1940, StA 1982, S. 413, meine Hervorheb.). Leider hat er dem „Erratenen" meist den Stellenwert von Faktizität beigemessen. Wenn man dann auf die Inhalte des Erratenen bei *S. Freud, M. Klein* u. a. mit unbefangenen Augen und z. B. mit dem Blick des empirischen Entwicklungspsychologen schaut – auf den „Penisneid" oder die „böse Brust" und Befremdlicheres, Bilder, die aus der „eigenleiblichen Produktion" der Deutenden, aus ihrer kulturellen Taditi-on und ihrer Zeitgeistverhaftetheit stammen, dann kann es „einem schon recht mulmig" werden. Besondere Bedenken muss man haben, wenn man in den Quellen liest, dass solche Deutungen PatientInnen – oft gegen ihren Widerstand – aufgezwungen wurden und wenn man sich klar macht, dass auf der Basis derartiger, z. T. abstruser Konzepte, kranke Menschen behandelt wurden und werden. Bei *Perls* (1969) führte das zu einer rigorosen Ablehnung des Deutens. Wir entwickelten eine differenzierte Methodik *gemeinsamer* Auslegung (*Petzold* 1988j). Bei ihr kommt es darauf an, die „Spürfähigkeit" der PatientInnen für ihr Eigenes zu schärfen und ihre Ausdrucksfähigkeit im Verbalen oder in „symbolischen Formen" mit „kreativen Medien" (Farben, Ton, Masken etc., vgl. *Petzold, Orth* 1990, 1994; *Petzold, Brühlmann-Jecklin* et al. 2007) zu unterstützen, um dann in leibhaftiger **Ko-respondenz** durch Konsens-Dissens-Prozesse hindurchgehend, zu persönlichem und gemeinsamem *SINN,* zu **Konsens** von hinlänglicher Tragfähigkeit als Basis von **Kooperation** und **Ko-kreativität** zu gelangen (*Iljine, Petzold, Sieper* 1967; *Petzold, Orth* 2005a). Leiblich verbal, nonverbal und intermedial ko-respondierendes Miteinander ist ein eminent kokreatives Geschehen, und so gewinnt im Integrativen Ansatz therapeutische Arbeit immer wieder die Qualität einer **ko-kreativen Leibtherapie** (*Petzold* 1971k). Mit diesen besonderen Eigenheiten des Konzeptes „**Leib**" – nämlich seiner **Intentionalität** und seinem **Qualia**-Erleben – nutzen wir im Integrativen Ansatz als *„approche intégrative"* (*Petzold* 1965, 19) das aufgezeigte Spezifikum der deutschen Sprache. Aufgrund dieses Sprachgebrauchs sehen wir „**Leib**" als einen Begriff für den „**menschlichen Leib**", der von **Subjektivität** (als anthropologischem Konzept) durchtränkt und der von **Personalität** (als persönlichkeitstheoretischem) Konzept erfüllt ist, weil Personalität auf Subjektivität gründet (*Petzold* 2003a, 430ff, 1075; 2012a, 507 - 515).

„**Menschliche Leiblichkeit**" ist immer mit der personalen Realität eines konkreten **menschlichen Leib-Subjektes** in seinen **intersubjektiven, sozioökologischen** Bezogenheiten verbunden. Es hat seine Subjekthaftigkeit und Personalität in Polyaden, Beziehungsnetzen, Konvois mit ihren ökologischen, sozialen und kulturellen Räumen gewonnen durch die dort stattfindenden sozialisatorischen, enkulturativen, ökologisierenden Prozesse seiner Entwicklung (*Hass, Petzold* 1999; *Petzold* 2006p, 2010f).

Ähnliche sprachliche Konnotationen finden sich mit *chair humaine* anstatt *viande* im Französischen und mit *human flesh* statt *meat* im Englischen. Diese Differenzierungsmöglichkeiten müssen auf theoretische Nutzbarkeit reflektiert werden, und genutzte Termini sind auf theoretische Referenzrahmen zu prüfen. Wenn *Edelman* im obigen Zitat von *mind body problem* spricht, wäre also zu fragen: Welche Bezugstheorie hat der Autor bzw. welche zeigt sich in seinem Werk, zu welchen Begrifflichkeiten hat er gefunden und wie sind diese konzeptuell „geladen"? Für den Körper- bzw. Leibtherapeuten gilt dann: Welche Theorieposition übernehme ich, wenn ich mich auf *Damasio, Edelman, LeDoux* usw. abstütze? Und: Ist diese Position mit meinen übrigen Theorieannahmen (z. B. Anthropologie, Gesundheits-/Krankheitslehre, Theorie der Veränderung/Lerntheorie) und mit meiner Praxeologie und Praxis kompatibel, oder ergeben sich epistemologische Probleme der **Korrespondenz**, **Kohärenz** und **Konsistenz** (vgl. unten 2.4.2).

Unsere Leib-Konzeption heute hat aufgrund ihrer ursprünglichen, starken Ausrichtung an *Merleau-Ponty,* aber auch an *Lurija* und der russischen Schule (*Jantzen* 2002, 2008) die bedeutenden interdisziplinären Entwicklungen, die zum Thema Leiblichkeit stattgefunden haben und stattfinden, gut aufnehmen können. Solche Entwicklungen dauern, sie benötigen selbst in den akzelerierten Diskursen, wie sie sich in den vergangenen beiden Dezennien immer stärker entwickeln, stets eine gewisse Zeit, bis sie sich durchsetzen. Manche verschwinden auch. Das ist die Situation, in der wir mit der Leibtheorie und Leibtherapie heute stehen und die von den Diskursen bestimmt sind, die zwischen der

Philosophie und den Bio- und Neurowissenschaften stattfinden. Für diese Entwicklung stehen derzeit beispielhaft Arbeiten wie die von ***Clark*** (1997, 2008), ***Gallagher*** (2005, 2012, ders., *Depraz* 2004), ***Gallese*** (2005, 2008; ders., *Goldman* 1998; *Goldman, de Vignemont* (2009), von ***Metzinger*** (2009, 2011), von ***Schiepek*** (2003/2011, 2008, *Haken, Schiepek* 2006) und natürlich auch unsere eigenen Arbeiten (***Petzold*** 2002j, 2010f; *Petzold, van Beek, van der Hoek* 1994; *Hüther, Petzold,* dieses Buch). Das sind nur einige exemplarische Nennungen, die für die äußerst dynamischen ***Polyloge*** zwischen den Disziplinen und Methoden stehen. In ihnen verbinden sich Philosophie und Neurowissenschaften (*Petzold* 2012k) – meist auf phänomenologischem Hintergrund und mit Referenz zu *Merleau-Ponty* (*Clark; Gallagher; Petzold*) – oder Neurowissenschaften und Philosophie (*Gallese; Goldman*), oder es entstehen multidisziplinäre, synthetisierende Zugehensweisen wie die ***„developmental social neuroscience"*** (*De Haan, Gunnar,* 2009), die ***„Soziopsychoneuroimmunologie"*** (*Schubert* 2011b) u.a.m.

In diese interdisziplinär ausgerichtete Bewegung gehört die **Integrative Therapie** als eine am „life span developmental approach" orientierte ***biopsychosozialökologische Humantherapie*** (*Petzold* 1965, 2003a; 2009k; *Petzold, van, Beek, van der Hoek* 1994), ja sie steht im Felde der Psycho- und Leibtherapie an den Anfängen solcher disziplin- und methodenübergreifenden Initiativen (ders. 1965, 1974j, 1982), in welchen wir Entwicklungspsychobiologie (ders. 1994j, 2007d, *Petzold* et al. 1993, 1994), Evolutionstheorie und Ökologie (ders. 2006p, 2008m, *Osten* 2009), sowie Psychotherapiewissenschaft und Philosophie auf dem Boden einer komplexen Anthropologie (*Petzold* 1994g, 2003e) *konnektiviert* haben und *collagierend* zu verbinden suchen (ders. 2003a, 2009k, 2010f).

In solchen Konnektivierungen und Collagierungen haben wir auf dem Boden unserer hermeneutischen Verstehensprozesse in der **Leibtherapie** Leitlinien für ein klinisch-praktisches Leibkonzept erarbeitet, das für uns „Sinn macht". Es lässt sprachlich benennbar werden, worum es in einem leibtherapeutische Praxis fundierenden Konzept von „**Leiblichkeit**" gehen muss:

- Es muss **intersubjektiv** angelegt sein, denn es sind stets zwei oder mehr Menschen, die in Zwischenleiblichkeit miteinander in Erkenntnisprozesse und in heilungs-, entwicklungs- und gesundheitsfördernde Prozesse eintreten.
- Es muss einen **biologischen** und **neurophysiologischen** Boden haben, also an medizinische Modelle anschlussfähig sein (*Braus* 2011), weil Behandlungen von PatientInnen Möglichkeiten zu einer überprüfbaren „best practice" und eine Abschätzung von Wirkungen, Nebenwirkungen und Schäden bieten müssen (*Märtens, Petzold* 2002; *Leitner* 2011).
- Es muss anschlussfähig sein an die Grunderkenntnisse der empirischen Psychologie, insbesondere der **longitudinalen Entwicklungspsychologie**, der Wahrnehmungs-, der Sozial- und der klinischen Psychologie.
- Es muss eine hinlängliche Anschlussfähigkeit an die Strömungen und Entwicklungen **moderner Philosophie,** insbesondere an ihre epistemologische, anthropologische und ethiktheoretische Arbeit haben und bei der vorliegenden, kon-

zeptuellen Vielfalt sich nicht nur auf *eine* Orientierung – also einseitig – abstützen

- All diese Positionen sind stets auch philosophisch, ethiktheoretisch und soziologisch, demokratietheoretisch und **grundrechtlich kritisch** zu hinterfragen (*Tiedemann*, dieses Buch).

Dieser letztgenannte Punkt ist uns sehr wichtig, weil unser klinisch-praktisches Handeln auf dem Boden und im Rahmen unserer freiheitlich-demokratischen Grundordnung erfolgt, der wir uns als Bürger in einem selbstbindenden Konsens zuordnen und die wir in Wahrnehmung unserer bürgerlichen Pflichten kritisch zu überwachen haben, um zu einer immer besseren zivilgesellschaftlichen Qualität unseres Gemeinwesens beizutragen. Das heißt aber auch, dass wir uns selbst diesen Prinzipien und Kontrollen stellen.

Für den klinisch-praktischen Bereich hat eine solche Position durchaus gewichtige Konsequenzen, wenn es etwa um die Sicherheit der PatientInnen als personale Leib-Subjekte und den Schutz von PatientInnenrechten geht (*Petzold* 2000, 2000a, 2007e), um die transparente Aufklärung und die rechtlich vorgeschriebene Mitbeteiligung der PatientInnen im „*informed consent*" an Entscheidungsprozessen (*adherence* und *joint decision* statt *compliance, Leitner* 2009; *Petzold, Sieper* 2008b), denn es geht ja – auch in der Psychotherapie – um Eingriffe in die psychophysische Ganzheit der Person. Wie in der Somatik sollte nicht alles, was machbar ist, auch gemacht werden, und in jedem Fall ist umfassende Aufklärung der PatientInnen ein „Muss". Wenn zum Beispiel ein Körper-, Leib- oder Psychotherapieverfahren beansprucht, „Persönlichkeitsstrukturen" zu verändern (*Rudolf, Horn* 2004; Arbeitskreis OPD 2006), so stehen (ungeachtet, ob dieser Anspruch realisierbar ist oder nicht) durchaus bedeutende rechtliche Fragen im Raum, denn die **Integrität** der Persönlichkeit ist grundrechtlich hochrangig geschützt und die Veränderung ihrer Strukturen ist ein Eingriff, der gravierender ist als ein *face lifting*. Oder wenn Expositionstherapien in der Traumabehandlung Retraumatisierungsrisiken bieten, dann muss eine umfassende Information über Risiken und Nebenwirkungen erfolgen und eine *sichere* Risiokoabschätzung möglich sein (die bislang aber noch nicht möglich ist, *Petzold* 2004l), um eine „**Unbedenklichkeit**" für die **leibliche Integrität** von PatientInnen zu gewährleisten (*Märtens, Petzold* 2002). Der Leibbegriff erhält damit auch noch eine **ethische** und **forensische** Dimension, der größere Aufmerksamkeit zu schenken sein wird (ders. 1977l). Insofern ist es wichtig, dass man im Feld klinischer Psycho-, Körper-, Leibtherapie nach weiterer Klärung des Körper-Seele-Problems, des Leibbegriffes, des Verständnisses von Leiblichkeit und Zwischenleiblichkeit zur Fundierung von Leibtherapie sucht (vgl. 2.5).

2.3 Transversale Suchbewegungen in den Strömungen von Leibtheorie für (leib)therapeutisches Konzeptualisieren

Collagierungen setzen Suche und Sammelarbeit voraus. Will man eine so komplexe Realität wie die uns im **phänomenalen** Wahrnehmen und Erleben gegebene „Leiblichkeit" in **hermeneutischen** Prozessen einem Verstehen und Erklären zugänglich machen, dann muss man Wissensfelder in **transversalen Suchbewegungen** durchqueren – wieder und wieder. Wissenschaft ist beständig in Suchbewegungen – gut, wenn sie nicht nur in eine Richtung gehen. Auch in den **Leibphilosophien** ist man seit langem auf der Suche. Man kann nicht sagen, *Hermann Schmitz* (1965) habe das ultimative System, wenn er selbst vom „unerschöpflichen Gegenstand" (ders. 1990) spricht. Und wenn man dann zu *Merleau-Ponty* (1995, 2011) greift, auch zu seinen späten Arbeiten, die z. T. noch nicht lange und oft nur als Nachschriften zugänglich sind, dann hat man zwar eine fundamental wichtige Quelle, aber man muss auch das, was in seiner Wirkungsgeschichte geschah, berücksichtigen, Arbeiten, die in seiner Tradition stehen, etwa von *Natalie Depraz* (1995) oder *Marc Richir* (1995, 2000), Texte einer französischen Linie der Leibtheorie (vgl. jetzt *Gondeck, Tengelyi* 2011) oder einer deutschen (*Waldenfels* 2000a, b; 2005; Petzold 2012k). Ein übergreifendes, von der „Deutschen Forschungsgemeinschaft" gefördertes Projekt „Kulturen der Leiblichkeit" (*Alloa, Bedorf, Grüny, Klass* 2012) zeigt die Fülle disparater Positionen und offener Fragen, aber auch eine Übereinstimmung, dass nämlich „**Leiblichkeit**" ein Basiskonzept ist, hinter das man nicht mehr zurück kann. Leider wirken keine Protagonisten aus dem leib- bzw. körpertherapeutischen Feld in diesem Projekt mit. Das Thema Körper/Leib ist bei aller Materialfülle – oder auch wegen ihr – kaum noch überschaubar und ausreichend bearbeitet, und so ist es zu begrüßen, dass in der Philosophie, in den Kulturwissenschaften, in der Sportwissenschaft, den Neurowissenschaften und in vielen gesellschaftlichen Breichen ein neues Interesse am Thema „Leiblichkeit" erwacht ist. In den 1980er Jahren, als ich einen ersten umfänglichen Sammelband mit dem Titel und Thema „Leiblichkeit" herausbrachte (*Petzold* 1985g), war ein solches Interesse noch nicht vorhanden. So ist zu hoffen, dass sich heute das Konzept „Leiblichkeit" in einer fruchtbaren, weiterführenden Weise vertiefen lässt und vielleicht dazu beiträgt, den dualistisch durchtränkten Begriff „**Psycho**-therapie" zu ergänzen oder zu überwinden. Die BegründerInnen des „Integrativen Ansatzes" (*H. Petzold, J. Sieper, I. Orth, H. Heinl*) hatten sich wegen ihres Verständnisses von Leiblichkeit für den Begriff „Integrative Therapie" als Weg einer „Humantherapie" (*thérapie humaine, Petzold* 1965, 2) entschieden – nicht als Name für eine neue **Schule**, sondern als Bezeichnung für eine „angewandte Wissenschaft/Praxeologie", als Ansatz, der den *ganzen Menschen* differentiell und ganzheitlich zu erreichen vermag (ebenda 19, „approche *intégrative, différentielle* et *holistique*"). Dabei ist man sowohl auf die Ergebnisse der Grundlagenwissenschaften, als auch auf deren philosophische Verarbeitung angewiesen. Wenn man mit Methoden der „kognitiven Verhaltenstherapie" durch die Veränderung von Kognitionen, Mustern des Denkens, ggf. des Fühlens über sprachliche Vermittlung von Denkinhalten **Verhalten** verändern will wie *Aaron Beck* (2003), oder wenn man wie *Donald Meichenbaum* (2003) durch kontrollierte „innere Dialoge" (eine verkürzte *Vygotskij*-Technik, *Petzold* 2012e) lehren will, besser mit Lebensproblemen wie Stress und Ängsten umzugehen, dann unterstellt man ja, dass **Geist** im Gehirn Materie verändern könne. Und wenn man gar, wie *Albert Ellis* (*Ellis, David, Lynn* 2009) beansprucht, u. a. durch „sokratische Dialoge" nicht nur *ungesunde Negative Emotionen* (UNE) etwa der Depression zu beseitigen, sondern auch eine Veränderung dieser UNEs in *Healthy Negative Emotions* (HNE) zu bewirken, dann ist damit ja auch eine implizierte Position des Body-Mind-Verständnisses gegeben, die aber nicht explizit ausgewiesen wird – dieses Implizierte erscheint mir problematisch. Mit Blick auf die Praxisannahmen der verschiedenen Formen der Verhaltenstherapie (*Wilken* 1998) scheinen sie *dualistisch* zu sein. Wie soll das gehen? Und da alle Psychotherapieverfahren unbestreitbar eine gewisse Wirksamkeit haben (*Asay, Lambert* 2001; *Lambert, Barley* 2008) – genauso wie Selbsthilfegruppen und LaientherapeutInnen und durchaus nicht weniger – stellt sich die Frage des **psychophysischen Problems** gerade für das psychotherapeutische Feld dringlich, zumal, wenn man noch Placebo-Wirkungen bzw. Erwartungseffekte einbezieht[5], die in Behandlungen zu Buch schlagen (*Grawe* 1998). Hier wird deutlich, dass man bei Fragen der Leiblichkeit und Leibtherapie auf eine naturwissenschaftliche Perspektive nicht verzichten kann, will man nicht in Beliebigkeiten geraten.

2.4 Transversale Leiblichkeit zwischen natur- und kulturwissenschaftlicher Sicht

Mit dem Thema **Leiblichkeit** sind vielfältige philosophische, psychologische, psychotherapeutische und körpertherapeutische Auseinandersetzungen mit anderen zentralen Themen, Begriffen und Konzepten verbunden: Körper, Leib, Somatik, Psychosomatik, Zeitlichkeit, Lebenszeit, Seele, Psyche, Bewegung, Bioenergie etc. etc. Deshalb ist es heute für therapeutische Verfahren und Richtungen nicht nur angezeigt, sondern unabdingbar, die eigenen Quellen und Wege des Konzeptualisierens als Hintergrund der eigenen **Positionen** zum Thema „Leiblichkeit", „Subjekthaftigket" bzw. „Personalität" hinlänglich **konsistent** und **kohärent** und in **korrespondierenden** Bezügen (vgl. 2.4.2) zu Auffassungen über die Welt und über den Menschen, Menschenbilder (*Petzold* 2003e) und Weltbilder (*Petzold, Orth, Sieper* 2012a) darzustellen – *for the time being*. Die ultrakomplexen Gegebenheiten unserer Welt, wie sie sich den immens gewachsenen Erkenntnismöglichkeiten einer sich akzeleriert überschreitenden Moderne – ich habe deshalb von „transversaler Moderne" gesprochen (*Petzold* 2001k, 2009k) – mehr und mehr erschließt, machen uns den *herakliteischen Charakter* unserer Welt und Wirklichkeit (*Petzold, Sieper* 1988b) wie in keiner Zeit je zuvor erfahrbar. In der Tat, „alles fließt", πάντα ῥεῖ, wie das dem *Heraklit* zugeschriebene Logion über die Prozessualität der Welt und den ewigen Wandel des Seins besagt (*Seiderer* 1999). Das erfordert immer neue Anstrengungen der Reflexion und Metareflexion, der multitheoretischen Arbeit (*Petzold* 2007a) und der multimodalen Praxis (*Petzold, Brühlmann-Jecklin* et al. 2007), um in der gegebenen **Transversalität** hinlänglich sicher navigieren und hinlänglich fundiert handeln zu lernen – wieder und wieder. Wir stehen heute auch mit den Themen Leiblichkeit, Menschenbild (ders. 2003e), Kultur (*Petzold, Orth, Sieper* 2012) in diesen Lernprozessen, eigentlich bei allen „großen Themen", um für sie „**Positionen auf Zeit**" zu finden (ders. 2005ö; *Derrida* 1986) bei Fragen, die uns noch lange beschäftigen werden.

---

[5] Die Placebo- und Nocebo-Forschung hat trotz methodischer Schwierigkeiten (vgl. *Hróbjartsson, Gøtzsche* 2010; *Oken* 2008) zeigen können, dass Placebos als Konditionierung, als Erwartungen und Vorstellungen und wohl noch durch weitere Mechanismen Wirkungen zeitigen – auch bei „psychischen" Erkrankungen (*Fournier* et al. 2004; *Cho* et al. 2005). Hier muss die Wissensbasis für die Praxis noch verbreitert werden. Vgl. die „*Stellungnahme des Wissenschaftlichen Beirats der Bundesärztekammer 'Placebo in der Medizin*'" (*Dtsch. Arztebl.* 2010; 107, 28-29): „Da der Placeboeffekt nachgewiesenermaßen eine somatische bzw. (neuro-)biologische Basis hat, rückt somit die Frage seiner therapeutischen Relevanz mehr und mehr in den Mittelpunkt. Zahlreiche Metaanalysen zeigen, dass der Placeboeffekt für viele klinische Bilder therapeutisch relevant ist, für den einzelnen Patienten vorhersagbar ist er aber (noch) nicht. Es existiert bislang kein umfassendes Modell der Wirkungsmechanismen, das den Placeboeffekt hinreichend erklärt" (http://www.aerzteblatt.de/archiv/77606).

„**Transversalität** ist ein Kernkonzept, das das Wesen des ‚Integrativen Ansatzes' in spezifischer Weise kennzeichnet: ein offenes, nicht-lineares, prozessuales, pluriformes Denken, Fühlen, Wollen und Handeln, das in permanenten Übergängen und Überschreitungen (*transgressions*) die wahrnehmbare Wirklichkeit und die Welten des Denkens und der Imagination, die Areale menschlichen Wissens und Könnens durchquert, um Erkenntnis- und Wissensstände, Methodologien und Praxen zu *konnektivieren*, ein ‚Navigieren' als ‚systematische Suchbewegungen' in Wissenskomplexität und Praxisbereichen, in denen die Erkenntnishorizonte und Handlungsspielräume ausgedehnt werden können." (*Petzold* 1981l/2012a, 441f).

Für den Integrativen Ansatz und seine *transversale* Ausrichtung ist charakteristisch, dass in der Theorienbildung und klinischen Praxis im Sinne eines „mehrperspektivischen" und „multitheoretischen Vorgehens" (*Petzold* 1965, 3; 1974j, 304, Ab. III; 1998a, 76ff, 355; 2003a, 209ff.) immer **philosophische**, **psychologische** und **(neuro)biologische** Perspektiven, d. h. **natur**- und **kulturwissenschaftliche** (geisteswissenschaftliche) Sichtweisen *konnektiviert* werden, wenn es um Grundsatzthemen geht, etwa bei den Fragen nach dem „Bewusstsein" (*Petzold* 1988a/2003a, 214) oder nach der „Freiheit und dem Willen" (*Petzold, Sieper* 2008a). Überdies ist mit *Nelson Goodman* (1984) davon auszugehen, dass unterschiedliche Weisen der Weltbeschreibung möglich sind.

> Um komplexe Thematiken „zu *erfassen*, vielleicht zu *verstehen*, wird eine 'mehrperspektivische' Sichtweise [...] und eine 'transversale Vernunft' (*Welsch* 1987) erforderlich, deren Aufgabe darin bestünde, ein 'Netz aus heterogenen, jedoch vielfältig verflochtenen, sich nicht nur ausschließenden, sondern auch überschneidenden Relationalitätsformen, Diskursen' [...] zu knüpfen mit 'Knotenstellen, Übergängen, Übersetzungsmöglichkeiten, auch Konfliktzonen' (*Waldenfels* 1985, 17). In diesem Sinne werden nachstehend drei Diskurse zum Bewusstseinskonzept in den Blick genommen ..." (*Petzold* 1988n/2003a, 215).

So wie es in diesem hier zitierten Vorspann unserer integrativen Bewusstseinstheorie exemplarisch formuliert wurde, so müssen auch bei anderen Basisthemen jeweils mehrere, dem zu untersuchenden Thema oder Gegenstand angemessene Diskurse in Betracht gezogen werden. Das gilt für auch für die Themen **Leiblichkeit** und **Zwischenleiblichkeit**, sowie für die damit verbundenen Fragen der Subjektivität und Intersubjektivität und für so manch andere zentrale Konzepte. Diese Themen sind so komplex, dass sie in der Tat in „multidisziplinären Diskursen" bzw. „multitheoretischen Explorationen" bearbeitet werden müssen (*Petzold* 1971,1998a).

Die leibphänomenologischen Ansätze der „französischen Tradition" (*Waldenfels* 1998; *Gondeck, Tengelyi* 2011) und der neuromotorische bzw. neuropsychologische in der Tradition der russischen Schule (*Anokhin, Bernštejn, Lurija, Ukhtomskij, Vygotskij*) sind keineswegs unvereinbar, suchen sie doch beide, von unterschiedlichen Positionen ausgehend, eine nicht dualistische Lösung des psychophysischen Problems auf monistischer Grundlage und haben sie beide doch praxeologische Intensionen oder zumindest doch Konsequenzen gehabt.

Das kann durchaus dazu führen, dass man Positionen wieder verlässt, um dann unterschiedliche oder gegenteilige einzunehmen und die eigenen Positionen zu kritisieren. *Hilary Putnams* philosophischer Weg mit vielen sorgsam erarbeiteten Positionswechseln liefert dafür ein gutes Beispiel (*Rater, Willascheck* 2002; *de Gaynesford* 2006) – auch für einen Weg zwischen Naturwissenschaft und Philosophie (*Putnam* 1964, 1993, 1999). Dabei „wüsste eine Wissenschaft ohne Philosophie buchstäblich nicht, wovon sie spricht. Eine Philosophie indes ohne methodische Erforschung der Phänomene würde nur zu formalen Wahrheiten, das heißt zu Irrtümern führen" (*Merleau-Ponty* 1948, 171). Es kann in solchen Explorationen nicht um dominierende Zugehensweisen – etwa die der Philosophie – gehen, denn: „Eine Philosophie, die den Dialog mit den Wissenschaften abbricht, richtet sich nur noch an sich selbst" (*Ricœur* 1986, 94f.). Deshalb müssen Naturwissenschaften, Kulturwissenschaften und Philosophie und *vice versa* in einem permanenten **Polylog** bleiben, dessen Fruchtbarkeit immens sein kann, wie *Friedel Weinert* (2005) in seinem grundlegenden Buch „The Scientist as Philosopher: Philosophical Consequences of Great Scientific Discoveries" gezeigt hat.

2.4.1 Kohärenz als Mensch-Welt-Bezug – anthropologisch-kontexttheoretische Perspektiven

Mit der phänomenologischen Leiborientierung ist die anthropologische Thematik immer auch strukturell mit der epistemologischen verbunden. Vom „**Leibapriori der Erkenntnis**" (*Apel* 1985) kann nicht abgegangen werden (ohne funktionsfähigen Leib keine Erkenntnis), aber auch nicht vom „**Bewusstseinsapriori *menschlicher* Erkenntnis**" (ohne menschliches Bewusstsein, keine *menschliche* Erkenntnis). Und auch das „**Sozialitätsapriori *menschlicher* Erkenntnis**" ist nicht verzichtbar: Ohne menschliche Sozialität, die durch Sozialisation und Enkulturation **intermentales**, kollektiv mental repräsentiertes Wissen (*Vygotskij* 1992; *Moscovici* 2001; *Markovà* 2003) weitergibt, ist keine ***menschliche* Erkenntnis** möglich – so unsere integrative Position zu den Grundlagen der Erkenntnis (*Petzold* 1988n, 176ff., 2003a, 214f.). Es bleibt in aller **Exzentrizität**, mit der sich der exzentrische Geist emergierend über den Körper zu erheben scheint, eine grundsätzliche **Zentrizität** bestehen, eine **Zentrizität im Leibe**. Das ist das Ergebnis unserer phänomenologischen und hermeneutischen Analysen. Und auch die **Exzentrizität** der Welt gegenüber, welche das menschliche Forscherstreben im naturwissenschaftlichen Paradigma mit Explorationen in den intergalaktischen oder subatomaren Raum zu betreiben versucht, kann dem zentrischen Grund der forschenden Leib-Subjekte nicht entkommen, denn die ForscherInnen sind mit der Körperdimension ihrer Leiber und über diese in der Welt/Natur/Chair verwurzelt. Und dennoch tragen ihre „naturwissenschaftlichen" Erkenntnisse zu unserem Wissen über uns selbst, über unsere *Natur* bei, was durch die Aneignung dieser Wissensstände in komplexen Prozessen der **Mentalisierung** (ders. 2002b) und ihre Verleiblichung in *reentranten* Prozessen (*Edelman* 2004) uns selbst wieder verändert. Beide Erkenntnisfelder, das naturwissenschaftliche und das kulturwissenschaftliche (geisteswissenschaftliche) sind deshalb unverzichtbar, bedürfen der Konnektivierung, müssen in Ko-respondenz gebracht werden (*Petzold* 1998a, 131ff/2007a).

Die „**Kohärenz**" – sensu *Buytendijk* (1967) eines seiner anthropologischen Kernkonzepte (es wird von ihm nicht spezifisch epistemologisch gebraucht) – ist zwar nicht ungefährdet, eröffnet damit aber gerade dem „Körper im Weltbezug" als „Matrix der Angst und der Freiheit" die Möglichkeit, *sinnorientiert* in einem *emergenten* Überschritt zum Leib-Subjekt menschlich zu handeln, d.h. kohärenzstabilisierend zu wirken. In seinem Subjektbegriff bezieht sich *Buytendijk* (1967) auf den Organismus, den Geist, die Umwelt als ein sinngebendes „existere", das „auf einen Zusammenhang fungierender Intentionalitäten verweist, wodurch der Organismus sich an sein Milieu richtet und mit ihm koexistiert als mit einem Feld pathisch gelebter Bedeutung und relevanter Faktoren für das eigene Dasein" (ebenda 29). Er emöglicht damit die „Einführung des Subjektes in die Physiologie".

Mit einer solchen **anthropologischen Kohärenzkonzeption** des integrierten Mensch-Weltbezugs (mit der man epistemologische kohärenz- und korrespondenztheoretische Perspektiven verbinden kann), fundieren wir im Integrativen Ansatz die so nützliche **psychologische** Konzeption des „**Kohärenzsinnes**" von *Antonovsky* (1979, 1987; *Lorenz* 2004), die wir allerdings auch aus entwicklungspsychobiologischer Sicht mit dem Konzept der „protektiven Faktoren und Resilienzbildung" unterfangen (*Petzold* 2004b; *Petzold, Müller* 2004). Auch das „**psychologische Kohärenzkonzept**" von *Grawe* (2004), der eigenartiger Weise *Antonowsky* nicht erwähnt, bedarf einer solchen anthropologischen Fundierung. *Buytendijk* hat mit seiner leib- und kontextphilosophischen Kohärenzkonzeption, wie gesagt, keinen Anschluss an die epistemologischen Diskurse zur „philosophischen Kohärenztheorie" oder „Korrespondenztheorie" gehabt, also Brücken zu Erkenntnis- und Wahrheitstheorien gesucht. Die Themen standen für den Biologen und Physiologen nicht im Vordergrund. Aber der Mensch-Welt-Bezug greift natürlich auch ins Soziale. Die Dimension des Soziokulturellen weist *Buytendijk* zwar auf, etwa bei den Formen des Spiels – mit ihm hat er sich ausführlich befasst, zudem hat er durch seine sportmedizinische Arbeit auch Praxistransfers geschaffen (ders. 1929, 1933, 1953) –, aber er hat diese Dimension nicht vertieft ausgearbeitet.

In der sozialen Wirklichkeit und ihren informationalen und transmateriellen Sprachwelten (*Petzold* 2010f) kommt man um die epistemologischen Fragen von Sinn und Bedeutung, Gültigkeit und Wahrheit nicht herum, Themen, die in der Psychotherapietheorie kaum beachtet werden. Im Integrativen Ansatz haben wir uns schon früh mit diesen Themen befasst (ders. 1978c) und auch den Bezug von „Leib und Sprache" (*Orth, Petzold* 2008, *Petzold, Orth* 1985) z. T. mit Referenz zu *Bachtin* und seinem Kreis (*Bachtin* 1986b; *Vološinov* 1930/1975) aufgegriffen, weil wir Menschen stets als „in Polylogen sprechende Leib-Subjekte" gesehen haben, die in ihrer Situation/Welt in „Konsens-Dissens-Prozessen" miteinander um *SINN* **ko-respondieren** (*Petzold* 1978c; 2001k, 2002c) – d.h. um Wahrheit, Geltung, um die Ideen der Subjektivität, Intersubjektivität, um für die Konzepte von Leib und Welt, von Gehirn und Geist, von Natur und Kultur **Positionen** zu finden, die immer wieder auch in transversaler Weise überschritten werden können oder müssen, wenn neue Erkenntnisse das erforderlich machen.

Menschen treten dabei in ihren Reflexionen und Ko-Reflexionen über *„die Ursachen hinter den Ursachen und die Folgen nach den Folgen"* (*Petzold* 1998a, 35/2007a, 38) immer wieder in Metareflexionen auf unterschiedlichen Ebenen ein, in das, was ich eine **Metahermeneutik** genannt habe (ebenda 128ff), mit der sie das **Synergem** ihres Denkens, Fühlens, Wollens, Handelns in den Blick nehmen und über seine *kulturellen Voraussetzungen* und Determinierungen, aber auch über die *neurocerebralen Grundlagen* dieses **Synergems** kognitiver, emotionaler volitionaler und aktionaler Prozesse nachsinnen und dabei in die Komplexität einer *transversalen* Welt eintauchen, deren Teil sie sind. Wir haben das als eine „**metahermeneutische Mehrebenenreflexion**" bezeichnet und dafür ein methodisches Modell erarbeitet (ebenda 132ff; *Petzold, Orth* 1999a, 110ff; *Petzold, Orth, Sieper* 2012a; *Bäcker* 2012). „Sie wird überall dort notwendig, wo man bereit ist, vorhandene Komplexität zu betrachten und faktische Transversalität zuzulassen, denn die Hermetik des individuellen und kollektiven Bewusstseins gegenüber der 'chaotischen Mannigfaltigkeit' der Wirklichkeit (*Schmitz* 1990) und der Polymorphie von Realitäten ist beträchtlich, und die '*Komplexitätsreduktion*' durch Ausblendung und Simplifizierung ist enorm. Einem solchen, *in Konnektivierung, Mehrperspektivität und Transversalität* gründenden, metahermeneutischen Ansatz des Erkenntnisgewinns sind 'Integrative Supervision' und 'Integrative Therapie' verpflichtet" (*Petzold* 1998a, 35).

2.4.2 Kohärenz, Konnektiviertheit, Ko-respondenz – epistemologische und pragmatische Perspektiven

Die umfänglichen Diskurse zwischen **Korrespondenztheorie** und **Kohärenztheorie** und die damit einhergehenden epistemologischen Probleme können hier natürlich nicht aufgegriffen und entfaltet werden (vgl. u.a. *BonJour* 1985; *Schoch* 2000; *Thagard* 1992, 1997; *Wiedemann* 2012; *Williams* 1977; *Young* 2001). Dennoch seien zumindest einige Streiflichter gesetzt, zumal diese Thematik in der psychotherapeutischen Theoriediskussion bislang meist ausgeblendet bleibt. Die traditionellen **Korrespondenztheorien** werfen bekanntlich vielfache Probleme auf (Können wir die Wirklichkeit im Sinne eines Realismus tatsächlich hinreichend erkennen?), die indes immer besser bewältigt werden, aber auch zu immer neuen Gegenargumenten führen (*David* 1994, 2004a, 2009). Andererseits bietet die theoretische **Kohärenz** (Übereinstimmung in einem Netz von Konzepten) auf der Bedeutungsebene kein solides Wahrheitskriterium und ist natürlich kein Ersatz für empirisch-experimentelle Überprüfungen von Hypothesen oder Geltungsbehauptungen, wie u. a. die Psychoanalyse *Freuds*, die *Jung*sche Tiefenpsychologie mit einigen ihrer mythotrophen Annahmen zeigen (*Petzold, Orth, Sieper* 2012) oder die „im Mythischen" durchaus kohärenten Ansätze wie Sufismus oder Lamaismus. Auch Wahnsysteme sind ja oft kohärent, wie *Gilbert Harman* bemerkte. Im Integrativen Ansatz haben wir – auch mit dem Blick auf die praxeologische Funktion metatheoretischer Diskurse für die Psychotherapie – eine Verbindung von Kohärenztheorie und Korrespondenztheorie (*Petzold* 1991e) angestrebt, weil für uns aus der komplexen epistemologischen Diskussion (*David* 2004a, b; *Rescher* 1973; *Searle* 1995; *Wiedemann* 2004) folgte, dass für psychotherapeutische Theorien und Praxeologien sowohl ein Kohärenz- und Konsistenzkriterium gelten muss, als auch eine Korrespondenzgrundlage erforderlich ist, die sich „am Offensichtlichen" orientiert, ohne dabei in Naivität abzugleiten. Seit der Antike war die Wahrheitspragmatik des *Aristoteles* (Metaphys.1011b 25) Basis für eine Verbindung von Theorie und Praxis und

Grundlage klinisch-praktischen Handelns, damit dann auch die Basis der Verständigung zwischen dem Arzt und seinem Patienten. Die epistemologische Position des *Aristoteles* war wohl auch vom asklepiadischen Herkommen des Stagiriten bestimmt – sein Vater *Nicomachus* war Leibarzt des mazedonischen Königs, seine Mutter, *Phaestis,* stammte aus einer Arztfamilie von Chalkis (*Höffe* 2006; *McLeisch, Cole* 1999). Für *Aristoteles* galt, dass Gedanken Ähnlichkeiten (ὁμοίωσις) mit den zugrunde liegenden Dingen (πράγματα) haben (De Interpretat. 16a3). Ohne solche Pragmatik ist ärztliches Handeln nicht möglich. Psychotherapeuten, Psychiater, Sozialarbeiter etc. müssen in ihrer Arbeit mit Menschen **handeln** und in dieser Praxis kommen bewusst oder fungierend ihre Menschenbilder zum Tragen – z. T. sogar in widersprüchlicher Weise (der Arzt, der praktizierender Katholik ist, aber als Naturwissenschaftler nicht an eine unsterbliche Seele glaubt). *Peter Janich* (2006, 93) unterstreicht die grundsätzliche, aber funktional durchaus plausible Differenz der Menschen- und Weltbilder von Natur- und Geisteswissenschaften, die Unterschiedliches auf unterschiedliche Weise und mit unterschiedlichen Geltungsansprüchen erklären. Genau das kennzeichnet auch die *multiperspektivischen* Betrachtungen, *interdisziplinären* Untersuchungen und *transversalen* Diskurse, sowie daraus folgend die *transdiziplinären* Erkenntnisse (*Petzold* 1998a, 26ff/2007a, 30ff), welche multitheoretisches und intertheoretisches Vorgehen in der Praxis fundieren: Die Naturwissenschaften blicken dabei auf die Seite des Menschen, die die „naturgesetzlich kausal funktionierende Materie" betrifft. Die Kultur- bzw. Geisteswissenschaften schauen auf die Seiten des Menschen, mit denen er als Erkennender in seinen Erkenntnissen (auch über Geist und Gehirn) „von Kulturleistungen wie einer semantisch gehaltvollen und wahrheitsfähigen Sprache [....] abhängig" ist (*Janich* 2006, 93). Deshalb sei „an die Stelle von Exklusivitätsansprüchen [....] eine sinnvolle Art der Komplementarität und der Kooperation natur- und geisteswissenschaftlicher Beiträge zu setzen. Diese muss nicht erst philosophisch neu erfunden werden, sondern liegt im medizinischen Pragmatismus historisch und aktuell bereits vor" (ebenda). Eine derartige Pragmatik bzw. Heuristik, die auf notwendige Kausalerklärungen nicht verzichtet, gleichzeitig aber darum weiß, dass diese Erklärungen für viele Phänomene des menschlichen Miteinanders noch nicht greifen und andere Wege erforderlich machen, ist in der Tat eine Position, die man auch mit Blick auf den Stand der derzeitigen Diskussion „in reflexiv-pragmatischer Hinsicht" für die Leib- und Psychotherapie geltend machen kann. Man sollte indes in der Wissenschaft nicht bei Pragmatiken und Heuristiken stehen bleiben, sondern sie zur Grundlage weiterführender Arbeit (Forschung, Evaluation, Revision, Qualitätssicherung etc.) machen, auch wenn man in der Praxeologie (*Orth, Petzold* 2004) sich immer wieder mit solchen Ansätzen bescheiden muss – *for the time being.*

Im Integrativen Ansatz waren wir bemüht, „Korrespondenz" an den Ort ihres Entstehens zurückzubinden, an die dialogischen bzw. polylogischen Situationen ko-respondierender Menschen (*Marková* 2003; *Petzold* 1991e, 2003c). Mit der Schreibweise **Ko-respondenz** (ders. 1978c) habe ich auf die wechselseitigen **Konnektivierungen** (von Wahrnehmungen, Erkenntnissen, Theoremen, Praxen, ders. 1998a, ff.) z. B. zwischen Leib-Subjekten einer Gruppe oder zwischen Gruppen in ko-respondierenden *Polylogen* verwiesen (ders. 2002c) und darauf, dass es in diskursiven Konsens-Dissens-Prozessen möglich ist, **hin-**

länglichen Konsens darüber zu finden, was „zur Rede steht" und was „getan werden muss" – etwa für eine Behandlung oder mit Blick auf Behandlungsziele. Der **Ko-respondenz-Prozess** ist das grundlegende epistemologische, aber auch handlungs-, beziehungs- und diskurstheoretische Modell des Integrativen Ansatzes (*Petzold* 1991e/2003a, 94; *Leitner* 2010). Auch kann man darüber ko-respondieren, ob eine Theorie eine schlechte „internale **Kohärenz**" hat oder eine gute (*Murphy, Douglas* 1985), ob das mit einer *hinlänglichen* „Konsistenz" (*BonJour* 1985) und „Komprehensivität" (*Rescher* 1973) einhergeht oder nicht usw. Ich sage „hinlänglich" (*good enough*), weil bei hochkomplexen Theorien, die breite Wirklichkeitsbereiche abgreifen, immer Sektoren von Unschärfen gegeben sind, die weiter der Klärung durch innovative Theorieforschung (z. B. *Schoch* 2000, mit einem fuzzi-logic approach), empirische Untersuchungen und kreative Konzeptentwicklung erforderlich machen. Dabei können neue Konzepte mit guter **Konnektivierung** zum übrigen begrifflichen Apparat und konzeptuellen Rahmenwerk die Kohärenz und Konsistenz eines Systems steigern (*Firth* 1964; *Thagard* 1992; exemplarisch für die Integrative Therapie vgl. *Petzold* 2005x, 2007h und *Sieper* 2006). Letzteres ist für komplexe Theorien von Ansätzen der *„applied practice"* geradezu charakteristisch. Das erfordert auch eine „**externale Kohärenz**": einerseits im Sinne einer guten **Konnektivierung** zu und **Anschlussfähigkeit** an andere bedeutende Referenztheorien im relevanten wissenschaftlichen Feld (*Petzold* 1994a, 1998a/2007a), andererseits ist eine gute Konnektivierung zum jeweiligen Forschungskontext und zum relevanten Praxisfeld von Nöten, was praxeologische „Passung" erfordert. Im biopsychosozialökologischen Ansatz der Integrativen Therapie wird das immer wieder angestrebt und realisiert (*Leitner* 2010; *Petzold* 2001a) – vgl. exemplarisch den Bereich Integrativer Gerontotherapie (*Petzold* 1965; 2004a, 2005a; *Petzold, Bubolz* 1976, 1979) oder den Bereich Integrativer Drogentherapie (ders. 1974b; *Orth, Petzold* 2004; *Petzold, Scheiblich, Lammel* 2012).

Auch für Ansätze wie die von *Buytendijk* oder *Goldstein* findet sich solche Ko-respondenz mit gutem externalen Anschluss an Referenzdisziplinen, an die Forschung und an Praxisfelder. Auch bei *Grawe* (1998, 2004) sind viele Anschlüsse gegeben, mehr als bei so manchen Anderen – es fehlen aber die zur Philosophie und Soziologie, die zur longitudinalen Entwicklungspsychologie sind schwach (*Petzold* 2005q). Jedes Psycho- und Körpertherapieverfahren müsste sich von Zeit zu Zeit die Frage nach seiner **externalen Kohärenz** und Interkonnektivität mit den anderen Therapieverfahren und den Referenzwissenschaften stellen, denn hohe **internale** Kohärenz allein reicht nicht, wie *Kandel* (2006, 2008) etwa für die Psychoanalyse feststellte (vgl. auch *Grünbaum* 2006, 2009; *Leitner, Petzold* 2009).

Ohne *wechselseitige* Konnektivierungen in hoher Dichte, die in vielfältige **Kontexte** ausgreifen, ist die Chance zu Bifurkationen (sensu *K. Lorenz*; *Stroganz* 2001) und ist das „Emergenzpotenial" von Systemen eingeschränkt (*Petzold* 2007a, 195ff, 254) und damit auch ihre Innovationskraft. Entwicklung erfolgt aus ko-respondierendem Miteinander. Das gilt selbstverständlich auch für soziale Systeme, z. B. die PatientInnen-TherapeutInnen-Beziehungen, und für personale Systeme in ihrer Binnendynamik (*Petzold* 1974j, 296f).

2.5 Konviviale Zwischenleiblichkeit

Ein Kernthema therapeutischer Arbeit, wie immer sie auch geartet sein mag, ist die „therapeutische“ Beziehung (*Petzold* 1980f). Dass diese letztlich immer eine „**zwischenleibliche**“ ist – zwei Leib-Subjekte reden, sprechen, kommunizieren, ko-respondieren **intersubjektiv** miteinander – eine Banalität –, ist vielfach nicht beachtet worden. Interessant wird es, wenn man bemerkt, dass viele der großen Beziehungstheoretiker zugleich auch spezifische leibtherapeutische Positionen entwickelt haben z. B. *Bachtin, Buytendijk, Ferenczi, Levinas, Marcel, Merleau-Ponty* (vgl. *Bösel* 2012; *Petzold* 2002c, 2004f, g). Wir haben die Theorie der therapeutischen Beziehung als „**zwischenleibliches**“ Geschehen (*Marcel* 1985) bei Wahrung der „**Andersheit des Anderen**“ (so die Alteritäts-Philosophie von *Levinas* 1963) zu fundieren gesucht, und das hat die Theorie und Praxis der Integrativen Therapie nachhaltig bestimmt (*Petzold* 1996k, 2012c, h), denn die Theorie der **Leiblichkeit** (ders. 1985g) ist mit der der **Zwischenleiblichkeit** (ders. 1980g, 1988n) unlösbar verbunden. In der Praxis zeigte sich das z. B. darin, dass wir seit Beginn der 1970er Jahre in der Gestaltung der Begegnungs-/Beziehungsqualität und in der Behandlungsmethodik „Blickdialoge“ und „mimisch-gestische Spiegelungen“ in der leibtherapeutischen und bewegungspsychotherapeutischen Arbeit eingesetzt haben als thymopraktische, psycho- und neuromotorische Vorgehensweise (*Petzold* 1975e, 1992a, 770, ff./2003a, 593 – 604; *Petzold, Orth* 1993e,g). Diese kam mit PatientInnen aus allen Altersbereichen als „life span developmental approach“ zum Einsatz: in der Säuglings- und Kindertherapie, mit Adoleszenten, in der Arbeit mit Erwachsenen und Hochbetagten (ders. 1988n; *Petzold, van Beek, van der Hoek* 1994). Ein Ausgangspunkt dabei war eine Arbeit mit dem Titel „*Le corps comme relation*“ des spanisch-französischen Neuropsychiaters und Entwicklungspsychopathologen *Julian de Ajuriaguerra* (1962, vgl. *Aguirre Oar, Guimón Ugartechea* 1992). Er war Schüler von *Pierre Janet* und Psychomotorikspezialist. Sein Entspannungsverfahren, die „*méthode Ajuriaguerra*“, und seine Psychomotorikpraktiken lernten wir in seinen Kursen in Paris und Genf kennen und wurden dadurch auf sein Konzept des „**dialogue tonique**“, des Tonusdialogs zwischen *Pflegeperson* und *Baby* aufmerksam. Für uns war das eine klinisch-neuropsychiatrische Exemplifizierung des Konzeptes der „Zwischenleiblichkeit“ von *Merleau-Ponty* oder von *Gabriel Marcel,* bei dem wir damals hörten. Gleichzeitig machten wir in der leibtherapeutischen Atem- und Spürarbeit bei der in Paris lebenden und lehrenden *Goldstein-* und *Gindler*-Schülerin *Lily Ehrenfried* (1956; *Dauber* 2003; *Geuter* 2004; *Petzold* 2005m) Erfahrungen, die uns leiblich konkret erleben ließen, was *Gabriel Marcel* (1985) und *Maurice Merleau-Ponty* als „**Zwischenleiblichkeit**“ benannt hatten. Eine weitere Erfahrung kam mit der leibzentrierten Arbeit im „Therapeutischen Theater“ bei *Vladimir N. Iljine* (1972) hinzu als leibhaftig erlebte „**Kokreativität**“, die sich in gemeinsamer „*poiesis*“ als kreatives, zwischenleibliches Gestalten in Mime, Pantomime, Rollenverkörperung ausdrückte (*Iljine, Petzold, Sieper* 1967). Das waren phänomenologische Beobachtungen im eigenleiblichen Spüren und im Spüren des anderen Leibes, existenzielle Erfahrungen erlebter, eigenschöpferischer und kokreativer Aktivität im Ausdruck des „verbalen und nonverbalen Kommunizierens“, die praxeologisch zu einer „**kokreativen Leibtherapie**“ führten (idem 1971k). Diese Aktivitäten des „**perzeptiven Leibes** und des **expressiven Leibes**“ sind immer mit einer Aktivierung des

„**memorativen Leibes**" – so unsere Differenzierung (*Petzold* 1993; *Orth* 1994) – verbunden und konstituieren bei allen, die in einer Dyade oder Polyade in gemeinsamem Tun und in **polylogischem** Erzählen und Sprechen miteinander „zu Gange" und „unterwegs" sind, ein „**kollektives Milieu der Zwischenleiblichkeit**".

> „Die Grundannahme der integrativen Anthropologie, dass das Wesen des Menschen in der **Leiblichkeit** gründet (*Petzold* 1988n), führt [...] zwingend zu der Erkenntnis, dass Leiblichkeit immer in ihrem Wesen als **Zwischenleiblichkeit** begriffen werden muss: Mensch wird man durch den Mitmenschen, Subjektivität ist intersubjektiv verfasst, Menschen wachsen nicht nur und dominierend in **Dyaden** auf ('Mutter-Kind-Dyade'), sondern in **Polyaden** ('Mutter-Vater-Kind-Geschwister-Polyaden', *Petzold, Müller* 2005/2007), in Nahraumbeziehungen, die mit der „vorgeburtlichen Verbundenheit des Föten mit der Mutter in 'primordialer Zwischenleiblichkeit'" beginnt (ders. 2009k, 71).

Hat das „**kollektive Milieu der Zwischenleiblichkeit**" eine „**konviviale Qualität**" liebevoller Zugewandtheit (*Orth* 2010; *Petzold, Orth, Sieper* 2010, 134), altruistischer Verbindlichkeit (*Dunant* 1862, 1971; *Petzold, Sieper* 2011a) und mitgeschöpflicher Treue (*Marcel* 1961; *Berning* 1973), kann in solcher **Konvivialität** als einer prinzipiellen Gastlichkeit (*Derrida* 2000) „**gutes Leben**" gelingen, und es wird möglich, dieses hohe Gut der Sozialethik, das seit der Antike gefordert wird, verlässlich zu realisieren (*Nussbaum* 1999; *Petzold* et al. 2010, 374f; *Steinfath* 1998). In ihm kann immer wieder auch „Glück" erreicht werden (*Bellebaum, Hettlage* 2010; *Thierbach* 2010) und kann immer öfter auch „schlechtes Leben" – Not, Elend, Unterdrückung, Unrecht, Krieg – durch **melioristische Arbeit** zum Guten gewendet werden, wenn man das wirklich **will** (*Petzold, Sieper* 2008a, 2011; *Hecht, Petzold, Scheiblich* 2012). Damit kommt eine ethische Dimension in die Fragen um die Leiblichkeit und den Leib, dessen **Integrität** geschützt wird durch das „**Recht auf Leben und körperliche Unversehrtheit**" (Grundgesetz BRD Art. 2 Abs. 2 Satz 1 1; gleichfalls Artikel 6.1 des UN-Zivilpakts, International Convenant on Civil and Political Rights, ICCPR): "Every human being has the inherent right to life". Auch physische und psychische Folter und inhumane Behandlung werden geächtet (Art. 7), Sklaverei und Zwangsarbeit (Art. 8.1). Art. 10.1: "All persons deprived of their liberty shall be treated with humanity and with respect for the inherent dignity of the human person." Eigentlich müsste mit Blick auf diesen umfassenden Schutz menschlicher Subjekte das GG 2.2 im Sinne unserer Terminologie von „**leiblicher Unversehrtheit**" sprechen. Das Recht auf **Leben** und die **Würde des Lebens**, das Recht auf die **Integrität von Leiblichkeit** sind die Voraussetzung für alle anderen Menschenrechte. Toten nützen solche Rechte nichts! Die Rechte bestimmen überdies auch die Wahrung von Integrität im „Therapeutischen Raum" (*Bösel* 2012; *Petzold, Orth* 2011; *Sieper, Orth, Petzold* 2010), wie es die „Grundregel der Integrativen Therapie" klar ausweist mit ihrem Eintreten für *patient security, patient dignity* und für konviviale Partnerschaftlichkeit „auf Augenhöhe" im Bemühen um „gerechte Verhältnisse" in der Therapie, um „*just therapy*" (*Petzold* 2000, 2000a, 2003i). Das sind Themen, mit denen wir uns in der Integrativen Therapie intensiv befasst haben und die mit ihrer anthropologischen Grundlegung im Konzept der „Leiblichkeit" zu tun hat, was dann auch – durchaus im Bezug zu den Menschenrechtsdokumenten (ders. 2001m, 2009d) und zum Denken von *Merleau-Ponty* (1964) und *Levinas* (1963) – zu einer **„Ethik vom Leibe her"** führen muss und geführt hat. Es ist dies eine Besonderheit des Integrativen Ansatzes, die sich in dieser Form bei keiner anderen Form der Psycho- und der Körpertherapie findet, die aber damit für viele Therapieschulen durchaus anschlussfähige Konzepte bereitstellt. In der Kernsubstanz fanden wir solches Denken bei *Levinas, Marcel, Merleau-Ponty* und *Vladimir Nikolajewitsch Iljine,* der 1965 für uns grundlegend formulierte:

> *„Habe ich meinen K ö r p e r verloren, so habe ich mich selbst verloren. Finde ich meinen Körper, so finde ich mich selbst. Bewege ich mich, so lebe ich und bewege die Welt. Ohne diesen L e i b bin ich nicht, und als mein Leib bin ich. Nur in der Bewegung aber erfahre ich mich als mein Leib, erfährt sich mein Leib, erfahre ich mich. Mein L e i b ist die Koinzidenz von Sein und Erkenntnis, von Subjekt und Objekt. Er ist der Ausgangspunkt und das Ende meiner Existenz."* Paris 1965, *Vladimir N. Iljine* (in *Petzold* 1974j, 5)

Von *Vladimir N. Iljine* wird der **Körper** als grundsätzliche Basis des Lebensprozesses betont, aber deutlich gemacht, dass das „Auffinden des Selbstes im Körperlichen" mit der zwischenleiblichen Begegnung *mère, père, bébé* beginnt und sich dann in den Erfahrungen mit allen anderen „bedeutsamen Anderen" (*significant others, Mead* 1934) ein Leben lang fortschreibt. In der Erfahrung seiner Andersheit vom Anderen im Entwicklungs- und Sozialisationsgeschehen wandelt sich der **Körper** des heranwachsenden Menschenwesens zum personalen **Leib**. Er ist dann das personale Leib-Subjekt, das in der intentionalen Bewegung in die Welt hinein – und das ist immer auch Bewegung zu Anderen – den Lebensvollzug des Menschen in Intersubjektivität ermöglicht, ein Leben lang.

In einem modernen, neurowissenschaftlich unterfangenen, **leibphänomenologischen** und **leibhermeneutischen** Verständnis, wie es der Integrative Ansatz heute vertritt, wird wie folgt formuliert:

> Unter **Leib** – ontogenetisch aus **Zwischenleiblichkeit** hervorgegangen und dafür phylogenetisch vorbereitet – verstehen wir das auf der „neurobiologisch funktionsfähigen" Basis des **Organismus/Körpers** fungierende **personale Leib-Subjekt**, „wie es leibt und lebt" in der Interaktion mit Anderen. Es **emergiert** aufgrund neurocerebraler Prozesse und diesen sensumotorischen und kommunikativen Interaktionen mit der sozialen und ökologischen Welt im biopsychosozialen Entwicklungsgeschehen. In diesem wird sich das Leib-Subjekt seiner selbst wachsend bewusst und erlebt sich *phänomenal* in seinen Regungen, Gefühlen, Gedanken, Willensimpulsen und Handlungen als „lebendig", „beseelt", „geisterfüllt" (abhängig von den kollektiv-mental repräsentierten Formen der Versprachlichung). Durch seine *Erfahrungen* auf seinen *WEGEN* des Lebens im **Konvoi** mit relevanten Anderen vermag es persönlich-ideellen und gemeinschaftlich-konsensuellen *SINN* zu gewinnen, sich in seiner Personalität und Identität zu gestalten und zu einem konvivialen Gemeinwesen beizutragen, das wiederum zur Matrix von Intersubjektivität und Zwischenleiblichkeit wird (vgl. *Petzold* 2001p, 2002j, 2012a).

2.6 Wege leibzentrierten Konzeptualisierens

Im folgenden sollen aus den viefältigen Ansätzen leibtheoretischer Konzeptualisierung einige repräsentantive Autoren ausgewählt und vorgestellt werden, die wir für das Konzept der „**Leiblichkeit**“ und für das „**psychophysische Problem**“ im Bereich der Therapie als besonders bedeutsam ansehen und von denen wir im Integrativen Ansatz beeinflusst wurden. Wir fassen diese Autoren in spezifischen „Wegen des Konzeptualisierens“ zusammen, Strömungen des Denkens, denen man sie zuordnen kann, wobei sich natürlich auch Zonen der Überschneidung ergeben können. Insgesamt kann klar herausgestellt werden, dass für die **Leibtherapie** bzw. leiborientierte Psychotherapie und Beratung **phänomenologische** und **hermeneutische Leibtheorien** bislang den bedeutendsten „Weg des Konzeptualisierens“ für Theorie und Praxis geboten haben (*Petzold* 1988n, 2012k; *Huth* 2011; *Waibel, Jakob-Krieger* 2009). Sie hatten insbesondere für die **Praxeologie** substantielle, fundierende Konzepte bereitgestellt (*Petzold* 2003a, Bd. 3; *Orth, Petzold* 2004), die in der Regel auch eine gute Anschlussfähigkeit zur naturwissenschaftlichen Phänomenbeobachtung ermöglichen. Darüber hinaus, das heben wir in diesem Text immer wieder hervor, müssen sie jedoch mit den Naturwissenschaften im Diskurs und mit der konkreten klinischen Praxis im Kontakt bleiben, und das ist natürlich nicht immer geschehen. Besonders starke Linien, in denen Philosophie, Psychologie, Psychiatrie und Neurologie mit klinischer Praxis verbunden wurden, finden sich im Bereich der Psychiatrie z. B. bei *Pierre Janet* (1998, 1928, 1929; vgl. *Petzold* 2007b) oder bei *Henry Ey* (1938, 1960/2010; *Palem* 1997, 2006) mit seiner Organo-dynamik oder bei *Eugène Minkovski* mit Arbeiten zwischen kosmologischen Reflexionen und Psychopathologie (1933, 1966; vgl. *Pilliard-Minkovski* 2009). Heute sind derartige übergreifende Diskurse in den Arbeiten des Psychiaters und Philosophen *Thomas Fuchs* (2007, 2008, ders. et al. 2007) in überzeugender Weise zu sehen. Die angesprochenen französischen Traditionen greifen wir hier nicht näher auf (vgl. *Spiegelberg* 1972; Petzold 2012k), sondern stellen drei phänomenologische Leibtheoretiker und anthopologische Denker kurz vor, die uns wichtige Anstöße gegeben haben, um dann auf weitere Referenztheoretiker einzugehen.

Über die Jahre der Entwicklung unseres Therapieverfahrens haben wir immer wieder versucht, aus relevanten Referenztheorien praxeologischen Konsequenzen zu ziehen und sie in die Praxis umzusetzen – wir heben das hier mit Rasterung hervor.

2.6.1 Wege anthropologischen Konzeptualisierens: Plessner, Buytendijk, Goldstein

Der Neurologe *Kurt Goldstein* (1878 - 1965, vgl. *Noppeney* 2000), der Mediziner, Physiologe und Philosoph *Frederik Jacobus Johannes Buytendijk* (1887 – 1974, vgl. *Groen* 1998) und sein Freund *Helmut Plessner* mit Studien der Medizin, Zoologie, Philosophie, Soziologie (1892 – 1985, vgl. *Haucke* 2000) haben eine wichtige **Brückenfunktion** zwischen Naturwissenschaft und Philosophie wahrgenommen.

Ihre Ansätze kennzeichnet Interdisziplinarität, die zugleich von ihnen ausgeht. So wurden die genannten Autoren von *Merleau-Ponty* rezipiert, und dieser wirkte wiederum auf sie zurück. *Goldsteins* Aphasieforschung inspirierte seinen Cousin, den neokantianischen Philosophen *Ernst Cassirer* (*Noppeney* 2001), und dessen Ideen wiederum wirkten auf *Goldstein* zurück. *Alexandr Lurija* stand mit *Goldstein* in Kontakt, *Lewin* mit *Lew Vygotskij* (*Petzold, Michailowa* 2008) – vielfältige Vernetzungen. *Buytendijk* und *Ples-*

sner (1935) haben gemeinsam die Probleme der *Pawlow*schen Reflexlehre aufgezeigt, und zwar im gleichen Zeitraum als *L. S. Vygotskij* (1925/1985), *A. R. Lurija* (1935, 1967), *N. A. Bernštejn* (1967, 1990) und der *Pawlow*schüler *Pjotr Anochin* (1975) die Konzepte von *Ivan Pawlow* kritisch zu überschreiten begannen (*Petzold* 2012k). „Der Mensch ist auf keinen Fall ein mit Reflexen angefüllter Lederbeutel und das Gehirn kein Gasthof für zufällig gleichzeitig einkehrende bedingte Reflexe“, so *Vygotskij* (1985, 204). Das Thema Körper-Seele-Kontext stand damals also im Raum und damit das Thema Naturwissenschaften und Kulturwissenschaften. Letztere schließen das ein, was traditionell als Geisteswissenschaften bezeichnet wurde und wird (zur Diskussion *Bachmann-Medick* 2011; *Hansen* 2011; *Heidbrink, Welzer* 2007).

Goldstein ging von seinen klinischen Beobachtungen und Erfahrungen aus. Er sieht den Organismus aus der analysierenden Außenbetrachtung in drei Erscheinungen "Körper, Seele, Geist“: *Geist* als refektierendes Bewusstsein, Seele als phänomenales Erleben (Gefühle, Stimmungen, Wollen). Beim Körperlichen wird Räumlichkeit, Zeitlichkeit und Intensität unterschieden (*Goldstein* 1934, 206ff) – Beobachtungsphänomene, die im „organismischen Ganzen“ wirken und zwar nicht im Sinne von Interaktionen. Interaktionen erfolgen nach *Goldstein* nur zwischen Organismus und Umwelt, wobei der dabei angenommene Vordergrund-Hintergrund-Bezug auch nur eine Abstraktion ist, denn eigentlich „muss man immer von einer Reaktionsgestalt sprechen, die den ganzen Organismus umfasst“ (ebenda 140), was *Perls* und die Gestalttherapie offenbar nicht verstanden und aufgenommen haben. *Noppeney* (2012, 199) fasst *Goldsteins* Position zusammen: „Im Verhalten vermittelt sich der in objektiver Begrifflichkeit fassbare Körper mit der Subjektivität der psychischen Sphäre, die kausale mit der teleologischen Perspektive. Der Mensch ist Körper und Seele-Geist zugleich. Schließlich verschränkt sich der Organismus in aktiver Auseinandersetzung mit seiner Umgebung und Anpassung an die jeweilige Situation mit der Welt“ (ebenda).

Im Integrativen Ansatz konkretisieren wir das **praxeologisch**, indem wir den PatientInnen erlebniskonkret ihre Alltagsaktivitäten in der Feinstruktur zu erschließen suchen. Etwas pflücken, aufheben, wägen, kosten – gehen, sitzen ... wenn ich gehe, gehe ich, wenn ich sitze, sitze ich, gleichsam eine Zen-Praxis auf neurobiologischem Boden.

Goldstein hat eine elegante Position in einem systemisch-gestalttheoretischen Rahmen formuliert, den er später zugunsten einer dynamischen Betrachtung verändert (*Goldstein* 1947). Nicht die Herstellung von homöostatischen Gleichgewichten, sondern von spannungsreicher Selbstverwirklichung bestimmen für ihn das selbstaktualisierende Verhalten des Organismus (*selfactualization of the organism*, ebenda 146). *Fritz Perls*, der kurz bei *Goldstein* als Assistenzarzt arbeitete (*Srekovic* 1999), hat dessen weiterführende Theorieentwicklungen offenbar nicht weiter verfolgt, sondern blieb einem Homöostatekonzept verbunden, das er in Richtung eines kybernetischen Systemmodells zu entwickeln versuchte – es ist ein Ansatz geblieben, ohne Resonanz und Weiterführung in der gestalttherapeutischen Community, die damit den Kern des Ansatzes ihres Hauptbegründers weder aufgenommen noch weiterentwickelt hat, sondern mehrstenteils einer bei *Perls* nicht vorfindlichen Buber-Ausrichtung folgte (*Perls* 1959/1980; *Petzold* 1997s, 2007j). *Goldstein* bleibt – gerade im Bereich der Forschung – einer materialistisch-monistischen Position verbunden, sieht aber den Organismus fähig, „symbolische Formen" (*Cassirer* 1925, 1927) zu schaffen, die über mechanische und physikalistische Dimensionen hinausgehen, das Maschinenmodell des Menschen überwinden und ihn als Ganzen in seiner Subjektivität und Personalität zu erfassen vermögen. Bei dieser *goethe*anischen Schau (*Goldstein* 1934, 242) erschien es mir indes kategorial nie stimmig, leibliche Subjektivität unter den Begriff „Organismus" zu subsummieren (*Petzold* 1988l). „Liebe Organismen! – So möchte ich Sie, liebe Leser, nun doch nicht ansprechen!" In seinem letzten Werk kommt *Alexandr Lurija* (1993), der in der Forschung nomothetischer Wissenschaftler blieb, zugleich aber auch eine „romantische Wissenschaft" vertrat, zu einer ganz ähnlichen Position – gleichfalls mit klarem *Goethe*-Bezug (*Petzold, Michailowa* 2008). Diese Wissenschaftler nähern naturwissenschaftliche und kultur-/geisteswissenschaftliche Positionen aneinander an und versuchen, übergreifende, *transdisziplinäre* Konzeptualisierungen zu erarbeiten, die aber das psychophyische Problem letztlich nicht lösen, die *„explanatory gap"* (*Levine* 1983) schließen, sondern bei einer Erklärungsheuristik bleiben – *for the time being*, bis dass neue Erkenntnisse und Forschungsergebnisse eine größere **Exzentrizität** ermöglichen, um die Probleme neu zu betrachten und weitergreifende Lösungen zu finden.

Mit diesem Stichwort „Exzentrizität" muss, wenn auch in diesem Beitrag nur kurz, der Protagonist philosophischer Anthropologie, *Helmut Plessner* (1964, 1970, vgl. *Biales* 2011; *Redeker* 1993) erwähnt werden. Im Integrativen Ansatz verdanken wir ihm neben der Idee „sprachloser Räume" und der „Hermeneutik nichtsprachlichen Ausdrucks" (*Plessner* 1966, 1968) das Konzept der „exzentrischen Positionalität" (*Asemissen, Plessner* 1973; *Eßbach* 1998; *Hammer* 1967). Es umschreibt die Fähigkeit des Menschen, zu sich selbst in Distanz gehen zu können, einen Körper „haben" zu können, wobei eine gänzliche Objektivierung nicht möglich wird, weil das Subjekt solcher Körperhabe letztlich der **Leib** ist und bleibt, der nicht hinterstiegen werden kann.

Für unsere **Praxeologie** nimmt die **Schulung der Exzentrizität** – Voraussetzung für Metakommunikation, Umsicht, Antizipationsfähigkeit, Weitblick – eine bedeutsame Stelle in der Integrativen Therapie ein. Bewusste Zukunftsgestaltung ist für einen Menschen, der **„sich selbst zum Projekt macht"**, so mein Leitsatz (*Hartz, Petzold* 2010), der seine **Potentiale** nutzen und sein Leben, sein Selbst als „Kunstwerk" gestalten will (ders. 1999q), eine Kernkompetenz, die bei vielen PatientInnen konkret mit kleinen Projekten und z. T. willenstherapeutischen Übungen aufgebaut werden muss (*Petzold, Sieper* 2008a, 531ff, 607ff).

Gegenüber den Individualisierungen und der Hier-und-Jetzt-Fixiertheit der Gestalttherapie von *Perls* (1969) oder der Vergangenheitszentrierung der *Freud*schen Psychoanalyse wird im Integrativen Ansatz chronsosophisch die „ganze Zeit" als „Leib- und Lebenszeit" im soziokulturellen Raum, zu dem *Plessner* Brücken schlägt (*Plessner* 1948a, b), in den Blick genommen. Deshalb wird auch auf die Zukunftsorientierung als Gestaltungsraum und als Raum der Potentiale der im sozialen Kontext verkörperbaren, ja zu kreierenden sozialen Rollen fokussiert, wie wir es schon bei *Moreno* finden (*Petzold* 1979f, 1983e, 1991o, 2009k). Dem Denken *Plessner*s sollte in den leib- und körperorientierten Therapieformen erneut Beachtung geschenkt werden (*Krüger* 2011).

Das trifft auch auf den holländischen Mediziner, Physiologen und Philosophen *F. J. J. Buytendijk* zu. Er hat uns mit seiner „Allgemeinen Theorie der menschlichen Haltung und Bewegung" für die „Integrative Bewegungstherapie" (*Petzold* 1974j) wichtige Impulse gegeben, weil sein Werk auf phänomenologischer Basis eine Verbindung physiologischer Untersuchung, gestalttheoretisch-sportpsychologischer Bewegungsanalyse und intersubjektivem Beziehungsgeschehen (*Buytendijk* 1951) in einem sozioökologischen Kontext auf eine ganzheitliche und differentielle Weise ermöglichte.

Buytendijks frühe tierpsychologische Untersuchungen (ders. 1930, 1958) erschlossen ihm die Dimension der *Einbettung* des Menschen in die Umwelt, in die sich die Bewegung „hinein bewegt" – auch *Bernštejn* sah das so als Physiologe und Bewegungswissenschaftler (*Bongaardt* 1996). In einer anthropologischen Perspektive, die physiologische und phänomenologische Betrachtung verbindet (*Buytendijk* 1967), vertritt *Buytendijk* in seinen „*Prolegomena zu einer anthropologischen Physiologie*", vom Biologischen her argumentierend, dass schon im „vegetativen Leben des Menschen das Geistige in Anspielungen erscheint, aber zugleich blinde Notwendigkeit wirksam ist" (ders. 1967, 17), die biologischen Gesetzmäßigkeiten eben. **Leib** ist für den Phänomenologen und Physiologen eine „Einheit von Geist und Körper" (ebenda 82), und damit ist leibhaftige „Subjektivität", leibliches Dasein gegeben, durch die der Mensch – „in der Welt" situiert – im Gebrauch seiner Fern- und Nahsinne, Wahrnehmungen, Affekte und die ihnen zugrundeliegende Physiologie integrierend, **kohärent** handeln kann und zwar z u g l e i c h als Naturwesen und Kulturwesen. In beidem ist er menschlich.

Praxeologisch nimmt die Arbeit mit Nah- und Fernsinnen denn auch in der Integrativen Bewegungs- und Landschaftstherapie (*Petzold* 2011g) eine wichtige Stelle ein. Es wird mit den Sinnesmöglichkeiten und Sinneserfahrungen experimentiert und damit das Wahrnehmungs- und Verhaltensspektrum der PatientInnen oder gesunder Übender erweitert.

Im Konzept des **Leibes** – *Merleau-Ponty* und *Viktor von Weizsäcker* (1946, 1973) folgend – wird von *Buytendijk* der bloße physiologische Körper mit dem Einbringen des Geistes in transversaler Weise zum **Leib-Subjekt** hin überschritten. Damit umfasst der Subjektbegriff beides, Körper und Geist. Er verfügt dabei über eine *unbewusste*, mit der Welt koexistive, *fungierende Intentionalität,* die die Basis für die *bewusste Aktintentionalität* bietet. Im *kohärenten* Zusammenwirken beider Intentionalitäten liegt für *Buytendijk* das spezifisch Menschliche. *Buytendijk* stand mit *Gabriel Marcel* und *Merleau-Ponty* im Austausch, und ich habe Ende der 1960ger Jahre ihn und seine Arbeit kennen gelernt. In meiner Amsterdamer Lehr- und Forschungstätigkeit [seit 1979] im Bereich der klinischen Bewegungstherapie, Psycho- und Neuromotorik war sein Einfluss immer noch bedeutsam, genauso wie der von *Merleau-Ponty,* etwa im Denken des Begründers der Bewegungswissenschaftlichen Interfakultät [1971] an der FU Amsterdam *Carl Christian Friedrich Gordijn* [1909 – 1998] (vgl. *Heij* 1999; *Tamboer* 1977) und seiner Schüler. *Jan Willem Isaak Tamboer* (1985, 1994), mein damaliger Kollege, vertritt wie ich selbst auch die Auffassung des Naturwissenschaftlers *Buytendijk* (1956), dass wir mit einem „physikalisch-methodischen

Gesichtspunkt" (in galileischer Tradition) nur „die tote Natur studieren können", denn „das physikalische Erkenntnissystem (könne) die Lebenserscheinungen – vor allem auch das Bewegen von Tieren und Menschen – nicht erklären". „Zwar kann man einen Organismus als ein kompliziertes stoffliches System betrachten und so die physikalischen Begriffe darauf beziehen, aber in einer solchen Betrachtung wird (...) das Wesentliche des Organisch-Seins aus den Augen verloren". Auch *A. R. Lurija* (1993) vertrat als Naturwissenschaftler eine solche Auffassung. Das Wesentliche des Organismus ist sein Bewegen in der Welt, in die er e i n g e b e t t e t ist.

Das führt zur Sicht auf Leib-Weltverhältnisse und zu einem „komplexen Bewegungsbegriff" (Lokomotion, E-Motion, Movement of Thought; vgl. *Petzold* 1989h; *Tamboer* 1991), der den Leib in Bewegung, in Bewegungshandlungen sieht, die auch Fühlen, Denken und Wollen umfassen. Das inspirierte uns dazu, Formen des „mentalen Trainings" zu entwickeln und zu beforschen, bei denen „der Geist in den Körper wirkt" (*„top down, from mind to muscle"*) für den Einsatz im sportlichen Training und in der klinischen Praxis (*Petzold, Sieper* 2008b; *Boschker* 2001). Dabei müssen immer die jeweiligen Kontexte in die Überlegungen zu Leiblichkeit und Bewegung und in die damit verbundenen Methoden und Praxen einbezogen werden.

Mit der Umwandlung der Interfakultät in die Fakultät für Bewegungswissenschaften 1987 (Human Movement Sciences) an der FU Amsterdam vollzog sich eine deutliche Hinwendung zu einer biologischen und neurowissenschaftlichen Ausrichtung u. a. mit einem starken Bezug auf Modelle der ökologischen Psychologie von *J. J. Gibson,* der mit seiner Position der unmittelbaren Wahrnehmung von Handlungsmöglichkeiten in der Umwelt (*affordance, Gibson* 1977; *Greeno* 1994) und dem Ausführen dieser Möglichkeiten (*effectivities, Shaw, Turvey, Mace* 1982) ohne intermediierende Prozesse einen Paradigmenwechsel in der Wahrnehmungs-Handlungs-Debatte einführte (*Turvey, Kugler* 1984). Der Organismus exploriert die Umwelt aktiv und deshalb sei bei einer Betrachtung der Organismus-Umwelt-Bezüge anzusetzen, um Verhalten zu beeinflussen. Damit wurde die dominante kognitive Orientierung konfrontiert. Für Bewegungswissenschaftler und -therapeutInnen war das ein attraktiver Ansatz (*Orth, Petzold* 1998a), der auch durch die Forschungen und methodischen Arbeiten zur *„situated cognition"* (*Greeno* 1989; *Clancy* 1997; *Hutchins* 1995) gestützt wurde, die zeigen: *„Wissen/Kompetenz* ist untrennbar mit *Tun/Performanz* in konkreten *Kontexten* verbunden" (vgl. *Sieper, Petzold* 2002). Das hat im Integrativen Ansatz zu **performanzorientierter** therapeutischer Arbeit geführt, etwa in der Lauftherapie (*Mei, Petzold, Bosscher* 1997) oder der Landschafts- und Gartentherapie (*Petzold* 2011g, h). Der Affordance/Effectivity-Effect von Landschaft ist immens.

Genauso wie *Buytendijk* die **Kohärenz** zum Lebensraum betont, betonen wir u. a. mit Referenz zu *Plessners* Exzentrizität die **Kohärenz** für die Bewegungen in der Zeit, oder genauer die **Kohärenz** für das Durchmessen des **Kontext/Kontinuums** des Lebens: Leib im **Chronotopos** der sich vollziehenden Lebensprozesse als „Manifestation einer Daseinsweise, die während des *ganzen Lebensverlaufs* und unter allen Umständen durch eine *körperlich fundierte,* nicht zu unterbrechende Verbindung mit der Welt gekennzeichnet ist, in der gelebt wird und in der primär durch den eigenen Körper der Zugang erschlossen wird. Diese Lebenswelt erfüllt von den uns vertrauten *Natur-* und Kulturgegenständen ... ist ebenso spezifisch menschlich wie der Leib und die Person" (*Buytendijk* 1967, 21, meine Hervorhebungen). Der Körper in Raum und Zeit, in Sozialität und Geschichte ist hier Grundlage „leiblicher" Lebensprozesse und wird damit auch Basis der Erkenntnisprozesse im Leiblichen, Lebensweltlichen, Lebenszeitlichen, weiterhin im Naturbereich und im Kulturbereich. Das ist eine anthropologische Sicht in Sinne der vorgestellten Denker, die wir teilen.

2.6.2 Wege des Konzeptualisierens in „leibphänomenologischer" Tradition – von Maine de Biran bis Hermann Schmitz

Maine de Biran [1766 – 1824] ist „dem Leiberleben" in feinspüriger **phänomenologischer** Selbstbeobachtung nachgegangen, die er in seinem „Journal intime" (1792 – 1824; ed. 1972) festgehalten hat, der Erfahrung der eigenen Leiblichkeit in einer „reflexiven Sinnlichkeit"– so beschreiben wir das heute in dem aktuellen konzeptuellen Rahmen des Integrativen Ansatzes (*Heuring, Petzold* 2004), wobei das reflexive Moment immer auch eine hermeneutische Dimension impliziert, nämlich „ein Selbstverstehen vom Leibe her". Für *Biran* ging aus einer *aktiven* Aufmerksamkeit, verbunden mit einer *rezeptiven* Achtsamkeit, die bewusste menschliche Erfahrung aus dem Zusammenwirken von Umwelteinflüssen und leiblichen Entwicklungsprozessen hervor in einem leib- und umweltgegründeten realen Bewusstsein (*Maine de Biran* 1812/2001; *Azouvi* 1996; *Baertschi* 2000; *Henry* 1965). *Maine de Biran* und die Leibphilosophen in seiner Tradition haben die leib- und bewegungstherapeutische Praxis des Integrativen Ansatzes angeregt, die beim *„eigenleiblichen Spüren"* als einer phänomenologisch-hermeneutische Exploration des *Leibes durch den Leib* ansetzt, der erlebender und erlebter zugleich ist.

Im Integrativen Ansatz hat das eine praxeologische Umsetzung erfahren, indem wir einen entspannten, gelassenen, *breiten* „**rezeptiven** Wahrnehmungsmodus" (*down tonicity*) unterscheiden von einem aufmerksamen, gespannten, *eng* fokussierten „**aktiven** Wahrnehmungsmodus (*up tonicity*):
Ich höre*/es dringt an mein Ohr;* ***ich sehe****/es fällt mir ins Auge;* ***ich rieche****/es steigt mir in die Nase;* ***ich taste****/es kommt mir ins Gespür.*

Rezeptivität der Wahrnehmung ist nie wirklich passiv, aber von der Qualität her eine entspanntere, ökonomischere Bewusstheit (*awarenss*) als die gespannte bis angespannte, ja hoch gespannte Aufmerksamkeit (*alertness, keen consciousness*). Beide Wahrnehmungsmodi haben ihren Sinn.
Oszillieren sie in ausgewogener Weise, sprechen wir von einer **„euthymen Achtsamkeit"** (*Petzold, Orth, Moser* 2012). Ihre differentielle Handhabung wird in der Integrativen Bewegungstherapie geübt – für hypertone PatientInnen eine heilsame Übungspraxis. Das sei als ein Beispiel dafür gegeben, wie Anregungen aus dem philosophischen Diskurs klinische Praxis befruchten können.

Maine de Birans Denken hat Leibphilosophen wie *Gabriel Marcel* und *Maurice Merleau-Ponty* angeregt, die für uns Referenztheoretiker wurden (*Petzold* 2011j), und er hat besonders *Michel Henry* inspiriert.

Mit den philosophischen Leib-Konzeptionen sind die damit verbundenen anthropologischen und beziehungstheoretischen Positionen zu berücksichtigen. Im 20. Jahrhundert wurden zum Thema der „Leiblichkeit" einige für die therapeutische Arbeit mit Menschen – Körper-, Psycho- und Soziotherapien, **Leibtherapien** also, weil sie letztlich alle beim Leibe ansetzen – höchst relevante Beiträge geleistet, von denen die für unseren Integrativen Ansatz wichtigsten kurz angesprochen seien, ohne dass jeweils eine vertiefende Darstellung gegeben werden kann.

Bezüge auf *Husserl* und auf *Merleau-Ponty* finden sich durchgängig in meinen Schriften zum Thema „Leiblichkeit" (*Petzold* 1985g, 2003a, 2012k), deshalb sei dieser Überblick hier mit der „neuen Phänomenologie" (vgl. *Sohst,* 2005; *Soentgen* 1998) des wohl bedeutendsten Leibphilosophen, *Hermann Schmitz* [*1928], fortgesetzt, der die Idee des „**eigenleiblichen Spürens**" mit spezifischen, therapierelevanten Beiträgen erweitert und vertieft hat (*Schmitz* 1965, 1990, 1992; *Marx, Petzold* 2005; *Schmoll, Kuhlmann* 2005).

„Wenn ich vom Leib spreche, denke ich nicht an den menschlichen oder tierischen Körper, den man besichtigen oder betasten kann, sondern an das, was man in dessen Gegend von sich spürt, ohne über ein ‚Sinnesorgan' wie Auge oder Hand zu verfügen [...]" (*Schmitz* 1990, 150).

Der *gespürte* ***Leib*** unterscheidet sich also in bedeutsamer Weise vom sicht- und tastbaren *Körper,* da er nur leibliche Richtungen kennt (ebenda 289ff.), antagonistische Tendenzen, die aus der *Enge* in die *Weite* gehen (Blick, Gesten; Grundlage aller komplexen Fertigkeiten), sowie gespürte *Leibesinseln* mit diffusem Rand. Hinzu kommt der *vitale Antrieb,* gespeist von der Dynamik von Engung und Weitung. Er teilt sich in einer „Situation" mit einem „bedeutsamen Anderen" auf und sorgt für wechselnde oder einseitige, antagonistische oder solidarische *Einleibung* in die gemeinsame Situation. Der erfahrene und erfahrende Leib mit den gespürten „Leibinseln" und den leiblichen Regungen (Angst, Schmerz, Beklommenheit, Aus- und Einatmen, Aufatmen, Seufzen, Hitze- und Kältewellen, gespürtes Herzklopfen usw.) ist erlebte Dynamik von *Engung* und *Weitung, Spannung* und *Schwellung, vitalem Antrieb.*

In der Integrativen Leib- und Bewegungstherapie wird gezielt mit dieser Dynamik gearbeitet und werden Leibinselerfahrungen ausgelöst (etwa durch Eigenberührungen, Abrollen mit Igelbällen etc.), um gezielt eigenleibliches Spüren zu stimulieren und das Selbsterleben von PatientInnen zu kräftigen. Solche „Übungspakete" werden als „Hausaufgaben" in den Alltag gegeben, einerseits, um den meditativ-beruhigenden Effekt des „Alltags als Übung" (*Dürckheim* 1964) zu nutzen, andererseits um durch behaviorale Übungssequenzen nachhaltige Bahnungen zu erreichen. In diesem Sinne werden seit den beginnenden 1970er Jahren in der Integrativen Therapie Hausaufgaben eingesetzt. Ihre Nützlichkeit wird durch die Praxis und die Forschung bestätigt (*Borgart, Kemmler* 1989; *Fehm, Helbig* 2008). In **Body-Charts**, von uns entwickelte Darstellungen des Leibes mit „kreativen Medien" (*Petzold* 1969c, 2003a, 885, ff.), wird deutlich, dass tägliche Übung wohltuenden eigenleiblichen Spürens Veränderungen der Charts und des Selbstgefühls in positiver Weise bewirken (*Hübner, Petzold* 2001/2012).

Der **Leib** ist es, der von „**Atmosphären** als ergreifenden Gefühlsmächten" (*Schmitz* 1989; *Blume* 2003) ergriffen wird, wobei wir diesen Atmosphärenbegriff neuropsychologisch übersetzen.

„Atmosphären entstehen im Zusammenwirken von subliminalen und supraliminalen Sinneseindrücken, die das t o t a l e   S i n n e s o r g a n   L e i b aufnimmt, und die durch die Resonanzen aus dem Leibgedächtnis angereichert werden" (*Petzold* 2003a, 864), *welche wiederum subliminal bleiben oder bewusst werden können.*

Für das „Ergriffenwerden" sollten die Phänomene der „emotionalen Ansteckung" mitbedacht werden (*Hatfield* et al. 1994). Der **Leib** bietet die Grundlage, dass in Therapien Menschen in die Lage versetzt werden, „über Erfahrungen zu sprechen, die ihnen wichtig werden, wenn sie nach durchdringender Enttäuschung des Lebens in Projektionen und Utopien Gelegenheit und Bedürfnis haben, ihren Lebenswillen in der Gegenwart zu verankern" (*Schmitz* 1977, 2). *Schmitz* vertritt die These, dass im abendländischen Denken seit der Antike die Außenwelt, um sie fassen zu können, auf wenige „messbare" Merkmale reduziert, und der für den Menschen subjektiv wichtigere „Rest" in „private Innenwelten" abgedrängt wurde. Der Neophänomenologe will die unwillkürliche Lebenserfahrung von Denkkonstrukten befreien, in die sie durch das bloß naturwissenschaftlich-physikalistische Weltbild eingezwängt war, und zieht sie begrifflich präzisierend ans Licht. Daraus entstand das philosophische „System" von *H. Schmitz*, das auch als ein „kulturtherapeutisches" gesehen werden kann. Es ist von einer außerordentlichen Originalität und Differenziertheit und einer rigorosen Methodologie gekennzeichnet, so dass eine sprachliche Benennung der erlebten Phänomene in therapeutischen Prozessen ermöglicht wird (*Schmitz* 1992; *Marx, Petzold* 2005).

Die Arbeit mit „Enge und Weitung", „vitalem Antrieb", mit „Atmosphären" und „eigenleiblichem Betroffensein" ist als ein wesentliches Element in die „Integrative Leib- und Bewegungstherapie" eingegangen.

Mit ähnlich umfassendem Anspruch wie *Schmitz* hat sich *Michel Henry* [1922 – 2002] mit dem Thema „Leiblichkeit" auseinandergesetzt, nämlich auf dem Boden seiner „Phänomenologie des Lebens", auch als „ radikale Lebensphänomenologie" bezeichnet (*Kühn* 1992; *Kühn, Nowotny* 2002; *Dufour-Kowalska* 1980). Dem Thema „**Leben**" kann man, wenn es um die Fragen der Leiblichkeit geht, nicht entkommen. Insofern ist die Auseinandersetzung von Leibtherapeuten mit dem Denken von *Michel Henry* (1992) anregend und nützlich. Was er in seiner Phänomenologie als das „**Leben**" bezeichnet (ders. 1963, 1965), ist ein *vor* aller alltäglichen Erfahrung und wissenschaftlichen Erkenntnis liegendes, unmittelbares Phänomen, das der Mensch an sich selbst erfährt als ein ursprüngliches „Sich-Selbst-Erscheinen", ein unmittelbares „Sich-Selbst-Gegeben-Sein". Im Integrativen Ansatz haben wir eine Schnittstelle zu *Henry* in unserer *nootherapeutischen*, meditativen Praxis (*Petzold* 1983e; *Neuenschwander* 2007).

Integrative Nootherapie will leibgegründetes **Sinnerleben** ermöglichen und durch „**komplexe Achtsamkeit**" heilsame „**euthyme Erfahrungen**" vermitteln (*Petzold* 1983e; *Petzold, Orth* 2005a; *Petzold, Moser, Orth* 2012).

Unsere **säkular** ausgerichtete Praxis kann durchaus zu „ontologischen Erfahrungen" (*Albert* 1972) führen, die als Kosmos-, Natur- oder Allverbundenheitserlebnisse, als „ontologische Erfahrung meiner Selbst" beschrieben wurden (*Orth* 1993). Dieser nootherapeutische *WEG* – von griech. νοῦς, Geist, Vernunft – führt über die Einübung in die meditativen Schritte „Besinnung, Betrachtung, Versunkenheit" – wir haben hier auch von einer „säkularen Mystik" gesprochen (*Petzold* 1983e; *Neuenschwander* 2010).

Solche „persönlichen ontologischen Erfahrungen" kommen wohl dem „ursprünglichen Erscheinen" nahe, das *Henry* (2000) als „Leben" bezeichnet. Er *meint* dabei *nicht* die belebte Natur im Sinne der Biologie. Wir indes im Integrativen Ansatz *meinen sie mit*, weil wir sie als "Boden des Lebendigen" sehen. Für uns ist das ***Leben*** immer mit seinem prozessualen, lebendigen Grund in der "Natur" verbunden, denn Natur ist permanenter Lebensprozess für alles Leben und in allem Leben. Es wird hier konsequent in einem agnostisch-säkularen Rahmen – den wir im Kontext von Wissenschaft und klinischer Arbeit für unverzichtbar ansehen (*Petzold, Sieper, Orth* 2009) – argumentiert. Es soll dabei aber nicht unter der Hand eine metaphysische Ebene eingezogen werden. Mystische Erfahrungen finden sich transkulturell und sind für innere Ausgeglichenheit und das Erleben von Sinnhaftigkeit bedeutsam (*Böhme* 1985; *Petzold, Orth* 2005a). Deshalb erfolgt hier der Verweis auf die monistische Basis "**Natur**", die aber nicht naturalistisch-reduktionistisch gesehen wird, denn wir rechnen dem ***Leben*** als menschlichem Leben auch das im Lebensvollzug „leibhaftig" Erworbene und Geschaffene zu, die „**Kultur**", als im Leibe gründende "transmaterielle", geistige Seite der menschlichen „**Natur**".

Es ist die Natur des menschlichen Wesens, Kultur zu schaffen, so unsere anthropologische und kulturtheoretische Position (*Petzold* 2003e, *Petzold, Orth, Sieper* 2012).

Es könnte hier weiterführend auf die Arbeiten des späten *Merleau-Ponty* (1995) zur „Natur" eingegangen werden oder auf die AutorInnen, die in seiner Tradition weitergearbeitet haben (vgl. insgesamt *Gondeck, Tengelyi* 2001), wie *Natali Depraz* (1999, 2001) und *Françoise Dastur* (1994, 2001), und die sich mit dem Verhältnis von „Leib und Verleiblichung" befassen (*incarnation* als ein „Zu-sich-selbst-Kommen des Leibes", *Dastur* 1999, 36) oder das Verhältnis von Leib (*chair*) und Sprache (*langage*) bearbeiten, das auch uns wichtig ist (*Orth, Petzold* 2008; ders. 2010f). Diese Themen bieten insgesamt für jede Form der Leib- und Bewegungstherapie oder Körperpsychotherapie relevante Perspektiven (ders. 2012k). Leider wurden diese Arbeiten vom Felde der leib- oder körperorientierten Psychotherapie aber bislang nicht zur Kenntnis genommen (*Baer, Fricke-Baer* 2001, 2008; *Marlock, Weiss* 2006). Auch die notwendigen Wege zu einer „**Leibhermeneutik**", wie sie – in sehr unterschiedlicher Weise – mit dem späten *Ricœur*, mit *Foucault* und in seiner Folge mit *Agamben* gegangen werden können, sind bislang nicht beschritten worden.

2.6.3 Wege des Konzeptualisieren in „leibhermeneutischer" Tradition

Die hermeneutische Frage (*Grondin* 2001; *Gadamer* 1960; *Ricœur* 2010), die Frage des Sinn-Verstehens, des Welt- und Selbstverstehens in soziokulturellen Kon-texten – also nicht nur in Texten (*Figal* 2010; *Kurt* 2004; *Widdershoven* 1993) –, die Frage des Verstehens des „Anderen in seiner Andersheit" (sensu *Levinas*) ist für jede Form verstehender Psycho-, Sozio- und Leibtherapie unumgänglich, gilt es doch, das „Verstehen des Verstehens zu verstehen" – des eigenen wie das der Anderen. In dieser Kernzone therapeutischer Hermeneutik (*Petzold* 1988a, b) muss man, so unsere Position, **beim Leibe** ansetzen, der interaktiv wahrnimmt, cerebral verarbeitet, leibhaftig – verbal/nonverbal – kommuniziert.

Leiblich-sinnenhaftes **Wahrnehmen** → mnestisches **Erfassen** → kognitiv-wertendes **Verstehen** und reflexiv-metareflexives **Erklären** begründet das, was ich die „hermeneutische Spirale" der Erkenntnis (*Petzold* 1988b) genannt hab.

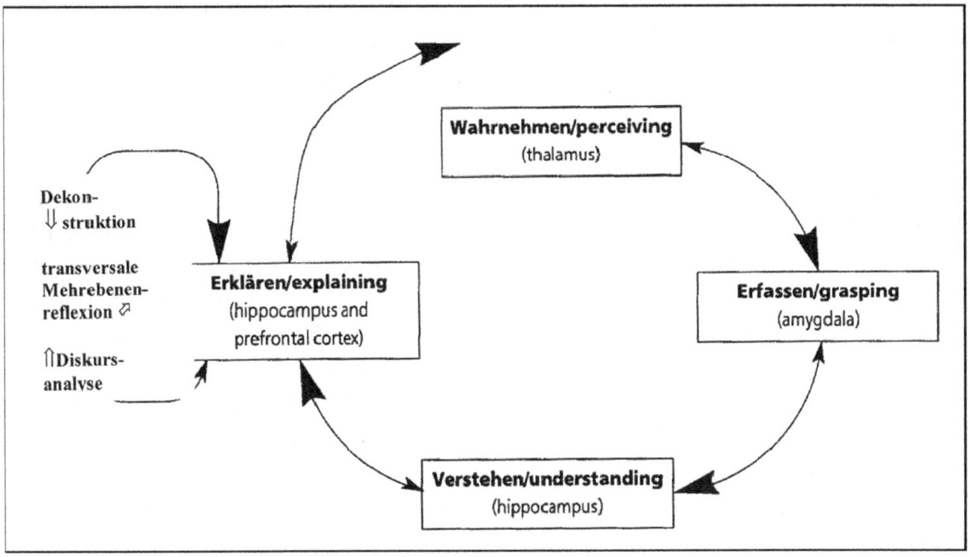

Abb.: Die hermeneutische Spirale „Wahrnehmen ↔ Erfassen ⇔ Verstehen ↔ Erklären" und ihre Überschreitung des Erklärens durch ⇧Diskursanalyse (*Foucault*), ⇩ Dekonstruktion (*Derrida*), ⇗ transversale Mehrebenenreflexion (*Petzold*) zu einer Metahermeneutik. (Aus: *Petzold* 2003a, 66; vgl. *Bäcker, S.* 2012).

Das **„Leib-Subjekt"**, das **„totale Sinnesorgan Leib"**, vermag über die Fähigkeit der „sensorischen Systeme" vielfältige Wirklichkeit aus unterschiedlichsten Blickwinkeln ***wahrzunehmen***, mit seinem „mnestischen System" sie aufgrund einer Vielfalt aktivierter Erfahrungen zu ***erfassen***, und mittels des „kognitiven Systems" sie mit ihren *spatiotemporalen* und *soziokulturellen* Zusammenhängen zu ***verstehen*** und die vorhandene Komplexität zu ***erklären*** – so der neurokognitive *und* hermeneutische Prozess, der bei jedem Schritt ⇨Rückkoppelungen ← erzeugt.

Problemsituationen lassen sich so kooperativ ***strukturieren*** und in performantorischen Prozessen „komplexen Lernens und Handelns" (*Sieper, Petzold* 2002) aktiv ***verändern***. Die Reflexion dieses gesamten Geschehens mit seinen kulturellen, historischen, sozialen, ökologischen, ökonomischen **und** neurobiologischen Voraussetzungen als Metareflexion wird als **„Metahermeneutik"** bezeichnet. Solche Hermeneutik schreitet „spiralig" fort und fängt sich nicht in einem „Zirkel" (*Sieper, Petzold* 1967; zur Spirale vgl. auch *Bolten* 1985).

Im Integrativen Ansatz war die „**Leibhermeneutik**" durch das **Bemühen**, die **Nonverbalität** – das *Präverbale, Periverbale, Transverbale* (*Petzold* 1974j, 385; 1988n, 434, ff.) – in therapeutischen Prozessen zu erfassen und verstehen (ders. 1988a, b), seit seinen Anfängen bedeutsam. *Plessner* hatte hier schon wichtige Vorarbeiten geleistet in „Die Deutung des mimischen Ausdrucks" (*Plessner* 1953) und mit seinem Beitrag auf dem 8. Deutschen Kongress für Philosophie 1966 „Zur Hermeneutik nichtsprachlichen Ausdrucks" (ders. 1966, vgl. auch 1968), was Anstoß zu meiner Arbeit „Zur Hermeneutik des sprachlichen und nichtsprachlichen Ausdrucks in der Integrativen Therapie" (*Petzold* 1988b) gab. Unsere klinische Arbeit zeigte überdies mit dem Konzept des „Periverbalen", d.h. der mit der Sprache verbundenen Mimik und Gestik, dass Verbalität und Nonverbalität letztlich nicht zu trennen sind und das verbal-nonverbale Zusammenspiel in kommunikativen Prozessen dazu dient, *SINN* zu schaffen und zu transportieren, zu verstehen und zu bereichern – eine kreative „zwischenleibliche Leistung", die in Babyzeiten im *„dialogue tonique"* zwischen Säugling und Caregiver beginnt und über die gesamte Lebensspanne wirksam bleibt (*Ajuriaguerra* 1962; *Petzold, van Beek, van der Hoek* 1994).

Hier werden natürlich Quergänge zur Theorie des „Antlitzes" (*visage*) bei *Levinas* (1961, 172) möglich. Für ihn übersteigt das „Antlitz" den bloßen mimischen Gesichtsausdruck. „Visage" ist die Präsentation des Anderen in seiner Andersheit schlechthin (*Casper* 2009; *Esterbauer* 1999), die zu einer grundsätzlichen ethischen Forderung wird: Leiblichkeit nicht zu vernichten oder zu beschädigen (*Petzold* 1996j). *Levinas* hat – anders als *Buber* – das **Du** dem Ich vorgeordnet: „Der Andere ist immer vor mir", ich kann nur ich seiner „Spur" (*trace*) gehen (*Levinas* 1983, 230ff, 252ff). Ich habe die Buber-Formel „Ich und Du" mit dem hegemonialen „Ich" am Anfang für die Integrative Beziehungstheorie verändert: „Du, Ich, Wir – Wir, Du, Ich in Kontext und Kontinuum" (*Petzold* 1996k, 2012c) mit „Beistrichen" der „Angrenzung", ohne die zwingende Konjunktion „und" wie bei *Buber*.

Die philosophische Position von *Levinas* kam mir eines Tages spontan bei der klinischen Arbeit mit Säuglingen in den Sinn: Sie alle haben Vor-fahren. Beim Titeln meines Buches zur Babyforschung (Bd. II 1994j), „Die Kraft liebevoller Blicke", standen mir neben vielen Bildern liebevoll blickender Eltern und Caregiver auch liebevoll-glücklich blickende Babies vor meinen inneren Augen, Bilder wechselseitigen Liebens. *Levinas* stand im Hintergrund. Bevor ein Säugling sein Gesicht mit ca. 18 Monaten im Spiegel erkennt, hat er immer Gesichter „vor" sich (*M. Papoušek* 2007). „Der Andere ist leibhaftig da, gegeben. Er ist Grundbedingung des Eigenen" (*Petzold* 1996k, 334), besonders über sein Antlitz, das im letzten nicht erfassbar ist, *„incontenable"* (*Levinas* 1982, 91). Dennoch ist es da als eine leibliche Präsenz. Die Überlegungen von *Levinas* sind nicht nur im Theoretischen verblieben, sondern haben auch Praxisprojekte inspiriert etwa in der soziologischen Feldforschung und -intervention (*Corcuff* 2001) oder in der Integrativen Trauma- und Trauertherapie (*Petzold, Strnad, Lückel* 2012). In den Begegnungs- und Beziehungserfahrungen mit Menschen in Situationen schwerster Belastung oder in der therapeutischen Bearbeitung solcher Erfahrungen (*Petzold* 1986b; *Petzold, Wolf* et al. 2000, 2002; *Petzold, Regner* 2005) ereignet sich immer wieder „wechselseitige Empathie" von hoher, leiblich erlebter Intensität. In ihr wird zuweilen eine Qualität erahnbar und erfahrbar, in der sich Selbst und Anderer überschreiten. *Levinas* betont: „Das Bewusstsein wird durch das Antlitz in Frage gestellt. Diese Infragestellung läuft nicht auf das Bewusstsein dieser Infragestellung hinaus. Das absolut Andere spiegelt sich nicht im Bewusstsein" (*Levinas* 1983, 340). Es werden Menschen in solchen Erfahrungen „von Angesicht zu Angesicht", „Aug in Auge" vielmehr auf einer existenziellen Ebene erfasst bzw. sie erfassen einander in *wechselseitiger Empathie*. Existenzielle Erfahrungen, das ist unsere Position im Integrativen Ansatz, sind nicht nur in Bereichen der phänomenologisch-deskriptiven „dichten Beschreibungen" (*Sturma* 2006; *Petzold* 2010f) zu erfassen, sondern – soweit das eben geht – auch mit empirisch fundierten Konzepten und Theorien in eine hinlängliche Übereinstimmung zu bringen. Eine volle Übereinstimmung ist indes aufgrund der unterschiedlichen kategorialen Ebenen nicht zu erreichen. Man muss sich mit „Näherungen" zufrieden geben.

Die Forschungen zur Aphasie und therapeutischen Arbeit mit Hirnverletzten und Apoplexpatienten von *Lurija* (1963, 1970) haben schon früh ein ganzheitliches, übergeordnetes Fungieren des Gehirns im Kontext der zu leistenden Handlungsaufgaben als „funktionalen Systemen" belegt. Neuere neurobiologische Forschungen mit bildgebenden Verfahren stützen diese Position, denn sie zeigen: „Symbolic gestures, found in all human cultures, encode meaning in conventionalized movements of the hands" (*Xua, Gannonb, Emmoreyc* et al. 2009, 1), wobei „symbolische Gesten" und gesprochene Sprache in einem übergreifenden System, „a modality-independent perisylvian system" verbunden scheinen. „In this model, inferior frontal and posterior temporal areas correspond to an amodal system that plays a central role in human communication – a semiotic network in which meaning (the signified) is paired with symbols (the signs) whether these are words, gestures, images, sounds, or objects" (ebenda 5).

In der Integrativen Arbeit mit Nonverbalität in Therapie und Supervision (*Kaufmann, Petzold* 2012; *Lamacz-Koetz, Petzold* 2009) wird seit ihren Anfängen im dyadischen und polyadisch-gruppalen Setting das „Lesen" von Mimik und Gestik mit den PatientInnen geübt, aber auch das Ausdrücken von Intentionen und Wünschen in „nonverbaler Verbalität", wobei mein Konzept des „Informierten Leibes im Polylog [als] ein integratives Leibkonzept für die nonverbale/verbale Kommunikation in der Psychotherapie" dient (*Petzold* 2004h).

Auch durch die evolutionstheoretischen Forschungen und Überlegungen zum Entstehen der menschlichen Sprache (ders. 2010f) aus funktionalen und vokalen Gesten – so schon *G. H. Mead* (1934) – wird eine solche Sicht gestützt (*Fischer* 2009; *Ulbaek* 1998), besonders durch die „functional theory of language development" von *Michael Tomasello* (1999, 2003, 2008) und seine Untersuchungsergebnisse. Sie zeigen, dass Kleinkinder Sprachstrukturen durch diskursive Interaktionen mit Anderen lernen, nämlich durch das „Lesen" von Intentionen und das Finden von Mustern, **zwischenleiblichen** Interaktionen also, wie das auch die Integrative Sprachtheorie in der Tradition der Handlungsprache vertritt (*Petzold* 2010f). Das bildet auch den Hintergrund unserer „Hermeneutik vom Leibe her". – Und sie hat natürlich noch andere Quellen.

2.6.4 Aspekte hermeneutischen Leibverstehens – Nietzsche: Affekte, Triebe, „große Vernunft"

Man kommt bei diesem Thema natürlich an *Nietzsche* vorbei bzw. nicht an ihm vorbei. Wir hatten unseren wichtigen Text „Transgressionen I" zur „Integrativen Hermeneutik und Metahermeneutik" (*Petzold, Orth, Sieper* 2000a, 246) als „Hommage an Nietzsche" im „Nietzsche-Jahr" (*Safranski* 2000) anlässlich seines hundertsten Todestages geschrieben. *Nietzsche* ist als Leibtheoretiker unverzichtbar – nicht nur wegen seiner Pionierrolle bei diesem Thema (*Schipperges* 1975, 1985; *Thumfarth* 1995). Er ist auch für uns als Psychologe bedeutsam – leider wurde er als solcher nur wenig zur Kenntnis genommen, trotz der großen Monographie von *Parks* (1994) zu diesem Thema. Besonders die Körpertherapieszene hat ihn praktisch ausgeblendet, obwohl *Nietzsche* mit vielen genialen Intuitionen und Überlegungen zur Gesundheit, zu Diäthetik, zur heilenden Natur und zur Selbstheilungspraxis den TherapeutInnen aller Richtungen viel zu sagen hätte. In unserer Natur- und Gartentherapie (*Petzold* 2011i, j) und unserer Gesundheitsberatung (*Ostermann* 2010; *Petzold* 2010b) oder unserer Poesietherapie und therapeutischen Erzählpraxis (idem 2003g, *Petzold, Orth* 1985a) stehen neben anderen gewichtigen Quellen (*Merleau-Ponty, Ricœur* usw.) durchaus Impulse von *Nietzsche* im Hintergrund – indes „gereinigt" von Missverständlichkeiten, die sich aufgrund der allgemeinen Unkenntnis oder Fehlattribuierung nietzscheanischer Konzepte in TherapeutInnenkreisen, die die Tiefenstruktur der Theorienbildung *Nietzsche*s nicht erarbeitet haben, ergeben können und ergeben haben. Übermensch, Raubtier, *Züchtung* im „Zarathustra" – bei *Nietzsche* durchaus als nicht-darwinistische bzw. sozialdarwinistische „ästhetische" Kategorien gedacht, mit der der „neue Mensch" aus dem Leben als „ein sich selbst gebärendes Kunstwerk" (KGW VIII/1, 117) hervorgehen soll, sind für uns in allgemeintherapeutischen Texten keine zitierbaren Kategorien (es sein denn, sie würden kritisch diskutiert z. B. in einer Auseinandersetzung mit Quellen). Dahinter steht natürlich auch das – ausgewogene - Urteil von *Hugo Petzold*, Verfolgter des Naziregimes, und *Irma Petzold-Heinz*, die im Untergrund für die „Bekennende Kirche" im Einsatz war (*Petzold* 2011i, j). Beide kannten und schätzten *Nietzsche* und sahen auch die Gefahren seines Diskurses – und so heißt es doch auch in „Jenseits von Gut und Böse" (9, 64): „Es ist gar nicht möglich, daß ein Mensch nicht die Eigenschaften und Vorlieben seiner Eltern und Altvordern im Leibe habe".

Auch *Nietzsche*s Theorie des Leib-Welt-Bezugs, seine Idee einer „pluralen Psyche" kommt unserer, zusätzlich von *Bachtin* (1981) inspirierten Sicht eines „vielfältigen Seelischen" und einer „pluralen Identität" (*Petzold* 2012a) entgegen. Sie wird indes durch die *Interiorisierungen* (sensu *Vygotskij*) wesentlicher Menschen und ihrer Rollenmuster (*Heuring, Petzold* 2004; *Petzold, Mathias* 1983) und durch die *Interiorisierung* wichtiger Werte und ästhetischer Erfahrungen zu einer **„persönlichen Kernzone des Essentiellen"** (vgl. 2.8) im Lebensverlauf gebildet (*Petzold* 2005r, 2012e). Hinzu kommt *Nietzsche*s Trieb- und Affektlehre, die Vernunft und Affekt wie im Integrativen Ansatz verbindet (ders. 1995g) und seine Sicht der Lebenskunst (ders. 1999q; *Schmid* 1989, 2004). So wurde der „vielschichtige *Nietzsche*" im Integrativen Ansatz durchaus in vielfältiger Weise beachtet (*Bösel* 2010a, b). Das Interesse, das *Yalom* (2005) mit seinem philosophiegeschichtlich diskutierbaren Versuch der literarischen Darstellung eines „Zeitgeistes" in PsychotherapeutInnenkreisen weckte, hatte praktisch keine theorierelevante Resonanz, die zu einer vertieften Auseinandersetzung mit dem eigentlichen „Entdecker der Tiefenpsychologie“ geführt hätte, als den wir *Nietzsche* sehen: „Bei *Nietzsche* nämlich sprudelt einer der stärksten und lebendigsten Quellströme der Psychologie und der Psychotherapie, aber es gibt Stromschnellen, Sturzklippen, wo die Wassermassen in die Tiefe reißen können, Gefahren, die man kennen sollte, um sie gesichert zu meistern oder um riskante Passagen zu umgehen“ (*Petzold, Orth, Sieper* 2001, 234/106) – so unsere Position zu *Nietzsche.*

Nietzsche war und ist uns auch als Hermeneutiker bedeutsam, auch wenn gerade diese Orientierung bei ihm nicht unumstritten ist (so *Heidegger* und *Gadamer*). In diese Diskussionen können wir hier nicht eintreten und für diesen klinisch-praxeologischen Kontext genügt uns deshalb eine „schwache“ Lesart von *Nietzsche* – es sei an *Vattimo*s (1983) *pensiero debole* (schwaches Denken) erinnert und an unsere Konzeption „schwacher Integrationen“ (*Sieper* 2006), in der wir uns mit dem „Konnektivieren von Anschlußfähigem“ bescheiden, bis weitere Vertiefung möglich wird. Es geht also hier nicht darum, *Nietzsche*s Hermeneutik als Auslegung des Dionysischen mit seinem universellen Werden in seiner Geschichtlichkeit darzustellen, in der der Mensch, tragisch und schöpferisch zugleich, seine Existenz in der „ewigen Wiederkunft des Gleichen“ durch den „Willen zur Macht“ als Ausdruck des Dionysischen zu realisieren trachtet. Dieser „Rahmen“ ist hier zu groß. *Nietzsche*s Hermeneutik als Lehre vom geschichtlichen Verstehen der Existenz als leibliche, *Nietzsche*s genealogischer Ansatz zur Aufklärung ideengeschichtlicher Diskurse, auch in ihrer Wirkung auf die Menschen, der auch *Foucault* inspiriert hat (*Saar* 2007), d. h. seine „Hermeneutik vom Leibe her“ (*Abel* 1990; *Kang* 2003), das alles sind auch für den Integrativen Ansatz durchaus wesentliche Perspektiven. Unsere *Nietzsche*lekture erfolgte überdies aufgrund unserer Studiensituation nicht nur in der deutschen, sondern stärker noch in der französischen Tradition, die den „Philosophen des Willens zur Macht“ nicht reflexhaft mit dem Stigma der Nazi-Ideologie belegt hatte – schon *Bataille*, später dann *Deleuze* und *Foucault* haben hier ein anderes *Nietzsche*-Bild vertreten, als es in Deutschland vorherrschte (*Hamacher* 2007).

Wir sehen bei *Nietzsche* vielfältige, mögliche hermeneutische Ansätze (*Hoffmann* (1994) in unterschiedlichen Perspektiven, z. B. leibtheoretische bei *Yong-Soo Kang* (2003) oder ästhetiktheoretische bei *Babette Babich* (2010, 2011), oder erzähltheoretische bei *Els Weijers* (1994), die für das Leiblichkeitsthema – und um das geht es uns – fruchtbar sind. Aber nehmen wir *Nietzsche* als Hermeneutiker selbst beim Wort:

„Es ist entscheidend über das Loos von Volk und Menschheit, dass man die Cultur an der rechten Stelle beginnt – nicht an der 'Seele' [...]: die rechte Stelle ist der Leib, die Gebärde, die Diät, die Physiologie, der Rest folgt daraus“ (KGW VI/3, 143).

„Hinter deinen Gedanken und Gefühlen, mein Bruder, steht ein mächtiger Gebieter, ein unbekannter Weiser – der heißt Selbst. In denem Leibe wohnt er, dein Leib ist er“ (Von den Verächtern des Leibes KGW VI/1, 36).

Der Leib ist hier Ursprung, im Leib-Selbst wirkender Quell der Hermeneutik. „Der Leib ist eine grosse Vernunft, eine Vielheit mit Einem Sinne, ein Krieg und ein Frieden, eine Heerde und ein Hirt. / Werkzeug deines Leibes ist auch deine kleine Vernunft, mein

Bruder, die du ‚Geist' nennst, ein kleines Werk- und Spielzeug deiner grossen Vernunft, Ich sagst du und bist stolz auf dieses Wort, aber das Grössere ist – woran du nicht glauben willst – dein Leib und seine grosse Vernunft: *die sagt nicht Ich, aber thut Ich*" (KGW VI/1,35, meine Hervorheb.). Das ist eine sehr interessante Aussage, die mit einer modernen, neurowissenschaftlichen Perspektive „unbewußter Informationsverarbeitung" durchaus kompatibel ist (*Augusto* 2010; *Braus* 2004; *Perrig* et al. 1993): Ein nicht reflexiv bewusstes, in der Performanz *fungierendes Ich* wirkt! Es unterfängt die Aktivitäten des bewussten Ich, der „kleinen Vernunft", ohne sie zu sistieren, sondern bettet sie in ein „Leibselbst" ein. „Wenn *Nietzsche* 'Selbst' im Sinne von 'Leib' verwendet, ist der Begriff 'Selbst' nicht ein bloßes Ich, sondern auf den Leib bezogen, der freilich keinen empirisch physischen Körper bedeutet, sondern eine fundamentale Sinnbasis, eine unendliche Bewegung der Vernetzung mit der Welt" (*Kang* 2003, 168). Die Konnektivierungsmöglichkeiten zur integrativen Persönlichkeitstheorie, die von einem archaischen, sich ontogentisch entwickelnden Leib-Selbst ausgeht, das Ich-Funktionen, ein wachbewusst fungierendes Ich ausbildet, das für die „Identitätsarbeit" wesentlich ist (*Petzold* 1992a/2003a, 529ff; 2012a, 507ff), liegen auf der Hand. Auch die Verbindungen, die von *Nietzsche*s Leibansatz **fungierenden Wahrnehmens und Handelns** zu modernen Ansätzen der ökologischen Wahrnehmungspsychologie von *J. J. Gibson* (1977, 1979) mit seinem „Affordance-Konzept" gezogen werden können – durchaus mit praxeologischen Verbindungen (*Orth, Petzold* 1998; *Thelen, Smith* 1994) – oder zu den neuromotorischen Ansätzen der Verschränkung von „perception and action" (*Turvey, Kugler* 1984) in der Tradition von *Nikolaj Aleksandrovič Bernštejn* (1967, 1990, vgl. *Bongaardt* 1996; *Loosch* 2010) oder zu den neueren „Embodiment-Ansätzen" der „*embodied cognitive science*" (*Clark* 1997, 2008; *Gallagher* 2006; *Lakoff, Johnson* 1999; *Lakoff, Nuñez* 2001; *Petzold* 2002j, 2012k) sind spannend und machen eine eigene Studie erforderlich. Der Frage wird dabei nachzugehen sein, ob die solipsistischen Momente in *Nietzsche*s Leibtheorie nicht über seine Idee der Einbettung des Leibes in die Welt aufzulösen sind, denn „all unser sogenanntes Bewußtsein [ist] ein mehr oder weniger phantastischer Kommentar über einen ungewußten, vielleicht unwissbar, aber gefühlten Text" – so 1980/81 in der Morgenröthe 119 (KGW V/1, 111). Damit wird auch eine Aufgabe für die Hermeneutik eröffnet:

> „Daß der Werth der Welt in unserer Interpretation liegt, ... daß die bisherigen Interpretationen perspektivische Schätzungen sind, vermöge derer wir uns im Leben, das heißt im Willen zur Macht, zum Wachsthum der Macht erhalten, dass jede *Erhöhung des Menschen* die Überwindung engerer Interpretationen mit sich bringt, daß jede erreichte Verstärkung und Machterweiterung neue Perspektiven aufthut und an neue Horizonte glauben heißt – dies geht durch alle meine Schriften" (*Nietzsche* 1980, Bd. 12, 2, 208, Hervorheb. im Orig.).

Mit jeder Überschreitung ist es für *Nietzsche* möglich zu wachsen. Man könnte hier über „Konstruktivismus bei Nietzsche" spekulieren oder in die Auseinandersetzung über das Theorem des „Übermenschen" einsteigen (*Kynast* 2006), aber wir bleiben bei einem „schwachen" Zugang, und wenden uns *Nietzsche*s vieldiskutiertem Postulat zu: „Was sagt dein Gewissen? – „Du sollst der werden, der du bist" (GS 270, KSA 3, 519). Er macht **Selbstwerdung** zu einer Frage des Gewissens. Im Integrativen Ansatz ist dieses Logion ein alter „anthropologischer Imperativ" der Antike, den wir in unseren praxeologischen Kontext übernommen haben (*Petzold* 1988a,/2003a, 181, 2003e): Die Forderung: „Γένοιο οἷος ἔσσι" - „Werde, der du bist!", ist in *Pindars* (1986, 99) „Zweiten Pythischen Oden" überliefert. Sie ist für uns Ausdruck einer chthonischen Tradition, die das Wachsen im Blick hat, „**Selbstwerdung** als Aufgabe" sieht, was für uns neben dem „Γνῶθι σεαυτόν" , dem „Erkenne dich selbst!" steht, das wir in der dem *Thales von Milet* zugeschriebenen Inschrift am delphischen Apollotempel lesen. Sie stellt dem Menschen „**Selbsterkenntnis** als Aufgabe". Aus beiden Imperativen leiten wir unsere therapeutische Maxime ab: „**Mache dich selbst zum Projekt**!" als leibhaftiger Differenzierungs-, Integrations- und Kreationsprozess (*Petzold* 1969b, 1999q). „Ein solcher Integrationsprozess verlangt nach einem starken Willen zur Selbstschöpfung – und zwar im Sinne der bewussten Aneignung und nötigenfalls Verwandlung auch der unbequemen Erfahrungen und der streitbaren Persönlichkeitsanteile. Diese Selbstschöpfung – verwandt mit der Selbstsorge *Foucaults*, aber mit stärkerer Emphase auf das kreative Element – bleibt innerhalb des Lebens freilich unabschließbar und muss als fortwährende Aufgabe verstanden werden" – so *Bernd Bösel* (2010a, 84) über *Nietzsches* Sicht. *Alexander Nehamas* (1991, 243) betont als den Schlüssel in *Nietzsches* Psychologie die Fähigkeit zur „Integration" aller Persönlichkeitsanteile – auch der gefährlichen oder destruktiven.

Das deckt sich weitgehend mit der Behandlungspraxis der Integrativen Therapie, die Selbstwahrnehmung, Selbstinterpretation, Selbstkreation und Selbstermächtigung/Empowerment (*Petzold* 2005r, 2012h) in ko-respondierenden, ko-kreativen Prozessen wieder herstellt, aufbaut und fördert.

Erkennen und *Werden* gehören bei *Nietzsche* zusammen in einer Hermeneutik „des Leibes in der Welt". Beides, Leib und Welt, bieten eine konkrete Sinnbasis für die Wahrnehmung und damit für Selbsterkennen und Welterkennen. Eine solche „leibhaftige Hermeneutik ist das Werden, durch das die Wahrhaftigkeit des Selbst realisiert wird" (*Kang* 2003, 180). Das ist ein komplexes Unterfangen, in dem *Nietzsche* den Menschen am „Leitfaden des Leibes" (Nachlass 1884, 26, KGW VI, 374) neu zu begreifen sucht. Er stellte sich dabei gegen die cartesianische Körper-Seele-Trennung und gegen den „populären und gänzlich falschen Gegensatz von Seele und Körper" (*Nietzsche,* Die Geburt der Tragödie 21, KGW III, 135). Er erkannte die Tendenzen des Rationalismus, den Leib auf den Körper zu reduzieren, ihn zu disziplinieren, wie *Norbert Elias* es insgesamt für den Zivilisationsprozess bis zum „Zwang als Selbstzwang" herausgearbeitet hat (*Elias* 1939/1969, 312; *Elias, Dunning* 1983). Der Geist soll den Körper – das „sündige Fleisch" im christlichen Diskurs – beherrschen. Das ist auch die oft überlesene Botschaft des *Sigmund Freud*: „Wo Es war, soll Ich werden. Es ist Kulturarbeit etwa wie die Trockenlegung der Zuydersee" (*Freud* 1933a, StA I, 516). Die Trockenlegung des ES, des Bereiches der Triebe, der Vitalität und Kreativität – was bliebe da vom Menschen – bloße Rationalität? Dagegen setzt *Nietzsche*: „Leib bin ich ganz und gar und nichts ausserdem" (Von den Verächtern des Leibes, KGW VI/1, 35). *Freud* nahm von *Nietzsche* Vieles, obwohl er solchen Einfluss leugnete. Die Analysen zum Verhältnis der beiden Protagonisten einer „Psychodynamik" greifen bislang nicht tief genug (*Gasser* 1997). Auch die Einflüsse auf weitere Protagonisten der Tiefenpsychologie (*Jung, Adler* usw.) sind noch nicht gut erschlossen, aber beachtlich (*Golomb* et al. 1999).

Der Leibbegriff wurde insgesamt von ihnen nicht übernommen – auch von den Körpertherapien in psychoanalytischer Tradition nicht (*Moser, Geißler, Heisterkamp* u.a.). *Freud* hatte ihn ja auch nicht übernommen – zum Nachteil seiner Theorienbildung, meinen wir. Man sucht jetzt *Freud* mit etwas *Merleau-Ponty* zu unterfangen (*Cremonini* 2012), was wenig überzeugt, denn der Gesamtentwurf *Freuds* entbehrt nicht nur der **Leiblichkeit**, sondern auch der intersubjektiven **Zwischenleiblichkeit**. Der so bedeutsame mimisch-gestische Austausch, ohne den ein Leibkonzept nicht zu fundieren ist, wurde durch *Freuds* Position „hinter der Couch" verunmöglicht. Schon *Nietzsche* hatte erkannt, dass der Leib einen Reichtum an Phänomenen für die Beobachtung erschließt (KGW VII/3, 367), durch die wir „überall, wo wir Bewegung im Leibe sehen oder errathen, wie auf ein zugehöriges [...] unsichtbares Leben hinzuschliessen lernen" (KGW VII/3, 371). *Nietzsche* setzt dabei auf die Empathie, unsere Möglichkeit eines Erfassens des Anderen, um *„sein Gefühl in uns nachzubilden"* (KGW V/1, 131f, Hervorheb. im Orig.). Er sieht auch schon, dass dieses „Ähnlichkeitsschauen" (KGW III/4, 32) Grenzen hat und wir den Anderen nie ganz erfassen können – das Qualia-Problem artikuliert sich hier schon. Mehr als Ähnlichkeiten sind nicht zu haben. Unsere „Hermeneutik des nicht-sprachlichen Ausdrucks" (*Petzold* 1988b) greift indes weiter, als *Nietzsche* das tut, weil sie die **Interaktionalität** zwischenleiblicher Kommunikation von Babyzeiten an bis ins Senium untersucht hat (*Petzold, van Beek, van der Hoek* 1994). Körpersprache bedingt sich durch die Interaktion in Dyaden und Polyaden – da rettet keine (vermeintliche) „Abstinenz". *Nietzsche* war für diese Dimension durch seine kommunikativen Probleme in seiner Erkenntnisuche behindert, *Freud* wohl nicht minder, was Auswirkungen bis in die psychoanalytische Technik und die Theorienbildung hatte – Couch, Abstinenz, Fremddeutung etc. (*Sieper, Orth, Petzold* 2009; *Petzold, Orth-Petzold* 2009). Die Dimension „Zwischenleiblichkeit" ist in der Tat ein Problem geblieben in der Psychoanalyse und psychoanalytischen Körper-Therapie, vor dem auch die „neuen Intersubjektivisten" in der Psychoanalyse ständen (*Stolorow, Brandchaft, Atwood* 1996; *Altmeyer, Thomä* 2006), würden sie sich mit dem Thema „Leiblichkeit" intensiver befassen. *Tilmann Moser* (2001, 2010) hat hier – inspiriert von *Albert Pesso* (1999) – mit seiner körpertherapeutischen Praxis Schritte in eine richtige Richtung unternommen (*Moser, Pesso* 1998), die aber u. E. immer noch von Problemen des *Freud*schen Rahmenwerks, insbesondere der Rationalität des *Freud*schen Diskurses behindert werden.

Nietzsche sieht den **Leib** – gegen die Traditionen der Rationalität – als die „grosse Vernunft" (*Abel* 1990; *Gerhardt* 2000), eine Vernunft, die eben nicht körperenthoben und affektlos ist, die nicht der christlichen Affektverleugnung bzw. -disziplinierung folgt: „Überwindung der Affekte? – Nein, wenn es Schwächung und Vernichtung derselben bedeuten soll. Sondern in Dienst nehmen" (KSA 12, 39). Und auch der körperliche Trieb ist mit dem Geist im Leib verbunden (*from body to mind*): „Grad und Art der Geschlechtlichkeit eines Menschen reicht bis in den letzten Gipfel seines Geistes hinauf" (Jenseits von Gut und Böse, 1988, 75). Von *Nietzsche* wird kein Antagonismus vertreten. Mit einer solchen Sicht ist auf der Argumentationsebene, die *Nietzsche* damals zur Verfügung stand, eine dualistische Konzeption überwunden. In seiner Triebkonzeption ist *Nietzsche* unspezifischer und breiter als *Freud*. Triebe sind leibgegründete Antriebe für unser Handeln. „Der Trieb selber ist [...] nichts Anderes als ein bestimmtes Thätig sein" (ebenda,

322). Für uns ist Trieb ein grundsätzlicher, dem Lebendigen inhärenter – von uns nicht vitalistisch verstandener, sondern biologisch zu verstehender – „Impetus des Lebens" (*Petzold*, 2003e), der noch nicht vollends erklärt ist. "Nietzsche ist in psychologischen (auch in philosophischen) Angelegenheiten ein Anwalt des Lebens. Jegliche Moralistik, die auf Einschränkung und Abtötung des Lebens abzielt, ist ihm zutiefst verhasst" (*Bösel* 2010a, 83), eine Idee, die wir in der integrativen Auffassung „vielfältiger Antriebe" aufgenommen haben (*Petzold* 2003e), die allerdings auch mit der Aufgabe ethischer Integritätssicherung ein Regulativ haben muss(*Petzold, Orth* 2011).

Nietzsche sieht überdies, das sei herausgestellt, die gesellschaftliche Formung des Leibes (und der Triebe) bis in die Körpersphäre durch Drill, Indoktrinierung, Selbstdisziplinierung. Der Leib kann durch den Geist zugerichtet werden, womit eine umgekehrte Bewegung *from mind to body* zum Tragen kommt, was er an der Militarisierung und an der Arbeitswelt aufzeigt – in aller Ambivalenz, die seine Positionen zu Macht und Herrschaft kennzeichnen. Der Leib wird von *Nietzsche* weiterhin in seiner sozialen Dimension als „Herrschaftsgebilde" (KGW VIII/1, 2, 90f) gesehen, als *Ort,* auf den Herrschaft, Disziplinierung einwirken, wie *Yong-Soo Kang* (2003) in seiner *Nietzsche*-Monographie anhand der Institutionen Militär, Arbeit, Gefängnis als Formen der „Gewalt am Körper" herausgearbeitet hat. *Nietzsche*, und hier liegt ein bedeutendes Moment seiner Leibtheorie, hat den Leib also auch in seiner Dimension des „social body" gesehen. Im Militarismus wird der Leib diszipliniert und diszipliniert sich der Leib. „Die gleiche Disziplin macht den Militär und den Gelehrten tüchtig: und näher besehen es giebt keinen tüchtigen Gelehrten der nicht die Instinkte eines tüchtigen Militärs im Leibe hat" (Nachlass 14 KGW VIII/3, 138. Disziplin ist alles! Der preußische **Diskurs** ist unüberhörbar. Die fatale Geschichte der fehlverstandenen *nietzsche*anischen Doktrin vom „Willen zur Macht", vom „Übermenschen" und von den „Minderwertigen", fatal weil durchaus auch missverstehbar, entstellt (z. T. durch die Manipulationen seiner Schwester *Elisabeth Förster-Nietzsche*), vereinseitigt, kann hier genauso wenig nachgezeichnet werden, wie die selektive Rezeption durch Ideologen und Demagogen des „Dritten Reiches". Die Lage ist überdies immer noch komplex und nicht ausreichend geklärt. Die blutigen Folgen, nämlich die massenhafte Vernichtung von Leibern, menschlichen Leib-Subjekten – Auschwitz und die anderen Konzentrationslager, aber auch Stalingrad seien hier genannt (*Petzold* 1996j) – kann wohl nicht *nietzsche*anischem Denken angelastet werden, wie es etwa *Lukács* (1954, 1966) und andere marxistische Theoretiker vertreten haben. Es gibt indes etliche, sicher zu viele, Schnittflächen zur NS-Ideologie, und eine Entwarnung, wie sie *Habermas* (1968, 237) über *Nietzsches* Gedankengut aussprach „Das alles liegt hinter uns und ist fast schon unverständlich geworden. Nietzsche hat nichts Ansteckendes mehr" (ebenda) sind heute wirklich nicht angesagt (vgl. auch *Babich* 2004; *Taurek* 1989; *Tugendhat* 2000). Die Verbindungsmöglichkeiten und faktischen Verbindungen, die in den gegenwärtigen Neonazi-Ideologien und den internationalen, rechten „mythotrophen" Bewegungen (*Petzold, Orth, Sieper* 2012) wie bei den Wotanisten, der Black Metal- und Neuheiden-Kultszene – etwa der Norwegischen um *Varg Vikernes* und seine Burzum Gruppe (*Gardell* 2003; *Goodrick-Clarke* 2003) – mit krypto- und pseudonietzscheanischem Gedankengut zu finden sind, erfordern Wachsamkeit.

Mit *Nietzsche* (und natürlich nicht nur mit ihm, wir lassen die wichtige *Marx*sche Perspektive hier aus) lässt sich auch das Thema „Leiblichkeit und entfremdete Arbeit" therapierelevant aufgreifen, denn er sah: „Die Fabrik herrscht. Der Mensch wird Schraube" (ders. III/3, 110). Die Fabrikarbeit ist hier zu thematisieren. Im Extrem der Arbeitslager zeigte sich ihr *devolutionäres Potential* an dem furchtbaren Schicksal der Zwangs- und Fremdarbeiter – Arbeitsleiber, die in der Rüstungsindustrie und in Arbeits-KZs wie Natzweiler Struthof etwa für den Stararchitekten und Manager der Kriegswirtschaft des Deutschen Reichs, *Albert Speer,* und seinem „Willen zur Macht" für die Monumentalbauten des Führers verschlissen wurden (*Schmidt* 1982; *Adamo*, *Hervé* 2002). Die heutigen Formen der direkten und indirekten „Leibeigenschaft" – mit Körper und Seele, mit dem „Leibe" also, versklavt –, der Sklaverei, Sklavenarbeit, Kinderarbeit (*Kleeberg-Niepage* 2007; *Manier* 2011), wie sie sich in aller Welt bis in die Gegenwart findet (*Bales* 2001, 2005; *Torres* 2005), gilt es zu bekämpfen. Auswüchse entfremdender Arbeit finden sich auch immer wieder in vordergründig „normalen" Arbeitsverhältnissen, die bei genauer Betrachtung krank machen (*Petzold, Heinl, Walch* 1983). Bei ihnen gilt es, schon in den kleinsten Anfängen gegenzusteuern.

Nietzsche sah, dass es in der Fabrikarbeit darum geht, „den Menschen möglichst nutzbar [zu] machen [...] zu diesem Zwecke muss er mit Maschienen-Tugenden ausgestattet werden" (*Nachlass* KGW 19, VI-II/2, 122). Zwieschlächtig stellt er mit Bezug auf die Arbeiter fest „... will man Sklaven, so ist man ein Narr, wenn man sie zu Herren erzieht" (Götzen-Dämmerung, KGW 40, VI/136). Wer, wie *Nietzsche,* das Proletariat als „Krebsschaden der Hochkultur" betrachtet und „Socialismus, Communismus ... als unhaltbar und naturwidrig ansieht" (KGW I, 3, 224), der hat für ein emanzipatorisches Potential von Leiblichkeit kein Sensorium. *Nietzsches* zwiespältige Analysen zur Situation der Arbeiter bestätigten indes unseren Blick auf entfremdende Arbeit, auf den „Verschleiß" des Arbeitsleibes, den wir durch unsere Praxis in verschleißenden Arbeitskontexten erlebt und untersucht hatten (*Petzold* 1968b, *Petzold, Heinl, Walch* 1983). Wir stellten dem „Wege zur Selbstgestaltung" (*Petzold* 1987d) und Interventionsprojekte des Empowerments entgegen, um in den Bereich „Psychotherapie und Arbeitswelt", so unser Buch, das erste zu diesem wesentlichen Thema in Deutschland (*Petzold, Heinl* 1983), hineinzuwirken. Es beschäftigt uns bis heute, wo wir die leiblichen, gesundheitlichen Folgen von entfremdeter Arbeit und entfremdender Arbeitslosigkeit so massiv sehen (*Berger* et al. 2012; *Hartz, Petzold* 2010; *Haubl, Voß* 2011). Natürlich kann man mit *Nietzsche* „Empowerment-Strategien" fundieren. Er hatte durchaus erkannt: durch Verelendung, durch Niedergang über „zwei, drei Geschlechter [Generationen, sc.] ... ist alles verpöbelt" (*Nietzsche* 1988, 13, 365). Heute haben wir angemessenere Analyseinstrumente über diese Wirkungen von „Minusmilieus" auf den Leib (*Hecht, Petzold, Scheiblich* 2012). Auch wir sehen, dass die Einwirkungen der spätmodernen Arbeitswelt für Menschen in immer umfassenderer Weise zum Tragen kommen. Handys und Notebooks haben die Grenzen des privaten und des pofessionellen Raums massiv perforiert und die faktischen Arbeitszeiten ausgedehnt (z. B. Abrufen und Bearbeiten der Mails auf der Zugfahrt zum Dienst). Die Work-Life-Balance vieler Menschen ist aus der Balance geraten, sie sind zu „Extremjobbern" geworden oder einfach technisch „gut aufgerüstet" und bemerken die Selbstausbeutung (noch) nicht (*Kaiser, Ringlstetter* 2010; *Hochschild* 2002). Oft spielen die Arbeitsbedingungen für die psychischen und psychosomatischen Störungen vieler Menschen eine größere Rolle als ungünstige Kindheitserfahrungen – der tiefenpsychologische, kindheitsfixierte Blick führt hier zu Ausblendungen: chronischer Job-Stress kann *als solcher* krank machen und addiert sich ggf. zu biographischen Vulnerabilitäten.

Weder *Nietzsche* noch die Arbeitswelt fanden im körperpsychotherapeutischen Feld bislang die Beachtung, die notwendig wäre, vielleicht auch, weil man sich in der Auseinandersetzung mit diesem Autor ständig mit Positionen befassen muss, die humanistisch orientierten TherapeutInnen „quer stehen", wenn von „Rasse" oder „Zucht" oder der „Zähmung der Bestie Mensch" mit „zoologischen Termini" (so *Nietzsche* 1988, 6, 99) gesprochen wird. Der Philosoph und „physiologische Psychologe" will deutlich machen, dass es nicht nur um Veränderungen auf der geistig-moralischen Ebene geht, sondern auch um die Veränderung von „eingefleischten" Lernvorgängen, die in **leibhaftiger Sozialisation** aufgenommen wurden, denn:

„**Es ist gar nicht möglich, daß ein Mensch nicht die Eigenschaften und Vorlieben seiner Eltern und Altvordern im Leibe habe: was auch der Augenschein dagegen sagen mag.**" (ebenda 5, 218, unsere Hervorhebung).

Dieser Satz wurde wegen seiner Gewichtigkeit hier nochmals zitiert und hervorgehoben, nämlich mit der Erkenntnis, dass ein *Habitus* (*N. Elias, P. Bourdieu*), dass **eingefleischte** und über Generationen weitergegebene Gewohnheiten und die dahinter stehenden Werte und Normen verändert werden müssen, wenn sie dysfunktional sind. Und das sind sie bei unseren PatientInnen immer wieder.

Neben nützlichen Erkenntnissen für eine leiborientiere Therapeutik werden aus den Theoremen *Nietzsche*s auch die Risiken und Gefahren von Ideologien in therapeutischen Ansätzen und ihren offenen und verborgenen Quellen sichtbar – wohl auch bei *Freud* mit seinen vielen verborgenen Quellen, zu denen auch *Nietzsche* zählen dürfte. Wie sonst hätte er sich mit seiner bewunderten Verehrerin *Lou Andreas-Salomé* (1951/1994, *Astor* 2008; *Decker* 2011), von ihm (ohne Eigenanalyse) zur Lehranalytikerin promoviert, qualifiziert austauschen können (*Wieder* 2011)? *Nietzsche*s leibtheoretische Analysen insgesamt mit ihren entfremdungstheoretischen Gesichtspunkten enthalten selbst neben wichtigem Potential Abstruses. Hier gilt es, nüchtern zu gewichten. Auch wenn *Nietzsche* keine systematisch ausgearbeitete Leibtheorie vorlegt, so wählt er nützliche „Ausgangspunkte vom Leibe und der Physiologie" her. In „Jenseits von Gut und Böse" kennzeichnet er sein Philosophieren als „Physio-Psychologie" (*Nietzsche* 1988, 5, 38) und hatte hier eine richtige Intuition. Der Trend zur Physiologie lag stark im Zeitgeist. 1885 hatten der Neuropsychiater *Jean-Martin Charcot* (1897) und der Sorbonne-Philosoph *Paul Janet* (1897) die „*Société de psychologie physiologique*" gegründet, bei der sein Neffe *Pierre Janet* den Eröffnungsvortrag hielt (*Petzold* 2007b). Affekte und Triebe werden hier als Antriebskräfte gesehen. „Der Trieb befriedigt sich, d.h. er ist thätig, indem er sich der Reize bemächtigt, und Sie umbildet" (*Nietzsche* 1988, 322). So ist auch die integrative Konzeption der Antriebe ausgerichtet:

> „**Trieb** wird als **'Antrieb'**, als '**generativer Impetus**' aufgefasst, der allem Lebendigen inhäriert und als die explorative Bewegung alles Lebendigen in die Räume der Welt als potentielle Lebensräume gesehen werden kann [....], dieser Impetus 'in, mit und zwischen" Lebendigem ist, wenn man ihn biologisch-anthropologisch betrachtet, als eine proliferative genetische Entfaltungsdynamik unendlicher genomischer Kombinatorik zu sehen: Leben, das immer neues, vielfältiges Leben hervorbringt aus 'synergetischer Generativität'. Wenn man diese Überlegungen in den Rahmen der Humankultur stellt, können wir von einem 'Impetus zur Kokreativität' sprechen. Unter Impetus haben wir also eine doppelte dynamische Qualität gefasst, die aller lebendigen Materie, allen Lebewesen (living systems) innewohnt: 1. die *explorative* Tendenz, aus ihrer relevanten Umwelt, in die sie eingebettet sind (*embedded*), Information zu suchen (vermittelt über biochemische bzw. biophysikalische Träger und aufgenommen über Rezeptoren bzw. molekulare Andockstellen) und diese zu verleiblichen, womit auch die Umwelt/Welt mit den „Anderen" der eignen Spezies oder anderer Arten verleiblicht (*embodied*)und der Organismus zum „Informierten Leib" wird. 2. In ihm kommt der Impetus mit der zweiten Tendenz zum Tragen, mit dem Aufgenommenen Vorhandenes poietisch umzugestalten (neuronale Netzwerke, kognitive, emotionale Muster, Narrative, Stile) oder Neues zu erschaffen: internal (Schemata, Formen, Skripts), aber auch external etwa in künstlerischen, technischen, wissenschaftlich-konzeptuellen Gestaltungen, die im Prozess der Fabrikation schon wieder modifizierend auf den Informierten Leib und den Impetus zurückwirken. Das Konzept des **Impetus** ist an das Konzept des Lebendigen/des Lebens gebunden und nimmt in der Integrativen Theorie strukturell die Stelle ein, die im psychoanalytischen Diskurs der 'Trieb' inne hatte ... wir sprechen bei Antriebskräften [plur.], die nicht nur situative Reizantworten sind, von einem „evolutionären Narrativ". Darunter wird ein Progamm oder ein Bündel interagierender Programme verstanden, die sich in der Interaktion eines Organismus mit seiner Ökologie herausgebildet haben, als Narrativ/Programm verkörpert wurden (*embodied*) für das Leben in der Lebenswelt, in die der Organismus eingebettet ist (*embedded*). Sie „erzählen" von dieser Interaktion, wenn sie sich erneut in Handlungen inszenieren, weil sie interaktionale Narrative/Programme sind: *embodied and embedded*" (vgl. *Petzold* 2003e, 50).

Damit wird im Sinne der phänomenologischen Leibtheorie von *Merleau-Ponty* (1945) der „Leib als Intentionalität", als grundsätzliche Gerichtetheit auf die Welt (*être-au-monde*) gesehen, ein Grundantrieb. *Nieztsche* hatte das Wirken der Triebe schon im Denken und sogar unterhalb des bewussten Denkens gesehen: „ ... jetzt dämmert uns die Wahrheit auf, dass der allergrößte Theil unseres geistigen Wirkens uns unbewusst, ungefühlt verläuft" (vgl. ders. 1988 3, 559) – nicht also wie bei *Freud* als ein „verdrängtes Unbewusstes", sondern ähnlich der heutigen Erkenntnis eines neuronalen, fungierenden Unbewußten (*Perrig* et al. 1993; *Marcel* 1983a, b). *Nietzsche* sieht eine Art „von Triebleben, in dem noch sämliche organische Funktionen, mit *Selbst-Regulierung*, Assimilation, Ernährung, Ausscheidung, Stoffwechsel synthetisch gebunden ineinander sind – als eine Vorform des Lebens" (ders. 1988 5, 54, meine Hervorheb.). Er sieht hier den „Willen zur Macht" am Werk, mit dem er dann allerdings die Leibsphäre verlässt. Das kann hier nicht vertieft werden (vgl. *Klaas* 2012; *Salaquarda* 1994). Mit *Nietzsche* (1988, 13, 236) kann man sich gegen die „Verachtung des Leibes" wenden (ebenda, vgl. *Schipperges* 1975, 195) hin zu einer Wertschätzung von Leiblichkeit, die für den Kranken den Weg zu einer „höheren Leiblichkeit", zu einer grundsätzlichen Gesundheit eröffnet. „Mögen sie Genesende werden und Überwindende und einen höheren Leib sich schaffen" (*Nietzsche* 1988, 4, 35).

Nietzsche sah schon Vieles, was man als Leibtherapeuten sehen müsste. Wenn wir in der Integrativen Therapie von „Überwindungsleistungen" sprechen, die zu erbringen seien (*Petzold* 2004c), so haben wir uns indes sicher nicht auf *Nietzsche* bezogen, aber man findet den Gedanken bei ihm. Deshalb lohnen sich Lektüre- und Relektüre – wegen Konsens- und Dissens-Positionen sind auch letztere wichtig, man verändert seine Positionen zu *Nietzsche* immer wieder. Seit unserer ersten gemeinsamen Lektüre des *Zarathustra* in Gymnasialzeiten 1959 und unserer – vielleicht letzten – Relektüre für diesen Artikel, haben wir die Positionen verschiedentlich gewechselt – heute, nach wie vor fasziniert, aber nicht mehr begeistert wie in Jugendtagen.

In seinem Bezug auf antike Quellen sah *Nietzsche* die Gestaltbarkeit des Leibes, die poietische Dimension des Leib-Subjektes, öffnete die Perspektive hin zu einer „Lebenskunst", die von *Foucault* (2007), *Schmid* (2004) u. a. aufgenommen wurde und auch von uns – indes in therapiespezifischer Weise. Wir sehen das „Selbst als Künstler und Kunstwerk" (*Petzold* 1999q), das „sich selbst zum Projekt machen" **will** (ebenda, *Petzold, Orth* 2007). „Ja als ob das Leben selbst nicht ein Handwerk wäre, das aus dem Grunde stätig gelernet und ohne Schonung geübt werden muß" (KGW III/1, 323). Der „übungszentrierte Ansatz" spielt denn auch in der Integrativen Therapie neben dem konflikt- und erlebniszentrierten eine große Rolle (*Petzold* 1988n, 2003a, 863; *van der Mei* et al. 1997). Bei *Nietzsche* findet sich geradezu eine „Moral der Selbstentwicklung", eine Verpflichtung zum „schöpferischen Wollen", durch das das „Selbst als künstlerisches Objekt" (KGW IV/2, 230) realisiert werden kann, wenn es sich – so der Integrative Ansatz – leiblich in Bewegungskünsten (*Petzold, Bloem, Moget* 2004), in expressivem Tun mit „kreativen Medien" (*Petzold, Orth* 1990a, *Petzold, Sieper* 1993a), in seiner Erwerbsarbeit (*Hartz, Petzold* 2010), in seinem Garten (ders. 2011g) usw. als „**Kunstwerk eigener Selbstgestaltung**" zu verstehen, auszulegen und zu verwirklichen sucht. Erstrebt wird dabei: Ruhe, Zufriedenheit, euthymes Wohlbefinden, Verbundenheit, Glück (*Petzold, Orth, Moser* 2012), aber auch Anregung, Faszination, Enthusiasmus, Verzückung, Exstase – „Hochgefühle", für deren Kultur *Nietzsche* und *Bachtin* stehen (*Bösel* 2010b, 2012a), und die von der Körper- und Psychotherapie noch kaum in den Blick genommen, geschweige denn therapeutisch genutzt wurden. Aber Menschen müssen sich auch in diesen Dimensionen der sanften Gefühle und der Hochgefühle (ders. 2010b, *Petzold* 2010k) und ihrem zwischenleiblichen Vollzug kennen lernen. In solcher **leibhaftiger Hermeneutik und Poiesis** entwickeln Menschen sich weiter, denn man soll ja nie aufhören, Bildhauer der eigenen Existenz zu sein, wie *Epiktet* anempfiehlt:

„*Denn wie das Material des Zimmermanns das Holz, des Bildhauers das Erz, so ist das Leben jedes einzelnen Menschen das Material seiner eigenen Lebenskunst* [περὶ βίον τέχνης]" (*Epiktet*, Diatriben 1, 15).

In der „Fröhlichen Wissenschaft" (1882, 299) lesen wir bei *Nietzsche* „Was man den Künstlern ablernen soll": nämlich einen vielfältigen, improvisatorisch gestaltenden Zugang zur Wirklichkeit und zu sich selbst, zu Anderen in variierenden Begegnungsmöglichkeiten usw.

„ ... das Alles sollen wir den Künstlern ablernen und im Übrigen weiser sein als sie. Denn bei ihnen hört gewöhnlich diese ihre feine Kraft auf, wo die Kunst aufhört und das Leben beginnt; w i r aber wollen die Dichter unseres Lebens sein, und im Kleinsten und Alltäglichsten zuerst“ (ebenda, KGW V/, 218).

Und bei aller Bewunderung für die Leistungen *Nietzsches* trennt uns auch Vieles. Seiner Überzeugung „die besten Entdeckungen über Kultur mache der Mensch in sich selber“ (KGW IV/2, 231) stellen wir *Vygotskij* entgegen: „Alles Intramentale war zuvor intermental“ (*Vygotskij* 1931/1992, 236), weiterhin die radikale Intersubjektivität als „Zwischenleiblichkeit“ von *Gabriel Marcel* (1985) und schließlich die Befunde unserer Säuglings-, Kleinkind-, Adoleszenz-, Gerontoforschung im Paradigma entwicklungspsychobiologischer Längsschnittforschung „in der Lebensspanne“ (*Petzold* 1994j, *Petzold, van Beek, van der Hoek* 1994, *Petzold, Horn, Müller* 2010; *Sieper* 2007b).

2.7 Herakliteisches Collagieren – Ricœur, Foucault, Agamben ...

„In dieselben Fluten steigen wir und steigen wir nicht: Wir sind es und sind es nicht“ (*Heraklit*, 22 B 49a, *Diels Kranz* 1961).

Der Strom des *Heraklit* trägt immer wieder leibtherapeutisch relevante Materialien heran (*Petzold, Sieper* 1988b). Er ist breit und reich und fließt an vielen Landestellen vorbei, wo weitere Güter aufgenommen werden können und im Integrativen Ansatz auch aufgenommen worden sind. Vieles, was durchaus Relevanz hat, wäre noch darzustellen, in die Collagen einzufügen, anderes wurde schon behandelt, eingewoben. Wieder anderes musste hier – ungeachtet seiner Wichtigkeit beiseite gelassen werden, denn wir mussten auswählen. Die Collage bleibt unfertig, und das ist gut so. Sie würde sonst die herakliteische Zukunftsoffenheit verlieren. So wurde auf die Einflüsse von *L. S. Vygotskij* (1925/1985), *A. R. Lurija* (1935, 1967), *N. A. Bernštejn* (1967, 1990), *Pjotr Anochin* (1975) zwar immer wieder im Text an entsprechender Stelle vewiesen, aber es erfolgte keine detailliertere Darstellung (vgl. *Petzold* 2012k, *Petzold, Michailowa* 2008). Auch unsere „Ferenczianischen Wege“ – man sieht uns ja verschiedentlich als „Neoferenczianer“ (*Meyer, Liénard* 1993), was für unsere therapeutische „Beziehungsarbeit“ (ders. 2012b) durchaus zutrifft – haben wir nur erwähnt. Sie sind an anderem Ort zugänglich (*Petzold* 2006g, 2012e). Abschliessend sei nur noch bei *Agamben, Foucault* und *Ricœur* kurz angelandet.

Ricœur (1983, 1985) hat mit seinem „vernetzendem Denken“ die hermeneutische und metahermeneutische Methodologie des Integrativen Ansatzes maßgeblich beeinflusst (*Petzold* 2005p). Er hat sich als Erzähltheoretiker mit dem Menschen als Erzählendem und Erzähltem befasst, wobei sich in Erzählprozessen eine „narrative Identität“ konstituiert, die immer auch **leibliche** Seiten hat, wenn es um Subjekte geht, von deren **Leiblichkeit** nicht abstrahiert werden kann – auch in der Erzählung nicht. Ich habe seinen narrationstheoretischen Einfluss an anderem Ort dargestellt (*Petzold* 2001b, 2001p), müsste aber noch ein Kapitel „**Leib und Erzählung**“ schreiben mit Exkursen in die *narrative Psychologie* (*Gergen, Gergen* 1988; *Kraus* 1996, 1999; *Rommelspacher* 1997), die davon ausgeht, dass wir unser ganzes Leben und unsere Beziehung zur Welt und zu den Anderen als

Narrationen gestalten. „Die Menschen agieren die Ereignisse in einer Weise aus, dass sie und Andere sie auf eben diese Weise einordnen. ... So leben wir also auf signifikante Weise durch Geschichten - sowohl durch das Erzählen als auch durch das Handeln des Selbst“ (*Gergen, Gergen* 1988, 18), und dabei konstituiert sich „narrative Identität“. Sie kann definiert werden als „die Einheit des Lebens einer Person, so wie diese Person sie in den Geschichten erfährt und artikuliert, mit denen sie ihre Erfahrung ausdrückt“ (*Widdershoven* 1993, 7) – **leibhaftig**, möchten wir ergänzen und weiterhin: in der Weise, wie „einer Person in den Interaktionen und Erzählungen ihres Netzwerkes ihre Identität bestätigt und anerkannt wird“ (vgl. *Petzold* 2012a). Gerade diese **Anerkennung** ist wesentlich und wurde von *Ricœur* (2006) in seinem letzten Werk „Wege der Anerkennung: Erkennen, Wiedererkennen, Anerkanntsein“ als zentrales Moment herausgearbeitet, denn „Reconnaissance“ umfaßt *wechselseitige Anerkennung* – was „wechselseitige Empathie“ erfordert: *Ferenczis „Mutualität“* (*Ferenczi* 1988; *Petzold* 2012e) und weiterhin den *identifizierenden Blick* (*Papoušek* 2007; *Petzold* 2003a, 593ff; ders. 2012a, 498ff). Die Verweigerung von Anerkennung – des anerkennenden Blicks, wenn man „keines Blickes gewürdigt wird“ – bewirkt oft genug Verletzungen. Verachtende, vernichtende Blicke sind Ausübung von Macht, häufig in schlimmem Geschenen, das sich mit seinen Geschichten in den Leib einschreibt und in Mimik und Gestik der Betroffenen von Gewalt, Leid, Verlust u.a.m. *erzählt*. Der zum Teil „stummen Hermeneutik“ dieser Geschichten muss man sich in der Leibtherapie stellen. Auch zu diesem Thema gibt es Materialien für die Collagierungen des „Integrativen Ansatzes“ – sie sind an anderem Ort zu finden und wiegen schwer (*Petzold* 1986b, 2001m, 2004l, *Petzold, Regner* 2005, *Petzold, Strnad, Lückel* 2012). Wir haben mit *Gabriel Marcels* (1974) Gedanken, dass „mein Leib eine Geschichte ist“, den Leib stets als verleiblichte, inkarnierte Lebenserfahrung, Niederschlag der „Biosodie“, des sich vollziehenden Lebensweges, gesehen (*Petzold, Orth* 1993a, 127f). Das Leben hat sich in das Gesicht, den Habitus des **Leib-Subjekts** eingeschrieben. Deshalb „erzählen“ auch Mimik, Haltung, Bewegung von Menschen und wir „lesen“ in jeder Begegnung Gesicht und Habitus. Der Leib als Ausdruck *materieller* und *transmaterieller* Erfahrung, als durch die sich vollziehenden Lebenserzählungen gestalteter Leib gehört mit in die personale Identität, wie die „Leibsäule“ in meinem Fünf-Säulen-Modell der Identität ausweist (ders. 1985r, 2012a, 539ff). Er muss deshalb auch als „gestaltbarer“ begriffen werden, nämlich durch Therapie und durch das schon erwähnte Bemühen um eine „persönliche Lebenskunst“, ggf. in therapeutisch begleiteten Lebens-Projekten (ders. 1999q).

Diese mimisch-gestische Realität, diese Wirklichkeit eines leibhaftigen „Habitus“ der Identität (*Bourdieu* 1997a; *Krais, Gebauer* 2002) – und *Bourdieu* als Leibtheoretiker wäre ein weiteres Collageelement (*Leitner, Petzold* 2005, 2010) – zeigt sich in den Identitätserzählungen. Identitätsmilieus werden durch spezifische, habitualisierte Verleiblichungen deutlich – Milieus der Jugendkultur, der Alters- und Genderkontexte (*Kraus* 1996, 1999; *Petzold* 2007d; *Petzold, Horn, Müller* 2010; *Petzold, Orth* 2011). Das alles muss in jeder Form anthropologisch fundierter Leibtherapie berücksichtigt werden. Die Forschungen zur Körpersprache (*Bremmer, Roodenburg* 1994; *McNeill* 2005) bestätigten das: etwa die Untersuchungen von *Michael Argyle* (1978) und *Paul Ekman* (1998, 2003, vgl. jetzt *Freitas-Magalhães* 2009), deren bedeutende Arbeiten ich durch die ersten deutschen Ausgaben ihrer Grundlagenwerke „Körperkommunikation“ (*Argyle* 1978) oder „Gesichtsausdruck und Gefühl“ (*Ekman* 1988) im Feld der Körpertherapie und darüber hinaus bekannt gemacht habe. Aber in den Feinstrukturen, um die es in leibhermeneutischer Arbeit geht, reichen diese Beobachtungsraster nicht aus. Hier muss mehr erfasst werden: spezifische Verbitterung, Niederschlag bitterer Geschichten, resigniertes Lächeln aus Szenen, in denen die Freude entfernt worden ist, aufrechtes „Und-Dennoch!“ um den Preis der Überlastung usw. usw. Aus den fundamentalen Arbeiten von *Marcel Jousse* (1886 – 1961), Schüler von *M. Mauss* und *P. Janet* (vgl. *Baron* 1965, *Guérinel* 2004, 2007), haben wir für den sozialen Mikrobereich Perspektiven für die leibhermeneutische Arbeit in der Integrativen Leib- und Bewegungstherapie entwickelt. *Jousse* war einer der bedeutendsten Theoretiker und Forscher zur Nonverbalität und zur „Anthropologie der Geste“ (1974,1936, 1940; vgl. *Martin-Juchat, Guérinel* 2004*; Guérinel* 2004), der die Beziehung von gestischem Ausdruck, Wissenstradierung und Gedächtnis auf kultureller Ebene untersucht hat.

Sie konvergieren in therapierelevanter Weise mit *Ricœurs* (1998, 2000, 2004) Arbeiten über das Erinnern und das Gedächtnis, das Vergessen und das Verzeihen, Geschehen, dem wir in seinen leiblichen Habitualisierungen nachgehen: den Gesten der Nachdenklichkeit, des Nachsinnens und Nachspürens, der Mimik beim allmählichen Auftauchen von Gedächtnisinhalten oder beim Überfallenwerden von Erinnerungen. Es gibt Mimik/Gestik/Haltung des Festhaltens und Loslassens, des Herholens und des Abtuns, des Verzeihens, der **Aussöhnung** (mit dem Schicksal) und der **Versöhnung** (mit einem Täter). Es gibt natürlich auch Gesten der **Unversöhnlichkeit** (vgl. zu den Differenzierungen *Petzold* 1988n). All das ist für leibtherapeutische Hermeneutik höchst bedeutsam.

Die **Geste** ist ohnehin ein noch wenig ausgeschöpftes Feld in der Leibtherapie. Das Spektrum praktischer Interventionen reicht bei uns von der Arbeit mit ritualisierten Mudra der indischen Tradition, mit denen in der Bewegungstherapie experimentiert wurde (*Kreidner-Salahshour* 2011), über erarbeitete „symbolische Gesten“ für bestimmte Kontexte und Aufgaben (Assertivität, Trauer, Freude etc.) bis zu improvisatorischer mimisch-gestischer-tänzerischer Performanz als ein Nutzen freier, befreiender Gestaltungspotentiale.

In solcher Arbeit tauchen immer wieder Formen emotionaler Gestik auf, die an die „Pathosformel“ von *Aby Warburg* denken lassen (*Port* 2005), mit der der Begründer der kunstwissenschaftlichen Ikonographie in Bilddokumenten von der Antike an *formelhafte Gestik und Mimik des Gefühlsausdrucks* zu entdecken suchte (*Hensel* 2011). Er unterstellte hier eine universale Gültigkeit (*Warburg* 2010). Heute greifen wir dann eher auf die kulturübergreifenden Forschungen von *Ekman* (1988, 2003) zur Nonverbalität des emotionale Ausdrucks zurück, weil man sonst leicht in die Probleme einer ikonologischen Archetypenlehre gerät (*Gorsen* 1994). *Warburgs* (2010) Überlegungen sind aber für eine Leibhermeneutik höchst anregend, wenn man die persönliche Charakteristik von Gesten als individualisierte Habitusbildungen (sensu *Bourdieu*) aus typischen biographischen Situationen auffasst. Derartige „geronnene Geschichte“ wird dann nicht nur im Sinne einer Teilhabe an einem makrokulturellen kollektiven Symbolbestand betrachtet, wie es *Warburg* mit seiner Auffassung der Geste als „verkörpertem Archiv“ sah, sondern – und das zogen wir aus *Warburgs* Sicht –, auch als Teilhabe an einem mikrokulturellen Milieu, wie das etwa eine „Familienkultur der Nonverbalität" darstellt. *Warburg* (2003) hatte in seinem „Mnemosyne-Projekt" (*Mnemosyne* ist die griechische Göttin des Gedächtnisses und der Erinnerungskunst) versucht, mit seiner Sammlung von Bilddokumenten zum gestischen Ausdruck – als Reproduktionen auf großen, mit schwarzem Samt bespannten Holzrahmen festgepinnt – den allgemeinen Gehalt und die Bedeutung von Gesten zu entschlüsseln und zwar über den Schwerpunkt Antike/Renaissance hinaus quer durch die Kulturgeschichte des Bildes. *Giorgio Agamben* (1977) bemühte sich mit einem ähnlichen Zugang die Spur der historischen Subjekte im Bild zu fassen, wie sein Essay über die „Geste" zeigt, Ergebnis seines Studienjahrs am Londoner Warburg-Institut 1974/75. Ich habe versucht, angeregt von diesem *Warburg/Agamben*-Ansatz, in Therapien und Seminaren mit den PatientInnen und TeilnehmerInnen zu erarbeiten, welcher Art von „Kultur der Leiblichkeit" in der Herkunftsfamilie vorherrschte: Welche nonverbalen und periverbalen Gesten der Billigung und Missbilligung, der Weisung bzw. Anweisung, der Ratlosigkeit, der Ermunterung oder der Drohung und Repression wurden von den Eltern oder anderen *significant others* gebraucht? Wie wurden sie wirksam? Ein strenger Blick, der *Engung*, Kopf-Einziehen bewirkte, ein ermunternder Blick, der *Weitung* (*H. Schmitz,* siehe oben), explorative Neugier ermöglichte, eine depressive Miene, die emotional „anstekkend" wirkte, oder eine heiteres Gesicht, das Frohsinn verbreitete. Familienfotos wurden unterstützend beigezogen. Zuweilen entstehen ganze Pin-Wände, um solche Wirkungen zu verstehen, mimisch-pantomimisch „aus dem Leibgedächtnis" nachzuspielen und dann auch die eigene Response in diesen Szenen der Zwischenleiblichkeit zu erfassen oder in bildlich gestalteten „relationalen Körperbildern bzw. Leibrepräsentationen", wie sie von *Ilse Orth* und mir entwickelt wurden (*Orth, Petzold* 1991b) – **angewandte Leibhermeneutik!** So lernt man auch, den eigenen Habitus (sensu *Bourdieu* 1997a) zu verstehen, zu bewerten und aus solcher **leibhermeneutischen** Arbeit zum anderen Leib und zum eigenen und zu ihrer zwischenleiblichen Interaktion Motivationen für eventuell notwendige Veränderungen zu schaffen – ein äußerst fruchtbarer Ansatz. Zu sehen, dass der skeptische Blick des Vaters übernommen wird, sich über Generationen transportiert, zu erkennen, wie eine chronisch mürrische Miene ein Familienklima, eine Teamklima usw. beeinträchtigt, ist eine starke, veränderungsmotivierende Erfahrung. Diese Arbeit lässt sich auf die Formen eines Berufshabitus, auf berufsspezifische Mimik ausdehnen („gestaltischer Aktionismus, analytisch-abstinente Pokerface, rogerianische Wärme, professionelle Abgegrenztheit, kundenorientierte Freundlichkeit" und ähnliche Klischees). Im Kontext helfender Berufe ist das Wissen oder das Unwissen über die Wirkung der eigenen Nonverbalität, aber auch ein Sensibelwerden für den *„nonverbal impact"* von PatientInnen oder von KollegInnen auf das eigene Befinden bedeutsam. Um solches Wissen ist es aber oft, wie unsere Untersuchungen zeigen, nicht gut bestellt (*Kaufmann, Petzold* 2012).

In leibhermeneutischen Erfahrungen finden PatientInnen „Potentiale", „Spielräume des Möglichen". Sie treffen aber immer wieder auch auf verleiblichte Grenzen, Spuren des Mangels, „Narben der Gewalt" (*Herman* 1994). Und hier tritt ein weiterer, als Leibtheoretiker meist wenig beachteter Referenztheoretiker des Integrativen Ansatzes auf den Plan: *Michel Foucault,* der immer wieder aufzeigt hat, dass der Körper der **ultimative Ort der**

Gewalt ist, die etwa mit der Einkerkerung oder mit traumatisierender Folterung nicht nur den Körper verletzt, sondern das Leib-Sujekt in seiner Grundlage erschüttert (*Petzold* 1986b, 1999i, 2001m; *Petzold, Strnad, Lückel* 2012). Das Thema Leiblichkeit öffnet sich aber mit dem späten *Foucault* (1998, 2005, 2004) über den Raum der Repression hinaus zu einer „Hermeneutik des Subjekts", das sich Möglichkeiten des Andersseins erschließen kann. In seinen Vorlesungen am Collège de France 1981/82 befasst er sich auf dem Boden klassischer antiker Autoren mit der Art und Weise, wie wir uns als Subjekte zu uns selbst verhalten. Damit erarbeitet er die historischen wie theoretischen Voraussetzungen seines Konzeptes der „Sorge um sich" und den Entwurf einer „Ästhetik der Existenz", von der seine „Philosophie der Lebenskunst" ihren Ausgang nimmt. Zugleich führt uns *Foucault* aber auch über eine neue Machtanalytik hin zur „Biopolitik" bzw. „Biomacht", Machttechniken, die „nicht auf den Einzelnen, sondern auf die gesamte Bevölkerung zielen" *(Foucault* 2005, 230ff., vgl. *Gehring* 2006; *Lemke* 2007). Damit wird eine rein individualisierende Perspektive überschritten und dafür sensiblisiert, wie es um unsere „Regierbarkeit" (*gouvernementalité*) bestellt ist, oder wie man uns regierbar macht bzw. wir uns regierbar machen lassen (*Bröckling* et al. 2000; *Pieper, Gutiérrez Rodríguez* 2003), Themen, die in der Gender- und Altenpolitik (*Petzold, Orth* 2011, 265; *Petzold, Horn, Müller* 2010), im Gesundheitswesen und natürlich auch in der Psychotherapie/Leibtherapie zum Tragen kommen. Schon *Berger* und *Luckmann* (1970) hatten auf die disziplinierende und „normalisierende" Funktion von Psychotherapie hingewiesen, die auch wir immer wieder thematisiert haben (*Petzold* 2009d; *Petzold, Orth, Sieper* 2012). *Dauk* (1989) hat mit *foucault*schem Instrumentarium die subtilen Zurichtungsmechanismen von Psychotherapie aufgezeigt. *Foucault* macht deutlich, dass die Biomacht auf Bevölkerungen zielt: auf ihr Konsumverhalten, ihre Körperpraktiken (Sexualität, Lifestyle, Ernährung, Reproduktion etc.). „Eine Normalisierungsgesellschaft ist der historische Effekt einer auf das Leben gerichteten Machttechnologie", stellt *Foucault* (1977, 162) lapidar fest. *Agamben* (1995, 2003) aber nimmt, das Biopolitik-Konzept *Foucault*s aufgreifend und weiterführend, klare kulturtheoretische und rechtspolitische Positionen ein (*Loik* 2011; *Marchat* 2010; *Mills* 2009), denn es stellt sich in der Tat die Frage, ob man solche "kalibrierende Normalisierung" will, die Menschen zu „Normopathen" macht. Beim *„normopath"*, so der Term von *Joyce McDougall* (1978, 156), beschreibt *Christopher Bollas* (1987, 135f) ein " … numbing and eventual erasure of subjectivity, in favour of a self that is conceived as a material object among other man-made products in the object world." Nun sind derartige Normalisierungstendenzen ja ubiquitär zu finden in den spätmodernen Gesellschaften, und man muss sich deshalb fragen, wo sind diese Tendenzen der Nivellierung in unserem Gesundheitswesen am Werke? Wie zum Beispiel ist die Limitierung der Psychotherapie auf zwei „Richtlinienverfahren" und damit die Behandlung der Bevölkerung mit der ideologischen Orientierung dieser Verfahren und ihrer praxeologischen Verbalzentrierung im Lichte der *foucault*schen Analysen zu sehen? *Manfred Pohlen* (2008, *Pohlen, Bautz-Holzherr* 2001) stellt sich als nonkonformistischer Psychoanalytiker entschieden gegen solche Nivellierungen. Wie ist der – dem gleichen gesellschaftlichen Normalisierungsdruck entspringende – derzeitige Versuch zu beurteilen, die bunte Vielfalt der humanistisch-psychologischen Verfahren unter **ein** Menschenbild zu zwingen (*Eberwein*

2009, 2012)? Wie ist es zu erklären, dass in den Praxen der niedergelassenen PsychotherapeutInnen kaum Menschen aus dem „Prekariat", aus benachteiligten Schichten auftauchen und was wird dagegen getan (*Hecht, Petzold, Scheiblich* 2012)? Diese und viele andere Fragen müssen unter foucaultschem Blick gestellt werden.

Es stellt sich weiterhin mit *Agamben* (1995, 2007, 2009) die Frage, ob man sich „Ausnahmezustände" – etwa ein Aussetzen der Genfer Konvention, dieser Großtat *Henry Dunants* (*Petzold, Sieper* 2011) – leisten kann, wie das in der jüngsten Geschichte von Seiten der *Bush*-Administration der USA geschehen ist! Man kann es nicht, ohne die Menschenrechte insgesamt zu gefährden, affirmiert *Agamben* als ein „politischer Philosoph" (*Loick* 2011; *Marchart* 2010). Auch wir haben dieses Vorgehen in unseren machttheoretischen Analysen attackiert (*Petzold* 2009d). *Agambens* Konzept der „Nacktheit" (*nudità, nuda vita*) und des *„homo sacer"* mit seinen historischen und politischen Bezügen (*Auschwitz, Guantanamo*) zeigt warnend auf, was geschieht, wenn Menschen „sacer" (heilig und vogelfrei zugleich) werden. Solche Überlegungen sind leibtheoretisch und leibtherapeutisch höchst relevant, denn es geht dabei um das **Grundrecht** auf Leben, auf die Unversehrtheit des Leibes, auf den Schutz persönlicher **Integrität** (*Petzold, Orth* 2011), dessen Unverbrüchlichkeit uns ein Grundgefühl der Existenzsicherheit vermittelt – und es gibt Weniges, was kostbarer ist. Diese Konzepte müssen theoretisch und interventiv in der Leibtherapie und der leiborientierten Psychotherapie und in ihrer Supervision berücksichtigt werden (*Petzold* 2001m, 2009d; *Petzold, Orth, Sieper* 2012). *Agamben* hat als Weg gegen die Gefährdungen des nackten Lebens die „Zeugenschaft" aufgerufen. Aber auch die Zeugen sind gefährdet und ihr Zeugnis ist oft nicht zuverlässig. Es unterliegt den „fallacies of memory" (*Loftus* 1996), den Ausblendungen von dem, was nicht gesehen werden will, den Befürchtungen, Ängsten, Opportunismen. *Christian Schneider* (2007) hat eine bedenkenswerte Analyse der prekären Momente von Zeugenschaft vorgelegt. Zeugenschaft und die Bereitschaft, als Zeuge zu *dienen*, bleiben dennoch unverzichtbar. Aber wahrscheinlich müssten sie eingeübt werden, von Jugend auf – als eine Tugend, nicht stigmatisiert als „Petzen" oder diskriminert als „whistleblowing" (*Bultmann* 1997; *Ledergerber* 2005; *Lipman* 2012).

2.8 Zeugenschaft — vitale Information, essentielle Kernerfahrungen, persönliche Souveränität

Unter **Zeugenschaft** ist die leibhaftige Präsenz von Menschen zu verstehen, die über Situationen Zeugnis geben, welche aus dem Rahmen geordneten Lebensvollzugs und gerechter Verhältnisse fallen. Ein solches Bezeugen von problematischen Geschehnissen erfordert, Gesehenes und Erlebtes festzuhalten mit dem Willen, es *wahrhaftig* so wiederzugeben und zu berichten, wie es gesehen wurde, um es Anderen, einer Öffentlichkeit, für eine „gerechte Beurteilung" zu unterbreiten. Das bedeutet auch, die eigenen Wertungen – derer man sich nicht entschlagen kann – auf Zeit einzuklammern, um eine hinlänglich „objektive" Darstellung zu geben, was nicht davon entbindet, auch die eigenenen Position am rechten Ort klar zu machen. Den Fragen nach dem Rechten, Richtigen, nach Unrecht und Gerechtigkeit, Schuld und Schuldfähigkeit, nach Wahrheit und Wirklichkeit kann man dabei nicht entgehen. Man muss sich mit ihnen auseinandersetzen und über Positionen verfügen, denn es sind Fragen des Gewissens, die mit denen der Zeugenschaft unlösbar verbunden sind. Diese Themen sind wichtig, oft unbearbeitet und können hier nicht vertieft werden (siehe für unsere Positionen *Leitner, Petzold* 2005/2010; *Petzold* 2003d, *Petzold, Orth, Sieper* 2010). TherapeutInnen stehen immer wieder in Situationen der **Zeugenschaft**. Zuweilen werden sie Zeuginnen von gelebter Gegenwart — etwa beim Hausbesuch, in der Familien- oder Netzwerktherapie (*Petzold* 2010g, *Hass, Petzold* 1999) oder in der Feldintervention am Ort von Katastrophen (*Petzold* 2001 m). Sie werden Zeugen von memorierten, **vergangenen** Geschehnissen. Wenn man im Therapieraum angekommen ist, ist alles, was aus dem Außenfeld berichtet und bearbeitet wird „Vergangenes", wenngleich es keineswegs immer „vorbei" ist! Die mnestischen Gegenwärtigsetzungen im „*Erinnern*" sind im „*Wiederholen*" zwar nur „Näherungen", aber die können heftig sein und Patient und Therapeut durch die aufgerufenen Affekte ergreifen, und das geht oft bis in die Auseinandersetzungen im „*Durcharbeiten*". Diese Prozesse müssen durchlaufen werden, soll „*Verändern*" ermöglicht werden (*cave* Retraumatisierung!). Sind TherapeutInnen für solche Zeugenschaft vorbereitet, bereit? Sind sie hinlänglich belastbar, empathisch, schwingungsfähig, berührbar, sind sie integer und engagiert? Jeder von uns muss sich solche Fragen stellen, immer wieder! — „Unaufdringliche, wohlwollende Neutralität" (*Kernberg* 1988) reicht da wohl genauso wenig wie professionelle „Dienstleistung am Kunden" (*Petzold, Petzold* 1997). Oft ist Engagement, ist parrhesiastische Rede, mutiges „Dazwischengehen" erforderlich (*Leitner, Petzold* 2005/2010). Sind TherapeutInnen dazu bereit, sind sie wirklich intersubjektivitätsfähig (sensu *G. Marcel*) oder bezeichnen sie sich nur modisch als „intersubjektiv" (*Renz, Petzold* 2006 im kritischen Bezug auf *Orange* et al. 2001)? Therapeuten und Therapeutinnen jeder Richtung sind hier gefordert, denn das ist keine Sache eines Verfahrens, einer Schule oder Methode. Welche Funktion hat die Zeugenpräsenz von TherapeutInnen im klinischen oder psychosozialen Kontext? *Agamben* kann für soziale und politische Katastrophen die „**Künstler**" als Zeugen reklamieren. Sie sind es oft genug, die in „dunklen Zeiten" immer wieder Unrecht und Gewalt dokumentiert und berichtet haben, die Klage führten: „*J'accuse!*" (*Zola*, vgl. *Jurt* 2012; *Pagès* 2008) — häufig unter großen Risiken für Leib und Leben.

Die **Zeugenschaft** von Leib-, Psycho- und SoziotherapeutInnen hat sicher eine protektive Funktion: zum einen, was die Gewährleistung von Hilfeleistung anbetrifft, wenn Notlagen und Krankheit eingetreten sind, zum anderen, wo es um Parteilichkeit geht, wenn Unrecht geschehen ist und ein „An die Seite treten" erforderlich ist oder ein gezieltes „normativ-ethisches Empowerment" not-wendig wird (*Petzold, Regner* 2005; *Leitner, Petzold* 2005/2010), damit die Betroffenen spüren, dass sie „das Recht auf Rechte haben" (*Hannah Arendt*, vgl. *Haessig, Petzold* 2006) und für sich selbst in den Zeugenstand treten können. Sie sind dann nicht mehr nur Opfer, sondern auch Überwinder und ggf. Kläger, die Gerechtigkeit und Wiedergutmachung fordern können.
Die protektive Zeugenschaft der TherapeutInnen kommt als „leibliche Präsenz" zum Tragen. Menschen können Menschen durch Körperkontakt beruhigen. Das geschieht von Säuglingszeiten an. Und das wirkt auch in Akuttraumatisierungen, wo Trost und Halten Betroffene beruhigt (*Petzold* 2004l; *Petzold*, *Wolf* et al. 2000). Allein die beruhigende Prä-

senz eines Menschen in einem therapeutischen Raum, macht diesem zu einem Schutzraum, und das umso mehr, je klarer diese protektive Präsenz sichtbar und spürbar wird, weshalb wir Techniken des Haltens und Stützens für die Traumatherapie entwickelt haben (*Petzold, Wolf* et al. 2002). In leibtherapeutischer Arbeit können im schützenden therapeutischem Raum belastende, traumatische Situationen nochmals memorativ durchlebt werden bis zu einer Ebene „autonomer Körperreaktionen" (ders. 1988n). Wie intensiv auch immer, aber es sind „nur" Gegenwärtigsetzungen aus den Memorationen des „Leibgedächtnisses". Es ist eine einstmalige Realität. Im Raum der „Vergegenwärtigung unter Schutzbedingungen" vermag sich Schlimmes in mitmenschlicher Präsenz zu zeigen. Es kann dann – im Kontrast zur vergangenen Traumasituation – mit den TherapeutInnen Leid geteilt werden, es kann von ihnen Trost gespendet werden (*Petzold* 2004l). Unfassbares wird vielleicht fassbar. Erfahrenes Unrecht kann als Unrecht bestätigt werden. All dieses emöglicht „**korrigierende leiblich-zwischenleibliche**" Erfahrungen, das heißt aber: „**korrigierende kognitive, emotionale und volitionale Erfahrungen**" – wir haben hier das von *Ferenczi* inaugurierte und von *Franz Alexander* (1946) bekannt gemachte Konzept der *„corrective emotional experience"* erweitert (*Petzold* 2012e). Derartige Erfahrungen können dann „**interiorisiert**" werden (ebenda, *Vygotskij* 1992), d. h. in einer Weise aufgenommen werden, dass der Patient den erlebten Trost im mentalen Pozess sich selbst spenden kann, die erfahrene Beruhigung als Selbstberuhigung einzusetzen vermag. Es kann dann dem Patienten/der Patientin die mitmenschlich von einem bedeutsamen Anderen erwiesene Zuwendung damit auf einer tiefen Ebene eigenleiblichen Erlebens und Spürens ihm „leibhaftig zu Eigen" werden.

Solche Erfahrungen werden dem zugeordnet, was wir in der Integrativen Therapie als den „**essentiellen Kern der Hominität**", des Menschlichen im Menschen bezeichnen (ders. 2005r, *Petzold, Orth* 2004b). Es sind die mnestisch im „Leibgedächtnis" archivierten „Kernerfahrungen", die ein Mensch im Leben gemacht hat, die ihm widerfahren sind oder die er mit allem Einsatz erstrebt hat. „Es sind Erlebnisse von **'vitaler Evidenz'** — kognitiv, emotional, volitional, körperlich ... also **leiblich** in Bezogenheit erlebt!" (vgl. *Petzold* 2003a, 633, 694). Solche **vitalen Informationen** aus erfahrener, guter Zwischenleiblichkeit, erlebter Schönheit, miterlebter Wahrhaftigkeit — ethische und ästhetische Erfahrungen — , erspürtes, vitales Leben, all das, was uns wirklich wichtig ist und ausmacht, begründet durch nachhaltige **Interiorisierungen** unseren „**Informierten Leib**" mit seiner „**essentiellen Kernzone**" als inneren Ort „**persönlicher Souveränität**" (*Petzold, Orth* 1998a).

Menschen werden — so unsere Position — nicht mit einem „Kernselbst" geboren (gegen *Stern* 1985), aber sie bauen im Verlauf ihrer lebenslangen Entwicklungen einen „Kern von Erlebnisbeständen und Überzeugungen" auf, von Werten, Positionen, „Essentialien", die sie ausmachen: „**core essentials**", die ihnen ein leibhaftig gespürtes **Erleben ihrer Selbst** vermitteln. Hier kann man von „Kern" sprechen, der in unserem Sinn weder metaphysisch noch transpersonal zu sehen ist (*Petzold, Orth, Sieper* 2009), sondern monistisch, leiblich, menschlich! Wir scheuen uns nicht, das als „Bereich des **Herzens**" zu bezeichnen (*Petzold* 2005r, 2010k). Er will gepflegt und kultiviert werden, so dass sich Menschen als Menschen entwickeln, die durch ihr Dasein und Handeln in der Welt, durch ihre „**kultivierte Hominität**" leiblich präsente **Zeugen** dafür sind, dass **Humanität** verwirklicht wird durch alles Scheitern hindurch und durch alle Fehlbarkeit in immer wieder neuen Ansätzen (*Leitner, Petzold* 2005/2010; *Petzold, Sieper* 2011).

2.8.1 Und vergessen wir nicht — Wilhelm Reich

In einer Arbeit aus dem Bereich der Leibtherapie und im Kontext von Ausführungen zur Zeugenschaft können wir nicht umhin, *Wilhelm Reich* zu erwähnen, einen Mann, dem im Rahmen der Psychoanalyse und auch von *Sigmund Freud* persönlich großes Unrecht widerfahren ist. *Reich* ist nach dem hier entfalteten Verständnis eher als „Körpertherapeut" zu betrachten, und wir vertreten in diesem Bereich ein anderes Paradigma als er. Dennoch können wir *bezeugen*, dass er durch seine Arbeit für den Einbezug des Leibes in therapeutische Behandlungen immenses geleistet hat. Man muss ihn wegen vieler großer Verdienste als Pionier in so manchem Bereichen würdigen: als Nestor der Körpertherapie und Sexualberatung, als Antifaschist (*Boadella* 1996; *Sharaf* 1994), als Arzt und Therapeut, der für einfache Menschen aus benachteiligten Schichten altruistisch mit tausenden *ehrenamtlichen* Arbeits- und Therapiestunden engagiert war (*Reich* 1948; *Laska* 2008). Wo findet man heute so etwas? *Reich* wurde als Austrokommunist, als Proponent von körpertherapeutischen Methoden, als Vertreter von neuen psychoanalytischen Konzepten, als potentieller *Freud*-Rivale auf Betreiben von *Freud* aus der Psychoanalyse ausgeschlossen (*Laska* 1981, 2004).

Ich hatte mich anlässlich *Reichs* 100jährigen Geburtstags bei den psychoanalytischen Fachgesellschaften für seine Rehabilitation durch diese Gesellschaften eingesetzt — vergeblich (*Petzold* 1996q; *Fallend, Nitzschke* 2002; *Laska* 2004). Der DGP-Vorstand räumte zwar Unrecht an *Reich* ein, unterstützte meine Petition aber nicht, sondern konkludierte: „Geschehenes Unrecht ist nicht mehr korrigierbar (ibid.). Welch ein Rechtsverständnis! Unrechtsurteile sind aufzuheben (*Metzler* 2007)! Eine Rehabilitation war offenbar nicht gewollt. Der Bannspruch *Freuds* überdauert sein Jahrhundert (*Leitner, Petzold* 2009).

Umsomehr ist der verfolgte *Reich* zu würdigen (*Petzold* 1996j, 1998e), und meine Anspielung auf den Titel des Buchs von *Derrida* (2002) „Vergessen wir nicht die Psychoanalyse", mit der er sich als Nicht-Analytiker für dieses Verfahren eingesetzt hat, geschieht nicht von ungefähr. Diese Zeugenschaft hindert uns natürlich nicht daran, festzustellen, wo *Reich* irrte. Mit seiner „primordialen kosmischen Energie" vertrat er Positionen, die wissenschaftlich nicht haltbar waren (*Isaacs* 1999; *Müschenich* 1997), und die bei einigen seiner Nachfolger immer wieder zu einem Abgleiten in einen obskuren Energetismus oder einen überholten Vitalismus führte. Psychobiologische Orgonenergie (*Medeiros* 2002, 2004; *Kavouraus* 2005), Lebensenergie (*Sabetti* 1985), Quantum-Kräfte und Shamanen-Leib (*Mindel* 1993, 2004) sind Konzepte, mit denen sich klinische Therapieverfahren in einem wissenschaftlichen Verständnis für die Arbeit mit Patienten nicht fundieren lassen (*Oepen, Löb* 1998). Entwicklungenzu energetischen Phänomenen durch die medizinische und biologische Grundlagenforschung sind in vielfältigen Bereichen im Gange (z. B. *Straub* et al. 2010, ders. 2012). Da muss man offen sein. Und die Ansätze von Außenseitern in Bereich alternativer Therapien mit Energiemethoden (*Lassek* 2005) müssen jeweils mit sorgfältiger Aufmerksamkeit betrachtet werden. *Reich* hätte mit seinen körpertherapeutischen Versuchen mehr Offenheit und mehr Unterstützung verdient. Er wurde blockiert, und damit wurden und werden auch — **bis heute** — die Möglichkeiten für PatientInnen blockiert, reguläre leib-, körper- und bewegungspsychotherapeutische Behandlungen als Kassenleistungen zu erhalten. Auch das erfordert *Parrhesie*, offene Worte (*Foucault* 1996; *Petzold, Orth, Sieper* 2012a), weil ein zu **bezeugendes** Unrecht vorliegt, zumal die Entwicklungen zeigen werden, das ist unsere Überzeugung, dass **leib**orientierte Therapien gegenüber reinen **Psycho**therapien breitere Wirkungen haben werden.

2.9 Der „differentielle und komplexe Leibbegriff" der „Integrativen Therapie"

Jede Kultur formt ihre Menschen bis in die Leiblichkeit — ihre Mimik, Gestik, Haltung, Bewegung, Kleidung. Die Menschen wiederum formen ihre Kultur. In diesen rekursiven Prozessen zeigt sich, dass der Mensch nicht n u r „**Dingkörper**" ist — Gegenstand der Biomechanik —, das ist er auch. Er ist auch, aber nicht n u r biologischer **Organismus** — Gegenstand der Physiologie. Er ist auch „**social body**" (*Petzold* 1988n), von Rollen, Identitätsmerkmalen und Lebensstilen, kurz von Sozialität durchtränkt (ders. 2012a; *Heuring, Petzold* 2003). Er ist „**Arbeitsleib**", geprägt von seinem Tagwerk (*Petzold, Heinl* 1983). Er hat die Sprache aufgesogen, ist benannter und in Verbalität und Nonverbalität benennender „**Sprachleib**" (ders. 2010f, *Orth, Petzold* 2008). Der Leib ist natürlich auch „**Zeitleib**" (ders. 1981e, h, 1991o), der in seiner „**Leibzeit**" (Biorhythmen), aber auch durch seine begrenzte „**Lebenszeit**" (ders. 1984c, 2005d) sich selbst, sein Selbst, sein „Lebenskunstwerk" (ders. 1999q) und seine Welt in seiner „Lebensspanne" gestaltet (ders. 1981h, 1991o). Das hat die „Entwicklungspsychologie und Entwicklungstherapie in der Lebensspanne" verdeutlicht, die wir im Integrativen Ansatz in zentraler Weise vertreten (ders. 1992e; *Sieper* 2007b; *Buytendijk* 1980). Der Leib ist auch eine „**ökologische Realität**", eingebettet in seine Lebensräume, Ökotope (*Petzold* 2006p, 2011 i, j). Er ist auch „Traumleib", „corps phantasmatique", Leib meiner Träume, träumender Leib, Schauplatz des Unbewussten (*Orth* 1994a). In all diesem ist er **personales Leib-Subjekt.** Wir haben jede dieser Dimensionen in unserem **komplexen Leibbegriff** ausgearbeitet (*Petzold* 1988n).

Der **Leib** ist, wie *Husserl* und *Gabriel Marcel* erkannt hatten (Petzold 2012k), meine Möglichkeit, eine Welt zu haben und wie *Vladimir Iljine* (1974) herausstellte, meine Möglichkeit, mich selbst zu haben. Mein Leib wurde in der **organismisch-biologischen Dimension** zu dem, der er ist, durch die Interaktion meiner Vorfahren in der Phylogenese miteinander und der Welt. In der Dimension seiner **personalen Subjektivität** wird er „zu mir selbst" durch meine Interaktionen in der Ontogenese mit der sozialen und ökologischen Welt, der ich zugehöre (*Petzold* 2012a).

Diese aufgezeigten Dimensionen und Qualitäten des Leibes habe ich in meinem Konzept „**differentieller und komplexer Leiblichkeit**" ausgearbeitet (*Petzold* 1996a). Aus all diesen Bereichen erhält das **Leib-Subjekt** differentielle Information, wächst der „Informierte Leib", der aus dieser seiner „informierten **Natur**" beständig **Kultur** mitgestaltet — ein rekursiver Prozess, das sei nochmals unterstrichen. In dieser unserer Sicht des

„Integrativen Ansatzes“ wird es nicht möglich, **„Leib, Subjekt und Welt“** zu trennen. Damit wird das „psychophysische Problem“ auch in seiner sozialen und ökologischen Dimension sichtbar und als **Komplex „biopsychosozialökologischer**“ Fragestellungen erkennbar, die permanente, weitgreifende Erkenntnisarbeit erforderlich machen. In der Integrativen Therapie sprechen wir deshalb – diese Komplexität aufzeigend – absichtsvoll von den **Körper-Seele-Geist-Welt-Verhältnissen** (*Petzold* 2009b), vom **„Leib als Subjekt in dieser und mit dieser einen Welt**“. Das begründet unsere „monistische Position“ zum psychophysischen Problem und zum Mensch-Welt-Bezug, und damit unsere anthropologische Grundposition, die den Menschen als in der Welt ko-existierenden sieht. Das bietet für unsere Praxeologie und Praxis handlungsleitende *SINN*-Perspektiven (*Petzold, Orth* 2004b, 2005a). Diese Position soll im Folgenden dargestellt werden. Sie bietet vor dem dargestellten Hintergrund vielfältiger Anregungen, so hoffen wir, eigenständiges und stimmiges *„ensemble“* (*Sieper* 2006) von klinisch-praktischer Relevanz.

3. Die monistische Position

Das Monismus-Problem wurde in den philosophischen, biologischen, medizinischen aber auch sozialen Wissenschaften seit frühen Zeiten diskutiert und eine materialistisch-monistische Position finden wir seit *Leukipp* und *Demokrit,* in der Neuzeit bei *Thomas Hobbes* (1588 -1679), *Julien Offray de La Mettrie* (1709 - 1751), bei *Charles Darwin* (1809 - 1882), *Ernst Haeckel* (1834 -1919), den Evolutionstheoretikern (*Lenz, Müller* 2006) oder bei dem Paläobiologen und Gründervater der amerikanischen Soziologie, *Lester Frank Ward* (1841 - 1913), dessen frühe Kritik des Sozialdarwinismus und dessen politischen Meliorismus wir schätzen (*Petzold, Sieper* 2011; *Petzold, Orth, Sieper*; 2010, 2012)wie auch seine monistische Theorie des Geistes (*Ward* 1893; vgl. *Rafferty* 2003).

Wir vertreten in der Integrativen Therapie für ihre klinische Praxis *prinzipiell* eine materialistisch-monistische **Position** (*Bunge* 1980; *Bunge, Mahner* 2004; *Petzold* 2002j, 2009b; *Walde* 2006). In der Philosophie ist der **Monismus** die Position, wonach sich alle Phänomene und Prozesse in der Welt auf ein einziges Grundprinzip zurückführen lassen (*Heil* 1998). Er nimmt damit eine Gegenposition ein zum **Dualismus** (zwei Grundprinzipien) und **Pluralismus** (viele Grundprinzipien). In einem materialistischen Monismus liegen allen Gedanken, Ideen, Gefühlen, Willensakten zerebrale Prozesse mit ihrer materiellen Basis zugrunde, die als biologisches (biochemisches, bioelektrisches) Geschehen zu begreifen sind. Diesen Monismus kann man aus einem *rigorosen theoretischen* Standpunkt heraus im Sinne eines ***„schwachen Emergentismus***“ (*Stephan* 1999, 2006) vertreten, schwach, weil er in der physikalisch geschlossenen Wirkwelt der Naturgesetze verbleibt (*Edelman* 2004, 139f) – eine für uns recht überzeugende Position. Damit verbunden ist natürlich ein „funktionaler Reduktionismus“. Aber kommt man mit einer solchen Sicht in der Psychotherapie aus? Mit dieser Frage steht man mitten in den Diskussionen um das Konzept der „**Emergenz**“, das sich der Sache nach schon in der Metaphysik des *Aristoteles* (Buch VIII.6.1045a: 8-10) findet.

In der Systemtheorie, der modernen Philosophie und den Naturwissenschaften wird unter **Emergenz** die Art und Weise verstanden, wie neue informationale Muster aus einer Vielfalt konnektivierter Interaktionen – auf der physiologischen aber auch auf der mentalen Ebene – hervorgehen.

Goldstein (1999) definierte den Begriff als „the arising of novel and coherent structures, patterns and properties during the process of self-organization in complex systems".

Es geht um das Phänomen, dass sich bestimmte Eigenschaften eines Ganzen nicht aus seinen Teilen erklären lassen, eine Annahme, die sich vom *Goethe*schen Gestaltverständnis über *Christian Ehrenfels* dann als Grundposition der Gestaltpsychologie findet, aber auch in der Chemie als Auftreten neuer, nicht voraussagbarer Eigenschaften beim Zusammenwirken mehrerer chemischer Elemente. In der Biologie haben *Ernst Mayr* oder *Konrad Lorenz* mit seinem Fulgurationskonzept der Evolution eine emergenztheoretische Position vertreten. Die Diskussionen in den verschiedenen Disziplinen sollen hier nicht nachgezeichnet werden (*Clayton* 2008; *Holland* 1999; *Krohn, Küppers* 1992; *Laughlin* 2007; *Stephan* 1999, 2001). Sie haben zu keinen abschließenden, allgemein anerkannten Modellen geführt, sondern reichen von der Ablehnung des Konzeptes bis zur Auffassung, dass **Emergenz ein „unverzichtbares Grundprinzip von Naturerscheinungen"** darstellt (*Laughlin* 1998). Die Wahl des Standortes – etwa einer starken oder schwachen Emergenz – hängt zumeist von der Herkunftsdisziplin der Autoren und vom Aufgabenfeld für diesen Arbeitsbegriff ab. Die Psychotherapie als *klinische Disziplin* und rechtlich geregelte *Heilkunde* ist in dieser Qualität unverzichtbar als **Naturwissenschaft** zu sehen, weil nur auf biochemischer, neurobiologischer, immunologischer, empirisch-psychologischer Basis Krankheitsursachen aufgeklärt werden können. PatientInnen haben überdies – wie insgesamt in der Medizin aus heilkunderechtlichen und ethischen Gründen – das *Recht*, mit Methoden behandelt zu werden, deren Wirkungen empirisch erforscht und bestätigt sind, und die **nebenwirkungsfrei** oder -arm sind. Alles, was wirkt, kann ja auch schaden, und auch in der Psycho- und Körpertherapie gibt es leider „Risiken- und Nebenwirkungen", ein Bereich, der bisher sträflich vernachlässigt wurde (vgl. aber *Petzold* 1977l, *Märtens, Petzold* 2002; *Leitner* 2011) und die Notwendigkeit für die Psychotherapie deutlich macht, bei ethischen, epistemologischen, anthropologischen Fragen mit den Kultur- und Sozialwissenschaften bzw. den Geisteswissenschaften ins Gespräch zu treten, wie andere Naturwissenschaften auch, oder eigene Diskurse der „Kulturarbeit" (*Freud* 1933a, StA I,516; *Petzold, Orth, Sieper* 2012a) zu entwickeln. Eine Geisteswissenschaft wird sie dadurch nicht, wie neuerlich in Verkennung des wissenschaftssystematischen Status der Psychotherapie von *Fischer* (2007) argumentiert wird, denn sie ist eine differentiell zu betrachtende *bio-medizinische, psychologische, ökologische und sozialinterventive* „angewandte Humanwissenschaft", ausgerichtet am *biopsychosozialen Modell* (*Egger* 2007; *Lurija* 2007; *Orth, Petzold* 2000; *Petzold* 2001a, 2010h), das „Wissenschaftlichkeit, Wirksamkeit, Wirtschaftlichkeit" verpflichtet ist – so die klassische Triade, der ich noch die „Unbedenklichkeit" hinzugefügt habe (*Petzold, Märtens* 2002). Nach unserer Auffassung, die sich an *Derrida* (1985) orientiert, sind „Positionen Standorte ‚auf Zeit' in Kontexten und Geschehnissen/Prozessen, und sie sind mit Dingen/Themen verbunden, mit denen man noch beschäftigt ist, bis sich andere Erkenntnisse, Interessen, Aufgaben, Herausforderungen ergeben, die uns die Position wechseln lassen oder die eine vorhandene Position qualitativ verändern" (*Petzold* 2005ö).

Für die Probleme psycho- und leibtherapeutischer Praxeologie und Praxis (*Orth, Petzold* 2004) bietet die Annahme der Emergenz eines „Geistigen" aus dem Materiellen, das allerdings an die materielle Grundlage gebunden bleibt (also keinen Dualismus vertritt), eine nützliche Position, die – so lange die Frage nach dem „Wie" dieses Emergierens und das „Wie" dieser Bindung nicht beantwortet werden kann - nur als „Heuristik auf Zeit" anzusehen ist. „Positionen" stehen im Spektrum von schwacher bis starker „Emergenz" bzw. auch „Supervenienz" (*Beckermann* 2001, 2008; *Kim* 1993, 2000) zur Wahl, die u. E. alle zu rechtfertigen sind, wo eine gewählte *Heuristik* einen *begründeten praktischen Nutzen* bietet und die aufgezeigte Problematik im Bewusstsein bleibt.

Auf dem Boden unseres Konzeptes eines „multipositionalen Möglichkeitsspektrums" (*Petzold* 2008f) der Theorienutzung – man kann unterschiedliche Theorien zur Bearbeitung eines Problems nutzen (*Petzold* 2007a; *Petzold, Sieper* 2007c) –, das wir im Integrativen Ansatz als *heuristischen theoretischen* Standpunkt und als *Arbeitsmodell* für die therapeutische Praxeologie vertreten, haben wir eine differentielle, emergenztheoretische **Position** ausgearbeitet, die eines ***„differentiellen, interaktionalen Monismus"*** (*Petzold* 1988i; *Petzold, van Beek, van der Hoek* 1994). Dieser hat der Sache nach eine lange Tradition und bietet für viele Annahmen der Praxis eine heuristische Explikationsfolie, um deren Schwächen man weiß, die aber dennoch konsistentes Handeln in der Praxis mit einer Konzeption von hinlänglicher wissenschaftlicher Solidität unterstützt.

Ein differentielles Emergenzmodell geht davon aus, dass *in komplexen Systemen mit hoher Konnektivierung der Systemkomponenten Emergenzphänomene von unterschiedlicher Komplexität und Dichte auftreten können, die übergeordnete Qualitäten (Trans-Qualitäten, Synergeme, Synthesen,* vgl. *Petzold* 1998a/2007a, 199) *hervorbringen* (Übersummativität der Gestalttheorie). Das ist mit moderner klinisch-therapeutischer Theorienbildung zur Pathogenese, Psychosomatik und zudem auch mit der integrativen anthropologischen Position des „**informierten Leibes in Kontext/Kontinuum**" (*Petzold* 2003e) gut kompatibel.

„Der wahrnehmungs-, handlungs-, speicherfähige menschliche **Körper/Organismus** (σῶμα), der eingebettet ist in die Lebenswelt, wird durch seine Fähigkeiten zur **„Verkörperung"**, zur **„Einleibung"**, zur **„schöpferischen Gestaltung"** in Enkulturations- und Sozialisationsprozessen zum **„subjektiven Leib"**, zum **„bewegten Leibsubjekt"**, das sich mit seinen Mitsubjekten *kokreativ* interagierend in seinem Kontext/Kontinuum bewegt (*interacting subject embodied and embedded*). Dieses anthropologische Konstrukt des **„Leibsubjektes"** wird definiert als die in der somatischen Basis und ihrer evolutionär-phylogenetischen Geschichte sowie in der autobiographisch-ontogenetischen Lebensgeschichte gegründete „Gesamtheit aller sensorischen, motorischen, emotionalen, volitiven, kognitiven und sozial-kommunikativen *Schemata* bzw. *Stile*" in ihrer aktualen Performanz. Darunter ist das fungierende und intentionale Zusammenspiel mit dem Umfeld zu verstehen, die bewusst und unbewusst erlebten Inszenierungen (enactments/reenactments) und die in ihnen ablaufenden **dynamischen Regulationsprozesse des Leibsubjekts**. Sie werden als Prozesse „komplexen Lernens" mit ihren Lernergebnissen mnestisch im „Leibgedächtnis" archiviert. Der verleiblichte Niederschlag *differentieller Information* über das Zusammenwirken von somatischem Binnenraumerleben und Kontexterleben in der „Selbsterfahrung" (d. i. im „Leibgedächtnis" festgehaltene Erfahrung multipler Stimulierung) ist Grundlage des **„i n f o r m i e r t e n   L e i b e s"**, aus dem als *Synergem* ein **„personales Leib-Selbst"** *emergiert*, das ein reflexives/metareflexives **Ich** und dadurch eine hinlänglich konsistente, gedächtnisgesicherte **Identität** entwickelt kann. Das anthropologische Konstrukt des **Leibsubjekts** wird damit zu einem persönlichkeitstheoretischen Konzept erweitert. Die **„leibhaftige Person"** als **Selbst-Ich-Identität** konstituiert sich durch die jeweils erinnerten und in ihrer aktualen Performanz im *Kontext-Kontinuumbezug* erlebten und mit Anderen inszenierten Schemata/Stile. Sie kann sich fungierend-regulationsfähig und reflektierend-handlungsfähig in ihren Interaktionen mit Anderen in der Welt in präintentionalen und intentionalen Willensakten steuern und entwickeln**"** (*Petzold* 2000h, Präzisierung von 1996a, 283; zu wichtigen neurobiologischen Prozessen, vgl. *Petzold, van Beek, van der Hoek* 1994; *Petzold, Hüther,* dieser Band).

Mit **starker Emergenz** als *Arbeitshypothese* können für die klinische Konzeptbildung eine Reihe von Fragestellungen elegant behandelt werden. ***Leib*** ist dann das Zusammenspiel von ***anorganisch-materiellen*** (philosoph. „stofflichen") und ***organismischen materiell-transmateriellen*** (philosoph. „belebten") Pozessen, sowie ***mental-transmaterieller*** (philosoph. „bewusster" bzw. „bewusstseinsfähiger", „geistiger") ***Wirklichkeit.*** Bei dieser spricht man auch von **Qualia** (von lat. *qualis* „wie beschaffen"), dem subjektiven Erlebnisgehalt eines mentalen Zustandes bzw. phänomenalen Bewusstseins (*Beckermann* 2008; *Heckmann, Walter* 2006; *Metzinger* 1995). Das Phänomen des „Phantomglieds" (*Halligan* 2002; *Ramachandran, Blakeslee* 1998) zeigt Emergenzqualitäten auf: obwohl der ***materielle Körper*** versehrt ist, wird der ***Leib*** in seiner ***transmateriellen*** Dimension unversehrt erlebt.
Zu den Begriffen **materiell/transmateriell** nachfolgend einige Erläuterungen:

➔Materie

Die (unbelebte, anorganische) Materie wird physikalisch als „Teilchen in Wechselwirkungen", Materiefeld in Wechselwirkung mit der klassischen Raum-Zeit bzw. als Wahrscheinlichkeitsverhältnisse im Hilbert-Raum der Quantenmechanik verstanden. Nach der Einsteinschen Materie-Energieäquivalenz handelt es sich um zwei Zustandsformen von [physikalischer] Energie. Durch die Wechselwirkungen der Materie werden sowohl mikrophysikalische Elementarprozesse (Kern- und Atomaufbau, chemische Bindungsverhältnisse in Molekülen u.a.), die Eigenschaften der makroskopischen Materie, beschreibbar, ja können Modelle für den Aufbau und die Entwicklung des gesamten Kosmos auf **materieller** materialistisch-monistischer Basis geschaffen werden. **Wirkungen des Materiellen in Transmaterielles** finden wir bei psychotrophen Substanzen wie z. B. Alkohol oder Canabinol.

➔Organisches Leben - primäre materiell-transmaterielle Ebene

Das organische Leben (belebte, organische Materie) entstand aus *anorganischer* Materie (Gasen wie Methan, Ammoniak) unter Einwirkung elektrischer Entladungen und hoher Drücke, durch die sich kleine und größere Moleküle (vgl. das *Stanley L. Miller*-Experiment) bildeten, welche sich zu Molekülketten und dann zu Makromolekülen zusammenfügten (Aminosäuren). Diese entwickelten und vermehrten sich in Selbstorganisations- und Autokatalyseprozessen (vgl. die Hyperzyklustheorie von *Manfred Eigen*). Makromoleküle ballten sich in kolloidaler Lösung aufgrund vielfältiger Konnektivierungen und interaktiven Reaktionen zu „Koazervaten“ zusammen, die wiederum durch Selbstaggregation membranartige, sogenannte „Mikrosphären“ entstehen ließen. In all diesen Prozessen *emergierte* gleichsam aus der Nulllinie des Anorganischen (ich spreche von Zero-Emergenz $\mathbf{E^0}$) die immer noch geheimnisvolle – weil nicht mehr nur anorganisch-materielle – Qualität, die wir „**organisches Leben**“ nennen, über das Protobionten, Prokaryonten (z. B. Archaebakterien) verfügen. Sie weisen Stoffwechsel auf, allerdings noch keine Informationsspeicherung und -weitergabe (Vererbung durch Desoxyribonucleinsäure). **Leben** transzendiert reine Materialität, weshalb wir auch beim „Belebten“ von einer **primären organismischen materiell-transmateriellen** Qualität sprechen, die in den **mental-transmateriellen** Bereich wirken kann, wenn etwa physische Erschöpfung zu trüben Gedanken führt, oder wenn das Neuropeptid Oxytocin Gefühle und Gedanken des Vertrauens auslöst (*Kosfeld* et al. 2005).

➔Bewusstes Leben - organisch fundierte, mental-transmaterielle Ebene

In multiplen Umwelt-Organismus-Interaktionen und intraorganismischen Selbstorganisationsprozessen, verbunden mit vielfältigen „Stimulierungen“ (= informationaler Input) konnten komplexe Nervensysteme und Gehirne entstehen in der Evolution des Lebendigen (*Petzold* 2008m) als optimierende Entwicklung von „Organismen im konkreten Weltbezug“, d. h. in der „Geschichte der Interaktion eines Organismus mit seiner relevanten Umwelt“ – die sich im „Gedächtnis des Genoms“, in genetisch aufgezeichneten „*evolutionary narratives*“, d. h. Programmen niederschlägt und auch epigenetische Spuren hinterlassen kann (*Spork* 2010) oder vielleicht auch genetische (*Shapiro* 2010). Diese Nervensysteme und Gehirne waren in der Lage, immer komplexere Informationen zu verarbeiten und zu schaffen und sich dabei durch multiple Rekursivität in ihrer *processing capacity* weiter zu entwickeln. Der *Informationsbegriff* bedarf dabei natürlich der kritischen Reflexion, will man technizistischen Verkürzungen entgehen. Wir haben uns an dem grundlegenden Werk von *Susan Oyama* (1985/2000a, 2000b), einer evolutionsbiologischen, nicht reduktionistischen Sicht auf das Informationskonzept mit guten Brücken zu kulturtheoretischen Betrachtungen ausgerichtet, die sich mit der kritischen Diskussion des Informationskonzepts von *Peter Janich* (2006) durchaus verbinden lässt. *Materie* und *Energie* können *Information* tragen, sind mit ihr aber nicht gleich zu setzen. Information bildet einen „dritten Bereich“ und ist als menschenbezogene Information immer mit kulturellen Kontexten und den Prozessen in ihnen verbunden, wie *Janich* betont. Neurozerebral basierte „Wahrnehmungs-Verarbeitungs-Steuerungssysteme“

(brains-*and*-subjects, das ist wichtig zu betonen) sind informationsgenerierende und informationsverarbeitende Systeme in ökologischen und soziokulturellen Kontexten und ihrer Geschichte und sind damit z u g l e i c h als Subjekt *Produzent* und *Ergebnis* evolutionärer Prozesse (*Petzold* 2008a; *Richerson, Boyd* 2005). In ihrer Höherentwicklung wurden diese Systeme immer komplexer, konnten immer schwierigere Überlebensaufgaben in ihrer „Interaktion mit der Welt" bewältigen, was durch *adaptive* und *kreative* Leistungen zur Ausbildung immer effektiverer überlebenssichernder Programme führte (neurobiologisch „aufgezeichnet" als *Schemata, Muster, Narrative*). Solche „*narratives*" steuern als „Antriebe" – nicht als Triebe im *Freud*schen Sinne, sondern als Motivationssysteme – die Lebewesen (*Petzold* 2003e, 2008m) und werden dabei effizienzoptimierend weiterentwickelt. Im Zusammenwirken *materieller*, biochemisch-bioelektrischer *Prozesse* der Informationsgenerierung und -verarbeitung mit den immer komplexeren *Strukturen* neuronaler Systeme höherer Tiere (z.B. Primaten, Delfinidae) *emergieren* bei der ultrakomplexen Informationsverarbeitung **materiell gegründete** *transmaterielle* „geistig-seelische Qualitäten", weil ihre Ausbildung Selektionsvorteile bot. Es entstanden in der Interaktion mit der Welt Bereiche spezifisch organisierter „**transmaterieller** Informationen", die auch als **organismisch fundierte, mental-transmateriell** (in traditioneller Terminologie Seelisches, Geistiges, Bewusstes, Ästhetisches, Werte, Moral, civic activities) gekennzeichnet werden können und auch in Therapien ihren Ort haben sollten (*Petzold, Sieper, Orth* 2009, 2010, 2012a).

Wirkungen von **Transmateriellem** in **Materielles** bzw. organismisch Materiell-Transmaterielles wird bei meditativen Praktiken sowie allen Formen der mentalen Selbsterfahrung und intentionalen Selbstverwirklichung und Selbstmodifikation, also auch bei Psychotherapie, angenommen und durch bildgebende Verfahren belegt. Wirkungen verbaler Psychotherapie konnten auf zerebralem Niveau durch PET und fMRT-Studien nachgewiesen werden (*Förstl* et al. 2006; *Linden* 2006; *Schiepek* 2008). Dennoch bleibt das Grundproblem einer konsistenten naturwissenschaftlichen Erklärung des „wie" dieser Wirkungen noch offen. Zur Fundierung der Emergenz-Heuristiken und ihrer klinischen Modelle – etwa zu einer „integrativen Ökopsychosomatik" (*Petzold* 2006p; *Petzold, Moser, Orth* 2012; *Leitner, Sieper* 2008) oder zu einer „Soziopsychoneuroimmunologie" (*Schubert* 2011) sind diese Befunde schon recht ermutigend. Für komplexe Fragen wie die nach der Natur und den Inhalten des Bewusstseins bzw. des „Geistes" ist der Weg aber noch sehr weit.

Bewusstsein ist ein Prozess subjektiven Erlebens und als solches Gegenstand introspektiver Philosophie, ein „stream of consciousness", für den eine Reihe von interagierenden zerebralen Strukturen Voraussetzung sind (vgl. *Edelman, Tononi* 2002; *Freeman* 1999; *Roth* 2003), zwischen denen aufgrund sequentieller Pulsationen – so *Lurija* (1992), *Damasio* (2001) u.a. – der Bewusstseinsstrom entsteht. Das gilt auch für wachbewusstes „eigenleibliches Spüren" (*Schmitz* 1989) und damit für bewusstes Selbst- und persönliches Identitätserleben (*Petzold* 2012a) .

Immaterielles als Annahme in der Theologie und Metaphysik (unerschaffenes Geistiges, Göttliches) kann nicht naturwissenschaftlich im Paradigma des materialistischen Monismus konzeptualisiert werden (*Bunge, Mahner* 2004) und liegt jenseits des wissenschaftlichen Weltbildes und damit wissenschaftlich begründbarer medizinisch-klinischer Praxis. Als eine Sache des persönlichen Glaubens (z. B. an die Existenz einer unsterblichen Seele) sind solche Überzeugungen zu respektieren, ja wichtig. Als subjektive Wertsetzungen können sie bei auftauchenden Problemen – Wertekonflikte, Glaubenskrisen z. B. – durchaus Thema in Therapien werden, sind aber primär Gebiet der Seelsorge. „Spirituelle Interventionen" durch PsychotherapeutInnen **als Teil klinisch-therapeutischer Behandlung** von Störungen im Sinne des ICD/DSM lassen sich fachlich, rechtlich und therapieethisch nicht vertreten, so die integrative Position (*Petzold, Sieper, Orth* 2009), wobei seelsorgerliche Unterstützung z.B. durch KlinikseelsorgerInnen durchaus angezeigt sein kann (*Petzold* 2005b, 2010k).

In den evolutionären Prozessen der Hominisation und der historischen Entwicklung von Humankulturen konnten mit wachsender Differenziertheit immer komplexere „Formate" strukturierter Information hervorgebracht werden (*Petzold* 2008m. 2010f) – wir sprechen auch von transformativen Konfigurierungen von Information (*Petzold, van Beek, van der Hoek* 1994, 553ff) – bis hin eben zu *„mentalen Emergenzien"* wie „Qualia", d. h. Vorstellungen, Gedanken, subjektive und kollektive *mentale Repräsentationen* und *Metarepräsentationen* (*Petzold* 2009k; *Petzold, Orth, Sieper* 2012a) mit ihren Inhalten. Auf der Grundlage der Zero-Emergenz E^0 „Leben" entstanden also primäre, sekundäre usw. Emergenzien E^1, E^2, E^n (*Petzold, van Beek, van der Hoek* 1994, 555ff.), die auf unterschiedlichen Ebenen bewusstseinsfähig werden können. Es ist so aus dem *Materiellen* bzw. dem *organismischen Materiell-Transmateriellen*, d. h. dem *belebten Materiellen* des Cerebrums und seiner neurophysiologischen Prozesse eine organismisch fundierte Welt des *Mental-Transmateriellen* hervorgegangen (der Qualia, Kognitionen, etc.), die ohne die materielle Grundlage, etwa der neurophysiologischen Prozesse im präfrontalen Kortex, nicht wären (daher *Monismus*). Sie bilden indes einen durchaus eigenständigen Bereich, für den eine Rückwirkungsmöglichkeit ins Organismisch-Transmaterielle angenommen werden kann. Dabei kommt dem Gedächtnis eine immense Bedeutung zu und muss auf komplexe Modelle des Gedächtnisses und des Lernens zurückgegriffen werden, die hier nicht dargestellt werden können (vgl. ausführlich *Petzold* 2003a, 549-664; *Bredenkamp* 1998; *Sieper, Petzold* 2002; *Spitzer* 2002; *Chudy, Petzold* 2011; *Lukesch, Petzold* 2011) und die Anschluss an den jeweiligen Stand der Forschung zum Gedächtnis (*Baddeley* 1999; *Kandel* 2006; *Schacter* 1999; *Tulving, Craig* 2000) haben bzw. suchen müssen – mit Blick auf die Psycho- und Leibtherapie besonders zum „autobiographischen Memorieren" (*Conway* 1990; *Granzow* 1994; *Markowitsch, Welzer* 2005; *Welzer, Markowitsch* 2006). Gedächtnisphänomene ermöglichen wahrscheinlich die Interaktion von materiell-physiologischen und transmateriellen Prozessen aufgrund von Musterbildungen auf molekularem Niveau beim Emergieren transmaterieller Informationen, indem diese Muster (gehörte Phoneme, erblickte Lexeme etwa) in reenetranten Rückwirkungsprozessen identifiziert werden (*Edelman, Tononi* 2001). Solche Konzepte haben für das Geschehen in der humantherapeutischen, also psycho-, sozio- und leibtherapeutischen Praxis durchaus Bedeutung (*Petzold, Sieper* 2008a) und werden auch durch Phänomenbeobachtungen in der Praxis gestützt.

4. Das integrative anthropologische Modell

> *„Menschen – Frauen und Männer – verfügen in ihrer Hominität*[0]*, ihrem Menschenwesen, über körperliche*[1]*, seelische*[2]*, geistige*[3] *Dimensionen und leben in sozialen*[A] *und ökologischen*[B] *Lebenskontexten und in einem Vergangenheits-Gegenwarts-Zukunfts-Kontinuum*[C]*. Sie sind Leib-Subjekte*[4] *in der Lebenswelt – subjects embodied and embedded -, das macht ihre Menschennatur aus*" (*Petzold* 2000h, 2003a,e).

Das hier dargestellte **emergent monistische Konzept** bietet die Grundlage, auch anthropologische Modellvorstellungen zu fundieren. Sie schwächeln bei der Mehrzahl der Therapieverfahren meistens am ungeklärten Körper-Seele-Problem (*Petzold* 2008a). Die anthropologische Theorie der **Integrativen Humantherapie** ist an anderem Ort ausführlich dargestellt worden (*Petzold* 2003e), und so soll nur das Kernmodell in kompakter Form und im Bezug auf das Monismuskonzept dargestellt werden. In bewusster Anschlussnahme an die antike Tradition des abendländischen Menschenbildes, die ihren Niederschlag in allen Kulturen des europäischen Großraums gefunden hat, habe ich mich in meiner frühen gerontotherapeutischen Praxis – als Werkstudent in einer Altenheimsituation arbeitend – zu einer integrativen „anthropologischen Grundformel" (*Petzold* 1965) entschieden, in der die „Trimerie", die Dreifalt „σῶμα / ***soma*** - ψυχή / ***psyche*** - νοῦς / ***nous***" (schon bei *Platon, Aristoteles* u.a., *Gill* 1996; *Rhode* 1898; *Snell* 1946) in moderner Weise als Konzept einer *„differentiellen Hominität"* genutzt werden sollte. In der klinischen Praxis sah ich damals alte Menschen mit **körperlichen** Gebresten, **seelischen** Leiden, **geistigen** Fragen und **sozialen** Bedürfnissen in **ökologischen** Settings von deprivierender Qualität. Die Praxis forderte damit geradezu ein Modell heraus, auf all diesen Ebenen tätig zu werden, was ich dann auch unternommen habe (*Müller* 2008; *Petzold, Bubolz* 1976, 1979). Später wurde ein solcher Ansatz als „biopsychosoziales Modell" besonders durch *Engel* (1976, 1977) im Bereich der Psychosomatik bekannt (*Egger* 2007). *Vygotskij* und *Lurija* hatten es aber schon in den zwanziger Jahren formuliert und praktiziert (*Jantzen* 2008; *Petzold, Michalowa* 2008). Ich fand es in der Praxis und fasste es von Anfang an erweitert mit einer ökologischen und kulturalistischen Dimension als **„biopsychosozialökologisches Konzept"**. „Nous voyons le *vieillissement comme un processus extrêmement complexe de transformation sur les plans biologique, psychique, social, écologique, mental*" (idem 1965, 5) - „Wir sehen das *Altern als einen hochkomplexen Prozess der Veränderung auf der biologischen, psychischen, sozialen, ökologischen und geistigen Ebene*" (idem 1985a, 14, Hervorheb. im Orig.), was ein *„ensemble des interventions de type biopsychosocial*" (ibid. 12/20) erforderlich macht. Damit gewinnt die antike Formel, die in mehrfachen Überarbeitungen präzisiert wurde (idem 2003e) eine an aktuelle Wissensstände anschlussfähige Form zur Fundierung von klinisch nützlichen Heuristiken. In jedem Fall sind in einem solchen Unterfangen die Begriffe nicht mehr bedeutungsgleich mit den antiken Termini.

Die einzelnen Dimensionen des anthropologischen Modells seien kurz erläutert:

➜[0] „***Hominität*** bezeichnet die Menschennatur auf der individuellen und kollektiven Ebene in ihrer biopsychosozialen Verfasstheit und ihrer ökologischen, aber auch kulturellen Eingebundenheit mit ihrer Potentialität zur Destruktivität/Inhumanität und zur Dignität/Humanität. Das Hominitätskonzept sieht den Menschen als Natur- und Kulturwesen in *permanenter Entwicklung durch Selbstüberschreitung*, so dass Hominität Aufgabe einer fortdauernden Hominisation ist und bleibt, eine permanente Realisierung mit offenem Ende – ein *WEG,* der nur über die Kultivierung und Durchsetzung von ***Humanität*** führen kann".

➜ [1.] „***Körper/Soma***, belebte Materie, wird definiert als die Gesamtheit aller aktualen ***materiellen* bzw. *organismisch-materiellen*** (physiologischen, biologischen, biochemischen, bioelektrischen, sensumotorischen etc.) Prozesse des Organismus nebst der im genetischen, physiologischen (immunologischen), sensumotorischen Körpergedächtnis als differentielle Informationen festgehaltenen Lernprozesse und Lernergebnisse/Erfahrungen, die zur Ausbildung (auch durchaus kulturspezifischer) *somatischer Schemata* und *somatomotorischer Stile* führen. Störungen auf dieser Ebene machen somatotherapeutische Interventionen (Atem-, Bewegungs-, Sporttherapie) erforderlich."

➜ [2.] „***Seele/Psyche*** wird definiert als die in ***organismisch-materiellen*** 'körperlichen' Prozessen gründende und aus ihr *emergierende* Gesamtheit aller *aktualen* – ***materiell-transmateriellen*** – Gefühle, Motive/Motivationen, Willensakte und schöpferischen Empfindungen/Impulse, nebst den durch sie bewirkten und im „Leibgedächtnis" (neocortikal, limbisch, z. T. reticulär, low-level-neuronal) archivierten Lernprozesse und Erfahrungen und den auf dieser Grundlage möglichen emotionalen Antizipationen (Hoffnungen, Wünsche, Befürchtungen). All dieses ermöglicht als *Synergem* das Erleben von Selbstempfinden, Selbstgefühl und Identitätsgefühl und führt zur Ausbildung persönlicher und kulturspezifischer *emotionaler Schemata* und *Stile.* Störungen auf dieser Ebene machen psychotherapeutische Interventionen (emotions-, motivations-, volitionszentrierter Art etwa mit erlebnisaktivierenden Kreativmethoden bzw. intermedialer Arbeit) erforderlich."

➜ [3.] „***Geist/Nous*** wird definiert als die emergierende Gesamtheit aller *aktualen* neurophysiologisch (***organismisch-materiell***) gegründeten, *kognitiv bzw.* ***mental emergierenden transmateriellen Prozesse*** (**Mentalisierungen**) mit ihren personspezifischen, aber auch kulturspezifischen *kognitiven bzw. mentalen Stilen* und den durch sie hervorgebrachten ***Inhalten***: *individuelle* (z. B. *basale Kognitionen*, etwa Problemlösungsmuster oder *komplexe Kognitionen*, etwa persönliche Überzeugungen, Glaubenshaltungen, Werte) und *kollektive* (Güter der Kultur, Wertesysteme, Weltanschauungen, Religionen, Staatsformen, Strömungen der Kunst und Ästhetik, der Wissenschaft und Technik). Hinzu kommen die im individuellen zerebralen Gedächtnis und die im kollektiven, kulturellen Gedächtnis (Bibliotheken, Monumenten, Bildungsinstitutionen) archivierten Ergebnisse persönlicher und gemeinschaftlicher Lernprozesse, Erfahrungen und Wissensstände (*soziale mentale Repräsentationen*) sowie die auf dieser Grundlage möglichen antizipatorischen Leistungen und Perspektiven (Ziele, Pläne, Entwürfe, Visionen). All dieses ermöglicht im *synergetischen* Zusammenwirken **Selbstbewusstheit**, persönliche Identitätsgewissheit, d.h. Souveränität, und das individuelle Humanbewusstsein, als Mitglied der menschlichen Gemeinschaft an ***Kulturen*** zu partizipieren: der Kultur eines Volkes, einer Region, aber auch der mundanen Kultur und ihren „sozial repräsentierten Wissensständen" sowie an einem

„übergeordneten Milieu generalisierter Humanität“ teilzuhaben. ***Geist*** wird als bewusst, also reflektierend/interpretierend und reflexionsfähig/sinnschöpfend gesehen, als kausal, also begründetes Handeln ermöglichend und dieses evaluierend und wertend, sowie als regulativ fungierend, z. B. Bedürfnisse steuernd und soziale/politische Erfordernisse entscheidend. **Mentalisierungsprozesse** im Bereich des Geistes führen lebenslang zur Ausbildung persönlicher und kulturspezifischer *kognitiver Schemata* und *Stile*. Störungen auf dieser Ebene machen kognitive, ästhetische, sinnorientierte Interventionen (kognitives Modelling, euthymes und mentales Training, Imagination, sokratisches Sinngespräch, Achtsamkeitsmediation etc., durchaus auch in Verbindung mit Atem-, Bewegungs-, Sporttherapie, vgl. *Petzold, Sieper* 2008a,b; *Petzold, Moser, Orth* 2012) erforderlich.

➧ [4.] ***LEIB***, eingebettet (*embedded*) in Kontext/Kontinuum, wird definiert als: die Gesamtheit aller ***materiellen*** und ***emergenten organismisch-transmateriellen*** und zugleich ***mental-transmateriell*** gegründeten sensorischen, motorischen, emotionalen, volitiven, kognitiven und sozial-kommunikativen *Schemata/Stile/Narrative*. In ihren aktualen, intentionalen, d.h. bewussten und subliminal-unbewussten Beziehungen und Interaktionen mit dem Umfeld nebst dem verleiblichten (*embodied*) Niederschlag dieser Inszenierungen als mnestisch archivierte, *differentielle Informationen* wird der „***informierte Leib***“ als personales **„Leibsubjekt“** konstituiert. Der ***materiell-transmaterielle Leib*** umfasst also die emergenten *seelischen und geistigen* Prozesse und ist in seinen interaktionalen Lebensvollzügen mit der Welt ein „*Synergem*“ dieser Prozesse, verstanden als *Schemata/Stile/Narrative in actu* (vgl. *Petzold* 1996a, 283). Die Behandlung von Störungen des Leibsubjektes umfassen indikationsspezifisch Interventionen auf allen schon genannten Ebenen.

- [A, B, C] Das soziale[A] und ökologische[B] **Kontext/Kontinuum**[C] ist die „Lebenswelt“ [vgl. ders. 1991o, 2006p]. Störungen in diesen Bereichen machen sozio- und netzwerktherapeutische und ökologische Interventionen erforderlich, denn der **Leib** = Körper-Seele-Geist ist mit all seinen Dimensionen in die Lebenswelt eingebettet und erfährt durch sie pathogen-schädigende Belastungen und salutogen-protektive Förderung (Fassung 2010).

Eine solche begriffliche Differenzierung des anthropologischen Modells schafft nicht nur eine Sprachregelung, sondern begründet eine interventive Heuristik und konsistente Praxeologie (*Leitner, Sieper* 2008; *Petzold* 1993a; *Orth, Petzold* 2004; *Waibel, Jakob-Krieger* 2009), die auf entwicklungs-, emotions-, volitions- und kognitionstheoretische Wissensstände Bezug nimmt (*Petzold* 1995g; *Petzold, Sieper* 2008a,b), Wege klinischer Sozialpsychologie und Soziotherapie nutzt (*Hass, Petzold* 1999; *Petzold, Schay, Scheiblich* 2006; *Petzold, Sieper* 2008), mikroökologische Maßnahmen betreibt (idem 2006j; *Petzold, Müller* 2005; *Petzold, Zander* 1985) und in all diesem durch Evaluationsforschung abgesichert werden muss (*Petzold, Hass* et al. 2000; *Leitner* 2010; *Müller, Czogalik* 2003; *Steffan* 2002).

5. Der „informierte Leib" im Entwicklungsgeschehen der Lebensspanne - Interaktionen von Materiellem und Transmateriellem

Mit dem Basiskonzept des „Informierten Leibes" bietet – wie ausgeführt wurde – die „Integrative Therapie" eine moderne Position zum „psychophysischen Problem", verstanden als „Körper-Seele-Geist-Welt-Verhältnisse", die neurobiologische und leibphilosophische Perspektiven verbindet und die „implizierten Dualismen" und „individualisierenden" Tendenzen der Begriffe „Körper-therapie" oder „Psycho-therapie" vermeidet. Stattdessen wurde das Leitbild eines in die ökologische und soziale Welt eingebetteten (*embedded*) Menschen entwickelt, der Mensch-Welt-Verhältnisse verkörpernd (*embody*), sich als „Leibsubjekt" konstituiert, und zwar in einer Weise, dass die Leiblichkeit des Subjekts nicht von seiner Subjektivität getrennt ist (*Levinas* 1974, 177).

Humanprimaten müssen, will man ihr biopsychosozialökologisches Verhalten verstehen, in ihrer Leiblichkeit und Kontexteinbindung unter phylogenetischer und ontogenetischer Perspektive untersucht und betrachtet werden (*Hüther, Petzold,* dieses Buch *Osten* 2009; *Petzold* 2006j, p, 2008m). Durch therapeutische Phänomenbeobachtungen und in kulturanthropologischen Untersuchungen (*Assmann* 1992, 2003) kommt man immer wieder an die Frage nach dem Zusammenspiel von **Gehirn** und **Geist**, eine Frage, die die Wissenschaften insgesamt umtreibt. Der Alltagsverstand suggeriert eine Interaktion. Ein starkes Emergenzmodell legt ***differentielle*** Wechselwirkungen nahe und die heuristische Annahme eines ***interaktionalen*** Bezugs „Materielles ↔ Transmaterielles" – wissend, dass die Prozesse solcher Interaktion noch nicht vollends aufgeklärt sind. Deshalb scheint es nützlich für diese Heuristik Argumente zu sammeln, hier im Kontext der empirischen „Entwicklungspsychobiologie der Lebensspanne" (*Brandtstädter, Lindenberger* 2007; *Petzold* 1992a/2003a, 515ff; *Rutter, Hay* 1994; *Sieper* 2007b).

Im Frühbereich sind Kinder in ihre Mitwelt eingebettet, in die **Polyaden** der Netzwerke/Konvois der Caregiver (Eltern, Geschwister), wo Wahrgenommenes im Nahraum „**zwischenleiblich erlebt**" wird, d. h. in der „Zone der nächsten Entwicklung" (dazu *Vygotskij* 1992, 215; vgl. *Jantzen* 2008; **Petzold** 2010g, 326, 330ff., 2012e). Erlebtes wird dabei von den Caregivern sprachlich-begrifflich im Lebensweltbezug, also „kontextualisiert", benannt. Die dabei entstehenden Informationen – z. B. Klangikonen, *Phoneme,* später schriftsprachlich gelehrte Zeichen, Symbole, *Lexeme* – werden im Rahmen von Szenen mit „bedeutsamen Anderen" in sozialen Mikrokontexten und gesellschaftlichen Verhältnissen generiert. Sie werden bewusst und unbewusst erlebt und „holographisch" mit aller Erlebnisfülle ***interiorisiert*** (*Petzold* 2012e), d.h. in einer Verschränkung von **Mentalisierung** und **Verleiblichung** verinnerlicht (mentalization and embodiment; *Heuring, Petzold* 2003). Hier wird mit *Lurija* und *Vygotskij* ein umfassenderes Konzept von **Mentalisierung** vertreten als das von *Fonagy* (et al. 2004).

> „*Alles Intramentale war zuvor intermental*" (*Vygotskij* 1931/1992, 236).
> „Die wissenschaftliche Psychologie entwickelt sich an der Nahtstelle von Natur- und Gesellschaftswissenschaften; denn *die gesellschaftlichen Formen des Lebens zwingen das Gehirn,*

auf neue Weise zu arbeiten, sie lassen qualitativ neue funktionale Systeme entstehen. Eben diese Systeme sind Gegenstand der Psychologie" (*Lurija* 2007, 397, meine Hervorheb.).

Beide Autoren vertreten schon früh die Idee der „Neuroplastizität des Gehirns" und die Auffassung, dass die „höheren geistigen Funktionen" – vermittelt durch die Unterrichtung von Kindern – ihre Gehirne verändern. Lehren und Lernen wirken lebenslang (*Lukesch, Petzold* 2011; *Sieper, Petzold* 1993, 2011).

Erlebtes und Benanntes, also physiologisch perzipierte **Information** wandert gleichsam von „Außen nach Innen" in die Gedächtnisspeicher des Leibes und führt in einem Prozess des Wahrnehmens-Verarbeitens-Handelns und des Abspeicherns von beidem, *perception* und *action* (*Petzold, van Beek, van der Hoek* 1994; *Petzold, Sieper* 2008a, 543) zu physiologischen Musterbildungen auf molekularem Niveau. So kommt „Geistiges" in Materielles und erhält eine durch das Verarbeiten/Processing kontextualisierte *kognitive* Bedeutung/Einschätzung (präfrontales *appraisal, Lazarus, Folkman* 1984) sowie *emotionale* Bewertungen (limbische *valuation, Petzold* 2002j, 2003a, 546f). Beides wird wiederum als neurobiologische Muster auf einer mikrostrukturellen Ebene abgespeichert. *Joseph LeDoux* (2002) hat durch seine Forschungen die Bedeutung der Emotionen für das Gedächtnissystem herausgestellt (vgl. auch *Heuring, Petzold* 2003; *Reisenzein* 2000). Werden *neue Informationen* extero- und propriozeptiv aufgenommen, aktivieren sie als „Trigger" *fungierend* in der subliminalen und auch der bewussten Wiedererkennung (*retrieval, Rekognition, Anderson* 1996) das schon vorhandene „Interiorisierte" (*Vygotskij* 1992), d. h. alle relevanten, im Gehirn *multipel vernetzten* Gedächtnisinhalte im Sinne differentieller Mustererkennung (mit *Lurija* 1992, aber auch mit konnektionistischer Argumentation *Schade* 1992; *Petzold* 1994a; *Popeschill* 2004). Die erkannten und aktualisierten informationalen Muster ermöglichen dem Menschen Orientierung und **Selbststeuerung in Kontext/Kontinuum** durch den Einbezug dieser in vorgängigen Erfahrungen durchlebter Lebensszenen (*enactments*) gewonnenen Informationen. Sie sind niedergelegt in Schemata, Narratives, Skripts (*Schank, Abelson* 1977), die in den aktuellen Lebenskontexten und den dort stattfindenden Performanzen zum Tragen kommen. Im Spiel (*performance*) gegenwärtiger Szenen und Stücke sind also stets *„reenactments"* vorausgegangener Szenen, Narratives, Skripts mit präsent. „Übertragungen" sind als solche Reinszenierungen zu verstehen (*Petzold* 1980g). Reenactments können in funktionaler, Ressourcen nutzender, salutogener Weise und ggf. in dysfunktionaler, Störungen und maligne Narrative perpetuierender Weise geschehen (*Petzold* 2003a, 682ff, 684ff).

Im Frühbereich, etwa bei Säuglingen, funktioniert das Gedächtnis nur auf der Retrievalebene des Wiedererkennens dargebotener Reize (*Rovee-Collier* 1993; eadem et al. 2001; *Defrancisco, Rovee-Collier* 2008). Dabei zeigen neuere Untersuchungen, dass bekannte Personen beim Baby die Erinnerung von imitativ Gelerntem besser auslösen als unbekannte (*Learmonth* et al. 2005). Andere Studien zeigen, dass Kleinkinder assoziative Verknüpfungen zwischen Objekten herstellen können, selbst wenn diese ihnen nie zuvor gemeinsam gezeigt wurden. „ ... young human infants associated the representations of those objects. Neither object was physically present at the time the association was formed. The association remained latent for up to 2 weeks, when the infants used it to perform a deferred imitation task. These findings reveal that what infants merely see 'brings to mind' what they saw before and combines it in new ways" (*Cuevas* et al. 2006). Die Gedächtnisstudien zeigen auch, dass das Gehirn allmählich die Fähigkeit erwirbt, sich selbst zu triggern, also aktiv und ohne Rekognitionsangebot und *retrievals* zu *memorieren* (*Nelson* 1989, 1993a, b). Die entwicklungspsychobiologischen Untersuchungen zum „impliziten und expliziten Gedächtnis" (*Rovee-Collier, Hayne, Colombo* 2001) zeigen deutlich die Bedeutung der jeweiligen Kontexte und ihre „Verkörperung" durch soziale Vermittlung, **„mediated body-mind"**, wie ich – *Katherine Nelson*s Formel (mediated mind, vgl. *Lucariello* et al. 2004) erweiternd – formuliere. Sozialisations- und Enkulturationsprozesse werden damit zugleich als **Verkörperungs**- und **Mentalisierungsprozesse** in szenischem Geschehen, vom „informierten Leib", der in Szenen wahrnimmt und handelt, verstehbar (*Petzold* 1982g, 2008b), und zwar über die gesamte Lebensspanne hin (*Brandtstätter, Lindenberger* 2007; *Petzold* 1992e, 2008i; *Sieper* 2007b).

Der Lebensalltag von Säuglingen und Kleinkindern besteht in einem permanenten fungierenden und intentionalen Training des Säuglings/ Kleinkinds in *Mustererkennung* durch „atmosphärisches Erfassen", „szenisches Verstehen" und konkretes „szenisches Handeln" in **Interaktion** mit seinen *care givern* (*Tomasello* 2010), wofür beide, Kinder und Eltern, aufgrund **organismischer materiell-transmaterieller**, genetischer Muster für *„friendly companions"* prädisponiert sind (*Trevarthen* 2001). Das sich vollziehende „intuitive parenting" und „sensitive caregiving" (*Papoušek* 2007; *Petzold, Beek, Hoek* 1994), ja die materiell-transmateriellen empathischen Leistungen werden dabei **organismisch materiell** durch „Spiegelneuronen" unterstützt (*Rizzolatti* 2008; *Stamenov, Gallese* 2002). Diese internalisierten Prozesse führen schließlich zur Möglichkeit von **selbstinduziertem** Erinnern und Erkennen innerer Muster und zu selbstgesteuertem szenischen Handeln, in welchem *„reenactments"* solcher Erfahrungen zum Tragen kommen und sich dabei selbstverstärkend bahnen.

Zur Verdeutlichung: Das Bild des neu in die Familie gekommenen Hundes taucht vor dem Einschlafen in der Erinnerung des Kleinkindes als leiblich nachwirkende, freudige Erregung auf. Zugleich kommt ihm die Frage hoch: „Wie hieß der Hund nur?" – „Billy", sagten die Eltern. Nun taucht der Name als ein komplexes Informationsmuster internal durch getriggerte Priming-Prozesse auf (*Schacter* 1995; *Friederici* et al. 1999). Der Name wird vom Kind dann oft laut ausgesprochen (*Nelson* 1989) und dabei als *Phonem*, d. h. als Klangbild, motorisches Performanzmuster und Sinnzusammenhang erneut „gebahnt", weiterhin mit den erlebten Hundeszenen verknüpft und ggf. in Phantasiebildungen weitergeführt („Wenn *ich* den Billy wieder sehe, dann ..."). Das alles festigt die *Mustererkennungs-*, d.h. die *Sinnerfassungs-, Sinnverarbeitungs- und Sinnschöpfungskapazität* (*Petzold* 2003a, 71f, 1061). Auf der Basis neurobiologischer materieller Prozesse entstehen beständig *transmaterielle Emergenzien* im Gehirn des (Klein)kindes: Erinnerungssequenzen, Traumgeschichten, Narrationen der Phantasie als Geschichten über Andere (was eine „theory of mind" voraussetzt), Geschichten über sich selbst (was eine „theory of *my* mind“ und autobiographisches Memorieren voraussetzt, vgl. *Markowitsch, Welzer* 2005). So emergieren dann aus dem Boden der neurobiologischen Prozesse und ihrer beständigen Generierung von komplexen Informationen „Selbstbilder“, „Identitätskonzepte“ im Weltbezug, d. h. in Szenen und Szenengeschichten eingebunden (*Petzold* 2001p, 2012a). Es sind *materiell-transmaterielle* Muster/Schemata – wir sprechen auch, weil sie so komplex sind, von „Holorepräsentationen“ (ders. 2003a, 435), aus denen dann ein Mensch als personales, „informiertes Leib-Subjekt“ hervorgeht. Subjekte als „informierte Leiber“ sind wesentlich Produkte von Kontextinformationen und von ihren Hirnprozessen (*Freeman* 1995). In jedem Cerebrum sind etwa 100 Milliarden (10^{11}) Nervenzellen/Neuronen und etwa 100 Billionen (10^{14}) Synapsen vernetzt (ein Neuron folglich mit 1000 anderen Neuronen). Das Gehirn produziert beständig Informationsflüsse von unvorstellbarer Menge in Prozessen, in denen es mit sich selbst kommuniziert (ca. 95% seiner Aktivität) und mit der Welt interagiert (*Bear* et al. 2006; *Blackmore* 2006; *Roth* 2003; *Shepherd* 2004).

Auf einer solchen entwicklungsneurobiologischen Verstehensbasis betreibt man in anderer Weise Therapie als das auf dem Boden herkömmlicher Modelle, etwa der Psychoanalyse/Tiefenpsychologie oder der humanistischen Psychologie möglich war. Und so sind diese Verfahren als „Auslaufmodelle“ zu betrachten (so *Strupp* 1992; *Grawe* 2004; *Egger* 2007), sofern nicht grundlegende Revisionen zentraler Positionen vorgenommen werden.

6. Integrative Praxeologie

Das *Verfahren* der Integrativen Therapie hat eine reiche, theoretisch sorgfältig begründete und differenzierte *Praxeologie* (*Petzold* 1993a, 2003a Bd.III; *Orth, Petzold* 2004) entwikkelt mit den Methoden der Leib- und Bewegungsarbeit (*Petzold* 1974j, 1988n; *Waibel, Jakob-Krieger* 2009) oder der therapeutischen Arbeit mit „kreativen Medien“ (Farben, Tonerde, Masken, Poesie, *Petzold* 1972e, *Petzold, Orth* 2005, 2007), ein Konzept, das wir inauguriert und mit der Natur-, Landschafts- und Gartentherapie (*Petzold* 2011h; *Neuberger* 2011) erweitert haben. In der Praxis können weiterhin bestimmte *Modalitäten* des Vorgehens zum Einsatz kommen: z. B. eine *„psychophysiologische“*, *„konfliktzentriert-aufdeckende“*, *„übungszentriert-funktionale“*, *„erlebniszentriert-stimulierende“*, eine *„netzwerktherapeutische“* oder *„medikamentengestützte“* (*Petzold* 2003a, Bd. III). *Praxeologie* ist die Wissenschaft von der Praxis, die sich mit den Methoden, Techniken, Medien, Formen, Wegen und Stilen des Vorgehens befasst (*Petzold* 1993h), durch die die theoretischen Konzepte, Modelle und das Forschungswissen in praktisches Handeln umgesetzt werden können – etwa über Wirkfaktoren (wir haben 14 herausgearbeitet, *Petzold* 2003a, 1036) oder vermittels der „Modalitäten“ (*Petzold* 2012h). Sie können je für sich oder in Kombinationen eingesetzt werden.

Im Folgenden soll ein Beispiel aus der Praxis Umsetzungen verdeutlichen:

Beispiel:
Die Patientin, *Lena*, (33 J.), ledig, lebt mit ihren noch rüstigen Eltern in problematischer Beziehung im elterlichen Mietshaus (eigene Wohnung) und arbeitet als Fremdsprachensekretärin. Sie kam wegen Unruhe-, und Schmerzzuständen (bislang mit Schmerzmitteln

durch den Hausarzt behandelt), Gefühlen der „Erschöpfung und Zerschlagenheit", vor allem aber wegen einer akuten Leistungskrise und diffusen Gefühlen der Hilflosigkeit und Ängstlichkeit im Beruf in die Therapie. Ein vertrauensvolles therapeutisches Bündnis mit einer intersubjektiven, wechselseitigen Wertschätzung (im Sinne von *Marcel* und *Levinas,* vgl. *Petzold* 1996k) konnte hergestellt werden. Auf diesem Boden haben wir im „informed consent" (*Leitner* 2009) zunächst in einer integrativen fokaltherapeutischen Kurzzeitintervention (*Petzold* 1993p/2003a, 985ff) *problemzentriert* mit dem Fokus „Arbeitssituation" gearbeitet und überdies eine supportive Stabilisierung angestrebt, u.a. mit einem *übungszentriert-funktionalen* **IDR**-Entspannungstraining (**I**ntegrative und **D**ifferentielle **R**egulation, *Petzold* 2002g), so dass die Patientin wieder beruflich tätig werden konnte. Auch konnte sie zur Teilnahme an einer Aikido-Gruppe (japanische Kampfkunst) motiviert werden, um ihre Selbstsicherheit, ihre Willenskraft und ihr physisches Wohlbefinden zu stärken (*Petzold, Bloem, Moget* 2004). Für die Integrative Therapie sind sporttherapeutische Maßnahmen (*van der Mei, Petzold, Bosscher* 1997; *Waibel, Petzold* 2009) typisch, die das Erleben von **„Vitalität"** und **„Frische"** – höchst wichtige salutogene Selbstempfindungen (*Petzold* 2005r; 2010b) – fördern. Biographische Materialien motivierten *Lena* aber, die Therapie als leibtherapeutische *konfliktzentriert-aufdeckende* Behandlung fortzusetzen. Neben der Diagnose „Borderline-Persönlichkeitsstörung" (F60.31) brachte sie von ihrem Hausarzt die Diagnose „Fibromyalgie" mit (M79.0, *Felde, Novotny* 2004) aufgrund der langjährigen Schmerzbeschwerden in Armen und Beinen. Das ist eine schwierige Störung, für die die Integrative Leibtherapie forschungsgestützt mit guten, evidenzbasierten Resultaten Behandlungsmöglichkeiten entwickelt hat (*Heinl* 1997; *Müller, Czogalik* 2003). Die Anamnese zeigt traumatische Hintergründe, ohne dass eine komplexe PTBS (*Barnow* et al. 2005) festgestellt werden konnte. Ihre Beschwerden werden mit einem integrativen, neuropsychologisch-syndromanalytischen Ansatz in der Tradition *Lurijas* (1972, 1992) begleitet, eine Methodologie, die von *O. Sacks, W. Jantzen, H. Petzold* u.a. weitergeführt wurde (*Jantzen* 2007; *Mergenthaler* 2001; *Petzold, Michailowa* 2008). *Lurija* entwickelte die Syndromanalyse in seinen neuropsychologischen Forschungen: Die Symptome werden anamnestisch und in einer „prozessualen Diagnostik" (*Petzold, Osten* 1998; *Osten* 2000) gemeinsam mit der Patientin erhoben und *biopsychosozial-systemisch* beschrieben unter neurowissenschaftlicher, physiologischer, psychologischer, soziokultureller, lebenslagespezifischer und biographischer Perspektive, um ihre „Funktionalität" als Syndrom im Leben und Lebenskontext der Patientin zu begreifen. Solche Diagnostik ist zugleich schon ein therapeutisches Unterfangen. Hier nur einige Perspektiven für den Kontext dieses Beitrages:

Vor allem thematisierte *Lena* eine über Jahre dauernde Ehekrise der Eltern mit Gewaltszenen (der Vater schlug die Mutter), durch die sie als Kind schwer belastet worden war und z. T. bei den Großeltern leben musste. „Ich war ein zartes Kind und völlig verschreckt" (*witnessing violence*, traumatische Informationen wurden leiblich aufgenommen und als solche **interiorisiert**, vgl. *Petzold* 2012e). Nach einem Urlaub kommt *Lena* in schlechtem Zustand mit einem Buch in die Therapie, Urlaubslektüre, die sie „völlig aufgewühlt" hatte (*de Maupassants* „Der Horla" 1887). Sie sei Stunden nach der Lektüre plötzlich von Zittern und Schweißausbrüchen überfallen worden und auch jetzt, wenn sie es erzähle, gehe es ihr schlecht. Man sieht es ihr an. Sie ist bleich, atmet unruhig, hat offenbar einen hohen Puls. Der unheimliche Text, *transmaterielle* Information aus dem Buch, einstmals *materiell-transmateriell* emergiert aus dem erkrankten Gehirn (*Fröschen* 1999) des genialen Autors, hatte in der Patientin einen *mentalen* Zustand mit *physischen* Effekten ausgelöst (**Transmaterielles wirkte in Materiell-Organismisches**). Sie berichet: Sie habe sich gar nicht fassen können und zu einem Valium greifen müssen, durch das sie ruhiger geworden sei und wieder habe klarer denken können. (**Materielles wirkt in Transmaterielles**). Sie habe seitdem wieder vermehrt Körperzustände *physischer* Beunruhigung und Gliederschmerzen (Leitsymptome ihrer Erkrankung, die sich sehr gebessert hatten). Sie wolle jedoch nicht wieder zu Tabletten greifen, aber das in der Therapie gelernte **IDR**-Entspannungstraining habe dieses Mal nicht geholfen. **IDR** ist ein „bottom up“ und „top down“ ansetzendes Stretching-Verfahren, kombiniert mit „mentalem training“ (evozierte Bilder) und „emoting“ (Evokation von Emotionen, hier von Beruhigungs- und Geborgenheitsgefühlen, vgl. *Petzold* 2003a, 642ff) zur Spannungs-/Entspannungsregulation (*Vaitl* 2000). Das **IDR** war von der Patientin gut gelernt worden. Ich schlage ihr in der Stunde vor, mit mir zusammen die Übungsreihe noch einmal durchzugehen, damit sie jetzt etwas ruhiger werde. Mein beruhigend suggestives Beisprechen (*transmaterielle* Information) unterstützt die Relaxwirkung und ihr Zittern verschwindet (*organismisch materiell-transmaterielle* Reaktion). *Lena* berichtet, dass sie immer schon gerne „contes fantastiques“ und „schwarze Romantik“ gelesen habe (*Mayer* 1990; *Praz* 1963), bislang ohne Probleme. Eine solche Reaktion sei ihr fremd, völlig neu. Dann sei ihr aber klar geworden: „Ich habe Angst, auch verrückt zu werden, wie der arme *Maupassant*“. Das hatte sie in ihr Therapietagebuch (*Petzold, Orth* 1993) geschrieben. Sie wisse „vom Kopf her“, dass sie nicht verrückt werde, aber sie könne die Zitteranfälle nicht steuern. Früher sei Zittern – von dem sie bei der „Leibfunktionsanalyse“ (*Petzold* 2003a, 1048) in der Anamese nichts berichtet hatte – nur selten bei ihr aufgetreten. Psychoedukativ rate ich ihr, die Schauer-Literatur bis auf weiteres zu meiden.

Im biographischen Hintergrund der Patientin gibt es verschiedene traumatische Erfahrungen und persönliche Belastungen, die im Verlauf der Therapie hochgekommen waren (BPS ist nicht monokausale „Frühstörung“, vgl. *Barnow* et al. 2005; *Bohus* 2002; *Bronisch* et al. 2005). Sie wurden – dem syndromanalytischen und prozessdiagnostischen Befund entsprechend – wie folgt bearbeitet: kognitiv-verstehend (durch Ermöglichen von „korrektivem“ *präfrontalem Lernen*), emotional-entlastend (durch Ermöglichen von „korrektivem“ *amygdalärem Lernen*), psychophysiologisch-entspannend, beruhigend (durch Bereitstellung von „alternativen“ *Lernmöglichkeiten* für die Strukturen des *cingulären Gyrus* und des *limbischen Systems*) – so die integrative Systematik (*Petzold, Orth* 2008, 607). *Korrektive Strategien* versuchen in Bearbeitung biographischer Erfahrungen, deren dysfunktionale Wirkungen zu verändern (*Petzold* 2003a, 1012f) durch neue Interiorisierungsmöglichkeiten (ders. 2012e). *Alternative Strategien* versuchen durch Bereitstellung neuer Erfahrungsmöglichkeiten (ebenda 695f) ohne biographisches Aufarbeiten Veränderungen zu bewirken (z. B. durch Sporttherapie, *Waibel, Petzold* 2009). Beide Wege werden kombiniert.

In der geschilderten Situation frage ich die Patientin, welche Belastung sie jetzt erinnere? Den „Brand“ auf dem Bauernhof der Großeltern, er war schon einmal Thema in der Therapie. Der sei ihr schon beim Lesen kurz eingeschossen. Siebenjährig war sie bei dem Feuer verletzt worden (leichte Verbrennungen an den Händen und Füssen) und „fast umgekommen“. Ihr Großvater, die wichtige Schutzfigur ihrer Kindheit, hatte sie gerettet. Die dunkle Nacht und das Feuer! Hier ist die relevante Verbindung, das hatte der Schluss der Horla-Geschichte „getriggert“ (in Wahnvorstellungen zündet die Figur in der Geschichte ihr Haus an, um das vermeintliche Schemen, den „Horla“, darin zu verbrennen). *Transmaterielle* Information aktualisierte in den zerebralen Speichern des Leibgedächtnisses *organismisch materiell-transmaterielle* Spuren und löste nach Stunden in einer verzögerten, intrusiven Reaktion psychophysische, *organismisch materiell-transmaterielle* körperliche und *mental-transmaterielle* seelische Symtomatik aus, die seitdem immer wieder plötzlich auftaucht. Es wird deutlich, dass es mit dem zuweilen auftretenden, unkontrollierten Zittern ein weiteres Symtom gibt, das ich nach vertiefender Exploration im Sinne der Trauma-Diagnostik als „Intrusion auf der Körperebene" einstufe, was die PTBS-Dimension der BPS-Erkrankung unterstreicht und auch für die Schmerzsymptomatik (*Sansone* et al. 2006) eher ein Trauma-Reenactment nahe legt (*Hodges* 2003; *Simpson* 2006) als die Fibromyalgie. Wir setzen therapeutisch „mentales Training" (*Petzold, Sieper* 2008, 566ff) gegen die Intrusion und verankern ein *protektives Bild* : „*Lena*, eingehüllt in eine Decke, in den Armen des Großvaters, in Sicherheit!" So war es in der Geschichte der Patientin. Dieses Bild wurde in einer kombinierten Mental-Training- und Mimik-Relax-Übung verankert (*Petzold* 2001m, 2004l). Durch das „Aufsetzen" einer *Erleichterungsmimik* gekoppelt mit einem *Entlastungsseufzen* wurde der Feedbackeffekt der Gesichtsmimik auf das Gehirn als „movement produced information" (*Döring-Seipel* 1996; *Freitas-Magelhaes* 2010;*Petzold* 1993a, 2002j, 2004l) genutzt, verbunden mit dem Satz „Es ist mir nichts passiert. Ich wurde gerettet!" Eine solche Kombination von *Bottom-up-Intervention* (Gesichtsmimik „from muscle to mind" wirkend, *Petzold* 2004h) und *Top-down-Wirkung* (beruhigende Gedanken und Gefühle an die geglückte Rettung, in der mentalen und verbalisierten Kurzformel, „from mind to muscle" (vgl. *Petzold, Sieper* 2008, 566ff). Die Patientin schreibt in meiner Gegenwart, d. h. auf dem Boden einer wertschätzenden Therapiebeziehung mit **„Interiorisierungspotenzial"** (ders. 2012c,e), eine kleine Geschichte „Vom Mädchen, das aus dem Feuer gerettet wurde", bei der immer wenn Erregungszustände aufkamen, **IDR**-Relax-Stretching zwischengeschaltet wurde und der Großvater als „innerer Beistand" (*Petzold* 1985l) mit einem „emoting" von Sicherheit (ders. 2003a) herbeigerufen werden konnte. Abschluss der Geschichte: Sonnenaufgang und das Bild des „wieder wunderschön aufgebauten Hauses" (so auch die reale Situation). Diese Arbeitssequenz führte zu einer beruhigten, ja heiteren Stimmungslage, eine **korrektive** kognitive und emotionale Erfahrung. Die poesie-bibliotherapeutische Intervention (*Petzold, Orth* 1985a; ders. 2001b), das Emoting von Sicherheit und die Stretching-Entspannung hatte für die Ereigniserinnerung und ihre Begleitsymptome den „locus of control" (*Flammer* 1990) wieder hergestellt und wurde als Übungsprojekt mit der Patientin vereinbart: tägliche Rückzugzeit zu einem „safe place" (Lehnstuhl im Wohnzimmer) zur Evokation der kognitiven und emotionalen Erfahrung von Sicherheit durch lautes Lesen der Geschichte plus IDR-Stretching für die nächsten Wochen zum Ermöglichen von **korrigierenden** und **alternativen** kognitiven, emotionalen und volitiven Erfahrungen. Wir nennen eine solche Synergie „Erfahrungen von **vitaler Evidenz**" (*Petzold* 2003a, 695). Die Umsetzung wurde *willenstherapeutisch* stützend begleitet zur Gewährleistung der *Persistenz* des Übens (*Petzold, Orth* 2008), ohne die Umbahnungen nicht möglich werden (*Grawe* 2004). Das Ergebnis war eine weitere Stabilisierung von Frau L., wobei die erlebte *Selbstwirksamkeit auf der Leibebene*, die Fähigkeit, das Zittern und die Unruhe, die „Leibintrusionen" kontrollieren zu können durch das „Aufsetzen der Erleichterungsmimik" sowie die Veränderung der Hilflosigkeitsgedanken und -gefühle als besonders wesentlich erlebt wurden. Zentral war für die Patientin, wie sie sagte, in der gesamten Therapie „die sorgsame Begleitung, mit der Sie mir so geduldig geholfen und mir den Willen gestärkt haben". Eine solche Arbeit hat natürlich ihren Boden in einer tragfähigen, therapeutischen Beziehung (*Petzold* 2012e) mit positiven „Affiliationsqualitäten" (*Petzold, Müller* 2005), einer Übertragungs-Gegenübertragungsdynamik, in der die schützende Qualität des Großvaters als „Metaszene" mit ihren benignen Atmosphären aus dem Hintergrund (*Petzold* 2003a, 682f, 696) evoziert wurde, so dass an die Stelle des traumatischen „reenactments" (*Simpson* 2006) salutogene Qualitäten mit **„Interiorisierungspotenzial"** zur Wirkung kommen können.

Die geschilderte integrativtherapeutische Behandlung war *leibzentriert* ausgerichtet und zugleich in einer *interiorisierbaren* intersubjektiven Beziehung zentriert. Sie nutzte die Neuroplastizität des Gehirns, um Bahnungen zu verändern und Neuorientierungen mit neuen Emergenzprozessen möglich werden lassen. In diesem Beispiel wurde die theoretische Differenzierung von Materiellem und Transmateriellem (*Petzold* 1988n; 2003a, 2009b) verdeutlicht. Im Behandlungsprozess wurde immer wieder auf das Gedächtnis des „**informierten Leibes**" zurückgegriffen und zugleich dieses Leibgedächtnis mit neuer Information gespeist durch das Ermöglichen von Erfahrungen mit „**vitaler Evidenz**" (ders. 2003a, 694f) im Bereitstellen von *korrektiven* und *alternativen* kognitiven, emotionalen und volitionalen Erfahrungen im Kontext einer wertschätzenden therapeutischen Beziehung (ders. 1996k), die **interiorisiert** (*Vygotskij* 1978, 1992; *Petzold* 2010c,e,h) werden können.

7. Um abzuschliessen

Die Konzepte „**personaler Leiblichkeit**" des **„Leib-Subjektes"** und des „**Informierten Leibes**"– das sollte deutlich geworden sein – sind als „Brückenkonzepte" zu betrachten, mit dem sich phänomenologisch-hermeneutische Leibphilosophie (geisteswissenschaftliche Perspektive) und Neurobiologie (naturwissenschaftliche Perspektive) *konnektivieren*, in Näherung brigen lassen (*Petzold* 1994a).

Die Leiblichkeit des Menschen ist ein Synergem von materiellen und transmateriellen Prozessen, in denen – in Kontext/Kontinuum unlösbar eingebunden (*embedded*) – sich das personale Leibsubjekt als die materiell-transmaterielle Wirklichkeit des „informierten Leibes" im Weltbezug und in intersubjektiven Beziehungen zu bedeutsamen Anderen verkörpert hat und bis zu seinem Tode verkörpert (*embodied subject, sujet incarnée*).

Wir hoffen, dass diese Ausführungen aus der Sicht Integrativer Therapie und Integrativer Leib- und Bewegungstherapie zum Problem der „Körper-Seele-Geist-Weltverhältnisse" für das Feld der Köper- und Psychotherapieformen in schulenübergreifender Weise Anregungen und Nutzen bringen.

Kurt Ludewig

Zum Menschenbild der Systemischen Therapie

Über polysystemische Biologie, Polyphrenie und vielfältige Mitgliedschaften

1. Einleitung

Die Auseinandersetzung mit Menschenbildern, mit dem also, was Menschen für das Eigentliche menschlichen Seins und menschlicher Existenz halten, gehört genuinerweise in die Domäne der philosophischen Anthropologie. Der vorliegende Aufsatz beansprucht es daher nicht, unbefugt in diesen Bereich einzudringen, sondern sich auf die Belange zu beschränken, die hierzu in der Arbeit mit Menschen vorkommen. Im Hinblick auf die praktische Arbeit mit Menschen bildet nämlich die Auffassung des Menschlichen gewissermaßen den Hintergrund, auf dem in Analogie zum Figur-Hintergrund Verhältnis die einzelnen Gestalten als theoretische Beschreibungen auftauchen und als Begründungen für den Umgang mit Menschen verwendet werden (vgl. *Moldzio* 2004). Psychotherapeuten wenden permanent ein implizites oder explizites Verständnis des Menschen in ihrem professionellen Denken und Handeln an. Das Verhältnis von Figur und Hintergrund verdeutlicht sich unmittelbar in der Formulierung von theoretischen Konzepten für die Praxis. Das kann, es muss aber nicht ausdrücklich reflektiert worden sein. So beachten zum Beispiel einige der bis weit in die 1970er Jahre entstandenen oder ausgefeilten Schulen der Psychotherapie diese Frage größtenteils beiläufig. Sie lagen mit ihren Konzepten und Praktiken unter dem Schirm Anormaler Wissenschaft@ im Sinne *Kuhns* (1967) im Bereich der akzeptierten Selbstverständlichkeiten (vgl. *Hofstätter* 1966) und waren daher nicht in der Not, den anthropologischen Horizont ihrer Vorgaben besonders zu begründen. Ohne in das Revier der Philosophen und Anthropologen eindringen zu wollen, stellt die nun folgende Auseinandersetzung mit diesem Thema eine der möglichen Optionen dar, die aus systemischer Sicht beim Entwurf eines Menschenbilds gewählt werden kann.

Ganz im Einklang mit dem herrschenden Verständnis psychologischer Wissenschaft konzipierten die ersten Psychotherapien die menschliche Psyche als Aggregat von Teilen mit unterschiedlicher Ausprägung, gewissermaßen als Behälter von Eigenschaften (vgl. *Gergen* 1990). Im Rahmen der herrschenden erkenntnistheoretischen Sicht war man um Objektivität bemüht und so auch danach bestrebt, Psychisches auf eine Weise zu konzeptualisieren, die einer Überprüfung nach den Kriterien objektiven Wissens stand hielt. Bezüglich der Zugänglichkeit von Menschen für Interventionen - ein wesentliches Interesse jeder Form von Therapie - wurde der Mensch vielfach als heteronomes, von seinem Milieu kausal determinierbares Wesen begriffen. Diese Auffassung war derart im psychotherapeutischen Denken eingeprägt, dass allein das Vorbringen eines alternativen wissenschaftlichen Verständnisses als irrational, vorwissenschaftlich und interessengeleitet diskreditiert wurde (vgl. *Grawe* et al. 1994, S. 732ff). Denn der von den Naturwissenschaften des 19. Jahrhunderts geforderte Zugang zu einer einheitlichen, nicht verzerrten Realität sollte auch die Psychotherapie befruchten.

In der Mitte des 20. Jahrhunderts und wohl in Folge der dramatischen Ereignisse im II. Weltkrieg kam es vor allem in der angelsächsischen Psychologie zu einer Renaissance humanistischer Gedanken und in der Folge zum Entstehen neuer Psychotherapien (vgl. z.B. *Rogers* 1951, 1961). Nun standen die Person und die menschlichen Bedürfnisse wie Liebe und Selbstverwirklichung im Vordergrund (vgl. z.B. *Maslow* 1970, *Fromm* 1971). Die ebenfalls zu dieser Zeit entstandenen Familientherapien erweitern den Blickwinkel vom Individuum auf die Familie und machen so auf die Bedeutung sozialer Kontexte aufmerksam (vgl. z.B. *Watzlawick* et al. 1969, *Hoffman* 1981). Bei aller begrüßenswerter Erneuerung im Bezug auf den Umgang mit Klienten, verblieben diese neuen Richtungen der Sehnsucht verhaftet, den Menschen eines Tages in seiner wahren ARealität@ erfassen zu können. Daran orientierte sich die Psychotherapie, denn als Aweiche Wissenschaft der harten Problemen@ (vgl. *von Foerste*r 1985, S. 17) fühlten sich ihre Vertreter aufgefordert, den Rahmen des Akzeptablen einzuhalten.

Die systemische Therapie als Weiterentwicklung aus den Familientherapien entstand als jüngste Richtung der Psychotherapie zu Beginn der 1980er Jahre mit dem erklärten Ziel, eine neu aufgekommene, auf neurobiologischen und systemwissenschaftlichen Erkenntnissen aufbauende Sichtweise des Menschen für ihre Zwecke zu nutzen. Diese Sichtweise - das systemische Denken - wurde zur metatheoretischen Grundlage der systemischen Therapie. Sie steht gewissermaßen auf zwei Pfeilern. Zum einen nimmt sie ausdrücklichen Bezug auf biologische Theorien und deren Implikationen für das Verständnis menschlichen Lebens und Erkennens - dazu gehören die Autopoiesetheorie und die neurobiologische Epistemologie nach *Humberto Maturana* (vgl. z.B. *Maturana* 1982, 1994, *Maturana & Varela* 1984, *Maturana & Ludewig* 1991), die Kybernetik 2. Ordnung nach *Heinz von Foerster* (1985), der Radikale Konstruktivismus nach *Ernst von Glasersfeld* (1987). Zum anderen bezieht sie sich auf die soziologische Systemtheorie, wie sie von *Niklas Luhmann* (1984, 1997) vertreten wird. Des Weiteren wurden vor allem im angelsächsischen Raum die sozialpsychologischen und narrationstheoretischen Auffassungen des Sozialen Konstruktionismus einbezogen (vgl. u.a. *Gergen* 1990, 1999).

2. Systemisches Denken

Das im Folgenden zu erarbeitende Menschenbild baut auf zentralen Denkvoraussetzungen systemischen Denkens auf. Um die im nächsten Absatz dargelegte Argumentation allgemein nachvollziehbar zu machen, wird eine kurze Beschreibung der damit verbundenen Begrifflichkeit vorangestellt[1].

Voraussetzungen

Unter systemischem Denken versteht man insbesondere im psychotherapeutischen Bereich eine auf den Systemwissenschaften beruhende Denkweise mit allgemeinem Geltungsanspruch. Zum Gegenstand dieser Denkweise gehören im theoretischen Bereich Fragen des Erkennens und Seins, also der Epistemologie und Ontologie und daran ge-

1 Ausführlicher im Hinblick auf systemische Therapie in Ludewig (1992, 2002, 2005).

knüpft, der Ethik. Auf der praktischen Ebene geht es dabei unter anderem um Fragen der Politik, Ökologie, Moral und, nicht zuletzt, der Psychotherapie. Im allgemeinsten Sinne bezeichnet systemisches Denken eine Denkkultur, die auf der Basis eines eigenen Verständnisses vom Menschen Folgerungen für die Lebenspraxis ableitet. Ein Hauptziel systemwissenschaftlichen Denkens ist es, komplexe Phänomene gegenstandsgerecht, also ohne unnötige Reduktionismen zu behandeln. Man ist bemüht, komplexitätserhaltende Komplexitätsreduktion zu leisten (vgl. *Stierlin* 1983). Folgt man dem Soziologen *Helmut Willke* (1982, 2000), handeln Systemtheorien im Wesentlichen von „organisierter Komplexität", das heißt, von Systemen bzw. System-Umwelt-Verhältnissen.

In bio-systemischer Perspektive erweist sich der Mensch als ein Lebewesen, das zugleich in seiner eigenen Biologie eingeschlossen und in vielfältige soziale Interaktionen und Kommunikation eingebunden ist. *Heinz von Foerster* (1987) formulierte diesen konstitutiven Doppelbezug menschlicher Existenz im komplementären Verhältnis von Selbständigkeit und Einbezogenheit.. Auf eine Kurzformel gebracht: cogitamus ergo sumus.

In kognitionstheoretischer Perspektive lässt sich der Kern dieses Denkens unter Rückgriff auf den chilenischen Neurobiologen und Anthropologen, *Humberto Maturana*, wie folgt zusammenfassen:

Das operational und funktional geschlossene Nervensystem des Menschen unterscheidet nicht zwischen internen und externen Auslösern, zwischen Wahrnehmung und Illusion. Menschliches Erkennen ist als biologisches Phänomen nicht durch die Objekte der Außenwelt, sondern durch die Struktur des Organismus determiniert: man sieht, was man sieht.

Menschliche Erkenntnis ist als Leistung des Organismus grundsätzlich subjektgebunden und damit unübertragbar.

Beobachten und Beobachter

Systemisches Denken beruht auf einer Theorie des Beobachtens, die Beobachter als Ursprung jeden Erkennens und so auch jeder Realitätsbehauptung versteht. Beobachten setzt Beobachter voraus. Weder Beobachten noch Beobachter kann es ohne das jeweils andere geben. Beobachten heißt Unterscheiden. Intern gesehen, ist der Organismus nicht in der Lage zu Aerkennen@; er arbeitet allein mit den Relationen, die sich zwischen den eigenen Zuständen ergeben. Dabei werden die Prozesse vollzogen, die notwendig sind, um die eigene Organisation, das heißt, die vorgesehenen Relationen zwischen den einzelnen Bestandteilen konstant zu halten. Das AErrechnen@ dieser Veränderungen konstituiert nach *von Foerster* (1985) den kognitiven Bereich des Beobachters. Nicht also Abbildungen der Welt bilden unseren kognitiven Bereich, sondern interne Errechnungen.

Der Beobachter wird hier im Sinne *Maturanas* als sprachliches, genauer gesagt: linguierendes Lebewesen definiert.

→ Lebewesen werden als autopoietische Systeme verstanden, welche die Bestandteile, aus denen sie bestehen, von selbst produzieren und reproduzieren (vgl. *Maturana* u. *Varela*

1972). Die Arbeitsweise lebender Systeme wird von der Struktur des Systems bestimmt, und sie folgt der eigenen Gesetzlichkeit im Einhalten der Autopoiese (Autonomie). Diese Struktur kann nur jene Veränderungen durchlaufen, die keine Veränderung der autopoietischen Organisation zur Folge haben. Anderenfalls zerfallen sie. Die verschiedenen am Lebewesen beteiligten Systeme wirken in einem Verhältnis von struktureller Kopplung zueinander, ohne ihre Eigenständigkeit aufzugeben. Als strukturdeterminierte Systeme können Lebewesen von Einwirkungen aus der Außenwelt nicht instruiert (= fremd strukturiert) werden. Sie können allenfalls verstört (perturbiert, irritiert) werden, sofern der Reiz auf Zustände im Organismus trifft, die eine Reaktion auf einen solchen Reiz zulassen oder gar vorschreiben. Die Art und Weise der Reaktion wird aber vom strukturellen Zustand des Organismus bestimmt.

→ Linguieren bezeichnet den spezifisch menschlichen Prozess, durch den Menschen ihre Lebensweise in Gemeinschaft gestalten und regulieren[2]. Menschen sind wie alle Lebewesen in irgend einem Ausmaß in der Lage, ihr Verhalten miteinander zu koordinieren (einer spricht, der andere hört). Sie können aber darüber hinaus diese primären Verhaltenskoordinationen mittels anderer Verhaltenskoordinationen etwa verbaler und nicht-verbaler Äußerungen aufeinander koordinieren. Dabei erbringen sie konsensuelle Verhaltenskoordinationen höherer Ordnung, die den spezifisch menschlichen Bereich des in-Sprache-Seins begründen. Das Linguieren überschreitet den Bereich räumlich bezogener Verhaltenskoordinationen und eröffnet dadurch prinzipiell unbegrenzte Möglichkeiten der Verständigung und des Denkens.

Erkennen und <Realität>

Erkennen baut auf Beobachten auf, und Beobachten ist Tätigkeit - des Nervensystems, des Organismus, des Individuums. Diesen inneren Zusammenhang zwischen Kognition und Verhalten fassen *Maturana* und *Varela* (1984) in einem Aphorismus zusammen: AAlles Tun ist Erkennen, und alles Erkennen ist Tun@. Jede Aktivität des Nervensystems mit Folgen für das Verhalten wirkt sich auf die Umgebung aus, so dass deren Veränderung wiederum zu Veränderungen des Organismus führt. In welcher Weise und Stärke diese Veränderungen ablaufen, hängt von den strukturellen Möglichkeiten zur Anpassung des Organismus (Plastizität) und von seinen aktuellen Zuständen ab (Historie). Ob Erkennen vorliegt, beurteilt stets ein Beobachter, der eine Korrelation zwischen Organismus, Verhalten und Umwelt herstellt und dabei erkennt, dass das beobachtete Individuum effektiv handelt, das heißt, in der Lage ist, die Anforderungen der Umgebung zu meistern. Erkennen bedeutet die Erzeugung einer lebbaren Welt, einer Welt, in der das Lebewesen existieren kann.

Der Kognitionsbereich eines Menschen besteht - so *Humberto Maturana* - aus den Beschreibungen, die er hervorbringt: Alles Gesagte wird von einem Beobachter zu einem anderen Beobachter gesagt, der er selbst sein kann@. Dieser Satz, der alles für uns Menschen Existierende auf Beobachten und Beschreiben zurückführt, sagt nichts darüber

[2] Der Neologismus „Linguieren" war notwendig, um die Bedeutung der von Maturana eingeführten spanischen Wortschöpfung lenguajear (engl. to language, languaging) möglichst korrekt ins Deutsche zu übersetzen.

aus, ob es eine vom Beobachter unabhängige Welt gibt oder nicht. Er besagt nur, dass jede Aussage über die Welt einem Prozess des Beobachtens entstammt und auf diesen zurückverweist. Damit ist zugleich gesagt, dass der Mensch über die Welt, die er kraft seines Beobachtens in-Sprache - Alinguierend@ - hervorbringt, nicht hinaus gelangen kann. Einmal entstanden, nehmen aber diese Unterscheidungen für alle praktischen Zwecke realen Charakter an: real ist, was reale Konsequenzen hat. *Maturana* bezeichnet das Gesamt dieser von Beobachtern hervorgebrachten <Realitäten> als den Bereich „konstitutiver Ontologien", um diese von einer universellen, beobachterunabhängigen Ontologie zu unterscheiden[3].

Ohne Zugang zu einer beobachterunabhängigen Welt verliert das traditionelle wahrheitsabsichernde Kriterium der Objektivität als Übereinstimmung von Erkenntnis und Objekt seine Bedeutung. Angesichts aber der Notwendigkeit, Erkenntnisse auf ihre Güte zu prüfen, schlägt *Maturana* vor, die Objektivität nicht aufzugeben, sondern „einzuklammern", und sei es nur, um daran zu erinnern, dass hier keine eindeutige Entsprechung zwischen Gegenstand und Erkenntnis beansprucht wird, sondern eine pragmatisch nützliche Korrespondenz zwischen unterschiedlichen Beobachtungen und Beschreibungen. Aus konstruktivistischer Perspektive schlug *Ernst von Glasersfeld* (1987) vor, Erkenntnis und Wissen dann für gut zu befinden, wenn sie sich für den Umgang mit Welt als viabel erweisen. Viabilität sagt nichts über die ARichtigkeit@ des Weges aus, sondern nur über dessen Gangbarkeit. Ich ziehe es vor, die interindividuelle Qualität von Wissen an das Kriterium der kommunikativen Brauchbarkeit anzubinden. Eine Beschreibung ist brauchbar, wenn sie verschiedenen Beobachtern hilft, zu einem angestrebten Ziel zu gelangen.

Soziale Systeme

Psychische und soziale Phänomene begründen je eigene Phänomenbereiche. Psychische und soziale Phänomene benötigen eine biologische Umwelt, um daraus als eigenständige Phänomene hervorzugehen. Das Spezifische menschlicher Seinsweise - das Linguieren - verwirklicht sich in sozialen Interaktionen. Biologie und Sprachlichkeit werden im systemischen Verständnis als für den Menschen konstitutiv angesehen. Der folgende Abschnitt erläutert die soziologischen Voraussetzungen systemischen Denkens in enger Anlehnung an Gedanken des Soziologen *Niklas Luhmann* (1984, 1997). Dabei stellen seine Kommunikationstheorie und seine Theorie sozialer Systeme zentrale Bausteine für das hier zu erarbeitende systemische Menschenbild dar.

Der altgriechische Begriff System bezeichnet einen komplexen Zusammenhang. Solche Zusammenhänge bzw. Systeme können Luhmann zu Folge je nach basaler Operation als Maschinen, Organismen, psychisches und soziale Systeme vorkommen. Sozialen und psychischen Systemen ist gemeinsam, dass sie temporalisierte (vergängliche), also nichträumliche (nicht substanzielle) Komplexe sind, die Sinn erzeugen und konservieren. Systeme leisten nach Luhmann Komplexitätsreduktion durch Schaffung einer alternativen

[3] Die Einklammerung von <Realitäten> entspricht Maturanas Einklammerung der <Objektivität> und soll erinnern, dass hier die Rede nicht von der Realität ist.

Komplexität. Sie sammeln nicht bloß bereits vorhandene Elemente durch Verknüpfung zusammen, sondern sie Aerzeugen@ die Elemente und die Relationen, aus denen sie bestehen. Elemente, Relationen und die Grenze des Systems entstehen gleichzeitig mit dem Entstehen des Systems[4].

Luhmann ordnet psychischen und sozialen Systemen eine autopoietische Organisation zu. Kommunikationen und nicht Menschen stellen die Elemente sozialer Systeme dar. Menschen sind zwar eine notwendige und unerlässliche Umweltbedingung für das Entstehen von Kommunikation, sie sind aber kein integraler Bestandteil von sozialen Systemen, sondern sie gehören zu deren Umwelt. Soziale Systeme stellen somit eine emergente - neu auftauchende - Qualität dar, die weder auf Physik noch auf Biologie reduzierbar ist. Systeme ordnen sich intern, sind operational geschlossen und verarbeiten nur Eigenzustände (Selbstreferentialität). Deshalb sind sie von außen nicht kausal zu bestimmen. Systemgrenzen sind Funktionen, die das System sowohl mit seiner Umwelt verbinden als auch davon trennen. System, Komponenten, Relationen und ihre Umwelt bedingen sich wechselseitig. Soziale Systeme bilden sich autonom auf der Basis eigener elementarer Operationen der Sinnstiftung und Sinnbewahrung. Kommunikation selektiert diese Anschlüsse, indem sie das entscheidende Kriterium - Sinn - wahrt und so Sinnkontinuität erzeugt. Die Grenzen sozialer Systeme sind daher als Sinngrenzen zu verstehen, die es erlauben, Sinnhaftes zum System Gehörendes von Sinnhaftem zur Umwelt Gehörendem zu unterscheiden. Im einzelnen:

→Kommunikation. Soziale Systeme setzen biologische kommunikationsfähige Systeme voraus. Menschen als strukturdeterminiert und geschlossen operierende Lebewesen können aber weder aufeinander kausal einwirken noch ihre Intransparenz füreinander auflösen. Luhmann zu Folge baut Kommunikation auf Handlungen auf, und Handlungen müssen, um Kommunikation zu werden, Averstanden@ werden. Es ist also erst der Adressat, der Kommunikation vollzieht, wenn er Handlungen unabhängig vom Inhalt als Mitteilungen Aversteht@. Kommunikation kann nur in dem Maße entstehen und fortgeführt werden, in dem sie durch Anschlussbildung ständig erneuert (reproduziert) wird. Als Geschehen (Ablauf von Ereignissen) hat Kommunikation keinen räumlichen, sondern nur temporalen Bestand. Kommunikation setzt Risikobereitschaft voraus, um die gegenseitige Undurchschaubarkeit der Beteiligten zu überwinden, und Risikobereitschaft erfordert Vertrauen. Jede Handlung des einen reduziert für den anderen Komplexität, stiftet somit Sinn und bekommt daher strukturbildende Bedeutung. Eine Fehlverständigung kann nie ganz ausgeschlossen werden. Zufälle, Unerwartetes, Irrtümer und Missverständnisse gehören somit zum integralen Bestand von Kommunikation und sind nicht bloß als Störung aufzufassen.

→Sinn. Unter Sinn versteht *Luhmann* eine bestimmte Strategie des selektiven Verhaltens unter Bedingungen hoher sozialer Komplexität. Sinn reduziert Komplexität, indem er Aorder from noise@ differenziert. Für psychische und soziale Systeme stellt Sinn die basale Operation dar. Sinn macht Komplexität für diese Systeme verfügbar. Sinn ist immer

[4] Als Aklassische@ Definition des Systems wurde lange Zeit folgende verwendet: AEin System ist ein Satz von Objekten zusammen mit den Relationen zwischen diesen Objekten und deren Eigenschaften@ (Hall & Fagen 1956, zit n. Kriz 1999).

selbstreferentiell und kann auf nichts anderes als auf Sinn verweisen. An Sinn gebundene Systeme, also psychische und soziale Systeme, können nicht sinnfrei erleben oder handeln. Daraus ergibt sich das eigentliche Grundaxiom menschlicher Kommunikation: AMan kann nicht nicht Sinn machen@. Da aber Sinn nur temporalisiert vorkommt, ist er prinzipiell instabil und kann jederzeit anders werden.

Interaktion und Mitglieder

Luhmanns Konzept des sozialen Systems eignet sich für den Diskurs über makrosoziologische Themen. Für die Zwecke der klinischen Theorie ist es aber zu abstrakt, denn Praktiker haben es mit Menschen aus AFleisch und Blut@ und nicht Anur" mit Kommunikationen zu tun. Die Beibehaltung etwa eines Personenbegriffs zur Bezeichnung der Komponenten sozialer Systeme bringt uns hier wegen aller damit mitgeführten Konnotationen nicht weiter[5]. Dem gegenüber bot sich mit Blick auf begriffliche Klarheit an, eine alternativen, für Therapeuten eingängigeren Konzept vorzuschlagen. Dies leistet das Mitglied-Konzept[6]. Mitglied bezeichnet eine abstrakte soziale Funktionseinheit, einen sozialen Operator. Menschen verkörpern zwar die Mitglieder, sie sind aber als Einheit immer komplexer strukturiert als alle Mitglieder, die ein Mensch in seiner Lebensspanne verkörpert. Menschen stellen die notwendigen Strukturen (Denken, Gedächtnis, Sprache, Emotionen usw.) bereit, auf die das Mitglied zurückgreift, um operieren zu können. Menschen sind üblicherweise an unterschiedlichen sozialen Systemen gleichzeitig beteiligt. Die Mitglieder eines Interaktionssystems entstehen und vergehen mit dem System, dass sie konstituieren. Mitglieder erzeugen (generieren) Handlungen, die dann, wenn sie von anderen als Mitteilung Averstanden@ werden, zu Kommunikationen werden. Daran können dann andere anschließen und so Sinnkontinuität und Verlauf eines Kommunikationsprozesses begründen. Die Operationen des Mitglieds wirken in irgend einem Ausmaß auf den es verkörpernden Menschen zurück und Amodulieren@ dessen Strukturen. Mitglieder gibt sie nur im Bezug auf andere Mitglieder, denn sie bringen sich in Kommunikation gegenseitig hervor. Dauerhafte Interaktionssysteme zwischen den gleichen Menschen - etwa Lebensgemeinschaften - bilden eine Abfolge variierender Kommunikationen über verschiedene Themen; dies konstituiert ihre Beziehung. Mitglied ist weder gleich Mensch noch Rolle. Unter Rolle verstehe ich Programme zur Ausführung bestimmter Mitgliedschaften in bestimmten sozialen Systemen. ADie Therapeutin@ beinhaltet eine Rolle, jene Therapeutin aber, die gerade mit ihrem Klienten arbeitet, ist ein Mitglied dieses Interaktionssystems Therapie, und wiederum die Frau, die dieses Mitglied verkörpert, stellt die dazu notwendigen Strukturen - sozusagen die AHardware@ - bereit.

Mitglieder operieren nur in der Gegenwart, ihre Geschichte lässt sich aber an Hand ihrer beobachteten Operationen rekonstruieren. Ihre Geschichte bildet die Basis für die jeweiligen Lebenserzählungen bzw. Lebensnarrativen des verkörpernden Menschen. Di-

---

[5] Person, Persona, Persönlichkeit sind Begriffe, die je nach Kontext, Disziplin und theoretischer Orientierung mit jeweils äußerst unterschiedlicher Bedeutung verwendet werden. Als die Komponenten interaktioneller Systeme versteht Luhmann Personen, also AErwartungskollagen, die im System als Bezugspunkte für weitere Selektionen fungieren@ (1984, S. 178).

[6] vgl. Ludewig 1987, 1992.

ese Lebensnarrativen, die unter anderem auf die Fragen nach Zeitpunkten, Situationen oder Perioden aus der Vergangenheit, gegebenfalls auch der zu erwartenden Zukunft eines Individuums antworten, stellen eine jeweils aktuell angeforderte Auswahl aus der Fülle von Verkörperungen, die ein Mensch im Verlauf seines Lebens vollbracht hat oder vollbringen wird, dar. Manche davon stabilisieren sich - werden ritualisiert reproduziert - und können zu Gewohnheiten und Leitmotiven, aber auch zu Problemen werden. Solche Narrative werden emotional als kausal entstandenes Faktum wahrgenommen und können starken Widerstand gegen Veränderung aufbringen. Einmal entstandene Setzungen und Muster sind deshalb so stabil, weil sie im Rahmen der Komplexität temporaler, auf Reproduktion angewiesener Sinnbereiche, Orientierung bieten. Dabei können sie ebenso hilfreich wie hinderlich sein. Zu diesen Setzungen gehören die Konzepte von Identität, Selbst und Ich sowie auch unsere Menschenbilder.

3. Ein systemisches Menschenbild

Systemisches Denken erlaubt es, den Menschen je nach Ziel und Interesse der Untersuchung aus verschiedenen Perspektiven zu betrachten und dabei unterschiedliche Phänomene hervorzubringen. Man kann die unterschiedlichen an seiner Struktur beteiligten Systeme einzeln betrachten oder sie auf einer höheren Ebene der Abstraktion als Ganzheit erfassen. Man kann den Menschen im Sinne Maturanas als einfache oder als komplex zusammengesetzte Einheit betrachten. Einfache Einheiten werden durch ihre Eigenschaften als Einheit definiert, komplexe durch die Eigenschaften und die Wechselwirkungen ihrer Komponenten. Am polysystemisch konstituierten Menschen sind biologische, psychische und soziale Systeme beteiligt.

Voraussetzungen

Bei der Betrachtung des Menschen erlaubt systemisches Denken die engen Grenzen einer ontologisierenden Vereinheitlichung zu überschreiten und verschiedene Seinsweisen zu postulieren, die als Strukturen und Prozesse auf unterschiedliche Mechanismen zurückgehen (konstitutive Ontologien, vgl. *Maturana* z.B. 1998). Dabei kann man den Fokus der Betrachtung auf biologische, psychische oder soziale Prozesse legen und jeweils unterschiedliche Phänomene hervorbringen. Im einzelnen kann man den Menschen, je nachdem ob er als einfache oder komplexe Einheit betrachtet wird,

→ in biologischer Hinsicht als Individuum mit spezifischen Eigenschaften betrachten oder als polysystemisch konstituiertes Lebewesen, das aus einer großen Zahl strukturell gekoppelter Systeme besteht (Nervensystem, Immunsysteme, endokrine Systeme usw.), die allesamt die Kontinuität des lebenden Prozesses verantworten;

→ in psychischer Hinsicht als ganzheitliche Person bzw. Persönlichkeit mit speziellen Eigenschaften oder mit Blick auf seine polysystemische psychische Komplexität als unbeständiges polyphrenes (vielseelisches) Netzwerk der Produktion und Reproduktion gleichzeitig ablaufender mehr oder minder miteinander verkoppelter kognitiv-emotionaler Prozesse ansehen, die zu einem gegebenen Zeitpunkt als Kohärenzen (ASelbste@) abrufbar oder rekonstruierbar sind;

→ in sozialer Hinsicht als generalisierten Bezugspunkt für Erwartungen und Selektionen betrachten oder mit Blick auf seine polysystemische Soziabilität als unbeständiger Verkörperer unterscheidbarer sozialer Operatoren bzw. Mitglieder bestimmter sozialer Systeme.

Polyphrenie

Das psychische System verarbeitet Veränderungen in der Arbeitsweise des Nervensystems zu sinnhaften Erfahrungen und synthetisiert manche davon zu Erlebnissen und/ oder Bewusstseinszuständen, die Handlungen auslösen können. Die Selektion dessen, was über das bloße Erfahren hinaus zu psychischen Erlebnissen und Zuständen verarbeitet wird, hängt nach allem derzeit Bekannten maßgeblich von dem ab, was Maturana Emotionieren nennt[7]. Die Psyche stellt aber kein beobachtares Etwas, keine in sich kohärente und beständige Struktur dar, welche sinnvollerweise an Hand beobachteter Muster und Eigenschaften als isolierte Größe beschrieben werden könnte. Die Beobachtung des psychischen Phänomens geschieht jeweils und immer neu in aktueller Kommunikation. Selbst in der Introspektion setzt diese Beschreibung eine Aufteilung in Beobachter und Beobachtetem, also einen AMonolog@ über einen AAnderen@, gewissermaßen ein ASolo-Zwiegespräch@. Wiederholt reproduzierte, also mehr oder weniger stabilisierte kognitiv-emotionale Kohärenzen, an Hand derer das Besondere eines Menschen beschrieben wird, bilden jeweils Identitäten bzw. Selbste. Sie resultieren aus einer selektiven Rekonstruktion mancher der vielfältigen Interaktionen, die dieser Mensch konstituiert, das heißt, aus den vielfältigen von ihm verkörperten Mitgliedschaften. Auch dann, wenn dies üblicherweise nicht wahrgenommen, geschweige denn, ausdrücklich genannt wird, verweisen diese inneren Kohärenzen immer auf eine Relation und so auch auf den speziellen oder generalisierten Anderen, der daran beteiligt ist oder war. Diese operationalen Kohärenzen können daher als relationale Kohärenzen bzw. relationale Identtäten oder Selbste aufgefasst werden[8]. Das Konstrukt Psyche verweist auf die Differenz Selbst/ Nicht-Selbst oder Ich/Nicht-Ich bzw. Ich/Umwelt, und diese geht wiederum von der nicht zu erbringenden Unterscheidung von Subjekt und Objekt aus. Die Kognitionswissenschaftler *Varela* und *Thompson* (1991) stellen fest, dass der Geist nicht als einheitliche, homogene Entität, sondern als uneinheitliche, heterogene Kollektion von Netzwerkprozessen aufzufassen sei. Diese Autoren fassen zusammen, dass die bis Amitten ins Auge des Wirbelsturms der Erfahrung@ eingedrungene Wissenschaft dort kein überdauerndes, in sich kohärentes Selbst, kein Ich hat entdecken können, sondern nur eine Vielfalt gleichzeitig ablaufender Prozesse unterschiedlicher unbeständiger Aggregate. (op. cit. S. 117). Die Vorherrschaft eines objektivistisch motivierten Kognitivismus mit seinen Analogien zu informationsverarbeitenden Apparaten sei nicht mehr Aufrecht zu erhalten und müsse durch konnektivistische Modelle ersetzt werden. Diese Modelle bauen auf selbstorgani-

---

[8] Begriffe wie Ich und Selbst verweisen traditionell auf homogene, einheitliche und vom sozialen Kontext unabhängige Denkfiguren. Die 1982 von *Paul Dell* im systemischen Bereich alternativ eingeführte Bezeichnung AKohärenz@ erscheint trotz Vagheit durchaus passender, während Begriffe wie ANetzwerk@, AStrom@ oder sogar ASystem@ viel zu leicht zu ungewollten Konkretisierungen verleiten.

sierenden Prozessen neuronaler Netzwerke auf und entsprechen dadurch der Arbeitsweise des Gehirns als stark kooperativem System weitaus besser. Diese selbstorganisierende Kooperation findet zur gleichen Zeit lokal und global statt, also in den Verbindungen zwischen einzelnen Neuronen und Subsystemen und auch im gesamten Netzwerk. AInfolgedessen erreicht das ganze System eine interne Kohärenz komplexer Muster, die wir allerdings nicht genau erklären können@ (op. cit. S. 135).

Dennoch und trotz dieser Erkenntnis gehört das Gefühl, ein Eigenes zu sein, das Gefühl der Ichhaftigkeit, zum zentralen Erleben des Menschen. Darin erweise sich wieder einmal die alt bekannte Kluft zwischen einer rationalen Anerkennung der Ichlosigkeit und der wahrhaftig erlebten Erfahrung des Ich. *Varela* und *Thompson* schließen aus ihrer buddhistisch geprägten Perspektive: ADie Kognitionswissenschaft belehrt uns, dass wir kein wirkendes oder freies SELBST besitzen. Wir können jedoch den Glauben daran nicht aufgeben, sind <praktisch gezwungen>, daran festzuhalten@ (op. cit. S. 183). Zwischen den jeweils absoluten Polen eines Objektivismus und eines Nihilismus biete sich nach diesen Autoren folgender Mittlerer Weg an: AErweitern wir unseren Horizont um eine transformative Sicht der Erfahrung, die nicht in Weltflucht oder Suche nach einem verborgenen, wahren Selbst zu tun hat, sondern mit Loslassen, mit Überwinden des Anhaftens und der Sucht nach festen Grundlagen, gewinnen wir eine neue Weltperspektive, lernen wir, die Bodenlosigkeit in einer wissenschaftlichen Kultur als Erbarmen zu verkörpern@ (S. 344).

Die Psyche als jene Struktur, die bei der Thematisierung des Besonderen am Individuum im Unterschied zu Anderen konstruiert wird, kann bei aller Bemühung um Konstanz und Kontinuität nur artifiziell als Konstante formuliert werden. Denn als Bestandteil von Kommunikation wird sie immer anders ausfallen. Ebenso wie soziale Systeme werden hier psychische Systeme als variable temporalisierte Prozesse ohne überdauernden Bestand betrachtet. Ihre Kontinuität resultiert aus ihrer andauernden Reproduktion. Vor diesem Hintergrund kann die Psyche in Analogie zur Luhmannschen Definition des sozialen Systems als System aufgefasst werden, welches sich autonom auf der Basis eigener elementarer Operationen der Sinnstiftung und Sinnbewahrung bildet und Aufrecht erhält. Die Grenzen psychischer Systeme können dem gemäß als Sinngrenzen verstanden werden, die es erlauben, Sinnhaftes zum System Gehörendes von Sinnhaftem zur Umwelt Gehörendem zu unterscheiden. Die einzelnen operativen Einheiten des Psychischen resultieren immer neu als Reaktion auf unterschiedliche - innere oder äußere - Ansprüche. Sie beziehen sich immer auf ein faktisches oder inneres Gegenüber und rufen darauf bezogen die verfügbaren Strukturen des verkörpernden Menschen selektiv ab. Aus dieser Perspektive schlage ich vor, von einer Polyphrenie als den normalen Zustand eines flexiblen, anpassungsfähigen Menschen auszugehen[9]. In klinischer Sicht wäre dem

---

[9] *Gergen* (1991) bezeichnete zunächst mit Multiphrenie ein Syndrom der sozialen Übersättigung (social saturation), um später (1999) auf Apolyvocality@ (Vielstimmigkeit) als Ergebnis vielfältiger, internalisierter Interaktionen überzugehen. Letzteres deckt sich eher mit dem hier verwendeten, seit Ende der 1980er Jahre in Entwicklung befindlichen Konzept der Polyphrenie (vgl. *Ludewig* 1989, 1992,1993, 2002). Ähnlicher mit letzterem Konzept sind u.a. Bildens (1989) Amultiple Identitäten@ und *Keupps* (1989) Amultiple Persönlichkeit@. Sie beinhalten allesamt den Versuch, von einem homogenen Selbst zu variablen Selbsten, von einheitlicher Substanz zur Kontinuität und Reflexivität überzugehen (vgl. auch *Shotter* u.

gegenüber ein eingeschränkter bis hin zur Monophrenie neigender Zustand ein wesentliches Anzeichen für eine reduzierte Fähigkeit, auf die vielfältigen Anforderungen des alltäglichen Lebens adäquat, das hieß, variabel zu reagieren. Polyphrenie bedeutet jedoch nicht eine analytische Aufteilung eines homogenen Ganzen in seine Teile, sondern die Betrachtung abgrenzbarer temporalisierter Kohärenzen oder Systeme als das Ganze, um die es geht. Allenfalls auf einem hohen Abstraktionsniveau lassen sich diese Kohärenzen zu einer invariablen Ganzheit, etwa der Person, zusammenfügen. Bildhaft gewendet sind hier nicht die vielen Stimmen oder Instrumente einer Partitur gemeint, sondern jeweils unterschied-liche Partituren für unterschiedliche Ensembles. In der veränderlichen Vielfalt auslösbarer innerer Kohärenzen mit spezifischer Reaktionsbereitschaft und Handlungsdisposition erkenne ich den menschlichen Normalzustand.

Relationale Pluralität und Einheit

Als soziales Wesen verkörpert der Mensch Mitglieder in vielfältigen sozialen Systemen. Als solches produziert und reproduziert er unzählige Kommunikationen, die je nach Operationalität unterscheidbare soziale Systeme hervorbringen und Aufrecht erhalten bzw. vergehen lassen. Ein schonender Umgang mit menschlicher Komplexität sollte daher das intersystemische Zusammenspiel biologischer Prozesse mit denen psychischer Erfahrung und sozialer Interaktion berücksichtigen. Die Reduktion des Menschen auf eines dieser Aspekte hingegen mündet unnötigerweise in einem Biologismus, Psychologismus oder Soziologismus.

Was bedeutet dies für das Menschenbild? Das Wort Menschenbild mutet zunächst statisch an und verleitet zu konkreten, verdinglichten Vorstellungen. Ein Bild gilt allgemein als adäquat, wenn es dem Abgebildeten gleicht oder bestmöglich entspricht. Was bildet aber ein Menschenbild ab? Sicher nicht mehr oder weniger als die Art und Weise, wie bestimmte Kommunikationen zu einer gegebenen Zeit im Hinblick auf bestimmte Zwecke den Menschen charakterisieren. Dabei müsste man sich der Gefahr erwehren, unbedacht in die eine oder andere Seite eines instabilen Seiltanzes zu fallen, nämlich entweder auf die Seite der allzu nahe liegenden Neigung zur Verdinglichung, die den Menschen als feste räumliche Größe auffasst, oder auf die Seite eines sehr abstrakten, vom üblichen Verständnis derart entfernten Bildes, dass jede mögliche Anschlussbildung von vorn herein verhindert wäre. Man steht gewissermaßen vor dem Dilemma, der Verständigung zuliebe fortdauernde Prozesse zu einem konkretisierten Bild einzufrieren oder das Wagnis auf sich zu nehmen und eine bodenlose@ Beschreibung anzufertigen, die unter Umständen dem common sense widerspricht. Um diesen Balanceakt wird es im Folgenden gehen.

Das Menschenbild der systemischen Therapie sollte zumindest zwei Zwecke erfüllen. Es sollte zum einen darauf bedacht sein, das aktuelle Wissen über den Menschen in biologischer, psychischer und sozialer angemessen wiederzugeben, und es sollte zum anderen für die Praxis der Psychotherapie brauchbar sein. Um diese beiden Perspektiven unvermengt gerecht zu werden, das heißt, ohne die Alogische Buchhaltung@ zu verletzen,

Gergen 1989). Frühere Wurzeln davon finden sich u.a. in der Soziologie *Goffmans*, wonach A... dieses zugeschriebene Selbst ... das Produkt einer erfolgreichen Szene, und nicht ihre Ursache (ist) (1969, S. 231).

bietet sich an, im Hinblick auf die unterschiedlichen Ebenen der Abstraktion wie folgt zu differenzieren:

→ Der Praktiker hat es zu allererst vis-à-vis mit Menschen zu tun, die er kognitiv und emotional als ausgesprochen einheitlich und räumlich existent erlebt.

→ Erst auf einer höheren Stufe der Abstraktionsleiter kann er erkennen, dass die wahrgenommene Konkretheit des Anderen - hier: des Hilfe Suchenden - auf einen emotional gesteuerten Prozess der Sinnstiftung zurückgeht und das synthetisierte Ergebnis vielfältiger emotional-kognitiver Einheiten des Beobachtens (hier: durch den Helfers) widerspiegelt.

→ Auf der nächst höheren Stufe dieser rationalen Leiter kann ihm weiterhin bewusst werden, dass seine aktuelle Vorstellung seiner selbst wiederum auch eine Widerspiegelung seines Engagements an dieser speziellen Beziehung zum Hilfe Suchenden beinhaltet.

→ Auf der dann nächsten Reflexionsebene erkennt der Beobachter schließlich, dass beide Beteiligte - der Hilfe Suchende und er selbst - variable Konstrukte eines gemeinsamen interaktionellen Kontextes, eines Prozesses spezifischer Kommunikationen bzw. eines sozialen Systems sind.

Helfer und Hilfe Suchender gibt es - um es so auszudrücken - nur im Bezug aufeinander. Es gibt also den Therapeuten T im Bezug auf den Klienten K (T_K), und den Klienten K im Bezug auf den Therapeuten T (K_T). Zwischen T und K gibt es eine Relation der wechselseitigen Bedingtheit: $T_K \;\Xi\; K_T$. T_K und K_T emergieren, entfalten sich und vergehen mit dem Entstehen, Entfalten und Vergehen des gemeinsam konstituierten Systems. Sie stellen die Mitglieder dieses Interaktionssystems T_K dar:

$$T_K \;\Xi\; \{T_K \;\Xi\; K_T\}.$$

Menschen verkörpern hiernach verschiedene, temporalisierte, sich fortwährend verändernde Prozesse in Verlauf ihrer sozialen Interaktionen. Ein darauf aufbauendes Verständnis des Menschen sollte daher die drei Systemtypen, die ihn als Ganzheit konstituieren, einbeziehen. Ohne sich der mittlerweile sinnentleerten Formel eines bio-psycho-sozialen Wesens zu bedienen, berücksichtigt das hier angestrebte intersystemische Projekt folgende Systemtypen:

→ die Biologie des „Herdentieres“ Mensch einschließlich seiner organischen Funktionen und emotionalen Regungen,

→ seine auf soziale Interaktion angewiesene polyphrene Psyche und

→ seine Beteiligung an sozialen Interaktionen einschließlich der Sprachlichkeit.

In biologischer Perspektive folge ich *Humberto Maturana* (z.B. 1982) bei seiner Einschätzung, dass Menschen Menschen bedürfen, um zu Menschen zu werden und zu bleiben.

Als Säugetiere der besonderen Art bedürfen sie anderer der gleichen Spezies, um jene Konsensualität herzustellen, aus der das spezifisch Menschliche erwächst. Diese Gedanken fasste *Ernst von Glasersfeld* (1990) mit dem Satz zusammen: der Mensch kommt mindestens zu Zweit vor. Metaphorisch umgewendet, bedürfte es Adam einer Eva, um etwas anderes als ein Teil mehr einer undifferenzierten Natur zu sein. Erst in der Pluralbildung, im Wir, entsteht jene Gemeinschaft, in der die überdauernden Bedingungen für erfolgreiches Konsensualisieren - Sprache, Normen, Sitten usw. - kulturell gepflegt und tradiert werden können[10].

Menschliche Konsensualisierung geschieht im Verlauf jener strukturell gekoppelten Verflechtung emotionaler und linguierender Prozesse, die *Maturana* (1994) Konversieren nennt. Das setzt die Kooperation von Lebewesen voraus, die sich Gleichartigkeit zuschreiben und in der Lage sind, sich gegenseitig zu jenen Systemveränderungen anzustoßen, die Konsensualität bzw. Gemeinschaft ermöglichen. Die Beteiligten, hier formal als ICH und DU genannt, entstehen im Bezug aufeinander als Mitglieder eines gemeinsamen sozialen Systems. Menschsein erfordert existenziell menschliches Miteinander und so auch unausweichlich eine ko-ontogenetische Kooperation untereinander[11]. Das ICH stellt nämlich das Ergebnis einer Unterscheidung dar, die sinnvollerweise nur als Unterscheidung von einem anderen ICH vorkommen kann. ICH und DU sind wechselseitig füreinander existenziell notwendig. ICH, ob als ICH oder DU, kommt immer in der Form ICH_{DU} vor. Mit Blick auf ihre Interaktion könnte man dies auf die Formel erweitern:

$$\Delta\ \text{ICH/DU} = \text{WIR} \equiv \{\text{ICH}_{\text{DU}} \equiv \text{DU}_{\text{ICH}}\}$$

(Die Differenz ICH/DU bzw. das WIR folgt auf die rekursive Relation von ICH und DU, wobei ICH und DU wiederum erst im WIR entstehen.)

Die Bezeichnungen ICH und DU führen wie alle Bezeichnungen immer auf denjenigen zurück, der sie formuliert. In diesem Sinne beziehen sowohl ICH als auch DU ihre jeweiligen Konzepte von sich selbst und voneinander auf die sich bei beiden bildende Verinnerlichung der ICH/DU-Relation. Im Fall ICH heißt das, dass die Vorstellung seiner selbst in einem gegebenen Moment sich auf die Vorstellung bezieht, die in seiner Interaktion mit einem DU entstanden ist. Der Andere wird aus existenzieller Notwendigkeit mit den Merkmalen ausgestattet, die ICH sich selbst zuordnet. Gehe ich davon aus, dass ich als autopoietisches, linguierendes Wesen prinzipiell autonom bin, schreibe ich meinem Interaktionspartner dieselben Merkmale zu. Erst auf dieser Basis befreie ich mich von der emotional unerträglichen Unterstellung, dass ICH ein solipsistischer Welterfinder wäre. Ob mich aber die hier vertretene Alternative besser befriedigt, MICH als variable Beschreibung zu verstehen, die jeweils aus der Begegnung mit für gleichartig gehaltenen Anderen hervorgeht, dürfte zumindest fraglich sein.

---

[10] Konsensualität und Konsensualisieren meinen hier im Sinne *Maturanas* eine mehr oder minder intensive Koordination der Nervensysteme miteinander Akonversierender@ Menschen und nicht die Herstellung eines rationalen Konsensus.

[11] Kooperation meint hier ein aufeinander bezogenes Operieren, ein Ko-Operieren..

Gegenüber diesem Problem erweist sich mir die Antwort, die systemisches Denken auf die Frage nach Realität anbietet, als hilfreiche Orientierung (vgl. z.B. *Ludewig* 2003). Es geht nämlich um die Unterscheidung von ontologischer und lebenspraktischer Realität. Ohne über ein substanzielles Substrat zu verfügen, woraus ein ICH emergieren könnte, erweist sich das ICH aus rationaler Perspektive als variables, immer neu entstehendes relationales Konstrukt. In der Unmittelbarkeit des Erlebens erweist sich hingegen alles, was als real erlebt wird, für alle praktischen Zwecke als unanzweifelbar real. Da es kaum Realeres als das Erleben des Selbst gibt, wäre diese Idee nur auf einer höheren Ebene der Abstraktion erschütterbar. Denn im Erleben und in der darauf bezogenen Narrative antwortet das Selbstkonzept auf emotionale Bedürfnisse nach Konstanz und Gewissheit. Dies entspricht auch der bekannten Neigung des Gehirns, Unvollständiges zur sinnvollen Vollständigkeit zu ergänzen[12]. In diesem Sinne erlebe ich es als unanzweifelbar, dass es MICH als zeitlich überdauerndes homogenes ICH gibt. Im rationalen Diskurs hingegen erweist sich diese vereinfachte Beschreibung als kaum haltbar, zumal sie nicht einmal der anspruchslosen Reflexion standhält, ob ich heute derselbe bin, der ich vor 50 Jahren war.

Ich fasse zusammen: ICH und DU konstituieren als Interaktionsmitglieder eine emergierende soziale Einheit, ein WIR bzw. ein soziales System, welches wiederum dessen Mitglieder rückwirkend konstituiert. Das biologische Individuum stellt eine unerlässliche Bedingung für das Entstehen eines ICH und dem zu Folge auch für eine ICH/DU Matrix dar. Aus dem Reservoir AMensch@, aus seinen biologischen Möglichkeiten bzw. Ressourcen, bedienen sich in sozialer Perspektive die von ihm verkörperten Mitglieder, um in kohärenter Weise auf andere bezogen handeln und kommunizieren zu können. Ohne das WIR wäre menschliche Existenz nicht denkbar, denn diese verwirklicht und entfaltet sich im sozialen System. In psychischer Perspektive werden die sozialen Operationen des Mitgliedes von den beim Vollzug dieser Operationen entstehenden psychischen Kohärenzen ermöglicht. Das biologische Konstrukt Mensch verkörpert also in sozialer Hinsicht die Mitglieder interaktioneller Systeme und in psychischer Hinsicht die dazu notwendigen Kohärenzen bzw. Selbste. Das soziale System mit dem ihm zu Grunde liegenden Wechselspiel von polysystemischer Körperlichkeit, psychischer Polyphrenie und sozialer Operationalität selektiert die Operationen, die vom Beobachter zu jener sozialen Einheit synthetisiert werden, aus dem das Konstrukt Mensch hervorgeht.

Das systemische Prinzip

Aus systemischer Sicht lässt sich das WIR - das soziale System - als Ausgangspunkt, Bedingung und Verwirklichung menschlicher Seins- und Lebensweise betrachten. Darin erkenne ich ein „systemisches Prinzip"[13], zumal Systemisches sich am rekursiven

[12] Bekannterweise laufen wir nicht mit schwarzen Kreisen rechts und links vom Gesichtsfeld herum, obwohl es am Ausgang des Sehnervs von der Netzhaut keine Rezeptoren gibt (Blinder Fleck).

[13] Die Annahme einer relationalen Identität des Menschen dürfte in unserer Zeit von der Phänomenologie des ausgehenden 19. Jahrhundert ausgehen. Sie entfaltet sich über die existenzielle Theologie (z.B. *Kirkegaards*), den christilich-jüdischen Humanismus (u.a. bei *Marcel* und *Buber*), die Sprachphilosophie (z.B. *Wittgensteins*) bis hin zum Existentialismus des 20. Jahrhunderts (z.B. *Sartre*). In dieser Tradition und unter Einbeziehung jüngster Erkenntnisse aus der

Verständnis, dass alles Menschliche sowohl aus der Gemeinschaft hervorgeht als auch diese Gemeinschaft ermöglicht. Der Mensch stellt als Beschreibung das Ergebnis einer Selbstreflexion bzw. einer Beobachtung höherer Ordnung dar, welche nach der Struktur fragt, an der die bislang formulierten Prozesse zusammenfinden. Der Mensch, der mindestens zu Zweit vorkommt, kann als isolierte, allein existierende Figur allein unter der Bedingung gedacht werden, dass wir den Luhmannschen (1990) „blinden Fleck" in Kauf nehmen und dabei die eine Seite einer Differenz unter Ausblenden der anderen fokussieren. Eine solche Prozedur dürfte aber allenfalls zu analytischen Zwecken zulässig sein. Eine hier und da zu hörende ontologische Behauptung wiederum, die einen alleinigen Beobachter an den Anfang alles Existierende stellt, greift daher zu kurz. Sie müsste vielmehr lauten: am Anfang waren Beobachter, die im Miteinander sich gegenseitig sowie ihre Welten hervorbrachten.

Ethische Folgerungen

Die im systemischen Prinzip formulierte Einheit der Differenz von ICH und DU als Grundmatrix menschlicher Existenz legt die existenzielle Angewiesenheit von Menschen aufeinander fest. ICH und DU müssen sich, um miteinander kooperieren zu können, Gleichartigkeit zuschreiben. Bei aller Ähnlichkeit der Menschen untereinander ist dennoch mit einer unzähligen Vielfalt individueller Welten zu rechnen. Diese Vielfalt ist konstitutiv und steht nicht zur Disposition; sie begründet die ethische Forderung: AAchte die Vielfalt individueller Welten@. Die Tatsache wiederum, dass Menschen um sein zu können, anderer gleichartiger Menschen existenziell bedürfen, begründet eine zweite ethische Folgerung, die lautet: Achte den anderen als ebenbürtig@. Da der einzelne Mensch aus ethischer und juristischer Perspektive als Ganzheit behandelt und als solche zur Verantwortungs gezogen wird, kann eine systemisch motivierte ethische Reflexion diesen Weg nicht beliebig verlassen. Deshalb richten sich ethische Appelle notwendigerweise auf Aden@ Menschen als synthetisierte Einheit und nicht auf die einzelnen Operationen der jeweiligen psychischen Kohärenzen bzw. Mitgliedschaften beziehen. Solche Appelle können sinnvollerweise das jeweils angesprochene Selbst aufrufen, über die eigenen Operationen zu reflektieren. Dennoch hegen ethische Appelle die Erwartung, Einfluss auf den gesamten Menschen und so auch auf seine einzelnen psychischen und interaktionellen Aktivitäten auszuüben und die dazu erforderlichen Selektionsprozesse zu aktivieren. Ohne aber über einen Rahmen zu verfügen, der sich beispielsweise auf Natur oder Göttlichkeit beruft oder auf der Verbindlichkeit einer objektiv erfahrbaren Realität aufbaut, muss auch ein systemisch gedachter ethischer Anspruch, der nicht ins Leere laufen will, einen Rahmen vorschlagen, der einklagbare Bedingungen für akzeptable Handlungsweisen definiert und zugleich genügend Raum für die fortdauernde Entfaltung dieser Bedingungen lässt. Ein solcher Rahmen appeliert zwar im Allgemeinen an die Menschheit, im aktuellen Fall aber an den einzelnen Menschen, Verantwortung für sein Handeln zu übernehmen. Vor dem Hintergrund einer solchen Verantwortungsethik

Kognitionswissenschaft vollzieht sich im zeitgenössischen systemischen Denken eine radikale Ablösung von einheitlichen Denkfiguren wie ASelbst@ und AIdentität@.

lässt sich für die allgemeine moralische Orientierung folgender Imperativ formulieren: AWerde dir bewusst, dass du entscheidest!@ (Näheres in *Ludewig* 2002).

4. Klinische Theorie

Abschließend skizziere ich in aller Kürze einige der Konzepte, die auf einem Asystemischen Menschenbild@ aufbauend die Praxis der systemischen Therapie anleiten. Folgt man der bisherigen Argumentation, müsste eine systemisch konzipierte Praxis von folgenden Voraussetzungen ausgehen:

Der Mensch ist auf Grund seiner biologischen Struktur ein autonomes, für bestimmende Interventionen aus der Außenwelt unzugängliches Lebewesen. Das gilt jedoch nicht für Einwirkungen, die für die Funktionsweise der beteiligten Systeme passend sind und daher deren Struktur (ver)stören bzw. perturbieren (Verstörungsprinzip).

Menschliche Kommunikation ist ein offener, sich permanent verändernder Prozess, der jenseits von einfacher Kausalität abläuft. Als Prozessieren von Ereignissen muss Kommunikation zu jedem Moment erneuert werden, und sie kann in jedem Moment anders werden; Kommunikation ist und bleibt daher unausweichlich offen für Veränderung sowie für Fehl- und Missverständnisse.

Systemische Praxis zielt auf die Förderung von Ressourcen und Alternativen; Diagnostik und Intervention sind sekundär. Menschliche und zwischenmenschliche Probleme sind weder behandelbar noch heilbar oder lösbar, sondern allenfalls Aauflösbar@ oder durch günstigere Alternativen zu ersetzen.

In methodologischer Sicht wird angenommen, dass eine Veränderung der Rand- bzw. Kontextbedingungen einer problematischen Situation deren Struktur öffnet und dadurch die angestrebte Änderung erleichtert. Als Hilfestellung für die Erarbeitung solcher Interventionen wurden drei Kriterien aufgestellt, die eine systemische Haltung verwirklichen: nützlich, passend, respektvoll (vgl. *Ludewig* 1992). Therapeutische Interventionen sollten im Hinblick auf das Ziel nützlich, hinsichtlich der Form schön und bezüglich der darin vermittelten menschlichen Haltung respektvoll sein.

Das Therapeutendilemma

Aus einem Verständnis vom Menschen als prinzipiell autonomen, heteronom nicht zu determinierenden Wesen geht hervor, dass Psychotherapeuten im Hinblick auf ihre berufliche Tätigkeit einem unaufhörlichen widersprüchlichen Auftrag ausgesetzt sind: AHandele wirksam, ohne je im voraus zu wissen, wie, und was dein Handeln auslösen wird!@ Die systemische Therapie nimmt sich dieses Dilemmas an und macht es zum Ausgangspunkt aller praktischen Überlegungen. Das beinhaltet unter anderem den expliziten Verzicht auf Diagnostizieren, kausales Intervenieren und Vorhersagen.

Anliegen und Auftrag

Ohne auf die Klassifikationen einer medizinischen Psychopathologie zurückzugreifen, wie sie zum Beispiel im ICD 10 vorgelegt wurden, verbleibt dem systemischen Therapeuten als einzige Alternative, die Angaben seiner Klienten ernst zu nehmen. Hier erweist sich die Unterscheidung von Anliegen und Auftrag als wichtige Leitdifferenz für die Anleitung der Praxis. Sie hilft, klar zwischen dem zu unterscheiden, was die Klienten wünschen und dem, was die Therapeuten für sinnvoll und möglich halten. Darüber hinaus hilft sie, zwischen einseitigen Wünschen von Klienten und/oder Therapeuten und den zwischen ihnen gemeinsam vereinbarten Themen und Zielsetzungen zu unterscheiden. Im systemischen Verständnis von Therapie stellt ein Auftrag immer das aktuelle Ergebnis einer kommunikativ verhandelten Vereinbarung dar, die im weiteren Prozess veränderlich bleibt.

Lebensproblem und Problemsystem

Menschliche Probleme, die Anlass zu einer Psychotherapie geben, werden in systemischer Sicht als leidvolle Prozesse verstanden, die trotz des Leidens innerpsychisch und/oder interaktionell immer wieder reproduziert werden. Hier bietet sich an, zwischen individuell erlebten Lebensproblemen und kommunikativ reproduzierten Problemsystemen zu unterscheiden (vgl. z.B. *Ludewig* 2002). Das Konzept des Problemsystems entstand als Weiterentwicklung des 1985 von *Harry Goolishian* aufgestellten Konzepts des problem-determined system (vgl. *Anderson, Goolishian* et al. 1986). Problemsysteme lassen sich hiernach als eigenständige soziale Systeme im Umkreis von Problemen definieren. Unter einem klinisch relevanten Problem wird das Thema einer Kommunikation verstanden, die das Verhalten und/oder Seinsweise eines Menschen als veränderungsbedürftig und veränderungsfähig wertet. Lebensprobleme bezeichnen wiederum das störende bzw. leidvolle Erleben einer selbst- oder fremdinduzierten negativen Wertung. Der bei einer Entwertung implizit enthaltene Appell, etwas zu verändern, trifft den Betroffenen emotional und veranlasst ihn zu einer Reaktion (Anschlussbildung). Eine eventuell dadurch entstandene Kommunikation wirkt sich auf die Menschen, welche die Mitglieder des Problemsystems verkörpern, oftmals derart negativ und umfassend aus, dass bei ihnen die sonstige Vielfalt an polyphrenen Alternativen zurückgedrängt und die aktuellen Mitgliedschaften zu einem immer einheitlicheren Verstricktsein in ein Netz von Klagen, Anklagen und wechselseitigen Schuldzuweisungen reduziert werden.

Therapeutische Beziehung und Intervention

Ohne sich kausaler Interventionen bedienen zu können, versteht sich systemische Therapie als Hilfe-zur-Selbsthilfe. Therapeutisches Intervenieren zielt auf die Randbedingungen der problemerhaltenden Prozesse und ist bemüht, die sich selbst reproduzierende Vermeidungsdynamik des Problems zum Sistieren zu bewegen. Dies wird durch Herstellung einer tragfähigen Stabilität im therapeutischen System angestrebt, die Handlungen, die eine Destabilisierung des Problems zur Folge haben, ermöglichen. Eine Ultrastabilisierung der Problemdynamik, ob diese von einem Individuum oder von Mitgliedern eines Problemsystem reproduziert wird, verschafft den Betroffenen die notwendige Sicherheit, um sich auf das Wagnis einer Veränderung einzulassen[14]. Die systemische Therapie als kommunikatives Geschehen ist im besonderen Maße gehalten, Bedingungen für den Aufbau eines hilfreichen therapeutischen Systems zu schaffen[15]. Ein auf Kooperation angelegtes, emotional günstiges Klima trägt zur Herstellung günstiger Randbedingungen und dient einem hilfreichen Wechsel der Präferenzen beim Klienten, das heißt, einem Besinnen auf eigene Ressourcen und Möglichkeiten - sprich: alternative Kohärenzen, ob als Selbste oder Mitgliedschaften -, um so Leidvolles durch Angenehmeres zu ersetzen.

Arbeitsmittel

Ein intersystemisches Verständnis des Menschen erlaubt es, das Instrumentarium möglicher Hilfestellungen variabel einzusetzen. Dazu gehören neben psychotropen auch somatische und soziale Maßnahmen[16]. Unter den speziellen Techniken, die systemische Therapeuten erbracht haben, stellt meines Erachtens das in Anlehnung an *Milton Erickson* entstandene lösungsorientierte Repertoire ein unverzichtbares Instrumentarium dar (vgl u.a. *Watzlawick* et al. 1969, *Steve de Shazer* 1985, 1988). Diese Techniken gehen zumeist implizit davon aus, dass Menschen über mehr als nur eine Umgangsweise (hier: Polyphrenie) mit störenden Einflüssen verfügen. Ein anderes auf dem systemischen Verständnis aufbauendes Konzept wurde von *Michael White* (1995, *White & Epston* 1989) vorgeschlagen. *White* und Kollegen regen dazu an, die einschränkend erlebte Kausalität biografischer Rekonstruktionen zu dekonstruieren und dem Klienten zu helfen, relevante Gabelungen im ihrer Biografie auszumachen und diese versuchsweise neu zu verfassen. Das im theoretischen Bereich immer wieder diskutierte, jedoch in der Praxis noch wenig bekannte Modell der intrapsychischer Multiplizität wird in manchen Ansätzen angewandt, meistens aber intuitiv und metaphorisch etwa als Inszenierung einer Debatte des Ainneren Parlaments@ (*Schmidt* 2000) oder als Familientherapie mit der Ainneren Familie@ (*Schwartz* 1997)[17].

Zum Schluss

Die systemische Therapie versteht sich als praktische Umsetzung systemischen Denkens bei professionellen Prozessen der Hilfestellung angesichts menschlichen Leidens. Das im systemischen Denken nahe gelegte Verständnis des Menschen als linguierendes, im Gemeinschaft konstituiertes Wesen führt von der Annahme homogener Konstanzen weg und hin zu einem prozessbezogenen Verständnis, wonach der Mensch das je aktuelle

---

[14] Unter Bezugnahme auf Gedanken der Synergetik und der Theorie nichtlinearer dynamischer Systeme definiert *Günter Schiepek* systemische Therapie als professionelles ASchaffen von Bedingungen für die Möglichkeit selbstorganisierter Ordnungsübergänge in komplexen bio-psycho-sozialen Systemen@ (1999, S. 30).

[15] Zur Bedeutung der therapeutischen Beziehung für den Therapieerfolg vgl. u.a. *Wampold* 2001 sowie verschiedentlich in *Hubble* et al. 1999.

[16] Für ein auf die gleichzeitige Beachtung der drei Systemtypen angelegtes Behandlungsprogramm bei jugendlichen Magersüchtigen, vgl. *Ludewig* (2004).

[17] Verschiedene Ansätze der Psychotherapie setzen Multiplizitätskonzepte in die Praxis um (vgl. *Hesse* 2003). Im Unterschied zu der hier vertretenen Auffassung temporalisierter Kohärenzen verwenden diese Ansätze strukturelle Bilder personalisierter Selbste, Subselbste, Teilselbste, Anteile usw. und vertreten konzeptionell eine Anteilspsychologie im Sinne *Stierlins* (1994).

Ergebnis vielfältig und gleichzeitig wirksamer Systeme darstellt, das heißt, als je aktuellen Kreuzungspunkt polysystemischer Biologie, polyphrener Psyche und vielfältiger sozialer Mitgliedschaften. Neben dieser differenzierenden Betrachtungsweise ist aus systemischer Sicht ebenfalls möglich, den Menschen aus einer synthetisierenden Perspektive zu betrachten und die einzelnen Systemtypen (Körper, Psyche, Interaktion) bzw. den Menschen überhaupt als Ganzheit zu fokussieren. Systemisches Denken erlaubt es, von überkommenen einheitlichen Vorstellungen auf Abstand zu gehen, den Betrachtungsfokus variabel einzustellen und so aus verschiedenen Perspektiven ebenso verschiedene wie gültige Phänomene hervorzubringen.

Literatur

Anderson, H., H.A. Goolishian, G. Pulliam, L. Winderman (1986): The Galveston Family Institute: Some Personal and Historical Perspectives. In: Efron, D.E. (ed.), Journeys. Expansion of the Strategic-Systemic Therapies. New York: Brunner/Mazel: 97-122.

Bilden, H. (1989): Geschlechterverhältnis und Individualität im gesellschaftlichen Umbruch. In: Keupp H., H. Bilden (Hrsg.), Verunsicherungen. Das Subjekt im gesellschaftlichen Wandel. Göttingen: Hogrefe, S. 19-46.

Ciompi, L. (1997): Die emotionalen Grundlagen des Denkens. Entwurf einer fraktalen Affektlogik. Göttingen: Vandenhoeck & Ruprecht.

Cozolino, L. (2002): The Neuroscience of Psychotherapy. New York: Norton.

Dell, P.F. (1982): Beyond Homeostasis: Toward a concept of coherence. Family Process 21: 21-41; deutsch (1986): Klinische Erkenntnis. Zu den Grundlagen systemischer Therapie. Dortmund: modernes lernen. S. 46-77.

de Shazer, S. (1985): Keys to Solution in Brief Therapy. New York, London: Norton; dtsch. (1989): Wege der erfolgreichen Kurztherapie. Stuttgart: Klett-Cotta.

de Shazer, S. (1988): Clues. Investigating Solutions in Brief Therapy. New York, London: Norton; dtsch. (1989): Der Dreh. Überraschende Lösungen in der Kurzzeittherapie. Heidelberg: Carl-Auer-Systeme.

Foerster, H. von (1985), Sicht und Einsicht. Braunschweig (Vieweg).

Fromm, E. (1971): Man for Himself. London: Routledge & Kegan Paul (1949).

Gergen, K.J. (1990): Die Konstruktion des Selbst im Zeitalter der Postmoderne. Psychologische Rundschau 41,191-199.

Gergen, K.J. (1991): The Saturated Self. New York: Basic Books; deutsch (1996): Das übersättigte Selbst. Identitätsprobleme im heutigen Leben. Heidelberg: Carl-Auer-Systeme.

Gergen, K.J. (1999): An Invitation to Social Construction. London: Sage; deutsch (2002): Konstruierte Wirklichkeiten. Eine Hinführung zum sozialen Konstruktionismus. Stuttgart: Kohlhammer.

Glasersfeld, E. von (1987): Wissen, Sprache und Wirklichkeit. Braunschweig: Vieweg.

Glasersfeld, E. von (1990): Zuerst muss man zu zweit sein. Systeme 4, 119-135.

Goffman, E. (1969): Wir alle spielen Theater. München: Piper; orig. (1959): The Presentation of Self in Everyday Life. New York: Doubleday.

Hall, A.D., R.E. Fagen (1956): Definition of System. General Systems Yearbook 1: 18-29.

Hesse, P.U. (2003): Teilearbeit. Konzepte der Multiplizität in ausgewählten Bereichen moderner Psychotherapie. Heidelberg: Carl-Auer-Systeme.

Hoffman, L. (1981): Foundations of Family Therapy. New York: Basic Books; deutsch (1987): Grundlagen der Familientherapie. Hamburg: Isko-Press.

Hofstätter, P.R. (1966): Einführung in die Sozialpsychologie. Stuttgart: Kröner.

Hubble, M.A., Duncan, B.L., Miller, S.D. (1999): The Heart and Soul of Change. What Works in Therapy. American Psychological Ass., Washington D.C.; deutsch, gekürzte Fassung (2001): So wirkt Psychotherapie. Empirische Folgerungen und praktische Ergebnisse. Dortmund: modernes lernen.

Keupp, H. (1989): Auf der Suche nach der verlorenen Identität. In: Keupp H, H Bilden (Hrsg.): Verunsicherungen. Das Subjekt im gesellschaftlichen Wandel. Göttingen: Hogrefe, S. 47-69.
Kriz, J. (1999): Systemtheorie für Psychotherapeuten, Psychologen und Mediziner. Wien: Facultas.
Kuhn, T.S. (1967): Die Struktur wissenschaftlicher Revolutionen. Frankfurt a.M.: Suhrkamp.
Ludewig, K. (1987): Vom Stellenwert diagnostischer Maßnahmen im systemischen Verständnis von Therapie. In: Schiepek, G. (Hrsg.): Systeme erkennen Systeme. Weinheim: Psychologie Verlagsunion, S. 155-173.
Ludewig, K. (1989): Selbst, Erfahrung, systemische Therapie. Gedanken zur Frage der Selbsterfahrung für Therapeuten. In: ISS'es. Mitteilungsblatt des Instituts für systemische Studien Hamburg, S. 13-18***.
Ludewig, K. (1992): Systemische Therapie. Grundlagen klinischer Theorie und Praxis. Stuttgart. Klett-Cotta.
Ludewig, K. (1993): Gedanken zum Selbst aus systemischer Sicht. In: ISS'es. Mitteilungsblatt des Instituts für Systemische Studien Hamburg 4: 9-18*** .
Ludewig, K. (2002): Leitmotive systemischer Therapie. Stuttgart: Klett Cotta.
Ludewig, K. (2003): Reality and Construction in Psychotherapy: Sense and Nonsense of this Distinction. In: Human Systems 14: 69-82***.
Ludewig, K. (2004): Plan schlägt Geist - Ein systemisches Konzept der stationären Behandlung magersüchtiger Jugendlicher. In: Psychotherapie im Dialog 5: 24-31.
Ludewig, K. (2005): Einführung in die theoretischen Grundlagen der systemischen Therapie. Heildelberg: Carl-Auer-Systeme.
Luhmann, N. (1984): Soziale Systeme. Grundriß einer allgemeinen Theorie. Frankfurt a. M.: Suhrkamp.
Luhmann, N. (1990): Sthenographie. In: Luhmann, N., H.R. Maturana, M. Namiki, V., Redder, F. Varela: Beobachter. Konvergenz der Erkenntnistheorien? München: Fink, S. 119-137.
Luhmann, N. (1997): Die Gesellschaft der Gesellschaft. Frankfurt a.M.: Suhrkamp.
Maslow, A.H. (1970): Motivation and Personality. New York: Harper & Row.
Maturana, H.R. (1982): Erkennen: Die Organisation und Verkörperung von Wirklichkeit. Braunschweig: Vieweg.
Maturana, H.R. (1994): Was ist Erkennen? München: Piper.
Maturana, H.R. (1998): Biologie der Realität. Frankfurt a.M.: Suhrkamp.
Maturana, H.R., K. Ludewig (1991): Conversaciones con Humberto Maturana. Preguntas del psicoterapeuta al biólogo. Temuco, Chile: Ed. Univ de La Frontera; deutsch (2006): Gespräche mit Humberto Maturana. Fragen zur Biologie, Psychotherapie und den Baum der Erkenntnis oder: die Fragen, die ich ihm immer stellen wollte. In: Systemagazin: http://systemagazin.de/bibliothek/texte/Ludewig-Maturana.pdf.
Maturana, H.R., F.J. Varela(1972): De máquinas y seres vivos. Santiago de Chile: Editorial Universitaria; deutsch (1982): Autopoietische Systeme: eine Bestimmung der lebendigen Organisation. In: Maturana, H.R. (Hrsg.) S. 170-235.
Maturana, H.R., F.J. Varela (1984): El árbol del conocimiento. Santiago: Editorial universitaria; deutsch (1987): Der Baum der Erkenntnis. Bern. Scherz.
Moldzio, A. (2004): Das Menschenbild der systemischen Therapie. Heidelberg: Carl-Auer-Systeme.
Panksepp, J. (1998): Affective Neuroscience. The Foundations of Human and Animal Emotions. New York, Oxford: Oxford Univ. Press.
Rogers, C.R. (1951): Client-centered Therapy. Boston: Houghton Mifflin.
Rogers, C.R. (1961): On Becoming a Person. London: Constable.
Roth, G. (2001): Fühlen, Denken, Handeln. Wie das Gehirn unser Verhalten steuert. Franfkurt a.M.: Suhrkamp.
Schiepek, G. (1999): Die Grundlagen der systemischen Therapie. Theorie, Praxis, Forschung. Göttingen: Vandenhoeck & Ruprecht.
Shotter, J., K.J. Gergen (1989): Texts of Identity. London: Sage.
Schmidt, G. (2000): Wahrgebungen aus der inneren und äußeren Welt des Therapeuten und ihre Nutzung für zieldienliche therapeutische Kooperation. Familiendynamik 25, 177-205.
Schwartz, R.C. (1997):Systemische Therapie mit der inneren Familie. Stuttgart: Pfeiffer.

Stierlin, H. (1983): Familientherapie: Wissenschaft oder Kunst? Familiendynamik 8: 364-377.
Stierlin, H. (1994): Ich und die anderen. Psychotherapie in einer sich wandelnden Geselschaft. Stuttgart: Klett-Cotta.
Varela, F.J., E. Thompson (1991): The Embodied Mind. Cambridge/Mass: MIT-Press; deutsch (1992): Der Mittlere Weg der Erkenntnis. Bern: Scherz.
Wampold, B.E. (2001): The Great Psychotherapy Debate. Models, Methods, and Findings. Mahwah, N.J.: Lawrence Erlbaum.
Watzlawick, P., J. Weakland, R. Fisch (1969): Change: Principles of problem formation and problem resolution, New York: Norton; deutsch (1974): Lösungen. Zur Theorie und Praxis menschlichen Wandels. Bern: Huber.
White, M. (1995): Re-Authoring Lives: Interviews and Essays. Dulwich: Dulwich Centre Publ..
White, M., D. Epston (1989): Literate Means to Therapeutic Ends. Adelaide: Dulwich Centre Publ.; deutsch (1990): Die Zähmung des Monsters. Heidelberg: Auer.
Willke, H. (1982): Systemtheorie. Eine Einführung in die Grundprobleme. Stuttgart: Fischer.
Willke, H. (2000): Systemtheorie I: Grundlagen. Stuttgart: UTB, Lucius & Lucius.

*** Diese Texte sind auch in: http://www.kurtLudewig.de/allg-downloads.htm

Markus Fäh

Das Menschenbild der Psychoanalyse Sigmund Freuds

> Es gibt eine Welt im Herzen der Menschen, von der wir nichts wissen und die wir nicht zu erforschen wagen. Eine fast unüberwindliche Distanz trennt unseren farblosen Geist vom lebendigen Kontinent des menschlichen Herzens. Nur wenige sind vor uns an diesen Küsten gelandet. Niemand, kein Mann und keine Frau, kennt die Geheimnisse seines Innern. In ihm fliessen die Ströme des Herzens voller Begehren und Not noch dunkler als der Kongo oder Amazonas.
>
> *D.H. Lawrence*

Es ist ein Ding der Unmöglichkeit, das Menschenbild der Psychoanalyse *Sigmund Freuds* zu beschreiben, ja nur auch nur zu umreissen, weil es *die* Psychoanalyse *Sigmund Freuds* nicht mehr gibt. Die Psychoanalyse hat sich in den über hundert Jahren ihrer Entwicklung zu einem komplexen Paradigma entwickelt, zu einer Community von psychoanalytischen Klinikern und Forschern, die einerseits durch einen Common Ground und Common Sense an Praxis, Forschung und Theorie verbunden, andererseits durch wesentliche Unterscheidungen in eben diesen Feldern differenziert sind. Die Weltanschauung und das Menschenbild der Psychoanalytiker bilden diese Gemeinsamkeiten und Differenzierungen ab. In diesem Beitrag kann es nur darum gehen, eine Skizze der *Freud*schen Psychoanalyse auf dem Hintergrund ihrer Entwicklung unter dem Gesichtspunkt des Menschenbildes zu geben.

Eine explizite Auseinandersetzung mit dem Menschenbild findet innerhalb der Psychoanalyse in eher spärlichem Umfang statt (in jüngerer Zeit die Sammelbände von *Kutter et al.* (1998) und *Marcus und Rosenberg* (1998)). Die weltanschaulichen Hintergründe psychoanalytischen Arbeitens müssen aus den psychoanalytischen Texten (vor allem zu den Therapiezielen der Psychoanalyse, z.B. *Sandler und Dreher* (1996)) erschlossen werden. Eine andere Quelle ist die klinische Alltagspraxis und Lebensführung der Psychoanalytiker (zu der es allerdings kaum Untersuchungen gibt – eine Ausnahme bildet *Will* (2006)).

Eine Weltanschauung und ein Menschenbild bieten dem in die Welt geworfenen Individuum Orientierung und Halt in den vielen Spannungsfeldern und Widersprüchen seines inneren und äusseren Universums. Sollte es deshalb nicht die vornehme Aufgabe einer Psychotherapiemethode sein, die den Anspruch hat, „hysterisches Elend in gemeines Unglück zu verwandeln" (*Freud 1895b, S. 312*), dem verunsicherten Einzelnmenschen solche Hilfestellung zu geben? Oder – um es in der Begrifflichkeit der psychoanalytischen Strukturtheorie auszudrücken -: Muss die Psychotherapie dem Ich nicht eine kohärente und positive Weltsicht anbieten, um ihm bei der schwierigen Aufgabe zu helfen, sich gegenüber den anderen inneren seelischen Instanzen und Gegenspielern und gegenüber der feindlichen und belastenden Realität zu behaupten?

Freud griff das Problem beiläufig in seiner Arbeit „Hemmung, Symptom und Angst" (1926, S. 123) auf: „Da ist es denn am Platze, sich zu fragen, wie diese Anerkennung der Mächtigkeit des Ichs mit der Beschreibung zusammenkommt, die wir in der Studie „Das Ich und das Es" von der Stellung desselben Ichs entworfen haben. Wir haben dort die Abhängigkeit des Ichs vom Es wie vom Über-Ich geschildert, seine Ohnmacht und Angstbereitschaft gegen beide, seine mühsam aufrechterhaltene Überheblichkeit entlarvt (...) Zahlreiche Stimmen betonen eindringlich die Schwäche des Ichs gegen das Es, des Rationellen gegen das Dämonische in uns, und schicken sich an, diesen Satz zu einem Grundpfeiler einer psychoanalytischen „Weltanschauung" zu machen." Die von den ersten beiden Generationen der Psychoanalytiker nach *Freud* und insbesondere von seiner Tochter Anna vertretene klinische und theoretische Ausrichtung legt denn auch den Akzent des therapeutischen Ziels auf den Gewinn von Autonomie des Ichs sowohl gegenüber den Trieben wie dem Über-Ich: Die den Interessen der Person dienende langfristige Rationalität soll gegenüber den grausamen, irrationalen und strengen Forderungen des Gewissens und den stetig drängenden Triebwünschen die Oberhand gewinnen. Doch *Freud* wäre nicht *Freud*, wenn er diesem therapeutischen Ideal dieser Krypto-Moral – gegenüber nicht selbst Skepsis anmelden würde. Er fährt obigen Abschnitt mit dem Satz fort: „Sollte nicht die Einsicht in die Wirkungsweise der Verdrängung gerade den Analytiker von so extremer Parteinahme zurückhalten?" Das Unbewusste selbst steht nämlich dem aufklärerischen rationalen Ideal im Weg, weil es nicht nur ein deskriptives Unbewusstes, sondern ein dynamisches Unbewusstes ist: Auch die verdrängenden Kräfte, die sich im therapeutischen Kontext als Widerstände äussern, sind zum grossen Teil unbewusst, nicht nur die verdrängten Vorstellungen. Wir Menschen sind fundamentaler gespalten, als wir denken, und als uns lieb ist. Die Psychoanalyse ringt in ihrer ganzen Entwicklung mit der Frage, welche Kräfte nun eigentlich stärker seien: Das Interesse und auch die Kraft, sich die unangenehmen verdrängten inneren Wahrheiten und Erinnerungen bewusst zu machen, sich ihrer Macht über den eigenen Lebenslauf zu bemächtigen und dem Leben eine neue „bessere" , „vernünftigere" , mehr befriedigende Richtung zu geben, oder die Kräfte des Unbewussten, der Verdrängung, des Nicht-Wissen-Wollens? Die Ausstrahlungskraft von *Freuds* zweiter Strukturtheorie der Persönlichkeit und ihrer zugrunde liegenden militärisch-politischen Metapher rührt daher: Die Psyche mit ihren drei Antagonisten Es, Über-Ich, Ich ist ein Schlachtfeld, auf dem diese je nach Individuum unterschiedlich stark gerüsteten Armeen um die Vorherrschaft ringen. Das Leben selbst ist ein Selbstbehauptungskampf des Ichs in den inneren Konflikten, die ein Niederschlag des nie endenden Kampfes seiner nicht zu bändigenden Triebe mit den äusseren Realitäten und gesellschaftlichen Anforderungen sind.

Dieses tragische und skeptische Menschenbild kann wohl als grundlegend für die *Freud*sche Psychoanalyse – vor allem für ihre Praxis – angesehen werden. Und es ist auch kennzeichnend für die jene die ganze Geschichte der Psychoanalyse kennzeichnenden Konflikte mit den Agenten der gesellschaftlichen Macht. Immer wieder ist die Psychoanalyse mit der Forderung konfrontiert, die Menschen gesund, positiv, stark, tüchtig, lebensfroh, usw. zu machen, und das in immer kürzerer Zeit, und immer wieder muss sie darauf bestehen, dass in der menschlichen Grundverfassung Kräfte wirksam sind, die eben diesem Ziel im Wege stehen.

Der Mensch bleibt Mensch. Die Psychoanalyse kann ihm helfen, dies zu erkennen, und vielleicht ein Stückchen Autonomie und Emanzipation von den mächtigen Kräften des

Unbewussten zu gewinnen. Auf dieser tragischen weltanschaulichen Basis entwickelt sich das paradoxe psychoanalytische Projekt: Es ist fraglich, ob wir uns gegenüber den konservativen Kräften unserer Geschichte behaupten und verändern können, aber gerade in der Erkenntnis dieser Begrenzung und dessen, wer wir wirklich sind, liegt die potenzielle Veränderung.

Diese *Theorie* des psychischen Apparats gründet nach *Freud* auf einer *Empirie*, auf systematisch gesammelten Erfahrungen, die sich mit der psychoanalytischen *Methode*, identisch mit der klassischen analytischen Behandlungstechnik, beobachten lässt. *Freud* unterstreicht immer wieder, dass das Zentrale an der Psychoanalyse die Methode und die Empirie und ihr Gegenstand, das Unbewusste, sind, das sich nur durch die Aufhebung der Verdrängung erforschen lässt. Er nimmt den Standpunkt eines Wissenschafters ein, der die Kräfteverhältnisse und Abläufe innerhalb der menschlichen Seele erforscht, aber für keine Instanz oder Partei, weder für die Moral, noch für die Befriedigung, noch für die Einflüsse der äusseren Welt, Stellung bezieht. Der wissenschaftliche Standpunkt *Freuds* ist weder derjenige des Rationalisten, der das Primat der vernunftgeleiteten Herrschaft des Ichs betont, noch derjenige des Romantikers, der der Befriedigung und Erfüllung von Gefühlen und Trieben den Vorrang gibt, und auch nicht derjenige des Moralisten, der das schwache und schutzbedürftige Individuum unter die Obhut einer Ideologie stellen will. Der homo psychoanalyticus „will nichts" : Er nimmt nur möglichst umfassend die innersten Zustände und Vorgänge wahr. Diese naturalistisch-empirische Position ist aber, und dies ist die Nahtstelle zur ich-psychologischen Reifungsideologie, eben auch therapeutisch. Ein möglichst umfassend wahrnehmendes Ich ist besser in der Lage, auch Unangenehmes wahrzunehmen, Gefühle und Impulse auszuhalten und in freier Wahl zu entscheiden, ob es verzichten, die Befriedigung durchsetzen oder sie aufschieben soll. Die mit einem psychoanalytischen Ich gekräftigte Person stellt sich mit wachem und kritischem Ich den seelischen Kämpfen und den Auseinandersetzung mit der Welt. Die empirische Position ist an der Wurzel des ich-psychologischen therapeutischen Optimismus, sie muss aber nicht zwingend zu ihm führen. Die Psychoanalyse kann den einzelnen Menschen befähigen, in den seelischen Konflikten seine eigene persönliche Position zu finden; dazu ist ein Bekenntnis zu einer *selbstreflexiven wissenschaftlichen Position sich selbst gegenüber unabdingbar*, aber kein weltanschaulicher Vorrang von Vernunft, Moral, Trieb oder Gefühl. Eine Entscheidung für das eine oder das andere oder ein wie auch immer gearteter Kompromiss ist nach getaner psychoanalytischer Arbeit in jede denkbare Richtung möglich. Diese radikale empirische Position ist, wenn man so will, auch eine Weltanschauung, ich würde es aber vorziehen, von einer *psychischen Position* zu sprechen, weil sie dem Individuum in den Ausweglosigkeiten und Widersprüchen des menschlichen Daseins keine positive Perspektive anbietet, sondern ihm hilft, das Menschsein mit all seinen unaufhebbaren Widersprüchen zu ertragen und das Beste daraus zu machen.

Der Weg zu eine fixierten psychoanalytischen Weltanschauung und einem darin enthaltenen Menschenbild ist für mich erst dann geebnet, wenn aus der *empirischen und forschenden Position, d.h. der Beobachtung und Untersuchung des seelischen Kräftespiels in der Auseinandersetzung mit der Realität*, eine *Parteinahme* im Denken und Handeln für einen bestimmten Teil der Psyche erfolgt, d.h. wenn der Psychoanalytiker die radikale empirische

Position verlässt und von der Aufgabe abkommt, das Ich in eine analytisches Ich umzuwandeln, das sich den unangenehmen inneren Wahrheiten stellt, und vielmehr beginnt, dem Ich Ratschläge und Leitlinien einzuflüstern, mit welchem der Antagonisten es Burgfrieden schliessen, Allianzen eingehen oder sich ihm gar unterwerfen soll.

Die Geschichte der Psychoanalyse mit ihren Verästelungen, Unter-Schulenbildungen und z.T. erbitterten theoretisch-weltanschaulichen Kämpfen zeigt, dass die *Beschränkung auf die beobachtende und untersuchende Position* immer wieder utopisch ist. Immer wieder verfallen Psychoanalytiker der Versuchung, nicht nur in ihrem Lebensvollzug, sondern auch als psychoanalytische Theoretiker und Kliniker, für bestimmte seelische Bereiche Partei zu ergreifen und in einem Menschenbild und einer Weltanschauung Trost und Halt zu suchen.

Ich werde in einem ersten Abschnitt begründen, warum die Psychoanalyse eine Wissenschaft mit einem eigenen Gegenstand und einer eigenen Forschungslogik ist und weder eine orientierungsstiftende Weltanschauung noch ein davon abgeleitetes Menschenbild begründen oder bedienen will. Psychoanalyse ist eine wissenschaftliche selbst-reflexive Position. Ich werde diese radikale empirische Position, die auf der Methode der freien Assoziation und der freischwebenden Aufmerksamkeit beruht, in einem zweiten Abschnitt als Grundlage des Autonomieprojekts des modernen Menschen beschreiben. In einem dritten Abschnitt werde ich dieses epistemologische und emanzipatorische Projekt ideologiekritisch auf seinen impliziten ideologischen Weltanschauungs- und Menschenbildgehalt untersuchen. Abschnitt vier schliesslich unterscheidet zwischen der ideologiekritischen und radikalempirischen Position der Psychoanalyse und den Weltanschauungen und Menschenbildern, die von einzelnen Psychoanalytikern oder psychoanalytischen Gruppen aus den mittels der psychoanalytischen Methode gewonnenen Theorien abgeleitet werden. Ich werde die drei wichtigsten psychoanalytischen Strömungen auf ihren ideologischen Gehalt untersuchen. Im fünften und letzten Abschnitt werde ich dafür plädieren, die selbst-reflexive Position der Psychoanalyse auf die gerade in der Orientierungslosigkeit der Postmoderne besonders notwendige Sensibilität für den Missbrauch von Psychotherapie als quasi-religiöse Moralisierung und positive Identitätsstiftungs-Ideologie auszuweiten.

1. Die Psychoanalyse ist eine Wissenschaft mit einer eigenen Epistemologie und keine orientierungsstiftende Weltanschauung

Freud, der sich zeit seines Lebens auch mit den philosophischen und kulturellen Aspekten der Psychoanalyse befasst hat, gab seiner 35. Vorlesung zur Einführung in die Psychoanalyse den Titel „Über eine Weltanschauung" . Er eröffnet seine Darlegungen mit einer Definition (1932, S.170): „Ich meine also, eine Weltanschauung ist eine intellektuelle Konstruktion, die alle Probleme unseres Daseins aus einer übergeordneten Annahme einheitlich löst, in der demnach keine Frage offen bleibt und alles, was unser Interesse ist, seinen bestimmten Platz findet. Es ist leicht zu verstehen, dass der Besitz einer solchen Weltanschauung zu den Idealwünschen der Menschen gehört. Im Glauben an sie kann man sich im Leben sicher fühlen, wissen, was man anstreben soll, wie man seine Affekte und Interessen am zweckmässigsten unterbringen kann."

Der Begriff des Menschenbildes ist mit dem der Weltanschauung eng verknüpft, ist es doch ein Teil des letzteren. Wie ich die „condition humaine" erlebe, sei dies nun implizit oder explizit, welche Vorstellung ich davon habe, was der Mensch im Grunde sei, was ihn auszeichne, wonach er strebe, welche Stellung er im Verhältnis zu den anderen Menschen und zum Weltganzen einnimmt, ist nicht zu trennen von meiner übergeordneten Weltanschauung. Die Frage ist nun, und *Freud* stellt sie am Anfang seines Traktats: „ob die Psychoanalyse zu einer bestimmten Weltanschauung führt und zu welcher." , um sie gleich darauf dezidiert zu beantworten: „Als eine Spezialwissenschaft, ein Zweig der Psychologie, - Tiefenpsychologie oder Psychologie des Unbewussten, - ist sie ganz ungeeignet, eine eigene Weltanschauung zu bilden, sie muss die der Wissenschaft annehmen." Im weiteren Verlauf seiner Darlegungen grenzt *Freud* die Psychoanalyse von der Philosophie und der Religion ab, die beide grundlegende Wünsche der Menschen erfüllen, die die Psychoanalyse zwar aufdeckt, deren Befriedigung sie sich hingegen verweigert: Dem Wunsch nach einer kohärenten und ganzheitlichen Sicht der Welt und des Menschen; dem Wunsch, sich in dieser Welt zu orientieren, ihre verwirrenden und widersprüchlichen Phänomene zu erklären und Handlungsleitlinien für die Lebenskunst zu finden; dem Wunsch nach Führung und Trost durch eine Elterninstanz; dem Wunsch nach Zielen und Lebenssinn. Diese Wünsche haben laut *Freud* alle mit unserem infantilen Kern zu tun, mit dem nie ganz aufgegebenen Sehnsüchten, ein Leben lang Kinder zu bleiben und nicht die erwachsene Verantwortung für ein selbstbestimmtes Leben zu übernehmen. Wohl strebt auch die wissenschaftliche Weltanschauung nach der Einheitlichkeit der Welterklärung, aber diese wird nicht durch ein Gedankensystem im Hier und Jetzt realisiert, sondern ihre Erfüllung wird in die unbestimmte Zukunft verschoben: Unser Wissen über die Welt, über den Menschen, über das Unbewusste des Menschen, ist derzeit und vielleicht immer begrenzt. Und auch für die Anerkennung der Gültigkeit von Aussagen gelten einschränkende Regeln: Nicht blosse Intuition, göttliche Eingebung, Imagination oder Offenbarung dürfen Quellen des Wissens sein. Gültiges Wissen wird nur durch Erfahrung und systematische Beobachtung erworben.

Freud bricht eine Lanze für die wissenschaftliche Erforschung der Seele, den Einwand, dass die wissenschaftliche Weltanschauung trostlos und armselig sei, weist er energisch zurück: „Er ist ganz haltlos, denn Geist und Seele sind in genau der nämlichen Weise Objekt der wissenschaftlichen Forschung wie irgendwelche menschenfremden Dinge. Die Psychoanalyse hat ein besonderes Anrecht, hier das Wort für die wissenschaftliche Weltanschauung zu führen, weil man ihr nicht den Vorwurf machen kann, dass sie das Seelische in ihrem Weltbild vernachlässigt habe." (1932, S.171)

Die Psychoanalyse ist also keine Religion und kann auch nicht zur Begründung einer solchen dienen, und sie ist keine Philosophie, die alle Fragen des Menschseins kohärent und sinnvoll erklärt. Sie ist eine wissenschaftliche Disziplin mit einem eigenen Gegenstand, dem Unbewussten, und einer eigenen Forschungslogik und ihr angepassten Untersuchungsmethoden.

Der zentrale Forschungsgegenstand der Psychoanalyse ist das menschliche Unbewusste und seine Beziehung zu den anderen Teilen des Seelenlebens. Die Entdeckung und systematische Erforschung des Unbewussten ist der revolutionäre Beitrag der Psychoanalyse zur Wissenschaft. Sie untersucht das Unbewusste auf der Basis einer eigenständigen Epistemologie und auf ihr beruhenden systematischen Forschungsmethoden.

Die psychoanalytische Epistemologie

Wie gelangt die Psychoanalyse zu Erkenntnis? *Vassalli* (2005) weist nach, dass sich *Freud* nach dem gescheiterten wissenschaftlichen Projekt seines „Entwurfs einer Psychologie" (1895a), die das Seelenleben naturwissenschaftlich fundieren wollte, vom Experiment als Quelle der Erkenntnis verabschiedet hat und eine neue Erkenntnistheorie und Forschungslogik begründet hat, die aus einer Abfolge von Wahrnehmung (Sinnliche Wahrnehmung, d. h. vor allem Zuhören, Einfühlung in die Gefühle des anderen, Wahrnehmung eigener Gefühle) und Erraten von unbewussten seelischen Vorgängen und Inhalten besteht. Die Forschungslogik entwickelte sich dabei aus der Behandlungstechnik. Die Behandlung bestand darin, die verdrängten Erinnerungen der Patientinnen zu Tage zu fördern; um die Abwehrkraft gegen die Erinnerung zu überwinden, wurden zunächst suggestive Hypnose und kathartische Drucktechnik eingesetzt. *Freud* beschreibt mehrfach, wie sehr es in der Therapie darauf ankommt, dass der Arzt die Natur und Motive der beim Patienten wirkenden Abwehr „ungefähr erraten" habe muss (1895b, S. 285). Der Akt des Erratens ist der technische Vorgang, durch den der Zugang zum Unbewussten ermöglicht wird. Unbewusste Phantasien, die den Symptomen und Träumen zugrunde liegen, müssen vom Psychoanalytiker aus den Worten der Erzählung des Analysanden – heute würden wir auch noch hinzufügen: und aus den eigenen inneren Reaktionen auf die Rede und das Verhalten des Analysanden - erraten werden. Dieses Erraten ist aber beileibe nicht willkürlich, es folgt einer vorläufigen Theorie, und die neu entwickelte klinische ad-hoc-Theorie, d.h. das aus dem „Material" des Patienten Erratene, wird diesem in Form einer Deutung vorgelegt. Die Reaktion auf diese Deutung wiederum zeigt, ob richtig geraten wurde oder nicht. Die Behandlungstechnik und die Forschungsmethode sind anfänglich eins, und die vorläufigen Theorien werden an den neuen klinischen Fakten, den Reaktionen auf die Deutungen, überprüft.

Es gibt innerhalb der Psychoanalyse eine erkenntnistheoretische Debatte über den Standort der Psychoanalyse als Wissenschaft. Drei Positionen stehen dabei zur Diskussion: Psychoanalyse als experimentelle Naturwissenschaft, Psychoanalyse als Hermeneutik, Psychoanalyse als konkret-sinnliche Empirie. Das psychoanalytische Behandlungssetting mit ihren äusseren künstlichen Festlegungen kann oberflächlich betrachtet als Experiment aufgefasst werden, in dem seelische Phänomene erzeugt, beobachtet und untersucht werden. Es jedoch auf ein Experiment zu reduzieren, würde seinen naturalistischen Charakter verkennen. Gerade in der Abkehr von der Hypnose, die künstlich einen seelischen Zustand induziert, geht es im psychoanalytischen Setting darum, seelische Phänomene natürlich ablaufen zu lassen: Die seelischen Vorgänge, die im Analysanden und Analytiker und zwischen den beiden ablaufen, sind nicht künstlich erzeugt, sondern werden in einer optimierten Wahrnehmungs- und Beobachtungsssituation beobachtet und untersucht. Auch das hermeneutische Modell schöpft das Wesen der psychoanalytischen Situation nicht aus. Es geht in der psychoanalytischen Forschung um mehr als um Textinterpretation und

Suchen nach einem verborgenen Sinn in der Rede des Patienten. Es geht um eine persönliche, seelisch-leibliche Wahrheit, die entdeckt werden muss, es geht um einen sich ständig verändernden lebendigen Forschungsgegenstand. *Freud* entscheidet sich deshalb für die radikale empirische Position des naturalistischen Forschers, der die Phänomene, so wie sie sich ihm präsentieren, in der Betrachtung zu ergründen versucht. Die Behandlungssituation ist ein spezieller Ausschnitt aus dem natürlichen Seelenleben des Patienten, das möglichst ohne äussere Einwirkung – analog der Forschungssituation des Biologen, der unter dem Mikroskop Kleinstorganismen untersucht – wahrgenommen und präzise erforscht wird. Aufgrund der Besonderheiten des Forschungsgegenstandes, des Unbewussten, ist es notwendig, immer wieder begründete Vermutungen über das Noch-Nicht-Gewusste anzustellen und diese dem Realitätstest zu unterziehen. Wird ein Widerstand nämlich richtig erraten und gedeutet, so produziert die Deutung neues erhellendes Material, und der Forschungs- und Behandlungsprozess kann weitergehen. *Freud* hat sich deutlich für den radikal-empirischen Ansatz ausgesprochen, nachdem er erkannt hatte, dass der exakt Naturwissenschaftlich-experimentelle in die Sackgasse führte.

Wir Psychoanalytiker sind Fährtensucher, die in eine unbekannte Zone vordringen, wagemutige Pioniere, die das in der Tiefe der menschlichen Seele Verborgene suchen, entdecken und erforschen, immer im Wissen, dass das Nicht-Wissen wohl immer grösser bleiben wird als das Wissen, was uns aber nicht von der wissenschaftlichen Verpflichtung und Entdeckerleidenschaft erlöst, unverdrossen weiterzuforschen.

Eine aufgeregte Frau bittet mich telefonisch dringend um einen Termin, tags darauf erscheint eine junge schöne schlanke etwas nachlässig gekleidete Frau zum Erstgespräch. Sie habe Selbstmordgedanken, wolle nicht mehr leben. Der Psychiater, der das Gutachten für die Abtreibung gemacht habe, habe sie zu mir geschickt. Sie erzählt in knappen stockenden Worten ihre Geschichte: Einziges Kind von Einwanderern aus dem Süden, Lehre als Kindergärtnerin, sie sei immer still und zurückgezogen, sehr schüchtern gewesen, habe keine Männerbekanntschaften gehabt, bis sie ihn kennengelernt habe. Liebe auf den ersten Blick, ein halbes Jahr das totale Glück, sie hätten nicht aufgepasst beim Sex, da sei sie schwanger geworden. Sie habe es ihm gesagt, und gedacht, er freue sich. Doch er sei ganz kalt geworden, und habe gesagt, er wolle das Kind nicht. Und von da an habe er sich ganz von ihr zurückgezogen. Sie sei in eine fürchterliche Situation gekommen, Liebeskummer und das Dilemma, Abtreibung oder nicht, die Eltern katholisch, sie selber völlig überfordert. Der Psychiater habe ihr zur Abtreibung geraten, sie habe schliesslich eingewilligt, kurz nach der Abtreibung sei sie depressiv geworden, sie spüre überhaupt nichts mehr, denke nur noch an den Tod. Im Verlaufe des Gesprächs wird sie immer lebhafter, ich empfinde starke Gefühle der Sympathie für sie, und „es funkt" , ohne grössere Umschweife beschliessen wir eine psychoanalytische Therapie zu beginnen. Ich bin etwas euphorisiert, eine so differenzierte kluge und attrakive Patientin zu haben, und freue mich auf die nächste Stunde.

Sie eröffnet die Sitzung mit dem Satz: „Ich breche die Therapie ab, ich kann nicht." Die Kälte in ihrer Stimme und die brüske Beendigung der hoffnungsvoll begonnenen Therapie erzeugen in mir ein Gefühl der sprachlosen Enttäuschung. Ich ringe über eine Minute um Worte, finde keine, nach einem längeren Schweigen finde ich das Gleichgewicht soweit, dass ich mehr stammle als rede: „Jetzt treiben Sie die Therapie ab, Sie lassen mich jetzt etwas von dem fühlen, was Sie erlebt haben, als Ihr Freund sich von Ihnen zurückzog und alle Hoffnungen auf eine gemeinsame glückliche Zukunft mit einem Schlag zusammenbrachen...“

Sie fängt still an zu weinen. Sie beginnt eine psychoanalytische Therapie - zunächst zwei Stunden im Sitzen, dann als Analyse mit drei Stunden pro Woche im Liegen - und entwickelt sich zu einer lebhaften und beziehungsfähigen Frau. Sie findet einen neuen liebevollen Partner und möchte sich bei Abschluss der Analyse darauf einlassen, mit ihm eine Familie zu gründen.

Argelander hat in seiner Schrift „Das Erstinterview in der Psychotherapie“ (1970) die Epistemologie der psychoanalytischen Behandlungstechnik auf den einfachen Nenner gebracht: Objektive Information, subjektive Information, szenische Information. Der Patientin gelingt es im Erstinterview, die objektive und subjektive Informationen zu liefern, die wir zum Verständnis ihrer Situation brauchen: dass sie Behandlung braucht, dass sie durch die Trennung von ihrem Freund und die Abtreibung in eine reaktive Depression geraten ist. Die szenische Information besteht aus dem Verhalten der Patientin und den Gefühlen des Analytikers. Die Patientin „verführt“ den Analytiker, und nachdem dieser sich Hoffnungen auf eine schöne Therapie gemacht hat, zieht sie sich von ihm zurück und will die Therapie abbrechen. Der Therapeut fühlt Schock, Enttäuschung, Hilflosigkeit.

Durch seine eigene Analyse und Ausbildung ist er mit dem Phänomen der projektiven Identifizierung vertraut; er weiss, dass Patienten Selbstanteile oder Gefühle, die sie nicht in sich tragen können, in den Analytiker hineinverlagern, so dass dieser sie an ihrer Stelle empfindet. Um dies zu erreichen, üben sie durch ihre Verhaltensweisen starken Druck auf den Therapeuten aus, sich gemäss der projektiven Identifizierung zu fühlen und oft auch zu verhalten. Die Patientin gewann den Analytiker durch ihren Hilfsappell, ihre erotische Kindlichkeit, sie mobilisierte im Analytiker erotisierte Gefühle und Hoffnungen. Dann stürzte sie ihn mit der brüsken Zurückweisung in Gefühle der Ohnmacht. Der Sinn der projektiven Identifizierung besteht darin, den Analytiker als Container, als Behälter für alles Unerträgliche zu gebrauchen und gleichzeitig mit den „ausgelagerten“ Gefühlen und Selbstanteilen in Beziehung zu bleiben. Ein weiterer Zweck besteht darin, durch die Deponierung dieser Gefühle im Analytiker dafür zu sorgen, dass dieser sie verarbeitet und in einer verträglichen Form der Patientin zurückgibt, sodass diese sie in ihr Leben integrieren kann. Die traumatische Desillusionierung konnte von der Patientin nicht ertragen, die notwendige Trauerarbeit nicht geleistet werden. Die Patientin benutzte die seelischen Fähigkeiten des Analytikers, diese abgespaltenen Gefühle aufzunehmen, an ihrer Stelle zu fühlen, für sie auszuhalten, auszusprechen und ihr in einer für sie erträglichen Form zurückzugeben und ihr so zu helfen, mit ihnen wieder in Kontakt zu kommen.

Das Beispiel zeigt, dass die Erkenntnisse, die der Analytiker in der Behandlungssituation gewinnt, aus verschiedenen Quellen stammen: was die Patientin sagt; wie sie es sagt;

wie sie aussieht, riecht, sich bewegt; wie sich der Analytiker fühlt; was für Bilder und Gedanken in ihm auftauchen; was für Handlungsimpulse er verspürt; wie er sich tatsächlich verhält.

Die psychoanalytische Epistemologie beruht auf der Behandlungssituation als totaler Situation (*Joseph* 1991), in der sämtliche Wahrnehmungen und Empfindungen des Analytikers als Hinweise zur Erratung der unbewussten Seelenvorgänge der Patientin verwendet werden. Diese totale Wahrnehmungssituation und die konjekturale Praxis des Vermutens der hinter den wahrgenommenen Phänomenen liegenden unbewussten Vorgänge, das Aussprechen dieser Vermutungen und deren Überprüfung an der Reaktion der Patientin zeigt sich im Beispiel: Der Analytiker wagt es, die Vermutung zu äussern (aus seinen Gegenübertragungsgefühlen heraus, die er als in ihm deponierte Gefühle der Patientin versteht), dass seine Gefühle denjenigen der Patientin entsprechen, die sie in der traumatischen Situation abwehren musste. Die Reaktion der Patientin (das Weinen, Sich-Einlassen auf eine Therapie) zeigte, dass die Vermutung richtig war. Der Erkenntnisprozess in der psychoanalytischen Methode vollzieht sich gemäss dieser Forschungslogik sukzessiv: Immer wieder wird aufgrund der vorliegenden Daten „ins Dunkle hinausgebaut" (*Freud* 1900), und die Vermutungen werden aufgrund der neu gewonnenen Daten, d.h. der Reaktionen der Patienten, überprüft.

Das topische Modell

Im berühmten siebten Kapitel der „Traumdeutung" (1900) führt *Freud* das topische Modell der Psyche ein. Die Seele wird als ein Raum vorgestellt, der dreigeteilt ist in ein Unbewusstes, ein Vorbewusstes und ein Bewusstes. Die Anwesenheit einer Vorstellung in einem der drei Räume zeichnet die Qualität des seelischen Inhalts aus; wenn er verdrängt ist, d.h. nicht bewusstseinsfähig, ist er unbewusst. Wenn er nicht bewusst, aber bewusstseinsfähig ist, ist er vorbewusst. Das Vorbewusste ist der Durchgangsraum zwischen dem Unbewussten und dem Vorbewussten. Die Grundregel der freien Assoziation verlangt vom Patienten, sämtliche Bewusstseinsinhalte, so wie sie ihm einfallen, zu äussern. Zwischen Vorbewusstem und Unbewusstem operiert die Verdrängung. Psychische Gegenbesetzungskräfte wollen verhindern, dass seelische Inhalte vorbewusst und damit bewusstseinsfähig und zu gegebenem Zeitpunkt bewusst werden. Die Verdrängung zeigt sich behandlungstechnisch als Widerstand. Der Widerstand kann mit Deutungen, die sein Motiv zu erraten versuchen, überwunden werden. Durch das Erraten der Widerstände gelangen wir zum Erraten der unbewussten Phantasien, Konflikte und Triebabkömmlinge.

Widerstand und Verdrängung

Fast alles am Menschsein wäre einfach, wenn es nicht Widerstand und Verdrängung gäbe. Doch die „condition humaine" ist anders: Wir verdrängen im Verlaufe unserer Kindheit den Niederschlag aller ungelösten Konflikte. Das lange Ausharren in kindlicher Hilflosigkeit und Unterlegenheit gegenüber der übermächtigen Realität und den Elternfiguren ist dafür verantwortlich. Als Kinder erleben wir einen ständigen Zusammenprall zwischen unseren Triebwünschen und kindlichen Gefühlsinteressen und den Verboten und Geboten der übermächtigen Betreuungspersonen, der Eltern, Geschwister, Lehrer. Wir identifizieren uns angesichts der permanenten Übermacht der Aussenwelt mit dem Aggressor und verwandeln den Konflikt mit der Realität in einen inneren Konflikt. Da der Konflikt uns beständig an Ur-Ängste erinnert und diese unlustvoll das Erleben stören würden, wird er verdrängt.

Die Notwendigkeit, ungelöste Konflikte aus der Verdrängung zu holen, besteht nur, wenn die Konfliktlösungen unbefriedigend sind. Dann muss zum Zweck der Gesundung der Konflikt ans Licht geholt und nochmals unlustvoll durchlebt werden, um ihn einer besseren Lösung zuzuführen. Der Mensch will also nicht einfach nur gesund werden, wenn er zur Psychoanalyse kommt. Er setzt der psychoanalytischen Behandlungs- und Forschungssituation unbewusste Widerstände entgegen, weil er die Unlust bei der Konfrontation mit der inneren verdrängten Wahrheit fürchtet: Angst, Schmerz, Trauer. Sowohl der Widerstand wie die durch den Widerstand abgewehrten Affekte und Konflikte sind unbewusst und müssen aus den Äusserungen und dem Verhalten des Patienten und den Gefühlsreaktionen des Analytikers erraten werden.

Psychoanalyse setzt auf geduldige lange und nachhaltige Klein-Arbeit. Die Widerstände sollen nicht gebrochen oder umgangen, sondern verstanden und überwunden werden. Dabei soll dem Analysanden im Prozess des iterativen Durcharbeitens seine subtil organisierte Abwehrstruktur, die er gegen die Wahrnehmung von Unlust (Schmerz, Angst, Konfliktspannung, Trauer) errichtet hat, ebenso einsichtig werden, wie das durch diese Struktur Abgewehrte (das gegenwärtige Unbewusste und vergangene Unbewusste, die Erinnerungen). Der Charakter als idiosynkratische Formation der sich in der Behandlung als Widerstände zeigenden Anpassungs- und Abwehrmechanismen kann nicht zertrümmert werden. Vielmehr müssen dem Analysanden seine Charakterzüge als chronische Einstellungen und petrifizierte seelische Abwehrstrategien bewusst und erlebbar gemacht werden. Übermässige Ungeduld z.B. kann als Abwehr von Angst vor Frustration, die sich wegen extremer Versagungen in der frühen Kindheit bildete, verstanden und durchgearbeitet werden.

Realitätsprinzip und Lustprinzip

Im Seelenleben herrschen zwei Prinzipien: Das Realitätsprinzip und das Lustprinzip. Das Lustprinzip – oder Lust-Unlust-Prinzip, wie es *Freud* auch nennt – strebt danach, kurzfristig Unlust zu vermeiden und Lust zu suchen. Es sucht Entlastung und Befriedigung, will sich Anforderungen entziehen. Das Realitätsprinzip hingegen nimmt kurzfristige Versagungen in Kauf, um langfristig den Lust-Unlust-Haushalt zu optimieren. Das Kind in seinem durch die Eltern geschützten Rahmen funktioniert lange nach dem Lustprinzip und muss den Übergang zum erwachsenen Funktionieren nach dem Realitätsprinzip erlernen. Doch wir alle bleiben ein Leben lang im Innersten Kinder. Deshalb versuchen wir immer Unlust zu vermeiden, auch wenn sie uns langfristig Nutzen brächte. Wir müssen zumindest hartnäckig vom langfristigen Nutzen überzeugt werden. Genau das Lust-Unlust-Prinzip ist nun ein mächtiger Gegner der psychoanalytischen Forschung und Therapie. Der Verdrängungswiderstand ist immer ein Widerstand gegen Unlust aus seelischen verdrängten Wahrheiten: Konfliktangst, Über-Ich-Angst, Triebangst, Kastrationsangst, Verlustangst, Trauer, Schmerz, Zorn, Ekel, Scham, Schuld, und was der unangenehmen verdrängten Phantasien, Bilder, Erfahrungen, Gefühle mehr sind. Die psychoanalytische Arbeit ist auch deshalb so langwierig und geht in kleinen Schritten voran, weil die zur Erkenntnis notwendige immense Unlust in verträglichen Dosen auf eine lange Zeitstrecke verteilt werden muss.

Das Struktur-Modell

Das Strukturmodell der Psyche ist eine militärische oder politische Metapher (*Brunner*, 1995). Das Ich als Wahrnehmungs-, Denk- und Handlungsinstanz innerhalb des seelischen Apparat soll die Oberhand gewinnen, die Übersicht behalten, die langfristigen Interessen der Person wahren gegenüber dem anarchistischen wilden Es, den sexuellen und aggressiven Triebkräften, dem verbietenden und gebietenden Über-Ich, d.h. der inneren Richter- und Strafinstanz, und den Widerfahrnissen und Anforderungen der äusseren Realität. Das Ich als Premierminister, das Über-Ich als Justiz und Polizei, das Es als die Masse des Volkes, so könnte der seelische Apparat in der Metapher eines modernen Staates gefasst werden. *Freud* entwickelt in seiner Schrift „Die endliche und die unendliche Analyse“ (1937) eine Auslegeordnung, welche Faktoren letztlich den Ausschlag über die Entwicklung einer Persönlichkeit geben: Die Stärke des Ichs, die Stärke der Triebe, und die „akzidentellen Faktoren“ , d.h. die Erfahrungen mit der Realität. Die Stärke der Triebe ist konstitutionell, sie entspricht in der Metapher des Staates der ökonomischen Kraft eines Staates, seine Institutionen mit Macht auszustatten, zu bemannen und auszurüsten. Sowohl das Ich wie das Über-Ich können mit Trieb-Energie ausgestattet werden, so wie eben auch der Staat oder die Polizei schwach oder stark genug sein können, um mit inneren und äusseren Anforderungen und Gegnern umzugehen.

Die duale Triebtheorie

Die Triebtheorie ist ein weiteres „Schibboleth“ , ein Glaubenssatz der Psychoanalyse. Der Mensch ist weder eine tabula rasa und nur von der Umwelt gesteuert, noch ist er ein Instinktwesen, das völlig seinen genetisch fixierten Programmen ausgeliefert ist. Ohne hier die Entwicklung der *Freud*schen Triebtheorie in allen Einzelheiten nachzuzeichnen, seien hier die groben Züge skizziert: Ging *Freud* zunächst von einem Monismus aus, dem Sexualtrieb, dem der Selbsterhaltungstrieb beigeordnet war, so entwickelte er später einen Dualismus zwischen Lebenstrieben und Todestrieben, deren erstere auf den Aufbau von Einheiten und Verbindungen, letztere auf die Zerstörung und Auflösung derselben hinarbeiten. Sexualität und Aggression sind in etwa deckungsgleich mit Lebens- und Todestrieben, aber nicht völlig. So sind im Sexuellen Lebens- und Todestriebe wirksam, so wie Aggression der Selbsterhaltung wie der Sexualität dienen kann.

Der Trieb ist „ein Grenzbegriff zwischen Seelischem und Somatischem“ (*Freud* 1915), d.h. er ist die seelische Ausgestaltung unserer biologischen Instinktrealität. Während Tiere Phasen körperlicher Brunst durchlaufen, ist beim Menschen der Instinkt zum Trieb umgearbeitet, der ständig und rhythmisch in die Seele hineinwirkt, in Form unbewusster Phantasien und in Form eines konstanten Dranges, der sich im Verlangen äussert, das nach Auflösung der Spannung durch Befriedigung drängt. Das Begehren ist die Erlebnisseite des Triebes, jeder Mensch zeichnet sich durch sein je individuelles Triebschicksal, sein Begehren, seinen konstitutionellen Trieb-Fingerprint aus, dessen Gestaltung ihm obliegt. Psychoanalyse ist Arbeit am eigenen unverwechselbaren subjektiven Begehren: Wo Es, war soll Ich werden!

Der Narzissmus

Der Narzissmus ist eine eigenständige Entwicklungslinie: Er bezeichnet die Art, wie ein Subjekt sich selbst besetzt. Vom ursprüngliche Primärnarzissmus, in dem noch gar keine Objekte, d.h. anderen Menschen, besetzt, d.h. Vorstellungen und Wünsche auf sie gerichtet werden, sondern alle Libido, d.h. Triebenergie im Ich investiert bleibt und nicht in die Welt gesandt wird, entwickelt sich das Individuum zum sekundären Narzissmus, in dem zwischen Ich- und Objekt-Libido unterschieden wird. Ein Teil unserer Triebenergie wird den Objekten, ein anderer der eigenen Persönlichkeit und ihren Interessen zur Verfügung gestellt. Der Mensch kann in gewissen Grenzen flexibel seine Libido einsetzen, im Falle eines Verlustes – wie *Freud* in seiner berühmten Arbeit „Trauer und Melancholie“ (1916) ausarbeitete – die Libido von der Objektwelt abziehen und sie ins Ich zurücknehmen, um sie nach getaner Trauerarbeit wieder auf ein anderes Objekt auszusenden. Auch im Konzept des Narzissmus scheint wieder die Zielvorstellung des autonomen Subjekts auf, das wählt, ob und wen und wie stark es lieben will: Sich selbst und andere, und in welchem Kräfteverhältnis.

Psychoanalyse als Methode oder als Theorie: Freud oder IPA

Psychoanalyse wird oft auf einzelne ihrer Theoriebausteine reduziert oder mit ihnen gleichgesetzt, z.B. der Theorie der infantilen Sexualität, insbesondere des Oedipuskomplexes, oder den physikalischen Rahmenbedingungen der psychoanalytischen Kur, z. B. der Couch oder langen Behandlungsdauer. Interessant ist, dass sich in der Geschichte der Psychoanalyse eine Tendenz beobachten lässt, Theorie- und Settingfragen zu verabsolutieren und zur Essenz der Psychoanalyse hochzustilisieren, hingegen die psychoanalytische Methode als solche aus dem Blickfeld zu verabschieden. Als Beispiel zitiere ich aus den aktuellen Satzungen der Internationalen Psychoanalytischen Vereinigung: „Der Begriff „Psychoanalyse“ bezieht sich auf eine Theorie über die Struktur und Funktion der Persönlichkeit, auf die Anwendung dieser Theorie auf andere Wissenschaftsbereiche und schliesslich auf eine bestimmte psychotherapeutische Methode. Dieser Wissenschaftsbereich hat seine Grundlagen und Herleitung in bzw. aus den von *Sigmund Freud* gemachten fundamentalen psychologischen Entdeckungen“ (später wurde diese Fassung gekürzt; siehe im Roster 2003, Ar. 3, Section N, zit. nach *Vassalli* 2005).

Offensichtlich nimmt hier die Theorie die erste Stelle ein. Die Theorie ist in Verständnis dieser IPA-Definition keine Theorie des Forschens und Behandelns mehr, sondern eine Theorie der Persönlichkeit. Nicht die radikale empirische Position, wie sie *Freud* zum Ausgangs- und Ankerpunkt der psychoanalytischen Arbeit macht, sondern ein Ergebnis, die Persönlichkeitstheorie, wird als Essenz der Psychoanalyse postuliert. In *Freuds* bekannter

Definition von 1923 lesen wir hingegen: „Psychoanalyse ist der Name 1. eines Verfahrens zur Untersuchung seelischer Vorgänge, welche sonst kaum zugänglich sind; 2. einer Behandlungsmethode neurotischer Störungen, welche sich auf diese Untersuchung gründet; 3. einer Reihe von psychologischen, auf solchem Wege gewonnenen Einsichten, die allmählich zu einer neuen wissenschaftlichen Disziplin zusammenwachsen." (1923a, S. 211).

Die Akzeptverschiebung ist augenfällig: Wo bei Freund die Untersuchungsmethode im Vordergrund steht und auch die Behandlung primär auf der Untersuchungsmethode gründet und erst „allmählich", d.h. langsam eine wissenschaftliche Disziplin – Theorien beinhaltend – auf der Basis der gewonnenen Erkenntnisse entsteht, ist bei der IPA-Definition die Psychoanalyse als Theorie der Persönlichkeit petrifiziert, und die psychotherapeutische Methode ist nicht mehr vom Forschungsinteresse geleitet, d.h. auf die Entdeckung von unbekannter Wahrheit aus, sondern sie ist theorie-abgeleitete Technologie. Die empirische Forschungsmethode, radikal empirisch und mit wissenschaftlicher Neugier offen für die Entdeckung von möglicherweise auch unbequemen Fakten, ist als Ankerpunkt und Wesenskern psychoanalytischer Arbeit aus der Definition verschwunden. Stattdessen wird auf der Basis von Anwendung von Theorie „behandelt". Diese Akzentverschiebung von einer unerschrockenen, offenen und forschenden Position zur Stellung des Gralshüters einer Theorie kann psychoanalytisch als Überhandnehmen in der Analität wurzelnder Bemächtigungstendenzen (als Abwehr der Angst vor dem Trieb und dem Objekt) interpretiert werden. Ich werde im vierten Abschnitt aufzeigen, wie Theorielastigkeit und Technologie-Gläubigkeit von Psychoanalytikern zur Ideologie-Anfälligkeit und zur Identifikation mit kulturellen Aggressoren führen.

2. Die radikale empirische selbstreflexive Position als Autonomieprojekt des modernen Menschen

Der Ausgangspunkt psychoanalytischen Arbeitens ist die Forschungs- und Behandlungsmethode, die sich durch eine Dialektik von physikalischen und seelischen Bedingungen auszeichnet. Die physikalischen Rahmenbedingungen: Ein stiller Raum, immobile Couchlage des Patienten, ein Analytiker im Sessel hinter dem Patienten, fünfzig Minuten Zeit vier Mal in der Woche. Die seelischen Basisabsprachen: Die Grundregel der freien Assoziation auf der Seite des Analysanden, die rezeptive freischwebende Position, die Abstinenz und die technische Neutralität auf Seiten des Analytikers. Diese Rahmenbedingungen sind förderliche Bedingungen für den psychoanalytischen Prozess: Parallel zum Erlernen der empirischen analytischen Position, die der Analysand in einer Art „learning by doing" aus der gemeinsamen Deutungsarbeit mit dem Analytiker erlernt, entwickelt sich eigengesetzlich ein unbewusstes Beziehungsgeschehen (Übertragungs-/Gegenübertragungsdynamik), welche die Beziehungsstörung (Übertragungsneurose) des Patienten abbildet und neben den Spontanerzählungen das Rohdaten-Material für die Er-ratungs- und Deutungsarbeit liefert. Das Verhältnis von Setting und Prozess ist dialektisch: Das feste Setting ist eine begünstigende Bedingung für die Entwicklung des Übertragungsprozesses einerseits (bedingt durch die Immobilität, den fehlenden Sichtkontakt, die hohe Sitzungsfrequenz, all die fördert die natürliche Entstehung einer „Übertragungshassliebe"), für die Beobachtung und Untersuchung der psychischen Prozesse andererseits. Der psychoanalytische Prozess hingegen ist das eigentlich Heilende und Transformierende, eben diese Verschränkung von verschärftem und fokussiertem intrapsychischem und inter-aktivem Geschehen und der Beobachtung desselben, wie es in der berühmten „Bühnen-Metapher" von *Loewald* (1960) festgehalten ist. Grundsätzlich könnte der psychoanalytische Prozess auch ohne ein festes Setting und ohne psychoanalytische Entwicklungstheorie ablaufen, eine Analyse könnte prinzipiell auch auf Spaziergängen durchgeführt werden. Diese Bedingungen wären dem Prozess jedoch hinderlich, weil sie unnötige Unruhe hineinbringen, die Anonymität des Analytikers verwässern und das Wahrnehmungsfeld über Gebühr erschüttern. Das Setting und der Prozess stehen also in dialektischer Beziehung zueinander: Das Setting ist eine notwendige, aber keine hinreichende Bedingung für den Prozess, es erhält jedoch im Prozess auch seine Bedeutung. Genuin psychoanalytische Begründungen, warum eine Psychoanalyse im Liegen und vier Mal in der Woche stattfinden muss, gibt es nicht. Vielmehr muss auch das Setting der analytischen Methode unterworfen werden. Es ist ein Erfahrungswert. So gibt es Patienten mit extremen seelischen Mangelerfahrungen, die das klassische Setting als akute Re-Traumatisierung erleben, die mit Verstehens- und Deutungsarbeit alleine nicht überwunden und integriert werden können. Die radikal empirische Position würde darin bestehen, die für diesen Patienten angemessene äussere Anordnung für die Realisierung der gemeinsamen Forschungsarbeit zu entwickeln. Der Objektbeziehungstheoretiker *Fairbairn* z.B. analysierte die Patienten mit schweren narzisstischen Störungen in einer Sitz-Position, in der sich die Sessel von Analytiker und Analysand in einem Winkel von ca. 120 Grad gegenüberstanden und eine ungezwungene Wahl oder Ablehnung des Blickkontakts möglich wurde.

Es gibt zwei Theorie-Linien in der Geschichte der Psychoanalyse: Prozesstheorien und Inhaltstheorien. Die Prozesstheorien oder die Theorien der Technik befassen sich mit der analytischen Forschungssituation und den in ihr ablaufenden Vorgängen. Die Inhaltstheorien befassen sich mit den in den Sitzungen zutage geförderten Inhalten. Die Theorie des analytischen Prozesses entwickelte sich von einer Theorie der „Agnoszierung des Unbewussten" aus dem spontanen Erzählmaterial der Sitzung zu einer Theorie der „Übertragungsneurose" und deren Auflösung durch mutative Deutungen (*Strachey* 1934) zu einer Theorie der „totalen Situation" (*Joseph* 1991), in der das gesamte Informationsmaterial aus dem Hier und Jetzt der Begegnung zwischen Analytiker und Analysand zur Agnoszierungsarbeit verwertet wird. Die Ansprüche an den Analytiker sind damit beträchtlich gestiegen: Musste er in den Anfängen der Psychoanalyse lediglich bereit sein, geduldig zuzuhören, sich nicht in Gefühlsstürme verwickeln zu lassen, strikt am Setting festhalten und das Erzählmaterial systematisch zu deuten, so musste er in der zweiten Phase sich zum Übertragungsobjekt machen lassen, dies aushalten und ungerührt die „Beziehungskrankheit" des Patienten, die er am eigenen Leib erlebte, in Beziehung zu dessen früheren Beziehungen setzen und den Patienten dazu bringen, das Hier und Heute nicht mehr mit dem Damals und Dort zu verwechseln. Heute ist die Aufgabe noch schwieriger: Der Analytiker muss seine ganze Person, seine Gesamtpsyche der Forschungssituation zur Verfügung stellen, und neben dem Datenmaterial des Patienten vor allem seine eigenen inneren Vorgänge beständig beobachten, ohne sie handelnd auszuagieren, und sie ebenfalls für die Erkenntnisarbeit verwenden. Er muss sich in einer Weise verwenden lassen und doch immer wieder distanzieren, die auf ein Schwingen zwischen zwei Polen beinhaltet, das sehr anspruchsvoll ist (*Zwiebel* 1992): Dem persönlichen Pol der eigenen Gefühle, der eigenen individualtypischen inneren Reaktionen auf den Patienten, und dem technischen Pol der nüchternen Beobachtung und Analyse sämtlicher Phänomene. Diese beiden Pole in eine überzeugende persönliche Identität zu integrieren ist die Hauptherausforderung für einen Psychoanalytiker. Oft zerbricht diese oszillierende analytische Position, und die beiden Extrempositionen werden agiert, entweder durch eine maligne Verstrickung mit mangelnder distanzierter Beobachtungs- und Forschungsarbeit oder mangelnde Empfänglicheit und Identifikation mit dem Patienten und ausufernde Deutungstätigkeit mit intellektuellem Überhang.

Diese radikale empirische Position beinhaltet immer beides: Sinnliche Empfänglichkeit und Offenheit für alles, auch die verrücktesten Phänomene und die eigene emotionale Beteiligung, und gleichzeitig nüchterne wissenschaftliche Betrachtung der ganzen Szenerie. Sie verhilft dem Analytiker und dem Analysanden zu grösserer Autonomie, weil sie in einem solchermassen gestalteten analytischen Prozess ein tiefes Wissen über sich selber erwerben und deshalb gegenüber sich selbst, aber auch gegenüber Ideologien und Über-Ich-Intropressionen eine kritische Distanz einnehmen können. Das psychonalytische Ich, das mit einer solchen Erlebnisfähigkeit und Beobachtungs- und Forschungsgabe ausgestattet wird, gehört zur Ausstattung des wahrnehmungsfähigen, kritischen und autonomen Subjekts mit einer Äquidistanz zu sich selbst und der Welt.

Die Psychoanalyse ist deshalb ganz ein Kind des zwanzigsten Jahrhunderts. Die industrielle Revolution und die Folgen des ersten Weltkriegs gebaren das „moderne" verletzliche Subjekt. Der Begriff „Moderne", der Anfang der 20er Jahre des letzten Jahrhunderts überall im Schwange war, bedeutete nicht nur künstlerischen und politischen Aufbruch, sondern auch eine bisher nicht gekannte Akzeptanz der einzelnen, ungebundenen Person. Subjektivität, Mut und Ehrlichkeit wurden moralisch hoch bewertet, der herrschende Tenor war anti-romantisch, anti-irrational, aufklärerisch. Der erste Weltkrieg war gleichzeitig die erste Manifestation des destruktiven Potenzials, das in der Moderne steckte. Es brauchte einen „neuen" Menschen, eine Psychologie, um diesen Menschen zu verstehen, und seine Destruktivität zu bändigen. Die Psychoanalyse war noch aus einem anderen Grund gefordert. Die erste industrielle Revolution hatte die Produktionsmittel soweit entwickelt, dass sie den Konsum weiter Schichten soweit decken konnte, dass die Arbeitskraft reproduziert wurde. Die Produktion bestimmte den Konsum und damit die Reproduktion. In der zweiten industriellen Revolution wurde der Konsum angekurbelt, die Produktion musste gesteigert und rationalisiert werden, um die wachsenden Konsumbedürfnisse zu befriedigen. Die Psychoanalyse hatte die Aufgabe, ihre Individualität und damit die über die blosse Reproduktion hinausgehenden Konsumwünsche der Menschen zu verstehen: „Man musste die Menschen dazu bringen, ihre Identität nicht länger in der Arbeitswelt zu suchen. Die Psychoanalyse war dieser Kunstgriff. Als eine marginale, charismatische und nicht-ökonomische Kraft bot sie etwas, das über die Logik der Rationalisierung hinauswies – und verfestigte diese zugleich." (*Zaretsky* 2006, S. 204).

Die Psychoanalyse war ein Teil des modernen Re-Familialisierungs-, Individualisierungs-, Identitätsfindungs- und Autonomieprojekts. Ehe und Familie waren nicht mehr nur Instanzen der Sicherheit und Reproduktion, sondern Orte der Geborgenheit, Verlässlichkeit, Zärtlichkeit, Leidenschaft und Individualität. Die Sexualität wurde ausdifferenziert, Auseinandersetzungen, die schon lange einer Lösung harrten - die weibliche Sexualität, die Homosexualität – wurden mit Hilfe der Psychoanalyse angegangen. Gleichzeitig war die Familie nicht mehr einfach nur Transmissionsriemen gesellschaftlicher Anforderungen, sondern auch Ort des individuellen und privaten Aufstands gegen diese. Nichts kann dies mehr verdeutlichen, als den zunehmend zentralen Stellenwert, den die Auseinandersetzung um das „Ich" im Verlaufe der psychoanalytischen Theoriebildung und Diskussion annahm.

Lag der Akzent des theoretischen Interesses um die Jahrhundertwende und während der ersten beiden Jahrzehnte des zwanzigsten Jahrhunderts auf dem Unbewussten, den Mechanismen der Verdrängung (topisches Modell), der Libidotheorie und dem Narzissmus, so verlagerte sich der Schwerpunkt nach der Einführung der Strukturtheorie in der Schrift „Das Ich und das Es" (1923) auf das autonome Ich, das Einsicht in seine unbewussten Leidenschaften, aber auch die unbewussten unterdrückenden inneren Instanzen gewinnen und zu beiden auf ironische Distanz gehen und souverän mit ihnen umgehen solle. Das Ich soll lernen, sich gegenüber der konservativen, unterdrückenden und lustfeindlichen Tendenz (Über-Ich) abzugrenzen, sich aber andererseits auch gegenüber den chaotischen und destruktiven Trieben (Es) konservativ verhalten, sich behaupten und auf Befriedigung souverän verzichten, der Vergnügungssucht zumindest nicht willenlos anheim fallen. *Freuds* Position als wertkonservativer liberaler Denker, der sich den konservativen die individuelle Freiheit unterdrückenden alten Ideologien widersetzte, aber auch dem Diktat der amerikanisierten triebgesteuerten Massenkonsumkultur konservativ-ablehnend gegenüberstand, steht an der Wurzel dieser doppelten Frontposition des Ichs. Doch wie autonom kann dieses Ich an diesen zwei Fronten (zu denen noch die Realität kommt) überhaupt agieren? Wie autonom wurde dieses Ich konzipiert? So autonom ist dieses Ich auch wieder nicht. Es ist nämlich seinerseits zweigeteilt: In einen seinerseits unbewussten Teil, der Angst und Schmerz vermeiden will und der Sitz des Widerstands gegen die Aufdeckung des Unbewussten ist, und in einen Teil, der Sitz von Vernunft und Selbstreflexion ist. Sämtliche psychoanalytischen Theorien bis in die sechziger Jahre konzentrierten sich in unterschiedlicher Form auf dieses Problem: Wie können wir das Negative aufdecken und analysieren? Wie die Widerstände gegen die Aufdeckung des Negativen analysieren und überwinden? Wie können wir den Widerstandteil des Ichs zur Kapitulation zwingen oder überreden, damit Einsicht ins Negative möglich wird (das Trauma, die negative Übertragung)? Wie können wir das Ich zu befähigen, das Negative in der Analyse zu erleben und auszuhalten, um es zu analysieren und zu überwinden? Noch heute teilt sich die psychotherapeutische Community an der Scheidelinie der Negativität und des Widerstands: Während die Vertreter der „Positivtherapien" davon reden, „Ressourcen zu aktivieren" , „das individuelle Wachstum ermöglichen" , „positiv zu denken" , „lösungsorientiert zu arbeiten" , fokussieren die Psychoanalytiker auf die Arbeit am Negativen. Psychoanalytische Therapie ist Überwindung des Widerwillens gegen das Durcharbeiten des Negativen.

Erst in den sechziger Jahren entwickelten sich auch in der Psychoanalyse – Kohut, Winnicott, Lacan – Strömungen, die den Widerstand anders begriffen beziehungsweise in einer anderen Weise am Negativen arbeiteten.

Das autonome freie entwicklungsfähige und reife Subjekt, das sich von der Gesellschaft nicht vereinnahmen lässt, andererseits aber auch Distanz zu seinen Leidenschaften wahrt, das Härten und Leiden auf sich nehmen kann, um Erkenntnis, Entwicklung, Lebendigkeit, bessere Integration zu gewinnen und wahre innere Stärke zu erlangen, bleibt aber in allen psychoanalytischen Projekten das Ziel.

3. Die Rationalisierung und Ideologisierung des psychoanalytischen Projektes

Der Diskurs der Moderne, der sich um die Begriffe Selbstreflexion, Emanzipation und Kommunikation zentriert, benötigt ein Ich, das im Gegensatz zum psychoanalytisch konzipierten gespaltenen Ich, selbstmächtig, einheitlich und kohärent zu sein beansprucht. Das Menschenbild eines konfliktiven Menschen jedoch, der immer ringt und der die Lösung nie hat, weil das Subjekt immer in einen wissenden und einen nicht-wissenden Teil gespalten sein wird, der die Selbsterkenntnis im vollen Bewusstsein der Aporie des Projekts betreibt, wurde in der Geschichte der Psychoanalyse zunehmend gewendet in ein „Bemächtigungsprojekt". Das Ich wird als ein kontrollierendes „anales" Ich verstanden, das beansprucht, die Herrschaft über das Es und Über-Ich zu erlangen. Die Psychoanalyse wird zum Anpassungs- und Herrschaftsinstrument, psychoanalytische Therapie wird in den Dienst der Entwicklung eines „Normal-Ichs" gestellt, das den Anforderungen der Moderne nachkommt. Psychoanalyse soll zu erfüllter Sexualität, besserem Liebesleben, glücklichen Familien, erhöhter Produktivität, Emanzipation von den Eltern, den Vorfahren, den gesellschaftlichen Zwängen, der Tradition führen. Das durchaus ehrbare und soziale Projekt, die Psychoanalyse auch breiten finanzschwächeren Schichten zugänglich zu machen und sie ins Gesundheitswesen einzugliedern, führte zur Unterwerfung unter die Zwänge, gesunde und lebenstüchtige Glieder der Gesellschaft fabrizieren zu müssen. Das Autonomie-Projekt ist selber zur Ideologie geworden, denn die Autonomie, so sehr wie sie anstreben, ist illusionär: Wir können weder unsere biologische Natur, die zur Leibgebundenheit, zur Verankerung des Triebes im „Felsen" des Körperlichen führt, noch die Gesellschaft, in der wir leben, transzendieren. Sowohl das Körperliche wie das Gesellschaftliche sind permanente Produzenten von Unbewusstheit, und das Unbewusste reicht bis in den Kern unseres Ichs hinein, sodass das „Ich nicht nur Helfer des Es, sondern auch sein unterwürfiger Knecht" ist, „der um die Liebe seines Herrn wirbt" (*Freud* 1923, S. 286). Und dies gilt nicht nur für das Es, sondern auch für das Über-Ich, welches seinerseits vom Es abhängt. Der moderne Mensch wäre gerne autonom, aber er muss in seinem Ich, dessen Dienstbarkeit er gerne annähme, eben wiederum dessen Abhängigkeiten, Lücken und Risse zur Kenntnis nehmen.

Das wissenschaftliche Projekt *Freuds*, ein psychoanalytisches Ich zu entwickeln, welches das „innere Ding an sich", das Unbewusste, zu erforschen sucht und so dem Individuum begrenzte Mittel zur Selbsterkenntnis und zur teilweisen Lösung aus neurotischen Abhängigkeiten verschafft, kann ideologisiert und überzogen werden, wenn sie in den

Dienst eines rationalen planenden herrschenden Diskurses gestellt wird, der die Unabänderlichkeiten und geschichtlichen Abhängigkeiten ignoriert. Der im Schwange befindliche Konstruktivismus, der dem Individuum vorgaukelt, seine Geschichte beliebig neu schreiben zu können, ja im Grunde die Geschichte leugnet, da sie in jedem Moment immer nur aus dem Jetzt heraus erzeugt und erfunden wird, ist der auf die Spitze getriebene Machbarkeitswahn und Rationalismus. So missverstanden, würde Psychoanalyse zum Helfer beim Design des neuen „flexiblen" Menschen (*Sennett* 1998).

In der Debatte um die Anziehungskraft konstruktivistischer Positionen für viele Psychoanalytiker zeigt sich das Grundproblem der Psychoanalyse, die Aufarbeitung der eigenen Biographie und die spezifische Art des Erinnerungsprozesses. Die Verführung ist gross, die Freiheit des Ichs und damit des Subjekts, sich selbst neu zu entwerfen und sich von der eigenen Geschichte und vom eigenen Triebgrund zu emanzipieren, überzubewerten. Das psychoanalytische Denken lässt sich wohl am ehesten als dialektisch umreissen: Auch wenn es nicht gelingt, das eigene Unbewusste völlig aufzuklären und die eigene verborgene Biographie vor sich zu bringen, so bedeutet dies doch nicht die Wirkungslosigkeit lebensgeschichtlicher Erfahrung und deren Aufarbeitung. Es muss zwischen Identifikation und Des-Idenfitikation gependelt, es müssen „Spuren" gesucht werden, im Wissen, dass diese nicht eine Wahrheit sind, die auf immer „zu haben" ist: „Das emotionale Erlebnis im Hier und Jetzt in der Analyse führt zu *Revisionen*, eigentlich wäre es besser zu sagen: Wiederverhandlungen im *akustischen* Medium der Psychoanalyse" (*Küchenhoff* 1998).

4. Die psychoanalytischen Theorien als Krypto-Moral: Weltanschauungs- und Ideologiekeime

Habe ich bis hierher das psychoanalytische Projekt als ein neues wissenschaftliches Paradigma vorgestellt, aus dem Unbewussten Bewusstes zu machen, durch systematische Beobachtung und Untersuchung Erkenntnise über das Seelenleben zu sammeln und diese durch Erraten und Prüfen der Reaktionen auf das Erratene zu erweitern, habe ich sodann das psychoanalytische Projekt des Ichs als „wissenschaftliches Ich" bestimmt, das zwar in sich gespalten und begrenzt erkenntnisfähig, sich dennoch auf den mühsamen Weg der Erweiterung der Erkenntnis macht, habe ich ferner die Ideologisierung dieses Erkenntnisprojekts und die Indienststellung des psychoanalytischen Unternehmens zum Zwekke gesellschaftlicher Kontrolle diskutiert, so gelange ich nun zu den aus dem psychoanalytischem Unternehmen gewonnenen Theorien über die Persönlichkeit, über das Seelenleben, die noch viel ideologieträchtiger sind als die Theorien der Technik und der Erforschung des Seelenlebens selbst. Ich werde drei Ideologien erläutern, die die Psychoanalyse im Laufe ihrer Geschichte „abgeworfen" hat: Den *Freud*ianismus, den Kleinianismus und den Kohutianismus. Ich werde mich aus Platzgründen auf diese drei Menschenbilder beschränken, die jede für sich einen Teil des seelischen Geschehens zum positiven Ausgangspunkt ihrer Ideologie macht: Der ideologische *Freud*ianismus feiert das sexuelle Begehren, der Kleinianismus geisselt den Todestrieb (und predigt Verantwortung), der Kohutianismus kreist um den Narzissmus. Die Ich-Psychologie als Idealisierung des „animal rationale" steht als Ideologisierung des wissenschaftlichen psychoanalytischen Projekts quer zu diesen Menschenbildern.

Der Freudianismus: Die Ideologie des autonomen Begehrens

Die *Freud*sche Triebtheorie geht von der Idee aus, dass der Mensch nach Befriedigung strebt und für bestimmte Wünsche Objekte braucht. Prinzipiell sind diese Objekte austauschbar. Das Begehren ist ein zentraler Begriff des *Freud*ianismus. Die französische Psychoanalyse, die sich als Gralshüterin des *Freud*schen Erbes versteht, will das Subjekt zu seinem wahren Begehren führen. Es ist kein Zufall, dass André Green, einer der führenden Vertreter der zeitgenössischen frankophonen Psychoanalyse, bei Winnicott in Analyse war, der das Subjekt von der Konzeption des „wahren Selbsts" her zu befreien versuchte. Der *Freud*ianismus will nicht heilen, er will auch nicht die Welt verbessern, er will dem Subjekt dazu verhelfen, seine unbewussten Phantasien, sein infantiles Begehren, sein Triebschicksal zu erkennen und allenfalls die Mittel und Objekte finden, seine erwachsenen Triebziele ins Recht zu setzen. Der radikale *Freud*ianismus ist weder pädagogisch noch therapeutisch. Es ist für ihn deshalb auch eine absurde Vorstellung (*Heenen-Wolff*, 1998), dass Psychoanalyse zu Therapie auf Krankenschein verkommt und zu Lasten der Gesellschaft erfolgen soll. Psychoanalyse ist ein anarchistisches individuelles Projekt, ein Luxus, den man sich leistet, wenn man sich selber auf den Grund, und damit auch der menschlichen Grundverfasstheit auf die Spur kommen will. Sie hat keinen sozialen Anspruch und verspricht nichts. Wirken deshalb französische Psychoanalytiker arrogant? Ich denke, es steckt ein anderes Verständnis von Menschlichkeit dahinter. Französische Psychoanalytiker lassen die Analysanden mehr in Ruhe, sie fühlen sich nicht penetrant aktiv in sie ein wie die Kleinianer und sind deren inneren Vorgängen auch nicht ständig auf den Fersen, sie wollen möglichst wenig stören und wahren eine ironische Distanz, die das Subjekt nicht behelligen soll. Der Furor therapeuticus ist ihnen fremd. Das Begehren des Objekts ist es nämlich, von dem das Begehren des Subjekts sich emanzipieren muss. Die erste Vergewaltigung durch ein fremdes Begehren geschieht durch unsere Hilflosigkeit bereits in der frühen Beziehung zur Mutter (*Aulagnier* 2001). Wir identifizieren uns als Neugeborene und Kleinkinder unweigerlich mit dem Begehren der Mutter, das unser eigenes Begehren von nun an überschattet. Der *Freud*ianische Psychoanalytiker ist deshalb weniger „mütterlich" , mehr ein ironischer neutraler Dritter, eine im Leben stehende Vaterfigur, die dem Kind zur Seite steht in seiner Befreiung aus der Verklammerung mit der Mutter. „Psychoanalyse ist kein Kindergarten" , sagte eine von mir sehr geschätzte ältere frankophone Psychoanalytikerin. Diese distanzierte Haltung hilft dem Subjekt bei der Arbeit der Selbsterkenntnis, weil es weniger gestört wird bei der Entwicklung eines inneren Raums. Sie bürdet ihm allerdings auch eine grössere Verantwortung für das Wissen- oder Nicht-Wissenwollen, die Aneignung der eigenen Geschichte, die Selbstdeutungsmacht, die Lebensentscheidungen und damit auch das Scheitern auf.

Ein weiterer Punkt zeichnet den *Freud*ianismus aus: das Primat des Sexuellen und ein gewisser unterschwelliger skeptischer therapeutischer Optimismus. Das verdrängte sexuelle Begehren und die mit ihm zusammenhängenden infantilen Konflikte können bewusst gemacht werden, wenn die verinnerlichten Aggressoren begriffen und überwunden werden. Das Verdrängungsmotiv und somit auch das unbewusste Motiv seelischen Leidens ist lediglich in der Unterdrückung der kindlichen sexuellen Triebe zu suchen, der unbewusste

Widerstand ist Widerstand gegen das Leiden an den kindliche Konflikten zwischen infantiler Lebendigkeit und repressiver Umwelt. Es gibt kein destruktives Triebmotiv, nur „böse" verinnerlichte Realität. Destruktiv ist allenfalls die Mächtigkeit und Unbändigkeit der sexuellen Triebe, aber nicht das Triebziel selbst. Dieses lebensorientierte Menschenbild änderte sich, als *Freud* in seiner Arbeit „Jenseits des Lustprinzips" das Konzept des Todestriebes einführte, das Melanie Klein zum Kern ihres Ansatzes machte.

Der Kleinianismus: Die Ideologie der Verantwortung

Die *Klein*sche Entwicklungslehre geht davon aus, dass der Todestrieb das menschliche Hauptproblem ist, die menschliche Destruktivität, und nicht das sexuelle Begehren. Das Kleinkind will die Mutter ausrauben, töten, das Elternpaar attackieren. Es ist gierig, neidisch, eifersüchtig, und zwar relativ unabhängig von den realen Betreuungserfahrungen, die die Aggressivität allenfalls verschärfen können. Es projiziert seine Aggression auf die Eltern, fühlt sich von ihnen verfolgt. Vernichtungsangst ist deshalb die menschliche Urangst. Der Mensch muss lernen, für seine Destruktivität Verantwortung zu übernehmen, seine Objekte vor ihr schützen, sich um sie sorgen. Wenn der Mensch keine Verantwortung für seine eigene Destruktivität übernimmt, zerstört er seine Objekte, seine Beziehungen, letztlich sich selbst. Dem *Klein*ianismus immanent ist eine Art sozialdemokratischer Besorgnishaltung. Der kleinianische Analytiker spürt bei seinem Analysanden permanent Signale von Aggression auf, will ihn letztlich dazu erziehen, den Neid und den Hass auf die Objekte auszuhalten und die volle Verantwortung für dessen Auswirkungen zu übernehmen, sich um die Objekte sorgen, Schuld zu ertragen und Wiedergutmachung zu leisten, statt die feindseligen Impulse zu projizieren und abzureagieren. Die Analyse bekommt dadurch einen etwas bedrängenden Charakter: Es ist, als ob der Analytiker dem Analysanden ständig sagen würde: Du bist bös, du musst das erkennen, schau in den Spiegel. Damit läuft die Analyse, die ohnehin riskiert, dass der Analytiker zu einem vorwurfsvollen Über-Ich-Objekt wird, Gefahr, zu einem endlosen pädagogischen Unternehmen zu degenerieren. Der Analytiker wirft dem Analysanden Feindseligkeit vor, dieser gesteht diese zerknirscht ein und wird dafür vom Analytiker verstanden und geliebt. Es entsteht die unbewusste Szene eines bösen Kindes und einer verständigen Mutter, die dem gezähmten wütenden Kind die Stange hält, wenn es anständig über seine Wut spricht und das Objekt nicht zu arg angreift. Die Frage ist natürlich, ob nicht die unterschwelligen Vorwürfe die Wut mit-erzeugen, die zu analysieren man sich dann bemüht.

Der Kohutianismus: Die Ideologie der Heilung des Selbst

Kohut erkannte, dass gewisse mit der traditionellen ich-psychologischen Technik analysierte Patienten sich nicht entwickelten. Er nahm eine andere Haltung ein. Er liess die „narzisstischen Patienten", die ein starkes Bedürfnis zum Ausdruck brachten, den Analytiker und die Analyse zu idealisieren und das warme Empathie-Bad als Befriedigung per se zu geniessen und den Analytiker auch subtil dazu drängten, in diesem Bestreben z.B. in Form von Lob und Zustimmung mitzuagieren, gewähren, verzichtete darauf, dieses Verlangen zu deuten, sondern liess es zu und befriedigte es teilweise sogar, weil er der Auffassung war, dass diese Erfahrungen ein Teil einer notwendigen Entwicklungsphase sei, durch die jeder Mensch gehen müsse, um in seinem realen Lebensumfeld fähig zu werden, liebende und die eigene Entwicklung unterstützende Beziehungspersonen zu finden. Diese Position griff letztlich den Kern des *Ferenczi*'schen Projekts, das seit der Mitte der Dreissiger Jahre in der psychoanalytischen Bewegung unterdrückt und tabuisiert worden war, wieder auf. Die idealisierende Übertragung und die Spiegel-Übertragung waren nicht pathologische Regressionen, sondern entwicklungsfördernde Durchgangsstadien auf dem Weg zur Heilung des beschädigten Selbsts.

Was im *Kohut*ianismus aus den Traktanden fällt, ist der Konflikt. Der Mensch ist kein tragisches Wesen mehr, das in ausweglosen Konflikten steht und an diesen scheitert. Er ist kein primär unbändiger sexueller Wilder, der auf die Zähmung durch die Kultur mit Destruktivität und Neurose reagiert. Er ist kein unbewusstes Monster, das lernen muss, Sorge zu seinen Liebesobjekten und sich selbst zu tragen. Er ist ein armes begabtes unverstandenes Kind, das im Analytiker eine liebenswürdige sanfte und verständige Mutter erhält, eine Art warmes Gewächshaus, damit es wieder aufblüht.

Die Ideologie des *Kohut*ianismus verschiebt damit das Gleichgewicht von der Subjektanalyse zur Objektanalyse. Sie ist eine Reaktion auf die Erfahrung der Analytiker mit den so genannten „frühen Störungen", und ein Ausdruck der Bemühung der Psychoanalytiker, die Anwendung ihrer Behandlungsmethode über den Kreis der YAVIS-Klienten, d.h. der ödipal strukturierten ich-starken Neurotiker, auszudehnen. *Michael Balint*s Theorie der „Grundstörung", die Bindungstheorie *John Bowlbys*, *Winnicott*s Konzept des „falschen Selbst", alle betonen reale frühe Mangelerfahrungen als Ursache einer Entwicklungsschwäche, die nicht primär durch Deutungen innerer Konflikte, sondern ein mütterliches „holding" (*Winnicott*) überwunden wird. Nicht der Inhalt der Deutungen, sondern die tiefe symbiotische kompensatorische Verstehenserfahrung setzt bei den Patienten den „Neubeginn" in Gang, der schliesslich auch darin besteht, sich an die eigenen Konflikte zu machen.

Die drei psychoanalytischen Hauptströmungen seien hier nur exemplarisch skizziert. Auf den *Lacan*iasmus, den Neo-*Klein*anismus und die aufgeklärte integrative ich-psychologische Position, wie sie z.B. durch *Joseph Sandler* vertreten wurde, sei lediglich hingewiesen. In den letzten zwei Jahrzehnten ist in der Psychoanalyse zudem ein Integrationsprozess zu beobachten: Die in den Dekaden zuvor auseinanderdifferenzierten theoretischen Positionen werden pragmatisch in eine moderne klinische Praxis integriert, welche die Klammer für den Beruf des heutigen Psychoanalytikers abgibt. Damit wird die Psychoanalyse modellhaft für die postmoderne Auseinandersetzung des Menschen mit verschiedenen Identitätsentwürfen: Gibt es im Menschen etwas Unverrückbares, einen „Felsen" jenseits verschiedener möglicher verflüssigter Identitäten? Gibt es eine langfristig operierende „psychische Tätigkeit", die unabhängig von aktueller individueller Verfassung, gesellschaftlichen Verhältnissen und kulturellem Zeitgeist, durch das psychoanalytische Projekt lebendig erhalten werden kann?

Postmoderne und Psychoanalyse: Weltanschauungsresistenz und -kompetenz in Zeiten der Orientierungslosigkeit

Die Psychoanalyse ist ein Kind der Moderne. Ihr Projekt ist ein modernes: Das Individuum stärken, emanzipieren, produktiv, sinnlich und kommunikativ machen.

Die Postmoderne hingegen setzt auf Pluralität und Differenzierung verschiedener Wissensformen und Lebensentwürfe. Das Individuum muss nicht mehr überdauernde Eigenschaften und Loyalitäten ausbilden, es kann mit Optionen spielen, durchs Leben flanieren, philobatisch die Übergänge und Differenzen und nicht die festen Verortungen besetzen. Die Idee eines festen kohärenten zentrierten Selbsts (als organisiertem Selbstrepräsentanzenbündel) ist eine Illusion, ebenso der Gedanke einer stabilen und strukturierten Zentralsteuerungsinstanz (des psychoanalytischen „Ichs"), die gründliche Auseinandersetzung mit dem Unbewussten im Individuum und in der Gesellschaft wird zugunsten der kurzfristigen Erfolgs- und Profitorientierung und der dafür notwendigen Anpassungen und Lösungen suspendiert.

Wird damit auch das psychoanalytische Projekt obsolet? Oder verlagert sich der Schwerpunkt, und wird es mehr denn je gebraucht?

Heute suchen in ihrer Lebensführung verunsicherte Menschen Halt und Orientierung in geistiger Nahrung. Die Regale voller Lebenshilferatgeber in den Buchhandlungen zeugen davon. Verfasser von Anleitungen zur Lebenskunst nach antikem Vorbild haben die Marktlücke erkannt und bieten den Ungeborgenen und Richtungslosen quasi-therapeutische Führung an, oft in erstaunlicher Parallelität zu direktiven psychotherapeutischen Ansätzen. Die einfache von aussen gelieferte Lebensvorlage ersetzt die mühselige Auseinandersetzung mit der Komplexität des Lebendigen, das Leiden an den Konfliktspannungen des persönlichen Wesens mit den kulturellen Aggressoren.

Die Gefahr ist heute besonders gross, dass die Psychotherapie sich von ihrer Kernaufgabe, der Anerkennung der Rätselhaftigkeit und Widerspenstigkeit der inneren Welt, verabschiedet, und zu verkappten Erziehungsprojekten verkommt. Dies kann im Gewande neu-konservativer Ideologie geschehen, wenn z.B. Willi gegen den Wunsch nach Selbstverwirklichung schreibt und Zurücknahme der egoistischen Triebwünsche und Ich-Interesssen predigt (*Willi*, 2007)

Die Rolle der Psychoanalyse kann in diesen Zeiten gerade wieder darin bestehen, die Balance zu halten, all-parteilich zu bleiben, und die empirische Position auch unter erschwerten Bedingungen nicht aufzugeben. So kann sie ihrer Rolle als „psychotherapeutische Vorhut" mehr denn je gerecht werden, wenn sie den Mut hat, die unbequemen Fragen zu stellen und den unangenehmen Wahrheiten nicht auszuweichen. Während sie in einer Zeit der Triebunterdrückung auf die Analyse der trieb- und lustfeindlichen repressiven Agenten setzte, so muss sie sich heute mit den subtileren und stilleren Formen der gesellschaftlichen Destruktivität und Haltlosigkeit auseinandersetzen.

War früher die Unterwerfung unter ein nahes Objekt im Rahmen einer engen Bindung das Problem, so ist es heute die verdünnte Objektbeziehung, die Unverbindlichkeit, die Objektlosigkeit, die sich in innerer Leere, Haltlosigkeit und des-objektalisierender

Aggression zeigt. Wenn alle auf einfache Lösungen, schnellen Spass, unbegrenzte Optionen, grenzenlose oberflächliche Selbstrealisierung, aggressiv vorgetragene narzisstische Ansprüche und Selbstmitleid setzen, fragt die Psychoanalyse nach dem vernachlässigten anderen Pol: Gründliche Auseinandersetzung, tiefe Befriedigung, dem Sinn der Versagung, den haltgebenden Grenzen und sinnvollen Verboten, der langfristigen Perspektive. Sie bietet damit keine neo-konservative Weltanschauung per se an, sondern positioniert sich mit ihrem empirischen Projekt dialektisch-kontrapunktisch und dekonstruierend gegenüber dem herrschenden Zeitgeist und Menschenbild. Sie sucht immer wieder die individuelle Wahrheit hinter den Identifizierungen, wohl wissend, dass sie nie ganz eingeholt werden kann. Indem sie den inneren Raum erweitert und verteidigt, macht sie das Individuum resistenter gegenüber den Schalmeienklängen reaktionärer und neo-konservativer Verführer, aber auch – in Grenzen - fähig, seine eigene Verletzlichkeit im Kontext gesamtgesellschaftlicher Zwänge zu erkennen, zu schützen und zu behaupten. Und sie setzt es in den Stand, seelische Arbeit zu leisten und kulturell und sozial verwurzelte Identität zu bilden, die über die seelische Spontanreaktion und die biologische Determiniertheit hinausgeht. Mehr kann man nicht verlangen.

Literatur

Argelander, H. (1970): Das Erstinterview in der Psychotherapie. Darmstadt: Wissenschaftliche Buchgesellschaft.

Aulagnier, P. (2001): The Violence of Interpretation. From Pictogram to Statement. London: Brunner&Routledge.

Brunner, J. (1995): Psyche und Macht – *Freud* politisch lesen. Stuttgart: Klett-Cotta.

Freud, S. (1895a): Entwurf einer Psychologie, GW Ergänzungsband. Frankfurt: Fischer.

Freud, S. , Breuer, J. (1895b): Studien über Hysterie. GW, Bd. I.

Freud, S. (1900): Die Traumdeutung. GW, Bd. II/III. Frankfurt: Fischer.

Freud, S. (1914): Zur Einführung des Narzissmus. GW, Bd. X.

Freud, S. (1915): Triebe und Triebschicksale. GW, Bd. X. Frankfurt: Fischer.

Freud, S. (1916): Trauer und Melancholie. GW, Bd. X.

Freud, S. (1923): Das Ich und Es. GW, Bd. XIII.

Freud, S. (1926): Hemmung, Symptom und Angst. GW, Bd. XIV. Frankfurt: Fischer.

Freud, S. (1932): Neue Folge der Vorlesungen zu Einführung in die Psychoanalyse. GW, Bd. XV. Frankfurt: Fischer.

Freud, S. (1937): Die endliche und die unendliche Analyse. GW, Bd. XVI.

Grotstein, J.S., Rinsley, D.B. (1994): Fairbairn and the Origins of Object Relations. New York: Guilford Pres..

Heenen-Wolff, S. (1998): Französische Impressionen. In: *Kutter, P., Pàrama-Ortega, R., Müller, T.*: Weltanschauung und Menschenbild – Einflüsse auf die psychoanalytische Praxis. Göttingen: Vandenhoeck und Ruprecht, 157-165.

Joseph, B. (1991): Übertragung – die Gesamtsituation. In: *Bott-Spillius, E.*: Melanie Klein Heute – Entwicklungen in Theorie und Praxis. Bd. 2. Anwendungen. Weinheim: Verlag Internationale Psychoanalyse, 84-100.

Kohut, H. (1987): Wie heilt die Psychoanalyse? Frankfurt: Suhrkamp.

Küchenhoff, J. (1998): Philosophie, Psychoanalyse und Alltagspraxis – Konzepte lebensgeschichtlicher (Re-) Konstruktion und ihre praktischen Auswirkungen. In: *Kutter, P., Pàrama-Ortega, R., Müller, T.*: Weltanschauung und Menschenbild – Einflüsse auf die psychoanalytische Praxis. Göttingen: Vandenhoeck und Ruprecht, 61-90.

Kutter, P., Paramo-Ortega, R., Müller, P. (1998): Weltanschauung und Menschenbild. Einflüsse auf die psychoanalytische Praxis. Göttingen: Vandenhoeck und Ruprecht.
Loewald, H.W. (1960): On the therapeutic action of psychoanalysis. International Journal of Psychoanalysis, 41, 16-33.
Marcus, P., Rosenberg, A. (1998): Psychoanalytic Versions of the Human Condition. Philosophies of Life and Their Impact on Practice. New York: New York University Press.
Sandler, J., Dreher, A.-U. (1996): What do psychoanalysts want? The problem of aims in psychoanalytic therapy. London: Routledge.
Sennett, R.(1998): Der flexible Mensch. Die Kultur des neuen Kapitalismus. Berlin: Berlin Verlag.
Strachey, J. (1934): The nature of the therapeutic action of psycho-analysis. International Journal of Psychoanalysis, 15, 127-159.
Segal, H. (1983): Melanie Klein – Eine Einführung in ihr Werk. Frankfurt: Fischer.
Vassalli, G. (2005): Skizze einer Epistemologie der Psychoanalyse aus der Technik. Psyche, 59 (6), 534-572.
Will, A. (2006): Psychoanalytiker – anderes als ihr Ruf? Ein empirisches Portrait. Giessen: Psychosozial-Verlag.
Willi, J. (2007): Wendepunkt im Lebenslauf. Stuttgart: Klett-Cotta.
Zaretsky, E. (2004): Freuds Jahrhundert – Die Geschichte der Psychoanalyse. Wien: Zsolnay.
Zwiebel, R. (1992): Der Schlaf des Psychoanalytikers. Stuttgart: Verlag Internationale Psychoanalyse.

Alfried Längle

Die Rolle des Menschenbildes in der Psychotherapie am Beispiel der Existenzanalyse

1. Die unterschätzte Bedeutung der Menschenbilder in der Psychotherapie

Psychotherapien unterscheiden sich in erster Linie durch ihre Sichtweisen des Menschen bzw. dessen, was für die psychische Gesundheit als wichtig angesehen wird. Die beträchtlichen Unterschiede in der Sichtweise des Menschen können anhand einer kurzen Darstellung der Leitkonzepte der vier Grundrichtungen der Psychotherapie schnell deutlich gemacht werden.

Für die **Tiefenpsychologien** ist das Unbewußte maßgeblich für das menschliche Verhalten (für einen Überblick vgl. z.B. *Stumm et al.* 1991, 13). Enthält das Unbewußte verdrängte Inhalte oder Blockaden in der psychosexuellen Entwicklung der Kindheit, entstehen Konflikte, die abgewehrt werden. Mißlingt die Abwehr, kommt es zur Wiederkehr des Verdrängten in Form von Psychopathologie (vgl. z.B. *Pritz* 1991, 17ff.). Diese subjektive Prozeßgröße eines „verdrängten Unbewußten" spielt indes in der klassischen **Verhaltenstherapie** (VT) keine nennenswerte Rolle (vgl. *Parfy et al.* 2003, 11), wenngleich in ihr heute als neurowissenschaftlich fundiertes Konzept die unbewußte Informationsverarbeitung eine wachsende Bedeutung erlangt. Die VT konzentriert sich vielmehr auf Kognitionen, Emotionen und Körperprozesse, die das Ziel haben, durch Lernprozesse und Selbstorganisation eine optimale Adaptation an das innere und äußere Milieu zu erreichen (*ibd.* 15). Psychopathologie ist im wesentlichen daher maladaptives Lernen und Attribuieren, Psychotherapie Korrekturlernen (*ibd.*, 52ff.; *Meszaros* 2000). Wieder anderes wird in der **humanistischen Psychologie** als Grundlage seelischer Gesundheit, für Entwicklung und gelingendes Leben angesehen. Hier sind es inhärente, „organismische" Wachstumskräfte, die eine Anlage zur Selbstentfaltung enthalten zur so genannten „Selbstaktualisierungstendenz" (*Goldstein* 1934) mit Autonomie und Sinnorientierung führen (*Kriz* 2001, 166, 174ff.; *Stumm et al.* 1991, 104f.). Hemmung der inhärenten Wachstumstendenz führt zur Störung. Therapie ist daher Anregung und Schutz für diese Selbstaktualisierungskräfte (*Kriz* 2001, 181ff.). Dagegen spielen für die **systemischen Therapien** die Schaffung funktionierender Systeme durch Wechselwirkungen (Rückkoppelungen, Zirkularitäten), die zu Selbstorganisation und Evolution (Entwicklung) führen, die entscheidende Rolle für die Lebensbewältigung (*Kriz* 2001, 219-240). Therapeutisch wird das Augenmerk auf das System als Ganzes mit seiner sozialen Interaktion, und nicht auf den einzelnen („Index-Patienten") gerichtet. Mit den Interaktionen soll die alte Struktur gestört und ein neues Fließgleichgewicht provoziert werden (*ibd.*; *Stumm et al.* 1991, 159).

Wir sehen, wie die jeweilige Sichtweise des Menschen und die (philosophische) Reflexion der Strukturen des Menschen und der Lebensführung Theorie und Praxis einer Psychotherapierichtung markieren. – Menschenbilder spiegeln Kultur, Weltanschauung und Geschichte.

Psychotherapeutische Menschenbilder haben aber mitunter auch Auswirkungen, die weit über das eigene Fachgebiet hinausreichen und Einfluß auf das kulturelle Verständnis des Menschseins hat. Der kulturelle Einfluß psychotherapeutischer Menschenbilder ist am stärksten von *Freuds* Paradigma von der „Macht des Unbewußten" ausgegangen. Es hat das Selbstbild des Menschen gewissermaßen umgekrempelt und den Menschen vom Podest der autonomen Selbstbestimmung gestoßen, was vielfältige Auswirkungen im Alltag, in der Erziehung, im gesellschaftlichen Zusammenleben, in der Kunst usw. hatte. *Freud* (1947) selbst sprach von einer „kopernikanischen Wende" – eine jener Kränkungen, die den Menschen aus dem Mittelpunkt des Universums gestoßen hat wie einst die Entdeckung des heliozentrischen Weltbildes von Kopernikus (zur Kritik dieser „Legendenbildung" vgl. *Sulloway* 1991).

Menschenbilder sind die Grundlage von dem, was eine Psychotherapie als das Wesentliche eines Menschen und seiner Behandlung ansieht. Leidet der Mensch an psychischen, psychosomatischen oder psychosozialen Störungen, hat die Therapie dort anzusetzen, wo das Wesentliche nicht gelebt werden kann. Somit stellt das Menschenbild nicht nur eine Landkarte für die Feststellung der Störungsursachen dar, sondern auch für das Verständnis des Menschen, für seinen Lebensvollzug und worauf es ankommt, um „sein Glück finden zu können". Menschenbilder haben somit weitreichende Folgen für das Selbst- und Lebensverständnis des Menschen. Sie fokussieren den diagnostischen Blick auf die im Menschenbild als wesentlich angesehenen Faktoren (mit der doppelten Auswirkung des Schärfens und Einengens des Blicks), und geben darüber hinaus Auskunft über den Ansatzpunkt und die Vorgangsweise in der Behandlung, wodurch sie Einfluß haben auf die Methodik und den Psychotherapietherapieprozeß sowie die therapeutische Beziehung. Ihre Bedeutung für die Anwendung der Psychotherapie soll daher nicht unterschätzt werden und ihre Bewußtmachung für eine wissenschaftliche Reflexion der Vorgangsweise und der Therapieziele gefordert werden (vgl. auch *Frankl* 1959, 664). Darum ist es wichtig bewußt zu halten, daß jeder Psychotherapie implizit ein Menschenbild zu Grunde liegt, das von den einzelnen Psychotherapien in Theorie und Praxis mehr oder weniger explizit gemacht wird. Dieses Faktum, daß Psychotherapie immer eine praktische Anwendung eines Bildes des Menschen und des Verständnisses seiner Lebensweise ist, daß also Psychotherapie auch auf einem *philosophischen* Verständnis seines Daseins beruht, findet in der Psychotherapie eher wenig Beachtung. In Folge wird die Auswirkung des Menschenbildes für die praktische Arbeit unterschätzt.

Menschenbilder haben aber nicht nur Bedeutung für die Praxis der Psychotherapeuten, sondern auch für die Empfänger der Behandlung, die Klienten und Patienten. Je nach Fenster, durch das man sich dem Menschen nähert und ihn therapeutisch behandelt, übernimmt er implizit und explizit etwas von dem Menschenbild und beginnt die Welt unterschiedlich zu sehen. Man lernt Verschiedenes in den einzelnen Psychotherapien. Wird dem Unbewußten mehr Bedeutung beigemessen, lernt er beispielsweise, achtsamer auf dieses zu schauen und z.B. Träume besser zu merken. Wird die systemische Interaktion als bedeutsam angesehen, lernt er Gruppenkonstellationen mit mehr Interesse zu begegnen (vgl. *Grawe* 1976; 1980). Entsprechend werden KlientInnen humanistisch-psychologischen Therapieverfahren mehr auf Selbstverwirklichung achten, und PatientInnen einer Logotherapie sich stärker der Sinnsuche zuwenden, während die einer Existenzanalyse (EA) vermehrt in ihrer Zustimmung und Entschiedenheit zu dem, was sie tun, geübt werden.

Die Auswirkung des Menschenbildes auf Theorie, Praxis und Klientel ist natürlich nicht in allen Therapierichtungen gleichermaßen stark, vermutlich weil die inhaltliche Abstimmung von Diagnostik oder praktisch-methodischer Vorgangsweise nicht immer in derselben Stringenz durchgezogen ist. Als Beispiel einer Psychotherapierichtung, in der traditionellerweise das Menschenbild eine zentrale Rolle spielt (*Frankl*, 1959; *Längle* 2008) und wo daher das Menschenbild eine durchgängige Bedeutung für die psychotherapeutische Konzeption und Arbeit gewinnt, wird hier die existenzanalytische Anthropologie reflektiert und ihre strukturierende Bedeutung auf den verschiedenen Ebenen aufgezeigt.

2. Die Wahl des Menschenbildes

Zwei Fragen zur grundsätzlichen Wahl eines Menschenbildes sollen vorweg kurz beleuchtet werden: wieso gibt es eigentlich unterschiedliche Menschenbilder innerhalb der wissenschaftlich begründeten Psychotherapie? Und: Wie können AusbildungskandidatInnen und PatientInnen zu einer begründeten Wahl „ihrer Psychotherapie" kommen?

Nachdem wir die Menschenbilder als so grundlegend für die Psychotherapie sowohl für die Behandler als auch für Behandelte angesehen haben, erstaunt es um so mehr, wenn wir uns bewußt machen, daß die Wahl eines Menschenbildes nicht nach wissenschaftlichen, objektiven Kriterien geschieht, sondern axiomatisch (*Bochenski* 1993, 78f.; *Carnap* 1968, 172; *Wyss* 1993, 411ff.). Der wissenschaftliche Diskurs über die Wahl wird zumeist nachher zur nachträglichen Rechtfertigung und ihrer Begründung geführt. Zwar beruht jede Wahl auf Beobachtungen und keineswegs auf Willkür. Aber es gibt keine wissenschaftliche Begründung dafür, daß die Fokussierung des Unbewußten wichtiger für ein geglücktes und leidensarmes Leben wäre als die Bearbeitung von Lernprozessen, Selbstaktualisierungstendenzen oder systemischen Interaktionen. Dies könnte ein Grund sein, warum die Menschenbilder in der Psychotherapie eher stiefmütterlich behandelt werden.

Wenn es auch Beobachtungen sind, die zur Wahl eines Paradigmas führen, so fließen doch auch persönliche Vorlieben, Erfahrungen, Weltanschauungen, Persönlichkeitseigenschaften usw. der Therapeuten in ihre Wahl ein. *Frankl* (1882c, 7) meinte einmal, daß jeder, „der ein System der Psychotherapie begründet hat, letzten Endes seine eigene Krankengeschichte geschrieben und darin niedergeschrieben hat", so auch er. Es sind also letztlich *subjektive* Lebenserfahrungen, Haltungen und Interessen, durch die jene Grundlagen der Psychotherapie entstehen, die zu den unterschiedlichen Psychotherapierichtungen führen. Dadurch entsteht eine Vielfalt von Zugängen zum Menschen, was den KlientInnen und PatientInnen entgegenkommt, aber auch zu einer Unüberschaubarkeit der Psychotherapie führt.

So wie es keine wissenschaftliche Begründung für die Überlegenheit eines Paradigmas gibt, finden sich auch keine empirischen Daten, die eine Rangordnung der Paradigmen belegen würden. Fast alle hinlänglich konsistenten Psychotherapien sind für die Mehrzahl der Störungen in etwa gleich erfolgreich (*Grawe et al.* 1994, wobei durchaus Unterschiede bestehen, wie z.B. daß die Verhaltenstherapie bei Angststörungen effektstärker ist, oder daß einige Therapien bei schweren Störungen kaum Wirkung haben - *Grawe* 2005a, b), was neben dem Wirksamwerden von „unspezifischen Therapiefaktoren" ebenfalls als Hinweis gewertet werden kann, daß jedes Menschenbild einen legitimen Aspekt des Menschen abbildet und keines der Komplexität und Vielfalt des Menschen allein gerecht werden kann.

Wie kann man aber selbst zu einer begründeten Wahl einer Therapierichtung kommen, sei es für eine Ausbildung, sei es für eine Behandlung? Da jede Psychotherapierichtung durch ihren Fokus auch Aspekte des Menschseins verdeckt und keine somit allumfassend ist, ist mit der Wahl auch eine Begrenzung verbunden. Und da es keine objektiven Kriterien für eine Überlegenheit eines Menschenbildes gibt, bleibt als entscheidende Größe nur das Subjekt selbst, an dem Maß genommen werden kann, bzw. zufällige Einflüsse, die nicht zu unterschätzen sind (persönliche Empfehlung anderer, räumliche Nähe, Kosten usw). Für die Wahl eines Menschenbildes empfiehlt es sich daher, auf den persönlichen Gewinn für das eigene Leben zu schauen, den man mit der Adoption eines Paradigmas zu erwarten glaubt.

Entscheidet man sich für eine Ausbildung, sind die Eignung der Denk- und Sichtweise des Menschenbildes für die eigene Anwendung, der Grad der Vertrautheit und Übereinstimmung dieses Menschenbildes mit der eigenen Erfahrung, das Maß des Interesses, die unmittelbare Verständlichkeit und Zugänglichkeit usw. berücksichtigenswerte Größen. Menschenbilder sollen nicht als Wahrheiten oder Glaubensüberzeugungen genommen werden, sondern sind Sichtweisen, Theorien und als solche *Instrumente* für den Umgang mit der Wirklichkeit. In vergleichbarer Weise, wie es sich empfiehlt, jene Gegenstände oder Instrumente in die Hand zu nehmen und mit ihnen zu arbeiten, die einem „in die Hand passen", für die man also ein Gefühl hat, die auf einen zugeschnitten sind (handwerkliche Instrumente, Musikinstrumente), ist es naheliegend, sich jene Theorien auszusuchen, die einem „liegen", zu denen man sich hingezogen fühlt, die einem etwas bedeuten. Bei einer solchen Vorgangsweise würde die persönliche Entscheidung für eine Psychotherapie denselben Weg nachvollziehen, der zur Schaffung der Therapierichtung selbst geführt hat. Maßgeblich ist dabei die eigene Person – und maßgeblich ist auch der Umstand, daß wir unser Leben zu leben haben und uns mehr oder weniger bei unseren Entscheidungen darauf beziehen können.

Die EA dient in dieser Arbeit als konkretes Beispiel dafür, wie ein Menschenbild Einfluß auf die unterschiedlichen Dimensionen der Lebensgestaltung und der Psychotherapie nehmen kann. Wir beginnen mit einer kurzen Darstellung der klassischen Anthropologie *Frankls*, gefolgt von der Neuentwicklung in der heutigen EA, um dann die Auswirkungen auf die Bereiche Theorie, Lebensführung und Lebenshaltung, Therapie, Prävention und Prophylaxe, Diagnostik, Nosologie, Verständnis der Psychopathologie und im besonderen der Persönlichkeitsstörungen aufzuzeigen.

3. Das klassische dreidimensionale Menschenbild nach Frankl

Drei Bemerkungen als Einleitung vorweg: Das Menschenbild der EA beruht auf der *abendländischen Tradition*, die seit den Griechen drei Aspekte des Menschseins beschrieben hat: Leib, Seele und Geist (soma, psyche, nous; body, soul, mind). In diesem Menschenbild stellt der *Geist* die *Offenheit* des Menschen zur Welt und zu sich selbst dar, aus der heraus dem Geist die Kraft, Entscheidungen zu treffen, zukommt. Statt von Geist sprechen wir öfter von der Person.

Heute wird vom Menschen in der Medizin und Psychologie im allgemeinen als *„bio-psycho-sozialer Einheit"* gesprochen. Diese Dreiteilung entspricht weitgehend der existenzanalytischen, legt aber einen anderen Schwerpunkt. Aus der Sicht der EA wird dadurch nur *ein* Aspekt der Geistigkeit des Menschen herausgehoben, nämlich jener des Umgangs mit der sozialen Welt („Mitwelt"). Andere, intimere Aspekte der Person sind bei dieser Formulierung nicht berücksichtigt, wie die Beziehungsfähigkeit zur „Umwelt", zur Innenwelt („Eigenwelt", Authentizität), zur „Überwelt" (Transzendenz) sowie die expliziten Fähigkeiten wie Freiheit (Stellungnahme, Entscheidungsfähigkeit), Sinnstrebigkeit, Gewissenhaftigkeit und Verantwortlichkeit usw.

Zu bemerken ist auch, daß das Menschenbild der EA nicht der heute in vielen Psychotherapien gängigen Trennung in Materielles (Körper) und Nicht-Materielles (Psyche) folgt, sondern darüber hinaus das nicht Materielle im Menschen in zwei weitere Bereiche differenziert: in Psychisches (Transmaterielles) und Geistiges (Noetisches). Das Geistige hat zwar das Somatische und Psychische zur Voraussetzung (so wie das Psychische das Somatische), um im Menschen wirken zu können, aber seine Entstehung kann nicht stringent aus dem Somatischen abgeleitet werden (ist daher nicht „transmateriell" – vgl. *Petzold* 2007). Das Noetisch-Personale wirkt umgekehrt auch nicht direkt auf das Somatische ein, sondern nur vermittelt über das Psychische. Das Geistige emergiert aus dem Transmateriellen (oder kommt ihm zu – das kann auch heute empirisch noch nicht festgelegt werden), ist aber als immateriell anzusehen (das Verhältnis ist analog zu Schallwelle, transmateriellem Wort und inhaltlicher, immaterieller Bedeutung des Wortes).

Frankl (1959, in 1994, 61ff) wählte zur Beschreibung des Ineinanders von Soma, Psyche und Nous (Leib, Gefühls-Seele, Geist) die geometrische Darstellungsform von *Dimensionen,* angeregt durch *Spinozas* Ethik ‚more geometrico' (‚in geometrischem Stile durchdacht'). Er verließ damit das damals übliche Schema eines Schichtenmodells bzw. Kreismodells (*Nicolai Hartmann, Max Scheler*), da ihm die dimensionale Beschreibungsweise geeigneter schien, um die für die Psychotherapie relevante Information fassen zu können, auch wenn damit das Leib-Seele-Problem nicht gelöst wird (*Frankl* 1959, 665ff.).

Nach diesem Modell hat der Mensch *gleichermaßen* Anteil an drei unterschiedlichen Aspekten des Mensch-Seins. In der Wichtigkeit der Dimensionen für die Existenz bestehen keine Unterschiede, weil ein dreidimensionaler Raum stets auf eine Fläche reduziert wird, wenn nur irgendeine Dimension fehlt. Dennoch ist eine Wertigkeit gegeben (*ibd.* 666; *Frankl* 1975, 52): die dritte Dimension steht über der zweiten und diese über der ersten. Wegen der unauflöslichen Zusammengehörigkeit der Dimensionen wäre es aber falsch zu sagen, der Mensch ‚setze sich zusammen' aus Leib, Seele und Geist. Der Mensch ist vielmehr von Anfang an und jederzeit eine Einheit und Ganzheit, die sich nicht auftrennen läßt, ohne sein Wesen zu zerstören. In dieser Einheit gibt es verschiedene Aspekte, unterschiedliche ‚Seinsweisen'. Im Mensch-Sein sind diese durch das *gleichzeitige* Beisammen-Sein von Körper, Seele und Geist gegeben. Dadurch treffen drei differente, mitunter sogar divergierende Strebungen in ihm zusammen:

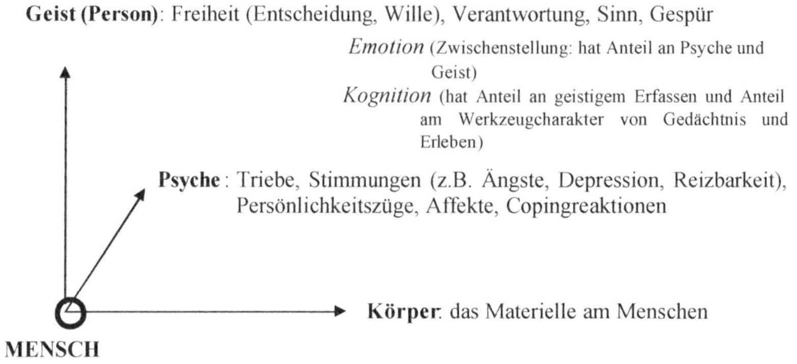

Abb. 1: Die ‚Einheit Mensch' im dreidimensionalen Menschenbild nach *Frankl* (1959, 65), Beschreibungen von *Alfried Längle*.

Zwischen den drei Dimensionen kann es zu einer *Divergenz* der Kräfte kommen, die durch die (begrenzte) Eigengesetzlichkeit der Dimensionen entstehen kann. Körper und Psyche beispielsweise können in unterschiedlicher Befindlichkeit stehen, der Körper kann müde und kraftlos sein, während die Psyche ängstlich und unruhig ist. Das kann zu einem unangenehmen Spannungszustand führen, der keine Erholung erlaubt. Wird die Psyche dann ruhig, stellt sich der erlösende Schlaf ein.

Mit dieser dimensionalen Darstellungsweise beschreibt *Frankl* das spezifisch humane *Spannungsfeld*, mit dem in der EA und Logotherapie in besonderem Maße gearbeitet wird: die *Differenz* zwischen dem Geistigen und dem ‚Psycho-Physikum', oder anders gesagt: zwischen dem Personalen und der ‚leiblich-seelischen Basis' des Menschseins. Dabei repräsentiert das *Geistige* die *Offenheit* des Menschen zur Welt und zu sich selbst. Das Geistige bzw. Personale bringt so eine spezifische Dynamik im Menschen auf, weil es sich in ständiger Auseinandersetzung mit dem Psychophysikum und mit der Welt befindet. *Frankl* drehte darum konsequenterweise das gängige, elementaristische Verständnis des Menschen völlig um: statt daß sich der Mensch aus den drei Dimensionen *‚zusammen'-setze*, setzt er sich als geistige Person mit dem Körperlichen und Psychischen (Leiblichen), das ihn trägt (das *an* ihm ist, das er *hat*), *‚auseinander'* (*Frankl* 1990, 176). Damit hebt sich die geistige Dimension von den anderen gewissermaßen ab – es entsteht ein „Hiatus" zum Psychophysikum (*Frankl* 1979, 18f.).

4. Vor- und Nachteile einer dimensionalen Betrachtungsweise des Menschen

Eine dimensionale Beschreibung des Menschen eignet sich, scheinbare Widersprüchlichkeiten und Unschärfen in anthropologischen Konzepten aufzudecken. Dazu beschrieb Frankl (1990, 198-202) zwei „Gesetze der Dimensionalontologie“:

1. Ein und dasselbe Ding, aus seiner Dimension heraus in verschiedene Dimensionen hinein projiziert, die niedriger sind als seine eigene, bildet sich auf eine Art und Weise ab, daß die Abbildungen einander *widersprechen*.

2. Werden verschiedene Dinge aus ihrer Dimension heraus in ein und dieselbe Dimension heineinprojiziert, die niedriger ist als ihre eigene, bilden sie sich auf eine Art und Weise ab, daß die Abbildungen *mehrdeutig* sind.

Diese beiden geometrischen Gesetze der Projektion erklären

1. die scheinbare *Widersprüchlichkeit*, die durch Projektionen in *niedere* Dimensionen entsteht. Projiziert man z.B. ein Wasserglas auf die Ebene, so entsteht ein Kreis; projiziert man das Glas an die senkrechte Wand, entsteht ein Rechteck. Die „Quadratur des Kreises“ ist nur in der dritten Dimension möglich, im Körper des Glases.

Z.B. Das, was in der Dreidimensionalität als freier Wille angesehen wird, bildet sich in reduzierter Betrachtung widersprüchlich ab: neurophysiologisch sind es komplexe, kausale Verschaltungen; psychodynamisch ist er „nichts als“ libido; auf die Bedingungen der Welt bezogen ist er ein sich ihnen Unterwerfen. Ganzheitlich – existentiell – gesehen ist er jedoch Ausdruck des menschlichen Wesens (vgl. auch *Längle* 2007a; *Petzold et al.* 2003; 2007/2008).

2. Die *Mehrdeutigkeit* durch Projektion in *höhere* Dimensionen. Wird z.B. ein Kreis aus der Fläche in die dritte Dimension projiziert, kann nicht eindeutig gesagt werden, ob es der Schatten einer Kugel, eines Kegels oder eines Zylinders ist (beim Integrieren in der Mathematik wird diese Unbestimmtheit stets durch die Variable „dx“ formuliert).

Z.B. eine Grippe kann ihrer Verursachung mehrdeutig sein: somatisch durch massive Infektion, Immundefekt; oder durch Simulation, psychosomatisch. Es ist daher eine Simplifizierung (ein „Reduktionismus“), wenn man sagt: Rückenschmerzen seien immer durch eine psychische Überbelastung verursacht, oder Liebe sei immer ödipal.

Dimensionen können außerdem die Dynamik des Menschseins besser zur Darstellung bringen als statische Bilder (*Frankl* 1959, 667). Diese haben jedoch auch einen Erklärungswert, wie am Beispiel von Schichtenmodell und Kreismodell gezeigt werden soll:

Schichtenmodell von Nicolai Hartmann

→ beschreibt das *Aufbauende* und die jeweilige Voraussetzung

Kreismodell von Max Scheler

→ beschreibt die *Polarität* Innerlichkeit vs. Äußerlichkeit

Abb. 2: Das Schichtenmodell und Kreismodell als alternative anthropologische Darstellungsformen (nach *Frankl* 1959).

Die *Nachteile* der dimensionalen Betrachtung können im folgenden gesehen werden:

1. Sie vermittelt das Bild einer *Wertigkeit* bzw. *Hierarchie* der Dimensionen trotz ihrer existentiellen Gleichwertigkeit: die geistige Dimension erscheint als die wichtigste, oberste, bestimmende - die körperliche als die unwichtigste, unterste, unterlegene.

2. *Verräumlichung* des Geistes: Diese Beschreibungsform gibt dem Geistigen eine räumliche Zuordnung, nämlich „oben" zu sein. Eine solche kommt aber dem Geistigen nicht zu, und allenfalls wäre die räumliche Zuordnung eher „unten" anzusiedeln, weil das Geistige der „Grund" der Existenz ist, eine „Ermöglichung", die allen anderen Dimensionen voraus ist (*Espinosa* 1996). Um dem zu entgehen, müßte die geistige Dimension entweder an die Stelle der körperlichen rücken, oder man könnte das ganze Modell nach unten klappen, sodaß der Geist in die Tiefe statt in die Höhe zeigt (*ibd.*).

3. *Schein-Autonomie*: Die senkrechte Anordnung der Dimensionen beinhaltet die Information, daß die einzelnen „Seinsweisen" des Menschen von einander *unabhängiger* Variablen wären. In Wirklichkeit sind sie aber als unterschiedliche Ausprägungsformen von ein und demselben zu sehen – als Aspekte des einen Menschseins.

4. *Divergenz*: Die dimensionale Beschreibung schafft ein Bild, in welchem das innere Gefüge des Menschen stets voller *Spannung* wäre, weil jede Dimension „ihren eigenen Weg" geht und den Menschen in unterschiedliche Richtungen zieht. Dem Menschen würde damit eine innere Zerrissenheit zugeschrieben, die seiner Natur aber keineswegs entspricht. Die integrierende Funktion der einzelnen Dimensionen, die jede für sich auf das Überleben und Bestehen des Menschen „achtet", geht verloren.

5. Die im Menschenbild impliziten existentiellen Aufgaben

Längle verwendete ab 1986 in Lehrveranstaltungen eine erste Weiterentwicklung des *Frankl*schen Menschbildes. Es diente ihm als Grundlage, um die in ihm enthaltenen existentiellen ‚Aufgaben' aufzuzeigen, in die das menschliche Dasein eingespannt ist. Die drei Dimensionen des Menschenbildes markieren die anthropologisch geforderten wichtigen Pole der Existenz (Abb. 3), in die das Mensch-Sein gestellt ist. In der dynamischen Konsequenz dieses Menschenbildes ist der Mensch eingespannt zwischen den Polen

1. **Gesundheit und Krankheit** auf der körperlichen Ebene,
2. **Lust und Unlust** auf der psychischen Ebene,
3. **Erfüllung und Leere bzw. Glaube und Verzweiflung** auf der geistigen Ebene.

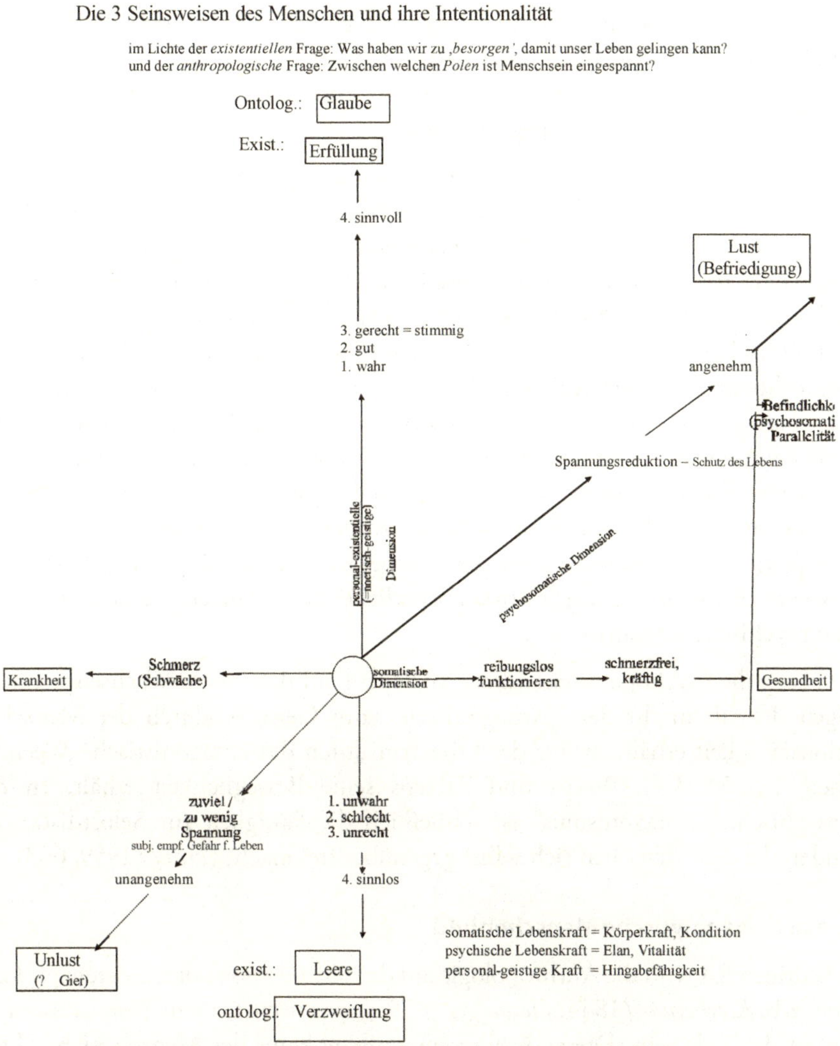

Abb. 3: Das Menschenbild nach Frankl, erweitert um die Pole, zwischen denen das Mensch-Sein eingespannt ist. Die Auseinandersetzung mit ihnen stellt die existentielle Aufgabe des Menschen dar.

Aufgrund des anthropologischen Schemas von *Frankl* war zu fordern, daß diese anthropologisch-dynamische Polarität die basalen Aufgabenbereiche zeichnet, die der Menschen aufgrund seiner Konstitution zeitlebens zu ‚besorgen' (*Heidegger*) hat, damit er überhaupt am Leben bleiben kann (für eine ausführlichere Beschreibung der einzelnen Elemente in dem Schema vgl. *Längle* 2008, 66-70). Dabei geriet *Längle* aber zusehends in Widerspruch zu *Frankl* (1975, 268), der im Lustprinzip „kein psychologisches, sondern ein pathologisches Prinzip" sah: „sofern es jemals gilt, gilt es nicht vom normalen, sondern vom pathologischen seelischen Geschehen". In *Frankls* Verständnis war Lust nur ein reduktionistisches Mißverständnis eines Wertes: „Lust ist der Rückstand nach einem psychologistischen Zugriff; Lust ist das, was übrig bleibt, sobald ein Akt seiner Intentionalität beraubt, sobald er sinn-entleert wurde." (*ibd.*) Ebenso sah *Frankl* (*ibd.*, 270) die Triebe dem Sinn untergeordnet, den Menschen ursprünglich von „Sinnorientiertheit und Wertstrebigkeit" geleitet. Damit setzte sich *Frankl* der Kritik eines zu einseitigen Noologismus aus (vgl. z.B. *Görres* 1958, 192ff.; *Wyss* 1993, 438ff.; *Rattner* 1995, 726-747), der die Bedeutung der Triebhaftigkeit für das Leben und die Existenz nicht anerkennt, ein Defizit, das z.B. von *Merleau-Ponty* (1966) durch seinen phänomenologischen Zugang ausgeglichen wurde.

In den folgenden Jahren, in denen es schließlich auch zum Bruch *Frankls* mit der Schule der neueren EA kam (*Frankl* 1991; *Längle* 1991; 1998a, 279-281), wurde der Rolle der Psyche und des Körpers in der EA zunehmend mehr Raum gegeben, sowohl in der Anthropologie als auch konsequenterweise in der Praxeologie. Der Psychodynamik kam die Rolle einer „Wächterin" für die Existenz zu. Dafür entwickelt die Psyche entsprechende Triebe und im Falle des Mangels oder der Bedrohung auch Schutzmechanismen, die wir ‚Copingreaktionen' nennen (vgl. z.B. *Längle* 1998b; *Tutsch* 1998). Ihre Fixierung führt zu den spezifischen Störformen wie Neurosen, Persönlichkeitsstörungen, Sucht usw. Körperliche und psychische Dimension zusammen bilden die psychosomatische Einheit des Menschen. Die psychische Dimension ist aufs engste mit der somatischen verwoben, so daß die in ihr aufkommenden Gefühle, Affekte und Stimmungen eine subjektiv fühlbare körperliche Resonanz erzeugen. Umgekehrt ist die körperliche Verfassung im psychischen Befinden gespiegelt und körperliche Dysbalancen werden zu drängend erlebten psychischen Bedürfnissen.

Frankl bezog die psychophysische Ebene vor allem auf das innere Wechselspiel mit dem Geistigen. Er sah in ihr den „Antagonisten" zum Geist, wodurch der Mensch seine Funktionsfähigkeit erhält, so wie der Oberarm durch das antagonistische Wechselspiel zwischen den Muskeln Bizeps und Trizeps seine Beweglichkeit erhält. In diesem „noo-psychischen Antagonismus" ist schließlich die Fähigkeit zur Selbstdistanzierung begründet, die den Menschen sich selbst gegenüber frei macht (*Frankl* 1959, 663).

6. Das existenzanalytische Menschenbild

In der heutigen EA wird die Anthropologie auf das Grundaxiom aller Existenzphilosophie bezogen (z.B. *Kierkegaard* 1844; *Heidegger* 1979; *Jaspers* 1956a, 1974; *Zimmermann* 1992): auf das In-der-Welt-Sein. Dieser Auffassung zufolge kann der Mensch nicht ohne den ihn charakterisierenden Bezug zur „Welt" beschrieben werden. Dem wird in der neueren

EA mit einem *Strukturmodell zum Mensch-Sein* versucht zu entsprechen, welches das fundamentale Bezogensein des Menschen als existentiellen Grundzug strukturell in das Menschenbild aufnimmt. So wie in der Psychoanalyse das Strukturmodell (Es-Ich-Überich) die Dynamik und Spannung des Menschseins aus psychoanalytischer Sicht beschreibt, so ist dies analog im strukturanalytischen Menschenbild der EA gegeben.

Das Spezifische an diesem Menschenbild ist, daß es über die anthropologischen Strukturen hinaus, auf die Frankl das existenzanalytische Menschenbild gestellt hatte, die *Inhalte* bzw. das welthafte *Gegenüber* der menschlichen Strebungen angibt. Somit wird die Grundcharakteristik des Mensch-Seins schon im anthropologischen Verständnis und nicht erst in der Vorgangsweise mitgefaßt: in ständigem *Austausch* zu stehen mit seiner Welt. Dieser Austausch ist die Veranlagung zur *dialogischen* Wechselwirkung mit ihr und mit sich selbst. Damit wird der fundamentalen *Dynamik* des existentiellen Menschenbildes entsprochen. Mensch-Sein wird existenzanalytisch nicht statisch, sondern wesentlich *dynamisch* und *teleologisch* aufgefaßt. Der Mensch ist darauf angelegt, wahrnehmen, erleben, entscheiden und handeln zu können. Er hat einen Willen, mit dem er in seinem In-der-Welt-Sein wirken und Wirkung erfahren möchte. Mensch-Sein läuft auf einen Prozeß kontinuierlicher ‚*Personierung*' hinaus: immer mehr Person zu sein, Personales erleben und leben zu können (eine parallele Sichtweise dazu hat *Petzold* 2007, 26 mit dem Konzept der *Humanität*, das die „Hominität" – die Menschennatur mit ihren Potentialen zur Destruktivität und Dignität – mit der Durchsetzung von Humanität zu entwickeln und kultivieren vermag). Dieser Prozeß konzentriert sich auf vier phänomenologisch gefundene Grunddimensionen des Mensch-Seins:

a) Als Mensch *dasein* zu können in der Welt. Dies ist die ganz basale Aktivität der Selbstbehauptung und der Sicherung des Überlebens. Die erste anthropologisch-existentielle Dimension ist daher das *Dasein* in der Welt. Mit diesem Dasein verbunden ist ein (dialogischer) Austausch mit Welt, der zur Wahrnehmung von *Halt* führt.

b) Als zweite Dimension des Mensch-Seins kann die Beziehung zum *Leben* (vitale Kraft, Wachsen, altern, Selbsterhaltung…) gefaßt werden. Durch die Zuwendung zu dem, was ist, wird das im Menschen innewohnende Leben fühlbar, fühlbar an Objekten und anderen Menschen. Im (dialogischen) Austausch mit dem Gegenüber im Rahmen des Bezogenseins findet der Mensch *Werte.*

c) Der Mensch ist weiters sich selbst gegeben als Person in seinem *Selbstsein.* Trifft er sich darin selbst an und kann es in einzelnen Situationen leben, ist er *authentisch*; trifft er diese Dimension beim anderen an, kommt es zur *Begegnung.*

d) Schließlich ist der Mensch ständigen inneren und äußeren *Veränderungen* ausgesetzt und befindet sich immer in einem größeren *Kontext.* Findet er einen konstruktiven Austausch, so daß er kreativ zum Werden beisteuern kann, so findet er *Sinn* und gestaltet seine Zukunft. Dies geschieht in zweierlei Weise: Ist der Inhalt ein Beitrag zu konstruktiver Veränderung, handelt es sich um einen *existentiellen* Sinn. Geht es sich um das ‚Sich-in-einen-größeren-Kontext-*Stellen*' bzw. ‚In-einem-größeren-Kontext-*Stehen*', handelt es sich um einen *ontologischen* Sinn.

Existenz – Verwirklichung des Mensch-Seins – ruht auf diesen vier Dimensionen auf, vergleichbar einer Tischplatte auf ihren vier Beinen (Abb. 4).

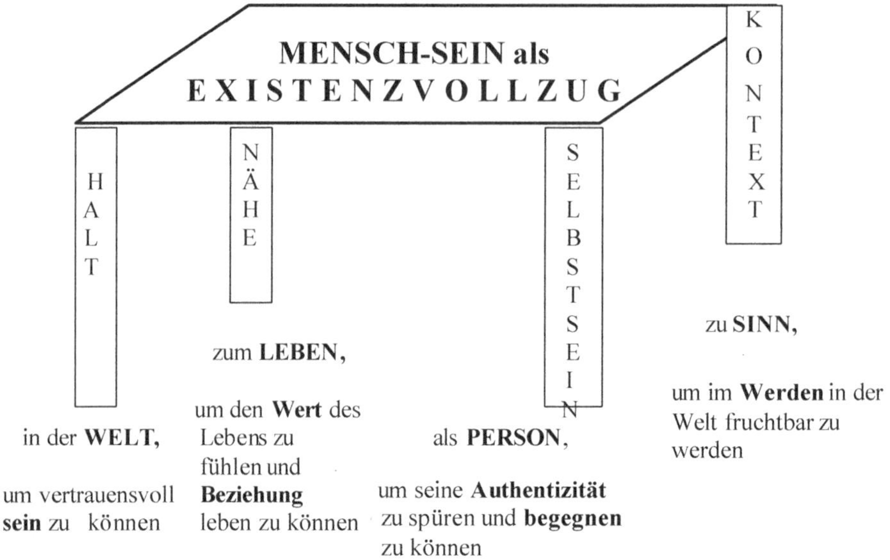

Abb. 4: Schematischer Überblick über das strukturanalytische Menschenbild der EA mit den vier Grunddimensionen.

Noch kürzer gefaßt kann man von **Dasein, Wertsein, Selbstsein und Weltsein** (als aktive Teilhabe am Werden) als den vier existentiellen Dimensionen des *Mensch-Seins* sprechen. Als dynamische Dimensionen des existentiellen Menschenbildes repräsentieren sie zugleich die Grunddimensionen der *Existenz*, also des Lebensvollzugs, weil sich dieser vom Menschsein nicht trennen läßt. Im existentiellen, gelebten Vollzug führt diese Anthropologie unmittelbar hinüber zu zentralen Konzepten der Psychotherapie:

1. Durch Halterleben entwickelt die Person *Vertrauen* in das Sein in der Welt
2. Durch Näheerleben entwickelt die Person *Beziehung* zu Werten
3. Durch Selbstsein entwickelt die Person ein Antreffen der Person (*Authentizität* bei sich, *Begegnung* mit anderen)
4. Durch Kontexterleben entwickelt die Person Zugang zu *existentiellem Sinn* und *ontologischen Sinn.*

7. Auswirkung des Menschenbildes auf die Entwicklung von Methoden

Da das Person-Sein eine so zentrale Stellung im Menschenbild der EA innehat, wird eine autochthone, aus dem eigenen theoretischen Fundus erwachsene Praxis in erster Linie auf die *Person* Bezug nehmen und mit ihr operieren.

7.1 Die phänomenologische Grundhaltung der EA und die PEA

Um die Person erreichen und mit ihr arbeiten zu können, bedarf es zuvorderst einer Haltung, die dem Wesen der Person entgegenkommt. Da die Person als „das Freie im Menschen" beschrieben ist (*Frankl* 1975, 214), entsteht das Dilemma, daß sie nicht ‚festgehalten' werden kann – sie würde nur in reduktionistischer Weise abgebildet. Jede Technik setzt an zuvor definierten Strukturen, Gesetzmäßigkeiten oder Regelmäßigkeiten an. Auch Methoden stehen in der Gefahr, durch Ziele und Erwartungen über ihre Wirkung der Person nicht ihre volle Freiheit zu belassen und sie dadurch reduktionistisch zu behandeln.

Soll der Person jener Raum gegeben werden, den sie braucht, um sich selbst sein und sich entfalten zu können, bedarf es einer offenen, sich beeindrucken lassenden, wahrnehmenden, eben phänomenologischen Haltung, die jedem wirklichen Dialog zugrunde liegt und auf ein Verstehen hinausläuft. Sie läßt den Menschen frei, den anderen wie sich selbst, wenn sie in die Begegnung mit dem anderen tritt. Eine solche Haltung der Offenheit, des Belassens, des Begegnens erlaubt es dem Menschen, sich als Person entwickeln zu können und jene Hemmnisse, die zur Psychopathologie führen, mit den Ressourcen der Person (in der Regel) zu überwinden. Dies hat besonders Carl *Rogers* (vgl. die Basisvariablen - 1957) zum Zentrum seiner Therapie gemacht. – Existentielle Psychotherapie, die sich an ihr Menschenbild hält und mit ihm arbeitet, bedarf der *Phänomenologie* als grundlegender Haltung.

In der EA ist die phänomenologische Vorgangsweise methodisch in der *Personalen Existenzanalyse (PEA – Längle* 1993, 2000a) gefaßt. Sie wird daher auch als Prozeßmodell der EA bezeichnet, mit deren Hilfe nicht entfaltete personale Ressourcen, die unter dem Eindruck der pathogenen Erlebnisse bzw. Traumatisierungen unterdrückt sind bzw. nicht zur Entfaltung kommen, mobilisiert werden können. Die Methode arbeitet mit den wichtigsten personalen Fähigkeiten: der *Ansprechbarkeit* der Person, ihrer Fähigkeit zu verstehen und *Stellung* zu nehmen, sowie Antwort zu geben und sich so zum *Ausdruck* zu bringen.

Etwas genauer betrachtet besteht der erste Schritt (PEA 1) in der Bearbeitung der *Wahrnehmung*, aber nicht nur der kognitiven Inhalte, sondern vor allem jenes Eindrucks, der sich *emotional* abbildet. Er enthält neben der psychodynamischen Reaktion auch eine phänomenologisch entstandene Aufnahme eines Inhalts aus dem persönlich Erlebten. Dieser Inhalt wird in den Fällen einer pathologischen Entwicklung oft nicht erkannt oder als überfordernd empfunden und somit gleich beiseite geschoben. Damit ist eine prozessual angelegte, adäquate Verarbeitung des Erlebten nicht weiter möglich – der Eindruck bleibt unaufgearbeitet als Last im psychischen Erleben bestehen.

Im nächsten Schritt (PEA 2) wird zunächst die personale Fähigkeit des *Verstehens* mobilisiert: der erfahrene Inhalt wird mit den bestehenden Werten verknüpft und auf seine Lebensrelevanz hin abgewogen. Auf ihn folgt ein *Beurteilen*, zunächst anhand des eigenen ursprünglichen Gespürs für die Richtigkeit und Angemessenheit des Erlebten. Diese intuitive Fähigkeit der Person entspricht dem existenzanalytischen Verständnis des

Gewissens. Danach wird das Erlebte auch kognitiv im Lichte des Wissens und der Reflexion beurteilt. Solche *Stellungnahmen* verhelfen der Person zu einem inneren Fundament und verankern sie in der eigenen, authentischen Person. Am Ende dieses Schrittes kommt es zur *Willensbildung* als Sammlung der sich inzwischen eingestellten Dynamik, die auf der Grundlage personaler Tiefe erwacht ist.

Der letzte Schritt der PEA (PEA 3) besteht in der Umsetzung des genuinen Willens in einer laufenden, dialogisch auf die *Praxis* abgestimmten Vorbereitung. Dabei wird sowohl die Effizienz des Vorgehens überprüft (entspricht sie wirklich der personalen Intention?), als auch die mögliche Rückwirkung auf die handelnde Person selbst und auf ihre Ressourcen für einen adäquaten Umgang mit der Situation.

Nach einem solchen Durchgang durch die Schritte der PEA wird die Person aktionsbereit und kommt auf die Ebene, in der sie zu personaler Begegnung fähig wird. Dies entspricht der existenzanalytischen Anthropologie, wonach das Ziel psychotherapeutischer Behandlung darin liegen soll, daß das Mensch-Sein besser gelingen kann – existenzanalytisch gesagt: in der Zunahme des Person-Seins in allen Situationen des Lebens. In der Pathologie werden diese Schritte spontan nur ansatzweise durchgeführt, so daß die Qualität der Begegnung und der Weltoffenheit darunter leidet, bis hin zum situativen Versiegen personaler Begegnung, wenn die Schritte der PEA ausfallen.

7.2 Applikation des strukturanalytischen Modells in der Praxis

EA ist als *verstehende Psychologie* (*Jaspers* 1973, 251ff.) von der Offenheit der phänomenologischen Haltung geprägt. In einem solchen offenen Zugang bilden sich neben den prozessualen Problemen auch die strukturellen ab, unter denen die Patienten leiden. Anders gesagt: es tauchen die *Inhalte, die im Strukturmodell der Anthropologie* beschrieben sind, auf und werden Thema in der Therapie. In enger Verzahnung von phänomenologischer Wahrnehmung und wahrgenommenen Inhalten bewegt sich die Therapie dicht am Erleben der Patienten voran, in ständigem Kontakt mit dem Menschenbild, das wie eine Landkarte eine Orientierung erlaubt, wenn sich der Blick in den Momenten der Reflexion etwas vom Geschehen löst. Es ist ein Spezifikum der EA, daß die *Anthropologie ein methodischer Bestandteil des Verfahrens* ist, die zur Reflexion und mitunter zur Erklärung anthropologischer Inhalte führt.

Um diese Anwendung systematisch und vertieft betreiben zu können, sind die anthropologischen Strukturen hinsichtlich der Erfordernisse für ihre Entwicklung und der Voraussetzungen für ihren Einsatz untersucht worden. So konnten für jede Dimension spezifische Aktivitäten und Rahmenbedingungen gefunden werden, die die einzelne Person einsetzen kann bzw. die ihr gegeben oder für sie geschaffen werden müssen, damit die Dimension auch tatsächlich gelebt und damit das volle Mensch-Sein realisiert werden kann. Auf dieser Ebene der praktischen Arbeit werden die strukturanalytischen Dimensionen der Anthropologie zu *personal-existentiellen Grundmotivationen* (*Längle* 1992a, 2002a, 2008; *Tutsch, Orgler* et al. 2000/2001). Damit wird die Arbeit mit den Grundmotivationen zum Hauptbestandteil existenzanalytischer Therapie.

Das zentrale Element dieser Arbeit liegt im Auffinden jener Inhalte in den Grundstrukturen der Existenz, die eine lebensaffirmative Haltung ermöglichen (*Längle* 1999, 2009). Dies wird als so zentral für die existenzanalytische Vorgangsweise angesehen, daß es praktisch als Kurzdefinition der EA herangezogen werden kann. Demnach besteht die zentrale Aufgabe der EA darin, Menschen zu helfen, *mit innerer Zustimmung* zu dem, was sie tun, zu *leben* (*Längle ibd.*). Diese Zustimmung besteht in einer Bejahung aller vier Grunddimensionen der Existenz, was mit einer Akzeptanz der strukturanalytischen Dimensionen des Mensch-Seins (Selbstakzeptanz auf anthropologischer Ebene) verbunden ist. Damit ist in der Zustimmung auch die ethische Dimension der dritten Dimension enthalten, nämlich das subjektive Gewissen in Abstimmung mit dem Über-Ich, sodaß ein „Handeln in Zustimmung" niemals ethisch beliebig sein kann. – Für die nähere Beschreibung dieser Vorgangsweise sei auf die Literatur verwiesen (*Jöbstl* 2002, 2005; *Längle* 1992a, 2002a, 2008; *Luss* 1996; *Nindl* 2001a,b; *Probst Ch* 2002; *Probst M* 2002, 2004; *Resl* 2003; *Schieder* 2000; *Tutsch* 2001)[1].

7.3 Existenzanalytische Diagnostik

Als Konsequenz einer solchen Vorgangsweise leitet sich die *Diagnosestellung* unmittelbar aus der Anthropologie ab. Die für die Psychotherapie relevante Diagnose wird durch Lokalisierung der Störung im Strukturmodell und im Prozeßmodell gestellt, um die Behandlung gezielt mit dem Instrumentarium abzustimmen. Das dreidimensionale Modell von *Frankl* dient dabei zur Groborientierung, um zu klären, ob es sich primär um eine somatische, psychische oder personal bedingte Störung handelt (vgl. *Luss, Freitag* et al. 1999; *Längle* 2005).

Als Ergänzung zur Diagnosestellung und zu wissenschaftlichen Zwecken wurden auch drei *Testverfahren* entwickelt. Im Test zur existentiellen Motivation (TEM – *Eckhart* 2000; 2001) werden die anthropologischen Strukturen der Existenz in einem self-rating-Verfahren beleuchtet, um den Grad existentieller Erfüllung im Leben zu erheben.
Im Test zur existentiellen Lebensqualität (*Görtz* 2003) wird die Lebensqualität auf dem Hintergrund der vier anthropologischen Grundmotivationen erhoben. Das Interessante daran ist, daß sich aus einem Set von Fragen die trennscharfen um die anthropologischen Dimensionen (Grundmotivationen) gruppierten. Ursprünglich war die Testerstellung nicht von ihnen ausgegangen.
Schließlich ist der älteste Test zu erwähnen, der von *Längle, Orgler* (1990) und *Längle, Orgler, Kundi* (2000) zur Sinnerfassung entwickelt worden ist. Ihm liegt *Frankls* (1982a, 255; 39-161) Verständnis von Sinn und die darauf gründende Sinnerfassungsmethode (*Längle* 1988) zugrunde. In der Interpretation der Ergebnisse zeigten sich die Hauptinhalte der *Frankl*schen Anthropologie als grundlegend für die Sinnfindung: Selbst-Distanzierung, Selbst-Transzendenz, Freiheit und Verantwortung.

[1] Weitere Literatur bei Stichwort EA und Grundmotivationen in: http://www.gle.at/fileadmin/4editors/dokumente/Stichworteverzeichnis.pdf

7.4 Weitere Methoden

Abgesehen von der grundlegenden Anwendung des Menschenbildes in der (phänomenologischen) Haltung, der Personalen Existenzanalyse (PEA) und der Arbeit mit den Grundmotivationen, kommt es auch in der Ausbildung und vermittels *zahlreicher weiterer Methoden* zum Einsatz. Dabei handelt es sich durchwegs um Fokussierungen eines personal-existentiellen Themas, wie z.B. in der Willensstärkungsmethode (*Längle* 2000b), in der Sinnerfassungsmethode (*Längle* 1988), in der personalen Positionsfindung (*Längle* 1997a), in der Paradoxen Intention (*Frankl* 1982a, 184-201), im Umgang mit Aggression (*Längle* 2008,155f.) oder in Grundhaltungen wie der Dereflexion (*Frankl* 1982b, 54ff.), der Existentiellen Wende (*Frankl* 1982a, 72; *Längle* 2008, 158), der Phänomenologischen Dialogübung (*Längle* 1987, 2000d), der Einstellungsänderung (*Frankl* 1959, 683 und 701-715; *Längle* 2000c, 2007b), des Perspektiven-Shiftings (*Kolbe* 2000) und der biographischen Methode (*Kolbe* 1994; *Längle* 1994; *Tutsch, Luss* 2000). Alle Methoden gruppieren sich um Ressourcenaktivierung, Problemfokussierung, personale Reifung und Nachlernen. Diese Ebenen haben eine metatheoretische Entsprechung in den drei Ästen der PEA, wie S. Längle (2003) herausgearbeitet hat.

8. Existenzanalytische Nosologie

Eine andere, für die klinische Psychotherapie besonders wichtige Fruchtbarmachung des Menschenbildes stellt die *Theorie der Störungen* dar. Die existenzanalytische Nosologie leitet sich direkt von der dynamischen Anthropologie ab. Die Ursache der Psychopathologie wird in der Blockade des genuinen Mensch-Seins (des Person-Seins) gesehen, das im Vollzug von Freiheit und Verantwortung die dialogische Offenheit und personale Kompetenz von Stellungnahme und Ausdruck zur Voraussetzung hat. Darum wird in der EA eine psychische Störung bzw. Krankheit darin gesehen (und so definiert), daß überall dort, wo eine offene, dialogische Auseinandersetzung mit sich und/oder der Welt wiederholt und auf die gleiche Art nicht möglich ist, ein Leiden am Dasein entsteht, eben Psycho-Pathologie (*Längle* 1992b). Kommt es aus der Wiederholung der Einengung bzw. Blockade (wie es z.B. in einer depressiven Reaktion der Fall ist) zur längerfristigen, willentlich nicht mehr korrigierbaren Fixierung, ist das Vollbild der Störung bzw. Krankheit gegeben.

Dies ist eine noch recht allgemeine Beschreibung der Psychopathologie und gibt nur die Endstrecke der Prozesse wieder. Die genannten Erlebnis- und/oder Verhaltensfixierungen entstehen durch die Psychodynamik und Neurobiologie bzw. durch fehlende Entwicklungen personaler Kompetenz in einem oder mehreren Bereichen des Mensch-Seins, die in der Anthropologie systematisch beschrieben sind[2]. Kann sich die Person in einer Dimension nicht entfalten, so entsteht ein existentielles Defizit, das früher oder später psychodynamisch aufgefangen und abgepuffert wird, um (weitere) Schäden zu

[2] Nur wenn ein solcher Zusammenhang zwischen Menschenbild und Psychopathologie besteht, kann von einer wissenschaftlich fundierten Psychotherapie gesprochen werden; ansonsten besteht keine Kohärenz zwischen Kranheitsverständnis und Theorie des gesunden Menschen.

verhindern. Diese psychodynamischen Schutzreaktionen (wir sprechen in der EA von Copingreaktionen) verselbständigen sich, wenn die Defizite anhalten, und führen so zu fixierten Verhaltensmustern, die dem Freien des personalen Umgangs zu wenig Raum geben. Dies kann auf der Ebene jeder einzelnen Dimension geschehen, wie hier im Überblick dargestellt (für eine ausführlichere Beschreibung vgl. *Längle* 2008, 35-58; 129-154).

1. Dimension – *Welt-Bezug*: wird die darin maßgebliche Halterfahrung nicht ausreichend gemacht, entstehen die *Angst-* und *Zwangsstörungen*, deren psychotische Ausprägung einen psychogenen Beitrag zur Schizophrenie bilden (*Längle* 1996; 1997b; 2008, 129ff.; *Luss* 1996; *Swoboda, Längle et al.* 2004).
2. Dimension – *Lebens-Bezug*: wird die darin maßgebliche Wert- und Beziehungserfahrung (zu anderen und zu sich selbst) nicht ausreichend gemacht, entstehen *depressive* Störungen (*Längle* 2008, 138ff.).
3. Dimension – *Selbst-Bezug* bzw. *Person-Bezug*: wird die in dieser anthropologischen Dimension maßgebliche Erfahrung des Eigenen bzw. der Person des anderen nicht ausreichend gemacht, entstehen *hysterische* Entwicklungen und die meisten Persönlichkeitsstörungen (*Längle* 2002b,c; 2008, 144ff.). Wird das Psychotische Störungsniveau erreicht, kann Paranoia entstehen.
4. Dimension – *Veränderungs-* bzw. *Kontext*-Bezug: wird die darin maßgebliche Erfahrung des existentiellen bzw. ontologischen Sinns nicht ausreichend gemacht, entsteht erhöhte Suizidalität und Suchtgefahr (*Längle* 2008, 146ff.; *Frankl* 1978, 26 gibt hier allerdings auch noch die Depression und die Fremdaggression als Folge an).

Psychogene Sexualstörungen entstehen aus einer Kombination mehrerer Dimensionen, meistens verbunden mit einer Hemmung der personalen Prozeßdynamik, womit ein Defizit auf der Ebene des dialogischen Austauschs verbunden ist.

9. Anthropologie und Persönlichkeitsstörungen

Das existenzanalytische Menschenbild kann gerade im Verständnis und in der Behandlung von *Persönlichkeitsstörungen* gute Dienste leisten (vgl. *Längle* 2002b,c; 2008, 151). Es erlaubt eine Gliederung dieser Störungsgruppe anhand von existentiell relevanten Themen z.B. in ängstliche, depressive oder Persönlichkeitsstörungen des Selbst. Nach dem Verständnis der EA sind bei Persönlichkeitsstörungen *alle* anthropologischen Dimensionen in einem abgestuften Maße beteiligt. Die komplexeste Gruppe von Persönlichkeitsstörungen, die „extravertierten" oder Persönlichkeitsstörungen des Selbst (*Katschnig et al.* 2000), kann verstanden werden als eine Gruppe von Störungen der dritten anthropologischen Dimension der EA. Dieser Gruppe ist eine tiefgreifende Störung des Selbst-Seins gemeinsam, die sich aber durch eine unterschiedlich gewichtete Beteiligung der anderen anthropologischen Dimensionen in ihrer spezifischen Ausprägungsform differenziert. So ist in der *histrionischen Persönlichkeitsstörung* die erste Dimension mitbeteiligt. D.h. daß die histrionische Persönlichkeitsstörung im Lichte existenzanalytischer Anthropologie als

Störung des Selbst in Verbindung mit einer Störung des verankerten, vertrauensvollen Dasein-Könnens verstanden werden kann. In der *Borderlinepersönlichkeits*-Störung ist die zweite anthropologische Dimension mitbeteiligt, sodaß sich zur grundlegenden Störung des Selbst auch eine Störung des Lebensbezugs, des Werterlebens und der Beziehung gesellt. Im Narzißmus addieren sich nochmals Störungen der dritten Dimension dazu, sodaß sich die Störung des Selbst vor allem im Selbstwert kundtut. In der paranoiden, dissozialen und paraexistentiellen (*Furnica* 1999; *Furnica, Furnica* 2006) Persönlichkeitsstörung ist die vierte Dimension schwerpunktmäßig mitbeteiligt. Diese Subgruppe von Persönlichkeitsstörungen wird in der EA wegen ihres einheitlichen Themas zusammengefaßt (die paraexistentielle wird nur im Rahmen unserer Anthropologie beschrieben). Allen gemeinsam ist neben der Störung des Selbst eine Störung des Kontextes, der entweder in seiner Unverständlichkeit als bedrohlich erlebt wird (paranoid), oder es wird dem Verlorensein durch willkürliches Handeln entgegengewirkt, sodaß man sich nicht eingliedern kann (dissozial), oder es wird das Verlorensein durch rücksichtslose Zielsetzungen zu kupieren versucht (paraexistentiell). Damit kann dank des Erkenntniswertes der Anthropologie ein differenziertes existentielles Bild der Störungen entworfen werden, das einen entsprechenden spezifischen therapeutischen Zugang erlaubt.

10. Zusammenfassung der existenzanalytischen Anthropologie

Erinnern wir uns nochmals, daß eine Anthropologie aus existenzanalytischer Sicht zwei grundlegende Charakteristika des Mensch-Seins zu berücksichtigen hat:

1. den Einbezug des unaufhebbaren *Weltbezugs* („In-der-Welt-Sein") des Menschen in jeder einzelnen Dimension, und
2. die *Dynamik* der Vollzugswirklichkeit (das „Akthafte") der „Ganzheit Mensch".

Mit der strukturanalytischen Anthropologie (Grundmotivationen) wird ein durchgängiger Weltbezug hergestellt. Jede einzelne Dimension stellt einen Dialog zwischen der Person, ihren spezifischen Fähigkeiten und einem für die Existenz wesentlichen Aspekt in der Welt dar. Darin ist auch das akthafte Moment in Form der Stellungnahme enthalten. Darüber hinaus ergibt sich eine Metadynamik mit der vierten Dimension. Diese komplexe Situation ist im folgenden Schema zusammengefaßt, das auch das Franklsche Modell umschließt:

Körperlichkeit, Emotionalität und Intimität sind dem Menschen in seinem Weltbezug als Bedingung und Ermöglichung der Existenz unaufhebbar gegeben – ob er aber auf die Anfrage und Angebote der Situation dialogisch eingeht und sich somit existentiell vollzieht, ist stets offen. Die vierte Dimension ist daher eine potentielle, die nicht in jeder Stunde und nicht in allen Situationen realisiert und gelebt wird.
Mensch-Sein gipfelt in *„Existenz"*, in der „Besorgung" und Erhaltung des Daseins in Wechselwirkung mit der Umwelt oder der Mitwelt, der Pflege der Gefühle und der Aufrechterhaltung der Beziehung zu sich selbst, der Arbeit an der Authentizität, wie auch der Hingabe an Aufgaben und Wertangebote der Welt. Maßgebliches *Kriterium* dafür, ob es sich um „Existenz" handelt, ist die Entschiedenheit (Verantwortlichkeit), mit der

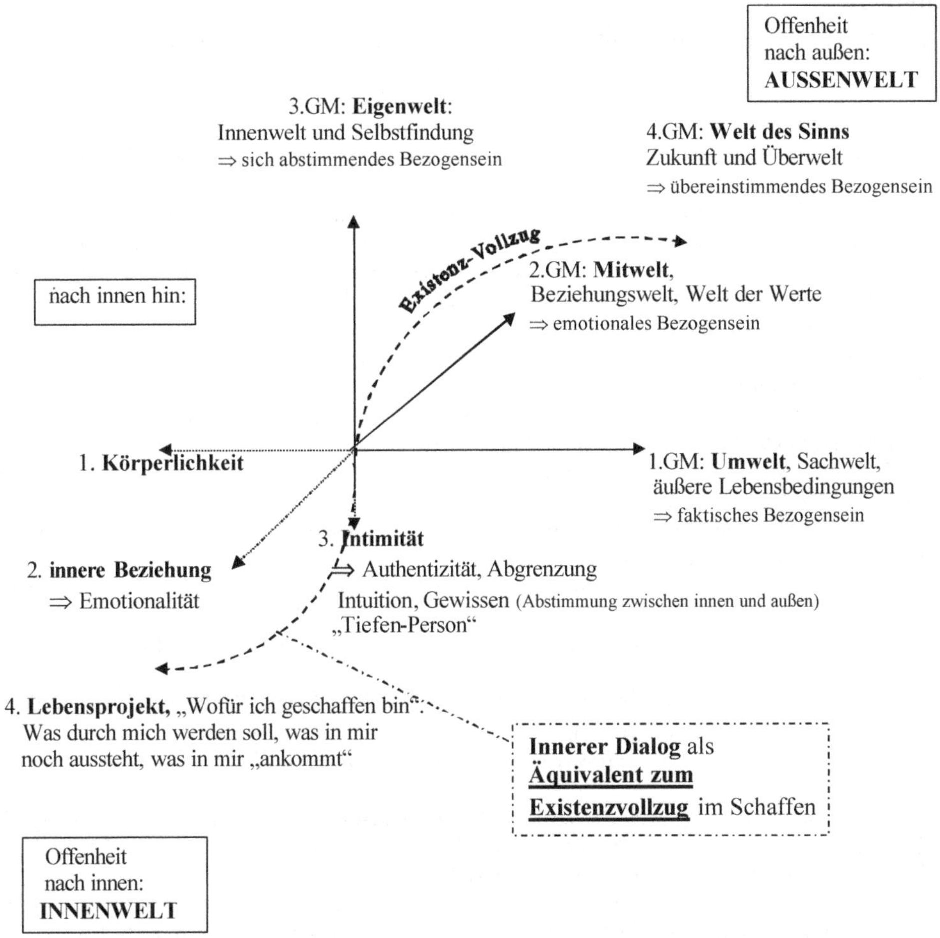

Abb. 5: Überblick über die existenzanalytische Anthropologie. Die drei Dimensionen verweisen auf die doppelte *Offenheit* nach *außen* und *innen* hin, die Mensch-Sein kennzeichnet. In ihr kann sich Entwicklung und Werden realisieren.

gelebt wird. So kann der Mensch allem gegenübertreten, auch sich selbst, und dabei seine wesensgemäße Erfüllung finden.

Literatur

Bochenski, Joseph Maria (1993) 10. Aufl.: Die zeitgenössischen Denkmethoden. Tübingen: Francke

Carnap, Rudolf (1968) 3. Aufl.: Einführung in die symbolische Logik. Berlin: Springer

Eckhard, Petra (2000): Skalen zur Erfassung von existentieller Motivation, Selbstwert und Sinnerleben. Wien: unveröff. Diss. an der Gruwi-Fakultät der Univ. Wien

Eckhard, Petra (2001): Skalen zur Erfassung von existentieller Motivation, Selbstwert und Sinnerleben. In: Existenzanalyse 18, 1, 35-39

Espinosa, Nolberto (1996): Zum Begriff der „Tiefe" in der Existenzanalyse. In: *Existenzanalyse* 13, 1, 4-10

Frankl, Viktor (1959): Grundriß der Existenzanalyse. In: *Frankl, Viktor; v. Gebsattel, Viktor; Schultz, Johannes* (Hg.) Handbuch der Neurosenlehre und Psychotherapie. München, Berlin: Urban & Schwarzenberg

Frankl, Viktor (1975/1990): Der leidende Mensch. Anthropologische Grundlagen der Psychotherapie. Bern: Huber (München: Piper 1990 Neuausgabe)

Frankl, Viktor (1978): Unheared Cry for Meaning. Psychotherapy and Humanism. New York: Simon & Schuster Touchstone

Frankl, Viktor (1979): Der unbewußte Gott. Psychotherapie und Religion. München: Kösel

Frankl, Viktor (1982a) 10. Aufl.: Ärztliche Seelsorge. Wien: Deuticke

Frankl, Viktor (1982b), 3. erg. Auflage: Psychotherapie in der Praxis. Wien: Deuticke, oder München: Serie Piper 475, 1997

Frankl, Viktor (1982c): Im Anfang war der Sinn. Von der Psychoanalyse zur Logotherapie. Franz Kreuzer im Gespräch mit Viktor E. Frankl. Wien: Deuticke

Frankl, Viktor (1994): Logotherapie und Existenzanalyse. Texte aus sechs Jahrzehnten. München: Quintessenz (früher bei Piper erschienen)

Frankl, Viktor (1991): Rücktrittsbrief als Ehrenpräsident der GLE. In: Bulletin der Gesellschaft für Logotherapie und Existenzanalyse 8, 2, 3

Freud, Sigmund (1947): Eine Schwierigkeit der Psychoanalyse. Gesammelte Werke, Band XII (Werke aus den Jahren 1917-1920), Frankfurt, 7-11

Furnica, Cristian (1999): Die „paraexistentielle" Persönlichkeitsstörung. In: *Existenzanalyse* 16, 1, 13-17

Furnica, Cristian; Furnica, Anna-Maria (2006): Die para-existentielle Persönlichkeitsstörung. Ein existenzanalytischer Beitrag zur Theorie der Persönlichkeitsstörungen. In: *Existenzanalyse* 23, 2, 42-51

Goldstein, Kurt (1934): Der Aufbau des Organismus. Haag: Nijhoff

Grawe, Klaus (1976): Differentielle Psychotherapie I. Indikation und spezifische Wirkung von Verhaltenstherapie und Gesprächstherapie. Untersuchung an phobischen Patienten. Bern: Huber

Grawe, Klaus (Hg.) (1980): Verhaltenstherapie in Gruppen. München: Urban & Schwarzenberg

Grawe, Klaus (2005a): Alle Psychotherapien haben ihre Grenzen. In: *Neue Zürcher Zeitung* 23.10. 2005, Nr. 43, 78

Grawe, Klaus (2005b): (Wie) kann Psychotherapie durch empirische Validierung wirksamer werden? *Psychotherapeutenjournal* 1, 4-11

Grawe, Klaus; Donati, Ruth; Bernauer, Friederike (1994): Psychotherapie im Wandel. Von der Konfession zur Profession. Göttingen: Hogrefe

Görtz, Astrid (2003): Lebensqualität aus existenzanalytischer Sicht. Die Entwicklung eines psychotherapeutisch orientierten Diagnostikums zur Erfassung von Lebensqualität und seine Validierung an Suchtkranken. Wien: Unveröff. Diss. der Fak. f. Human- und Sozialwissenschaften der Univ. Wien

Görres, Albert (1958): Person, Psyche, Krankheit. In: *Jahrbuch für Psychologie und Psychotherapie* 6, 1-3, 192ff

Heidegger, Martin (1979): Sein und Zeit. Tübingen: Niemeyer

Jaspers, Karl (1956a): Existenzphilosophie. Berlin: de Gruyter, 2°

Jaspers, Karl (1973) 9. Aufl.: Allgemeine Psychopathologie. Berlin: Springer

Jöbstl, Barbara (2002): „...Mein ganzes Leben war nur Leiden..."Existenzanalytische Therapie einer Depression im Alter. In: *Existenzanalyse* 19, 1, 21-27

Jöbstl, Barbara (2005): „Mein Leben besteht nur noch aus Angst."-Fallschilderung zur Posttraumatischen Belastungsstörung. In: *Existenzanalyse* 22, 2, 46-51

Katschnig, Heinz; Demal, Ulrike; Lenz, Gerhard; Berger, Peter (2000): Die extrovertierten

Persönlichkeitsstörungen. Wien: Facultas

Kierkegaard, Sören ([1844], 1976): Philosophische Brosamen und unwissenschaftliche Nachschrift. München: dtv

Kolbe, Christoph (Hg.) (1994): Biographie. Verständnis und Methodik biographischer Arbeit in der Existenzanalyse. Wien: GLE-Verlag

Kolbe, Christoph (2000): Perspektiven-Shifting. Methode zur Arbeit mit primärer Emotionalität und unbewußten Stellungnahmen. In: *Existenzanalyse* 17, 1, 17-20

Kriz, Jürgen (2001) 5. überarb. Aufl.: Grundkonzepte der Psychotherapie. Weinheim: Beltz-PVU

Längle, Alfried (1988): Wende ins Existentielle. Die Methode der Sinnerfassung. In: *Längle, Alfried* (Hrsg): Entscheidung zum Sein. Viktor E. Frankls Logotherapie in der Praxis. München: Piper, 40-52

Längle, Alfried (1991): Prof. Viktor E. Frankl legt seinen Ehrenvorsitz in der GLE zurück. In: Bulletin der Gesellschaft für Logotherapie und Existenzanalyse 8, 2, 3-4

Längle, Alfried (1992a): Was bewegt den Menschen? Die existentielle Motivation der Person. Vortrag bei Jahrestagung der GLE in Zug/Schweiz, publiziert unter dem Titel: Die existentielle Motivation der Person. In: *Existenzanalyse* 16 (1999), 3, 18-29

Längle, Alfried (1992b): Der Krankheitsbegriff in Existenzanalyse und Logotherapie. In: *Pritz, Alfred; Petzold, Hilarion* (Hg.) Der Krankheitsbegriff in der modernen Psychotherapie. Paderborn: Junfermann-Verlag, 355-370, S 355

Längle, Alfried (1993): Personale Existenzanalyse. In: *Längle, Alfried* (Hg.) Wertbegegnung. Phänomene und methodische Zugänge. Wien: GLE-Tagungsbericht, 133-160

Längle, Alfried (1994): Die biographische Vorgangsweise in der Personalen EA. In: *Kolbe, Christoph* (1994) (Hg.), 9-33

Längle, Alfried (1996) Der Verlust des Zusammenhalts. Psychopathologie und existentielle Themen in der Schizophrenie. In: *Existenzanalyse* 13, 3, 13-22

Längle, Alfried (1997a): Die personale Positionsfindung (PP) in der Angsttherapie. In: *Hofmann, Peter* et al. (Hg.): Klinische Psychotherapie. Wien/New York: Springer, 284-297

Längle, Alfried (1997b): Die Angst als existentielles Phänomen. Ein existenzanalytischer Zugang zu Verständnis und Therapie von Ängsten. In: *Psychotherapie, Psychosomatik und Psychologie* 47, 227-233

Längle, Alfried (1998a): Viktor Frankl – ein Porträt. München: Piper

Längle, Alfried (1998b): Verständnis und Theorie der Psychodynamik in der Existenzanalyse. In: *Existenzanalyse* 15, 1, 16-27

Längle, Alfried (1999): Existenzanalyse – Die Zustimmung zum Leben finden. In: *Fundamenta Psychiatrica* 12, 139-146

Längle, Alfried (2000a) (Hg.): Praxis der Personalen Existenzanalyse. Wien: Facultas

Längle, Alfried (2000b): Die Willensstärkungsmethode. In: *Existenzanalyse* 17, 1, 4-16

Längle, Alfried (2000c): Einstellung. In: In: *Stumm, Gerhard; Pritz Alfred* (Hg.): Wörterbuch der Psychotherapie. Wien: Springer, 152f.

Längle, Alfried (2000d): Phänomenologische Dialogübung („Sesselmethode"). In: *Existenzanalyse* 17, 1, 21-30

Längle, Alfried (2002a): Die Grundmotivationen menschlicher Existenz als Wirkstruktur existenzanalytischer Psychotherapie. In: *Fundamenta Psychiatrica* 16,1,1-8

Längle, Alfried (2002b) (Hg.): Hysterie. Wien: Facultas

Längle, Alfried (2002c): Die grandiose Einsamkeit. Narzißmus als anthropologisch-existentielles Phänomen. In: *Existenzanalyse* 19, 2+3, 12-24

Längle, Alfried (2005): Handhabung und Verwendung der Diagnostik aus Sicht der Existenzanalyse. In: *Bartuska, Heinrich; Buchsbaumer, Manfred; Mehta, Gerda; Pawlowsky, Gerhard; Wiesnagrotzky, Stefan* (Hg.): Psychotherapeutische Diagnostik. Leitlinien für den neuen Standard. Wien: Springer, 85-92

Längle, Alfried (2007a): Existenzanalyse der Freiheit – Zur lebenspraktischen und psychotherapeutischen Fundierung personaler Freiheit. In: *Bauer, Emanuel* (Hg.) Freiheit in philosophischer, neurowissenschaftlicher und psychotherapeutischer Perspektive. München: Fink, 139-171

Längle, Alfried (2007b): Sinnvoll leben. Logotherapie in der Praxis. Salzburg: Residenz

Längle, Alfried (2008): Existenzanalyse. In: *Längle Alfried, Holzhey-Kunz, Alice*: Existenzanalyse und

Daseinsanalyse. Wien: Facultas wuv UTB, 23-180

Längle, Alfried (2009): Lehrbuch zur Existenzanalyse. Wien: Facultas (in Vorbereitung)

Längle, Alfried; Orgler, Christine (1990): Die existenzanalytische Anthropologie als ätiologischer Erklärungsbeitrag für psychopathologische Prozesse. Die Existenz-Skala. Wien: Gruwi Fakultät, unveröffentlichte Diss.

Längle, Alfried; Orgler, Christine; Kundi, Michael (2000): Die Existenz-Skala ESK. Göttingen: Hogrefe-Beltz

Längle, Silvia (2003): Levels of Operation for the Application of Existential-Analytical Methods. In: *European Psychotherapy* 4, 1, 55-70

Luss, Karin (1996): Schizophrenie unter dem Blickwinkel der personalen Grundmotivationen. In: *Existenzanalyse* 13, 3, 23-26

Luss, Karin; Freitag, Patricia; Längle, Alfried; Tutsch, Liselotte; Längle, Silvia; Görtz, Astrid (1999): Diagnostik in Existenzanalyse und Logotherapie. In: *Existenzanalyse* 16, 2, 4-9

Merleau-Ponty, Maurice (1966): Phänomenologie der Wahrnehmung. Berlin: de Gruyter

Meszaros, Kurt (2000): Lerntheorien. In: *Stumm, Gerhard; Pritz, Alfred* (Hg.): Wörterbuch der Psychotherapie. Wien: Springer, 406f.

Nindl, Anton (2001a): Einstellung zum Suizid, existentielle Motivation und Suizidalidät. Salzburg: Unveröffentl. Diss. am Psychol. Institut der Univ.

Nindl, Anton (2001b): Charakteristika von Krisen und methodische Schritte in der Krisenintervention. In: *Existenzanalyse* 18, 2+3, 45-49

Petzold, Hilarion G.; Sieper, Johanna (2003) (Hg.): Wille und Wollen. Psychologische Modelle und Konzepte. 2 Bde. Göttingen: Vandenhoek & Ruprecht

Petzold, Hilarion G. (2007): Integrative Therapie kompakt. Definitionen und Kondensate von Kernkonzepten der Integrativen Therapie - Materialien zu „Klinischer Wissenschaft" und „Sprachtheorie". In: *POLYLOGE: Materialien aus der Europäischen Akademie für psychosoziale Gesundheit. Eine Internet-Zeitschrift für „Integrative Therapie"*- Ausgabe Jg. /2007 Düsseldorf/Hückeswagen www.FPI-Publikationen.de/materialien.htm

Petzold, Hilarion G.; Sieper, Johanna (2007/2008): Der Wille, die Neurowissenschaften und die Psychotherapie. 2 Bde. Bielefeld: Sirius

Pritz, Alfred (1991): Psychoanalyse. In: *Stumm, Gerhard; Wirth, Beatrix* (Hg.): Psychotherapie – Schulen und Methoden. Wien: Falter, 14-26

Probst, Christian (2002): Therapie eines Patienten mit Borderline-Persönlichkeitsstörung. In: *Existenzanalyse* 19, 1, 32-34

Probst, Michaela (2002): Der Zugang zum Menschen in suizidalen Krisen. In: *Existenzanalyse* 19, 1, 16-20

Probst, Michaela (2004): Depression im Kindes- und Jugendalter. In: *Existenzanalyse* 21, 2, 72-77

Rattner, Joseph (1995), 2. Aufl.: Pioniere der Tiefenpsychologie. Weinheim: Beltz

Resl, Eleonore (2003): Suizidprävention bei Kindern und Jugendlichen. In: *Existenzanalyse* 20, 1, 22-32

Rogers, Carl (1957): The necessary and sufficient conditions of therapeutic personality change. In: *J. Consulting Psychology* 21, 95-103

Schieder, Brigitta (2000): Märchenarbeit mit Kindern im Spiegel der Grundmotivationen. In: *Existenzanalyse* 17, 2, 39-41

Stumm, Gerhard; Wirth, Beatrix (1991): Psychotherapie – Schulen und Methoden. Wien: Falter

Tutsch, Liselotte (1998): Aggression – Ursprung und Funktion aus psychodynamischer Sicht. In: *Existenzanalyse* 15, 2, 13-20

Tutsch, Liselotte (2001): Existenzanalytische Teamsupervision - Ein Konzept. In: *Existenzanalyse* 18, 2+3, 31-44

Tutsch, Liselotte; Luss, Karin (2000): Anleitung für die biographische Arbeit in der Existenzanalyse. In: *Existenzanalyse* 17, 1, 31-35

Tutsch, Liselotte; Orgler, Christine; Luss, Karin; Wurst, Elisabeth; Drexler, Helene (2000/2001): Ist Sinn noch aktuell? In: *Existenzanalyse* 17, 3, 4-16 und 18, 1, 4-14

Parfy, Erwin; Schuch, Bibiana; Lenz, Gerhard (2003): Verhaltenstherapie. Moderne Ansätze für Theorie und Praxis. Wien: Facultas UTB

Sulloway, Frank J (1991): Reassessing Freud's Case Histories. The social construction of Psychoanalysis. In:

ISIS 82, 245-275

Swoboda, Hemma; Längle, Alfried; Tutsch, Lilo (2004): Existenzielle Themen psychiatrisch Kranker – eine Untersuchung aus existenzanalytischer Perspektive. In: *Psychologische Medizin. Österr. Fachzeitschrift für Medizinische Psychologie, Psychosomatik und Psychotherapie* 15, 4, 15-22

Wyss, Dieter (1993): Die tiefenpsychologischen Schulen von den Anfängen bis zur Gegenwart. Entwicklung, Probleme, Krisen. Göttingen: Vandenhoek&Ruprecht

Zimmermann, Franz (1992): Einführung in die Existenzphilosophie. Darmstadt: Wiss. Buchgemeinschaft

Rolf Kühn

Das Menschenbild in der Individualpsychologie Alfred Adlers

Bereits die Biographie *Alfred Adlers* gibt Aufschluss über seine Grundvorstellungen, die sich im Entwurf einer „verstehenden Psychologie" und deren Menschenbild abzeichnen werden (*Seelbach* 1932; *Ansbacher* 1982), sofern darin eigene Erfahrungen und unterschiedliche Theorieelemente eingehen (*Brunner/Titze* 1995). Als zweites von sechs Kindern eines Kornhändlers wurde er 1870 in einem Wiener Vorort geboren, und sein Entschluss, Arzt zu werden, ging auf die frühe Konfrontation mit Krankheit und Tod in seinem Umfeld zurück. Zusammen mit seiner Frau *Raissa Epstein* interessiert er sich für soziale Probleme, die mit Krankheitsbildern wie etwa bei den Schneidern zusammenhängen, wie seine erste Schrift „Gesundheitsbuch für das Schneidergewerbe" von 1889 zeigt. Dieser Hintergrund schlägt sich später in der *sozialpsychologisch* orientierten Schule der Individualpsychologie nieder, wie sie 1911 nach seinem Bruch mit *Sigmund Freud* gegründet wurde. Anlass zu der Trennung war eine von *Adler* eher deskriptiv oder phänomenologisch verstandene Neurosenlehre, wie er sie 1911-12 in seinem frühen Hauptwerk über den „Nervösen Charakter" konzipiert hatte und womit er sich -allerdings ohne Erfolg- an der Wiener Universität zu habilitieren versuchte. Im Rückgriff unter anderem auf den Neukantianer *Hans Vaihinger* sowie auf *Nietzsche, Charles Féré* und *Paul Janet* baut er darin eine pragmatisch akzentuierte Psychotherapie mit starkem sozialpädagogischem Einschlag aus, die anstelle eines Pansexualismus wie bei *Freud* vom Aggressionstrieb (später: „männlichen Protest") und Minderwertigkeitskomplex (als „Prädisposition zur Neurose") bei jedem Menschen ausgeht (*Nunberg/Federn* II, 371).

Nach anfänglicher Anerkennung in Wien emigriert *Adler* 1935 in die USA und versucht der heraufziehenden Kriegsgefahr in Europa durch unermüdliche Vortragsreisen entgegenzuarbeiten, indem er als notwendiges Korrelat zum *Minderwertigkeitsgefühl* immer mehr ein *Gemeinschaftsgefühl* postuliert, in dem man ein idealistisches Erbe im Anschluss an *Kants* Ethik erblicken kann (*Ansbacher* 1981). Nach weiteren Hauptwerken wie „Wozu leben wir?" (1931) und „Sinn des Lebens" (1933) stirbt er 1937 im englischen Aberdeen. Durch theoretisches wie praktisches Einwirken auf Familie, Schule und gesellschaftliche Gruppen (1920; 1928; 1930) verzeichnet seine Schule auch heute noch eine internationale Ausbreitung (*Titze* 1984b; *Schmidt* 1985; *Bruder-Bezzel* 1998; *Lehmkuhl* 2001).

Adlers früher Rückgriff auf eine biologischmedizinische Organtheorie des Menschen als *Mängelwesen* (1907) gibt uns daher einen ersten anthropologischen Hinweis, der sein Menschenbild einer Subjektphilosophie psychologischer Natur annähert. Danach verläuft die Existenz des Einzelnen als ein ganzheitlich betrachtetes Individuum grundsätzlich so, *als ob* die Welt das von Kind an idealisierte *Persönlichkeitsgefühl* befriedige (1935; *Ahrens/Lehmkuhl* 1991). Im neurotischen Empfinden schwankt dieses fiktive Selbstbild der eigenen Person zwischen Größe und Ohnmachtsphantasien im ständigen Vergleich mit einem höchsten Machtanspruch als einem mehr oder weniger stark fixierten Obenunten-Schema mit dessen praktischen „Leitlinien". Für *Adler* bleibt gerade in der Neurose ein solches Handeln unverstanden und wird darin oft bis zum Gefühl der *Gottähnlichkeit* hypostasiert, während der Normale mehr spielerisch mit den Regeln und Normen der lebensweltlichen Logik als *common sense* umgeht. *Adler* entwirft folglich eine Theorie der alltäglichen Praxis, die *Fiktionalität* und *Wirklichkeit* seelisch so zu fassen versucht, dass eben *individuelles* und *gemeinschaftsbezogenes* Handeln sich dabei nicht starr gegenüberstehen müssen. Hierdurch erklärt sich von vornherein, warum im Menschenbild *Adlers* gerade auch den schon genannten sozialpädagogischen Aspekten neben den psychotherapeutischen stets große Bedeutung zugemessen wurde, da die kooperativen Bezüge in Freundschaft, Liebe und Arbeit über das Gelingen eines Lebens im Wesentlichen mitentscheiden, wie auch *Freud* dies schon gesehen hatte. In seinem Spätwerk baute *Adler* genau diese Sichtweise zu einem bewusst vertretenen Menschheitsideal *sub specie aeternitatis* aus, um eben in einer solch *gemeinsamen* Verantwortlichkeit die (massenneurotischen) Mängel auszugleichen (1937). Wir wollen daher im Folgenden diese entscheidenden Grundelemente der subjektiven oder individuellen Existenz, wie sie sich aus einer ersten Übersicht herausschälen, unter dem Aspekt des Fiktiven und Gemeinschaftlichen sowie der Zeitlichkeit als biographischem Gedächtnis zusammenfassen, weil sich darin *Adlers* Menschenbild mit seinen philosophischen bzw. anthropologischen Grundlagen am deutlichsten zeigt.

1. Fiktion und Lebensrealität

Mit intuitiver Sicherheit für eine wesentliche hermeneutische wie phänomenologische Fragestellung war die Ablösung von *Freud* durch die Problematik einer möglichen libidinösen Triebtheorie bedingt, insofern dabei für *Adler* in kritischer Sicht das Unbewusste überhaupt auf dem Spiel stand (*Nunberg/Federn* II, 240; *Ellenberger* 1973, 765ff). Diese Triebtheorie ist nicht ohne Einwände aufrechtzuerhalten, wenn man bedenkt, zu welchen Konsequenzen sie *Freud* hinsichtlich Todestrieb und Kulturpessimismus veranlasste. Um das Entscheidende hier zusammenzufassen, so steht auf der einen Seite sein Konzept des triebhaft Unbewussten *bioenergetischer* Natur zur Diskussion. Damit werden die affektiven Lebensäußerungen psychophysisch verankert, ohne im Grunde aufzuweisen, *wie* sich im Trieb selbst das spezifisch Menschliche als impressionale Individualität in Tun und Denken kundtut. Auf der anderen Seite ist das Unbewusste für *Freud* zudem grundsätzlich in Bewusstheit überführbar. Dieser Anspruch wiederum setzte voraus, dass Bewusstsein überhaupt nur durch *aktuell* abgrenzbare Vorstellungsinhalte charakterisiert sei, womit *Freud* sich den Voraussetzungen der klassischen Vorstellungsphilosophie und ihrer Metaphysik der Objektivierung als Realitätsindex anschloss (*Henry* 2005).

Wenn jedoch alles grundsätzlich bewusst gemacht werden kann, dann ist das Unbewusste nur eine spekulative Setzung oder ein Konstrukt letztlich, um Bewusstseinsausfälle wie willentliche oder unwillentliche Erinnerungslücken als „Verdrängung" zu erklären. Im phänomenologischen Sinne hat damit das Unbewusste dann aber keinen eigenen innerseelischen Bestand, so dass zwischen der bio-physiologischen und vorstellungsabhängigen oder intentionalen Bestimmung des Unbewussten ein Widerspruch besteht, der unüberbrückbar ist. *Alfred Adler* gehört zwar ebenfalls noch der Tradition der Vorstellungsphilosophie an, wie sie vor allem *Kant* für die Neuzeit in die Wege geleitet hatte. Jedoch lässt sein Rückgriff auf *Hans Vaihingers* (1862-1933) Pragmatismus und Kantinterpretation bereits die Scheidewand zwischen „bewusst" und „unbewusst" fallen: Die *Fiktionen* oder *Als-ob-Vorstellungen* der Erkenntnis wie des Handelns beim Einzelnen entsprächen Lebensentwürfen, welche in die individuell organismische Biographik sowie in die psychosoziale Lebenswelt zugleich eingebettet seien. Als Lebensrepräsentationen sind sie Selbstdarstellungen von solchem Leben, wie dieses im praktischen Tun von einzelnen Menschen oder von ganzen Gruppen zum Ausdruck gebracht wird. Diese Lebensfiktionen können durchaus „ideologisch" genannt werden, wie *Marx* etwa den Ideologiebegriff als Kampf der Vorstellungen untereinander gegenüber der idealistischen Auffassung *Hegels* oder *Stirners* verwandte und *Adler* vertraut war. Jedoch hören damit solche Fiktionen keineswegs auf, Äußerungen des gelebten Lebens selbst zu bleiben, sofern sie im Zusammenhang mit tatsächlichem Handeln entstehen.

Das genannte Ideologiekonzept soll daher hier nur zu der psychologischen Einsicht verhelfen, dass ein Leben ohne Einbildung oder Hervorbringung von Vorstellungen, Bildern, Vergleichen und Symbolen gar nicht denkbar ist. Eine solche Hervorbringung ist eine Erscheinung des in seinem Ursprung selbst bedürfenden Lebens als einer „Mangelsituation" im Sinne *Adlers*, womit eben die Frage nach bewusst oder unbewusst in einem anthropologisch tieferen Sinne in der Tat zunächst unbedeutend wird. Denn in der affektiven wie produktiven Verwandlung des Bedürfens in Begehren und Anstrengung, das heißt innerhalb der ökonomisch und kulturell lebendigen Praxis der Individuen, ist es ein und dasselbe Leben, welches seine unmittelbaren Handlungen und Affekte mit Vorstellungen begleitet. Diese fiktiven bzw. ideologischen Lebensprodukte in den Mittelpunkt seines psycho-individuellen wie sozial-anthropologischen Ansatzes gestellt zu haben, bleibt daher *Adlers* Verdienst innerhalb einer *verstehenden* (und nicht bloß topischen) Tiefenpsychologie. Außerhalb dieser Gesamtschau führte die lebensphilosophische Tradition wie bei *Hans Vaihinger*, die nicht mit einer streng phänomenologischen Vorgehensweise zu verwechseln ist (*Kühn* 1993, 18ff), entweder zu einem darwinistisch verkürzten Pragmatismus oder zu einer Hermeneutik, die dem geschichtlichen Lebenszusammenhang (*Dilthey*) oder dem zeitlichen Dasein (*Heidegger*) unterworfen bleibt. Gilt für den ersteren nur der evolutionäre Nutzen ohne weitere erkenntniskritische Sinnbefragung, so verharrt die hermeneutische Sinnauslegung hauptsächlich in der psychologisch historischen oder ontologischen Beschreibung derselben, ohne sich dem absolut inneren *Lebenswert* als solchem zuzuwenden. *Alfred Adler* vermeidet beide Verkürzungen, und deshalb kann die Fiktion bei ihm zunächst auch heuristisch das *ganzheitlich* gelebte Leben ausdrücken, so dass die Individualpsychologie bis heute vom „Holismus" dieses Ansatzes spricht. Was allerdings auf diesem allgemeinen Hintergrund zu klären bleibt, ist die Frage, wie die Fiktion als natürliche Lebensäußerung dennoch zu einem pathogenen *Lebensirrtum* werden kann? Dazu muss aber zugleich weiter gefragt werden, um *Adlers* Menschenbild und dessen Grenzen zu verstehen: Was ist Leben im rein phänomenologischen Sinne überhaupt? Und wie offenbart es sich in seiner inneren sowie fiktiven Selbstdarstellung?

Die individuelle Prägung des Lebens (und eine andere kennen wir nicht, sofern wir unser Leben als absolute Subjektivität erfahren) ist nach individualpsychologischem Denken *tendenziös*. Man würde *Adler* grundlegend verkennen, wenn diese für ihn allgemeingültige *Apperzeptionsbestimmung* auf die Außenwahrnehmung allein beschränkt bliebe, welche infolge von vorgegebenen Dingaspekten und intentionalen Horizonten einem „Lebensstil" als Erfahrungsstil mit jeweils bestimmter Typik folgt, wie besonders *Husserl* dies systematisch im Einzelnen analysiert hat (1986, 93ff). Als ursprüngliche Erfahrung, welche in sich rein affektives Leben ist, verhält sich die Seele nach *Adler* selbst tendenziös, und zwar notwendigerweise. Der Begriff der Seele meint hier im psychologischen Sinne die Einheit der inneren Wahrnehmung von mir selbst. Insofern sich die Seele dabei auf sinnliche Empfindungen und Eindrücke bezieht, ist sie jeder Reflexion vorgegeben. Phänomenologisch radikaler gesprochen sind solche Impressionen sowohl *ursprünglich* im Sinne ihrer affektiven Herkunft wie auch als *unmittelbare* Mir-Zugehörigkeit, denn mit jedem Empfinden ist ein Ich-Bewusstsein verbunden. Bezeichnet man nun diese absoluten Erstgegebenheiten unseres Bewusstseins als Fiktionen, wie *Adler* es im Anschluss an *Vaihinger* tut (*Kühn* 1989), so enthalten diese bereits ein Geltungs- oder Werturteil, welches sich auf Existenz oder Welt als jenes Gesamtsein bezieht, wo sich die Empfindungen als wahr oder täuschend zu bewähren haben. *Adler* hat eindeutig die gemeinsame *affektive* Basis dieser phänomenologischen Seelen- oder Lebensoriginarität bei Gesunden wie Kranken (Neurotikern) mit ihren jeweilig projektiven Lebenszielen anerkannt. So schreibt er in seinem frühen Hauptwerk „Über den nervösen Charakter" aus dem Jahre 1912 nach seiner Trennung von *Freud*: „In Stunden der Unsicherheit treten diese Fiktionen deutlich hervor, werden zu Imperativen des Glaubens, des Ideals, des freien Willens, sie wirken aber auch sonst im Geheimen, im Unterbewussten, wie alle psychischen Mechanismen, deren Wortbild sie darstellen" (idem 1997, 67).

Fiktionen sind demzufolge gar nicht denkbar ohne eine vorausliegende Lebensaffektion, die sich hier als *Unsicherheit* darstellt. Dass *Adler* diesen Gedanken über seine vorherige Theorie der Organminderwertigkeit gewonnen hat, ist eine Frage seiner Forschungsentwicklung im zeitgeschichtlichen Kontext (*Scheler* 1980, 354f). Sie berührt nur in zweiter Linie die phänomenologische Grundtatsache dieses Menschenbildes, dass sich für ihn das Leben als *Ausgeliefertsein* an das Leben in uns äußert. Die Unsicherheit, die Angst, die Besorgnis und schließlich die normale oder übersteigerte „Selbsteinschätzung" (*Adler* 1912, 118) sind die manifesten Weisen des Lebendigseins selbst, insofern es in seiner affektiv bestimmten Vollzugserscheinung als absolut *individuiertes* Ich auftritt. Außerhalb dieser affektiven Äußerungen ist kein Leben, sondern gibt es nur Ungestaltetes und Totes als opak Seiendes. Sobald jenes Ereignis, welches als „Leben" in uns zu jedem Augenblick verspürt wird, eine welthafte Benennung erfährt, setzt der zuvor genannte Fiktionsprozess ein. *Adler* spricht im obigen Zitat diesbezüglich von einem „Wortbild". Dies entspricht der Tatsache, dass die Affektivität als primäre Lebensäußerung sich zunächst vorsprachlich vollzieht, weshalb unter anderem Kindheitserlebnisse tiefprägend bleiben, ohne für die Individualpsychologie umfassend kausal oder final deterministisch zu sein (*Titze* 1979). Denn die affektive Lebensabhängigkeit in unserem Bedürfen und Begehren bleibt ein Leben lang dieselbe, so dass Geburt und Vaterfigur wie bei *Freud* nur in isolierter Betrachtungsweise letztgültige „Traumata" oder „Komplexe" für eine Psycho- und Pathogenese abgeben können, wie *Adlers* „verstehende Psychologie" unterstreicht (*Winkler* 1989).

Wenn ich also die abgründige Lebensunsicherheit mit Begriffen benenne, wird aus ihr *Furcht* vor etwas Bestimmtem, vor einem vorzeigbaren Objekt, welches Lebenspläne als Projekte herausfordert. Lässt man jedoch die primäre oder ursprüngliche Lebensgegebenheit rein in sich zum Ausdruck kommen, so birgt sie einen inneren Zugriff des Lebens selbst, das heißt eine Gegenwärtigkeit des Lebendigseins ohne Ausfluchtmöglichkeit. Das „Ich bin" als Individuum ist affektiv durch dieses Gefühl des Nicht-ausweichen-Könnens vor sich selbst gegründet, da es in keinem gelebten Vollzug durchstreichbar ist. Von vornherein hat also das „innere Leben" als „Seele" eine „Tendenz", sofern das Leben gar nicht anders vermag, als um Sicherheiten nachzusuchen, wie *Adler* anthropologisch zugestanden werden kann. Denn diesen Sicherheiten haftet phänomenologisch immer das subjektiv Selbe eines lebendigen Selbstempfindens in unendlichen Variationen, Nuancen und Wiederholungen an. Hieraus entsteht die „Ur-Tendenz", dem Leben etwas abzugewinnen, das es aufhören ließe, das Leben selbst in seiner Bedrückung zu sein, was heißt: in mir die Empfindung wie das Wollen hervorzurufen, ihm entkommen zu können. In der Neurose oder Psychose wird diese originäre Angst zur beständigen Befürchtung der „Katastrophe", welche sich nach *Adler* eine verabsolutierende Sicherheitsfiktion nicht zugestehen darf. Damit begegnen wir einer grundsätzlichen Möglichkeit, Einsicht in eine prinzipiell anthropologische Pathogenese zu gewinnen, wie sie *Adler* skizzierte (1929): nämlich in den irrtümlichen Versuch, sich dem Leben selbst substituieren zu wollen, weil es scheinbar seine eigene Sicherheit oder Gewissheit nicht zu gewährleisten vermag.

Ob also sozialintegrativ geglückt oder nicht, ob paranoid, psychotisch oder neurotisch gelebt, und zwar bis hin zur religiösen Gottähnlichkeitsillusion (*Adler/Jahn* 1933b) - in jeder Fiktion verbirgt sich der Versuch, das Leben „in den Griff" zu bekommen, anstatt sich von ihm „in die Enge" treiben zu lassen. *Adler* spricht keine andere Sprache, wenn er bemerkt, dass die „von Natur aus Bedrängteren" zu „Hilfskonstruktionen" und „übernormierten Leitlinien" greifen (1912, 117). Hinter derartigen Worten gewinnt die schon erwähnte Realität des „Lebensirrtums" im Sinne des Dramatikers *Ibsen* ihre konkrete Gestalt. Sie ist keine dem Leben bloß von außen aufgepfropfte Erscheinung, sondern sie wird in dargestellter Weise aus dem Leben selbst heraus geboren. Es wäre allerdings einseitig, die Lebensunsicherheit mit einem solch pessimistischen Ausblick, der nicht über *Freud* hinausführte, allein stehen zu lassen. Wiederum ist *Adler* nämlich klarsichtig genug, um einen zweiten Gesichtspunkt der Lebensaffektivität festzuhalten. Er bemerkt in der Tat ergänzend in „Praxis und Theorie der Individualpsychologie" anlässlich der Fiktion: „Sie bringt leicht eine feindliche, kämpferische Tendenz in unser Leben, raubt uns die Unbefangenheit des Empfindens und versucht es stets, uns der Wirklichkeit zu entfremden, indem sie deren Vergewaltigung nahe legt." (1969,6)

Abgesehen von der Bestätigung, dass unser Leben von vornherein tendenziös strukturiert sei, wie wir sahen, enthält diese Textpassage einen wichtigen zusätzlichen Hinweis. Es gibt eine natürliche oder originäre *Gefühlsunbefangenheit*, eine Unschuld des Empfindens, was bedeutet: Angst und Unsicherheit haben ihren Gegenpol im Leben selbst, sofern es ebenfalls positive oder freudig lustvolle Affektion ist. Das Gefühl der Unbefangenheit schließt spontane Übereinstimmung mit sich selbst ein: Etwas darf und kann so sein, wie es ist. Phänomenologisch gesehen entspricht dieses Gefühl genau dem Wesen der Selbstfreude des Lebens, der intuitiven Gewissheit, mit dem Leben uranfänglich in Einklang zu stehen. Trotz der Lebensunsicherheit, sogar in der Angst, die sie hervorruft, ist demzufolge etwas scheinbar Paradoxes möglich, welches für die psychotherapeutische Praxis zentral ist: *Ich vermag die verunsichernde oder bedrängende Lebensunausweichlichkeit als Lebensselbstbezeugung in ihrer eigenen inneren Gewissheit zu erfahren.* Das Leben selbst ergreift sich in der Tat als sein eigenes Pathos und findet darin die vorstellungsfreie Bestätigung seiner selbst, die sich freudig unbefangen zu äußern weiß.

Ein solches Gefühl der Lebenszunahme, obwohl das Leben ganz es selbst bleibt, ist ansprechbar als *Telos*, als innersubjektives Ziel. Der teleologische Finaldeterminismus, wie ihn die Individualpsychologie nuanciert anthropologisch und therapeutisch voraussetzt, entspricht daher nicht nur dem Erbe des pragmatischen Idealismus, wie ihn *Vaihinger* vertrat (1911). Dieses teleologische Grundelement liegt bereits in der affektiven Urgegebenheit der lebendigen Selbsterfahrung beschlossen, auf der *Adler*s Menschenbild aufbaut (1927) und welche wir phänomenologisch zu verstehen suchen. Die empfundene Lebenssteigerung in ihrer inneraffektiven Geschichtlichkeit will bewahrt und verständlicherweise noch weiter vorwärtsgetrieben werden. Und es ist natürlich, dass sich diese affektive Teleologie dann auch an solche Vorstellungen bindet, wo sie biographisch und kulturell herausragend erlebt wurden, also beispielsweise bei der *starken* Vater- oder *gütigen* Mutterfigur (1912, 117). An dieser Stelle lässt sich rückblickend erkennen, wie konstruktivistisch *Freud* mit der Realität der Affekte umgeht. Anstatt sie in sich als prinzipielle Lebenserscheinung gelten zu lassen, werden zufällige Lebensereignisse wie die Familienkonstellation zu einer apriorischen Komplexszenerie oder Triebsymbolik umgedeutet.

Wenn *Adler* dagegen von der „Brauchbarkeit der Fiktion" spricht, um die „Rechnung mit dem Realen zu machen" (1912, 134), so plädiert er ohne weitere triebtheoretische Annahmen „dialektisch" für einen fließenden Wechsel der *affektiven Lebensoszillation*. Weder Unsicherheit noch Lebensselbstgenuss werden geleugnet, etwa im Sinne eines zum notwendigen Wesen erhobenen Realitätsprinzips (*Leupold-Löwenthal* 1988). Was, vielmehr den „Lebensirrtum" ausmacht, ist der vergebliche Versuch, die affektive Praxis der phänomenologisch existenziellen Subjektivität in eine *einseitige Beständigkeit* verwandeln zu wollen. Nur die Angst mit ihrer Sicherheitssuche im Gefolge als Lebensäußerung gelten zu lassen, ist ebenso gefühlsfremd wie das neurotische Anhangen an die *stets* unmittelbar aufgesuchte Lebensfreude um jeden Preis, so dass die Lebenssteigerung nur bedingt als ein „Wiederholungszwang" im psychoanalytischen Sinne erscheinen kann. Es ist demzufolge die berechtigte Feststellung zu treffen, dass sich der „Lebensirrtum" aus dem Leben als solchem ergibt, sofern dieses vorstellungsmäßig in seiner affektiven Wandelbarkeit selbst geleugnet wird.

Auch wenn *Adler* kein Philosoph oder Phänomenologe im strikten Sinne war (*Höcher*

1987; *Kühn* 1996), so enthält sein verstehendes und beschreibendes Vorgehen dennoch eine Annäherung an die originäre, das heißt ursprünglich lebendig gegebene Lebensäußerung. In dieser Hinsicht besitzt mithin die Individualpsychologie für ihr Menschenbild eine ausbaufähige Grundkategorie, um der individuellen Subjektwirklichkeit insgesamt gerecht zu werden. Denn der individualpsychologische Idealismus wie Pragmatismus beruht neben der tendenziösen Apperzeptionsvorgabe- auf der wirklichen Kenntnisnahme der Affektivität als der grundlegend subjektiven Praxis in jedem Menschen. Was nämlich aus der dargestellten Spannung von Lebensunsicherheit und Lebensübereinstimmung heraus geboren wird, ist in Bezug auf das Handeln und das Gefühl, welches diesem begehrend zugrunde liegt, die praktische Leitidee des „Ich kann". Die Empfindung des „Könnens" oder „Vermögens", welche ich selbst im Vollzug bin, nährt oder hemmt jedes einzelne Projekt, welches bis ins Detail hinein auf einer intentionalen Bemühung beruht, wie *Husserl* weiterführend gezeigt hat (1986, 55ff). Insofern sind alle sekundären Gedanken und Begriffe, die eine motivationale, kausale oder teleologische Verknüpfung der inneren und äußeren Ereignisse erlauben, immer fiktiv. Mit anderen Worten kann ich gar nicht anders, sobald ich die innere affektive Überzeugung des „Ich-Könnens" ins Netzwerk von Handlungsentwürfen übertrage, als vorstellbare Fiktionen anstelle der unsichtbaren Lebensgewissheit in mir selbst zu verwenden, welche sich dann in der alltäglich sozialen Praxis zu bewähren haben oder von dieser korrigiert werden.

2. Gemeinschaftsgefühl, Geschichte und Identität

Inwieweit *Adlers* „Gemeinschaftsgefühl" als zusätzliches Hauptkonzept die Übersetzung der subjektiv affektiven Praxis in die lebendig soziale, gemeinschaftliche Arbeit hinein darstellt, kann hier nicht in ganzer Breite entwickelt werden (*Wiegand* 1992). Es dürfte nach den bisherigen Ausführungen allerdings ausreichend deutlich geworden sein, dass eine Kultur, die dem Gefühl des „Ich kann" ein Höchstmaß an Verwirklichungschancen einräumt, zugleich die menschenwürdigste und zukunftsträchtigste ist. Die kulturelle Praxis einer solch gesellschaftlichen Entwicklung bedeutet dann nämlich, dass das affektive Erleben des Einzelnen ungehindert in den *einen* großen Lebensaustausch eingehen kann, welcher die Generationen durchzieht. Kultur umfasst für *Adler* immer den Versuch der Lebenssteigerung unter bewusstem Geltenlassen des „Leidens am Leben" als zeitweilig unvermeidbare „Verdrängung". Was Bauten, Denkmäler, Bilder, Dichtungen, Schauspiele, zum Teil auch Wissenschaft und Technik darstellen, ist nicht bloß Ästhetik zu rekreativen Zwecken, wie psychologisch einseitig argumentiert wird (*Birnbaum* 1947), sondern es handelt sich vielmehr jeweils um die Verwirklichung dessen, was das Leben im höchsten Sinne aus sich selbst heraus vermag. Dadurch erscheint die fiktivste aller Fiktionen, nämlich das Ästhetische im Sinne von „Schein" als Ausdruck des Lebenswirklichsten im Sinne seiner innersten Möglichkeiten selbst. Es garantiert, um mit *Adler* zu sprechen, *dass es eine „Lebenskunst" gibt, die immer „schöpferisch" ist,* wodurch das prinzipiell Positive seines Menschenbildes gerade auch für die psychotherapeutische Praxis und Ausbildung hervorgehoben wird (*Schmidt* 1982). Dieses Schöpferische des eigenen wie gemeinsamen Lebens zu empfinden, wäre unmöglich, falls die affektive Lebenswirklichkeit in uns nicht selbst bereits das ursprünglichste Erleben als schöpferisches Können oder Vermögen darstellte.

Seit Entstehen der Postmoderne wird viel debattiert um individuelle wie historische *Identitätskrisen* samt deren gesellschaftlicher Ersatzstücke. Dabei dient der Mythos des „Bruchs" mit bisherigen Traditionen als ständiges kritisches Selbstzitat dieser Moderne. Der Verlust an Originalität durch die Überschwemmung mit merkantilen „Als-ob-Identitäten" jeder Art im Sinne eines *anything goes* wird dagegen als Bedrohung für Geschichte und Vernunft empfunden. Unter diesem Gesichtspunkt enthält der Fiktionsbegriff der Individualpsychologie also kein kritisches Potenzial mehr wie bei *Vaihinger* und *Adler* noch. Heute ist die globale Fiktion bereits vielfach vom lebendigen Leben abgekoppelt zugunsten eines künstlich erzeugten und ständig marktgerecht reproduzierten „Lebens". Wenn daher mit *Adler* Geschichte noch Sinn haben soll als individuelle wie evolutionäre oder weltweite Lebensentwicklung, dann ist dieser lebensphilosophische Aspekt nicht nur als ein (dem Organismusmodell entlehntes) „Zitat" aus der Vergangenheit der Romantik mit Ornamentcharakter im modernen Krisenbewusstsein aufzufassen. *Geschichte muss vielmehr als generative Praxis der Individuen die Geschichte ihre realen Affektivität bleiben können.* Anders gesprochen: Der *Adler*sche Lebensbegriff enthält phänomenologisch mehr als den Ausdruck des gespannten Verhältnisses zum gesellschaftlich Gegebenen mit dessen einengend technologischer Eigendynamik, die ihrerseits keineswegs ohne hervorstechende Druckausübung mit Neurotisierungstendenzen und Identitätszerstörungen dasteht (ZIP 2000).

Die daher hier weiterverfolgte These, die Grundlebenserfahrung des „Ich kann" als affektive Quelle unserer gemeinschaftlichen Zukunft im Sinne von Kultur und Geschichte gelten zu lassen, ist deshalb mit *Adler* zugleich die Anfrage an die Psychologie wie Psychotherapie allgemein, welche Fiktion in der öffentlichen Diskussion noch bewusst in Anspruch genommen werden soll (*Kühn* 1995, 85ff). Humanität, dialogische Konfrontationsbereitschaft, Interkulturalität, Normparadoxierung reichen unter anderem allein nicht mehr aus, denn die Lebendigkeitserweise dieser großen aufklärerischen Geschichtsentwürfe sind bereits, wie gesagt, zu alltäglichem „Zitat" und „Ornament" abgesunken, um beliebig funktionierendes Geschehen im allgemeinen Verwaltetwerden zu rechtfertigen. Die lebendige Fiktion könnte also, wenn sie nicht mehr als wirkliche Lebensursprünglichkeit affektiv in ihrer Bedeutsamkeit zum Tragen kommt, leicht umschlagen in ein unerwünscht fiktives Leben, wie die Individualpsychologie für jedes Menschenbild zu verstehen gibt (*Adler* 1937; *Titze* 1984a).

Greifen wir dazu die phänomenologische *Identitätsfrage* noch genauer auf, so lässt sich mit *Adler* eben entschieden sagen, dass jedem Menschen prinzipiell ein absolut praktisches Wissen zu jedem Augenblick gegeben ist: Ich bin ein Lebendiger, das heißt ein „Künstler" meines Lebens! Allerdings wäre bloß schauende Rückkehr zum Ursprung des Identischen noch nicht gleichbedeutend mit dem Auffinden eines ursprünglichen Prinzips als reiner Lebensgegebenheit selbst. Um einer Verwechslung von äußerer und wirklicher Identitätsfindung vorzubeugen, ist es deshalb angezeigt, mit *Adler* zu bedenken, was generativ das Identischsein des Lebens beinhaltet. Die phänomenologische Wesensbestimmung einer nicht reflexiven Selbstheit ohne Fremdvermittlung muss dabei mit dem zusammengedacht werden, was sich originär als naturierende Lebensselbstbewegtheit entfaltet. Mit anderen Worten geht es letztlich nicht um ideengeschichtliche, biographische oder sonstige hermeneutische Ableitungen, die nie erklären würden, warum das Leben *so* und nicht anders auftritt, sondern um die genannte innere Lebensbewegung in ihrer *Selbstmanifestation*, welche einer Wesensgesetzlichkeit gehorcht: Das Leben *ist*, wie es *erscheint*. Und zwar erscheint es sich selbst als Genealogie des Individuellen, worin die Selbstheit des Individuums sich nicht über die Topik und Ökonomie der psychodynamischen Instanzen allein vermittelt, sondern in der Einheit des Selbstbegehrens ist es bereits ganzheitlich oder holistisch gegründet. *Adler* fasst dies unter dem Gedanken der „Triebverwandlung", die einem phänomenologischen Lebensbegriff insofern entspricht, als der Trieb in seinem Verständnis alle Variationen und Befindlichkeiten durchläuft, deren unsere innere Affektivität fähig ist. So schreibt *Adler* in einem Text von 1908 „Der Aggressionstrieb im Leben und in der Neurose" (1928,54): „*Die Kontinuität jedes Triebes und seine Beziehung zu anderen Trieben* ist für das ganze Leben sowie über das Leben des Individuums hinaus, in seiner Heredität, mit Sicherheit festzustellen. [...]Der Trieb wird in seiner Ausbreitungstendenz, mittels derer er bei stärkerer Ausbildung unumschränkt alle Beziehungsmöglichkeiten zur Umgebung ausschöpft und geradezu weltumfassend auftritt, an einer durch die Kultur [Änderung 1922: durch das angeborene Gemeinschaftsgefühl] bestimmten oder durch einen zweiten Trieb geschaffenen Schranke gehemmt."

Die Grundaussage ist zunächst *Trieb = Leben*, wobei dieses Identischsein an der Kontinuität des Triebs festgemacht wird. Diese Kontinuität ist keine bloß punktuell oder linear *zeitlich* wahrgenommene strömende Phänomenalität, sondern eine *material* wesensgründende im Sinne der Affektivität: Das Leben empfindet sich selbst in seinem Selbsterscheinen als Drang oder Trieb, gleich welche Wahrnehmung ich davon im Augenblick reflexiv haben mag. Dieses Identische des Lebens als Trieb fächert sich sodann hinsichtlich seiner notwendigen Eigenschaften in einen inneren Reichtum der Seele auf, welcher groß genug ist, um *a priori* das ganze Universum zu umfassen. Nicht die Welt macht also den Trieb zu einem unumschränkten, sondern er tritt als solcher von seinem inneren Wesen her auf. Das heißt, er ist individuiertes wie gemeinschaftliches Leben, bevor dieses als solches überhaupt sichtbar in Erscheinung tritt. Phänomenologisch gesprochen bedeutet dies, dass die Welt- wie Gesellschaftstranszendenz nur dank der inneren Lebenswirklichkeit des „Sich-beziehens-Auf..." existiert bzw. dank des Selbstbezugs des Lebens zu sich selbst in seiner sich selbst ergreifenden inneren Leiblichkeit (*Heisterkamp* 1996).

Dieses identische *Sich* als die Selbstheit individuellen Lebens, welches als Trieb im Sinne *Adlers* alle Beziehungen immanent trägt, verwirklicht sich sodann des Näheren auf drei Ebenen: 1) innerseelisch als Zusammenspiel der Triebe; 2) milieunah ab Lebensschöpfung und 3) gemeinschaftlich als Kultur. Auf allen Ebenen treten zugleich aber auch Beschränkungen auf, die wir zum Teil schon genannt haben bzw. in Richtung auf eine mögliche Pathogenese verweisen. Sie lassen sich zusammenfassen als Angst oder als Umkehr des Triebes gegen sich selbst in Askese, Mitleid, Selbstmord usw. (*Adler* 1928, 60f), das heißt als Hang zur *Selbstzerstörung*. Dass sich die beiden zuletzt genannten Phänomene für *Adler* vornehmlich an „kulturellen" Schranken offenbaren, zeigt, dass die Vorstellungen vom Leben nicht mit diesem selbst unmittelbar identisch sein können, sondern abstrakten Generalisierungen den Vorrang vor der subjektiven Praxis der Lebensverwirklichung geben. Die Angst, welche an sich zur Identität des Lebens als Übereinstimmung mit sich selbst gehört, sofern die innere Selbsterfahrung des Lebens in die Besorgnis umschlägt, es dort nicht mehr leben zu können, wo die Möglichkeiten dazu lebensweltlich nicht mehr gesehen werden, verstärkt sich auf der Idealisierungsebene der ideellen oder sekundären Normen. Hier werden vom individuellen Leben gesellschaftskonforme Anpassungen gefordert, die eben in ihrer Abstraktion irreell sind. Oder mit *Adler* gesprochen: Der begehrenden Lebensidentität als Trieb werden „kulturelle Güter verwehrt" (ibid., 57f), welcher sie wesenhaft bedarf, um ihre andrängende Angst nicht in Selbstzerstörung umschlagen zu lassen, das heißt in die äußerste Form einer sich dann einstellenden „Krankheit des Lebens" nach *Nietzsche* (1973 I, 1047). Die Kultur ist jedoch an sich unmittelbarer Ausdruck des Lebens, so dass Selbstzerstörungen verschiedenster Art immer auch ein Zeichen für die „Neurotisierung" von Leben sind, welches sich nicht mehr entfalten und steigern kann, weshalb das „Gemeinschaftsgefühl" bei *Adler* nicht normativ überinterpretiert werden darf, sondern im tiefsten Sinne als gegenseitige Mit-schöpfung zu verstehen ist: „Richtig zu hören, zu sehen oder zu sprechen bedeutet, sich vollständig an einen anderen oder an seine Situation zu verlieren, sich mit ihm oder mit ihr zu identifizieren" (idem 1928, 224).

Die auf kulturellen Reichtum hin angelegte Lebensidentität kennt also nach *Adler* eine im Trieb selbst schon fundierte Gemeinschaftsbeziehung, bevor er später dafür eben den Begriff des „Gemeinschaftsgefühls" gebrauchen wird. Dieses Gefühl ist mithin phänomenologisch gesehen kein bloß empirisch anthropologisches, sondern es gehört zur grundlegenden Wesensbestimmung der Lebensaffektion: Jeder von uns ist bereits in einem Mit-Sein gegründet, bevor wir den „Anderen" überhaupt intentional oder vorstellungsmäßig wahrnehmen. Denn der Andere als ein seinerseits identisches Ich oder *Alter Ego* ist ebenso in das originäre Lebensverlangen eingebettet wie ich selbst, bevor wir uns sichtbar begegnen, lieben, vielleicht aber auch bekämpfen usw. *Adler* scheint vor diesem letzten Aspekt gemeinschaftlicher *Unmittelbarkeit* allerdings insofern wieder zurückgeschreckt zu sein, als er die Ethik schließlich doch teleologisch oder normativ gründete und sie nicht mit dem immanenten Lebenswert selbst identisch sein lässt (*Antoch* 2001). Denn dort, wo sich mein Selbst im Sinne eines individuellen Soseins als die unauflösliche Lebensidentität empfindet und in jeder weiteren Erfahrung praktisch darum weiß, da ist auch der Wert dieser Bindung des Lebens an sich selbst immer schon vollzogen. Alle weiteren Aussagen existenzieller oder psychologischer Art über Bejahung und Verneinung dieses Lebenswertes können nur auf seinem vorausgesetzten Boden vollzogene Urteile sein, die sich nicht selbst tragen.

Dass *Adler* aber grundsätzlich das gesamte bewusste Leben vom *lebendigen* Trieb bewegt sein ließ, zeigt sich auch daran, dass er „Aufmerksamkeit, Interesse, Empfindung, Wahrnehmung. Erinnerung und Phantasie" davon durchzogen sah (idem 1928, 59). Die alte Vorstellung, der Trieb sei chaotisch, so dass regelnde Maßnahmen ergriffen werden müssten, um überhaupt Ethik und Kultur entstehen zu lassen, hat im Abendland seit den Griechen eine lange Geschichte. Sie vergisst allerdings, dass alles Kulturelle vom immanenten Lebenswissen ursprünglich affiziert ist. Das Befolgen von jedweden Regelungen setzt Sehen, Gehen, Greifen, Lieben, Arbeiten usw. bereits voraus. Die leiblichen Vermögen sind bereits kulturelle Praxis in sich, bevor einige Äußerungen davon bevorzugt als gesellschaftsstabilisierend sanktioniert werden (*Heisterkamp* 2002). Wenn *Adler* mithin zweifelsohne seine verstehende Tiefenpsychologie an der Wirklichkeit einer individuell wie gemeinschaftlich gegebenen Lebensidentität orientierte, so fehlt jedoch eine letzte, radikal phänomenologische Analyse dieser Identität als unsichtbar lebendige Selbstheit (*Henry* 1992, 1996). Man kann daher allgemein sagen, dass das von den Humanwissenschaften diesbezüglich Behauptete weitgehend noch äußere Feststellung bleibt und erst mit einer radikalen Lebensphänomenologie eine Ebene des Transzendentalen erreicht wird, die dann wie ein höherer „Parallelismus" zur Behauptung von affektivem, triebhaftem und seelischem Leben als „Menschenbild" erscheint.

Wenn in der Tat jede reflexive, sozial oder biographisch verankerte Identität immer das Leben schon voraussetzt, so kann auch keine mit dem Ich psychologisch allein ausgedrückte Selbstheit eine solche Identität sein. Denn das Ich setzt sich nicht allein im Leben, sondern Letzteres geht ihm naturierend voraus, ohne allerdings zeitlich von ihm getrennt zu sein. Man könnte sagen, dass die Identität des Ich als individuierte Selbstheit auf dem generativen Weg vom Naturierenden zum Naturierten hin erfolgt; Das Ich ist also nicht selbst der rein phänomenologische Lebensursprung, sondern es wird vom absoluten Leben seinerseits affiziert. In dieser Hinsicht ist das Geboren-Werden des Ich in Bezug auf seine Identität reine Passibilität im anfänglichen Leben, und diese letztere weist *Adler* am Trieb näherhin nicht genauer auf. Der genannte phänomenologische Parallelismus besteht also darin, dass die psychologische oder anthropologische Empirie des Triebes bzw. die Sichtweise des Individuums auf das transzendentale Leben hin durchbrochen wird, wie es bei *Adler* von einem alle Individuen umspannenden Gemeinschaftsgefühl zumindest vorausgesetzt ist. Denn erst mit einer tatsächlich primärfundierenden Einsicht eines solchen Lebens gewinnt ein ursprünglicher Trieb seine geforderte Berechtigung, weil er sich nicht mehr nur aus seiner eigenen postulierten Dynamik speist, sondern in der reinen Selbstbewegtheit des uranfänglichen Lebens ruht. Der Unterschied zu jeder nur pragmatisch lebensphilosophischen Annahme eines psychologisch angesetzten Primären ist mithin weder bloß historisch, noch zeitlich, sondern wesenhaft: Das Leben bezeugt sich selbst und wird nicht von außen bezeugt. Entsprechend ist die Identität wie Gemeinschaftlichkeit des individuellen Ich eine bedingte und keine von ihm selbst irgendwie gesetzte. An dieser radikal phänomenologischen Erscheinenswahrheit haben sich daher individualpsychologisches Menschenbild sowie die Psychologie jeglicher Lebensform prinzipiell auszurichten. Wir wollen dies in unserem abschließenden Teil an dem psychotherapeutisch zentralen Zeitverständnis als individuellem Umgang mit der Biographik noch genauer aufweisen.

3. Zeit und Augenblick als Lebensgedächtnis

Die Umsetzung des unbewussten Lebensziels geschieht nach *Adler* durch einen projektiven Lebensplan, welcher die kindlichen Primärerfahrungen mit den realen, sachbezogenen Möglichkeiten in Übereinstimmung zu bringen versucht. Der von Natur aus unscharfe oder fließende Entwurfcharakter einer solchen Lebensfiktion, wie wir sahen, muss sich strukturell vom Realisierbaren her bestimmen lassen. Die existenzielle Struktur des Wirklichen ist daher die Zeitlichkeit als jenes Maß, worin das als möglich Angenommene zur konkreten Ausführung gelangt. Auch wenn *Adler* diese Zeitproblematik nicht unter den neuzeitlichen Begriffen der *Subjektivität als Geschichtlichkeit* reflektiert hat, bedeutet die Anwendung einer solch phänomenologischen Sicht dennoch keine Verfremdung seiner Grundgedanken, die uns weiterhin im Zusammenhang mit der Lebensidentität hier interessieren. Er schreibt selbst in einem klärenden Beitrag zum Wesen der Individualpsychologie und ihres Menschenbildes: „Wir lernten in jeder seelischen Bewegung zugleich Vergangenheit, Zukunft und Endziel, gleichzeitig auch die frühkindliche Situation des Betreffenden an der Geburtsstätte seiner Persönlichkeit erblicken" (idem 1982b, 160).

Kaum deutlicher kann gesagt werden, dass die psychologische Verstehensweise eines jeden Subjekts zu jedem Augenblick dessen Zeiterfahrung als sein unverwechselbar erlebtes Zeitverständnis einschließt. Im individualpsychologischen Sinne ist also die Person in ihrer eigenempfundenen wie von außen wahrgenommenen „Identität" mit der Weise gleichzusetzen, wie sie sich „zeitigt", um einen Ausdruck von *Heidegger* aufzugreifen (1967, 410). Seinerseits machte *Adler* schon deutlich, dass Zeit keine vorrangig physikalisch messbare Größe sei, sondern eben subjektive Zeitlichkeit im genannten Sinne als Ausdruck individueller Befindlichkeit, bei der zwischen Aspekten des Vergangenen und Zukünftigen nicht streng getrennt werden kann. Diese werden vielmehr auf bestimmte Weise als *für* die Gegenwart maßgeblich hervorgebracht. Somit bestimmt erst die seelische Äußerung im Jetzt, *wo* der lebendige Bewusstseinsstrom des Vergangenen als solcher vorübergehend angehalten wird, um zugleich als Ziel zukunftsbezogenen Handelns zu dienen. Diese innere Gesamtzeit des Individuums als Person ist in sich wiederum auch soziale Zeit. Die Art der Vergegenwärtigung des Gewesenen (besonders des Kindseins unter dem Eindruck gemeinschaftsrelevanter Erlebnisse) beinhaltet nämlich die Genese der psycho-biographischen Person mit ihrem gesellschaftsabhängigen Charakter. Die fiktiven Voraussetzungen zur Identitätsbildung, wie wir sie kennen gelernt haben, setzen mithin durch die Zeitveränderung hindurch einen Begriff der *Dauer* voraus. Dabei wirken *Schemata* ständig notwendiger Rekonstruktion des Vergangenen selektiv als Vorwegnahme des Zukünftigen. Die fundamentale Verzeitlichung des individuellen Personseins umfasst somit bei *Adler* konsequenterweise die theorie- wie praxisrelevanten Elemente der schon erwähnten „tendenziösen Apperzeption" wie des „apperzipierenden Gedächtnisses" als in sich ebenfalls zeitlich strukturierten Momenten. Dass hierbei Rückgriffe auf *Bergson*s Begriff der *durée* wie auf *Kant*s transzendentale Apperzeption als ein „Ich denke" in der zeitlichen Sukzession vorliegen, sei für den philosophischen Hintergrund erwähnt, ohne sie im Folgenden ausführlicher zur Darstellung bringen zu können (*Kühn* 1989, 59ff).

Innerhalb der psychologisch als „Ich" zu sichernden Persönlichkeitsfiktion ist es maßgeblich das genannte *apperzipierende Gedächtnis*, welches der allgemeinen Aufstiegstendenz seelischer Lebenswirklichkeit auf „schöpferische" Weise zu ihrer je eigentümlich subjektiven Ausformung verhilft. „Die Unsumme von Erfahrungen" einer scheinbar verobjektivierten Vergangenheit wird vom Gedächtnis individuell persönlichkeitserhöhend verarbeitet, indem „den vorbereitenden Handlungen und Gedanken Direktiven, Winke bereitgestellt werden" (1912, 96). Das nur in solcher zeitlichen Erinnerung zugängliche Material der biographischen Ichbildung ist folglich – mittels seiner ständigen Geformtheit - die Herausbildung des individuellen Subjekts selbst. Das Gedächtnis bezeugt daher mit am eindringlichsten, dass alle Bemühungen des Individuums, seine Personidentität aufrechtzuerhalten, darauf hinauslaufen, die mannigfach erlebten Zeitqualitäten in eine überschaubare Einheit zu versammeln. Die psychische Spannung, die damit für jeden gegeben ist, aber insbesondere im Schreck- und Zwangshaften der Psychosen und Neurosen sich äußert, bildet nur einen vordergründigen Gegensatz von Vergangenheit und Zukunft. Schon *Henri Berson* (1859-1941) verbindet das Gedächtnis mit der je gegenwärtigen Wahrnehmung dadurch, indem er darauf hinweist, jede aktuelle Wahrnehmung sei von Erinnerungsmomenten durchsetzt, deren Gegebensein nicht auf eine rein gewesene Vergangenheit reduziert werden könne. Außerdem strebe jegliches Erinnern auf eine (Wieder-)Verwirklichung im Gegenwärtigen hin, so dass beispielsweise Traum und Handeln zusammengehörige Äußerungen derselben Bewusstseinstätigkeit darstellen. Das augenscheinlich Irrealste und Konkreteste, nämlich traumbildende Einbildungskraft und aktives Handeln formen so die beiden äußersten Spannungsebenen der *einen* individuellen Dauer im Zeitbewusstsein, da sie in einem gemeinsam weltbezogenen Handlungsinteresse wurzeln (*Bergson* 1896, 209.).

Die Bedeutung des lebensphilosophisch orientierten Denkens bei *Bergson* für *Adler* liegt als Ergänzung zum Einfluss *Vaihingers* folglich auf der Hand: Wahrnehmende Weltzuwendung sowie Persönlichkeitsformung, die sich als ein zusammengegebenes Interesse an Aktivität und Identität bekunden, sind bedingt von ein und demselben Zeitstrom, der uns sowohl teilt wie eint. Die Kluft zwischen dem Kind, welches wir nie ganz „gewesen" sind, und der ungeteilten Person (Individuum), welche wir nach dieser Sicht gleichfalls nie ganz sein „werden", enthält eine existenzielle Lebensherausforderung (*Witte* 1985): Jeder muss in schöpferisch weltversicherndes Gestalten umsetzen, was noch nicht dem anschaulichen Werden seiner ungewusst gelebten Dauer zugeordnet werden konnte. *Adler* schreibt entsprechend in „Psychotherapie und Erziehung" (1982b, 149): „ Der Anfang ist das Unvollendete, die Unsicherheit, die Minderwertigkeit, während das Streben nach Vollendung sich in jeder Ausdrucksform ebenfalls finden muss". Dieser sicherlich bekannteste aller individualpsychologischen Grundsätze bleibt im doppelten Sinne für das *Adler*sche Menschenbild aktuell. Interpretiert als Bezug zwischen der zeitlichen Außenheit (Zukunft) und der Innerlichkeit (Charakter), welche den seelischen Bewusstseinsreichtum sowie die Lebensaufgabe für jeden darstellen, lässt der Spannungsbogen zwischen Unsicherheit und Vollendung die je existenzielle Situation (Augenblick) zur Entscheidung in der Zeit werden.

Mit anderen Worten werden hier die philosophisch *apriorischen Anschauungsformen von Raum und Zeit* zu praktisch erworbenen Instrumenten der Lebensanpassung, was einer pragmatischen Kantlektüre im Sinne *Hans Vaihinger*s entspricht. Im Unterschied zur Tiefenpsychologie *Freuds* mit dem libidinösen Rückzug des Ich auf eine narzisstisch eingeschlossene Vergangenheit bei bestimmten Pathogenesen hält *Adler* daher an der permanent gegebenen Spontaneität der Ich-Apperzeption fest, wie sie dem kantischen Freiheitspostulat entspricht. Die apperzeptive Spontaneität ist, anders gesagt, die originäre Selbstergreifung des Ich-Bewusstseins im Sinne einer „sicheren Festsetzung der Einheitlichkeit der Persönlichkeit", wohinter keine „psychologische Untersuchung zurückreicht" (1982b, 136). Dies macht den Unterschied zu einer effektiv lebensphänomenologischen Analyse aus, wie wir dies zum Teil schon anführten und hier kritisch in Bezug auf das individualpsychologische Menschenbild und darüber hinaus vertiefen müssen. Denn praktisch vermitteln sich bei *Adler* die Philosophien eines daseinskonstitutiven Zeitproblems und eine Psychologie der charakteridentischen Zeitbewältigung darin, dass die Anschauungseinheit des „Ich denke" im seelischen Bewusstsein zur Entstehungsfrage nach der in sich konsistenten Persönlichkeit wird. Und die Organisation des sinnlichen Erfahrungsmaterials durch die theoretische Vernunft im Sinne *Kant*s schlägt um in die besorgende Besitzergreifung des zeitlich verfügbar zu machenden Weltseins: „Die wichtigste Aufgabe des Denkens ist vor allem, der Handlung oder den Geschehnissen vorauszueilen, Weg und Ziel zu fassen und so weit wie möglich zu beeinflussen. Durch dieses Vorausdenken ist unser Einfluss über Raum und Zeit einigermaßen gesichert. Dementsprechend ist unsere Psyche in erste Linie ein Verteidigungs- und Angriffsorgan, geboren aus der Not all zu enger Grenzen, wie sie ursprünglich die Triebbefriedigung erschweren." (1912, 93)

Verbindet man nämlich das kantische Freiheitsgeschehen mit *Heidegger*s Existenzial der *Sorge*, worin sich Sein und Zeit als Dasein unter dem fundamentalhermeneutischen Gebot des sinnhaften Selbstverstehens auslegen (1967, 231f), so lässt sich sagen, dass auch *Adler*s Apperzeptionsverständnis kein bloß seelisches Bewusstseinsvermögen *neben* anderen ist, sondern Selbst und Wahrnehmung sind darin identische Vorstellungsbezüge. Diese Identität steht als Lebensaufgabe unter der transzendentalen Notwendigkeit psychischer Bedürftigkeit als „Sicherungstendenz", wie gezeigt wurde. Dass selbst die lebensaffektive Triebrealität auf diese Weise in die Perspektive des sich seiner Zeit versichernden Subjekts eintritt, bedeutet daher mehr als bloße *Freud*-Kritik. Es handelt sich um die Ausdeutung aller seelischen Phänomene als letztlich weltbezogener *Intentionalität*, womit *Adler* seinerseits eben die Abhängigkeit vom Erbe der klassischen Bewusstseinsphilosophie trotz paralleler Lebenspragmatik im Sinne *Nietzsche*s oder *Bergson*s zeigt. Als gleichzeitige Selbstvergewisserung wird diese Intentionalität nämlich zur sich veräußernden oder ekstatischen Selbstauslegung des Individuums in die Zeit hinein, und zwar ungeachtet der phänomenologischen Tatsache, ob damit nicht gerade eine tiefere Identität im Leben verdeckt wird: „Das Schema, dessen sich ein Kind bedient, um handeln zu können und sich zurechtzufinden, ist allgemein und entspricht dem Drängen des menschlichen Verstandes, durch unreale Annahmen, Fiktionen, das Chaotische, Fließende, nie zu Erfassende in feste Formen zu bannen, um es zu berechnen" (1912, 83).

Die allgemeine Notwendigkeit welche *Adler* der Herausbildung eines leitenden lebensbewältigenden Vorstellungsschemas seit der Kindheit zuspricht, greift auch die apriorische kantische Gleichzeitigkeit von *Selbstanschauung* und *Denken* in Begriffen auf. Nach Kant ist in der Tat die „innere Erfahrung [...] meines Daseins in der Zeit [...] nur durch die

Beziehung auf etwas, was mit meiner Existenz verbunden, außer mir ist, bestimmbar" (1787, S. XL). Damit erscheint die transzendentale Einbildungskraft oder der Prozess der reinen Anschauung des „Ich denke" als die ursprüngliche Zeit selbst. Und das Bilden der Welt zu einem objektiv Anschaubaren erfolgt zugleich mit dieser Selbstanschauung, welche diesen Vorgang begleitet. Streng fundamentalhermeneutisch gesehen, das heißt als ursprüngliche Weltphänomenalisierung, sind dann in der Tat das „Ich denke" und die Zeitlichkeit dasselbe. Dass *Adler* das leitende Vernunftschema in dessen praktischer Ausübung als „unreal" bezeichnet, liegt dann nicht an der zunächst vorreflexiven Weltrezeptivität beim Kind allein, sondern grundsätzlich an der spontan intentionalen Weltrezeptivität innerhalb der Identität von Ich und Zeit. Die zeitliche Beziehung *als* Beziehung von Ich und Welt schlechthin ist nämlich niemals ein empirisch anzutreffendes Seiendes oder eine psychische Substanz im Sinne eines Vorhandenen - und insofern „unreal", obwohl es sich transzendental gesehen um die absolut notwendige Bedingung von jeder Objektivität in der Welt handelt.

Die eigentümliche Bezugswirklichkeit der Zeitlichkeit bewirkt demzufolge, dass die „Apprehension" des Gegebenen sich als „Reproduktion" und „Recognition" vollzieht (*Kant* 1787, 132f). Das heißt, das Erkennen von Sachverhalten im Sinne der genannten Objektivität erfolgt immer auch als gegenwärtige Selbstauslegung des Ich in Vergangenheit und Zukunft hinein. Das „Ich denke" *wird* sich stets auf Außer-Subjektives beziehen, welches es selbst über die Verstandeskategorien zusammen mit dem sinnlichen Anschauungsmaterial konstituiert *hat*. So erscheinen die drei Zeitekstasen des Vergangenen, Gegenwärtigen und Zukünftigen als „äußerlich" oder begrifflich allgemein, obwohl sie ihr Entstehen dem Sichselbst-Entgegennehmen aus der subjektiven Zeit der alles begleitenden Ich-Vorstellung verdanken. *Niemals jedoch vermag sich hierbei die durchgängige Identität dieses „Ich denke" oder Cogito selbst objekthaft festzuhalten*; sie kann sich nur im Bilden von Vorgestelltem selbst bestätigen. Im Vorstellen ihrer selbst ist sie daher unweigerlich nur bereits Vergangenes, welches wie alle Denkinhalte - der selektiven Erinnerung im Rahmen schematisierter Wahrnehmung bedarf. Dies macht an dieser Stelle erneut verständlich, warum eine radikal *phänomenologisch* gegründete Identität nur in der *absoluten* oder *reinen* Lebensselbstaffektion möglich ist, die eben keiner Vorstellung mehr unterliegt, weil sie diese ihrerseits trägt, ohne selbst immanent abwesend zu sein. Denn das Paradox der intentionalen Verzeitlichung besteht genau darin, dass ich mich zwar nie selbst objekthaft als Ich-Phänomen wahrnehmen kann, aber diese Abwesenheit meiner selbst zugleich eine grundsätzliche Leere der subjektiven Innerlichkeit bedeutet (*Kühn* 1994, 68f).

Von dieser Zeitanalyse im Sinne *Kants* wie *Heideggers* aus wird dann grundsätzlich auch die existenzielle *Angst* bis hin zur psychotischen Befürchtung einsichtig, es könnte möglicherweise ein „wesentlich" Vergessenes geben. In der neurotischen Haltung mit der ihr eigenen Starrheit wie symptomatischen Vehemenz schlägt sich diese Zeitauslieferung nach *Adler* psychologisch wie folgt nieder: „Neurotisch werden alle diese an der Außenwelt anknüpfenden psychischen Bereitschaften [zur Hypostasierung des Ichcharakters] erst, [...] wenn innere Not die Sicherungstendenz steigern und diese die Charakterzüge wirksamer ausgestaltet und mobilisiert, wenn der fiktive Zweck des Lebens dogmatischer wirkt und die den Charakterzügen entsprechenden sekundären Leitlinien verstärkt" (1912, 104). *Adler* verfälschte also nicht prinzipiell den kantischen Apperzeptionsbegriff, wenn er ihn „tendenziös" nannte, denn damit sollte ausgedrückt sein, wie im vorherigen Teil schon dargestellt wurde, dass jedes schematisierte Vorstellen dem lebendigen Subjektinteresse der eigenen Bewusstseinskonsistenz in der Zeit dient. Und *Bergson*s Lehre bleibt insofern gleichfalls darin aufbewahrt, als Apperzeption konkret nur als vorwegnehmendes Gedächtnis gedacht werden kann: als evolutionäre Zeitbrücke, die einem Erproben von zu verstärkenden Möglichkeiten unter dem Gesetz vereinheitlichender Zeitbeherrschung gleichkommt. In *Adler*s Einschätzung des Traumerlebens kommt dies sehr klar zum Ausdruck: „Ein Traum ist eine Brücke, die das Problem, dem der Träumende gegenübersteht, mit dem zu erreichenden Ziel verbindet. [...] Es weist auf das Aufwärtsströmende in der Evolution [*Bergson*s *élan vital*] hin und zeigt, wie sich jeder Einzelne diesen Weg vorstellt, den er gehen will. Es zeigt seine Meinung von seiner Art und von der Art, vom Sinn des Lebens" (1973, 155).

Auf dem Boden des bisher Dargestellten lässt sich des Weiteren der Zusammenhang von biographisch geschichtlichem Augenblick und „Lebensstil"-Analyse bei *Adler* genauer verstehen. Der *Lebensstil* enthält nämlich den „lebenskundlichen" Anspruch, die zielbestimmte dynamische Gesamtorientierung einer Existenz ins Bewusstsein zu heben: „Was häufig als Ich bezeichnet wird, ist nichts anderes als der Lebensstil eines Individuums" (1935, 7). Auch bislang „ungewusste" Elemente bei der selektiven Konkretisierung des „Lebensplans" sollen dabei - mittels rekonstruktiven wie projektiven Vorgehens -zum Erlebnis werden. Dazu muss das „Unbewusste", welches als solches nicht direkt erlebnisfähig ist und dem Verstehen entzogen wurde, auf *narrative* Weise vergegenwärtigt werden. Dass nun jede Gesprächssituation, zumal die psychotherapeutische, mehr einschließt als die Berücksichtigung bloß verbaler Kommunikation, kann hier vorausgesetzt werden. Aus der Vielfalt der Ausdrucks- und Rezeptionsmodalitäten solchen Sprechens soll deshalb die Grundtatsache in den Vordergrund gestellt werden, dass historische wie biographische Zeit nur als *erzählte* Zeit existiert. Jegliche Lebensstilanalyse ist deshalb nicht nur die Einbettung von unbewusst gelebten Lebensabschnitten in eine intentional (re) qualifizierte Jetztheit. Die psychotherapeutisch hervorgehobenen Leitlinien unter dem personenbestimmten Primat der Zielfiktion sind vielmehr Mittel, um ein existenziell bedrängendes Verhaftetsein an der Situation (etwa durch Frustration, Konflikt, Zwang oder Angst) in eine neu wahrgenommene und sprachvermittelte teleo-biographische Offenheit zu überführen.

Zwischen Geburt und Tod spannt sich so in der Tat eine Zeit, welche die augenblickliche Individualität zu transzendieren scheint und ihrerseits nochmals kulturell überformt ist von der historischen Zeitperspektive einer bestimmten sozialen oder nationalen - heute bereits globalen -Gruppierung. Formal gesehen leisten die wie teleskopisch ineinander verschachtelten biographischen und historischen Schemata dabei insbesondere drei Grundaufgaben. Sie integrieren erstens die einzelnen, interaktionell verwirklichten Handlungsabläufe von kurzfristiger Dauer in eine weitläufigere Bedeutung, wodurch alltägliche Akte in den größeren Sinnhorizont einer Lebensspanne bzw. Lebens- und Geschichtszeit eingerückt werden können. Einzelne Leitlinien bündeln sich, mit *Adler* gesprochen, psychologisch zum lebensstilgeprägten Lebensziel. Biographische Verzeitlichung versieht sodann bestimmte Handlungen oder Erfahrungsfolgen derart mit einer besonderen Bedeutung, dass sie scheinbar ganz aus der alltäglichen Routine heraustreten. Individuelle Schlüsselerlebnisse und Konversionen zum Beispiel sind von solcher Natur und bilden sich stets im Zusammenhang mit einem „dramatisierten" Wissen um die Endlichkeit menschlicher Existenz. *Adlers* Durchleuchtung neurotischer Selbstsicherungsversuche (unter anderem mittels irrtümlicherweise absolut idealisierter Leitbilder wie Vollkommenheit oder Gottähnlichkeit, wie wir wissen) kann auf diese Weise zu einem therapeutisch biographischen Erlebnis realer Zeiteinschätzung im Sinne eigenverantwortlicher Endlichkeit werden. Drittens vermag die Verbindung zwischen biographischer Zeit und historischer Realität, wie sie *Adlers* Begriff des evolutionären „Gemeinschaftsgefühls" versucht, nicht darüber hinwegzutäuschen, dass sowohl persönliche wie geschichtliche Identität von einer allgemeinen Plausibilitätsstruktur abhängen. Allgemein oder universal bedeutet hier, dass keine historisch relevante Zeitqualität ohne triviale, religiöse oder wissenschaftliche Theorien von „Zukunftsvollendungen" auskommt. Mögen sie linear, dialektisch, eschatologisch oder reinkarnatorisch gedacht sein, ihnen liegen allzumal sozial wie individuell *lebenserfüllende* Zeitutopien wie etwa Klassenlosigkeit, Erlösung, Nirvana, unbegrenzter Fortschritt usw. zugrunde.

Wie immer auch vom Einzelnen subjektiv diese Zukunftsvisionen gefüllt werden, um sich in eine vermeinte gesellschaftliche oder geschichtliche Relevanz einzuordnen, so dürfte jedenfalls der psychotherapeutische Prozess in solchem Zusammenhang teilweise in die Nähe von *pädagogischen* Narrationsstilen rücken. Denn anders als in der autobiographischen Erzählung wird hierbei keine vollendete Darstellung angestrebt, sondern eher eine Selbstdarstellung des Noch-Möglichen. Die Kategorie der Erfüllung tritt zurück zugunsten eines Zeitbildes der *Krisis* im ursprünglich etymologischen Sinne von Trennung und Entscheidung. Deren offener Zukunftsverweis kann notwendigerweise nur mit der allmählich gelingenden Annahme des *Augenblicks* zusammenfallen, da in der psychologisch therapeutischen Situation die Synthese von Lebensabschnitten und einer neuen Ebene - aus distanzierterer Sicht - eben noch aussteht. Das biographische Modell vermittelt also allgemein in sozio-funktionaler Hinsicht das individuell Mögliche mit dem Obligatorischen (Norm) und verhilft so dazu, dass von Krisen gekennzeichnete Lebensstufen als wachstumsbedingte „natürliche" Phasen in einer bewährten Lebenswelt von Kindheit, Erwachsenwerden und Altern erscheinen. In ähnlicher Weise führt die therapeutisch oder psychologisch vermittelte Selbstauslegung dahin, fixierte Erfüllungsvorstellungen aus dem Vergangenen in reaktualisierte Lebensdynamik mit anderen Rhythmisierungen aufzulösen. *Die kleinste Einheit ist dabei der Augenblick, welcher als das Immer-geradenoch-Mögliche einsichtig und zugänglich gemacht werden kann,* um zwischen subjektiv innerer und sozial äußerer Zeit eine Brücke zu erstellen.

Was nämlich den stark minderwertig Empfindenden bis hin zur Entscheidungslosigkeit oft hemmt oder lähmt, sind nicht die erfüllten Biographievorstellungen, die er nach *Adler* „kompensatorisch" bis zu kulturellen Hochleistungen in genialen Fällen zu kultivieren weiß. Schwierigkeit bereitet ihm die natürlich selbstverständliche Einstimmung in die *common-sense*-Relativität des durchschnittlichen Zeithabens, um anfallende Aufgaben ohne zwanghaftes Optimieren auszuführen. Das heißt, in *jedem* Augenblick wird von ihm im Grunde eine *Erfüllung* gesucht, welche den Endlichkeits oder Minderwertigkeitscharakter zeitlicher Existenz aufheben soll oder zumindest die entgegengesetzte Einsicht aufschieben hilft. Jeder Augenblick erscheint so als der letzte oder „tödliche", der die Katastrophe des „Schrecklichen" - unbewusst die befürchtete „Enthüllung" fiktiver Ichsicherung nach *Adler* (1912, 104f) - herbeiführen könnte. Demzufolge wird die einfachste Entscheidung oft aufgeschoben, die Zukunft angstvoller Phantasie ausgeliefert, so wie paradoxerweise durch Vermeidungs und Fluchtstrategien Zeit verloren wird, um Zeit zu gewinnen. Im Gegensatz dazu vermag der Neurotiker jedoch stets genug Zeit und psychische Energie dafür aufzubringen, um das zu verrichten, was seiner angeblichen „Sicherheit" dienen könnte (*Reinert* 1996).

Den Augenblick annehmend leben, heißt dann gemäß dem individualpsychologischen Menschenbild, der lähmenden Dialektik von Erfüllungs- und Enttäuschungserwartungen nicht zu verfallen. Dies setzt voraus, dass Gesundheit, Glück oder Vollendung sich nicht durch forcierte Intention einstellen, sondern - wie vor allem *Viktor E. Frankl* als *Adler*schüler im Anschluss an *Max Scheler* dann formulieren wird *per effectum* (*Kühn* 1995, 27ff). Dadurch wird die Aufmerksamkeitsfixierung als „gefrorene Bewegung" nach *Adler* ablösbar, um auf anderes gerichtet zu werden. Der Augenblick bietet sich für dieses Einüben folglich aus zwei Gründen an: Einerseits steht er dem Verhaftetsein im inneren Zeitstrom noch sehr nahe; andererseits verheißt er als die kürzeste Zeitkategorie bereits gewollte Interaktionalität. Jemandem „einen Augenblick Zeit schenken" legt zum Beispiel den Grundstein für eine sozial positive Kooperation. Deshalb ist auch für *E. Lévinas* (1993, 209ff) Zukunft an sich durch den Anderen bestimmt - und nicht umgekehrt dieser durch die Zukunft.

Der Augenblick versammelt so, wie *Adler* verstehen lehrt, alle Zeitproblematik eines endlichen Daseins wie in einem Brennpunkt. Er befindet als unmittelbarer Zeitzugriff biographisch über die Jetzt-Bedeutung von Vergangenheit und Zukunft, die als solche nie zu einem gesicherten Besitz werden können. Deshalb ist seine therapeutische Valenz zu nutzen, welche *zwischen* einer nicht zu verstärkenden sozialen Normierung sowie einer zu unterfangenden Labilität die spontanere „Lebenshingabe" zu aktivieren vermag. Gegenüber der neurotischen Gestimmtheit der Gegenwartsleere durch Vergangenheitsüberlastung (etwa Schuld) und Zukunftsvergeblichkeit (als resignierende Antizipation) vermag mithin die lebensgeschichtliche Narration als „gekonnte" Leistung autonomer Um- und Neuinterpretation eingesetzt zu werden. Die vorläufig nur sprachliche Bewältigung von Augenblicken bisher erlebter Ohnmacht und kompensatorischem Machtersatz, welche subjektiv die Zeit und Selbsteinschätzung beeinflussen, kann nach individualpsychologischer Anthropologie daher *stilisiert* werden als dynamische Rekonstruktion von Lebenszielen gesamt deren Voraussetzungen. Soweit diese verfestigt erscheinen, verhilft die Herstellung von einem anderen Bezugsnetz zur Auflockerung und Relativierung, so dass eine einmal gewonnene lebensnähere Sicht die Integration von erweiterten Realitätsausschnitten ermöglicht. Derartige schöpferische oder ästhetische Lebensstilisierung schließt naturgemäß ein, dass gewünschte und notwendige Handlungen vorentworfen werden bei paralleler Distanzierung von tendenziös katastrophierenden Vorstellungen der „zentralen Ideen" mit starker affektiver Besetzung. Allerdings sind hierbei die Affekte nicht als solche im Sinne einer Zerstörung zu verneinen, sondern im Wissen, um ihre absolut phänomenologisch lebensgeschichtliche Abkünftigkeit zu reorganisieren, wie wir bei der Identitätsfrage unterstrichen.

4. Ausblick auf eine vertiefte individualpsychologische Anthropologie und Psychotherapie

Natürlich hat auch die Einbeziehung von anderen Psychologie- und Therapieformen hier ihren möglichen Ort für die Individualpsychologie aufgrund eines integrativ oder hermeneutisch anthropologischen Grundkonsens bzw. wegen einer engeren tiefenpsychologisch lebensgeschichtlichen Hintergrundsparadigmatik von Krankheitsgenesen (*Reichelt* 1984). Denn insbesondere ist eben auch die je eigentümliche Verquickung der *Leiblichkeit* mit zyklischen und nicht umkehrbaren Zeitrhythmen wie Wachstum, sexuelle Reifung usw. zum Beispiel zu sehen (*Heisterkamp* 2002, 34ff). Für den besonderen psychotherapeutischen Zusammenhang bleibt jedenfalls zu sagen, dass die Loslösung von einem pathogenen Bild der Zeit als Ursprung gelebter Fatalität, Zweifelhaftigkeit oder Unentschlossenheit sowohl auf der Bewusstseins- wie auf der Handlungsebene zu erfolgen hat. Und da nie das gesamte Bewusstsein oder das ganze Tun auf einmal Gegenstand von Veränderungen zu sein vermag, bleibt der Augenblick eben jene Ansatzstelle, die nach *Adler* nicht „entmutigt", sondern „ermutigt". Denn was *Adler* in Bezug auf das Thema *Ermutigung* allgemein sagte, gilt insbesondere auch von diesem unmittelbaren Zeitbezug: Ohne vom Augenblick „erstaunliche Spitzenleistungen" zu erwarten, „kann jeder alles" in ihm. Und ist das Gefühl der miteinander verkoppelten Raum- und Zeitexpansion – aus dem Hier und Jetzt heraus -einmal gestärkt, so öffnet sich der Weg zu einem ganzheitlich ermutigten Ich. Denn der Mut zur (Inter-)Aktion revolutioniert den bisher beengten Lebensraum, während die Vorstellungsrelativierung (sei es der eigenen affektiv symptomalen Ambivalenz, sei es der sozial übernormierten Vernünftigkeit gegenüber) die Zeitbedrängnis in-volutiv auf eine originärere *Lebensunmittelbarkeit* hin überwinden hilft. Mit anderen Worten werden nach *Adler* belastende Ideen und Gefühle, welche den Lebensstrom in zu enge Grenzen und Richtungen zwingen, als „selbst gemachte Reminiszenzen" durchschaut, als „lebensallegorische" Konkretionen fiktiven Charakters (1912, 109 u. 137).

Die neu gewonnene Disponibilität zeigt sich so als Verfügen können über den Augenblick, ohne ihm ganz verfallen oder ausweichen zu müssen. Und wie *Adler* es lebens-phänomenologisch in einem gewissen Sinne sieht, ist dieses bio-graphische Ergebnis die mit dem eigenen Leben gezeichnete *Kunst*, solche individuiert verantwortete Disponibilität zu schaffen, wie wir schon hervorhoben: „Jeder Mensch ist ein Künstler, denn er hat aus irgend welchen angeborenen Faktoren und Möglichkeiten etwas geschaffen." (1978, 135) Wenn also dieses schöpferische Element der Zeitgestaltung einer wesentlichen Qualität des absolut phänomenologischen Lebens entspricht, so darf allerdings kritisch nicht übersehen werden, dass *Adler* den Anfang des subjektiven Lebens in einem *Mangel* erblickt - sei es Unsicherheit oder Minderwertigkeit. Diese empirisch anthropologische Sicht verdeckt dann den transzendentalen Sachverhalt, dass das rein phänomenologische Leben in sich schon immer die Fülle aller möglichen Entwicklungen einschließt. Die Genealogie des rein individuellen Lebens ist somit letztlich kein Streben auf eine Vollendung zu, um das Personsein fiktiv zu sichern, sondern die Entfaltung der im Anfang des Lebens selbst bereits gegebenen Vollendung. Dies hebt die signalisierte Schwierigkeit des intentionalen Zeit- und Lebensbegriffs auf, dass ich streng genommen im reinen Jetztmoment des Augenblicks eigentlich vor einem *schon vergangenen* Ich oder Selbst stehe, welches anstelle der unmittelbar anwesenden Fülle des Lebens seine Abwesenheit als ichliche Leere eingestehen muss.

Die mit *Adler* herausgestellte Bedeutsamkeit des Augenblicks scheint uns deshalb in phänomenologischer wie anthropologischer Hinsicht um eine letzte Vertiefung ergänzungsbedürftig. Bin ich in meiner lebendigen Selbstheit nie ein gedachtes oder vorhandenes Objekt, dann kann diese Wahrheit als tatsächliche Selbstgegebenheit des Lebens nur dadurch erreicht werden, dass der Augenblick im zeitlichen Sinne nochmals reduziert oder aufgehoben wird. Klammere ich nämlich am Augenblick die letzte zeitliche Dimension noch ein, dann tritt ein solcher „Augenblick" als reine Empfindung in ihrem Empfinden selbst auf. Das heißt, ich blicke nicht mehr auf das „Jetzt" als zeitliche Gegenwart, sondern als *absolut selbstaffektive Impression.* Allein das Empfinden der Letzteren als solche birgt dann eine unaufhebbare Anwesenheit, nämlich die des sich-gebenden Lebens in seiner sich-empfindenden Selbstgewissheit, welche zugleich mit meiner rein affektiven Ich-Gewissheit des reinen Empfindens in diesem „Augenblick" identisch ist. Betrachtet man diese lebendige Gewissheit als den eigentlichen Ursprung der Biographie, dann vermag ich zu jedem Augenblick den phänomenologischen *Ursprung* dieser „Biographie" als eines nie fehlenden Lebens zu verstehen und zu verwirklichen (*Kühn* 2004).

Die Erzählbarkeit des individuellen Lebens, welche allgemein wie psychotherapeutisch so bedeutsam ist, wird damit nicht aufgehoben, sondern die *Narration* meines Lebens erweist sich daraufhin als die *Genealogie* meines individuell affektiven Seins selbst, ohne eine bloße Wiedergabe von erlebten Ereignissen zu sein. Die biographische Einschreibung meines Lebens in die letztlich transzendentale Gegebenheit des absolut phänomenologischen Lebens ist dann kein bloß äußerer Akt mehr, um das Disparate der Biographie psychologisch zu versammeln. Vielmehr ist die genannte Genealogie die *Sammlung* als Narration; das heißt, in jedem „Augenblick", der erlebt wird, „sagt" sich die Fülle solch genealogischen oder individuierten Lebens, indem es ist, was es als Empfindung, Denken und Tun erlebt. Der Augenblick, um die letzte Konsequenz aus der philosophisch psychologischen Zeitanalyse hier zu benennen, ist dann sozusagen kein ständiger Wechsel von Tod und Leben mehr, mit anderen Worten von Ich-Gegenwart als schon immer vergangenem Jetzt, aus dem auf mysteriöse Weise eine stets neue Gegenwart auftaucht. Was sich wirklich je aktuell gibt, ist meine wirkliche Identität als Identität allein „im" Leben, die durch nichts in Frage gestellt werden kann. Die dann psychotherapeutisch etwa in die

Wege geleitete (Wieder-)Erzählbarkeit des Lebens bedeutet deshalb kein Sprechen mit bloß äußerlich verbleibenden Worten mehr, sondern sie ist *das unmittelbare Wort des Lebens selbst*, welches zugleich ein Gedächtnis ist, welches nie zu vergessen vermag.

Denn auch das *Gedächtnis* mit der Möglichkeit des sich Wiedererinnerns ist aus intentionaler Sicht eine Weise des Bewusstseins, über die Distanz des Vergangenen hinweg wieder etwas im Jetzt zu vergegenwärtigen. Mit anderen Worten handelt es sich um ein retentionales Vermögen, von dem ich einerseits niemals mit Sicherheit weiß, ob das Wiedererinnerte genau so gewesen ist. Und andererseits ist in der Vergegenwärtigung durch das Gedächtnis diese Gegenwart eine im Augenblick hierbei nicht gelebte, sondern nur eine von früher vorgestellte. Distanzierende Intentionalität wie Irrealität des vorgestellten Vergangenen sind aber dann aufgehoben, wenn die Sammlung des Gewesenen durch das Gedächtnis nicht in eine zeitliche Retention hineinverlegt wird, sondern in jene Vermögen, die es mir in der Vergangenheit erlaubten und auch jetzt weiterhin erlauben, alles zu vollziehen, was ich vollziehen kann. Diese originäre Vollzugswirklichkeit ist *meine lebendige Leiblichkeit selbst, welche das zeitlose Gedächtnis als Sammlung des „Ich Kann" darstellt.* Es gehört nicht in den Bereich des Erinnerbaren, sondern ist die phänomenalisierende Wirklichkeit des je konkret Möglichen ab meiner subjektiven Praxis. *Adlers* Gedächtnisbegriff führt daher an eine Grenze aller rein anthropologischen Zeitverständnisse heran, deren Vertiefung noch kurz skizziert sei.

Ohne an meine subjektive Praxis *denken* zu müssen, entfaltet diese ihre Wirksamkeit des Handelns im umfassenden Sinne in sich selbst, wodurch Welt in all ihren Dimensionen eröffnet wird: im Greifen, Gehen, Arbeiten usw. Dieses Ur-Gedächtnis der ursprünglich versammelten oder vereinten Potenzialitäten entspricht in seinem retentionalen Vergessensein dem Selbstvergessen des Lebens als solchem, welches sich unthematisch gibt, um dennoch affektiv anwesend zu sein. Der Augenblick im Sinne seines reinen Vollzugs aus einem solch immemorialen *Lebensgedächtnis* heraus liegt *vor* aller Zeit, und gerade dadurch besitzt er seine unmittelbare Effektivität. Da er nicht erinnert werden muss, um zu sein, bedeutet er reine Entfaltung des Ich-Könnens in der affektiven Gewissheit meines leiblichen Empfindens als Bedingung jeglicher Erfahrung. Der Augenblick als eine solch unverlierbare Lebendigkeit beinhaltet somit nicht nur die Selbstanwesenheit des sich-gebenden Lebens als solchem, sondern er ist zugleich diese Anwesenheit als individuierende Genealogie der konkreten Lebensmöglichkeiten in ihrer praktischen inneren Verwandlung - und damit eben die Fülle der vermögenden Biographie als Fühlen, Denken und Handeln können ohne Aufschub. Die pathogene Angst und Schuld, etwas Wesentliches vergessen zu haben, wie *Adler* dies festhält, ist hier prinzipiell gebannt, denn es geht nicht mehr darum, sich selbst an etwas erinnern zu müssen, weil das prinzipiell nicht Erinnerbare gerade das absolut phänomenologische Wesen des Lebens schlechthin darstellt, welches in allem Vergessen immer schon selbstgebend anwesend ist. Als Folge hiervon lässt sich schließlich psychotherapeutisch sagen, dass es aufgrund dieser immemorialen Gewissheit auch keine letzte Notwendigkeit gibt, die je zeitliche Biographie meiner Existenz in irgendeine überschaubare Einheit bringen *zu müssen*, um leben zu können. Diese Einheit ist im lebendigen Ursprung bereits gegeben und aktualisiert sich mit jedem praktischen

Vollzug aus der Versammlung all jener Kräfte heraus, welche mein Können bilden, dessen innere Gewissheit das Ziel jeder Therapie sein dürfte.

Literatur

Adler, A. (1898): Gesundheitsbuch für das Schneidergewerbe, Heymanns.
-(1907): Studie über Minderwertigkeit von Organen, Fischer, 1977.
-(1912): Über den nervösen Charakter. Grundzüge einer vergleichenden Individualpsychologie und Psychotherapie (1912). Kommentierte textkritische Ausgabe (Hg. *K.H. Witte, A. Bruder-Bezzel, R. Kühn* unter Mitarbeit von *M. Hubensdorf*). Vandenhoeck & Ruprecht, 1997.
- (1920: Praxis und Theorie der Individualpsychologie. Vorträge zur Einführung in die Psychotherapie für Ärzte, Psychologen und Lehrer, Fischer, 1974.
-(1927): Menschenkenntnis, Fischer, 1966
-(1928): Heilen und Bilden: ein Buch der Erziehungskunst für Ärzte und Pädagogen, Fischer, 1973.
-(1929):Neurosen. Zur Diagnose und Behandlung, Fischer, 1981.
-(1930): Kindererziehung, Fischer, 1978.
-(1931): Wozu leben wir? Fischer,1979.
-(1933a): Der Sinn des Lebens, Fischer,1979
-(1933b): (mit O. Jahn), Religion und Individualpsychologie: eine prinzipielle Auseinandersetzung über Menschenführung, Fischer, 1975.
-(1935): The Fundamental View of Individual Psychology. Internationale Zeitschrift für Individualpsychologie 1, 5-8.
-(1937): Ist der Fortschritt der Menschheit möglich? Wahrscheinlich? Unmöglich? Internationale *Z.f. Individualpsychologie* 14, 1-4.
-(1978): Lebenskenntnis, Fischer 1978.
-(1982a-c): Psychotherapie und Erziehung. Auserwählte Aufsätze Bd. 1-3, Fischer.
Ahrens, T., Lehmkuhl, *U.* (1991): Entwicklung und Individuation. Beiträge zur Individualpsychologie 15.
Ansbacher, H.L. (1981): Die Entwicklung des Begriffs des „Gemeinschaftsgefühls“ bei Adler. Z.f. Individualpsychologie 6, 177-194.
*Ansbacher, R.(*1982): Alfred *Adlers* Individualpsychologie. Eine systematische Darstellung seiner Lehre in Auszügen aus seinen Schriften, Reinhardt. (mit Literatur).
Antoch, R.F. (2001): Über Sinn und Unsinn des Begriffs des Gemeinschaftsgefühls oder: *Adlers* verfehlte Theorie der Macht. In: *U.Lehmkuhl* (Hg.): Abschied und Neubeginn (2001), 25-44.
Bergson, H. (1896): Matiere et Memoire, Alcan; dt. Materie und Gedächtnis, Ullstein, 1982.
Birnbaum,F.(1947): Viktor E. Frankls Existenzialpsychologie individualpsychologisch gesehen. *Int. Z.f. Individualpsychologie* 16, 143-152.
Bruder-Bezzel, A. (1998): Geschichte der Individualpsychologie, Vandenhoeck & Ruprecht.
Brunner, R., Titze, M.(1995):Wörterbuch der Individualpsychologie, Reinhardt.
Ellenberger, H.F. (1973): Die Entdeckung des Unbewussten, Huber, 765-877 über *Adler.*
Heidegger, H. (1967): Sein und Zeit, Niemeyer, 1967.
Heisterkamp, G. (1996): *Alfred Adler* als Vordenker der intersubjektiven Perspektive ind er Psychoanalyse. *Z.f. Individulapsychologie* 21, 121-143.
-(2002): Basales Verstehen. Handlungsdialoge in Psychotherapie und Psychoanalyse, Pfeiffer bei Klett-Cotta.
Henry, M. (1992): Radikale Lebensphänomenologie. Ausgewählte Studien zur Phänomenologie, Alber.
-(1996). Die Barbarei. Eine phänomenologische Kulturkritik, Alber.
-(2005): Affekt und Subjektivität. Lebensphänomenologische Beiträge zur Psychologie und zum Wesen des Menschen, Alber.
Höcher, G. (1987): Philosophische Einflüsse auf die Theorie und Weltsicht Alfred Adlers. *Z.f. Individualpsychologie* 1, 3-11.
Horster, D. (1984): Alfred Adler zur Einführung, Soak 1984.
Husserl, E. (1986): Die Idee der Phänomenologie. Fünf Vorlesungen, Meiner.
Kant, I. (1787): Kritik der reinen Vernunft. Kants Werke III, De Gruyter 1960.

Kühn, R. (1989): Vorstellung und Leben. Alfred Adlers Beitrag zum neuzeitlichen Theorie- und Praxisverständnis. *Beiträge zur Individualpsychologie* 11, 44-72.
-(1993): Studien zum Lebens- und Phänomenbegriff, Junghans, 51-67: Psychologische Lebensrealität als „Fiktion" bei *Adler.*
-(1994): Existenz und Selbstaffektion in Therapie und Phänomenologie, Passagen.
-(1995): Sinn-Sein-Sollen. Beiträge zu einer phänomenologischen Existenzanalyse in Auseinandersetzung mit dem Denken Viktor E: Frankls, Junghans, 85-98: Alfred *Adler* und die sozio-intentionale Werthaftigkeit.
-(1996): War *Adler* Philosoph? Der Umgang *Adlers* mit seinen Quellen im „Nervösen Charakter" . *Z.f. Individualpsychologie* 3, 235-255.
-(2004): Leben. Eine Besinnung, Alber 2004.
Lehmkuhl, U. (2001): Abschied und Neubeginn, Kontinuität und Wandel in der Individualpsychologie. Beiträge zur Individualpsychologie 26.
Leupold-Löwenthal, H.(1998): Das Problem der „Realität" in der Psychoanalyse. In: *P. Kutter* et al. (Hg.): Die psychoanalytische Haltung, Verlag Internationale Psychoanalyse, 279-301.
Lévinas, E. (1993): Die Spur des Anderen. Untersuchungen zur Sozialphilosophie und Phänomenologie, Alber.
Nietzsche, F. (1973): Werke in drei Bänden, Hanser.
Nunberg, H., federn, E. (1910): Protokolle der Wiener Psychoanalytischen Vereinigung. Bd. I-II (1906-1910), Fischer, 1976-77.
Reichelt, T. (1984): Die Begegnung der Individualpsychologie mit anderen Therapieformen, Reinhardt, 1984.
Reinert, T. (1996): Zum Individualpsychologischen Verständnis der Borderline-Störung: Die „rückwärtsgerichtete" Lebensbewegung. *Z.f. Individualpsychologie* 21, 37-47.
Scheler, M. (1980): Der Formalismus in der Ethik und die materiale Wertethik. Neuer Versuch der Grundlegung eines ethischen Personalismus (Ges. Werke 2), Francke.
Schmidt, R. (1982): Die Individualpsychologie Alfred Adlers. Ein Lehrbuch, Stuttgart.
-(1985): Neuere Entwicklungen der Individualpsychologie im deutschen Raum. *Z.f. Individualpsychologie* 10, 226-236.
Seelbach, H. (1932): Verstehende Psychologie und Individualpsychologie. Ein Vergleich der psychologischen Richtungen von Dilthey, Jaspers und Spranger mit der Individualpsychologie Alfred Adlers. *Int. Z.f. Individualpsychologie* 10, 262-288, 368-391 u. 452-472.
Titze, M. (1979): Lebensziel und Lebensstil. Grundzüge der Teleoanalyse nach Alfred *Adler*, Pfeiffer.
-(1984a): Gegenfiktion und Lebensstil. Plädoyer für ein positives Geschichtsbewusstsein in der Individualpsychologie 9, 284-255.
-(1984b): Individualpsychologie. In: *H.E. Lück, R. Miller, W. Rechtien* (Hg.): Geschichte der Psychologie, Ein Handbuch in Schlüsselbegriffen, Urban & Schwarzenberg, 113-121.
Vahinger, H. (1911): die Philosophie des Als-ob-Systems der theoretischen, praktischen und religiösen Fiktionen der Menschheit aufgrund eines idealistischen Positivismus, Reuther & Reichard, 1927.
Wiegand, R. (1992): Eigensinn und Gemeinsinn. Zur Common-Sense-Lehre Alfred Adlers. In: *R. Kühn, H. Petzold* (Hg.): Psychotherapie und Philosophie – Philosophie als Psychotherapie? Junfermann, 141-148.
Winkler, G. (1989): Alfred *Adlers* Individualpsychologie – ein Paradigmenwechsel in der Psychoanalyse. *Beiträge zur Individualpsychologie* 11, 13-42.
Witte, K.H. (1985): Die Einheit der Persönlichkeit als Einheit der Zeit. Zeitschrift für Individualpsychologie 10, 89-105.

Ernst Spengler

Das Menschenbild der Psychotherapie von C.G. Jung

Aspekte der praktischen Therapie

Das Bild, das wir uns vom Menschen machen, gibt unserem Erkennen und Handeln entscheidende Impulse. In der Psychotherapie ist dies am Beispiel der therapeutischen Einstellung gegenüber Menschen mit gestörten oder krankhaften Seinsweisen besonders deutlich erkennbar. Kranksein oder Gestörtsein setzt eine Vorstellung von Gesundsein bzw. gelingendem Sein voraus. Was als krank gilt, hängt ab von sich wandelnden Auffassungen über den Menschen in jeweiligen Epochen und Kulturen. Über lange Zeiträume glaubten Menschen krank zu werden in Folge von Besessenheit durch böse Geister, Dämonen, man wurde verhext, hatte ein Tabu verletzt, man hatte gesündigt und wurde von Gott mit Krankheit geschlagen, man hat sich angesteckt mit Bakterien, Viren oder hat einen Gendefekt usw. – je nach Zeitraum und Ort, in dem man lebt. Das Wiedergesunden wurde entsprechend angestrebt durch Beschwörung, Magie, Reinigung, Reue und Buße, durch Wunder, durch Medikamente, Impfstoffe, chirurgische Eingriffe usw. Ob ich, um ein aktuelles Beispiel anzusprechen, den kranken Menschen als eine Art defekten Apparat sehe, der nach wissenschaftlich eruierten Interventionen, gleichsam nach Manual, zu „reparieren" ist, damit er in der Gesellschaft wieder „funktioniert", oder ob ich ihn als grundsätzlich gleichgestellte Persönlichkeit betrachte, die ich auf dem Weg zur Entfaltung der Individualität begleite und das Maß der gesellschaftlichen Einordnung letztlich ihm überlasse, hat weitgehend andersartige therapeutische Methoden und Interventionen zur Folge. Um die Frage nach dem Menschenbild der *Jung*schen Psychotherapie zu beantworten, kann nach dem ebenso Dargestellten zunächst die Aufmerksamkeit auf einige Grundzüge dieser therapeutischen Einstellung gerichtet werden.

In einem Aufsatz von 1935 hat *Jung* geäußert, dass Psychotherapie nicht einfache und eindeutige Methode sei, sondern dass sie in gewissem Sinne ein *dialektisches Verfahren* ist, nämlich ein Zwiegespräch oder eine Auseinandersetzung zwischen zwei Personen. Es sind zwei psychische Systeme, die miteinander in eine Wechselwirkung treten. Daher ist Psychotherapie nicht eine „Methode, die irgendjemand zur Erreichung eines gewollten Effektes in stereotyper Weise anwenden könnte" (*Jung* 1958, 1). Da die Individualität der Menschen unendlich variabel ist, wäre Psychologie als Wissenschaft unmöglich. Insofern die Individualität aber nur relativ ist, nämlich komplementär zur Konformität oder Gleichartigkeit der Menschen, sind doch allgemein gültige Aussagen, d.h. wissenschaftliche Feststellungen möglich. Diese können sich aber nur auf jene Teile des psychischen Systems beziehen, welche konform bzw. vergleichbar und daher statistisch erfassbar sind, nicht aber auf das Individuelle, d.h. das Einmalige eines Systems.

Für die Praxis ergibt sich daraus, dass der Therapeut nur gültig über die gegenüberstehende Persönlichkeit aussagen kann, insofern sie ein allgemeiner oder wenigstens relativ allgemeiner Mensch ist. Da aber alles Lebendige immer nur in individueller Form vorkommt, muss der Therapeut vorsichtigerweise von Besserwissen, Autorität und von allem

Einwirkenwollen absehen und ein dialektisches/dialogisches Verfahren einschlagen, das in einem Vergleichen der wechselseitigen Befunde besteht. *Jung* erläutert dazu bestimmte (auch therapeutische) Haltungen, die sich in zwei Grundsätze fassen lassen: 1. Das Individuelle bedeutet nichts gegenüber dem Allgemeinen, und 2. das Allgemeine bedeutet nichts gegenüber dem Individuellen. Verhält sich der Therapeut gemäß Grundsatz 1, so wird er eine Suggestivtherapie betreiben, welche zwar gewisse Erfolge am „allgemeinen" Menschsein beanspruchen kann, aber dem Individuellen an sich nicht gerecht wird. Landläufige Erziehung und die Betonung kollektiver Normen widerspiegeln meist den Grundsatz 1; beim Grundsatz 2 wird das Individuelle gegenüber dem Kollektiven überbewertet. Das mag bei sozial überangepassten Menschen als Korrektur durchaus sinnvoll sein, kann aber anderseits zur Förderung eines gewissen Eigenbrötlertums führen[1].

Um solche Beeinflussungen zu vermeiden, legte *Jung* Wert auf eine völlig unpräjudizierte Haltung des Therapeuten. Dieser soll nicht mehr das handelnde Subjekt sein (wie z.B. der Körpermediziner), sondern ein Miterlebender eines individuellen Entwicklungsprozesses (*Jung*, 1958, 7). Er soll grundsätzlich die *Natur walten lassen* und es vermeiden, den Patienten mit seinen eigenen philosophischen, sozialen, politischen oder religiösen Voraussetzungen zu beeinflussen (ibid., 42). Es ist, wie *Jung* schreibt, *Freud* die Erkenntnis zu verdanken, dass auch der Analytiker Komplexe und somit blinde Flecke hat, so dass seine Haltung den Analysanden an der Gesundung hindern kann. „Ein Psychotherapeut…, der selber neurotisch ist, wird unfehlbar seine eigene Neurose am Patienten behandeln" (ibid., 23). Daraus ergibt sich für *Jung* die Forderung, dass auch der *Therapeut selber analysiert sein müsse,* indem er „als Fragender wie als Antwortender in Beziehung zu einem andern psychischen System tritt, und zwar nicht mehr als Übergeordneter, Wissender, Richter und Ratgeber, der sich ebenso sehr im dialektischen Prozess befindet, wie der nunmehr so genannte Patient" (ibid., 8).

Für die dialektische Natur des therapeutischen Geschehens zeugt auch die mehrfache Deutbarkeit symbolische Inhalte. *Jung* hat die analytisch-reduktive und die synthetisch-hermeneutische Deutung unterschieden. Die so genannte infantile Fixierung an die Elternimago, eine reiche Quelle symbolischer Inhalten, kann analytisch-reduktiv so gedeutet werden, dass das Interesse („Libido") regressiv auf infantiles Reminiszenzmaterial zurückströmt und dort fixiert bleibt. Die synthetisch-hermeneutische Auslegung sieht da entwicklungsfähige Persönlichkeitsteile, welche sich in infantilem Zustand, gleichsam noch im Mutterschoß, befinden. In der Praxis macht es einen enormen Unterschied, ob etwas regressiv oder progressiv gedeutet wird. Beide Deutungen können richtig sein,

[1] Aus psychodynamischer Sicht kann psychisches Kranksein als Versagen und als Leiden des „Ichs" gegenüber äußeren und inneren Beschränkungen und Forderungen gesehen werden, was die Frage der Verantwortlichkeit stellt. *Jung* bemerkt hierzu: „Der Mensch muss nach zwei Seiten angepasst sein, einmal an das äußere Leben – Beruf, Familie, Sozietät – und sodann an die vitalen Erfordernisse der eigenen Natur. Vernachlässigung der einen oder der andern kann zur Krankheit führen. Obschon jeder Mensch, dessen Unangepasstheit einen höheren Grad erreicht, krank wird und dann auch auch schließlich im äußeren Leben versagt, so sind doch nicht alle darum krank geworden, weil sie etwa den Forderungen des äußeren Daseins nicht gewachsen gewesen wären, sondern vielmehr, weil sie es nicht verstanden haben, mit Hilfe ihrer äußeren Angepasstheit auch ihrer persönlichsten und intimsten Entwicklung zum richtigen Durchbruch zu verhelfen" (*Jung*, 1972, 172). Es gibt aber auch andere Krankheitswurzeln (genetische, epidemische, Unfälle, Katastrophen, Krieg usw), für die der Einzelne kaum die Verantwortung trägt.

aber im konkreten Fall muss das Passende herausgefunden werden. Die Zustimmung des Patienten, etwa in einem Aha-Erlebnis, ist dabei als Validitätskriterium hilfreich.

Die heilende Wirkung einer Psychotherapie hängt für *Jung* einerseits von der von der *Übertragung*[2] und anderseits von der Überzeugungskraft des Therapeuten ab (ibid., 10). Daraus resultiert, dass einerseits die Beziehung Therapeut-Patient eine dialektische ist, anderseits bedarf es bei der Vielschichtigkeit und Mannigfaltigkeit des menschlichen Wesens auch der verschiedensten Standpunkte und Methoden. Insofern „Heilung" die Verwandlung eines Kranken in einen Gesunden ist, bedeutet Heilung Veränderung. Wo es möglich ist, soll man den Kranken therapeutisch verändern[3]. Wo aber ein Patient einsieht, dass Heilung durch Veränderung ein zu großes Opfer an Persönlichkeit bedeuten würde, kann und soll der Arzt auf Veränderung bzw. Heilenwollen verzichten. Er muss entweder die Behandlung ablehnen oder sich zum dialektischen Verfahren bequemen. Er wird den „individuellen Heilungsweg offen lassen, und dann wird die Heilung keine Veränderung der Persönlichkeit herbeiführen, sondern es wird ein Prozess sein, den man als *Individuation* bezeichnet, d.h. der Patient wird zu dem, was er eigentlich ist[4]. Er wird, schlimmstenfalls, seine Neurose mit in Kauf nehmen, weil er den Sinn seiner Krankheit verstanden hat. Mehr als ein Kranker hat mir gestanden, dass er es gelernt habe, seinen neurotischen Symptomen dankbar zu sein, denn sie hätten ihm stets wie ein Barometer angezeigt, wann und wo er von seinem individuellen Weg abgewichen sei, oder wann und wo er wichtige Dinge unbewusst gelassen habe" (ibid., 11).

Wenn in einer Behandlung das Ziel gesetzt wurde, eine neurotische Entwicklung wieder auf natürliche Bahnen zu lenken, so genügt *Jung* der klinische Standpunkt allein nicht, da er dem Wesen der Neurose nicht gerecht wird. Sie ist nämlich mehr ein *psychosoziales Phänomen*[5] als eine Krankheit im strikten Sinn: „Um einen seiner eigentlichen Persönlichkeit weitgehend unbewussten Menschen so weit zu erziehen, dass er bewusst seinen für ihn richtigen Weg einschlägt und zugleich seine soziale Verantwortlichkeit klar erkennt, bedarf es … einer umständlichen und zeitraubenden Prozedur …; in dem Maße, in dem die eigentümliche Persönlichkeit des Kranken zur Geltung kommt, kann dieser auch mehr zur Mitarbeit herangezogen werden" (ibid., 43).

Jung formuliert, es schiene ihm, „als ob der Lebensdrang, der sich im Aufbau und in der individuellen Gestaltung eines Menschen ausdrückt, im Unbewussten einen Prozess erzeugt oder ein solcher ist, der bei seinem partiellen Bewusstwerden sich als fugenartige Bilderfolge darstellt" (ibid., 13). Es sind dies *Phantasien*, die der Mensch nicht gewollt

---

[2] *Jung* hat in der praktischen Analyse festgestellt, dass unbewusste Inhalte zunächst als auf reale Personen oder Verhältnisse projiziert in Erscheinung treten, also auf diese „übertragen" werden. Davon ist oft auch der Therapeut betroffen. Der „Rückzug" dieser Projektionen und die Einsicht, dass es sich dabei um eigene Gefühle usw. handelt, ist entscheidend für die psychische Gesundung (*Jung* 1958. 353-401, *Bash* 1988, 10-24).

[3] Daraus ist ersichtlich, dass *Jung*sche Psychotherapie trotz grundsätzlicher Ausrichtung auf die Selbstheilungskräfte im Menschen (Stichwort: „Geschehenlassen") im Einzelfall auch offen ist für aktiv-symptomzentrierte Behandlungsformen, insbesondere wenn ein Symptom stark behindernde Auswirkungen hat, wie etwa eine Tunnelangst bei Autofahrern.

[4] Vgl. die Ausführungen zur Individuation weiter unten.

[5] Heute spricht man von soziopsychosomatischem Feld.

ausheckt, sondern die ihm einfallen und die zuweilen auch obsedierend sein können. Phänomenologisch handelt es sich z.B. um Angstvorstellungen im Dunklen, Größenideen, spontane Malereien usw. Besonders anschaulich treten sie in Träumen auf; in Traumserien gar als Bilder- bzw. Handlungsfolgen, welche die Kontinuität des unbewussten Bilderstromes überraschend deutlich erkennen lassen. Diese zeigt sich in der Wiederholung so genannter *Motive*. Anhand des in einer Serie von 26 Träumen aufgetretenen Motivs *Wasser* erläutert *Jung*, wie solche Motive statistisch festgestellt werden können und wie man durch Vergleichen zu einer Deutung eines Motivs gelangt. So bedeute das Meer einen Sammel- und Ursprungsort alles seelischen Lebens, also das so genannte kollektive Unbewusste. Das fließende Wasser habe etwa die Bedeutung von Lebensstrom und Energiegefälle. Es handelt sich letztlich um *symbolische Urbilder*, über denen sich der menschliche Geist aufgebaut und differenziert hat (ibid., 14f). Diese Urbilder, die *Jung* auch *archetypische Bilder* nennt, sind nicht eindeutig zu definieren, da jede begriffliche Abgrenzung sie ihres umfänglichen Wesens beraubt. Es sind keine wissenschaftlichen Begriffe, von denen Eindeutigkeit gefordert werden kann, sondern höchst allgemeine Uranschauungen des primitiven Geistes[6].

Beim Prozess der Individuation produziert die psychische Entwicklung zunächst meist etwas, das wie die alte Fabelwelt aussieht. Es scheint, also ob der individuelle Weg erst eine Regression in die geistige Entwicklunggeschichte vollzöge, ähnlich wie bei manchen psychotischen Erkrankungen, wo mythologische Inhalte nicht selten das Individuum ergreifen. Jeder therapeutische Eingriff kann daher gelegentlich auf eine latente Psychose treffen und diese in ein florides Stadium überführen. Gefährlich kann es werden, „wenn die mythologische Schicht der Psyche freigelegt wird, denn diese Inhalte üben in der Regel eine erstaunliche Faszination auf den Patienten aus, eine Wirkung, welche den gewaltigen Einfluss mythischer Vorstellungen auf die Menschheit begreiflich macht“ (ibid., 18). Der Gesundungsprozess scheint diese archaisch-psychischen Kräfte in einer Art *„reculer pour mieux sauter“* zu seinen Zwecken zu mobilisieren. Die mythischen Vorstellungen mit ihrer eigentümlichen Symbolik bewirken, wie die therapeutische Erfahrung[7] inzwischen über Jahrzehnte belegen kann, über ihre bewusste Kenntnisnahme und das Verstehen ihres Sinnes eine Sammlung und Integration der seelischen Kräfte, welche allmählich eine *neue Ordnung und psychische Stabilität* bewirken; dies nehmen wir als *Gesundung* wahr. Die Arbeit, die der Patient leistet, führt somit durch die fortschreitende Assimilation der auftretenden Inhalte des Unbewussten zur Integration seiner Persönlichkeit und damit zur Aufhebung der neurotischen Dissoziation, deren Grund in der Diskrepanz zwischen der bewussten Einstellung und den unbewussten seelischen Tendenzen lag. In vielen Schöpfungsmythen, wo aus dem Kampf mit Chaosmächten ein neuer Kosmos entsteht und gefestigt wird, sind ähnliche *kollektive* seelische Prozesse zu sehen, etwa im altbabylonischen „Enuma Elisch“. Die Religionen veranschaulichen seit

[6] Urbilder und typische Verläufe von mythischen Überlieferungen können inzwischen in allgemeine Strukturformelm transkribiert werden, was wissenschaftliches Vergleichen erleichtert (*Bischof* 1998).

[7] Beispiele hierfür, auch aus der Anwendung *Jung*scher Therapie im stationären psychiatrischen Bereich, finden sich z.B. bei *Fierz* 1963 und 1982.

je seelische Prozesse und haben schon immer „psychotherapeutisch", nämlich im Sinne von Heil und Heilung, auf die Menschen eingewirkt.

Das dialektische Verfahren ist zwar in jenen Fällen nicht indiziert, wo es keinen Sinn macht, eine individuelle Entwicklung über die Bedürfnisse oder Fähigkeiten des Patienten hinaus zu fördern; dennoch muss der Therapeut über viele Kenntnisse verfügen, die in einem psychiatrischen oder psychologischen Fachstudium kaum vermittelt werden. „Man kann das Wesen der Seele nicht aus den Prinzipien anderer Wissenschaften ableiten, sonst vergewaltigt man die eigentümliche Natur des Psychischen. Es lässt sich weder mit dem Gehirn noch mit Hormonen noch mit irgendeinem bekannten Instinkte identifizieren, sondern es muss... als ein Phänomen *sui generis* anerkannt werden. Die Phänomenologie der Seele erschöpft sich darum nicht mit naturwissenschaftlich erfassbaren Tatsachen, sondern begreift auch das Problem des menschlichen Geistes, welcher der Vater aller Wissenschaft ist, in sich" (ibid., 22).

Die im Rahmen der hier zur Diskussion stehenden Thematik notgedrungen stark gerafften Ausführungen zur praktischen Psychotherapie nach *C.G. Jung* haben bereits wesentliche Aspekte des Bildes des vom Menschen erkennen lassen, welches der therapeutischen Tätigkeit zugrunde liegt. Es geht einerseits darum, Menschen durch gezielte Erziehung und Beeinflussung zu einer verbesserten Anpassung an die Lebensumstände zu bringen. Andererseits aber geht es darum, im Laufe des konkreten menschlichen Seins dessen Individualität in einem bewussten Differenzierungsprozess herauszuformen, nämlich durch die „Assimilierung der Inhalte des persönlichen und des kollektiven Unbewussten" (ibid., 221ff, *Jacobi* 1959, 159). Dies ermöglicht das Herausbilden einer erweiterten echten Persönlichkeit, die *Jung* im Sinne des Gesamtumfangs aller psychischen Phänomene und der Ganzheit als *„Selbst"* bezeichnet hat[8]. Dabei möchte ich unterscheiden zwischen einem „Selbst" als *Potenzialität*, umfassend die persönlich-individuellen wie die allgemeinmenschlichen Entfaltungsmöglichkeiten, und einem „Selbst" als deontologischen *Zielgehalt* der Individuation (griech.: *deomai* = sollen). Während das Erste „gegeben" ist als das, was wir mitbekommen haben, ist das Zweite im Laufe des menschlichen Seins durchaus veränderbar. Es bildet sich günstigenfalls im Verlauf der Auseinandersetzung des Bewusstseins mit den aus dem ursprünglichen Potenzial sich eröffnenden und in den lebensgeschichtlichen Verstrickungen mit der Umwelt resultierenden Seinswegen heran. Das Wissen um die individuellen Eigenarten und die sich daraus ergebenden Möglichkeiten ist somit ins konkrete Leben umzusetzen; dies ist naturgegebene *Aufgabe*, wie noch darzulegen sein wird. Wenn dies einigermaßen gelingt, kann diese Umsetzung als Individuations*prozess*[9] bezeichnet werden.

Es dürfte aufgefallen sein, dass *Jung* immer wieder gegensätzliche Aussagen macht, auch zur Therapie, wobei er kaum je ein Entweder- oder postuliert, sondern immer wieder ein Sowohl-als-auch, und es ist, je nach Situation und deren Beurteilung, einmal dies, einmal jenes angezeigt. Die *Jung*sche Psychotherapie ist „ein Heilsweg im doppelten Sinn

---

[8] Zur Phänomenologie des Selbst vgl. *Jung* 1976b, 43-67.

[9] Hierzu hat Jung empirische Untersuchungen veröffentlicht (*Jung* 1976a, 525-626, *Jung* 1972c, 45-331).

des Wortes“, nämlich eine Behandlungsmethode für psychische Störungen und Krankheiten sowie ein Weg, den Menschen zu seinem individuellen „Heil“ zu führen, „zu jener Erkenntnis und zu jener Vollendung der eigenen Person, die seit jeher Zweck und Ziel alles geistgerichteten Strebens war“ (*Jacobi* 1959, 89).

Denkwerkzeuge

Gegensätzlichkeit ist ein fundamentales Charakteristikum des menschlichen Seins. Alles erscheint stets in Gegensätzen: männlich-weiblich, hell-dunkel, gesund-krank, gut-böse usw. *Jung* sieht die *Psyche als ein sich selbst regulierendes System*, welche das *Gleichgewicht* (Homöostase) zwischen den Gegensätzen sucht. Schwankungen im Gleichgewicht sind normal; einseitige Entwicklungen und Fixierungen mit einem Gegensatzpol[10] können zu psychischen oder psychosomatischen Störungen führen, die oft auch die sozialen Beziehungen belasten. *Krankheit* erscheint so als Ausdruck eines *festgefahrenen Ungleichgewichtszustandes* im Individuum, in welchem die *Selbstregulation nicht mehr spielt* (*Schlegel* 2004, 40), weil lebensbehindernde Einseitigkeiten nicht mehr kompensiert werden können und auch nicht durch die *transzendente Funktion*[11] (*coincidentia oppositorum*) ein neues Gleichgewicht gefunden werden kann. Der die innere Zerrissenheit heilende Ausgleich gelingt nur, wenn ein die Gegensätze *vereinigendes Symbol* sich konstelliert und dieses Veränderungsangebot vom Bewusstsein übernommen wird. *Jung* spricht in physikalischen Metaphern, indem er das Modell der Entropie zwischen Energiepotenzialen für die psychische „Energie“[12] übernimmt, welche zwischen Bewusstsein und dem „Unbewussten“ – einem aus Gründen der Nichtabgrenzbarkeit arbeitshypothetischen Begriff (*Jung* 1958, 356), der nicht hypostasiert werden darf[13] - Spannung bzw. Ausgleich be-

[10] Ein religionshistorisches Beispiel ist die Identifikation mit dem Guten: das die Gegensätze noch in sich enthaltende (antinomische) Gottesbild des Alten Testaments, wo Jahwe einen segensreichen Bund mit seinem Volk eingeht, es anderseits aber mit seinen zerstörerischen Zornanfällen heimsucht, wandelt sich im Mittelalter zu jenem des *Summum bonum*, zum Bild des nur guten Gottes, den der Mensch imitieren soll (*Spengler* 1979, 249ff). Das so abgespaltene Böse wird in Satan personifiziert und bekämpft: Teufelsaustreibungen und Hexenverfolgungen sind die Folge.

[11] Als transzendente Funktion bezeichnet *Jung* das Auftreten eines vereinigenden Symbols, wodurch ein Übergang von der bisherigen bewussten Einstellung in eine neue möglich wird (*Jung* 1967, 131-193, *Jung* 1960, 174, 908).

[12] *Jung* verwendet den Terminus „Energie“, weil es trotz der Unmessbarkeit psychischer Vorgänge nicht gelingt, die Tatsache wahrnehmbarer, durch die Psyche bewirkter Veränderungen anders denn als energetisches Geschehen zu begreifen. Die Psychologie drückt mit dem Energiebegriff die Wirksamkeit (*energeia*) der Seele aus, benützt aber dazu keine mathematisch-physikalische Formel, sondern nur deren Analogie. *Jung* stellt eine geistig verwandte Anschauung in den Begriffen „Mana“, „numen“ und „Libido“ fest, die sich vom physikalischen Energiebegriff dadurch unterscheidet, „dass sie nicht *quantitativ*, sondern *hauptsächlich qualitativ* ist. An die Stelle der exakten Messung von Quantitäten tritt in die Psychologie eine schätzungsweise Bestimmung von Intensitäten, wozu die Gefühlsfunktion (Wertung) benützt wird. Letztere vertritt in der Psychologie die Stelle des Messens in der Physik“ (*Jung* 1967, 441). Anderseits kann im *Assoziationsexperiment* die Gefühlsintensität, die durch ein Reizwort ausgelöst wird, wenigstens indirekt durch Messung der Reaktionszeit erfasst werden (*Jung* 1979, *Meier* 1968, 83ff).

[13] Der Begriff des „Unbewussten“ ist längst eingebürgert und in der therapeutischen Praxis nützlich. Er entstand jedoch als Gegensatz zum Begriff des Bewusstseins in der Bewusstseinspsychologie des 19. Jahrhunderts, welche sich auf die Analyse von bewusstem Denken stützte. Menschliches Bewusstsein umfasst aber mehr; so ein implizites Selbstinnesein seiner Vollzüge, nicht aber unbedingt eine voll aktualisierte Offenbarkeit und Selbstgegenwärtigkeit seiner gesamten Fundierung, Bedingtheit und inneren Struktur. Es ist ein Wissen um das „Dass“ des jeweiligen Erlebens, jedoch nicht um sein „Wie“. Diese „mikropsychischen“ Gegebenheiten sind zwar nicht explizit bewusst, aber auch nicht einfach unbewusst; sie sind implizit bewusst und können in einem besonderen Akt, in dem das Bewusstsein sich gleichsam selber zum „Gegenstand“ nimmt, erfasst werden. (*Spengler* 1964, 89f). *Jung* hat diese Problematik gesehen und den Begriff des „Unbewussten“ daher

wirkt. Polarität ist ferner auch Vorbedingung allen Erkennens (*Spengler* 1979, Anm. 6).

Jungs Erkenntnistheorie hält sich zunächst an die Unterscheidung *Kants* zwischen dem apriorischen „Ding an sich" und seinen Erscheinungen. So unterscheidet er zwischen den unanschaulichen „Archetypen an sich" und den z.B. in Träumen, Mythen, Märchen, aber auch in Kunst, Literatur, Religion erscheinenden „archetypischen Bildern" bzw. Verhaltensabläufen (*patterns of behavior*), die somit *erlebt* werden[14]. Der Physiker *Wolfgang Pauli*, der mit *Jung* in intensivem Briefwechsel stand, sah den Archetypusbegriff als *Entsprechung zum Wahrscheinlichkeitsbegriff* in der Mathematik, was *Jung* bestätigt: „Tatsächlich stellt der Archetypus nichts anderes dar als die Wahrscheinlichkeit des psychischen Geschehens. Er ist gewissermaßen das bildlich vorweggenommene Resultat einer psychischen Statistik" (*Pauli/Jung* 1992, 72, Brief *Jungs* vom 13. Januar 1951).

Die erkenntnistheoretische Position *Jungs* veränderte sich, aus früheren Ansätzen heraus, gegen sein Lebensende hin. Die Schilderung eines Afrika-Erlebnisses von 1925 in seinem Erinnerungsbuch (*Jaffé* 1962, 259f) belegt *Jungs* *konstruktivistische* Sicht. Die „Welt" „ist" nicht unabhängig vom menschlichen Bewusstsein, sondern alles Seiende muss von mir denkend-wahrnehmend vollzogen (*Jung* sagt „erschaffen") werden, und damit wird es unvermeidlicherweise auch *von meiner Weise des Erkennens mitkonstruiert*, die wiederum durch meine lebensgeschichtlichen Voraussetzungen und Bedingtheiten, die augenblickliche Gestimmtheit und meine Interessen beeinflusst wird. *Jung* spricht bereits bei der Präsentation seiner *Typenlehre* von der „persönlichen Gleichung" (*Jung* 1960, 8), welche meine Wahr-

---

nur als heuristischen gelten lassen. Mit seinem Vorschlag einer *Intensitätsskala* des Bewusstseins (*Jung* 1967, 385) bestätigt er den Unterschied zwischen „ich tue" und „ich bin mir bewusst, was ich tue" und relativiert dann den Gegensatz von Bewusstsein und Unbewusstsein als „Heiligkeitsgrade".

Inzwischen hat die moderne *Hirnforschung* eine Rehabilitation des „Unbewussten" vollzogen; ein Vergleich der neurobiologischen Sicht mit *Freuds* Theorie stellt „Ähnlichkeiten" fest (*Roth* 2001, 371ff). Jedem Bewusstseinszustand liegt ein bestimmter Hirnzustand bzw. –prozess zugrunde, auch wenn eine strenge Korrelation zwischen Bewusstseinszuständen und Gehirnzuständen mit den heutigen Methoden kaum festzustellen ist (*Roth* 2001, 188-231). Bewusst werden nur jene Vorgänge, die mit einer Aktivität des assoziativen Cortex verbunden sind; entsprechend sind alle Vorgänge unbewusst, die im Gehirn stattfinden, während und so lange die assoziative Gehirnrinde nicht aktiv ist (z.B. im Koma). Allerdings ist die Letztere nicht der alleinige „Produzent" von Bewusstsein, wohl aber das geeignete Substrat. „Ohne die Einwirkung der neuromodulatorischen Systeme, der limbischen Zentren und insbesondere der Hippocampusformation, die ihrerseits unbewusst arbeiten, könnte im assoziativen Cortex kein Bewusstsein entstehen" (*Roth* 2001, 229). Bewusste Vorgänge wie etwa geistige Arbeit verbrauchen relativ viel Stoffwechselenergie; das explizite Bewusstseinssystem wird als besonderes Werkzeug des Gehirns eingesetzt, wenn neuartige kognitiv oder motorisch schwierige und bedeutungsvolle Probleme zu lösen sind. Es ist aber langsam, fehleranfällig und energieaufwändig. Je automatisierter eine Funktion abläuft, desto schneller, effektiver und energiegünstiger ist sie. So gesehen wäre es günstiger, weniger bewusst zu sein, und das Bewusstsein nur im Notfall einzusetzen. Da der Mensch aber immer wieder vor neuen, komplizierten Problemen steht, ist es ratsam, bewusst zu bleiben. Der Vorteil, die sofortige Handlungsbereitschaft, wiegt die Nachteile offensichtlich auf. – In diesem Zusammenhang sei an *Jungs* Erfahrung erinnert, dass der Individuationsprozess (als ein unbewusster Differenzierungsprozess) ein *opus contra naturam* sei, indem der Mensch den Anstrengungen des Bewusstwerdens oft lange ausweicht.

[14] Es ist hier nicht möglich, den komplexen Archetypus (*Jung* 1967, 397ff, *Jung* 1976a, 1-86) kritisch zu würdigen. Man könnte auf Grund der umfangreichen *Jung*schen Darstellungen *fünf Funktionen* des „Archetypus" unterscheiden: eine ontische, eine energetische, eine prägende, eine noetische und eine „zeugende" Funktion (*Spengler* 1964, 39-47). Überdies kann *Jung* leicht missverstanden werden, als ob der Mensch wegen der Wirkung der Archetypen von diesen determiniert wäre. Vor allem in den frühen Werken war *Jung* fasziniert von den Wirkungen des „Unbewussten"; später betonte er den entscheidenden Einfluss der bewussten Entscheidungen (durch das „Ich"), die auch anders lauten kann als das unbewusste „Angebot". In einer philosophisch-anthropologischen Sicht wäre somit den Einflüssen der Archetypen das Erfordernis des „Selbstseins" gegenüberzustellen (*Spengler* 2001, 15-23).

nehmung individuell beeinflusst. Am Beispiel etwa eines Baumes kann aufgezeigt werden, welch unterschiedliche Bedeutungen ihm zukommen können (*Spengler* 2001, 112f). Dabei ist es grundsätzlich nicht möglich, so genannt „subjektive“ Faktoren beim Erkennen zu „eliminieren“, um so eine „objektive“ und damit „wissenschaftliche“ Sicht von „Welt zu gewinnen, wie dies der *mainstream* auch der gegenwärtigen Wissenschaftscommunity noch fordert (*Spengler* 2001, Kapitel IV Wissenschaftlichkeit im Wandel). Damit sei nicht in Abrede gestellt, dass es eine „Welt“ unabhängig vom Menschen gibt, doch kann darüber nichts ausgesagt werden, ohne dass diese vom jeweiligen menschlichen Bewusstsein *gedeutet*[15] wird. „Objektive“ Erkenntnis ist, wie die philosophisch-anthropologische Analyse der spezifischen menschlichen Seinsweise aufzeigt, *grundsätzlich nicht möglich* (*Spengler* 2001, 15-23). Das einzige „Rationalitätskriterium“, das als allgemeingültig für eine Wissenschaft gelten kann, ist nichts anderes als „die intersubjektive Akzeptierbarkeit, der praktisch oder diskursiv erzielbare Konsens über die Wahrheit jener Aussagen, die sich aus ihrer Theorie ableiten lassen“ (*Schlosser* 1993,21).

Jung hat diesen erkenntnistheoretischen Standpunkt aus seiner Sicht so umschrieben: „Psychisches Sein ist … die einzige Kategorie des Seins, von dem wir unmittelbare Kenntnis haben, weil nichts bekannt sein kann, wenn es nicht als psychisches Bild erscheint“ (*Jung* 1963, 769). Verdeutlicht wird dies etwa bei der Diskussion der Frage einer Transzendenz Gottes, wo *Jung* einschränkend festhält, „dass alles, was von ‚Gott‘ ausgesagt wird, menschliche Aussage, d.h. psychisch ist. Das Bild, das wir von Gott haben, ist doch nie ‚losgelöst‘ vom Menschen“ (*Jung* 1963, 661). Auch jede Aussage der Physik oder der Hirnforschung ist letztlich genauso eine Bedeutungsgebung des Menschen wie jede andere Wahrnehmung. *Jung* formuliert: „Alle Wissenschaft … ist Funktion der Seele, und alle Erkenntnis wurzelt in ihr“ (*Jung* 1967, 357).

Kausal- und Finalnexus

Eine der stärksten Triebfedern der Naturwissenschaften war die Suche nach allgemein gültigen Naturgesetzen. Als Beispiele solcher „universaler“ Gesetze kann man die Bewegungsgesetze Newtons betrachten. Sie sind kausal-deterministisch: Kennt man die Ausgangsbedingungen, dann ist die Bewegung vorhersagbar. Das Kausalprinzip besagt: „Nichts geschieht ohne Ursache“; es führt auf eine Determination durch erste Ursachen zurück, indem es davon ausgeht, dass alle künftigen Zustände eines geschlossenen Systems durch dessen Anfangsbedingungen bestimmt sind. Und ferner gilt: „Gleiche Ursachen zeitigen gleiche Wirkungen“. Unter idealisierten Bedingungen (z.B. für die Umlaufbahnen von Erde und Mond von den Einflüssen der Gezeiten absehend) ließen sich *Newtons* Gleichungen für ein Zweikörpersystem exakt lösen. Sobald man aber die Bahnen für drei oder mehr Körper berechnen wollte, musste man sich mit Näherungen behelfen. Die ausschließliche Gültigkeit des Kausalprinzips wurde ferner in der Quan-

[15] Den Begriff „Konstruktivismus“ halte ich insofern für unglücklich, als er suggeriert, der Mensch „mache“, „konstruiere“ (lateinisch *construere*: aufschichten, errichten) die „Welt“. Diese ist aber selbstverständlich schon „gegeben“; wir werden ja in sie hineingeboren. Aber damit sie „ist“, braucht es ein genügend entwickletes Bewusstsein, dem sie bewusst wird, das „Welt“ „haben“ kann. Konstruieren heißt somit nur: Bedeutungen geben, sich über etwas als etwas bewusst werden.

tenmechanik abgelöst vom Prinzip der statistischen Wahrscheinlichkeit: „Identisch gleiche Anfangsbestimmungen führen nicht immer zu identisch gleichem Erfolg, sondern bloß zur gleichen Erfolgsstatistik. Gesetzmäßigkeiten sind daher nur statistischer Natur oder Wahrscheinlichkeiten" (*Schrödinger* 1932). Fazit: Die Welt des mikroskopisch Kleinen kann grundsätzlich nur statistisch und unbestimmt beschrieben werden, und nicht „exakt". Der Physiker *James Jeans* stellt fest, das kausaldeterministische Weltbild beruhe „auf unzulässigen Vereinfachungen, indem das Weltgeschehen denkerisch in getrennte Vorgänge zerteilt wird und diese Vorgänge wiederum zu Paaren gebündelt werden, so dass ein jeder Vorgang die Ursache der folgenden Wirkung wäre und gleichzeitig die Wirkung der vorhergehenden Ursache. Für diese Denkweise gibt es aber keine wissenschaftliche Rechtfertigung" (*Jeans* 1951, 145).

Inzwischen ist im letzten Drittel des 20. Jahrhunderts eine weitere Korrektur am kausalistischen Weltbild der klassischen Physik erfolgt mit der so genannten „*Chaostheorie*", beruhend auf nichtlinearen Gleichungen. Sie bedeutet auch das Ende des zuvor herrschenden *Reduktionismus* (*Briggs/Peat* 1997). Komplexe Systeme wie etwa Wetterverläufe sind so empfindlich, dass schon winzige Details sie beeinflussen; in ihnen ist die Möglichkeit von unvorhersehbaren Entwicklungen, von „Chaos", verborgen. „Die Naturwissenschaften haben sich … von einer Konzeption der objektiven Realität befreit, die glaubte, das Neue und Mannigfaltige im Namen eines unwandelbaren Gesetzes leugnen zu müssen. Dadurch sind sie *offen* geworden für das Unerwartete, das sie nicht länger zum Resultat einer unvollkommenen Erkenntnis oder einer unzureichenden Kontrolle erklären" (*Prigogine/ Stengers* 1990, 284).

Zu Lebzeiten *Jung*s gab es diese neue Sicht der Natur noch nicht, in der die Welt nicht von unwandelbaren Gesetzen, aber auch nicht vom bloßen Zufall bestimmt wird. „Die Gesetze der Physik … beschreiben die Möglichkeit von Ereignissen, reduzieren aber das aktuelle individuelle Ereignis nicht auf eine ableitbare, vorhersagbare Kosequenz" (*Prigogine/Stengers* 1993, 315ff). Doch hat *Jung* schon früh gespürt, dass in den Wissenschaften von Lebendigen die Kausalität ein zu enges Korsett bildet, weil Lebensvorgänge nicht allein kausal zu verstehen sind. Er stellte fest, dass im menschlichen Leben eine gewisse Zielstrebigkeit oder Zweckgerichtetheit eine ebenso bedeutende Rolle spielt. Er bezeichnete dies als den *finalen* Aspekt der Psyche.

Während *Freud* sich einer ausschließlich reduktiven Methode bediente, benützte Jung eine reduktive und eine prospektive, mit der Betonung auf der zweiten. *Jolande Jacobi* schreibt: „*Freud* suchte nach den *causae efficientes*, den Ursachen der späteren psychischen Störung. *Adler* betrachtet und bearbeitet die Ausgangssituation im Sinne einer *causa finalis*, und beide sehen die Triebe als *causae materiales* an. *Jung* hingegen, obwohl natürlich auch er die *causae materiales* mit einbezieht und ebenfalls die *causae finales* als Ausgangs- und Zielpunkt nimmt, fügt etwas weiteres und höchst Bedeutsames hinzu mit den *causae formales*, also jenen formenden Kräften, welche vor allem durch die *Symbole* als Mittler zwischen Unbewusstem und Bewusstsein bzw. zwischen allen psychischen Gegensatzpaaren repräsentiert werden" (*Jacobi* 1959, 99).

*Jung*s Psychotherapie behält das finale Ergebnis der Analyse im Auge und betrachtet die Symbole aus dem Unbewussten als Impulse, welche eine mögliche Richtung der Entwicklung anzeigen. Er räumt ein, dass er sich damit in einen Spannungszustand gegenüber jenem Wissenschaftsstandpunkt befindet, der sich ganz auf das Kausalitätsprinzip stützt.

Jung betont, dass es unmöglich sei, das Leben eines Erwachsenen allein als kausal bedingte Folgen eines kindlichen Lust- oder Machtstrebens anzusehen. Dieses Streben müssten beim Kind *symbolisch* verstanden werden. Er legt dar, „dass das kausal wirksame anfängliche Sexualinteresse nur uneigentlich nach einem unmittelbaren Sexualziel strebt, sondern vielmehr nach einer Entwicklung des Denkens, sonst wäre die Lösung des Konfliktes nur durch Gewährung eines Sexualzieles und nicht durch die Vermittlung einer intellektuellen Auffassung erreichbar" (*Jung* 1972, 14). *Jung* hält es daher für nicht berechtigt, den Ödipuskomplex als eine determinierende Ursache aufzufassen, sondern sieht dessen Phänomene als Symptome für die Schwierigkeiten der kindlichen Bewusstseinsentwicklung. Insbesondere soll der „Inzestwunsch" nicht wörtlich aufgefasst werden. Er stehe vielmehr symbolisch für die Tendenzen zur Regression in die als konfliktlos erlebte mütterliche Sphäre des einstige intra-uterinen Zustandes angesichts der anstehenden Notwendigkeit, sich wieder ein Stück aus der Mutteridentifikation zu lösen und offen zu werden für die Integration väterlich-männlicher Seinsmöglichkeiten. „Die finale Auffassung versteht die Ursachen als Mittel zum Zweck. Ein einfaches Beispiel ist die Frage der Regression: Kausal ist die Regression bedingt z.B. durch die ‚Fixierung an die Mutter; final aber regrediert die Libido zur ‚Imago' der Mutter, um dort die Erinnerungsassoziation aufzufinden, über welche die Entwicklung, beispielsweise aus einem sexuellen System in ein geistiges System, erfolgen kann" (*Jung* 1967, 43).

Es ist wissenschaftshistorisch erstaunlich, wie lange das Denkwerkzeug Kausalität angewendet wurde, ohne dass seine *Schwächen* kritisch aufgedeckt worden sind. Im üblichen Kausalitätsbegriff der Naturwissenschaften werden Kausalität und Determinismus als *identisch* gesehen. Dies ist aber nicht so. Innerhalb eines Geschehnisganzen sind nämlich auch jene Faktoren als kausal anzusehen, die für es nur mittelbar oder partikulär, hinsichtlich seiner Gestaltung oder seines Verlauf, eine mitbestimmende Funktion haben. Es müssen somit auch jene Momente als kausal gelten, die zum Beispiel nur *Anlass* sind, auf den hin ein Geschehen eintritt, oder die zur Situation gehören, auf die das Geschehen die Antwort bildet. Sie sind „begründende" Faktoren, indem dann *das* geschieht, *was* geschieht, oder indem es *so* geschieht, *wie* es geschieht. Mit der Identifikation von Ursache und Effekt in der nur deterministischen Kausalität nimmt man das Hervorgebrachte schon in die Ursache hinein und macht sie damit zur Potenz, zur Anlage, betrachtet sie als einen Entwicklungskeim, der seine Bestimmung und seinen Zweck in sich trage. Paradoxerweise unterschiebt man so dem Hervorbringen einer Wirkung ein Finalverhältnis. Damit wird aber die Wirkung zu einer Art Entwicklung oder Ausformung eines schon Vorbestehenden.

Zudem wird der Kausalnexus *unproduktiv* gemacht, indem die Ursache als bereits auf eine bestimmte Wirkung hin angelegt scheint. Eine solche „Erklärung" ist tautologisch, denn man „erklärt" ja die Wirkung aus der Vorwegnahme des Bewirkten in der Ursache. Im Grunde aber kann der eigentliche Kernpunkt der Kausalabhängigkeit gar nicht erklärt werden. Es wäre ein spekulatives Denken, das durchaus das Hervorbringen selbst begreifen will; das tautologische Resultat zeugt dafür. Diese für das traditionelle Wissenschaftsverständnis frappanten Einsichten verdanken wir der subtilen Analyse des kausalen Denkens durch *Nicolai Hartmann* (1926, 1951).

Auch die Kategorieanalyse des Finalnexus bringt Überraschendes zutage. Dieser wird gemeinhin einfach als Umkehrung des Kausalnexus verstanden, was ein Irrtum ist. Nach dieser Ansicht hätten beide dieselbe zeitlich-lineare Struktur, doch „stieße" beim einen die bewegende Kraft von hinten, beim andern „zöge" sie von vorn. Aber das Spätere kann nicht auf das Frühere „wirken", weil es noch gar nicht da ist, wenn jenes eintritt; oder umgekehrt, weil das Frühere nicht mehr da ist, wenn das Spätere eintritt. Der Grund dafür ist die Irreversibilität des Zeitflusses[16].

Wenn ein späteres auf ein Früheres einwirken sollte, setzt dies voraus, dass es auf irgeneine Art vor seiner Verwirklichung „vorbesteht"; dies ist aber nur denkbar, wenn es bei diesem Vorbestehen von anderer Seinsweise ist als das Reale, zu dem es ja erst werden soll. Es müsste also inhaltlich, aber als ein Unreales, vorweggenommen und zum Gegenwärtigen gemacht werden, ohne jedoch in dieser Gegenwart schon real zu werden. Solches ist nur möglich in einem *Bewusstsein*, denn nur dieses hat die Freiheit, etwas noch Unreales vorausdenken oder vorstellen zu können. Das Vorweggenommene hat dann die Seinsweise eines nur *in mente*, dort aber tatsächlich vor seinem Realwerden Bestehenden. Es ist die Seinsweise des Gedankens, der Absicht, des gesetzten Zweckes.

Im Finalnexus sind nach *Hartmann* drei Akte zu unterscheiden: 1. Setzung des Zweckes im Bewusstsein, mit Überspringung des Zeitflusses, als Antizipation eines künftig zu Realisierenden; 2. Selektion der Mittel vom gesetzten Zweck her im Bewusstsein (rückläufige Determination); 3. Realisierung des Zweckes durch die Reihe der seligierten Mittel in einem realen, zeitlich rechtläufigen Prozess. Es ist somit ein wesentlich komplizierterer Nexus als ein Kausalzusammenhang und keinesfalls dessen Umkehrung. Der 1. und der 2. Akt spielen nur mental; sie sind möglich dank der Bewegungsfreiheit, welche das Bewusstsein bezüglich der Anschauungszeit hat; es braucht dafür keine „Zeitmaschinen" der Science Fiction. In der Realzeit kann sich kein Mensch und kein Ding frei bewegen; alles ist an seine Zeitstelle gebunden. Der dritte Akt, die Realisierung des Zwecks, läuft in der Realzeit als *reiner Kausalprozess*; in ihm bewirken die Mittel der Reihe nach den Zweck. Die Mittel bilden eine Kausalreihe, die sich von gewöhnlichen Kausalreihen dadurch unterscheiden, dass in ihr die einzelnen Glieder der Reihe nach eben daraufhin ausgewählt worden sind, um den gewünschten Effekt hervorzubringen. In einer gewöhn-

[16] Die Bewegungsgesetze *Newtons* sind bezüglich der Zeit reversibel, weil die Zeit aus den linearen Gleichungen herausfällt. Für *Einstein* war die im Alltag sichtbare Irreversibilität der Zeit eine „Illusion", die nur als „Erscheinung" existiere (*Prigogine/Stengers* 1990, 286). Doch in der Thermodynamik (Verbrennungsprozesse, Umwandlung von Wärme- in Bewegungsenergie), also bei komplexen Systemen, erwies sich die Zeit als irreversibel. Die Wissenschaften vom Leben erkennen die Lebensvorgänge als zeitlich gerichtet und unumkehrbar. Für das menschliche Sein stellt sich die Frage nach der Zeit im Bewusstsein (*Keller*, 1974, 9-32).

lichen Kausalreihe besteht nämlich insofern eine *Offenheit*, als die einwirkenden Kausalglieder nicht im Hinblick auf eine bestimmte Wirkung hin ausgewählt sind; vielmehr bleibt die Kausalreihe offen für das Hinzutreten neuer Glieder, wodurch die Wirkung anders ausfällt. Die Gesamtwirkung ist im Kausalnexus weder vorbestimmt noch beabsichtigt. Sie kommt so, wie sie ausfällt, nur zustande, weil der Ursachenkomplex gerade so und nicht anders ist. Der Kausalnexus ist also überformbar, und gerade darauf beruht die Möglichkeit, ihn auch zwecktätig zu lenken, wie beim Finalnexus beschrieben. Damit erhält er eine neue Richtung; er hat somit keine Obergrenze der Determiniertheit, denn seine Ursachenkomplexe sind nie geschlossen. Kausalprozesse sind daher unbegrenzt, im Gegensatz zu den Finalprozessen, die einen Anfang und ein Ende haben. Der Finalprozess läuft nie von selbst; er setzt einen Vollzieher voraus, einen Urheber, ein bewusstes Wesen[17].

Die Finalanalyse gibt nun auch einen tragfähigen Boden, von dem aus die Valenz des Kausalitätsbegriffes bei *Freud* und des Kausalitäts- und des Finalitätsbegriffs bei *Jung* beurteilt werden können. Wir beschränken uns auf die Determinationsformen des psychischen Bereiches.

Freud – dies ist hinlänglich bekannt – ließ für die Erfassung psychischer Vorgänge allein das Kasualitätsprinzip gelten, und zwar ist es das Kausalitätsprinzip der Naturwissenschaften um 1900, bei dem nach dem alten *causa aequat effectum* die Ursache schon dem Effekt gleichgesetzt wird. Es handelt sich somit um jenen zu eng gefassten und unproduktiven Kausalitätsbegriff, der einer kritischen Prüfung nicht mehr standhält. Weder dieser inadäquate noch der im Sinne *Hartmanns* revidierte Kausalitätsbegriff könnte aber die menschlichen Akte der Zielstrebigkeit und Zwecktätigkeit verständlich werden lassen. Daher fehlt bei *Freud* jene Kategorie, die das Setzen von Zwecken und die Selektion der entsprechenden Mittel zu erfassen ermöglicht, nämlich die Finalität.

Jungs Kausalitätsbegriff ist grundsätzlich noch derselbe wie jener von *Freud*. Doch hat *Jung* das Ungenügen dieses Kausalitätsbegriffes für die Erfassung psychischer Phänomene festgestellt. Er nahm diese Einsicht aber nicht zum Anlass einer Revision des Begriffes selbst, sondern stellte ihm bloß als Ergänzung den Finalitätsbegriff zur Seite, um auch den zwecktätigen Vorgängen der Psyche gerecht zu werden. Wenn *Jung* einschränkt: „Ich spreche absichtlich von final, um eine Konfusion mit dem Begriff des ‚Teleologischen' zu vermeiden. Mit Finalität möchte ich bloß die immanente psychologische Zielstrebigkeit bezeichnen. Statt ‚Zielstrebigkeit' ließe sich auch sagen: ‚Zwecksinn'" (*Jung* 1967, 456),

---

[17] Deshalb kann es keine „Naturfinalität" geben, außer man glaube an eine „Weltvernunft", welche die Rolle des Aktvollziehers übernähme. Dennoch gibt es in der Natur, vor allem in der organischen, eine Fülle von Vorgängen, die dem Finalgeschehen zum Verwechseln ähnlich sehen, indem sie so verlaufen, „als ob" ein Bewusstsein sie lenke. Aufgrund der Analyse des Finalnexus ist aber klar, dass dies keine Finalprozesse sind. *Hartmann* nimmt an, dass es im Bereich des Organischen weitere Determinationsformen gibt, die in ihrer Komplexität zwischen dem Kausal- und dem Finalnexus stehen, nämlich die *Zentraldetermination* und die *Ganzheitsdetermination*. Jene Determinationsform, die vom Anlagesystem der Keimzelle aus den Entwicklungsgang des Individuums bestimmt, nennt *Hartmann* den *nexus organicus*. Trotz Genanalyse, Keimzellenforschung und erfolgreichen Klonvorgängen weiß man auch heute noch wenig darüber. Hat der Organismus seine eigenen Determinationsformen, so braucht man weder den hier unpassenden Finalnexus zu bemühen noch den zwar überall vorhandenen, aber nicht zureichenden Kausalnexus über seine Tragkraft hinaus zu strapazieren. Wenn Genforscher etwa glauben, ein „Gen für kriminelles Verhalten" gefunden zu haben, wird der Kausalnexus ziemlich strapaziert.

so scheint er sich damit offenbar von einer illegitimen Verallgemeinerung des teleologischen Denkens zu distanzieren. So weit ist *Jung*s Auffassung der Finalität valid, auch wenn man sich im Klaren sein muss, dass *Jung* die Finalität einfach als Umkehrung der Kausalität auffasste, was sich in der Analyse des Kausal- und des Finalnexus als unzutreffend erweist. Anderseits ist *Jung* erfrischend skeptisch, wenn er feststellt: „Die Idee der Kausalität ist eine vollkommen magische Idee. Wir nehmen an, eine Sache habe als *causa prima* die Fähigkeit, nachfolgende Ereignisse zu bewirken. Beim finalen Grund nehmen wir etwas Entsprechendes an: dass er nämlich imstande sei, eine Folge von Ereignissen anzuziehen, deren Resultat, Ziel und Endzweck er sei. Das ist eine reine Annahme, die lediglich zeigt, wie unser Verstand mit einer Ereignisfolge umgeht" (*Jung* 1986, 29). Hier deckt sich *Jung*s Standpunkt mit dem bereits zitierten Physiker *James Jeans* (1951), und auch er stellt fest, wir betrachteten eine Folge von Ereignissen als fest miteinander verknüpft, obwohl es sich gar nicht zwingend um eine feste Verknüpfung handeln müsse. Damit zeigt sich, dass *Jung* die grundsätzliche Offenheit des Kausalnexus, wie sie und *Hartmann* aufgezeigt hat, durchaus gesehen hat. *Jung* hielt den streng deterministischen Kausalitätsbegriff für unbefriedigend. Dies dürfte einer der Gründe gewesen sein, weshalb *Jung* die Fülle der Vorgänge, insbesondere der psychischen, nicht einfach nur kausal oder final bedingt sehen mochte, sondern nach *weiteren Erkenntnisprinzipien* Ausschau hielt.

Synchronizität

Im Jahr 1950 veröffentlichte *Jung* eine Arbeit mit dem Titel „Synchronizität als ein Prinzip akausaler Zusammenhänge" (*Jung* 1967, 816-958). Darin stellt er eingangs fest, dass das naturwissenschaftliche Weltbild sich insofern verändert habe, als die Gültigkeit der so genannten Naturgesetze nur noch statistischer Art ist. Ferner ziele die naturwissenschaftliche Fragestellung auf regelmäßig vorkommende und reproduzierbare Ereignisse. Damit fallen einmalige oder seltene Ereignisse außer Betracht. Überdies auferlege das Experiment der Natur vom Beobachter gesetzte einschränkende Bedingungen, unter anderem durch die vom Menschen gestellten Fragen. Jede „Antwort der Natur" sei daher *von den Fragen mitbestimmt*, und daraus ergebe sich, dass die *resultierende Erkenntnis nur eine psychologisch präjudizierte Teilsicht* sein kann, die zum Beispiel alle Aspekte, die statistisch nicht erfassbar sind, beiseite lässt. Jung hat damit schon 1950 vorweggenommen, was etwa *Prigogine/Stengers* erst in den neunziger Jahren wieder betonen (1990, 1993).

In der erwähnten Arbeit beschäftigt sich *Jung* zunächst mit dem *Zufall*, der innerhalb der Erfahrung ebenso weit erscheint wie jener der Gesetzmäßigkeiten. Man setzt gewöhnlich voraus, dass Zufälle kausal erklärbar wären, kenne man nur die ganze Kette ihrer Voraussetzungen. Wenn aber das Kausalitätsprinzip ohnehin nicht durchgehend gültig sein kann, muss auch bei den Zufällen ein Restbestand bleiben, der akausal bleibt.

Den entscheidenden Beweis für das Vorhandensein akausaler Ereignisverknüpfungen sieht *Jung* in den Experimenten von *Rhine*, bei denen Versuchspersonen Symbole auf Karten zu erraten versuchten, die in einem getrennten Raum vom Experimentator einzeln aufgedeckt wurden (*Rhine* 1950, 164-168). Nach 800 Versuchen jeder Versuchsperson ergab sich eine durchschnittliche Trefferquote, die 1,5-mal größer war als die statistische Wahrscheinlichkeit; auch über größere Entfernungen wurde diese übertroffen. Man nennt solche unerklärbaren Wahrnehmungen „Extra-Sensory Perception" (ESP), außersinnliche Wahrnehmung (*Rhine* 1934). Daraus, dass die Entfernung keinen Effekt zeitigt, schließt *Jung*, es könne sich beim Trefferresultat nicht um eine Energiewirkung handeln, sonst müsste sich die Trefferzahl proportional mit dem Quadrat der Entfernung vermindern. Auch die Zeit scheint nicht prohibitiv zu wirken, denn auch das Erraten einer erst in der Zukunft aufzudeckenden Kartenserie wies eine die Wahrscheinlichkeit übersteigende Trefferzahl auf. *Jung* resümiert: „Das Resultat der Zeitexperimente weist auf eine psychische Relativität der Zeit hin, indem es sich um Wahrnehmungen handelt, die noch gar nicht eingetreten sind. In derartigen Fällen scheint der Zeitfaktor ausgeschaltet zu sein, und zwar durch eine psychische Funktion oder besser durch einen psychischen Zustand, der auch den Raumfaktor zu eliminieren vermag. Wenn wir schon bei den Raumexperimenten konstatieren mussten, dass die Energie mit der Distanz keine Verminderung erfährt, so wird es bei den Zeitexperimenten vollends unmöglich, an irgendein energetisches Verhältnis zwischen der Wahrnehmung und dem zukünftigen Ereignis überhaupt auch nur zu denken. Man muss daher von vornherein auf alle energetischen Erklärungsweisen verzichten, was so viel heißt, als dass Ereignisse dieser Art nicht unter dem Gesichtswinkel der Kausalität betrachtet werden können, denn Kausalität setzt die Existenz von Raum und Zeit voraus, indem aller Beobachtung in letzter Linie bewegte Körper zugrunde liegen" (*Jung* 1967, 836).

Es handelt sich also nicht um Ursache und Effekt, sondern um ein Zusammenfallen in der Zeit, eine Art von Gleichzeitigkeit. Um dieses Merkmals willen hat *Jung* den Ausdruck *Synchronizität* gewählt, um damit einen hypothetischen Erklärungsfaktor zu bezeichnen, welcher der Kausalität ebenbürtig gegenübersteht. Im Unterschied zur Synchronität, welche die bloße Gleichzeitigkeit zweier Ereignisse darstellt, bezeichnet *Jung* mit Synchronizität eine zeitliche Koinzidenz zweier oder mehrerer nicht kausal aufeinander bezogene Ereignisse, welche *von gleichem oder ähnlichem Sinngehalt* sind.

Mit Bezug auf die *Rhine*schen Versuche folgert *Jung*: „… es scheint, als ob Raum und Zeit in einem Zusammenhang mit psychischen Bedingungen stünden oder als ob sie an und für sich gar nicht existierten und nur durch das Bewusstsein ‚gesetzt' wären. Raum und Zeit sind … erst im Laufe der geistigen Entwicklung zu ‚festen' Begriffen geworden, und zwar durch Einführung der Messung. An sich bestehen Raum und Zeit aus *Nichts*. Sie gehen als hypostasierte Begriffe erst aus der diskriminierenden Tätigkeit des Bewusstseins hervor und bilden die für die Beschreibung des Verhaltens bewegter Körper unerlässlichen Koordinaten. *Sie sind daher wesentlich psychischen Ursprungs*. Sind aber Raum und Zeit durch die Verstandesnotwendigkeiten des Beobachters erzeugte, anscheinende Eigenschaften bewegter Körper, dann ist ihre Relativierung durch eine psychische Bedingung auf alle Fälle kein Wunder mehr, sondern liegt im Bereiche der Möglichkeit. Diese Möglichkeit tritt … dann ein, wenn die Psyche nicht äußere Körper, sondern *sich selbst beobachtet*. Das ist … bei den *Rhine*schen Experimenten der Fall: Die Antwort der Versuchsperson erfolgt nicht aus der Anschauung der physischen Karten, sondern aus reiner Imagination, aus Einfällen" (*Jung* 1967, 840). In dieser Phantasietätigkeit manifestiert sich die Struktur des kollektiven Unbewussten; diese wird gebildet aus den ausschlaggebenden Faktoren der unbewussten Psyche, die *Jung Archetypen* nennt.

Bei Begriffen wie Archetypus, Komplex, Selbst usw. ist darauf zu achten, dass sie *nicht hypostasiert* werden dürfen. Sie bezeichnen nicht Kräfte oder Wirkungen, die vom menschlichen Sein unabhängig wären. Es sind eindeutig psychoimmanente Vorgänge. Aber weil wir archetypische Abläufe so *erleben*, als ob sie von Kräften *außerhalb* des Menschen bewirkt würden, also von „Gottheiten" zum Beispiel, reden manche *Jung*ianer so, als ob die Archetypen eigenständige Subjekte wären, zum Beispiel wenn von der „anordnenden Funktion des Archetypus" gesprochen wird. Die vermeintliche Transzendenz ist aber keine ontische, sondern nur eine solche bezüglich des Bewusstseins. Archetypisches Geschehen wird eben häufig als „fremd" ungewollt erlebt. Dabei ist die *emotionale Ergriffenheit*, die bis zum Gefühl des Überwältigtseins gesteigert sein kann, die auffälligste Eigenheit[18].

Affekte oder Emotionen sind meist von einem partiellen *abaissement du niveau mental*, also von einer Bewusstseinsbeeinträchtigung begleitet, so dass in solchen Zuständen nicht das Bewusstsein dominiert, sondern die unbewussten Seelenstrukturen, die archetypischen Seinsweisen. Mit diesen können Synchronizitätsphänomene verbunden sein. So berichtet *Jung* eine Begebenheit aus seiner Praxis, wo sich eine Patientin für ihn als psychologisch unzugänglich erwies. Sie erzählte gerade einen Traum, in welchem ihr jemand einen goldenen Skarabäus (Schmuckstück in Käferform) geschenkt hatte. In diesem Momemt flog ein Insekt gegen die Fensterscheibe; *Jung* ließ es durchs Fenster herein, fing es und sah, dass es ein gröngoldener Rosenkäfer war. Er überreichte ihn der Patientin mit den Worten: „Hier ist ihr Skarabäus!" Dieses verblüffende Ereignis erschütterte sie, und das Eis ihres intellektuellen Widerstandes war gebrochen (*Jung* 1967, 972). Die sinnvolle Koinzidenz, kausal nicht erklärbar, vermochte ein dominantes Bewusstsein emotional dermaßen zu erschüttern, dass sie zum Anlass einer heilsamen Neuorientierung im Sinne einer Wiederzulassung urtümlicher Verhaltensmuster wurde, hier wohl des unglaublichen Staunens und des Überraschtseins von einer unerwarteten Evidenz.

Auch bei den *Rhine*schen Experimenten spielt die Emotionalität eine Rolle: Wenn nämlich Versuchspersonen etwas offensichtlich Unmögliches anstreben sollen, das Erraten der an einem anderen Ort aufgedeckten Kartensymbole, so sind sie mit der Möglichkeit eines höchst unwahrscheinlichen, aber doch nicht ganz auszuschließenden Wunders konfrontiert, was die meisten in eine affektive Spannung versetzt. Dadurch ist das Bewusstsein wahrscheinlich etwas beeinträchtigt, so dass die die Phantasietätigkeit in Form von Ahnungen, Intuitionen oder wie immer man diese urtümlichen Erkenntnisweisen nennt, sich stärker manifestieren kann.

Mitte der Fünfzigerjahre des 20. Jahrhunderts veröffentlichte der „Beobachter", eine Schweizer Zeitschrift, eine Artikelserie über Wahrträume, sinnvolle Zufälle, Vorah-

---

[18] Ein Beispiel zur Veranschaulichung: Die Bekehrung des Saulus zu Paulus wurde laut Überlieferung durch ein Ergriffensein von einem numinosen Erlebnis – den Anruf der Stimme: Saulus, warum verfolgst du mich? – ausgelöst, und die Stimme wird als jene Jahwes, also die einer Gottheit, gedeutet.

nungen und Geister, und die Leserschaft wurde nach ähnlichen Erlebnissen gefragt. Es trafen rund 1200 Briefe mit der Schilderung von über 1500 Ereignissen ein. Die Redaktion, überfordert angesichts dieser immensen Zahl von Antworten, sandte das ganze Material an *C.G. Jung*. Mit Rücksicht auf sein Alter übergab er die Bearbeitung *Aniela Jaffé*, welche im Jahr 1958 eine psychologische Deutung des Materials unter dem Titel „Geistererscheinungen und Vorzeichen" veröffentlichte (*Jaffé* 1958). Im Vorwort schreibt *Jung*, unser wissenschaftliches Zeitalter wolle immer wissen, ob solche Dinge „wahr" seien, obwohl die Frage, wie ein solcher Wahrheitsbeweis beschaffen sein müsste, offen bleibe. Es gehe vielmehr darum zu fragen: Was ist der wirkliche Grund, dass immer wieder dieselben alten Geschichten erlebt und erzählt werden, ohne im Geringsten an Prestige einzubüßen? Die Wundergeschichten seien nicht abzutun, weil sie nicht in das Schema unserer aktuellen Weltanschauung passen, sondern als *psychische Tatsachen* zu nehmen, ähnlich wie bei den Mythen, wo man die Wahrheitsfrage längst beiseite gelassen habe. Es gehe darum, sich nach dem psychischen Warum und Wozu zu fragen: Wer erlebt einen Spuk, und unter welchen Voraussetzungen? Was bedeutet der Spuk, der Wahrtraum, wenn man ihn inhaltlich, das heißt als *Symbol* betrachtet? Und *Jaffé* schreibt im Nachwort, Ziel ihrer Arbeit sei es gewesen, einen Weg zu skizzieren, der an das Wesen der so genannt okkulten Phänomene heranführt. Es sei der Weg einer auf der *Jung*schen Psychologie des Unbewussten aufbauenden *Deutung* der Phänomene. Das Ergebnis sei das Hervortreten einer *Sinnhaftigkeit* der Erscheinungen.

Jung nennt in seiner Arbeit über die Synchronizität auch das altchinesische *I Ging*, das ebenfalls auf der Koinzidenz eines äußeren Vorgangs mit einer psychischen Situation zu beruhen scheint, ferner nimmt er Bezug auf ein astrologisches Experiment, und er verweist anhand einiger historischer Autoren auf Vorläufer der Synchronizitätshypothese. Er kommt zum Schluss, in solchen Fällen scheine ein „ *a priori* bestehendes, kausal nicht zu erklärendes Wissen um einen zur betreffenden Zeit unwissbaren Tatbestand vorzuliegen. „Das Synchronizitätsphänomen besteht also aus zwei Faktoren: 1. *Ein unbewusstes Bild kommt direkt* (wörtlich) *oder indirekt* (symbolisiert oder angedeutet) *zum Bewusstsein als Traum, Einfall oder Ahnung.* 2. *Mit diesem Inhalt koinzidiert ein objektiver Tatbestand.* Man kann sich gleichermaßen über das eine wie das andere wundern. Wie kommt das unbewusste Bild zustande oder wie die Koinzidenz? Ich verstehe nur zu gut, warum man es vorzieht, die Tatsächlichkeit solcher Dinge in Zweifel zu ziehen." (*Jung* 1967, 858)

Jung gibt weitere Beispiele. Er mutmaßt, auf *organischer* Stufe könnte „die biologische Morphogenese unter dem Gesichtswinkel des synchronistischen Faktors betrachtet werden"; man könnte die Form trotz ihrer Bindung an die Materie als eine der lebenden Materie „übergeordnete Kontinuität" auffassen. Ferner erwähnt *Jung* als ein *ursacheloses Phänomen den Zerfall des Radiums*. Nach *James Jeans* stellt sich der radioaktive Zerfall als eine Wirkung ohne Ursache dar, was den Gedanken nahe lege, dass die letzten Gesetze der Natur nicht kausal seien. Die Halbwertszeit erscheine als ein ursacheloses Angeordnetsein, unter welchen Begriff auch die Synchronizität falle (*Jung* 1967, 949; *Jeans* 1951, 177).

Die folgenden Ausführungen *Jung*s belegen eine erstaunliche moderne Sicht des Erkennens. „Kein ernsthafter Naturforscher wird behaupten, dass das Wesen des durch Beobachtung feststellbaren Seienden oder die Natur des Beobachtenden, nämlich der Psyche, ein Bekanntes und Erkanntes wäre. Wenn die Schlussfolgerungen der Naturwissenschaft sich einem einheitlichen Begriffe des Seins nähern, dem die Aspekte von Raum und Zeit einerseits und von Kausalität und Synchronizität anderseits eignen, ... so scheint sich hier die Möglichkeit zu zeigen, die Inkommensurabilität zwischen Beobachtetem und Beobachtendem zu eliminieren. Sollte dies der Fall sein, so würde sich daraus eine Einheit des Seins ergeben, die durch eine neue Begriffssprache ausgedrückt werden müsste, nämlich durch eine ‚neutrale Sprache', wie *Wolfgang Pauli* einmal trefflich formulierte (*Jung* 1967, 950).

Synchronizität bezeichnet also den zeitlichen und sinngemäßen Parallelismus von psychischen und psychophysischen Ereignissen, welche unsere bisherige Erkenntnis nicht auf ein gemeinsames Prinzip reduziert werden. Aus den intensiven Diskussionen mit dem Physiker *Wolfgang Pauli* über diese Prinzipienfrage folgert *Jung*, es sei notwendig, neben Raum, Zeit und Kausalität eine Kategorie einzuführen, „welche nicht nur die Charakterisierung der Synchronizitätsphänomene als eine besondere Klasse von Naturereignissen ermöglicht, sondern auch als das Kontingente als ein einerseits Allgemeines, seit jeher Vorhandenes, anderseits als die Summe vieler sich in der Zeit ereignender individueller Schöpfungsakte begreift" (*Jung* 1967, 958).

Insofern es sich bei Erkenntnisprinzipien um geistige Werkzeuge handelt, gehört auch die *Hermeneutik* (griechisch *hermeneuein*: aussagen, auslegen, verstehen von Sinneszusammenhängen) als Methode des Auslegens, Intepretierens, Deutens dazu (*Gadamer* 1960). Wir werden sehen, dass das Bedeutunggeben, das Stiften von Bedeutung, solche individuelle Schöpfungsakte sind.

Wandlungen des Menschenbildes

Zur Erörterung des Menschenbildes des *Jung*schen Psychologie und Psychotherapie gehört auch das Verhältnis des Einzelnen zur Gemeinschaft. Zwar besteht zwischen diesen keine echte Polarität, da die Gemeinschaft kein eigenständiges Sein hat, sondern eine Akkumulation von seienden Individuen ist. Dennoch ist der Mensch als *Zoon politikon* schon von Geburt an intensiv in soziale Beziehungen eingebettet. Mit großer Wahrscheinlichkeit verdankt er seine eminente Stellung unter den Lebewesen, insbesondere seine Weltoffenheit und Instinktentbundenheit, seiner „physiologischen Frühgeburt" (*Portmann* 1951). Im „extrauterinen Frühjahr", also in quasi noch fötalem Zustand, ist der Mensch bereits dem kommunikativen „Sog" seiner Bezugspersonen und seiner Umgebungswelt ausgesetzt. Gefühlszuwendung, Kontakterleben, Sprache und ich rasch entfaltender Weltbezug wirken in dieser noch plastisch-formbaren Phase auf das *Jung*e Sein ein und bewirken dessen Offenbleiben und Unfixiertheit bezüglich Prägungen, wie sie im Tierreich vorherrschen[19].

[19] Zur Entwicklung des Menschen in der frühen Kindheit gibt es eine unabsehbare Literatur. Auch die moderne Hirnforschung steuert seit kurzem ihre Erkenntnisse hierzu bei (*Roth*, 2001, 324-352).

Blickt man in die Phylogenese der Menschheit auf die psychische Entwicklung zurück, so ist davon auszugehen, dass das Ichbewusstsein des Einzelnen bis in historische Zeiten noch wenig ausgebildet war; umso stärker war der Einfluss mythischer Kollektivvorstellungen (*Jung* 1974, 104-147; idem 1976a, 456-488). Animismus, Totem und Tabu, Magie und Beschwörungswesen prägen die frühen religiösen Vorstellungen, die noch kaum von den weltlichen zu unterscheiden sind. Projektion prägt die Beziehungen zur Umwelt und zu den Gottheiten. Erst im Laufe der Zeiten emanzipiert sich das menschliche Bewusstsein und differenziert sich. Herrschte, um ein Beispiel zu geben, im alten Mesopotamien bis zur Bronzezeit gemäß einer Inschrift vom Jahr 2350 vor Christus noch das Matriarchat mit Stadtgöttinnen wie Antum, Ninlil oder Ischtar, so kommt mit dem Eindringen von Nomadenvölkern im Reich Akkad das Patriarchat auf, und männliche Gottheiten wie Enlil, Anu, Sin und Schamasch dominieren (*Beltz* 1977, 7). Ähnliches geschieht bei der Durchdringung des Kulturlandes sesshafter Bauern Kanaans durch Nomadenstämme Israels ab etwa 1300 vor Christus. Deren Gott Jahwe verkörpert die Macht des als männlich empfundenen *Geistes*, was sich darin zeigt, dass Jahwe die Welt und den Menschen allein aus Geisteskraft („Es werde!") erschafft (Genesis 1). Er tritt in feindliche Konkurrenz zu den älteren Religionen, bei welchen die Schöpfung ausdem Geschlechtsakt eines Götterpaares (Beispiel Geb und Nut im Alten Ägypten) entsprang. Deutlicher kann der Machtdrang und die Erstarkung des Bewusstsein als weltschöpferische Kraft gegenüber dem leiblich-biologischen Prinzip kaum symbolisiert werden.

Insofern das Menschenbild im Abendland bis zur Zeit der Aufklärung vom christlichen bzw. alttestamentarischen Gottesbild geprägt war (Gott schuf den Menschen nach seinem Bilde; Genesis 1,27), wirkten sich auch die Veränderungen im Gottesbild auf die Sicht und die Forderungen an den Menschen aus. *Jung*s Religionspsychologie (*Jung* 1963; *Spengler* 1979) hat hier Entscheidendes freigelegt, etwa zur ethischen Frage von gut und böse, zur Ergänzungsbedürftigkeit des Gottesbildes hinsichtlich des Weiblichen oder zum Phänomen der Wandlung der Ganzheitsvorstellung von der Trinität zur Quaternität. Von einem wissenschaftlichen psychologischen Standpunkt aus ist dies natürlich umgekehrt zu sehen: Die Veränderungen des menschlichen Bewusstseins ziehen Wandlungen des Gottesbildes nach sich. So hat die katholische Kirche beispielsweise mit der späten Erhebung Marias in den Himmel an die Seite der Trinität durch Pius XII. im Jahre 1950 einer bereits seit Jahrhunderten dauernden Volksgläubigkeit entsprochen und sich so einer Ergänzung des rein männlichen Gottesbildes durch das Weibliche angenähert.

In *Jung*s Sicht ist es folgerichtig, dass die *Gesellschaft sich nur verändert, wenn sich die Einzelnen neu einstellen*; denn die Gesellschaft ist ein Gebilde aus Einzelnen, und nur diese sind Lebensträger. Die Erziehung und Schulung in Kindheit und Jugend sind primär auf Anpassung und Einordnung in bestehende Sozialstrukturen ausgerichtet; die breite Förderung individueller Neigungen und Talente ist eine späte Erscheinung in relativ wohlhabenden Gesellschaftsformen. Auch die Entfaltung der Individualität ist ein modernes Postulat, das erst mit der Verbreitung tiefenpsychologischer Erkenntnisse einhergeht. Hier kommt der *Jung*schen Psychologie und Psychotherapie ein wesentliches Verdienst zu, weil sie die Phänomene des Individualisierungsstrebens[20] eingehend erforscht und dargestellt hat.

In den Beziehungen zur Mitwelt spielt die *Typologie* (*Jung* 1960) eine wichtige Rolle. *Jung* unterscheidet zwei Einstellungstypen: die Extraversion und die Introversion. Sie bezeichnen den vorwiegenden Reaktionshabitus bezüglich der „Objekte" der äußeren und der inneren Welt. Die Extraversion ist eher weltbezogen, die Introversion eher selbstbezogen[21]. Hinzu kommen vier Grundfunktionen, die in den Gegensätzen Denken/Fühlen sowie Empfinden/Intuieren beschrieben werden[22]. Durch Kombination der Einstellungs- und der Funktionstypen ergeben sich acht mögliche Haupttypen menschlicher Verhaltensweisen. Das Individuum neigt dazu, eine Funktion bevorzugt zu gebrauchen, so dass „dominante" und „minderwertig" ausgeprägte Funktionen resultieren. Auch hier stellt sich das Problem der Einseitigkeit bzw. des nötigen Ausgleichs. *Jung* hat dem Typenproblem in der Geistesgeschichte umfangreiche Untersuchungen gewidmet, zum Beispiel dem Universalienstreit in der Antike und in der Scholastik oder dem Abendmahlstreit zwischen *Luther* und *Zwingli*. Auch in der Psychopathologie spielt die Typologie eine Rolle, aber auch ganz alltäglich bei Eheproblemen auf Grund der Partnerwahl der Menschen[23].

Jung hat die Anfänge seiner Psychotherapie in der *Psychiatrie* (am „Burghölzli" in Zürich, das zu jener Zeit von *Eugen Bleuler* geleitet wurde) entwickelt. Seine Arbeiten mit dem *Assoziationsexperiment* (*Jung* 1979, *Meier* 1968, 83ff), führten zum Konzept der *gefühlsbetonten Komplexe* und zur Diskussion, weshalb die einen bewusst werden und andere nicht (*Jung* 1967, 19). Komplexe sind normale psychische Wirkfaktoren und nicht von vornherein pathologisch. Auch das" Ich" gehört bei *Jung* zu den Komplexen, doch können unbewusste Komplexe sich störend auswirken (Vergessen, Versprecher usw.) bis hin zu „Besessenheiten". Die Arbeit mit Psychosen, insbesondere deren schizophrene Formen, lenkten *Jungs* Aufmerksamkeit auf jene psychischen Inhalte, die in Wahngebilden auftreten, und für die er parallele Vorstellungen in kollektiven Mythen fand (*Jung* 1967, 317f). In den Jahren 1913 bis 1916, nach dem Ende der Freundschaft mit *Freud* (*Spengler* 1974), erforschte *Jung* in einer Art „Katabasis" (Abstieg) intensiv seine eigene Psyche. Das „Material", dem er begegnete und das er sorgfältig dokumentierte[24], bezeichnet *Jung* als

[20] Individuation ist als psychischer Entfaltungs- und Reifungsprozess in Analogie zum Wachstums – und Alterungsprozess des Körpers zu sehen. Insofern ist er ein natürliches Phänomen. Er kann aber durch Analyse bzw. Psychotherapie bewusst gefördert werden.

[21] *Jungs* Einstellungstypen haben ihr literarisches Vorbild in *Spittelers* Erstlingswerk „Prometheus und Epimetheus" (*Spitteler* 1920).

[22] Es fällt auf, dass *Jung* entgegen der klassischen psychologischen Trias Denken, Fühlen, Wollen eine Vierheit benützt, in der aber das Wollen fehlt. Der Grund für Letzteres liegt in *Jungs* energetischer Sicht: Der Wille ergibt sich aus dem Betrag an psychischer Energie, der dem Ich zur Umsetzung seiner Intentionen zur Verfügung steht (*Jung* 1961, 921).

[23] Auf Grund der *Jung*schen Typenlehre sind auch Typentests geschaffen worden (*Gray/Wheelwright, Myers/Briggs*). Zu deren Validität besteht eine umfangreiche Literatur (*Meier* 1975, 151-154). Ebenso gibt es Untersuchungen zur *Jung*schen Typologie im Rorschachtest (*Bash* 1988, 136-197).

24 *Jung* hielt diese Inhalte zunächst im" Schwarzen Buch" fest und übertrug sie später in gotischer Schrift und mit selbst gemalten Illustrationen ins „Rote Buch" (*Jaffé* 1962. 191). Das Rote Buch soll demnächst von der Erbengemeinschaft Jung veröffentlicht werden.

den „Urstoff" für sein Lebenswerk: Seine „gesamte spätere Tätigkeit bestand darin, das auszuarbeiten, was in jenen Jahren aus dem Unbewussten aufgebrochen war" (*Jaffé* 1962, 203). Man könnte diese Zeit daher *Jung*s „schöpferische Krise"[25] nennen.

Jung hat verschiedene *typische Symbole* der individuellen menschlichen Entwicklung festgestellt, beschrieben und in das Konzept des Individuationsprozcsses eingeordnet, wobei die Reihenfolge ihres Auftretens nicht generell festgelegt (und somit auch nicht vorhersagbar) ist, sondern sich nach dem individuellen Stand der psychischen Entwicklung einmal so, einmal anders ergibt. Häufig drängt sich zunächst eine Auseinandersetzung mit den so genannten *Schattenseiten*[26] auf (dies können Verhaltensmöglichkeiten sein, die bisher nicht gelebt wurden, oder aber vom Bewusstsein als inkompatibel abgelehnte Möglichkeiten, die dann meist auf andere Menschen projiziert werden). Hier stellt sich oft das Problem von gut und böse und erfordert eine Auseinandersetzung mit diesem Gegensatz[27]. Auch das Auftreten der „Seelenbilder" *„Animus"* und *„Anima"* ist z.B. in Träumen sehr häufig. Entsprechend der aus der täglichen Praxis gewonnenen Auffassung, dass im „Unbewussten" sich Inhalte konstellieren, welche auf Grund eines natürlichen Strebens nach Ausgleich und Ganzheit die bewusste Einstellung *kompensieren* (*Jung* 1967, 132), erscheint das Unbewusste der Frau als männlich (Animus), jenes des Mannes als weiblich (Anima). Im Verlauf eines Individuationsprozesses sind diese Verhaltensmöglichkeiten in die bewusste Lebensführung einzubeziehen[28]. Unter dem Terminus *„Persona"* fasst *Jung* die habituelle Verhaltensweise des Menschen gegenüber seiner Mitwelt zusammen. Sie bildet sich aus Gründen der (teils notwendigen) Anpassung oder Bequemlichkeit, ist aber nicht mit der Individualität identisch, auch wenn sie oft einem vorgefassten Idealbild entspricht, das als „Fassade" zur Schau getragen wird[29].

Sind diese Aspekte der Psyche in der analytischen Arbeit bewusst durchgearbeitet worden, ist schon ein Stück Erkenntniserweiterung und Persönlichkeitsbereicherung erreicht. Die praktische Erfahrung zeigt, dass dann weitere Symbole auftreten, die zu neuer Auseinandersetzung veranlassen: „...wenn das Bewusstsein aktiv teilnimmt und jede

---

[25] *Ellenberger* nannte sie „schöpferische Krankheit" (*Ellenberger* 1973, 900); da aber *Jung*s äußeres Leben mit Familie, Praxis und Militärdienst normal weiterging, ist „schöpferische Krise" angebrachter (*Frey-Wehrlin* 1977,715).

[26] Die „dunkle Seite" des Menschen wird auch als „alter ego" bezeichnet. Als literarische Veranschaulichungen mögen der „Steppenwolf" (*Hesse* 1930) oder „Dr. Jekyll and Mr. Hyde" (*Stevenson* 1886) gelten.

[27] Dabei ist auch die Funktion des Gewissens von großer Tragweite (*Spengler* 1964, 30-70). Die heteronome (bei *Jung* „moralische") Form des Gewissens entspricht dem Überich bei *Freud*, besteht also aus verinnerlichten Kollektivnormen; die autonome (bei *Jung* „ethische") Form entspringt der Auseinandersetzung mit den Symbolen des unbewussten Persönlichkeitskerns. Gelegentlich kann es zur sogenannten *Pflichtenkollision* zwischen diesen beiden Gesichtspunkten kommen. In philosophisch-anthropologischer Sicht erweist sich das autonome Gewissen als Kundgabe eines Anspruchs, der das faktische Sosein am Ziel der optimalen Seinsmöglichkeit misst (*Spengler* 1964, 114).

[28] Auch wenn eine genaue Definition von männlich und weiblich im psychischen Bereich nicht möglich scheint, haben entsprechende Vorstellungen eine jahrhundertealte Tradition. Als Beispiele seien genannt Dantes „Beatrice" als inspirierende Muse oder die Darstellung einer „Animabesessenheit" in „Imago" (*Spitteler* 1945). Das sich in vielen menschlichen Leben ereignende Phänomen „Liebe auf den ersten Blick" ist in dieser Sicht als Anima-bzw. Animusprojektion zu erkennen.

[29] Mit Persona wird in der Antike die Maske des Schauspielers bezeichnet, durch die er seinen Rollenpart hindurchtönen (personare) lässt. *Jung* sieht in der „Persona" eine Stück Kollektivpsyche, das nicht individuell ist, sondern bloß eine gespielte Rolle (*Jung* 1964, 311f). Viele zwischenmenschliche Alltagsprobleme können aus dem Verhältnis zwischen Ich, Persona und Aussenwelt beschrieben werden (*Jacobi* 1959, 38ff).

Stufe des Prozesses miterlebt und wenigstens ahnungsweise versteht, so setzt das nächste Bild jeweils auf der dadurch gewonnenen höheren Stufe an, und so entsteht Zielrichtung" (*Jung* 1964, 386). Es erscheint nun das archetypische Bild des *„Alten Weisen"* als Personifikation des geistigen Prinzips bzw. der *„Großen Mutter"*, Sinnbild der stofflichen Natur. Diese „Mana-Persönlichkeiten" (*Jung* 1964, 374ff) üben eine große Faszination auf das Ichbewusstsein aus, so dass es leicht zu einer Identifizierung und damit zu einer Inflation kommt. Werden ihre Inhalte aber bewusst gemacht, ohne dass man von ihrer überheblich machenden Wirkung ergriffen wird, so öffnet sich durch die Verbindung bisher unbewussten Materials mit dem Bewusstsein eine neue „Mitte", die *Jung* das *„Selbst"* genannt hat.

Mit diesem Begriff, der wiederum nicht hypostasiert werden darf, bezeichnet *Jung* den Gesamtumfang aller psychischen Phänomene im Menschen; er umfasst somit die bewussten wie die unbewussten Anteile. Das „Selbst" erscheint empirisch in Träumen, Mythen und Märchen in der Figur der „übergeordneten Persönlichkeit" (König, Held, Gottheit usw), als Ganzheitssymbol (Kugel, Kreis, Quadrat usw), als *complexio oppositorium* (yang und yin, Faust und Mephisto usw). Oft treten auch Wandlungs- sowie Geburtssymbole[30] auf. Diese Symbole besitzen eine erhebliche *Numinosität* (z.B. das Mandala) und nehmen entsprechend der Bedeutsamkeit ihres Inhalts und ihrer numinosen Wirkung eine zentrale Stellung unter den archetypischen Vorstellungen ein. Wenn bewusstwerdende Symbole von *Gefühlserfahrungen* begleitet sind, wirken sie stärker auf das „Ich" ein als eine bloß intellektuelle Kenntnisnahme. Sie evozieren ein umfassendes emotional-kognitives Erleben, das die Persönlichkeit ergreift, zuweilen erschüttert und so Veränderungen der vorherrschenden Einstellung des Bewusstseins bewirkt. Im Rückblick erscheinen solche Erfahrungen als *sinnvoll*, und sie erwecken den Eindruck, als ob in der „Tiefe" des Menschen ein zielsicheres „Wissen" mittels der Hervorbringung von passenden Symbolen eine Veränderung der bewussten Einstellung im Hinblick auf eine Optimierung der Persönlichkeit bewirken „wolle". Es ist manchmal erstaunlich, wie Träume oder spontan gemachte Zeichnungen über die sich darin zeigenden Symbole *therapeutische Wirkung* erzielen.

Die therapeutische „Methode" *Jung*s besteht somit zu einem wesentlichen Anteil darin, die *natürliche schöpferische Quelle der Symbolbildung freizulegen lind ihre Heilwirkung zu nutzen.* Beim Patienten bewirkt die konkrete persönliche Erfahrung solcher Wirkungen überdies die *Bildung eines starken Vertrauens in die eigenen seelischen Ressourcen.* Dies gibt seiner Persönlichkeit einen „inneren Halt", mit dem die weiteren Fälligkeiten und Probleme des Lebens besser bewältigt werden können. Gerade in den Fällen, da das frühkindliche „Urvertrauen" (*Erikson* 1957) nicht oder nicht genügend ausgebildet wer-

[30] Man wird z.B. im Traum von einer Schlange gebissen; das nötigt zur Auseinandersetzung mit den „animalischen" Impulsen, ohne sich damit zu identifizieren und ohne „davonzulaufen" Das Erste würde einem hemmungslosen Ausleben der „Triebhaftigkeit" entsprechen, ein Davonlaufen eher ihrer Verdrängung. Notwendig ist aber ihre Bewusstwerdung und Akzeptierung als eigene Seinsmöglichkeiten, was meist eine Spannung zum bewusst geführten Leben bedeutet, die ausgehalten werden muss, bis sich eine neue psychische Ordnung, ein neues Gleichgewicht ergibt, das sich etwa im Symbol eines Neugeborenen ausdrücken kann (*Jacobi* 1959, 192f).

den konnte, was die weitere Entfaltung der Persönlichkeit zuweilen stark beeinträchtigt bis hin zu ernsthaften psychischen Störungen, kann die Erfahrung der Wirkungen z.B. eines Symbols der „Großen Mutter“[31] einen heilenden Effekt haben.

Die bewusste Berücksichtigung solcher Phänomene und ihre Einbeziehung in die Lebensgestaltung ermöglichen eine Vereinigung gegensätzlicher Bereiche der Psyche, was *Jung* als ein Ziel der seelischen Entfaltung postuliert. Dieses Ziel der Ganzheit und Vollständigkeit[32] kann wohl nie endgültig erreicht werden; es muss genügen, „auf dem Weg“ zu sein. Die hier nur äußerst gerafft beschriebene Integrationsarbeit als Prozess der *bewussten Differenzierung* (*Jung* 1920, 825) zur Erweiterung der Persönlichkeit erfolgt in einer schrittweisen Annäherung an die Inhalte und Funktionen der psychischen Gesamtheit und in der Anerkennung ihrer Wirkung auf das Ich. Sie führt dazu, „sich selber als das zu erkennen, was man von Natur aus *ist*, im Gegensatz zu dem, was man sein möchte“ (Jacobi 1959, 199). *Jung* formuliert dies so: „Werde zu dem, was du immer schon gewesen bist, nämlich zu jener Ganzheit, die wir durch die Umstände einer zivilisierten, bewussten Existenz eingebüßt haben; eine Ganzheit, die wir waren, aber nicht wussten“ (*Jung* 1974, 722).

Freud umschreibt das *Ziel der Therapie* mit der Wiederherstellung der Arbeits-, Genuss- und Liebesfähigkeit, zu erreichen durch Bewusstwerdung. Das Abklingen von Symptomen bzw. deren Verschwinden ist gleichsam ein Nebenprodukt der Aufarbeitung unbewusster Strebungen. Dies gilt auch für *Jung*; darüber hinaus geht es aber um ein weiteres Ziel, das allerdings meist nicht schon im Stadium einer akuten psychischen Störung oder Erkrankung anvisiert werden kann. Es ist die letztlich nicht inhaltlich, sondern nur formal umschreibbare *Selbstverwirklichung* eines Menschen, das Erkennen der jeweils in einem Individuum angelegten Seinsmöglichkeiten und das Streben nach deren optimaler Erfüllung (auch unter ethischen und gesellschaftlichen Gesichtspunkten). Der von *Jung* dafür gewählte Terminus *Individuation* ist ein psychodynamischer Begriff; er beschreibt einen Lebensvorgang, eine Entwicklung über längere Zeit, wobei immer wieder ein psychischer Gleichgewichtszustand erstrebt werden muss.

Jung schrieb im Jahr 1932, unter seinen Patienten im Alter von über 35 Jahren sei „nicht ein einziger, dessen endgültiges Problem nicht das der religiösen Einstellung wäre“ (*Jung* 1963, 509)[33]. Religionen sind gleichsam Leitmodelle für die Lebensführung der Menschen; im abendländischen Denken, das vom Christentum geprägt ist, gilt als solches die *imitatio christi*, d.h., Christus gilt als Vorbild für die Lebensführung, für das christliche Menschenbild. *Jung*s Religionspsychologie bewegt sich aber nicht auf der theolo-

[31] Die Symbole der „Großen Mutter“ sind vielfältig (*Jung* 1976a, 148-198); sie sind auch in den antiken Kulten der Magna Mater im Mittelmeerraum und in Vorderasien wie in der christlichen Marienverehrung repräsentiert.

[32] *Jung* setzt bewusst das Ziel *Vollständigkeit* (*Jung* 1972c, 208) und nicht Vollkommenheit im Sinne der antiken *entelechia* oder *perfectio*. Das Ziel der Individuation ist auch nicht das „wahre Glück“ (*eudaimonia*), denn sie führt nicht zu einem Zustand, in dem es kein Leiden mehr gäbe. Leiden und Konflikte sind natürliche Phänomene, die zum Leben gehören. So erzeugt der Verzicht auf den Vollzug von Streben Leiden, etwa wenn das Habenwollen aus moralischer Einsicht, dass ein Gegenstand jemand anderem gehört, bewusst unterdrückt wird, aber das macht nicht krank, im Gegensatz zur Verdrängung, die solches Leiden vermeiden will und damit ein neurotisches Ersatzleiden bewirkt, ein „Leiden am Uneigentlichen“.

[33] Das hat mit Konfession oder Zugehörigkeit zu einer Kirche natürlich nichts zu tun (*Jung* 1963,509).

gischen Ebene des Glaubens, sondern untersucht die religiösen Phänomene empirisch, auf der Ebene der psychischen *Erfahrung*, welche von Menschen gemacht wird (*Spengler* 1979). Es handelt sich um die „innere Erfahrung", nämlich die Bewusstwerdung von psychischen Inhalten. So kann *Jung* sagen: „Ich *glaube* nicht an einen persönlichen Gott, aber ich kenne eine sehr persönliche Kraft, deren Wirkung kein Widerstand entgegengesetzt werden kann. Ich nenne sie ‚Gott'. Ich benutze diesen Ausdruck, denn seit urvordenklichen Zeiten steht er für solche ... Erfahrungen" (*Jung* 1972b, Brief *Jung*s vom 25. Oktober 1955 an *Palmer Hilty*). Gottheiten wie Zeus, Eros, Athene, Wotan, Kali usw sind relativ einfach als Projektionen psychischer Kräfte erkennbar.[34] Eine weitergehende Beschäftigung mit *Jung*s Religionspsychologie ist hier nicht möglich; im Zusammenhang mit der Individuation sind aber Parallelen unverkennbar: „Die Religion als eine sorgsame Beobachtung und Inbetrachtziehung ... unkontrollierbarer Faktoren ist eine dem Menschen eigentümliche instinktive Haltung, deren Manifestationen sich durch die ganze Geistesgeschichte verfolgen lassen; sie dient offensichtlich dem Zwecke der Erhaltung des psychischen Gleichgewichtes" (*Jung* 1974, 512).

Das menschliche Leben verläuft zudem *zeitlich unumkehrbar* in einer Richtung, von der Zeugung und Geburt über das Wachstum zur Reife und von da über die Alterung zum Tod[35]. Grundsätzlich gilt dies ebenso für den psychischen Bereich. Die von jedem erfahrbare Tatsache, dass das menschliche Sein auf eine Entwicklung hin angelegt ist, bildet auf der psychischen Ebene auch die Basis für das Streben nach Selbstverwirklichung. Das Movens hierfür bezeichne ich mit dem Begriff der *Expansivität* des Lebens (*Keller* 1963; *Spengler* 2001, 117ff). Dieser Begriff löst jenen der „Triebe" ab und umfasst im Gegensatz dazu auch die geistigen Phänomene. Mit dem aus der Tierbiologie übernommenen Triebbegriff ist das Verständnis des spezifisch menschlichen Seins nicht möglich. Die Triebtheorien sind ein Beispiel dafür, wie die Sicht (Theoria) menschlicher Seinsweisen durch das Überstülpen von Vorstellungshüllen, die in nichtmenschlichen Bereichen erkenntnisfördernd sein mögen, verstellt wird[36]. Dies gilt auch für andere naturwissenschaftlich-technizistische Modelle (*Spengler* 1964,98ff).

Jeder Forscher ist vom Zeitgeist seiner Schaffensperiode beeinflusst, insbesondere von den gerade vorherrschenden wissenschaftlichen Paradigmen. So denkt auch *Jung* oft in physikalistischen Modellen, etwa wenn er von den Archetypen als „Energietransformatoren" spricht, auch wenn er sich der bloßen Analogie bewusst ist und keineswegs meint, es sei so. Er betrachtete seine Psychologie anfangs als naturwissenschaftliche Dis-

[34] Im alttestamentarischen Jahwe sind u.a. schöpferische, schützende, richtende, rächende psychische Faktoren repräsentiert; das neutestamentarische Gottesbild enthält liebende, erlösende, aber etwa in der Johannesapokalypse wieder chaosbekämpfende und strafend-zerstörerische Züge; als *„summum bonum"* verkörpert das christliche Gottesbild auch das absolut Gute, womit das Böse, das gegenüber Hiob noch zum Gottesbild gehört (*Jung* 1963,553-758), aus diesem abgespalten wird.

[35] Es kann hier auf das große Feld der *Entwicklungspsychologie* bloß hingewiesen werden. Sie befasst sich mit typischen Lebensphasen und den Fälligkeiten, die vom Individuum jeweils bewältigt werden müssen, um in der nächsten Phase zufrieden stellend weiterzukommen.

[36] Ein auf einer Trieblehre aufbauendes Menschenbild hat größte Mühe, die geistigen, kulturellen und künstlerischen Phänomene des Menschseins adäquat zu verstehen. *Freud* musste hierzu die Konstruktion der „Sublimation" errichten, die selbst ihn nicht zu befriedigen vermochte (*Spengler* 2001, 163f).

ziplin[37], doch konnte ihn, wie bereits aufgezeigt, die Einengung auf das Kausalprinzip nicht befriedigen, weshalb er die Finalität und die Synchronizität zum Verständnis des Psychischen herbeizog. Auch gegenüber den Begriffen äußerte er sich ambivalent. Er war überzeugt, dass die Seele nie voll mit Begriffen erfasst werden könne; neben dem Begriff sollten das *Symbol* und das *Bild* (im Sinne von schöpferischer Vorstellung) als Vermittler von Erkenntnis beachtet werden (*Jung* 1967, 356).

Nicht nur Begriffe und Modellvorstellungen beeinflussen unsere Art des Erkennens; auch die *Sprache* bestimmt es, insbesondere ihr grammatikalischer Aufbau. Vor allem im Deutschen ist der traditionelle Duktus dem Subjekt-Objekt-Denken verhaftet und führt in erkenntnistheoretische Sackgassen. *Jung* hat von der Möglichkeit gesprochen, die Spaltung zwischen Beobachtendem und Beobachtetem zu eliminieren; dies entspräche einer Einheit des Seins, die - wie bereits erwähnt - durch eine neue Begriffssprache auszudrücken wäre, eine „neutrale Sprache". Ich meine, dass dies inzwischen möglich geworden ist in der *philosophischen Anthropologie* (*Keller* 1971), die überdies eine weitere notwendige Forderung erfüllt, die an die Basis jeder Psychologie und Psychotherapie zu stellen ist: das Erfordernis ihrer *ontologischen Fundierung*, d.h. ihrer Begründung aus dem menschlichen Sein (*Keller* 1974, 217-229).

Als Menschenbild bezeichnen wir die Theorie über das Wesen und die Verläufe des menschlichen Seins. Das ist noch nicht lange so. Während vieler Jahrhunderte definierte sich das abendländische Bild des Menschen, wie bereits erwähnt, auf Grund des Vergleichs mit dem Gottesbild. Mit der Entwicklung der Wissenschaften, insbesondere der Biologie im Gefolge des Darwinismus, definierte sich der Mensch aus dem Vergleich mit tierischem Sein: einerseits galt er so als „Mängelwesen", anderseits schien er mit Besonderheiten ausgestattet wie dem aufrechten Gang, dem Feuer- und Werkzeuggebrauch, der Sprache u.a.m., wobei manches infolge neuer Forschungsresultate nicht mehr als spezifisch menschlich gilt (*Spengler* 2001,13f).

Die Forderung, das psychologisch-psychotherapeutische Menschenbild ontologisch zu fundieren heißt, die Seinsweisen des Menschen von ihrer optimalen Ausformung bis zu den behinderten, defizienten Formen des Gestörtseins endlich adäquat zu erfassen, nämlich nicht mehr aus Fremdem, sondern aus dem menschlichen „Seinsgesetz" selber. Es würde den Rahmen dieser Darstellung sprengen, dies hier in der notwendigen Ausführlichkeit zu tun; es kann nur summarisch angedeutet werden mit dem Hinweis auf die Quellen.

Keller geht aus vom Begriff des „Selbstseins". Dies ist die spezifisch menschliche Seinsweise im Unterschied zu allem andern Seienden (*Keller* 1974, 37). Selbstsein bezeichnet die banale, unempathische alltägliche Geschehensform und elementare Gangstruktur

[37] „Ich glaubte, Naturwissenschaft im besten Sinne zu betreiben, Tatsachen festzustellen, zu beobachten, zu klassifizieren, kausale und funktionelle Zusammenhänge zu beschreiben, um zum Schlusse zu entdecken, dass ich mich in einem Netzwerk von Überlegungen verfangen hatte, welche weit über alle Naturwissenschaft hinaus in das Gebiet der Philosophie, der Theologie, der vergleichenden Religionswissenschaft und der Geistesgeschichte überhaupt reichen" (*Jung* 1967,421).

von Sein, und diesen Begriff des Selbstseins nennen wir den *ontologischen*[38]. Wenn Selbstsein etwas Letztes, eine grundsätzliche, irreduzible Seinsweise ist, so muss sie im menschlichen Sein selbst gründen. Dieses ist kein „Ding", sonst wäre es bloß ein Seiendes und nicht ein Sein[39].

Das Verhältnis zwischen Sein und Seiendem entspricht in der formalen Präzision der Ontologie gerade nicht der cartesianischen Spaltung in Subjekt und Objekt, sondern es handelt sich um ein dialektisches Urverhältnis. Unter Seiendem sind die Gegenstände unseres Erkennens gemeint, also die „Welt" mit allem, was in ihr ist. Sein hingegen bezeichnet schlicht das Faktum, dass Seiendes „ist"; es hat keinen Artikel, weil es nicht als Substantiv gemeint ist, sondern als Akt, Vollzug. Sein setzt damit etwas voraus, dem das Seiende, Gegebene offenbar werden kann, ein Verhalten also, das offen ist für das Erscheinende. Dem entspricht menschliches Sein im verbalen Sinn. Denn alles Seiende ist ausnahmslos von mir gedacht; erst mein Vollzugsakt lässt Seiendes als seiend erscheinen. Sein von Seiendem gibt es nur in diesem dialektischen Verhältnis, und seine Wirklichkeit ist die des Menschen. Der Mensch aber ist beides: Sein und Seiendes. Er ist (hier transitiv gemeint im Sinne eines Vollverbs) sein eigenes Sein, zugleich ist er ein Seiendes, das sein eigenes Sein zu vollziehen hat und zudem der Vollzug des Seienden der Welt ist. Sein von Seiendem ist stets vom menschlichen Sein konstituiert, immer von uns gemeintes Sein. So umschließt der Begriff Sein das eigene Gedachtsein im menschlichen Sein. Damit ist die Subjektivität alles Seinsdenkens gleichsam „verrechnet", und diese „Subjektivität", in ihrer Unumgänglichkeit (denn wir *können* nicht „objektiv" erkennen), wird gerade zum Pfeiler in der Dialektik des nun umfassenden Seinsbegriffs, der sich als ein Urverhältnis von einander bedingenden Relaten darstellt. Sein schließt somit schon immer die Existenz dieses Verhältnisses zu sich ein.

Selbstsein als spezifische Form des menschlichen Seins ist also ein Seiendes unter anderem Seiendem, z.B. sachhaftem, pflanzlichem oder animalischem. Es ist, was besonders in seinem Leibsein offensichtlich wird, in dieses gebunden und wie jenes bestimmt, aber es vollzieht im Gegensatz zu diesem anderen Seienden sein eigenes Sein[40]. Im Selbstvollzug konstituiert und vollzieht es zugleich das Seiende der Welt in dessen Seinssinn. Das Seiende der Welt ist so untrennbar im menschlichen Sein eingebunden. Die Existenz eines derartig strukturierten Selbstseins erweist sich als ursprüngliche Notwendigkeit aus dem Wesen des Seins schlechthin. Es muss auf sich selbst bezogen sein, weil es kein „Außerhalb" gibt. Und schließlich ist es wirklich als seiner selbst bewusstes menschliches Wesen.

Das maßgebliche Konstituens menschlichen Seins ist somit seine Selbsthaftigkeit. Stets bin ich es selber, der in meiner Welt existiert und ihre Bedeutungen stiftet. Ich bin es

---

[38] Im Gegensatz zum banalen Selbstsein steht der *deontologische* Selbstseinsbegriff (griechisch *deomai* heißt sollen). Dieser bedeutet eine Aufgabe, ein Sollen auf ein Ziel hin. Die beiden Begriffe stehen im menschlichen Leben in engem Zusammenhang. Selbstsein im höchsten Sinn als Aufgabe bildet die Sinnerfüllung des normalen, alltäglichen Selbstseins, gründet aber auf diesem. Der Nachweis der Möglichkeit, der Notwendigkeit und der Wirklichkeit von Selbstsein ist im Original nachzuvollziehen (*Keller* 1974, 33-59).

[39] Die Unterscheidung von Sein und Seiendem wird als ontologische Differenz bezeichnet.

[40] Ein Stein „hat" keine Welt, er vollzieht keine Deutungsleistung. Auch eine menschliche Leiche „ist" nicht mehr im Sinne ihres Seins zu Lebzeiten; sie vollzieht kein Selbstsein und keine Bedeutungen von Welt; sie ist nur noch als sachhaft Seiendes, das erst wir Lebenden als solches zu erkennen imstande sind.

selber, der erkennt, strebt, sich ängstigt oder freut. Derart auf sich selber hin in Anspruch genommen, wird menschliches Sein aber auch sich selber zum Anliegen, zur Aufgabe im Hinblick auf ein je eigentlicheres Selbstsein. Hier kommt die Idee eines optimalen Selbstseins im deontologischen Sinne (vgl. Fußnote 38) als Richtmaß ins Spiel. So untersteht es Idealen, kann es Gewissen haben, Pflichten empfinden, Werte erfühlen. Nur dieser Seinsweise eignet Bewusstsein, als intentionales Gegenstandswissen und als Selbstinnesein bis zum Wissen um und Reflektieren dieses Selbstseins. Trotz dieser sehr verkürzten Darstellung lässt sich erahnen, welche Bedeutung Selbstsein für unser Bild des Menschen hat, und dass damit für die Erfassung der so genannten Psychodynamik - die wir nun als Seinsdynamik erkennen - endlich eine adäquate theoretische Sicht zur Verfügung steht. Adäquat ist sie, weil sie sich direkt aus dem menschlichen Sein und seiner dialektischen Struktur und Logik ergibt.

Selbstsein geschieht dem Menschen nicht einfach, z.B. aus Trieb- oder Instinktgebundenheit, sondern er ist es selber und hat es zu sein. Dazu gehört als Grenzfall, dass es daraufangelegt ist, sich optimal zu realisieren, sich im Sinne seiner Möglichkeiten zu vollziehen (auch wenn dies nicht erreicht werden kann). Dies ist der deontologische Zielgehalt des Selbstverwirklichungsstrebens auf der anthropologischen Betrachtungsebene. Ihm entspricht auf der erlebnismäßigen oder psychologischen Ebene das konkrete Selbstwertstreben. Dieses ist ausschließlich und spezifisch menschlich.

Es ist hier aus Raumgründen nicht möglich, *Keller*s Sicht der *vier Elementarformen der Expansivität* (Haben wollen, Dominanzstreben, Kontaktstreben, Betätigungsstreben), die auch im Tierreich festzustellen sind, und des diese vier im menschlichen Sein durchdringenden und überformenden *fünften Strebens, des Selbstverwirklichungsstrebens,* darzustellen (*Keller* 1963). Diese Streben sind funktionell zu verstehen, denn ihre Ziele sind nicht Sachen oder Dinge, sondern sie erstreben Zustände, Erfüllungen oder Betätigungen des Lebewesens. Damit entfallen theoriebedingte Konstruktionen über die „Wandlungen der Libido“. Der Hunger strebt nicht nach Nahrung, sondern nach Sättigung, die Sexualität zielt nicht auf ein „Sexualobjekt“, sondern auf sexuelle Betätigung und Befriedigung. Was einst als „Besitztrieb“ beschrieben wurde, zeigt sich nun im Habenwollen als stets gleich bleibende Kategorie in den verschiedenen Entwicklungsstufen des Lebens und richtet sich phasengemäß auf jeweils neue Inhalte. So will der Säugling die Brust „haben“, das Kleinkind sein Spielzeug oder die Gutenachtgeschichte. Beim Erwachsenen stehen andere Inhalte im Vordergrund, etwa Sachbesitz, Geld, aber auch Wissen, die er haben will. Auf dieser Grundlage kann das ganze Spektrum von tierischem und menschlichem Verhalten erfasst werden, insbesondere auch die *geistigen* Leistungen (*Spengler* 2001, S 150 ff), die „gleichberechtigt“ neben den elementaren Lebensäußerungen erscheinen bzw. diese beim Menschen in entscheidendem Maße durchdringen und bestimmen; sie brauchen nicht mehr verfälschend als Epiphänomen eines Triebes „erklärt“ zu werden. Mit der Beschreibung von gehemmten und von enthemmten Formen der Expansivität werden auch wichtige Störungsbilder des menschlichen Seins ohne komplizierte theoretische Konstrukte einsichtig.

Ausblick

Unsere Darstellung hat versucht, das Menschenbild der Psychotherapie *C.G. Jungs* anhand seiner Sicht der Psychotherapie, insbesondere der therapeutischen Einstellung. dann aber auch seiner Sicht der Entwicklung der Menschheit von frühesten Anfängen bis heute sowie jener der individuellen Entwicklung des Einzelnen im Rahmen seines genetischen Potenzials und der je eigenen lebensgeschichtlichen Ausgestaltungen unter dem Einfluss von bewusstwerdenden Symbolbildungen, deutlich werden zu lassen.

Bezüglich der Psychotherapie ist festzuhalten, dass im Unterschied zu einigen andern Richtungen Therapeut und Patient grundsätzlich gleichberechtigte Partner sind; die Heilung psychogener Krankheiten ist dank der selbstregulativen Kräfte im Menschen in ihm selbst zu suchen und zu fördern. *Weder die Bewusstwerdung noch die „Integration" der bisher unbewussten Inhalte können all den Therapeuten oder an eine Methode delegiert werden; es ist grundsätzlich die natürliche Aufgabe des Menschen, das psychische Gleichgewicht im eigenen Sein zu finden.* Das schließt nicht aus, dass in bestimmten Situationen auch einmal gezielt vom Therapeuten eingegriffen wird. Da dieser Prozess immer individuell abläuft, kann er nicht „nach Manual" abgewickelt und der Verlauf auch nie konkret vorausgesagt werden, auch wenn gewisse Grundmuster aus der Erfahrung bekannt und als „typische" (statistisch wahrscheinliche) erwartet werden können. Die bisherigen Forschungsarbeiten zur Analytischen Psychotherapie haben die *Wirksamkeit* dieses Konzepts belegt[41].

Ein Menschenbild als „Theorie" (Sichtweise) muss sich zwangsläufig auf Allgemeines beschränken, wenn diese den Kriterien der gängigen Auffassung von Wissenschaftlichkeit genügen soll. Jede Individualität fällt damit gleichsam durch den Hilfsraster der statistischen Anforderungen (Mess-bzw. Zählbarkeit) für generell gelten sollende Erkenntnisse. Alle einmaligen Ereignisse, die im menschlichen Leben einen wichtigen Anteil am Erleben ausmachen, erscheinen mangels statistischer Relevanz als scheinbar unwichtig. *Die Frage, welche neue Art von Wissenschaft nötig sei, um den Phänomenen des menschlichen Seins angemessen zu sein, ist somit berechtigt* (*Spengler* 2001, 65). So ist das Festhalten am Erfordernis einer „objektiven" Erkenntnis und an der hierfür nötigen „Eliminierung subjektiver Einflüsse" von einem ontologisch fundierten erkenntnistheoretischen Standpunkt aus nicht mehr aufrechtzuerhalten, weil das menschliche Sein als Konstituente seiner jeweiligen Welt gerade nicht eliminierbar ist[42]. Wer es dennoch tut, verfälscht das Erkennen um methodischer Dogmen willen.

---

[41] Zu verweisen ist auf den Forschungsbericht der Praxisstudie Analytische Langzeittherapie" PAL (*Matanza* et al. 2003); ferner auf die auf Grund von Krankenkassendaten gemachte Studie „Langzeitanalysen zeigen Langzeitwirkung" (*Keller* et al. 1996).

[42] Zu einer analogen Auffassung gelangt *Hell*, der die Vernachlässigung der „Erstperson-Perspektive" in den Naturwissenschaften zugunsten der „Drittperson-Perspektive" als inadäquate wissenschaftliche Haltung kritisiert (*Hell* 2003, 126). Auch die Wissenschaftstheoretikerin *Nowotny* hält den „Anspruch eines privilegierten, objektiven Zugangs zur Wirklichkeit", den diese Wissenschaften erheben, für fragwürdig (*Nowotny* 1999, 23). *Habermas* fordert ebenfalls die „kritische Auflösung des Objektivismus, nämlich des objektivistischen Selbstverständnisses der Wissenschaften, das den Anteil subjektiver Tätigkeit an den präformierten Gegenständen möglicher Erkenntnis unterschlägt" (*Habermas* 1973,261).

So wie das menschliche Sein grundsätzlich offen ist, bleibt auch das Menschenbild undeterminiert d.h. veränderbar. Bei der Diskussion über den Kausalitätsbegriff hat sich gezeigt, dass echte Kausalität offen ist für hinzutretende Bedingungen, welche den Verlauf eines Geschehens ändern können. Im menschlichen Bereich ebenso wichtig ist die Finalität als Grundlage aller Intentionalität, alles zielgerichteten Handelns.

Insofern *Jung* noch in den Kategorien *Kant*s argumentiert, sind seine Aussagen zeitgebunden und müssten modifiziert werden; da *Jung* aber auch konstruktivistische erkenntnistheoretische Ansätze entwickelt hat, bedeutet diese Modifikation keinen Bruch, sondern eine Weiterentwicklung seiner eigenen Ideen. Ich habe andernorts versucht darzustellen, dass die Psychotherapie *Jung*s relativ gut auf den Grundlagen der philosophischen Anthropologie verankert werden kann (*Spengler* 2001, 179)[43], weil es wesentliche Übereinstimmungen gibt, vor allem bezüglich der zentralen Einsicht, dass das *menschliche Sein aus sich selber die Aufgabe hat, sich strebend zu verwirklichen.* Dass hierbei eine *natürliche Kreativität,* z.B. bei der Symbolbildung, äußerst hilfreich ist, gehört zu den wichtigsten Erkenntnissen, die *Jung* hinterlassen hat, und dass im Erleben und Ausgestalten dieser schöpferischen Kräfte *Sinn* erfahren wird, hilft wiederum bei der Bewältigung der unvermeidlichen Konflikte und Probleme des Lebens. Die Erfahrung und bewusste Verarbeitung der inneren Leitsymbole wirkt stabilisierend, stärkt das Selbstwertgefühl und hat eminent therapeutische Wirkung. *Jung* hat diese zentralen Phänomene des Menschseins und ihre Auswirkungen in einer weiten Sicht, die individuelle und kollektive Entwicklungen aus allen Zeiten und Gesellschaftsformen vergleichend einbezieht, in einem umfangreichen Werk dargestellt. Die Phänomene sind evident und als solche, in individuellen Varianten, auch heute und künftig wieder erlebbar. Ihre wissenschaftliche Deutung und Einordnung in eine Theorie wird immer Gegenstand von Kritik und Neufassung sein. Hinsichtlich des Menschenbildes erweist sich die Psychotherapie *Jung*s nach unseren Darlegungen als ungebrochen aktuell, weil *Jung* in mancher Hinsicht den Wissenschaftsauffassungen seiner Zeit voraus war.

[43] Es gibt immer wieder Stimmen, die meinen, an *Jung*s Theorie und Praxis dürfe nichts verändert werden. Abgesehen davon, dass *Jung* selber keine Dogmenbildung wollte (er war anfänglich schon skeptisch hinsichtlich der Errichtung eines Ausbildungsinstituts für seine Psychologie), verändern sich die Welt und unsere Sicht von ihr unablässig, und *Jung* selber hat seine Sichtweisen immer wieder neu gefasst.

Literatur

Bash, K. (1988): Die Analytische Psychologie im Umfeld der Wissenschaften. Bern: Huber.

Beltz, W. (1977): Gott und die Götter, Biblische Mythologie. Düsseldorf: Claassen.

Bischof, N. (1988): Das Kraftfeld der Mythen. München: Piper.

Briggs. J., Peat, D. (1997): Die Entdeckung des Chaos. Augsburg: Bechtermünz.

Ellenberger, H.F. (1973): Die Entdeckung des Unbewussten. Bern: Huber.

Erikson, E.H. (1957): Kindheit und Gesellschaft. Zürich: Pan.

Fierz, H.K. (1963): Klinik und Analytische Psychologie. Zürich: Rascher.

(1982): Die Psychologie *C.G. Jungs* und die Psychiatrie. Einsiedeln: Daimon.

Frey-Wehrlin, C.T. (1977). Die Analytische (Komplexe) Psychologie *Jungs*, in: Die Psychologie des 20. Jahrhunderts Bd 3, Zürich: Kindler.

Gadamer, H.G. (1960): Wahrheit und Methode, 1975

Habermas, J. (1973): Erkenntnis und Interesse. Frankfurt a.M.: Suhrkamp.

Hell, D. (2003): Seelenhunger. Der fühlende Mensch und die Wissenschaft vom Leben. Bern: Huber.

Hesse H. (1930): Der Steppenwolf. Zürich: Manesse.

Jacobi, J. (1959): Die Psychologie von *C.G. Jung*. Zürich: Rascher.

Jaffé, A. (1958): Geistererscheinungen und Vorzeichen. Olten: Walter.

- (1962): Erinnerungen, Träume, Gedanken von *C.G. Jung*. Zürich : Rascher.

Jeans, J. (1951): Physik und Philosophie Zürich: Rascher.

Jung, C.G. (1958): Praxis der Psychotherapie, Ges Werke 16. Zürich: Rascher.

(1969): Psychologische Typen (1921, 1950): GW 6

(1963): Zur Psychologie westlicher und östlicher Religion, GW 11

(1964): Zwei Schriften über Analytische Psychologie, GW 7

(1967): Die Dynamik des Unbewussten, GW 8

(1972a): Über die Entwicklung der Persönlichkeit, GW 17, Walter Olten

(1972b): Briefe 1946-1955, Bd 2, Walter Olten

(1972c): Psychologie und Alchemie, GW 12

(1974): Zivilisation im Übergang, GW 10

(1976a): Die Archetypen und das kollektive Unbewusste

(1934): GW 9 I

(1976b) Aion (1951) GW 9 II

(1979) Experimentelle Untersuchungen (1904, 1906), GW 2

(1986): Fragen und Antworten am Oxford-Kongress 1938, in: *C.G. Jung* im Gespräch, Hrsg. *Hinshaw Robert, Fischli Lela*. Einsiedeln: Daimon.

Keller, W. (19639. Das Selbststreben. Basel : Reinhardt.

-(1971): Einführung in die philosophische Anthropologie. München: Francke.

-(1974): Dasein und Freiheit. Bern: Francke.

Keller, W. et al. (1996): Langzeitanalysen zeigen Langzeitwirkung: Ergebnisse einer empiristischen Untersuchung zur Effektivität der (*Jung*ianischen) Psychoanalyse. Abt. Psychosomatik und Psychotherapie im Univ. Klinikum Benjamin Franklin, Freie Universität Berlin.

Mattanza, G. et al (2003): Zur Wirksamkeit Analytischer Psychotherapien, eine Forschung der Schweiz. Gesellschaft für Analytische Psychologie und des C.-G.-Jung-Instituts Zürich in Kooperation mit der Praxisstudie Analytische Langzeittherapie PAL.

Meier, C.A. (1968): Die Empirie des Unbewussten. Zürich: Rascher.

-(1975): Bewusstsein: Olten: Walter.

Nowotny, H. (2003): Es ist so. Es könnte auch anders sein. Frankfurt a.M.: Suhrkamp.

Pauli, W., Jung, C.G. (1992): Briefwechsel 1932-1958. Berlin: Springer.

Portmann, A. (1951): zoologie und das neue Bild vom Menschen. Biologische Fragmente zu einer Lehre vom Menschen (1944). Basel: Schwabe

Prigogine, I., Stengers, I. (1990): Dialog mit der Natur. München: Piper

-(1993): Das Paradox der Zeit . München: Piper.

Rhine, J. (1934): Extra-Sensory Perception, Boston Society for Psychic Research V, Boston
-(1950): An Introduction to the Work of Extra-Sensory Perception, in: Transactions of the New York Academie of Sciences, series II, XII, New York.
Schlegel, M. (2004): Die therapeutische Arbeit am Sinn, Weg zur Stärkung der selbstheilenden Kräfte am Beispiel der Analytischen Psychologie von *C.G. Jung*, Psychotherapie Forum Vol 12 No 1 2004. Wien: Springer.
Schlosser, G. (1993) Einheit der Welt und Einheitswissenschaft, Grundlegung einer Allgemeinen Systemtheorie. WIsbaden: Vieweg.
Schrödiger, E. (1932): Über Indeterminismus in der Physik. Leipzig: Barth.
Spengler, E. (1964): Das Gewissen bei *Freud* und *Jung*. Mit einer philosophisch-anthropologischen Grundlegung (Dissertation): Juris Zürich.
-(1974): Eine Freundschaft und ihr unrühmliches Ende, Neue Züricher Zeitung Nr. 396, 27. August 1974, S.27
-(1979): C.G. Jungs Religionspsychologie, in: Die Psychologie des 20. Jahrhunderts, Bd 15. Kindler: Zürich.
-(2001) Psychotherapie und das Bild vom Menschen. Ontologie, Erkenntnistheorie und wissenschaftliche 2Objektivität" Einsiedeln: Daimon.
Spitteler, C. (1920): Prometheus und Epimetheus (1881). Jena: Diederichs.
-(1945): Imago (1906). Zürich: Artemis.
Stevenson, R.L. (1886): The strange case of Dr. Jekyll and Mr. Hyde, deutsch: Der seltsame Fall des Dr. Jekyll und Mr. Hyde. Berlin: Ullstein (1968).

Josef W. Egger

Menschenbildannahmen in der verhaltenstheoretischen Psychotherapie

Zusammenfassung

Alle Psychotherapeuten befinden sich durch das Anwenden bestimmter therapeutischer Techniken, die naturgemäß implizite Menschenbildannahmen enthalten, aber auch durch ihr eigenes Menschenbild (bzw. Weltbild) in einem ethischen Spannungsfeld. Therapeutisches Handeln ist nämlich unweigerlich mit einem ethisch-moralischen Anspruch verknüpft. Aus diesen Überlegungen resultiert die Forderung an die Therapeuten, sich sowohl mit den eigenen Menschenbildannahmen als auch mit den anthropologischen Prämissen der jeweiligen therapeutischen Richtung zu befassen und deren Einfluss im Zuge des therapeutischen Vorgehens transparent zu machen. Im Folgenden sollen - ausgehend von den frühen Positionen der Verhaltenstherapie bis zu den gegenwärtigen komplexen kognitiv-behavioralen Therapiekonzeptionen - die zugrunde liegenden Menschenbildannahmen in der *verhaltenstherapeutischen Tradition* kritisch beleuchtet werden. Neben einigen Vorzügen, insbesondere dem weit reichenden emanzipatorischen Ansatz, wird in den historischen Verhaltenstherapie-Konzepten auch ein relatives Manko an „humanistischer" Wertorientierung offenkundig, was im Laufe der Jahrzehnte zur kritischen Distanzierung gegenüber diesen alten Ansätzen beigetragen hat.

Die Verhaltenstherapie von heute vertritt ein ganzheitliches Bild des Menschen, der als ein Wesen gesehen wird, das Fähigkeiten und Fertigkeiten besitzt, aus seinen vielfältigen Erfahrungen Nutzen zu ziehen, um sowohl seine Innenwelt wie auch seine Umwelt aktiv zu gestalten, wohl wissend, dass er selbst von dieser Umwelt beeinflusst wird. Im Gegensatz zur Psychoanalyse, die in Analogie zum medizinischen Krankheitsmodell davon ausgeht, dass das direkt erfassbare Symptom nur Ausdruck einer tiefer liegenden Störung (z.B. eines unbewussten Konflikts) ist, ist für die Verhaltenstherapie das "Symptom" selbst ein Teil des Problems. Jedes gesunde oder kranke Verhalten ist eng mit den inneren und äußeren Lebenswelten (Denk- und Gefühlswelt : konkrete Lebensbedingungen bis hin zum Kulturkreis) verknüpft (vgl. Sorgatz 1988).

Die aktuelle Entwicklung zeigt eine Tendenz zur Überwindung schulengebundener (und damit theoretisch begrenzender) Ansätze und zur Weiterentwicklung in Richtung einer integrativen Orientierung („integrative Verhaltenstherapie", „psychologische Therapie", „Neuropsychotherapie"). Dies ist konsequenter Weise auch mit einer zunehmenden Komplexität in der Modellbildung für das Konstrukt „Menschenbild" verbunden.

1. Integrative Verhaltenstherapie als moderne psychologische Psychotherapie

Die „Verhaltenstherapie" zählt mit der Psychoanalyse zu den zwei - historisch und wissenschaftlich betrachtet - fundamentalen Psychotherapietraditionen. Wenngleich die vielen theoretischen und praktischen Ansätze (z.B. *klassische Verhaltenstherapie, Verhaltensmodifikation, rational-emotive Therapie, multimodale Therapie* oder *Breitbandverhaltenstherapie, interpersonelle Verhaltenstherapie, behaviorale Familientherapie, interaktionelle Verhaltenstherapie, dialektisch-behaviorale Therapie, Verhaltensmedizin und Biofeedback, kognitive Therapie* und *kognitiv-behaviorale Therapie*) heute kein einheitliches Schulengebäude mehr ergeben, so verbindet doch alle „verhaltenstheoretischen" Konzepte die Forderung nach empirisch-wissenschaftlicher Überprüfung ihrer Vorgehensweisen und Wirkelemente. Für die Nutzung dieser relativ großen, international verankerten Therapierichtung wird heute - insbesondere für die Anwendung innerhalb medizinischer Rahmenbedingungen - eine methodenoffene Konzeption favorisiert, die in ihrer modernen kognitiv-behavioralen Form hier als „integrative Verhaltenstherapie“ oder „psychologische Psychotherapie“ bezeichnet wird. Ihre allgemeinen Kennzeichen sind die gute wissenschaftliche Fundierung, die große Anwendungsbreite, ihre transparente Therapiegestaltung und das breite Spektrum an Methoden sowie der emanzipatorische Ansatz „professionelle Hilfe zur Selbsthilfe“.

Dies und die Einbettung in die erweiterte biopsychosoziale Theorie von Gesundheit und Krankheit (vgl. *Egger* 1993, 2005) unterstützt überdies die gewünschte Integration von psychosozialen und biomedizinischen Aspekten in der ärztlichen Praxis in hervorragender Weise und versucht die Kluft zwischen (a) einer somatisch und (b) psychotherapeutisch orientierten Medizin zu überbrücken. Nimmt man alle Therapieformen zusammen, die der *kognitiv-behavioralen* Richtung zuzuordnen sind, ist diese „Schule“ laut empirischer Psychotherapieforschung die zur Zeit vergleichsweise effektivste Behandlungsform innerhalb medizinischer Anwendungsbereiche. Im Übrigen weist die Gruppe der verhaltenstheoretischen Psychotherapien eine gute Passform mit einer Reihe anderer therapeutischer Ansätze auf, da der theoretische Überbau einer empirisch-psychologischen Meta-Theorie entspricht (s.a. *Beitmann* 1989, *Beitmann* et al 1989, *Petzold* 2003a, *Grawe* 2004). Diese metatheoretische Konzeption ist gestützt von Ansätzen der Kognitions- und Emotionspsychologie, der Handlungstheorien, Konzepten der Sozial- und Kommunikationswissenschaften, der Neurobiologie, Medizin und Evolutionstheorie u.a. - ein Rahmen, der die Aufnahme weiterer Ansätze jederzeit ermöglicht, sofern die Grundbedingungen der empirischen Stichhaltigkeit erfüllt sind.

2. Menschenbildannahmen in der Verhaltenstherapie

2.1. Vorbemerkung

Es darf davon ausgegangen werden, dass psychotherapeutische Theorien sowie das darauf begründete therapeutische Handeln in Vorstellungen über das Wesen des Menschen ihren Ausgang nehmen. Welche anthropologischen Grundannahmen liegen beispielsweise der frühen, also historisch ältesten Verhaltenstherapie zugrunde und welchen Wandel haben diese im Laufe der Entwicklung der verhaltenstherapeutischen Ansätze in den letzten Jahrzehnten erfahren? Wenngleich man heute angemessener von einer *verhaltenstherapeutischen Tradition* (im Sinne einer weit verzweigten verhaltenstherapeutischen Schule oder einer kognitiv-behavioralen Therapieorientierung) als von *der* Verhaltenstherapie sprechen müsste, soll doch versucht werden, die Menschenbildannahmen wichtiger klassischer verhaltenstherapeutischer Konzepte zu beleuchten.

Unter dem Begriff *Menschenbild* (bzw. Menschenmodell, s. Kohl & Egger 1996, Nötzel 1987, Vogler 1972) werden Annahmen über das Wesen des Menschen verstanden, welche die Grundlage psychologischer bzw. psychotherapeutischer Theorien bilden und in der Folge psychologisches bzw. psychotherapeutisches Handeln bewusst und unbewusst leiten. Psychologische Modelle vom Menschen sind auf einer Wertungsbasis, d.h. auf den Werten und Einstellungen der jeweiligen zugrunde liegenden Gesellschaft gegründet und können streng genommen daher empirisch weder bestätigt noch widerlegt werden. D.h. sie sind einerseits von den gesellschaftlichen, philosophischen, kulturellen, ökonomischen sowie politischen Tendenzen der jeweiligen Zeit abhängig. Andererseits werden sie auch von den innerhalb einer wissenschaftlichen Gemeinschaft tradierten (bzw. sich durchsetzenden) Vorstellungen über den Menschen, dem zur jeweiligen Zeit vorherrschenden wissenschaftlichen Klima, von biographischen Momenten sowie vom Selbstbild des oder der Theorie- bzw. Therapiegründer(s) mitbestimmt. Sämtliche dieser Determinanten üben freilich einen wechselseitigen Einfluss aufeinander aus.

Menschenbilder als implizite Voraussetzungen psychologischer und psychotherapeutischer Theorien sind für Psychologie sowie Psychotherapie von weit reichender Bedeutung. Die wichtigste Funktion ist neben der heuristischen die konstituierende Funktion von Menschenmodellen. Mittels psychologischer Modelle, zumeist in Form von Metaphern, wird der Gegenstand der Psychologie konstituiert und somit gleichzeitig Realität geschaffen, die sich im Sinne einer „self-fulfilling prophecy" fortwährend selbst bestätigt. Indem nämlich bestimmte Aspekte der Wirklichkeit beleuchtet werden, folgt daraus, dass sich auch die Forschungsmethoden der Psychologie und die Praxeologie der Psychotherapie (also psychologisches bzw. psychotherapeutisches Handeln) an diesen Gesichtspunkten orientieren. Daraus ergibt sich ein latentes Gefahrenmoment, dass wissenschaftliche Forschung, im besonderen im Bereich der Psychologie und Psychotherapie - voreingenommen durch den eigenen, möglicherweise zu wenig reflektierten, methodischen Anspruch - verzerrt wird und den Erkenntnisprozess zu einem andauernden Streitfall um die „richtige" Position macht.

Wurzeln und Schulen der Psychotherapie

© J.W. EGGER & W. PIERINGER

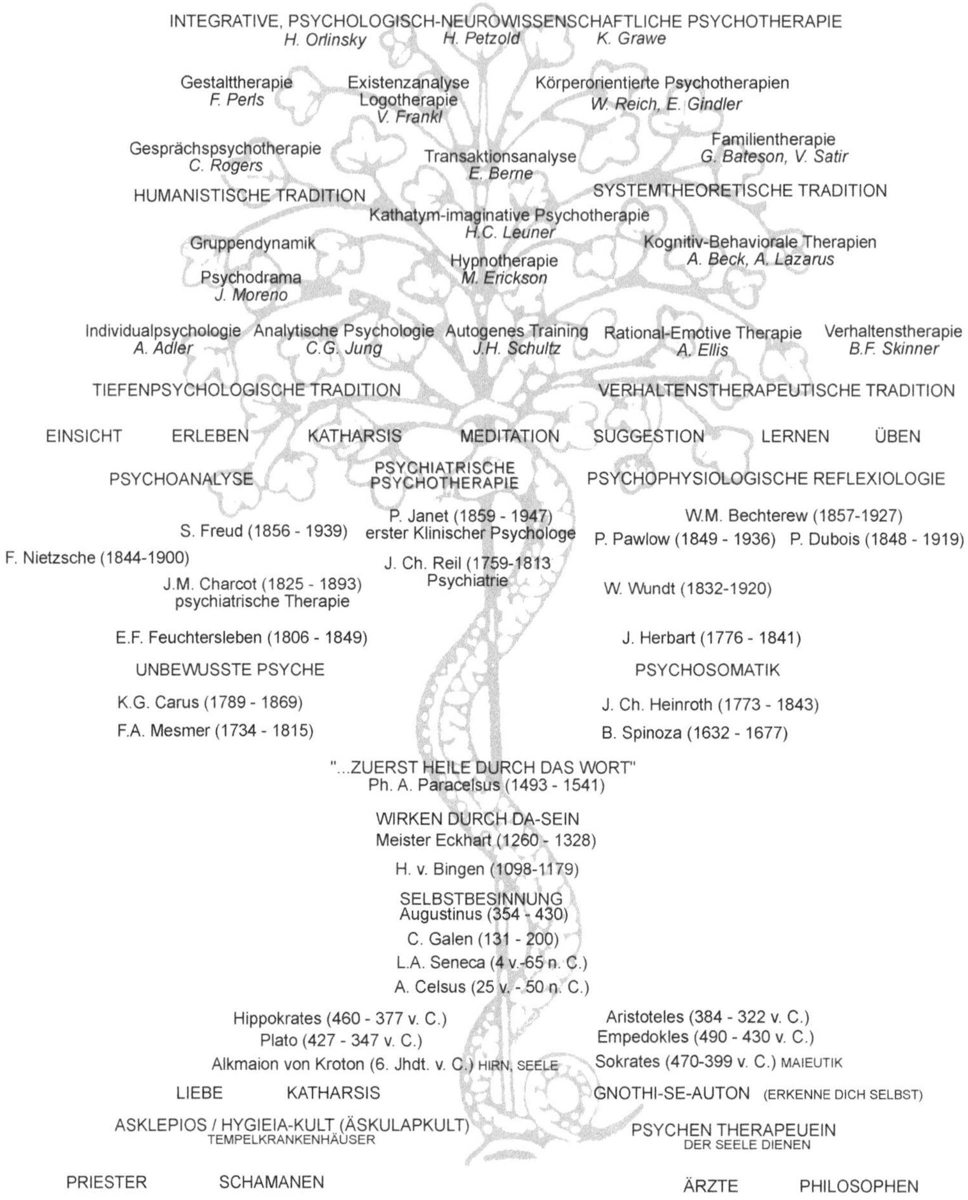

Da die den Gegenstand der Psychologie konstituierenden Menschenbilder auf einem Wertefundament gegründet sind und in ihnen nicht zuletzt auch Idealbilder, Welt- und Gottesbilder sowie Selbstbilder ihre Entsprechung finden, können auch Psychologie und Psychotherapie nicht als frei von jeglicher Wertgrundlage betrachtet werden. Der sich daraus ergebenden Gefahr einer Ideologisierung (d.h. interessensgebundene Interpretation der „Realität") kann am besten durch eine Auseinandersetzung mit der anthropologischen Basis der Psychologie und Psychotherapie und die Offenlegung der Annahmen über das „Wesen" des Menschen begegnet werden.

Die psychologischen und psychotherapeutischen Schulen sind durch eine große Heterogenität in ihren Menschenbildannahmen und - darauf aufbauend - ihres Forschungsgegenstandes gekennzeichnet. Dennoch lassen sich in der Geschichte der Psychologie - vereinfacht dargestellt - zwei Hauptströmungen und mit ihnen zwei konträre Auffassungen über das Wesen des Menschen erkennen. Dies entspricht der Auseinandersetzung zwischen *naturwissenschaftlicher* und *geisteswissenschaftlicher* Orientierung. Die naturwissenschaftliche Ausrichtung hat entscheidende Impulse aus der anglo-amerikanischen und russischen Tradition der frühen Psychologie erhalten. Sie war geprägt von technischen Analogie-Modellen und durch eine mechanistisch-deterministische Sichtweise vom Menschen gekennzeichnet, wobei in der russischen Psychologie ‚nach Pawlow und Bechterew' insbesondere in der Tradition von Vygotskij, Lurija, Leont'ev und Galperin mit ihrer tätigkeitspsychologischen und kontextheoretischen Sicht dieser Determinismus überschritten wurde (vgl. Lurija 1979, 1998, Petzold pers. Mitt. 2006). Damit verbunden war die arbeitsmotivierende Hoffnung, die endlose Spekulation über psychologische Phänomene zu beenden und objektive (intersubjektiv prüfbare) Forschungsstrategien einzusetzen. Der Weg dazu war von angrenzenden empirischen Wissenschaften schon äußerst erfolgreich vorgezeichnet (s. Schorr 1984, Kohl & Egger 1996).

Demgegenüber entwächst die geisteswissenschaftliche Strömung innerhalb der Psychologie hauptsächlich dem europäischen geistesgeschichtlichen Klima. Hier spielten viel mehr philosophische Überlegungen zur „Natur" des Menschen eine Rolle, mit unterschiedlichen und im Kern nicht-empirisch überprüften Positionen, aber mit Ansprüchen und Werthaltungen, die in der Frühphase der Entwicklung der Psychologie als eigenständige Wissenschaft eher als hinderlich gesehen wurden: Der Mensch sollte als ein aktives, aus eigenem Antrieb handelndes, verantwortungsfähiges Individuum gesehen werden, als „beseeltes" Wesen und Gottes Schöpfung. Die bis in die Gegenwart andauernde Kontroverse zwischen diesen beiden Hauptströmungen *Evolution* und *Emanation* innerhalb der Psychologie ist im wesentlichen in diesen gegensätzlichen Betrachtungsweisen vom Menschen begründet (s.a. Egger et al 1985, Egger 1993).

Tabelle 1: PSYCHOTHERAPEUTISCHE TRADITIONEN - die 4 theoretischen Basiskonzepte (Richtungen) oder historische „Schulen" der Psychotherapie (1-4) und deren aktueller Überwindungsversuch (5) (Egger, 1993a,b, 2004)

1. DIE **TIEFENPSYCHOLOGISCHE SCHULE,** **Psychoanalyse** (von Freud ursprünglich als Erkenntnisinstrument und nicht als Behandlungsform konzipiert) und daraus entwickelte psychodynamische bzw. "tiefenpsychologische" Therapien; erste Konzeption vor etwa 100a; Wegbereiter dessen, was wir heute unter „Psychotherapie" verstehen; das menschliche Wesen ist primär evolutionär-biologischer, d.h. insbesondere triebhafter Natur; der Mensch ist aber prinzipiell in der Lage, diese Triebe durch einen einsichtsgenerierenden Prozess auf bewusster Ebene zu „zähmen" und eine moralisch-ethische Orientierung zu begründen; Fokus: Aufdecken von "Unbewusstem" und spezifische, langfristige Patient-Therapeut-Beziehung
2. DIE **VERHALTENSTHEORETISCHE SCHULE,** kognitiv-behaviorale Psychotherapien bzw. „**Verhaltenstherapien**" (auch: psychologische Psychotherapie); auf der erfahrungswissenschaftlichen Psychologie aufbauend; *Verhaltensanalyse* (als Teil einer komplexen *Problemanalyse*); erste theoretische Ansätze um die Jahrhundertwende (ursprünglich behavioristisch orientiert); der Mensch ist seinem Wesen nach weder gut noch schlecht; er ist das jeweilige Produkt seiner genetischen Ausstattung und spezifischen Lebensbedingungen; evolutionsbiologisch/genetische und öko-soziale Determinanten begründen sein Verhalten (Dimensionen des Verhaltens sind dabei: Gedanken, Gefühle, physiologische Reaktionen und Handeln); Fokus: konkrete Änderung von intrapsychischen und beobachtbaren Verhaltensaspekten; der Patient erlernt in einem transparentem Therapie-Setting seine eigene Behandlung (Hilfe zur Selbsthilfe)
3. DIE **HUMANISTISCHE SCHULE,** auf sog. Wachstumspsychologie ("dritte Kraft") aufbauend; z.B. "**Gesprächspsychotherapie**"); Inkongruenzanalyse; ab zweiter Hälfte dieses Jahrhunderts; der Mensch ist prinzipiell "gut", er strebt nach Selbstverwirklichung / Selbstaktualisierung, d.h. er entwickelt sich - bei entsprechender Förderung - emanativ; Fokus: Selbstaktualisierung; Sinn- und Werte-Orientierung; spezifische Klient-Therapeut-Beziehung: Empathie/Authentizität/Kongruenz; viele und theoretisch nicht vereinheitlichte Ausformungen für psychotherapeutisches Handeln
4. DIE **SYSTEMISCHE PERSPEKTIVE**, Anlehnung an die Allgemeine Systemtheorie (Analogiemodell), konstruktivistisches Konzept; z.B. systemische "**Familientherapie**"; relativ junge Entwicklung mit Strahlkraft auf die bereits erprobten "traditionellen" Psychotherapietheorien; der Mensch muss als Teil eines sozialen Systems - d.h. einer sozialen "Ganzheit" mit ihrem komplexen Beziehungsgefüge - verstanden werden; Erweiterung der allg. psychotherapeutischen Perspektive mit Fokus auf „System"; in Entwicklung begriffen
5. DIE **INTEGRATIVE PERSPEKTIVE** aktuellste Entwicklung in der wissenschaftlichen Psychotherapie, über primär empirisch vorgehende Wirksamkeitsforschung (Selektion von vorgefundenen effektiven Konzepten) werden synoptische Ansätze entworfen, welche auf erweiterter systemtheoretisch-biopsychosozialer Grundlage aufbauen, Weiterentwicklung zu einer allgemeinen theoretischen Plattform für Psychotherapie (unter Vermeidung eines Eklektizismus), Nutzung insbesondere auch von aktuellen evolutionspsychologischen und neurobiologischen Kenntnissen („**Allgemeine Psychotherapie**", „Psychologische Therapie" und „Neuropsychotherapie" / Grawe, „Integrative Therapie" / Petzold, „Psychologische Psychotherapie" ...); Versuche zur Überwindung des „Schulendenkens"der herkömmlichen Psychotherapie durch metatheoretische Fundierung

Anmerkung zur Tabelle 1: Bekanntlich weist die „Psychotherapie" der Gegenwart keine einheitliche theoretische Basis auf, d.h. eine „Psychotherapie" als solche gibt es nicht. Vielmehr finden sich unter diesem Etikett ganz verschiedene theoretische Ansätze, solche mit großer Tradition und erheblicher theoretischer und/oder praktischer Kompetenz und solche, die aus der Hochsitzperspektive als Ergänzung oder Detail erscheinen, und aufgrund ihrer begrenzten Reichweite und einer noch ausstehenden objektiven

Wirkungsforschung wissenschaftlich nicht als eigenständige Psychotherapie ausgewiesen sind (Grawe 1992, 1994, 1998, Reimer et al. 2000). So erscheint der Zustand dessen, was wir heute „Psychotherapie" nennen, wie die Physik vor Newton. Die in Tabelle 1 gegebene Aufstellung vermag daher auch nur eine grobe Kategorisierung der wichtigsten Ansätze zu liefern.

Für das abgelaufene 20. Jahrhundert gilt, dass im Kern nur zwei wirklich fundamentale theoretische Grundpositionen für die psychologische Therapie ausformuliert und in der Praxis ausreichend getestet wurden: das Konzept der *Psychoanalyse* mit seinen *tiefenpsychologischen Schulen* und das empirisch-psychologische Konzept mit seinen *kognitiv-behavioralen („verhaltenstherapeutischen") Ansätzen.* Die Gruppe der *humanistischen Theorieansätze* für die Psychotherapie ist zwar ebenfalls zumindest seit der Mitte des 20. Jahrhunderts eine wertvolle Bereicherung, gilt aber aufgrund ihrer kaum überprüften Grundannahmen oder nicht überprüfbaren Axiomen (z.B. „Der Mensch an sich ist gut") als theoretisch unvollkommen (auch in Hinblick auf das weitgehende Fehlen einer Krankheitstheorie) oder als empirisch unbefriedigend abgesichert. Solche kritischen Einwürfe dürfen allerdings nicht darüber hinwegsehen lassen, dass ihre Beiträge - z.B. zur Gestaltung der Therapeut-Patient-Beziehung inklusive der Gesprächsführung oder die Nutzung kreativer Gestaltungselemente - von unschätzbarem Wert für das weite Land der aktuellen Psychotherapie sind. Eine dazu vergleichsweise noch junge „Tradition"innerhalb der Psychotherapielandschaft ist eine echte Herausforderung für die etablierten Formen der psychologischen Heilkunde: Die sogenannte *systemische Perspektive* erweitert den Blick dramatisch in Richtung systemischer Variablen (familiäre Einbettung, soziale Subgruppen ...) und bringt mit ihren Anleihen bei den Grundlagen der Allgemeinen Systemtheorie - allerdings in Form von oftmals saloppen Analogiemodellen und stark vereinfachten theoretischen Konzepten - eine Blickfelderweiterung für interpersonales Verhalten in Gesundheit und Krankheit. Eine neutrale bis wohlwollende Grundhaltung gegenüber dieser Entwicklung lässt die Erwartung gerechtfertigt erscheinen, dass diese Perspektive tatsächlich auch eine Strahlkraft auf die bisherigen bewährten Grundlagen der Psychotherapie ausüben wird. Die Hoffnung auf eine Überwindung der partiellen Sichtweisen und der Begründung einer „great unified theory of psychotherapy" liegt allerdings in der „integrativen Perspektive" (s. Punkt 5 in der Tabelle 1). Sie bildet das Arbeitsgebiet all jener Forscher und Praktiker, denen jeder Methodenmonismus schon aus wissenschaftslogischen und natürlich auch praxeologischen Überlegungen heraus als völlig unzureichend erscheint.

Die zugrunde liegenden Menschenbildannahmen für eine Psychotherapie können aus dem gesamten therapeutischen System, einschließlich der Therapietheorien, der Praxeologie und dem therapeutischen Handeln erschlossen werden. Für das therapeutische Handeln zeigt sich in der gegenwärtigen Phase der Psychotherapieentwicklung (s. vergleichende Psychotherapieforschung; z.B. Grawe 1992, Grawe et al. 1994), dass ein einseitiges Vorgehen nach einem bestimmten Paradigma für eine bestimmte Zeit zwar erkenntnistheoretisch nützlich ist, dass aber in Hinblick auf das Verständnis des Gesamtprozesses psychotherapeutischen Tuns die unterschiedlichen Paradigmen psychotherapeutischer Richtungen zu integrieren wären. Man kann davon ausgehen, dass einzelne theoretische Konzeptionen über den Menschen stets nur einen Teilaspekt des Wesens des Menschen zu erfassen imstande sind, jedoch der Komplexität und Vielfältigkeit des Menschseins nicht annähernd gerecht werden (vgl. Pieringer 1995, Pieringer & Egger 1999). Überdies besteht die Gefahr, über das rigide Anwenden von Modellvorstellungen den Menschen selbst aus dem Blickfeld zu verdrängen (Beitmann 1989, Petzold 2003a).

Tabelle 2: **Leib-Seele-Theorien (= Materie-Geist-Theorien** oder **Gehirn-Seele-Modelle)** - zum Streit über die „richtige" Theorie für die psychosomatischen Wissenschaften (Egger 2004)

psychophysischer Parallelismus
(1) **Leibnitz** war der Ansicht, dass Geist und Körper zwei ganz verschiedene Formen der Existenz darstellen und sich gleichsam in einer vorgegebenen Harmonie ohne Einfluss aufeinander verhalten. Dieser **PSYCHOPHYSISCHE PARALLELISMUS** konnte sich wegen der offensichtlichen gegenseitigen Beeinflussbarkeit bzw. Wechselwirkungen von physischen und psychischen Ereignissen nicht halten.

psychophysischer Dualismus
(2) **Descartes** formulierte den **PSYCHOPHYSISCHEN DUALISMUS**, der ebenfalls von zwei verschiedenen Formen der Existenz von Körper und Seele ausgeht, welche sich seiner Ansicht nach allerdings interaktiv verhielten und sich gegenseitig beeinflussten. Gilt ebenfalls als überholt.

Materialismus
(3) **Hobbes** vertrat die Theorie des **MATERIALISMUS**, wonach die Wirklichkeit immer eine physische Wirklichkeit sei und eine davon losgelöste, andere Realität wie die von mentalen Phänomenen nicht existiere. Diese materialistische philosophische Grundorientierung - die Basis unserer Naturwissenschaften - hat wiederum *drei* Subtheorien hervorgebracht:
a. den **Reduktionismus**, wonach das Mentale auf das Physikalische reduziert werden könne und somit vollkommen durch die Analyse der zugrunde liegenden physischen Prozesse erklärbar sei (gilt als zu eingeschränkt),
b. geistige Phänomene seien nur **Epiphänomene**, also sekundäre oder zufällige Effekte von physischen Prozessen (gilt als wenig überzeugend) und
c. den **emergenten Materialismus**, die zur Zeit mächtigste erkenntnistheoretische Grundposition: geistige Phänomene entstünden bzw. erwüchsen aus physischen Phänomenen - gleichsam als *systemische Ganzheiten*, hervorgebracht aus der Interaktion von physischen Prozessen; geistige Prozesse hätten danach systemische Eigenschaften, die nicht auf die Eigenschaften ihrer Konstituenten reduziert werden könnten - wie dies in der Allgemeinen Systemtheorie propagiert wird (vgl. G. Engel, H. Weiner, "biopsychosoziales" Modell).

Leib-Seele-Identitäts-Theorie
(4) Neben dem psychophysischen *Parallelismus,* dem psychophysischen *Dualismus* und dem *Materialismus* gibt es noch eine vierte fundamentale Theorie zum Leib-Seele-Problem, nämlich die LEIB-SEELE-IDENTITÄT von **Spinoza**. Er postuliert, dass Gehirnprozesse und Geisteszustand ein und dasselbe sind oder - anders formuliert - dass diese bloß verschiedene Arten des Verstehens des an sich gleichen Gegenstandes sind.

Eine Synthese des *emergenten Materialismus* und der *Leib-Seele-Identitätstheorie* ermöglicht gegenwärtig erstmals eine integrative Rahmentheorie für die "psychosomatischen" Wissenschaften, welche geistige und physische Phänomene in einer vereinheitlichten Sicht erkennen lässt (vgl. Goodman in Egger 1993).

2.2. Historische Konzepte

Da sich die „Verhaltenstherapie" aus einer Vielzahl unterschiedlicher theoretischer Ansätze zusammensetzt (s.z.B. Reinecker 1987, Margraf 1996) und im Zuge ihrer wissenschaftlichen Weiterentwicklung mehreren Paradigmawechseln unterworfen war, unterliegen auch ihre Grundannahmen und Vorstellungen über den Menschen fortwährenden Veränderungen. So spricht man nach der breitenwirksamsten Umwälzung innerhalb der verhaltenstheoretischen Schule - der sog. „kognitiven Wende" vor etwa 30 Jahren (s.z.B. Hoffmann 1979) - lieber von kognitiv-behavioralen Therapien und könnte unter der traditionellen Sammelbezeichnung „Verhaltenstherapie" - d.h. wenn man alle unter diesem Etikett sinnvoll einordenbaren Ansätze zusammennimmt - heute die Ganzheit der empirisch-psychologischen Behandlungsverfahren verstehen. Um die im Vergleich zu ihrer Gründerzeit sowohl theoretisch wie praktisch äußerst bedeutsamen Entwicklungen (und damit verbundenen Veränderungen) im Namen auszuweisen, soll im Weiteren von „moderner Verhaltenstherapie", „integrativer Verhaltenstherapie" oder auch von „psychologischer Psychotherapie" gesprochen werden.

Der Wandel in den anthropologischen Prämissen geht natürlich auch mit den gesellschaftlichen, kulturellen bzw. geistesgeschichtlichen Tendenzen der Zeit sowie mit dem Fortschritt auf anderen Forschungsgebieten einher. Als die wesentlichsten historischen Wurzeln der Verhaltenstherapie gelten die russische Reflexologie (psychosomatische Reflexlehre), zu deren namhaftesten Vertretern der russische Physiologe Pawlow und der Psychiater Bechterew zählen, sowie Watson (1968), der Vater des „amerikanischen" bzw. „klassischen" oder „metaphysischen" Behaviorismus. Sie betrachteten - ebenso wie später Skinner, der Vertreter des sogenannten „beschreibenden" Behaviorismus - den Menschen in einer komplex-mechanistischen Weise und versuchten, menschliches Verhalten mit Hilfe des Stimulus-Response- bzw. Reiz-Reaktions-Paradigmas zu erklären. Sie vertraten die Ansicht, dass menschliches und tierisches Verhalten nach denselben Lernprinzipien, d.h. denselben Konditionierungsvorgängen ablaufen. Diese, etwa 100 Jahre alte Position sieht die menschliche Existenz als primär den Einflüssen seiner Umgebung ausgeliefert. Bei Skinner (1973a,b, 1978) gewinnt der Mensch allerdings insofern an Einflussmöglichkeiten, als letzterer einige seiner Umgebungsbedingungen verändern kann, sodass diese für ihn vorteilhafte Effekte zeitigen. Menschliches Handeln ist laut Skinner zweck- bzw. nutzenorientiert, zumal der Mensch mit seinem Verhalten für sich positive Konsequenzen zu realisieren trachtet (s.a. Schorr 1984).

Es waren nicht Pawlow - übrigens ein tiefgläubiger Christ - oder Bechterew, deren Rezeption im Westen weit weniger differenziert erfolgte als heute in den VT-Lehrbüchern angedeutet wird (s. dazu Salter, 1949, einen der frühen Pawlowianer), sondern Skinner und Watson, die die Frage nach einem „Gewissen" als jenes „Bedürfnis nach Verstärkung" beim Menschen sowie beim Tier erklärten, welches durch die im Zuge der phylogenetischen Entwicklungsgeschichte als Produkt der evolutionären Auslese und demnach als ein jedem Organismus innewohnendes, ureigenstes biologisches Prinzip zu verstehen ist. Eigenschaften oder Fähigkeiten wie etwa Kreativität, Phantasie, künstlerische, aber auch religiös-spirituelle Ausdrucksmöglichkeiten des Menschen wurden in dieser (biologistischen) Sichtweise als zusammengesetzte, auf basalere Wurzeln reduzierbare Phänomene gesehen. Aus der Betonung phylogenetischer bzw. biologischer Komponenten ergibt sich ein materialistisch-monistischer Standpunkt, wonach seelisch-geistige Prozesse - sofern sie als solche existieren - als Ausdruck bzw. Nebenprodukt körperlicher Vorgänge betrachtet werden. Skinner, der die Existenz kognitiver Prozesse nicht ausdrücklich leugnet, vertritt jedoch die Ansicht, dass diesen für das therapeutische

Vorgehen im Zuge der funktionalen Analyse des Verhaltens vorerst keine Bedeutung zukommt. Wichtig für die Erklärung und Kontrolle des Verhaltens sind dem Verhalten vorausgehende sowie nachfolgende Ereignisse. In diesem Sinne wird Skinners nicht-vermittelnder Ansatz auch als „black-box"-Modell des Menschen bzw. des menschlichen Verhaltens bezeichnet (s.z.B. DGVT 1986).

Wenngleich uns heute derartige theoretische Positionen verwundern (Groeben & Scheele 1977), ist doch anzumerken, dass diese für die wissenschaftliche Auseinandersetzung mit den damals z.T. recht obskuren „geisteswissenschaftlichen" Erklärungen über das Funktionieren des menschlichen Organismus von großer funktionaler Bedeutung waren. Ohne derartige Gegenpositionen wäre ein wissenschaftlicher Fortschritt schwer erreichbar. Zum anderen sind die Grundideen eines emergenten Materialismus auch heute für den größten Teil der Wissenschaften gültig, wenngleich in einer wesentlich differenzierteren Ausformulierung (vgl. aktuelle Neurobiologie, Roth 2001, 2003, Hüther 2003, Singer 2003).

In den für die Verhaltenstherapie wichtigen frühen Arbeiten von Wolpe und Eysenck um die Mitte des 20.Jahrhunderts lassen sich erste Versuche erkennen, kognitiven Variablen eine gewichtigere Stellung einzuräumen. Kognitive Faktoren bzw. Bewusstseinsvorgänge, sogenannte „inner events", würden dabei denselben klassischen und operanten Lernprinzipien wie beobachtbares Verhalten unterliegen. Gedanken und Gefühle sind größtenteils auf neurophysiologischen Korrelaten basierende klassisch konditionierte Reaktionen, die demnach in hohem Maße von Umgebungsfaktoren geprägt werden und in diesem Sinne ebensowenig „autonom" bzw. „frei zu bestimmen" sind wie das „overt behavior". Während das Denken, Fühlen und Handeln des Menschen bei Wolpe (1972) weitgehend als von seiner Umgebung determiniert verstanden werden und diesem somit die Idee des selbstbestimmten, autonomen Handelns kaum zugesprochen wird, ist der Mensch bei Eysenck das komplexe Produkt von konstitutionellen, hereditären und Umgebungsbedingungen. Entstehen für Skinner und Wolpe psychische Störungen aufgrund von universellen Konditionierungsprozessen, sind bei Eysenck das Zusammenspiel bestimmter Persönlichkeitsmerkmale (hoher Neurotizismusgrad/hohe Introversionswerte bzw. hoher Neurotizismusgrad/hohe Extraversionswerte), spezifische Stimuluseigenschaften (Länge der Darbietung des bedingten Auslösers, Stärke des unbedingten Auslösers, phylogenetische Bereitschaft) sowie eine bestimmte Art von Konditionierungsvorgängen (Konditionierung vom Typ B) für die Ausformung und Aufrechterhaltung von psychischen Erkrankungen verantwortlich (Eysenck & Rachman 1972, Eysenck 1979). Damit versucht Eysenck, persönlichkeitspsychologische und lerntheoretische Überlegungen miteinander zu verschmelzen. Die Idee der „freien Entscheidung", der „Selbstbestimmung" des Handelns und damit der sittlich-ethischen Verantwortlichkeit oder des freien Willens des Menschen bleiben in all diesen Konzeptionen ungeklärt oder erscheinen möglicherweise als Fiktion. - Interessanterweise, und den humanistischen Idealen vom Menschen gegenläufig, wird diese Position heute von der neuesten neurobiologischen Forschung in weiten Zügen wissenschaftlich untermauert (vgl. Singer 2003, Roth 2001).

Bedingt durch den sich wandelnden Zeitgeist hat sich gegen diese behavioristisch-lerntheoretische Position zumindest seit der Mitte des vorigen Jahrhunderts auch in der Psychologie eine Gegenbewegung formiert, die sich als „dritte Kraft“ (Maslow) oder noch pointierter als „humanistische Psychologie“ (Schlagworte: Selbstaktualisierung und Selbstverwirklichung) bezeichnete und ihre Anleihen aus der Existenzphilosophie, aber auch aus religiösen und anderen Ansätzen bezog (für detailliertere Literaturbelege siehe Kohl & Egger 1996).

Tabelle 3: **Realismus** versus **Idealismus** - Vorstellungen zur Welt bzw. zur Wirklichkeit (Egger 2004; vgl. Wallner 1992, Peschl 1991, Popper 1984)

a. REALISMUS
Er nimmt eine "Welt an sich" an.
Naiver Realismus - die Welt ist so, wie sie ist; die Welt ist so, wie sie für uns (über unsere Sinne) wahrnehmbar ist; klassische Physik
Kritischer Realismus - die Welt ist so, wie sie uns erscheint, aber wir können uns dabei auch irren; es besteht keine Sicherheit in dem, was wir wahrnehmen
Hypothetischer Realismus - a l l e s Wissen ist vorläufiges Wissen und daher unsicher; evolutionäre Erkenntnistheorie (z.B. K. Lorenz, L. Boltzmann) *interner Realismus* - mathematische Konstrukte, Quanten (N. Bohr) oder Felder (Öser)
Konstruktivismus Wir bilden uns künstliche (vereinfachende) Modelle oder Anschauungen (Konstrukte), die uns dabei helfen, Wirklichkeitsaspekte des Macro-Meso-Micro-Kosmos zu testen. Im *radikalen Konstruktivismus* haben wir überhaupt nur diese Möglichkeit der Konstruktbildung, um etwas über die Welt an sich zu erfahren. Die Welt an sich ist nicht erfahrbar.

b. IDEALISMUS
Idealismus ist jede Philosophie, die in der uns umgebenden Wirklichkeit bloße Erscheinungen sieht, hinter denen die wahre Welt der sie begründenden Ideen verborgen ist.
praktischer Idealismus meint i.a. die durch Ideale bestimmte Weltanschauung und Lebenshaltung, die sich nicht mit dem begnügt, was ist, sondern ausgerichtet ist auf das, was sein soll.
theoretischer Idealismus Grundlegend für den theoretischen Idealismus ist die Philosophie Platons - bestimmt durch die Lehre von den Ideen, den ewig seienden, wahren Urbildern mit denen die sinnlich wahrnehmbaren Dinge (Schattenbilder) durch "Teilhabe" verbunden sind.
subjektiver Idealismus Eine extreme Form des Idealismus ist der subjektive Idealismus (Fichte), der das Bewusstsein als die objektiv wahre Welt bestimmt und daher die Außenwelt für ein Produkt des erkennenden Ichs hält.
kritischer Idealismus Kants kritischer Idealismus anerkennt zwar eine unabhängige Außenwelt. Diese ist uns aber nur in den vorgegebenen Formen unseres Erkenntnisvermögens zugänglich. Ihr "An-sich" (das "Ding an sich") bleibt unerkennbar.
absoluter Idealismus Höhepunkt der auf Kant folgenden Philosophie des deutschen Idealismus (Schelling) ist Hegels absoluter Idealismus, in dem sich "Wirklichkeit" und "Begriff" in der Idee als ihrer Einheit dialektisch "aufheben".

Evaluation:
An den Positionen des *Realismus* ist anzumerken dass die prinzipielle Möglichkeit des Scheiterns von Theorien das Beste an diesen Konzeptionen ist. Der Erkenntnisfortschritt ist damit ein gradueller - aber permanenter -, mit der Chance von Konvergenz von theoretischen Positionen im Sinne von „die besten Elemente werden in neuen Systemen integrierbar". Der *Idealismus* hat eine solche Chance nicht, er muss entweder anerkannt oder andererseits verworfen werden .

2.3. Neuere und aktuelle Modelle zum Menschenbild in der Verhaltenstherapie

Ein Brückenschlag zwischen den beiden Lagern gelang u.a. Bandura, der in seinem Konzept der menschlichen Psyche die Potenz einer (wegen seiner phylogenetischen Ausstattung und sozioökologischen Bedingungen begrenzten) Selbstbestimmung bzw. Eigenverantwortung zuschrieb. Für ihn ist der Mensch einerseits imstande, Einfluss auf seine Umgebung auszuüben, andererseits prägt die Umwelt auch in reziproker Weise das sozio-motorische Verhalten, die Gedanken und Emotionen. Für die Verhaltenstherapie entscheidend war sein Ansatz, wonach kognitive Prozesse das beobachtbare Verhalten vermitteln (s.z.B. Hecht 1987). Der Mensch erscheint nun primär als ein informationsverarbeitendes Wesen, das durch seine höheren geistigen (symbolischen) Fähigkeiten imstande ist, nicht nur durch unmittelbare Erfahrung, sondern auch stellvertretend, d.h. durch Beobachtung, zu lernen. Er ist im Prinzip in der Lage, aktiv und konstruktiv die Fülle der Informationen auf spezifische Weise aufzunehmen und zu verarbeiten. Er ist schließlich ein urteilsfähiges Wesen, da er bewusst vergangene oder kommende Ereignisse bewerten und aus mehreren Handlungsalternativen die vorteilhafteste auswählen kann (vgl. dazu das demonstrative Modell einer Analyse von Verhaltensdimensionen in einer konkreten Situation, Abb. 2). Der Mensch unterscheidet sich insofern von anderen tierischen Organismen, als er Kraft seiner symbolischen Fähigkeiten auch über sich selbst, sein eigenes Denken, seine Gefühle sowie sein Verhalten nachdenken kann. Auch Bandura vermag keine vorgegebene Existenz einer moralischen Instanz, eines „Gewissens", erkennen, und verweist daher auf die Notwendigkeit einer wechselseitigen Kontrolle der verschiedenen gesellschaftlichen Gruppen, Institutionen und regierenden Systeme, damit die Rechte des einzelnen sowie der unterschiedlichen Gruppierungen gewahrt bleiben. Diese verhaltenstheoretische Position wirkt auch aus heutiger Sicht durchaus akzeptabel.

Abbildung 2: „Verhaltensanalyse" - Dimensionen des menschlichen Verhaltens in einer konkreten Problemsituation („multimodale" Mikro-Analyse eines problematischen Verhaltens, vgl. Lazarus 1973, 1976, Franke 1981)

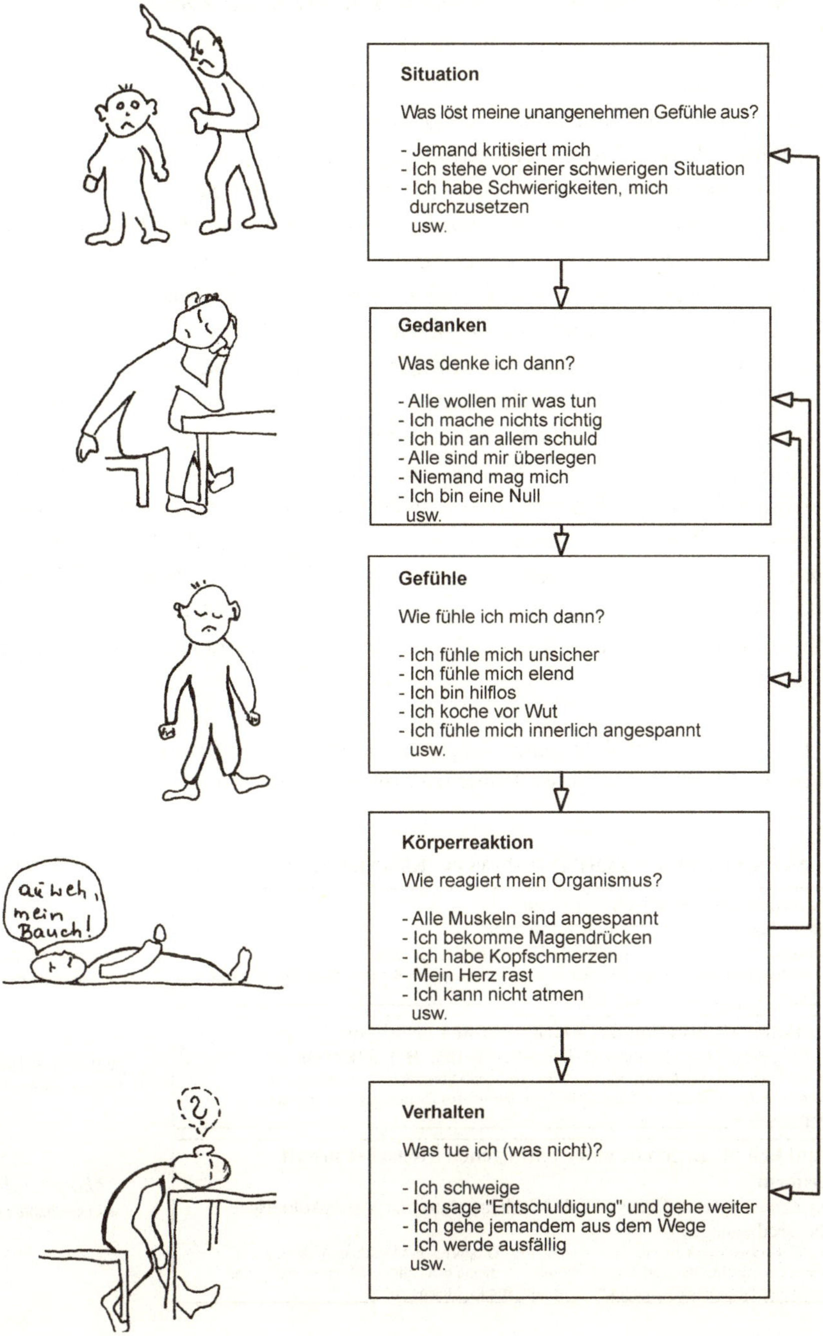

Abbildung 2
Verhaltensanalyse („Mikro-Analyse"): problematisches „Verhalten" (Gedanken, Gefühle, Körperreaktionen und Handeln) in einer konkreten Belastungssituation (vgl. Franke 1981)

Exkurs zum Krankheitsmodell der verhaltenstheoretischen Therapierichtung

Die intensive Beschäftigung mit den Wechselbeziehungen von Krankheit und Kranksein, Befund und Befinden hat seit den 70er Jahren des 20. Jahrhunderts eine neue Ära der psychosomatischen Krankheitsmodelle eingeleitet, in welchen psychischen, psychosozialen und. soziokulturellen Faktoren ein empirisch nachweisbarer Erklärungswert für das Phänomen Krankheit zugewiesen wird. *„Es muss vielmehr auf einen Krankheitsbegriff insistiert werden, der offen genug ist, um das ganze Spektrum der Leidenszustände von flüchtigen, morbiden Episoden bis zu irreversiblen Behinderungen zu umfassen und welcher der Natur des Menschen gerecht wird, indem er erlaubt, gleichermaßen die somatischen, psychischen und sozialen Aspekte von Krankheit zu thematisieren"*, fordert Pelikan (1977, zit.n. Franke 1981, S.30). Nach wie vor gilt die Feststellung von Rothschuh (1975, zit.n. Franke 1981, S.23-26). *„Allen diesen neuen Richtungen gemeinsam ist zunächst die Feststellung, dass Krankheit nicht identisch mit dem Pathologischen, sondern eine Weise des Mensch-Seins ist. Der Mensch ist nicht nur leiblich, sondern auch seelisch krank, Leben als leib-seelische Einheit". „Wir müssen uns wohl damit abfinden, dass es kein allgemeines, allgemeingültiges Prinzip für Krankheit gibt - alle Theorien beschreiben letztlich nur Ausschnitte und sind zudem abhängig vom jeweiligen Stand des Wissens".* - Dies ist der Boden für das systemtheoretisch begründete biopsychosoziale Modell von Krankheit und Gesundheit, dem auch die verhaltenstheoretischen Psychotherapieansätze verpflichtet sind (s. Tabelle 4).

Tabelle 4: zur Dimensionalität eines biopsychosoziales Verständnisses von Krankheit und Gesundheit (Engel, Schwartz, Weiss, Weiner u.a.; vgl. Egger, 1993b)

	A. MODELLE ZUM VERSTÄNDNIS VON "KRANKHEIT"	ABSTRAKTIONSEBENE (Krankheitsdimension):
I.	**Krankheit als somatische Störung** organischer bzw. organfunktioneller Befund *Beobachterperspektive:* Krankheit als materieller Befund primärer therapeutischer Ansatz: Mensch als komplexe Maschine, Problemlösung durch Experten (Therapeut als "Techniker"); Außenperspektive	*biomedizinisch* (disease/impairment)
II.	**Krankheit als Störung des Erlebens und Verhaltens** *Erlebnisperspektive:* Kranksein, Krankheitsgefühl, Befindlichkeit primärer therapeutischer Ansatz: Mensch hat Eigen- und Mitverantwortung, Änderung individuellen Erlebens und Verhaltens, Hilfe zur Selbsthilfe (Therapeut als Katalysator); Innenperspektive	*psychologisch* (illness/disability)
III.	**Krankheit als Ergebnis einer pathogenen Mensch-Umwelt-Passform** *Hochsitzperspektive:* Krankheit als "Fehlanpassung" an sozio-ökologische Lebensbedingungen primärer therapeutischer Ansatz: Bevölkerung bzw. Gruppen von Menschen, Änderung von externen (sozialpolitischen, ökologischen) Lebensbedingungen und Verhaltensänderung von Populationen (soziale und ökologische "Umwelt"politik); Metaposition	*öko-sozial* (sickness/handicap)

Synthese: DER BIO-PSYCHO-SOZIALE KRANKHEITSBEGRIFF umfasst alle drei Dimensionen (Abstraktionsebenen I+II+III) von „Krankheit" in Form eines integrierten, dynamischen und hierarchisch geordneten „ganzheitlichen" Verständnisses

B. MODELLE ZUM VERSTÄNDNIS VON "GESUNDHEIT"	ABSTRAKTIONSEBENE (Gesundheitsdimension):
I. **Gesundheit als somatische Unauffälligkeit** organische bzw. körperliche Funktionstüchtigkeit; *Beobachterperspektive:* Gesundheit als Ausschluss eines organpathologischen Befundes (ergibt *eine* Gesundheit, aber viele Krankheiten); *therapeutischer Ansatz:* Primärprophylaxe; prinzipiell: Mensch als komplexe Maschine, Problemlösung durch Experten (Therapeut als "Techniker"); kein Handlungsbedarf außer z.B. Schutzimpfung oder Risikofaktorenaufklärung; *Focus:* Außenperspektive	*biomedizinisch* (health)
II. **Gesundheit als vitales Erleben und Verhalten** *Erlebnisperspektive:* Gesundsein, Wohlbefinden, Vitalitätsgefühl; *therapeutischer Ansatz:* Gesundheitswissen, Gesundheitsmotivation, Gesundheitsverhalten (Gesundheitskompetenz); prinzipiell: Mensch hat Eigen- und Mitverantwortung, Änderung individuellen Erlebens und Verhaltens, Hilfe zur Selbsthilfe (Therapeut als Katalysator) persönlichkeitsgebundene und situative Verhaltensrisikofaktoren und Schutzfaktoren; *Focus:* Innenperspektive	*psychologisch* (wellness)
III. **Gesundheit als salutogene Mensch-Umwelt-Passform** *Hochsitzperspektive:* Gesundheit als gelungene Anpassung an sozio-ökologische Lebensbedingungen; *therapeutischer Ansatz:* Bevölkerung bzw. Gruppen von Menschen, Änderung von externen (sozialpolitischen, ökologischen) Lebensbedingungen und Verhaltensänderung von Populationen prinzipiell: (Mit)Verantwortung der sozialen und ökologischen "Umwelt"politik; public health; *Focus:* Metaperspektive	*öko-sozial* (public health)

Synthese: DER BIO-PSYCHO-SOZIALE GESUNDHEITSBEGRIFF umfasst alle drei Dimensionen (Abstraktionsebenen I+II+III) von „Gesundheit" in Form eines integrierten, dynamischen und hierarchisch geordneten „ganzheitlichen" Verständnisses

Im biopsychosozialen Modell bedeutet Gesundheit die ausreichende Kompetenz des Systems „Mensch", beliebige Störungen auf beliebigen Systemebenen autoregulativ zu bewältigen. Nicht das Fehlen von pathogenen Keimen (Viren, Bakterien etc.) oder das Nichtvorhandensein von Störungen/Auffälligkeiten auf der psycho-sozialen Ebene bedeuten demnach Gesundheit, sondern die Fähigkeit, diese pathogenen Faktoren ausreichend wirksam zu kontrollieren.
Krankheit stellt sich dann ein, wenn der Organismus die autoregulative Kompetenz zur Bewältigung von auftretenden Störungen auf beliebigen Ebenen des Systems „Mensch" nicht ausreichend zur Verfügung stellen kann und relevante Regelkreise für die Funktionstüchtigkeit des Individuums überfordert sind bzw. ausfallen. Wegen der interdependenten Verschaltung der Systemebenen ist es nicht so bedeutsam, auf welcher Ebene eine Störung generiert oder augenscheinlich wird, sondern welchen Schaden diese auch auf den unter- oder übergeordneten Systemen zu bewirken imstande ist. - Krankheit und Gesundheit erscheinen hier nicht als ein Zustand, sondern als ein dynamisches Geschehen. So gesehen muss Gesundheit in jeder Sekunde des Lebens „geschaffen" werden.

Für Ellis (Ellis et al. 1979, Ellis 1989), der ebenfalls die Bedeutung vermittelnder kognitiver Faktoren für das menschliche Verhalten hervorhebt, kann die Fähigkeit zu rationalem, vernünftigem bzw. logischem Denken und Handeln als ein wesentliches Charakteristikum des Menschen angesehen werden. Der Mensch, der sowohl durch biologische als auch durch Einflüsse seines unmittelbaren sozialen Bezugssystems sowie der gesellschaftlichen Lebensbedingungen geprägt wird, und deren (auch irrationale) Denkmuster er häufig übernimmt, hat die Möglichkeit, kraft seines logischen Denkvermögens zumindest teilweise dieser vielfältigen Determiniertheit zu entkommen. Mit einer solcherart optimistischen Sichtweise, wonach über den Weg der Veränderung von Gedanken bzw. Überzeugungen auch Emotionen und in der Folge das (sozial-motorische) Handeln veränderbar sind, wird Ellis - neben anderen bedeutenden kognitiven Verhaltenstherapeuten - einer jener Wegbereiter für eine markante Trendwende in der Menschenbildkonzeption der jüngeren Verhaltenstherapie. Auch der praktische Ansatz für die Behandlung von psychischen Störungen ändert sich damit von der Nutzung von bisherigen Konditionierungsparadigmata hin zur kognitiven Arbeit - z.B. an irrationalen Einstellungen („rational-emotive Therapie" sensu Ellis). Natürlich wird auch dieser Therapieansatz, der auf die Veränderung von irrationalen Kognitionen oder auf eine „kognitive Umstrukturierung" abzielt, nicht allen psychischen Problemen oder Erkrankungen gerecht. Widerspruch hat Ellis auch mit seinen teilweise nicht näher explizierten ethischen Prämissen erfahren, die er seinen Überlegungen zugrunde legt, und die eine durch den Verstand geleitete, funktionalistische Ethik darstellt. - Solche Kritiken treffen natürlich erst recht auf alle idealistischen Menschenbildmodelle zu, wie sie etwa in sog. humanistischen Therapieansätzen vertreten werden.

Exkurs zum Wechselspiel von Therapeutenpersönlichkeit und Therapiemethode

Die bisher angeführten Beispiele mögen zeigen, dass der Streit innerhalb der Schulen sich vor allem aus der Diskrepanz der Menschenbilder der Schulengründer und ihrer Therapie-Theorien ergaben (Pieringer & Egger (2000, s.a. Tabelle 1; im Falle der Verhaltenstherapie gibt es genau genommen keine Schulengründer, da sie aus der Emanzipation der damaligen Psychologie von der Philosophie bzw. abendländischen Geisteswissenschaft und der Entwicklung in eine empirische Wissenschaft vor etwa 100 Jahren erwachsen ist - hier steht also eine ganze Wissenschaftstradition zur Debatte, Pervin 1981). Dass unterschiedliche „Temperamente" (Charaktere) auch unterschiedliche primäre Denkstile und unterschiedliche Grundstimmungen verkörpern, ist seit der antiken Medizin (Hippokrates, Galen, die Lehre von den vier Temperamenten) bekannt. In der klinischen Medizin der Gegenwart wird dieser Aspekt weitgehend ausgeklammert. Innerhalb der psychotherapeutischen Medizin wird dies aber als zentrales Thema wieder offensichtlich. Mit dem vorherrschenden Temperament konstruiert sich ein leitendes Menschenbild. Von diesem ausgehend finden alle weiteren Strukturmerkmale einer Psychotherapiemethode eine spezifische Prägung: die Krankheitslehre, die Theorie der Diagnose, die Theorie der Therapie, die Schwerpunkte der Selbsterfahrung und die Technik der Intervention. Unvereinbare Widersprüche werden auch heute innerhalb der Schulen auftreten, vorwiegend dort, wo das vorherrschende Temperament des Therapeuten nicht mit wesentlichen Strukturmerkmalen der Methode übereinstimmt, aber auch dort, wo die in der Selbsterfahrung erkennbar gewordene Grundhaltung des Therapeuten mit den Maximen der schulischen Interventionstechniken kollidiert oder wertvoll erlebte Techniken anderer Schulen in der eigenen Ausbildung keine Resonanz finden (Reimer et al. 2000; einen Überblick zu VT-Standardmethoden für Interventionen gibt z.B. Fliegel et al. 1981).

Tabelle 5: Erkenntnismethoden (Pieringer & Egger 2000)

METHODEN der ERKENNTNIS	FOCUS der ERKENNTNIS
1. Phänomenologische Erkenntnismethode	Existenz bzw. „Sinn“ der Person
2. Dialektische Erkenntnismethode	Struktur bzw. „Wert“ der Person
3. Empirisch-analytische Erkenntnismethode	Konstitution bzw. Verhalten/Handeln der Person
4. Hermeneutische Erkenntnismethode	Funktion bzw. „Rolle“ der Person
Für die psychotherapeutische Medizin gelten die vier primären Erkenntnismethoden als (evolutionsbiologisch bzw. genetisch) vorgegebene, einander ergänzende wissenschaftstheoretische Leitlinien.	

Für die aktuelle, erweiterte, integrative Verhaltenstherapie (als empirisch-psychologische Tradition, Laireiter & Egger 1995) gelingt der Nachweis aller vier primären Erkenntnismethoden (Pieringer & Egger, 2000), bei deutlicher Priorität der empirisch-analytischen Erkenntnismethode. Damit verbunden ist ein im Vergleich zu allen anderen Psychotherapierichtungen markanter erfahrungswissenschaftlicher Forschungsvorsprung (s. Grawe 1997, 1998; Egger & Pieringer 1987). Die verhaltenstheoretische Gruppe zeichnet sich überdies durch eine Zunahme an phänomenlogischen und auch dialektischen Erkenntnismethoden in den letzten drei Jahrzehnten aus (zumindest beginnend mit der multimodalen Therapie von Lazarus, der dialektisch-behavioralen Therapie von Linehan und v.a. in den kognitiven Therapien von z.B. Beck, Meichenbaum (Meichenbaum & Cameron 1982), Mahoney; den schematheoretischen und plananalytischen Konzepten von Young oder Caspar und in Selbstorganisations- bzw. systemischen Ansätzen von Kanfer et al., s.z.B. Margraf 1996).

So zweckmäßig die Differenzierung von vier basalen Erkenntnismethoden für die theoretische Diskussion ist, so klar muss für die Praxis auch gesehen werden, dass jedes therapeutische Handeln zwangsläufig persons- und situationsgebunden ist. Niemals wirkt eine therapeutische Methode per se. Sie wird immer in einem Prozess der Vermittlung wirksam, d.h. ein individueller Mensch nützt in seiner Therapeutenrolle methodisches Wissen und Fertigkeiten und bringt - zum allergrößten Teil unbewusst - seine spezifischen menschlichen Eigenheiten in die Anwendung einer Psychotherapiemethode ein. Genau genommen gibt es keinen Psychoanalytiker oder Verhaltenstherapeuten, sondern verschiedene Menschen mit den ihnen jeweils typischen Persönlichkeitsmerkmalen, die als Therapeuten Wissen und Fertigkeiten aus dem Lehrgebäude der Psychoanalyse oder Verhaltenstherapie im therapeutischen Prozess auf eine für sie typische Art zur Geltung bringen. Längst ist auch klar geworden, dass für die therapeutische Praxis eine Integration unterschiedlicher Rollenverständnisse aufseiten des Psychotherapeuten erforderlich ist, wenn er nicht einen Teil der therapeutischen Problemstellungen in seiner Arbeit ausblenden will (s. Tab. 6). Er wird an verschiedenen Punkten im therapeutischen Prozess verschiedene Funktionen einnehmen und einmal mehr als „Techniker“, ein anderes Mal mehr als „Katalysator“ und wieder an einem anderen Punkt des Therapieprozesses mehr als „Begleiter" fungieren. Damit verbunden sind unterschiedliche Perspektiven für das Phänomen Krankheit und Kranksein. Die jeweilige Therapie-Tradition legt ihm dafür unterschiedlich ausreichende Erkenntnisse und Fertigkeiten zur Verfügung. Für den psychologischen Therapeuten, der in der Medizin tätig sein will, gilt z.B., dass er zu seiner Fachkompetenz jedenfalls auch ein Überblickswissen zu allen drei Interventionsklassen aufweisen muss.

Tabelle 6: beschreibende Formen therapeutischer Beziehungen

Formen interventiver Beziehungen Funktionen, die der Therapeut im Behandlungsvollzug einnehmen kann
(a) Therapeut ist primär **TECHNIKER** (Problemlöser) idealiter: Therapeut als Experte löst das Problem z.B. in Akutsituation *Krankheit* erscheint primär als etwas zu Korrigierendes, zu Bekämpfendes, als Unerwünschtes, Störung oder als Katastrophe Objekt/Objekt-Beziehung bzw. Subjekt/Subjekt-Beziehung
(b) Therapeut ist primär **KATALYSATOR** (Dialogförderer) idealiter: Therapeut kann Bedingungen schaffen, unter denen der Patient das Problem lösen kann z.B. Intervention als "Hilfe zur Selbsthilfe" *Krankheit* erscheint primär als Möglichkeit für Veränderungen und Neuorientierung ("Lebensphilosophie"-Justierung), bietet Chance zur Selbstbesinnung und Erkenntnis und damit zur Modifikation von eigenem Handeln Objekt/Subjekt-Beziehung
(c) Therapeut ist primär **BEGLEITER** (Wirken durch Da-Sein) idealiter: Therapeut kann Leid des Patienten aushalten, ohne dass Problemlösung möglich erscheint; z.B. teilhabende Begleitung in der Behindertenarbeit oder Sterbebegleitung *Krankheit* erscheint primär als zum Leben gehörend, als Teil unseres Seins, kann nicht gänzlich vermieden werden, Möglichkeit zur Versöhnung mit der Existenz des Lebens an sich Einheit von Objekt und Subjekt

Kanfer, ein Vertreter der aktuelleren Verhaltenstherapie (s. Kanfer et al. 1991), fasst den Menschen in seinem *Selbstmanagementansatz* ebenfalls als *informationsverarbeitendes* Wesen auf, das durch seine spezifische Art, Reize aus seiner Umgebung aufzunehmen und zu verarbeiten, gekennzeichnet ist. In Anlehnung an Banduras Theorie des reziproken Determinismus vertritt Kanfer einen interaktionistischen Standpunkt: Demzufolge wird der Mensch einerseits durch Umgebungsfaktoren beeinflusst; andererseits ist er in umgekehrter Weise auch imstande, seine Umwelt aktiv durch sein Verhalten zu beeinflussen. Kanfer, der den Terminus *Verhalten* explizit als *mehrdimensional* definiert, indem er die *physiologische*, die *handlungsmäßige* (sozial-motorische), die *kognitive* und die *emotionale* Ebene des Verhaltens unterscheidet, geht von einer *systemtheoretischen* Betrachtungsweise des Menschen aus.

In diesem systemtheoretischen Denkmodell wird der Mensch als komplexes System aufgefasst, das aus einer Anzahl von sich permanent in Fluktuation befindlichen Systemen besteht, die sich wiederum aus einer Vielzahl von anderen Systemen bzw. Subsystemen zusammensetzen. Gleichzeitig ist der Mensch selbst Teil von übergeordneten Systemen, wie etwa von sozialen Systemen, und letztendlich Teil des Kosmos (vgl. Abbildung 3).

Abbildung 3: G.L.Engels „Biopsychosoziales Modell" (1975), modifiziert und erweitert nach der „Theorie der Organischen Einheit" (organic unity theory, Goodman 1991) auf der Basis der Leib-Seele-Einheitstheorie nach Spinoza) ergibt als Synthese das „erweiterte biopsychosoziale Modell" oder body-mind-unity-theory (Übertragung, Ergänzung und Modifikation Egger 1993, 2001)

Hierarchie von Systemen
(grobe Rangordnung von Ganzheiten)

Netzwerk von physischen (materiellen) Begriffen (zugleich Wissenschaftsbereiche):

Netzwerk von geistigen (mentalen) Begriffen: (eingeschränkter Geltungsbereich markiert durch <--------)

UNIVERSUM
(nicht mehr beobachtbar, nur mathematisch erschließbar)
SUPERCLUSTER
GALAKTISCHE CLUSTER
GALAXIEN
MILCHSTRASSE [Makrokosmos]
ERDE / BIOSPHÄRE
VÖLKER / NATIONEN
KULTUR
GEMEINDE / SUBKULTUR <------------------------------------ ? (Grenze des subjektiven Erlebnisraumes)
FAMILIE
ZWEIER-BEZIEHUNG / LEBENSGEMEINSCHAFT

(POSITION DES BEOBACHTERS mit seinen technisch erweiterten Wahrnehmungsmöglichkeiten)

[Mesokosmos]

(POSITION DES sich selbst erlebenden SUBJEKTS)

PERSON (physiologische Gestalt/Körper & molares Verhalten)	---------->	REINE PSYCHO-PHYSIKALISCHE EREIGNISSE	<---------	**PERSON** (individuelle Erfahrung)
(objektivierbare Ereignisse)		*(das Ereignis an sich; die Realität als solche; prinzipiell nicht erfahrbar)*		*(Ereignis als privates Erleben)*

ORGANE
GEWEBE <------------------------------------ ? (Grenze des subjektiven Erlebnisraumes)
ZELLEN
MOLEKÜLE / DNS [Mikrokosmos]
ATOME
SUBATOMARE TEILCHEN
SUPERSTRINGS
(nicht mehr beobachtbar, nur mathematisch erschließbar)

Anmerkung zu Abbildung 3:
In vielen Bereichen der medizinischen und psychologischen Wissenschaften sind die Fortschritte in der Detailauflösung von Phänomenen unübersehbar. Zunehmend größer erscheint dagegen das Manko einer gemeinsamen („parallelen") Verarbeitung dieser Detailinformationen zu einem „Gesamtverständnis", welches aus prinzipiellen Gründen

nicht aus der Perspektive einer Einzelwissenschaft möglich ist. Unter Zuhilfenahme von metatheoretischen Ansätzen (insbesondere der Allgemeinen Systemtheorie und Semiotik) wird daher seit einiger Zeit versucht, Informationen aus den relevant erachteten Einzelwissenschaften mit ihren unterscheidbaren Wirklichkeitsebenen zu einem multidimensionalen Verständnis zusammenzuführen. Für den Bereich „Krankheit"bildet das *biopsychosoziale Modell* die zur Zeit potenteste Grundlage für derartige Bemühungen. Aufgrund der vielfältigen theoretischen und praktischen Schwierigkeiten sind die Ergebnisse, die unter Anwendung dieses Modells nachweisbar sind, noch wenig zufriedenstellend und die Divergenz zwischen Wunsch und Wirklichkeit unübersehbar. Einer von mehreren konkreten Wegen, eine Annäherung an dieses multidimensionale Konzept zu erreichen, wird im Ansatz der empirischen Psychosomatik oder „Verhaltensmedizin" gesehen. Ob dies auch gelingt, lässt sich gegenwärtig nicht sicher vorhersagen. Wie in den weiteren Ausführungen am Beispiel einer mehrdimensionalen Diagnostik zu zeigen versucht wird, würde nämlich unter Beachtung der Prämissen des biopsychosozialen Modells auch der Ansatz der Verhaltensmedizin überwunden werden müssen und zu etwas Grenzüberschreitendem und Neuem führen.

Als Grundlage für eine solche interdisziplinäre Zusammenarbeit in Forschung und Praxis wird auf ein systemtheoretisches Verständnis von Gesundheit und Krankheit zurückgegriffen. Jedes Verhalten steht danach in einem Netz oder Gefüge von Einflussgrößen, die sich wechselseitig beeinflussen. Dieser komplexen Sicht wird naturgemäß am ehesten eine systembezogene Betrachtungsweise gerecht, wie sie als bio-psycho-soziales Modell von Engel (1976, aber auch von Schwartz, Weiss oder Weiner 1990, 1991, 2001, vgl. zusammenfassend Egger 1993, 2005) vertreten wird. In diesem Verständnis lässt sich die Therapie als Problemlösen in komplexen Systemen verstehen (Kanfer et al. 1991).

Nach dem bio-psycho-sozialen Modellverständnis von Krankheit läßt sich nicht weiter von *psychosomatischen* und *nicht-psychosomatischen* (d.h. rein organisch zu verstehenden) *Krankheiten* sprechen. Vielmehr ist an jedem krankhaften Prozess prinzipiell auch jede Einflussebene für das jeweilige Gesamtergebnis ins Kalkül zu ziehen. Einfache Kausalmodelle für die Erklärung von Krankheiten haben damit ausgedient, die Sicht ist freigelegt für das komplexe Zusammenwirken unterschiedlicher Bedingungs- und Einflussfaktoren. Dazu müssen allerdings die Methoden und Ergebnisse der jeweils angrenzenden Disziplinen für eine zielführende multidimensionale Problemlösestrategie integriert werden (Hautzinger & Wahl 1989).

Eine Stütze für diese Position kommt auch aus einer anderen Ecke der psychosomatischen Wissenschaften. Uexküll (1991) und Uexküll & Wesiack (1988) betonen, dass die adäquate Methode, lebende Systeme zu beschreiben, nicht die *Kausalanalyse* ist, sondern die *Semiotik* (also die Lehre der Zeichenprozesse), welche ihrerseits durch die *Systemtheorie* zu ergänzen ist, da letztere zwei wichtige Gesichtspunkte, nämlich *Emergenz* und *Integration,* zur Verfügung stellt. Die Anwendung der Semiotik lehrt, dass physikalische und chemische Kräfte im Organismus nicht lediglich Energie transportieren, sondern als Träger von Informationen oder Nachrichten noch ganz andere Funktionen erfüllen.

Schon vorher haben Foss und Rothenberg (1987) eindrucksvoll ausgeführt, dass die Medizin der Zukunft aus diesen Gründen eine *Informations-Medizin* sein wird. Dazu passt die umfangreiche Arbeit von H. Weiner (z.B. 1990, 1991), der den Organismus als dynamisches System beschreibt, in welchem jede Gruppe von Subsystemen durch rhythmischen Austausch von Signalen miteinander in Beziehung steht. Er schlägt diese Sichtweise als ein neues integratives Konzept für die gesamte Medizin vor. In diesem Konzept stellen z.B. sowohl Sprache als auch emotionales Verhalten *Kommunikationssignale* dar, die analoge Funktionen erfüllen, genauso wie Hormone und Transmitter (s.z.B. Egger 1992a, 1993).

Bei Abbildung 3 ist zu beachten, dass nach den Prinzipien der Allgemeinen Systemtheorie auf jeder der hierarchischen Ebenen - vom Mikrokosmos, über den Mesokosmos (die begrenzte Welt des Menschen) bis hin zum Makrokosmos - Systeme oder „Ganzheiten" gegeben sind, die sich nicht ausschließlich auf die Bestandteile der jeweils untergeordneten Systeme reduzieren lassen. Entsprechend dieser systembezogenen Sichtweise ist das menschliche Verhalten nach Kanfer prinzipiell multideterminiert, d.h. es wird durch eine Vielzahl von ständig fluktuierenden Determinanten bestimmt. Im wesentlichen wird das Verhalten (Handeln) des Menschen durch Umgebungsbedingungen (Alpha-Variablen), biologische (Gamma-Variablen) sowie psychologische Faktoren (Beta-Variablen) beeinflusst, deren relativer Anteil sich ständig verändert. Daraus resultiert für Kanfer die bloß probabilistische Möglichkeit der Erklärung und Vorhersage des Verhaltens, was ein permanent hypothesengeleitetes bzw. hypothesenprüfendes Vorgehen im diagnostisch-therapeutischen Prozess zwingend zur Folge hat. Kanfers Selbstmanagement-Ansatz liegt die Überlegung zugrunde, dass mit der Veränderung des Beta-Bereiches (kognitive Inhalte und Prozesse) der Einfluss der anderen beiden Verhaltensdeterminanten (Umgebungsbedingungen und biologische Faktoren) zurückgedrängt werden und der Klient auf diese Weise zu vermehrter Selbstbestimmung und Autonomie gelangen kann. Dementsprechend geht Kanfer von der Vorstellung eines potentiell lernfähigen (d.h. seine Erfahrungen nutzenden) Individuums aus, das imstande ist, zumindest partiell seinen Handlungsspielraum zu erweitern und innerhalb bestimmter Grenzen seine Selbstbestimmungsfähigkeit und Eigenverantwortlichkeit zu vergrößern.

Gemäß dieser multideterministischen Sicht menschlichen Verhaltens entstehen Probleme zumeist durch verschiedene Ursachen oder werden durch solche aufrechterhalten. Im Rahmen der Therapie wird demzufolge versucht, der Vielschichtigkeit der Problematik Rechnung zu tragen, indem das Problemverhalten auf verschiedenen Systemebenen, d.h. auf unterschiedlichen Auflösungsniveaus, analysiert wird. In Kanfers Selbstmanagement-Ansatz wird somit eine vergleichsweise umfassende Sichtweise des Menschen erkennbar, welche der Komplexität, Dynamik und Einzigartigkeit des menschlichen Seins - inklusive der Selbstrückbezüglichkeit des Menschen - auf hohem theoretischem Niveau gerecht zu werden versucht. Da verbindliche ethische Grundsätze nicht Angelegenheit der Wissenschaft an sich, sondern der gesellschaftlichen Normenbildung sind - aus Aussagesätzen sind prinzipiell keine Soll-Sätze ableitbar! vgl. das Verhältnis von Wissenschaft und Religion -, muss Kanfer seinen theoretischen Überlegungen einen

Wertepluralismus zugrunde legen. Hier setzt auch heute noch die Kritik anderer Therapieschulenvertreter an, dass Theorien zur Veränderung von psychischen Problemen implizit oder explizit wertgeleitet und therapeutisches Handeln naturgemäß auch ethisch zu hinterfragen ist, um potentielle Gefahren eines Missbrauchs zu erkennen. Dazu muss angemerkt werden, dass die Festlegung auf eine ethische Grundhaltung für die Anwendung von Veränderungswissen nicht einer einzelnen Therapierichtung überlassen werden sollte, sondern durch sozial verhandelte demokratiefähige Normen dem Stand der gesellschaftlichen Entwicklung gerecht werden muss. Pseudoreligiöse „Überzeugungen" oder Ideologien sind prinzipiell weder besser, noch für die konkrete therapeutische Arbeit hilfreicher, ja sie bergen die Gefahr einer massiven Einseitigkeit (Einäugigkeit) in sich, die innerhalb eines solchen Glaubensgebäudes kaum angegangen bzw. korrigiert werden kann.

Das Selbstmanagement-Konzept (Kanfer et al. 1991, Schmelzer 1985, Schmelzer 1986), in welches Überlegungen Banduras, informationstheoretische, handlungstheoretische, kognitions- und motivationspsychologische sowie attributionstheoretische Wissenselemente Eingang gefunden haben und als Metatheorie die Allgemeine Systemtheorie nutzt, ist gegenwärtig der am differenziertest ausgearbeitete Ansatz der modernen Verhaltenstherapie. Mit ihm darf die klassische Verhaltenstherapie der Gründerzeit mit ihrer Tradition der monokausalen und kausal-linearen Betrachtungsweise menschlichen Verhaltens im Sinne eines komplex-mechanistischen Bildes vom Menschen als definitiv überholt und endgültig von systemtheoretischen Prinzipien abgelöst betrachtet werden. Dass dies von Psychotherapeuten anderer Provenienz nicht ausreichend rezipiert wurde, ist auch ein Zeichen der mangelhaften Aus- und Fortbildung derselben.

Die *Menschenbildannahmen* der wichtigsten Ansätze der gegenwärtigen integrativen Verhaltenstherapie (die sozial-kognitive Lerntheorie Banduras, der Selbstmanagement-Ansatz von Kanfer sowie Mahoneys Modell des „personal scientist" - der Mensch als „Wissenschafter für die eigene Person") lassen grob folgende anthropologische Prämissen aufzeigen:

1) Der Mensch ist ein komplexes, informationsverarbeitendes System, dessen Denken, Wollen, Fühlen und Handeln - neben Einflüssen der Umgebung sowie biologisch-hereditärer Faktoren - zu einem wesentlichen Teil durch die Vermittlung kognitiver Inhalte und Prozesse beeinflusst wird.
2) Der Mensch übt auf seine Umgebung einen Einfluss aus, genauso wie umgekehrt auch sein Denken, Fühlen und Handeln durch Umweltbedingungen geprägt wird.
3) Der Mensch ist zumindest partiell (und innerhalb der erkennbaren neurobiologisch vorgegebenen Grenzen) zu Selbstbestimmung und Eigenverantwortung seines Handelns befähigt. Er ist imstande (und hat die Aufgabe), im Zuge seines individuellen Wachsens seine ihm von seiner Umwelt und Biologie gesetzten Grenzen sukzessive zu erweitern, indem er lernt, sein Verhalten, seine Gedanken und Gefühle selbst zu analysieren und zu steuern und damit seine Autonomie zu vergrößern.
4) Der Mensch ist demnach potentiell zu vernünftigem, logisch-rationalem, planvollem und verantwortungsvollem Handeln fähig.

Herzog (1984) unterscheidet zwei grundlegende Menschenmodelle, der *Mensch als Computer*(-Maschine) versus der *Mensch als rational Handelnder.* Es lässt sich zeigen, dass in neueren verhaltenstherapeutischen Konzepten sowohl Elemente der Computer-Metaphorik als auch des Handlungsmodelles - trotz ihrer Gegensätzlichkeit - aufzufinden sind. Mit der umfassenden Inkorporation der kognitiven Psychologie in das Theoriengebäude der modernen Verhaltentherapie hatte es zuweilen den Anschein, dass das Maschinenmodell, welches in empiristischen, positivistischen und materialistischen Traditionen und - wie auch die Psychoanalyse - im naturwissenschaftlichen Denken des 18. und 19. Jahrhunderts verwurzelt ist, aus den verhaltenstherapeutischen Theorien verdrängt worden sei. Es lässt sich aber auf eine - wenngleich nunmehr viel komplexere - deterministische Sichtweise im Sinne der empirischen Wissenschaften nicht verzichten: Das menschliche Verhalten muss - wenn seine Bedingungen auch nicht vollständig bzw. lediglich hypothetisch erklärbar sind - als von einer Vielzahl von Determinanten abhängig („multideterminiert“) betrachtet werden. Die Hauptthese besagt, dass unser Verhalten zu einem signifikanten Teil von kognitiven Inhalten und Prozessen gesteuert wird. Aber geistige (mentale) Vorgänge bzw. Bewusstseinsprozesse entstehen letztlich wieder durch Interaktion mit der Umgebung sowie in Wechselwirkung mit biologisch-physiologischen Determinanten. Aus dieser Perspektive erscheint die Annahme eines „Selbst“ oder eines „Personen-Ichs“ als Urheber seiner geistigen Akte wenig hilfreich, sondern eher als Verlagerung des Problems auf ein weiteres erklärungsbedürftiges Konstrukt. Die Idee eines gänzlich selbst-gesteuerten bzw. selbst-bestimmten (kognitiven) Verhaltens erscheint hier weiterhin als ideologische Position und als wissenschaftlich unhaltbar. Massive Unterstützung für diese Position der modernen Verhaltenstherapie kommt aus der aktuellen neurobiologischen Forschung, die genau dies als wissenschaftliche Haupterkenntnis der letzten Jahrzehnte ausweist (s. dazu Singer 2003, Roth 2003, LeDoux 1998).

Aber auch das Handlungsmodell, wonach der Mensch als ein planvoll, intentional, aktiv sowie eigenverantwortlich handelndes Individuum aufgefasst wird, scheint jüngeren verhaltenstherapeutischen (Ziel-)Vorstellungen über den Menschen zu entsprechen. Im Rahmen eines zeitgemäßen verhaltenstherapeutischen Vorgehens wird es als übergeordnetes und bedeutsames Therapieziel angesehen, den Menschen zu größtmöglicher Selbstbestimmung und „Selbstregulation“ seines Verhaltens zu befähigen - und zwar sowohl auf kognitiver, emotionaler, handlungsmäßiger wie physiologischer Ebene des menschlichen Verhaltensrepertoires.

Einen möglichen Versuch, die beiden gegensätzlichen Modellvorstellungen (sensu Herzog 1982, 1984, siehe oben) zu vereinbaren, könnte die Konzeption des Menschen als „Potenz“ bzw. als Möglichkeit darstellen: Diese geht davon aus, dass dem Menschen sowohl der determinierte als auch der selbstbestimmte Aspekt, und damit auch die im Prinzip angelegte Möglichkeit zur Freiheit, innewohnen. Obwohl der Mensch einer Vielzahl von internen und externen determinierenden Faktoren ausgesetzt ist, hat er doch auch die (scheinbare?) Möglichkeit der (freien) Entscheidung, ob er sich diesen Bedingungen unterwirft oder nicht. Die Annahme einer dynamischen Konzeption des Menschen als „Potenz“ erscheint auch für die verhaltenstherapeutische Praxis grundsätzlich sinnvoll, da der Mensch im Zuge des therapeutischen Geschehens dazu angeleitet werden kann, seine in ihm potentiell angelegte Fähigkeit zur „Selbstbestimmung“ bzw. „Autonomie“ zur Entfaltung zu bringen. Vertreter von „humanistischen“ Psychotherapietheorien kritisieren, dass das im Rahmen des verhaltenstherapeutischen Prozesses zu realisierende Ziel der Autonomie als zu einseitig betrachtet wird: Wenn nämlich darunter hauptsächlich das Erlernen effizienter Problemlösestrategien verstanden wird und überwiegend Zweckrationalität, Funktionalität und Effizienz menschlichen Verhaltens im Mittelpunkt stehen, würden humanistische Gesichtspunkte, wie z.B. der Aspekt der mit der (wieder)gewonnenen Freiheit verbundenen Verantwortung, vernachlässigt. Eine solche Einschränkung auf „Problemlösestrategien“ ist jedoch nicht notwendig ableitbar, tatsächlich gibt es ausreichend Belege für dialektische, phänomenlogische und auch hermeneutische Arbeit innerhalb moderner verhaltenstherapeutischer Ansätze (vgl. Pieringer und Egger 1999, Wachtel 1977, 1982).

Obwohl in den Anfängen bis in die Mitte des vorigen Jahrhunderts von verhaltenstherapeutischer Seite mehrfach die Existenz anthropologischer Prämissen und normativer Voraussetzungen als Grundlage verhaltenstherapeutischer Theorien bestritten wurde, beruhen diese (naturgegeben) auch auf einer Wertungsbasis. Theorien über die Veränderung von Verhalten beinhalten ein implizites Menschenbild, dem wiederum Prämissen auf einer normativen Ebene inhärent sind. So liegt auch der übergeordneten verhaltenstherapeutischen Zielsetzung, den Menschen zu selbstbestimmtem, effizientem bzw. funktionalem Handeln zu befähigen, die Vorstellung von einem Idealbild des Menschen als einem autonom und effizient bzw. funktional Handelnden zugrunde. Angesichts einer solchen übergeordneten therapeutischen Zielsetzung, die auch im common sense als einsichtig und weitestgehend wünschenswert erscheint, könnten weitere Auseinandersetzungen um ethisch-humanistische Gesichtspunkte mitunter zu kurz kommen. So wird auch innerhalb rezenter verhaltenstherapeutischer Ansätze mitunter eine „rational-funktionalistische“ bzw. „utilitaristische“ Ethik sowie ein ethischer Relativismus kritisiert. Das ist wohl der Preis für einen theoretischen Liberalismus und einer offenen „Streitkultur“. Dass die Wahrheit eben nicht schon von vornherein gepachtet ist, hat definitiv auch seine guten Seiten: Die zugrunde gelegte Ethik bedarf nämlich einer steten Kontrolle über eine demokratische Verhandlung und Zustimmung innerhalb der jeweiligen gesellschaftlichen Lebensbedingungen und ist nicht schon heute für alle Ewigkeit unverrückbar festgelegt. Die Gefahr einer Ideologisierung ist hier bei weitem geringer als in den tautologischen und orthodoxen Schulen der Psychotherapie (vgl. die Schwierigkeiten psychotherapeutischen Handelns in der islamischen Welt!). Die Notwendigkeit eines akzeptierten normativen Rasters bzw. Moral-Kodex für jegliche psychotherapeutische Praxis ist unbestritten. Erst daran lässt sich ein „Missbrauch“ erkennen oder die Verwirklichung sozial erwünschter („humanistischer“) Zielsetzungen beurteilen (zum Menschenbild der „humanistischen Tradition“ s.z.B. Hagehülsmann 1987).

Ein weiterer rezenter Ansatz der jüngeren kognitiv-behavioralen Therapietradition, ein „ganzheitliches“ Bild des Menschen zu entwerfen, ist Liebs Konzeption des Menschen als selbstreferentes Subjekt (Lieb 1992a,b, Lieb & Lutz, 1992). In dieser wird der Mensch als dialektische Einheit bzw. als Person dargestellt, die untrennbar mit ihren Äußerungsformen (Handeln, Denken, Fühlen, Sprechen etc.) verbunden ist. Aus der Annahme der Selbstrückbezüglichkeit des Menschen resultiert ferner, dass der Mensch über sich selbst und sein Dasein nachzudenken und seiner Existenz Sinn und Bedeutung zu verleihen vermag. Daraus lässt sich u.a. auch ein verändertes Verständnis von Psychotherapie mit ihren unterscheidbaren Funktionen (vgl. Tab. 6) sowie eine entsprechende Klient-Therapeut-Beziehung als Beziehung zwischen zwei Subjekten in einem definierten sozialen System ableiten. - Hier gilt es allerdings festzuhalten, dass Lieb über keine erkenntliche Wirkungsgeschichte in der VT verfügt und sein Konzept weniger durch Originalität als eher durch die Aufnahme von systemischen und integrativtherapeutischen Gedanken gekennzeichnet ist.

Tabelle 7: therapeutische Beziehungen und ihre wissenschaftstheoretische Zuordnung (aus Pieringer, W. & Egger, J.W. (1989). Theorien zum Leib-Seele-Problem / Paradigmen zur Wirklichkeit)

klassische Modelle	Naturen des Menschen (Platon, Aristoteles)	zugrunde liegende historische Konzepte	Definition	therapeutische Beziehung	Formalisierung
Monopolare Modelle *konventionelle Wirklichkeit* materialistisch oder idealistisch Welt der physikalischen Gegenstände und Pflanzen psychophysischer Separatismus	vegetative Naturen der Pflanze Rhythmus, Stoffwechsel, Bewegung, Fortpflanzung nervöse Strukturen: vegetative Automatismen, Reflexe, die das Überleben ermöglichen	allopathisches Konzept *entweder - oder* contraria contrariis curentur Gift - Gegengift etwas dafür oder etwas dagegen tun (Belohnung/ Bestrafung)	kausal-linear *Zweck* materialistisch (Objektdenken) radikal-idealistisch (Subjektdenken) deterministisch monopolare, kausal-lineare Logik	Therapeut ist primär *Techniker* (er greift mit Wissen und Fertigkeiten am leidenden Menschen ein; z.B. in der Akutversorgung) Objekt/Objekt Subjekt/Subjekt	>>1 + 1= 2<<
Dualistische Modelle *biologische Wirklichkeit* Leib-Seele-Dualismus, psychophysische Wechselwirkung	sensitive Natur des Tieres tierisches „Bewusstsein „ nervöse Strukturen: komplexere Reflexketten und Informationsverarbeitung, Gefühle	homöopathisches Konzept *sowohl - als auch* similia similibus curentur	zirkular-systemisch *Sinn* biologisch-kybernetisch, regelkreisartig, dialektisch klassische, zweiwertige, bipolare Logik	Therapeut ist primär *Katalysator* (er stellt Bedingungen her, unter denen sich der leidende Mensch verändern kann; z.B. Therapie als "Hilfe zur Selbsthilfe") Objekt/Subjekt	>>1 + 1= 3<<
Holistische Modelle *humanistische Wirklichkeit* normativ-ethisch, kulturell, wertend Welt der Produkte des menschlichen Geistes Non-Dualismus von Leib-Seele, ganzheitlich	ethische Natur des Menschen weder Leib noch Seele *Weg ist das Ziel* Personalisation nervöse Strukturen: Neocortex - Mensch - Kosmos	humanistisch/ anthropologisches Konzept *weder - noch* Emanation - Evolution	ethisch-holistisch *Wert* erkenne dich selbst (gnothi se-auton) ontische, mehrwertige Logik	Therapeut ist primär teilhabender *Begleiter* des leidenden Menschen in der vorgegebenen Raum-Zeit (er wirkt durch Da-Sein; z.B. in der Sterbebegleitung) Einheit von Objekt und Subjekt	>>1 + 1= 1<<

Innerhalb der verhaltenstherapeutischen Tradition wurden bis zur sog. kognitiven Wende in den 70er Jahren des vorigen Jahrhunderts dem Sinn- und Bedeutungsgehalt der menschlichen Lebensführung weniger Bedeutung geschenkt als dem Erwerb effizienter, funktionaler und zweckrationaler Handlungs- und Problemlösestrategien. Da letztere als oberstes Therapieziel angesehen wurden, ist auch für die Praxis anzunehmen, dass bei einer Ziel- und Wertklärung im Rahmen des therapeutischen Prozesses ethisch-humanistische, aber auch religiöse Gesichtspunkte zu kurz kommen konnten. Neuere Ansätze (solche nach der kognitiven Wende) versuchen dieses Thema explizit aufzunehmen und in den zeitgenössischen verhaltenstherapeutischen Prozess zu integrieren.

Dabei ist natürlich zu sehen, dass zwar dem Sinn- und Wertbezug menschlichen Seins und damit auch der Fähigkeit des Menschen, sich selbst zu transzendieren, einem wesentlichen Kennzeichen des Humanen entspricht, dass aber allein die Beachtung dieses Aspekts noch keine Therapie erfolgreich macht. Wie wir aus der Psychotherapieforschung belegen können, braucht es dazu zumindest drei Faktoren, nämlich „Wissen“ (ein

Verständnis- bzw. Erklärungsmodell für das problematische „Verhalten"), „Wollen" (Veränderungsbereitschaft, Motivation) und „Können" (Fähigkeit und Fertigkeit zur Durchführung der Veränderungsschritte, vgl. Kanfer et al. 1991, Egger 2004, Grawe 1997).

Auf dem Weg zu einer integrativen Psychotherapietheorie steht es aber der verhaltenstherapeutischen Bewegung nicht schlecht an, ihr historisch nachvollziehbares relatives Manko hinsichtlich der Beschäftigung mit Sinn- bzw. Wertefragen sowohl auf der Ebene der Konzeption des Menschen bzw. des Menschenbildes als auch auf der Ebene des therapeutischen Handelns endgültig auszumerzen. Dass dies in einer mit angrenzenden Wissenschaften vernetzten Form (und nicht als Nabelschau) in wesentlich größerem Ausmaß bereits geschieht als dies die Vertreter anderer Psychotherapierichtungen wahrnehmen, zeugt u.a. wieder von einem verhaltenstheoretischen Faktum, dass Änderungen von eingefahrenen (Denk-)Gewohnheiten auch bei Psychotherapeuten keine einfache Sache sind. Jedenfalls lässt sich dem alten Vorwurf nun auf wissenschaftlich hohem Niveau entgegentreten, wonach die kognitiv-behaviorale Psychotherapie dem Zeitgeist der modernen Industriegesellschaft in die Hände spiele, in der Effizienz, Rationalität, Funktionalität, Leistung und Erfolg an der Spitze der Werthierarchie stehen, und die dort (angeblich) versage, wo diese Werte entweder als nicht erstrebenswert gelten oder wo Menschen der Wertehierarchie einer Leistungsgesellschaft nicht (mehr) genügen können. Dass dieser Vorwurf nicht der Wahrheit entspricht, zeigt sich international an der wertvollen gesundheitspsychologischen, rehabilitationspsychologischen und verhaltensmedizinischen Arbeit von Verhaltenstherapeuten auf der ganzen Welt (auch in der Dritten und Vierten Welt), etwa bei unheilbar kranken, chronisch leidenden, behinderten, alten oder sterbenden Menschen, bei Kriegstraumatisierten oder politisch Verfolgten ... Es waren aber auch gerade diese Arbeitsfelder, welche das ursprüngliche Repertoire an Menschenbildern und die gelegentliche Begrenztheit von alten therapeutischen Konzepten offensichtlich werden ließen und zu einer viel versprechenden Weiterentwicklung Anlass gaben und geben.

3. Der Blick in die Zukunft - auf dem Weg zu einer Allgemeinen Psychotherapie

Wohin diese vorhin dargestellte aktuelle Entwicklung, die von modernen Verhaltenstherapeuten aktiv mitgetragen wird, führen könnte, wird bei Becker (Wagner & Becker 1999) oder Grawe (1994, 2004, Petzold 2006) bereits sichtbar. Über seine Forschungsarbeiten zum Thema „Wirkungsweisen und Wirksamkeit von Psychotherapien" ist Grawe international und mit seinem Engagement für eine schulen*un*abhängige „Allgemeine Psychotherapie" bzw. „Psychologische Therapie" im deutschen Sprachraum und darüber hinaus bekannt geworden („Psychotherapie im Wandel. Von der Konfession zur Profession", *Grawe, Donati, Bernauer* 1994).

Tabelle 8: Psychotherapeutische Wirkfaktoren (nach Grawe)

RESSOURCENAKTIVIERUNG Ausschöpfung von vorhandenen spezifischen Fähigkeiten und Fertigkeiten des Pat.; Aktivierung möglicher "Selbstheilungskräfte", was ist trotz Krankheit möglich z.B. positive Therapieerwartung und -motivation, soziales Netz, positive therapeutische Beziehung ...	**PROBLEMAKTUALISIERUNG** Prinzip der realen Erfahrung, Bedeutungsänderung durch aktuelles Erleben aufseiten des Pat.; Problem und deren Änderungsmöglichkeit erfahrbar machen "Reden=Silber, Handeln=Gold"; konkretes Handeln in der problematischen Situation; Rollenspiel ...
PROBLEMBEWÄLTIGUNG aktive therapeutische Hilfe zur Problembewältigung, anleiten, zeigen; konkretes Können, Veränderungskompetenz (Bewältigungsperspektive) Hilfe zur Selbsthilfe	**PROBLEMKLÄRUNG** aktive therapeutische Hilfe zu Einsicht und Verständnis, „Aufklärung“ (Tiefenperspektive, Erkenntnisdimension) Bedeutung & Motivation für Problemverhalten ergründen warum verhält sich Pat. so, was steckt dahinter

zusätzlich:

Therapie verfolgt **intrapersonellen** Ansatz versus **interpersonellen** Ansatz

vgl. Grawe, K., Donati, R. & Bernauer, F. (1994). Psychotherapie im Wandel. Von der Konfession zur Profession. Göttingen: Hogrefe. Grawe, K. (1998). Psychologische Therapie. Göttingen: Hogrefe.

Der Klinische Psychologe und (von seiner Ausbildung vorwiegend verhaltenstheoretisch orientierte) Psychologische Psychotherapeut Grawe war ein profilierter Psychotherapieforscher und einer der bedeutenden Vertreter einer durch empirische Forschung fundierten und validierten modernen Psychotherapie, die sich nicht mehr an das Denken in Therapiemethoden gebunden sieht, sondern sich in Theorie und Praxis an wissenschaftlichen Modellen, Konzepten und Forschungsergebnissen aus Psychologie und Neurowissenschaften orientiert (s.a. Petzold 2006). In seinem letzten Buch „Neuropsychotherapie“ (*Grawe* 2004) hat er seine Haltung kizziert:

„Wenn man sich einmal an den Gedanken gewöhnt hat, dass man als Psychotherapeut das Gehirn verändert, wenn man wirksam therapiert, ist es nicht mehr weit zu der Frage, ob man das Gehirn nicht noch wirksamer verändern könnte, wenn man psychologische Verfahren mit neurowissenschaftlichen kombinierte. Dann könnte man in einem noch konkreteren Sinne von Neuropsychotherapie sprechen. Ich halte es für sicher, dass sich eine Neuropsychotherapie in diesem Sinne entwickeln wird“ (Grawe 2004, 447).

Eine solche Position steht natürlich in der Gefahr eines Reduktionismus, der sich *Grawe* durchaus bewusst war: „Ich sehe aber auch eine Gefahr, nämlich die, dass sich die Aufmerksamkeit solcher Neurowissenschaften dann ganz auf den problematischen Teil des Gehirns richten wird und der Mensch mit seinem ganzen Leben, seiner Entwicklungsgeschichte, seine Wünschen und Befürchtungen in den Hintergrund rückt“(Grawe 2004). Einen solchen Reduktionismus lehnt *Grawe* entschieden ab, denn die „Störungen des Seelenlebens lassen sich nicht vom ganzen Menschen und seinem Leben abtrennen“ (Petzold 2006).

Auch Petzold ist ein klarer Befürworter einer integrativen Perspektive für eine zeitgemäße schulenübergreifende Psychotherapie.

„Die Zeit der ‚eindimensionalen‘ Behandlungen beginnt abzulaufen und die Forderung nach einem ganzheitlichen und integrativen Ansatz der Therapie, der sich nicht nur auf die

psychische Realität beschränkt, sondern auch die körperliche, geistige und soziale Dimension des Menschen zu erreichen sucht, stellt sich immer dringlicher. Eine Integration verschiedener therapeutischer Verfahren über eine Analyse der ihnen gemeinsamen Theoreme und Praktiken und eine empirische Untersuchung der verschiedenen therapeutisch effizienten Variablen durch vergleichende (Psycho)Therapieforschung wird vielleicht die Lösung der Zukunft sein, wenn man auf die nicht mehr zu überschauende Methodenvielfalt in der Psychotherapie blickt. Dabei kann es nicht nur um die Reduktion von Komplexität (Luhmann 1968) gehen, sondern um die Freisetzung und Erschließung eines enormen und weitgehend ungenutzten Potentials" (*Petzold* 1975a, 1975e).

Dabei geht es nicht darum „Nur das Beste aus allen Therapierichtungen, sozusagen als Extrakt des Guten herausfiltern zu wollen" (*Bowe* 2006, 7), wie dies Grawe, aber auch Petzold, Beitmann und vielen anderen prominenten Vertretern einer integrativen Sichtweise immer wieder fälschlich unterstellt worden ist, sondern es geht darum, Wirkfaktoren aufzufinden, die in allen oder in vielen Verfahren offenbar zur Wirkung kommen und die für gute Therapie-output-Ergebnisse verantwortlich sind (Sieper & Petzold 2002). Für Petzold sind die in der gegenwärtigen Phase der Weiterentwicklung zu einer Allgemeinen Psychotherapie elaboriertesten Wege einerseits die um eine grundständig neue, theoriegeleitete und praxeologiebasierte Konzeptentwicklung bemühten „integrativen" Ansätze (*Beitman* 1989; *Petzold* 1988n, 1993a, 2003a), und andererseits die auf den herkömmlichen Verfahren aufbauenden forschungsgestützten Konzept- und Methodenentwicklungen mit ihrer fortwährenden klinischen Erprobung (*Grawe* et al. 1994, 1998a). Natürlich lassen sich diese beiden Wege nicht trennen, sie stellen vielmehr Ansatzpunkte oder Ausgangspunkte dar, die durch wechselseitige Impulsgebung zu neuen grenzüberschreitenden Lösungen führen werden. Dies ist in Ansätzen bereits in Gang gekommen und zeigt eine wachsende Dynamik auf (*Grawe* 1992, 1995, 1997, 1998, 2004; *Grawe, Caspar, Ambühl* 1990d;*Smith, Regli, Grawe* 1999, Caspar & Grawe 1989, 1992, Petzold 2003a, 2006 in Druck).

Der gelegentliche Stolz auf ein ausgewiesenes („positives") Menschenbild in so manchen etablierten Therapierichtungen wird hier sehr schnell als zu enge oder unreflektierte Konzeption und als Hindernis für den Erkenntnisfortschritt entlarvt . Hinter der Werbetafel eines vermeintlich „besseren" Weltbildes verbirgt sich nicht selten die Verweigerung, die eigenen Prämissen hinterfragen zu lassen und die Begrenztheit dieses Welt- und Menschenbildes zu erkennen, sodass es im schlechtesten Fall auf einen Streit hinausläuft, wer denn wohl den „wahren" Glauben besäße. - Grawe selbst (2004, 184ff.) führt in Bezug auf das Konstrukt „Menschenbild" aus, dass natürlich auch jeder Psychotherapeut ein zumindest implizites Bild vom Funktionieren des Menschen in sich trägt, zu dem auch implizite Annahmen gehören, was das Glück und Unglück von Menschen ausmacht. In einem so wichtigen Bereich weniger private oder kollektive Glaubensbekenntnisse zu strapazieren, sondern diesen zum Gegenstand der Forschung zu machen, ist der neue common sense, wie er in der angesprochenen aktuellen *integrativen Perspektive* der gegenwärtigen Psychotherapieentwicklung lebt.

Für Grawe ist es insbesondere der fundamentale Ansatz zu den Grundbedürfnissen des Menschen von Seymour Epstein (cognitve-experiential self-theory - CEST - z.B. Epstein 1990), der die bisherige wissenschaftliche Arbeit zu diesem Thema voranbringt. Zu diesen Grundbedürfnissen zählen (a) das *Bedürfnis nach Orientierung, Kontrolle* und *Kohärenz*, (b) das *Bedürfnis nach Lust*, (c) das *Bedürfnis nach Bindung* und (d) das *Bedürfnis nach Selbstwerterhöhung*. Grawe erweitert dieses Konzept insofern, als er das Bedürfnis nach Kohärenz zu einem Konsistenzprinzip ausbaut, dem für das psychische Geschehen zentrale Bedeutung zukommt. „Die *Konsistenzregulation* kann nicht losgelöst von der zielorientierten Aktivität des Organismus betrachtet werden und diese ist wiederum maßgeblich auf die Befriedigung der Grundbedürfnisse ausgerichtet. Deshalb hängen Konsistenzregulation und Bedürfnisbefriedigung eng miteinander zusammen. Das Bindeglied zwischen ihnen ist das Konstrukt der *Kongruenz*, die Übereinstimmung zwischen aktuellen motivationalen Zielen und realen Wahrnehmungen." (2004, 197).

In Grawes erweiterten Modell gibt es zwei „Beweger" des psychischen Geschehens: das *Streben nach Kongruenz* und das *Streben nach Konsistenz*. „Das psychische Geschehen ist fortwährend darauf ausgerichtet, Wahrnehmungen im Sinne aktivierter motivationaler Ziele zu machen. Hinter den motivationalen Zielen stehen die Grundbedürfnisse. Sie nehmen nicht direkt auf das Verhalten Einfluss, sondern über die motivationalen Ziele, die sich um sie herum entwickelt haben. Ziele und Verhalten sind im Unterschied zu Grundbedürfnissen auf konkrete Situationen oder Klassen von Situationen bezogen. In ihnen unterscheiden sich die Menschen auf Grund ihrer Lebenserfahrungen voneinander, in den Grundbedürfnissen jedoch nicht", wenngleich auch hier die Ausprägung variiert. „Während der Organismus damit befasst ist, Wahrnehmungen im Sinne aktivierter Ziele herbei zu führen, kommt es wegen der Vielzahl der daran beteiligten Prozesse immer wieder zu Konstellationen, in denen gleichzeitig miteinander unvereinbare neuronale Prozesse aktiviert sind. Solche immer wiederkehrenden Zustände aktueller Inkonsistenz sind unvermeidlich. Inkonsistenz ist dadurch gekennzeichnet, dass sich die gleichzeitig aktivierten Prozesse in ihrem Ablauf gegenseitig behindern. Deshalb beeinträchtigt Inkonsistenz die Wirksamkeit der Auseinandersetzung mit der Umgebung. Inkonsistenz, die längere Zeit aufrechterhalten bleibt, resultiert daher zusätzlich in Inkongruenz und damit in einer beeinträchtigten Bedürfnisbefriedigung." ... (für eine detaillierte Auseinandersetzung dazu muss auf die ausführliche Darstellung bei Grawe 2004 verwiesen werden) .

Der in der Vergangenheit wiederholt gemachte Versuch, das Funktionieren des seelischen Geschehens und damit das Verstehensmodell vom Menschen mit einem plakativen Satz zu skizzieren, ist damit endgültig als unzureichend und irreführend zu werten. Was bleibt, ist eine gewaltige intellektuelle Herausforderung, das bereits jetzt verfügbare Wissen zu den Konstituenten eines Menschenbildes aufzunehmen und in ein überschaubares und auch für die Praxis handhabbares Konstrukt zu gießen. Da nicht zu erwarten ist, dass dies den orthodoxen Vertretern in den einzelnen Psychotherapieschulen gelingen wird, liegt die Hoffnung vielmehr in jenen Ansätzen, die in dieser Arbeit als *integrative Perspektive* (sensu Grawe oder Petzold u.a., s. Tabelle 1) bezeichnet wurde.

„Die Psychotherapie stellt für diejenigen, die sich wissenschaftlich mit ihr befassen, eine immense Herausforderung dar, denn sie hat den Menschen als sozial und kulturell, als ein biologisch und psychologisch bestimmtes Wesen in den Blick zu nehmen. Ein Forscher, und sei er noch so breit in seiner Sicht, muss hier Schwerpunkte setzen, eine Auswahl treffen“ (Petzold 2006). Die bisherigen monistischen Ansätze zu einem „Menschenbild“ sind jedenfalls an ihre Grenzen geraten (Markl 2005). Um der Komplexität des Phänomens gerecht zu werden, kann es nicht *das* Menschenbild geben. Vielmehr wird es zwingend notwendig, die jeweils beteiligten Perspektiven weniger als Glaubensbekenntnisse zu handeln, sondern sie in ihrer unterschiedlichen Auffassung von Wirklichkeit, ihrer unterscheidbaren Gültigkeitsreichweite und ihrer systemtheoretisch zu verstehenden Vernetzung zu erkennen. Diese epochale Aufgabe gilt es zu leisten, wollen wir das Bild vom Menschen auf dem heutigen Stand unseres Wissens aktuell zeichnen. Als Ordnungshilfe steht uns wiederum das erweiterte biopsychosoziale Modell (als body-mind unity-theory) zur Verfügung (s. Abbildung 3, Egger 2005), das uns beständig vor Augen hält, dass jeder einzelne Beschreibungsversuch - z.B. genetisch-biomedizinisch, psychologisch-erlebnismäßig, philosophisch-kognitivistisch oder soziokulturell-ökologisch usw. - nur Mosaiksteine für das gesamte Puzzle liefert. Das Phänomen Mensch reiht sich damit ein in die Entwicklung des Lebens an sich, in das Faszinosum der evolutionsbiologisch erwachsenen Möglichkeit der (begrenzten und fehleranfälligen) Erkenntnis bzw. Selbsterkenntnis und die die vorgegebene Natur als solche übersteigende Fähigkeit zur Gestaltung von Lebenswelten durch selbst geschaffene Normen und Techniken.

Literatur

Ambühl, H.R., Grawe, K. (1989): Psychotherapeutisches Handeln als Verwirklichung therapeutischer Heuristiken. Ein Prozessvergleich dreier Therapieformen aus einer neuen Perspektive, Zeitschrift für Psychotherapie, Psychosomatik und medizinische Psychologie 39, 1-10.

Anokhin, P. K. (1967): Das funktionelle System als Grundlage der physiologischen Architektur des Verhaltensaktes. Jena.

Anokhin, P. K. (1978): Beiträge zur allgemeinen Theorie des funktionellen Systems. Jena.

Beitman, B.D. (1989): Why I am an integrationist (not an eclectic), British Journal of Guidance and Counseling 3, 259-273.

Beitman, B.D., Goldfried, M.R., Norcross, J.C. (1989): The movement toward integrating the psychotherapies: an overview, American Journal of Psychiatry 2, 138-147.

Bowe, N. (2006): Von der Entwicklung überholt oder notwendige Strukturbildner der Psychotherapie? BVVP Magazin 1, 6-8.

Caspar, F.M., Grawe, K. (1989): Weg vom Methoden-Monismus in der Psychotherapie, Bulletin der Schweizer Psychologen 3, 6-19.

Caspar, F.M., Grawe, K. (1992): Psychotherapie: Anwendung von Methoden oder ein heuristischer integrierender Produktionsprozess? Report Psychologie 49, 10-22.

Deutsche Gesellschaft für Verhaltenstherapie (DGVT). (Hrsg.). (1986). Verhaltenstherapie - Theorien und Methoden. DGVT-Eigenverlag.

Egger, J. & Pieringer, W. (1987). Verhaltenstherapie auf dem Weg zu einer integralen Psychotherapie? Gedanken zur Entwicklung der VT. Psychologie in Österreich, 7 (2), 58 - 66.

Egger, J.W. (1991). Der Krankheitsbegriff in Verhaltenstherapie und Verhaltensmedizin. Psychologie in der Medizin, 2, 1, 6-12.

Egger, J.W. (1991). Verhaltensmedizin und empirische Psychosomatik. In Pieringer, W. & Egger, J.W. (1991) (Hrsg.). Psychotherapie im Wandel. Wien: Wiener Universitätsverlag WUV, 45-63.

Egger, J.W. (1992). Zum Krankheitsbegriff in der Verhaltenstherapie. In Pritz, A. & Petzold, H. (Hrsg.). Der Krankheitsbegriff in der modernen Psychotherapie. Paderborn: Junfermann, 303-322

Egger, J.W. (1992a). Das Ende der Leib-Seele-Dichotomie? Neue Ansätze für eine Theorie der Psychosomatik. Psychologie in der Medizin. 3, 2, 3-9.

Egger, J.W. (1993). Gibt es "psychosomatische" Krankheiten? In Egger, J. (Hrsg.). (1993). Psychologie in der Medizin. Medizinische Psychologie, Psychotherapie, Psychosomatik. Wien: WUV-Universitätsverlag , 106-123.

Egger, J.W. (1993). Aktuelle Verhaltenstherapie als Modell für eine integrative (ganzheitliche) Psychotherapie. Psychologie in der Medizin, 4, 1, 17-26.

Egger, J.W. (2000) Die evolutionäre Erkenntnistheorie und der biopsychosoziale Krankheitsbegriff in der Medizin. In Pieringer, W. & Ebner, F. (Hrsg.). Zur Philosophie der Medizin. Wien/New York: Springer, S.173-189.

Egger, J.W. (2001) Der biopsychosoziale Krankheitsbegriff in der Praxis. Simultandiagnostik in der Verhaltensmedizin. Psychotherapeut, 5, 2001, 46, 309-316.

Egger, J.W. (2004). Integrative Verhaltenstherapie als moderne psychologische Psychotherapie. In Leitner, A. (Hrsg.). Entwicklungsdynamiken in der Psychotherapie. Fortschritte der Psychotherapeutischen Medizin II. Edition Donau-Universität Krems. Wien: Krammer. 105-182.

Egger, J.W. (2005). Das biopsychosoziale Krankheitsmodell - Grundzüge eines wissenschaftlich begründeten ganzheitlichen Verständnisses von Krankheit. Psychologische Medizin, 16, 2, 3-12. Wien: Facultas Universitätsverlag.

Egger, J.W. Pieringer, W. & Stix, P. (1985). Wessen Selbstverständnis ist die Psychotherapie? Ein Beitrag zur Paradigmendiskussion. Organ des Verbandes der wissenschaftlichen Gesellschaften Österreichs (VWGÖ), Österreichische Hochschulzeitung, 3, S.1-4.

Engel, G.L. (1976). Psychisches Verhalten in Gesundheit und Krankheit. Bern: Huber.

Epstein, S. (1990). Cognitive-experimental self-theory. In L.A. Pervin (ed.). Handbook of personality: theory and research. New York: Guilford, S. 165-192.

Eysenck, H.-J. & Rachman, S. (1972). Neurosen - Ursachen und Heilmethoden. Einführung in die moderne Verhaltens therapie. Berlin: VEB Deutscher Verlag der Wissenschaften.

Eysenck, H.-J. (1979). The conditioning model of neurosis. The behavioral and brain sciences. Vol. 2, No. 2, 155-199.

Fliegel, S., Groeger, W.M., Künzel, R., Schulte, D. & Sorgatz, H. (1981). Verhaltenstherapeutische Standardmethoden. Ein Übungsbuch. München/Wien/Baltimore: Urban & Schwarzenberg.

Franke, A. (1981). Psychosomatische Störungen. Theorien und Versorgung. Stuttgart: Kohlhammer

Goodman, A. (1991). Organic unity theory. The mind-body problem revisited. American Journal of Psychiatry 148, 5, 553-563.

Grawe, K. (1976): Differentielle Psychotherapie I. Indikation und spezifische Wirkung von Verhaltenstherapie und Gesprächspsychotherapie, Bern: Huber.

Grawe, K. (1980): Vergleichende Psychotherapieforschung, in: Minsel, W. R., Scheller, R. (Hrsg.), Brennpunkte der Klinischen Psychologie (Band 1) Psychotherapie, München: Urban & Schwarzenberg.

Grawe, K. (1988a): Heuristische Psychotherapie. Eine schematheoretisch fundierte Konzeption des Psychotherapieprozesses, Integrative Therapie 4, 309-325.

Grawe, K. (1988b): Psychotherapeutische Verfahren im wissenschaftlichen Vergleich, Praxis der Psychotherapie und Psychosomatik 33, 153-167.

Grawe, K. (1989a): Von der psychotherapeutischen Outcome-Forschung zur differentiellen Prozessanalyse, Zeitschrift für klinische Psychologie 18, 23-34.

Grawe, K. (1992): Psychotherapieforschung zu Beginn der neunziger Jahre, Psychologische Rundschau 43, 132-162.

Grawe, K. (1995): Grundriss einer allgemeine Psychotherapie. Psychotherapeut 40. 130-145.

Grawe, K. (1998): Psychologische Therapie, Göttingen: Hogrefe.

Grawe, K. (2005a): Alle Psychotherapien haben ihre Grenzen, Neue Zürcher Zeitung 23.10. 2005, Nr. 43, 78

Grawe, K. (2005b): (Wie) kann Psychotherapie durch empirische Validierung wirksamer werden? Psychotherapeutenjournal 1, 4-11.

Grawe, K., Dziewas, H. (1978): Interaktionelle Verhaltenstherapie, in: DGVT (Hrsg.), Fortschritte in der Verhaltenstherapie, Kongressbericht Berlin 1977, Sonderheft I, 27-49.

Grawe, K. (1980). Die diagnostisch-therapeutische Funktion der Gruppeninteraktion in verhaltenstherapeutischen Gruppen. In: K. Grawe (Hrsg.), Verhaltenstherapie in Gruppen. München/ Wien/Baltimore: Urban & Schwarzenberg. 88-223

Grawe, K. (1982). Implikationen und Anwendungsmöglichkeiten der Vertikalen Verhaltensanalyse für die Sichtweise und Behandlung psychischer Störungen. Forschungsberichte aus dem Psychologischen Institut Bern.

Grawe, K. (1992). Psychotherapieforschung zu Beginn der neunziger Jahre. Psychologische Rundschau, 43, 132-162.

Grawe, K., Donati, R. & Bernauer, F. (1994). Psychotherapie im Wandel: Von der Konfession zur Profession. Göttingen. Hogrefe.

Grawe, K. (1997). Psychologische Therapie. Göttingen: Hogrefe.

Grawe, K. (2004). Neuropsychotherapie. Göttingen: Hogrefe.

Groeben, N. & Scheele, B. (1977). Argumente für eine Psychologie des reflexiven Subjekts. Paradigmawechsel vom behavioralen zum epistemologischen Menschenbild. Darmstadt: Steinkopff.

Hagehülsmann, H. (1987). Begriff und Funktion von Menschenbildern in Psychologie und Psychotherapie: Wissenschaftstheoretische Überlegungen am Beispiel der Humanistischen Psychologie. In: H. Petzold (Hrsg.), Wege zum Menschen. Methoden und Persönlichkeiten moderner Psychotherapie. Ein Handbuch. Bd.I S.9-44). Paderborn: Junfermann.

Hautzinger, M. u. Wahl, R. (1989). Verhaltensmedizin - eine Einführung. In Wahl, R. und Hautzinger, M. (Hrsg.) (1989). Verhaltensmedizin. Konzepte, Anwendungsgebiete, Perspektiven. Köln: Deutscher Ärzteverlag, S. 17 ff.

Hecht, C. (1987). Kognitive Verhaltenstherapie. Selbstmanagement-Therapie - Ich will mich ändern. In: H. Petzold (Hrsg.), Wege zum Menschen. Methoden und Persönlichkeiten moderner Psychotherapie. Ein Handbuch. Bd.II (S.397-488). Paderborn: Junfermann.

Herzog, W. (1982). Die wissenschaftstheoretische Problematik der Integration psychotherapeutischer Methoden. In: H. Petzold (Hrsg.), Methodenintegration in der Psychotherapie (S.9-29). Paderborn: Junfermann.

Herzog, W. (1982). Die wissenschaftstheoretische Problematik der Integration psychotherapeu-tischer Methoden. In: H. Petzold (Hrsg.), Methodenintegration in der Psychotherapie (S.9-29). Paderborn: Junfermann.

Herzog, W. (1984). Modell und Theorie in der Psychologie. Göttingen: Hogrefe.

Hoffmann, N. (1979). Kognitive Therapie: Einführung in den Problembereich. In: N. Hoffmann (Hrsg.), Grundlagen kognitiver Therapie (S.13-23). Bern: Verlag Hans Huber.

Hüther, G. (2003). Perspektiven einer Synthese zwischen Hirnforschung und Psychotherapie. Lindau: Auditorium

Hüther, G. (2004). Neurobiologische Erkenntnisse und ihre Nutzung für die Psychotherapie. Müllheim: auditorium.

Kanfer, F.H., Reinecker H. & Schmelzer D. (1991, 2006). Selbstmanagement-Therapie. Berlin/Heidelberg: Springer

Kohl, C. & Egger, J.W. (1996). Menschenbildannahmen in der Verhaltenstherapie. Psychologie in der Medizin, 1996, 7, 2, 3-13.

Laireiter, A.-R. & Egger, J. (1995). Verhaltenstherapie - empirisch-psychologische Psychotherapie. In Frischenschlager, O., Hexel, M., Kantner-Rumplmair, W., Ringler, M., Söllner, W. & Wisiak, U,V. (Hrsg.). (1995). Lehrbuch der Psychosozialen Medizin. Grundlagen der Medizinischen Psychologie, Psychosomatik, Psychotherapie und Medizinischen Soziologie. Wien: Springer-Verlag, 835-839.

Lazarus, A.A. (1973): A multimodal behavior therapy: treating the „basic ID“, J. of Nervous and Mental Disease 156, 401-411.

Lazarus, A.A. (1976): Multimodal behavior therapy, New York: Springer.

LeDoux, J.E. (1998): Das Gedächtnis für Angst. In Güntürkün, O. (Hrsg.): Biopsychologie. Heidelberg: Spektrum / Akademischer Verlag, 96-103.

Lieb, H. (1992a). Die verhaltenstherapeutische Lösung ethischer Probleme. Eine Rezension der amerikanischen Ethikdebatte. In: H. Lieb & R. Lutz (Hrsg.), Verhaltenstherapie. Ihre Entwicklung - ihr Menschenbild. Göttingen/Stuttgart: Verlag für Angewandte Psychologie.

Lieb, H. (1992b). Sind Verhaltenstherapeuten ethische Relativisten? Zur Rolle der Person in der Verhaltenstherapie. In: H. Lieb & R. Lutz (Hrsg.), (1992), Verhaltenstherapie. Ihre Entwicklung - ihr Menschenbild. Göttingen/Stuttgart: Verlag für Angewandte Psychologie.

Lieb, H. & R. Lutz (Hrsg.) (1992). Verhaltenstherapie. Ihre Entwicklung - ihr Menschenbild. Göttingen/ Stuttgart: Verlag für Angewandte Psychologie.

Lurija, A.R. (1979): The making of mind: A personal account of Soviet psychology. Cambridge, MA: Harvard University Press.

Lurija, A. R. (1998): Das Gehirn in Aktion. Einführung in die Neuropsychologie. Reinbek.

Margraf, J. (Hrsg.) (1996). Lehrbuch der Verhaltenstherapie. Band I, Band II. Berlin: Springer.

Markl, H. (2005). Gehirn und Geist: Biologie und Psychologie auf der Suche nach dem ganzen Menschen. Psychologische Rundschau 56(1), 1-35.

Meichenbaum, D. H. & Cameron, R. (1982). Cognitive-behavior therapy. In G. T. Wilson & C. : Franks (Hrsg.). Contemporary behavior therapy: Conceptual and empirical foundation. New York: Guilford Press.

Nötzel, R. (1987). Menschenbild. In: S. Grubitzsch, & G. Rexilius, (Hrsg.), Psychologische Grundbegriffe. Mensch und Gesellschaft in der Psychologie. Ein Handbuch (S.655-659). Reinbek bei Hamburg: Rowohlt.

Pervin, L. A. (1981). Persönlichkeitstheorien. Freud, Adler, Jung, Rogers, Kelly, Cattell, Eysenck, Skinner, Bandura, u. a. München: Ernst Reinhardt.

Peschl, M.F. (1991). Wissen, Wirklichkeit und Handeln. In: Ders. (Hrsg.), Formen des Konstruktivismus in Diskussion. Materialien zu den 'Acht Vorlesungen über den Konstruktiven Realismus'. Cognitive Science 2 (S.1-23). Wien: WUV - Universitätsverlag.

Petzold, H.G. (1975a): Editorial Heft 1: Integrative Therapie. Zeitschrift für Verfahren Humanistischer Psychologie und Pädagogik. Begründet von Charlotte Bühler und Hilarion Petzold 1975 ff; ab 1991 mit dem geänderten Untertitel: Zeitschrift für vergleichende Psychotherapie und Methodenintegration.

Petzold, H.G. (1982): Methodenintegration in der Psychotherapie, Paderborn: Junfermann.

Petzold, H.G. (1984a Hrsg.): Wege zum Menschen. Methoden und Persönlichkeiten moderner Psychotherapie. Ein Handbuch. 2 Bde., Paderborn: Junfermann.

Petzold, H.G. (1992g): Das «neue» Integrationsparadigma in Psychotherapie und klinischer Psychologie und die «Schulen des Integrierens» in einer «pluralen therapeutischen Kultur», Bd. II, 2 (1992a) S. 927-1040; 2. Aufl. (2003a) S. 701 – 1037:

Petzold, H.G., Märtens, M. (1999a) (Hrsg.): Wege zu effektiven Psychotherapien. Psychotherapieforschung und Praxis. Band 1: Modelle, Konzepte, Settings. Opladen: Leske & Budrich.

Petzold, H.G. (2003). Gesamtbibliographie. Bei www. FPI-Publikationen.de/materialien.htm POLYLOGE: Materialien aus der Europäischen Akademie für psychosoziale Gesundheit - 01/2003 (auch in 2003a).

Petzold, H. (2003a): Integrative Therapie. 3 Bde. Paderborn: Junfermann, überarb. und ergänzte Neuauflage von 1991a/1992a/1993a.

Petzold, H.G., Orth, I. (2005a): Sinn, Sinnerfahrung, Lebenssinn in Psychologie und Psychotherapie. 2 Bände. Bielefeld: Edition Sirius beim Aisthesis Verlag.

Petzold, H.G. (2006). Auf dem Wege zu einer „Allgemeinen Psychotherapie" und zur „Neuropsychotherapie". Psychologische Medizin, 17, 2, 38-46.

Pieringer, W. & Egger, J. (1989). Der psychosomatisch Kranke und sein Lebensstil - therapeutische Perspektiven. In Luban-Plozza, B. (Hrsg.). Der psychosomatische Zugang - Chance für Patient und Arzt. Mannheim: Forum Galenus, 19, 41-49.

Pieringer, W. & Egger, J. (1989). Krankheit und Lebensstil. Die Heilkunst, 102, 256 - 262. (München).

Pieringer, W. & Egger, J.W. (2000). Psychotherapeutische Medizin: unterschiedliche Nutzung von basalen Erkenntnismethoden in den Traditionen. Psychologische Medizin, 11, 2, 3-11.

Pieringer, W. & Ebner, F. (Hrsg.). Zur Philosophie der Medizin. Wien/New York: Springer, S.173-189.

Popper, K. R. (1984). Auf der Suche nach einer besseren Welt. Vorträge und Aufsätze aus dreißig Jahren. München: Piper

Reimer, C., Eckert, J., Hautzinger, M. & Wilke, E. (2000). Psychotherapie. Ein Lehrbuch für Ärzte und Psychologen. Berlin: Springer.

Reinecker, H. (1987). Grundlagen der Verhaltenstherapie. München; Weinheim: Psychologie-Verlags-Union.

Roth, G. (2001). Wie macht das Gehirn die Seele? Lindau: Auditorium.

Roth, G. (2003). Fühlen, Denken, Handeln. Wie das Gehirn unser Verhalten steuert. Frankfurt: Suhrkamp.

Salter, A., (1949). Conditioned reflex therapy. New York: Capricorn

Schmelzer, D. (1985). Problem- und zielorientierte Verhaltenstherapie. Teil I: Zu einigen Kernannahmen des aktuellen verhaltenstherapeutischen Vorgehens. Verhaltensmodifikation. 6. Jg., Heft 2, S.101-151.

Schmelzer, D. (1986). Problem- und zielorientierte Verhaltentherapie. Teil II: Das ‚OPTIMIZE'Prozessmodell als Orientierungsrahmen für die Praxis. Verhaltenmodifikation. 7. Jg., Heft 1/2, S.3-110.

Schorr, A. (1984). Die Verhaltenstherapie. Ihre Geschichte von den Anfängen bis zur Gegenwart. Weinheim/ Basel: Beltz.

Sieper, J., Petzold, H.G. (2002): Der Begriff des „Komplexen Lernens" und seine neurowissenschaftlichen und psychologischen Grundlagen - Dimensionen eines „behavioralen Paradigmas" in der Integrativen Therapie. Lernen und Performanzorientierung, Behaviourdrama, Imaginationstechniken und Transfertraining. Düsseldorf/Hückeswagen. Bei www. FPI-Publikationen.de/materialien.htm - POLYLOGE: Materialien aus der Europäischen Akademie für psychosoziale Gesundheit - 10/2002 und gekürzt in Leitner, A. (2003): Entwicklungsdynamiken der Psychotherapie. Wien: Kramer, Edition Donau-Universität. S. 183-251.

Skinner, F.B. (1973a). Jenseits von Freiheit und Würde. Reinbek bei Hamburg: Rowohlt.

Skinner, F.B. (1973b). Wissenschaft und menschliches Verhalten. München: Kindler.

Skinner, F.B. (1978). Was ist Behaviorismus? Reinbek bei Hamburg: Rowohlt.

Smith, E., Regli, D., Grawe, K. (1999): Wenn Therapie weh tut. Wie können Therapeuten zu fruchtbaren Problemaktualisierungen beitragen? Verhaltenstherapie und Psychosoziale Praxis 2, 227-251.

Sorgatz, H. (1988). Theorien zur Erklärung gestörten Verhaltens. In: Deutsche Gesellschaft für Verhaltenstherapie (Hrsg.), Verhaltenstherapie - Theorien und Methoden. Forum ll (S.179-206). Tübingen: DGVT.

Uexküll, T.v. & Wesiack, W. (1988). Theorie der Humanmedizin. München: Urban & Schwarzenberg.

Uexküll, T.v. (1991). Psychosomatik als Suche nach dem verlorenen lebenden Körper. Psychotherapie, Psychosomatik, Medizinische Psychologie. 41, 482-488.

Uexküll, Th.v. & Wesiack, W. (2003). Integrierte Medizin als Gesamtkonzept der Heilkinde: ein biopsychosoziales Modell. In Uexküll - Psychosomatische Medizin. Modele ärztlichen Denkens und Handelns. München: Urban & Fischer, 3-42

Vogler, P. (1972). Disziplinärer Methodenkontext und Menschenbild. In: H.-G. Gadamer & P. Vogler (Hrsg.), Neue Anthropologie. Bd. 1: Biologische Anthropologie (S.3-21). Stuttgart: Thieme.

Wachtel, P.L. (1977): Psychoanalysis and behavior therapy: Toward an integration. New York: Basic Books.

Wachtel, P.L. (1982): What can dynamic therapies contribute to behavior therapy? Behavior Therapy 13, 594-609.

Wagner, R.F., Becker, P. (Hrsg.), Allgemeine Psychotherapie. Neue Ansätze zu einer Integration psychotherapeutischer Schulen, Hogrefe, Göttingen 1999.

Wallner, F. (1991). Acht Vorlesungen über den Konstruktiven Realismus. Cognitive Science 1. Wien: WUV Universitätsverlag.

Wallner, F. (1992). Konstruktion der Realität. Von Wittgenstein zum Konstruktiven Realismus. Cognitive Science 3. Wien: WUV - Universitätsverlag.

Watson, J.B. (1968). Behaviorismus. Köln/Berlin: Kiepenheuer & Witsch.

Weiner, H. (1990). Auf dem Weg zu einem integrierten biomedizinischen Modell: Folgerungen für die Theorie der psychosomatischen Medizin. Psychotherapie, Psychosomatik, Medizinische Psychologie, 40, 81-101.

Weiner, H. (1991). Der Organismus als leib-seelische Funktionseinheit - Folgerungen für eine psychosomatische Medizin. Psychotherapie, Psychosomatik, Medizinische Psychologie, 41, 465-481.

Weiner, H. (2001). Auf dem Weg zu einer integrierten Medizin. In Deter, H.-C. (Hrsg.). Psychosomatik am Beginn des 21. Jahrhunderts. Chancen einer biopsychosozialen Medizin. Bern: Huber.

Wolpe, J. (1972). Praxis der Verhaltenstherapie. Bern: Huber.

Reinhard Fuhr, Milan Sreckovic und Martina Gremmler-Fuhr

Das Menschenbild der Gestalttherapie von Frederick S. Perls, Laura Perls und Paul Goodman

Einführung

Laura Perls, eine der drei Begründerinnen der Gestalttherapie, wiederholte immer wieder, dass dieser Ansatz vor allem eine Philosophie und Ästhetik und keine Methode oder Technik sei (z.B. *L. Perls* 1989, 107). Ihr Beharren darauf, dass es bei der Gestalttherapie auf die grundlegenden Sichtweisen zur Realität, den Einstellungen und Haltungen zu sich und seiner Umwelt sowie auf das gemeinsame Sich-Einlassen auf existentiell bedeutsame Prozesse geht, konnte jedoch weder verhindern, dass als einziger Begründer der Gestalttherapie auch in soliden Grundlagenwerken immer nur „Fritz Perls" genannt wird (z.B. *Zimbardo/Gerrig* 2004, 731ff.); noch konnte sie vermeiden, dass unter Gestalttherapie vor allem Methoden und Techniken verstanden werden - diese spielten aber lediglich in den Demonstrations-Workshops von F.S. Perls in späteren Jahren eine größere Rolle (*L. Perls* 1989, 99); weder L. Perls, nicht einmal F.S. Perls, und ganz sicher nicht der überaus philosophisch und gesellschaftskritisch orientierte Schriftsteller P. Goodman favorisierten die Dominanz dieser „erlebnisaktivierenden" Methoden und Techniken.

Für unsere Aufgabe, das Menschenbild der Gestalttherapie in einem kürzeren Text zu erläutern, stellt diese Ausgangssituation eine besondere Herausforderung dar. Der gesamte gestalttherapeutische Ansatz versteht sich von der Intention ihrer Begründer her letztlich als eine Konkretisierung und ständige praktische und theoretische Weiterentwicklung eben der grundlegenden philosophischen, ästhetischen und erkenntnistheoretischen Prämissen, die unter dem Begriff „Menschenbild" zusammengefasst werden könnten. Die Gestalttherapie als Ganzes wurde jedoch bereits in vielen Buchveröffentlichungen dargestellt - angefangen von dem Grundlagenwerk der drei Begründer (*Perls/Hefferline/Goodman* 1951)[1] über ältere Sammelbände in den USA (z.B. *Fagan/Shepherd* 1970, *Nevis* 1992) bis hin zu neueren Arbeiten (*Fuhr/Sreckovic/Gremmler-Fuhr* 2001; *Hartmann-Kottek* 2005; *Woldt/Toman* 2005); es macht daher wenig Sinn auch hier unter dem Titel „Menschenbild", eine Kurzfassung der bekannten Gestalttherapie-Konzepte und ihrer Praxis zu versuchen. Nach Ansätzen für „das Menschenbild der Gestalttherapie" oder gar eigenständigen Kapiteln sucht man in all diesen Buchveröffentlichungen und auch sonst in der Gestalt-Literatur allerdings - von einigen älteren Texten abgesehen - meist vergeblich.[2] Trotzdem erscheint es uns in einer Zeit, in der Technologie und Effektivitäts-

[1] Auch wenn die Autoren dieses Grundlagenwerkes F.S. Perls, R. Hefferline und P. Goodman waren, geht der Ansatz auf die in vielen Jahren durch das Ehepaar Perls entwickelten Ideen zurück, die dann vor allem von P. Goodman in dem Grundlagenwerk *Gestalt Therapie* (1951) ausformuliert wurden. L. Perls' Beitrag wurde leider von F.S. Perls nicht öffentlich gewürdigt (*Sreckovic* 2001, 164f.); vgl. auch die beiden Vorworte von 1944 und 1969 in *F.S. Perls* 1969).

[2] Zu diesen älteren Texte zählt das Kapitel 6 von *Gestalt Therapy*, „Die Natur des Menschen" Kapitel II.6 im II. Band (*Perls/Hefferline/Goodman* 1951) und das Kapitel „Was ist der Mensch" in *Goodman* (1989) sowie ein Aufsatz von *Cochrane/*

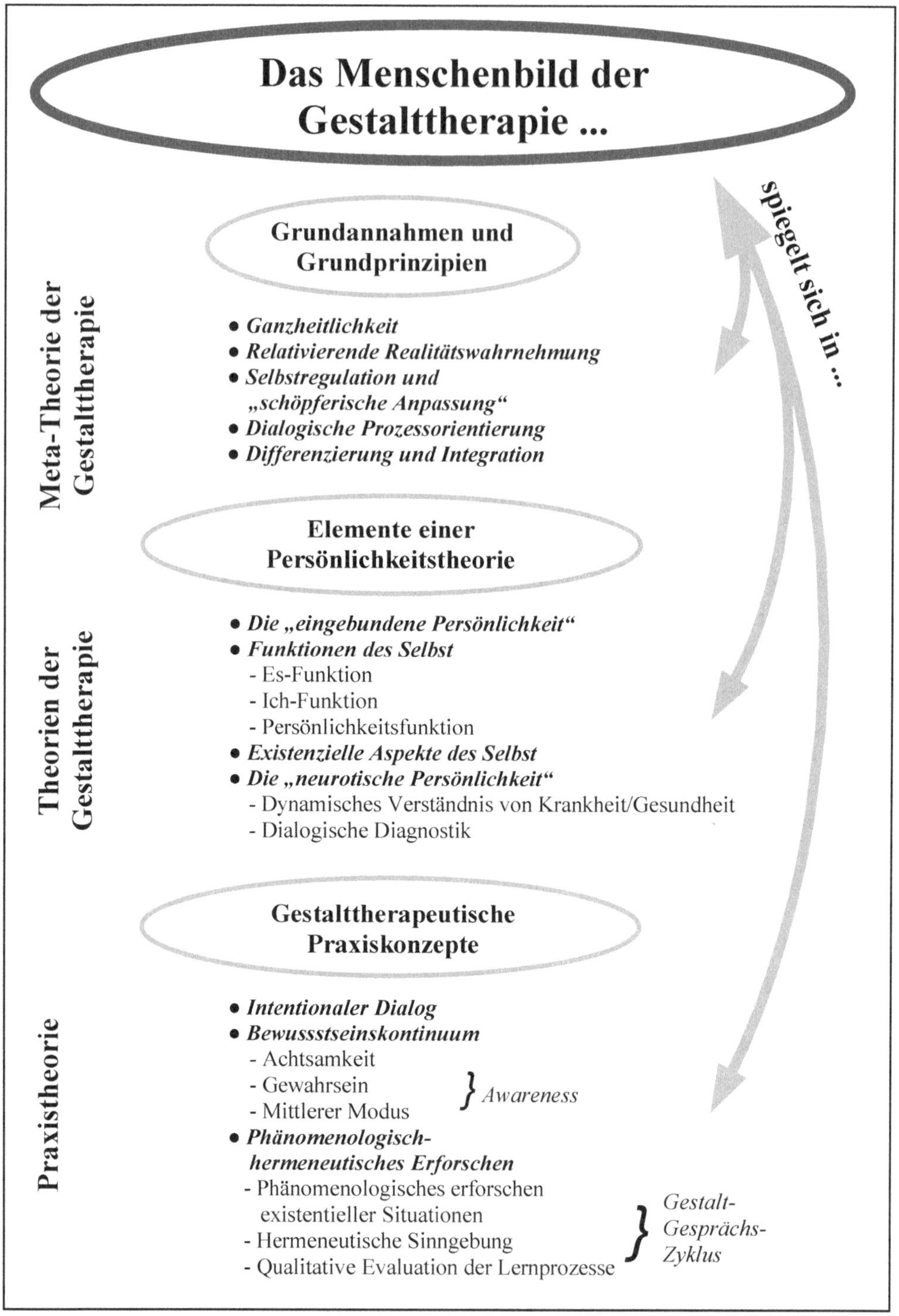

Übersicht über das Menschenbildes der Gestalttherapie (in Analogie zum *Tree of Science* von *H. Petzold* (1988, siehe auch *Fuhr/Sreckovic/Gremmler-Fuhr* 2001, 6)

denken auch das Gesundheitswesen einschließlich der Psychotherapie erobert haben, äußerst sinnvoll zu sein, sich (wieder) auf die Grundannahmen, Grundwerte und Grundverständnisse eines psychotherapeutischen Ansatzes wie den der Gestalttherapie zu besinnen. Wir wollen daher das Menschenbild der Gestalttherapie herausarbeiten, indem wir einige zentrale Grundprinzipien, die als Umschreibung des Menschebildes verstanden weren können,sowie entsprechende Umsetzungen dieser in Konzepten und Modellen für die Praxis darstellen. Dabei werden wir jeweils den biographischen und zeitgeschichtlichen Hintergrund der Begründer streifen, aber auch die Weiterentwicklung dieser Grundlagen seit den 50er Jahren in aller Kürze skizzieren.

Dabei müssen wir von vornherein eine Modifikation der Überschrift vornehmen: Ein wesentliches Merkmal der Gestalttherapie ist es, dass sie *nicht* von einem isolierten Menschenbild ausgeht; der Mensch ist grundlegend und von Anfang an nur im Kontext seiner Umwelt zu verstehen; das heißt aber, Menschen- und Weltbild hängen so unmittelbar zusammen, so daß wir im Folgenden von dieser Einheit „Menschen- und Weltbild“ sprechen werden.

Wir beschränken uns dabei auf die ursprüngliche Gestalttherapie, wie sie von den Begründern konzipiert und weiterentwickelt wurde,[3] und sparen jene Konzepte aus, die die Gestalttherapie entweder als Methodenrepertoire nutzen (wie etwa NLP und viele andere Therapieansätze) oder die zentrale Theorie-Elemente und Konzepte in ein neues Therapiekonzept eingegliedert und diesem Konzept entsprechend weiterentwickelt haben (wie etwa die „Integrative Therapie“ von *H. Petzold*).[4]

1. Grundannahmen und Grundprinzipien

Versuchen wir also, die philosophischen und erkenntnistheoretischen Grundannahmen der Gestalttherapie unter einigen übergreifenden Prinzipien zusammenzufassen und diese zu erläutern sowie punktuell auch historisch-biographisch zu unterlegen. Dabei fließen nicht nur Annahmen über die „Natur des Menschen“ allgemein, sondern auch epistemologische sowie gesellschafts- und entwicklungstheoretische Grundannahmen mit ein. Wir beschränken uns dabei auf fünf allgemeine Prinzipien, die, auch wenn sie im einzelnen nicht immer trennscharf sein mögen, doch wesentliche Akzente für den gestalttherapeutischen Ansatz unter unserer Aufgabenstellung verdeutlichen können: (1) Ganzheitlichkeit, (2) relativierende Realitätswahrnehmung (3) Selbstregulation und schöpferische Anpassung, (4) dialogische Prozessorientierung, (5) Differenzierung und Integration.

Holloway (1982), in dem die Autoren die Grundzüge des Menschenbildes der Gesprächspsychotherapie nach C.R. Rogers mit denen der Gestalttherapie recht differenziert herausarbeiten und in Beziehung zueinander setzen.

[3] Dabei ist das Kriterium für „Weiterentwicklungen der Gestalttherapie“ natürlich nicht ganz frei von einigen Setzungen und Selektionen.

[4] Diese Nutzung der Gestalttherapie ist u.E. natürlich ebenso legitim, wie es ja auch für die Gestalttherapie legitim war, die verschiedensten Konzepte unter einem neuen Dach zu integrieren. Aber es geht dann eben nicht mehr um „Gestalttherapie“.

1.1 Ganzheitlichkeit

„Das Ganze ist etwas qualitativ anderes als die Summe seiner Teile“, so etwa ließe sich eine Position der Organismus-Theorie Goldsteins zusammenfassen. Diese ging nun wieder zu einem großen Teil auf die Gestaltpsychologie zurück, die sich Anfang des vorigen Jahrhunderts in Deutschland als Gegenströmung zur analysierenden Elementenpsychologie entwickelt hatte (*Hartmann-Kottek* 2004, 54). F.S. Perls war in seiner Frankfurter Zeit Assistent und Lore Perls war Studentin bei Kurt Goldstein, und beide waren von der Gestaltpsychologie stark beeindruckt. Mit der Ganzheitsvorstellung der Gestaltpsychologie wurde die analysierende Herangehensweise auf den Kopf gestellt: die Bedeutung einzelner Komponenten ergibt sich jeweils aus dem Kontext des Ganzen und nicht isoliert; überdies gibt es auch eine Tendenz der Komponenten (z.B. einzelner Verhaltensweisen,), sich zu einer letzten, ursprünglichen Ganzheit zu konfigurieren (*Sreckovic* 2001, 32). F.S. Perls brachte diese gestaltpsychologische Grundidee in Zusammenhang mit Salomo Friedlaenders „schöpferischer Indifferenz“, wonach es immer um die Differenzierung einer Ganzheit, einem „Nullpunkt“, in Polaritäten geht. Diese Grundannahme von der Einheitlichkeit und Ganzheit alles Lebendigen vor jeder Differenzierung und elementarisierenden Analyse übte auf das Ehepaar Perls offensichtlich eine große Faszination aus, und daher findet sich der Grundgedanke in vielen Konzepten und Modellen der Gestalttherapie wieder, allen voran im Gestaltbegriff selbst. Vielleicht kann diese Faszination auch auf dem Hintergrund der Zeitgeschichte der beiden Perls und speziell der Biographie von F.S. Perls verstanden werden, denn dieser war ein Überlebender des ersten Weltkriegs, er stammte aus einer zerrissenen Familie und war einen großen Teil seines Lebens auf der Flucht und Wanderschaft und auf der Suche nach Ganzheit.

Als Juden, die aus dem Deutschland des 3. Reichs emigrieren mussten, führte die Flucht die Perls zu einer Zeit nach Südafrika, als Jan C. Smuts Präsident der Republik war. *Smuts* (1938), dessen 1926 erstmals veröffentlichtes Buch *Holism and Evolution* die Perls schon in Deutschland gelesen hatten und dem F.S. Perls auch dann persönlich begegnete (*Srekkovic* 2001, 104), hatte das holistische Prinzip entwickelt. Dieses Prinzip kommt in allen Daseinsformen zum Ausdruck; es besagt, daß die Wirklichkeit von Grund auf holistisch ist und alle Daseinsformen nach Ganzheit streben; Evolution ist die Entfaltung immer neuer Ganzheiten, die die älteren Ganzheiten/Teile integrieren.[5]

So faszinierend der Ganzheitsgedanke bis heute ist, zumal er auch in unserem heutigem Gesundheits- und Krankheitsverständnis noch weitgehend - und vielleicht sogar in noch stärkerem Maß als damals - fehlt, gibt es in der Entwicklung der Gestalttherapie auch eine Schattenseite dazu: sie besteht in der teilweisen Vernachlässigung rationaler, akademischer Reflexion und exakten analytischen Denkens, wie wir anhand einzelner Konzepte noch zeigen werden. Trotzdem, das Ganzheitskonzept hat sich im Sinne einer grundlegenden Weiterentwicklung des Menschen- und Weltbildes als außerordentlich fruchtbar erwiesen.

---

[5] Dieser Ganzheits-Gedanke geht einerseits auf Christian Ehrenfels aus dem Jahr 1890 zurück (*Meier* 1990), und er findet sich dann wieder bei Arthur Koestler, der das Konzept einer Holarchie vorwegnimmt, das Ken Wilber in umfassender Weise aufgegriffen hat (z.B. *Wilber* 1996); siehe auch unsere entwicklungstheoretischen Überlegungen z.B. in *Fuhr, Gremmler-Fuhr* (2004).

1.2 Relativierende Realitätswahrnehmung

Führt man den Ganzheitsgedanken konsequent weiter, dann muss man zu dem Schluss kommen, dass „die Realität an sich" für die Gestalttherapie unbedeutend ist - falls man überhaupt von einer „Realität an sich" ausgehen will; denn wir sind mit unserer Wahrnehmung ja immer Teil der Realität, wir erschaffen sie mit: „... Realität an sich, wenn es eine solche gibt, ist für die Gestalttherapie nicht von Belang", meint *L. Perls* daher auch (1989, 181). Auch hier spielt die Gestaltpsychologie wieder eine wichtige Rolle, die die Theorie der Wahrnehmung durch ihre Experimente revolutioniert hat. Bei jeder „Berührung" der Sinnesorgane mit dem Wahrzunehmenden spielt die Situation der wahrnehmenden Person eine wichtige Rolle. Interessen und Bedürfnisse (auch unbewusste) entscheiden mit darüber, was wir wie wahrnehmen, und was wir ausblenden. Wahrnehmen ist zugleich ein aktiver und passiver Vorgang (ibid., 177).[6] Realität wird von uns erlebt, sie ist keine Tatsache (ibid., 180f.). Auch Vergangenheit und Zukunft erleben wir, und zwar im Hier-und-Jetzt (*Perls/Hefferline/Goodman* 1951, 340f.); es sind immer Rekonstruktionen der Vergangenheit oder Projektionen in die Zukunft - beides geschieht in der Gegenwart. Dies ist eine der Grundlagen für die Gegenwartsorientierung in der praktischen therapeutischen Arbeit, wie wir noch erläutern werden.

Alle diese erkenntnistheoretischen Prämissen gehen unter anderem auf die Gestaltpsychologie zurück, auch auf *K. Lewin*, der dies in einem berühmten Aufsatz über „Kriegslandschaften" (1917) ausgeführt hatte. Man kann also in dieser gestalttherapeutischen Position einen Vorläufer des Konstruktivismus sehen, wie ihn der Hochschuldidaktiker und Gestalttherapeut *H. Portele* (2001, 263f.) für die Gestalttherapie in den 80er und 90er Jahren aufgearbeitet hatte.

1.3 Selbstregulation und „schöpferische Anpassung"

Selbstregulation

Auch für das Grundprinzip der Selbstregulation kann man einen zeitgeschichtlich-biographischen Hintergrund postulieren. Zum einen geht das Konzept einerseits auf Kurt Goldstein, andererseits auf Wilhelm Reich zurück, bei dem F.S. Perls in Berlin in Lehrtherapie war und der für die Gründer überdies eine wichtige Rolle spielte. Zum anderen kann in diesem Aspekt des Menschen- und Weltbildes der Gestalttherapie ein zentrales, politisch motiviertes Gegenkonzept zu totalitären Regimen und zu „äußerer" Kontrolle gesehen werden. Alle drei Gründerpersönlichkeiten - jede auf ihre Weise - haben zeitlebens immer wieder unter solchen Regimen und gesellschaftlichen Bedingungen gelitten (*Gremmler-Fuhr* 2001a, 376; *Polster/Polster* 1975, 232): die beiden Perls unter der nationalsozialistischen Diktatur und nach der Emigration unter der Apartheidspolitik in Südafrika, F.S. Perls dann besonders auch unter der Nixon-Reagan-Ära in den USA, die ihn wieder veranlasste, das Land zu verlasen und nach Kanada zu ziehen. Und P. Goodman, der ohnehin in einer gesellschaftskritischen und anarchistischen Tradition stand und per-

[6] Dieser Gedanke taucht auch bei Jean Gebser wieder auf, der von „wahrnehmen" und „wahrgeben" sprach (*Hellbusch* 2005).

sönlich immer wieder wegen seiner Kriegsdienstverweigerung und sexuellen Orientierung in größte Schwierigkeiten kam. Auch die anarchistische Gesellschaftstheorie eines Kropotkins oder Thoreaus, mit denen vor allem P. Goodman sympathisierte, spielten bei diesen Prinzipien eine Rolle.

Personen und Gemeinschaften entwickeln sich dem Prinzip der Selbstregulation zufolge am gesündesten und besten, wenn sie nicht durch rigide Vorgaben gegängelt werden. Dabei plädierten die Gründer zwar für ein hohes Maß an personaler Autonomie, keineswegs jedoch für eine zügellose Befriedigung von Bedürfnissen. Wir müssen die Selbstregulation in unserem Zusammenleben zähmen, aber die Menschen könnten sehr viel kreativer und gesünder sein, wenn sie sich und andere nicht so stark kontrollieren und unterdrücken und mehr Spontaneität zulassen würden (*Perls/Hefferline/Goodman* 1951, 324f.). Allerdings wäre es ein Missverständnis, eine sich selbst regulierende Anarchie, die mit dem Prinzip der Selbstregulation assoziiert wird (und wie sie vor allem P. Goodman vertreten hat), mit chaotischen Zuständen gleichzusetzen. Das freie Spiel der Kräfte führt, wie die Selbstorganisationstheorie und Chaostheorie eindrücklich nachgewiesen hat (vgl. *Hartmann-Kottek* 2004, 82f.), keineswegs zu regellosem Durcheinander, sondern bildet immer wieder neue Strukturen aus (*Perls/Hefferline/Goodman* 1951, 294ff.). Selbstregulation kennt überdies durchaus hierarchische Strukturen, wenn wir sie in Verbindung mit dem Ganzheitsprinzip sehen: der Organismus wird als ein Ganzes in einem umfassenderen Ganzen verstanden und besteht selbst wieder aus untergeordneten Ganzheiten. Auf diese Weise bilden sich *holarchische* Strukturen oder „eingefaltete Hierarchien".

In der frühen Gestalttherapie wurde allerdings das Konzept der „organismischen Selbstregulation" besonders betont: der Organismus erfüllt seine im Austausch mit der Umwelt aufkommenden Bedürfnisse und ordnet sie selbsttätig nach Prioritäten, wenn nicht steuernd und kontrollierend eingegriffen wird. Das regulierende Denken wurde dabei allerdings zunächst nicht als Komponente der Selbstregulation als einer „Theorie der menschlichen Natur" begriffen (ibid., 326 f.). Der Akzent lag einseitig auf dem unmittelbaren Erleben, auf Spontaneität und individueller Bedürfnisbefriedigung, nicht gleichzeitig auf Introspektion und Reflexion. Aus dem historischen Kontext der *Humanistic Movement* als einer Gegenbewegung gegen übermäßige Herrschaft, Kontrolle und rigide Normen heraus ist diese Schwerpunktsetzung und einseitige Interpretation des ursprünglichen Prinzips der Selbstregulation verständlich; sie bildet jedoch bis heute eine Hypothek, die auf der Gestalttherapie lastet und die zeitweise dazu führte, dass sich die *Gestalt Community* viele Jahre lang nicht um eine weitergehende theoretische und später auch empirische Fundierung ihres Ansatzes kümmerte, so dass ein großer Nachholbedarf bestand und immer noch besteht (vgl. *Strümpfel* in *Hartmann-Kottek* 2005, 325ff.).

Schöpferische Anpassung

Der in die Umwelt eingebundene und mit ihr verflochtene Mensch passt sich im Prozess der Selbstregulation kreativ an. Dieser Aspekt der Selbstregulation, der besonders von P. Goodman unter dem Begriff der „schöpferischen Anpassung" eingeführt wurde, meint, dass sich in den Wechselbeziehungen zwischen Personen (und auch sozialen Einheiten) und ihrem Umweltfeld auf der Grundlage der jeweiligen Interessen und Bedürfnisse eine Balance herstellt. Der Organismus-Begriff wird also über die zunächst physische Bedeutung hinaus auf eine soziale und gesellschaftliche Ebene gehoben, ganz im Sinne eines „Gemeinschaftsanarchismus“, wie ihn Gustav Landauer und Martin Buber vertraten (*Wheeler* 1993, 73; *Robine* 1993; *Friedman* 1999, 148ff.; *Gremmler-Fuhr* 2001, 375f.; *Portele* 2001).

Auch die Neurose wird, wie wir noch ausführen werden, als eine Form der schöpferischen Anpassung an bestimmte bedrohliche, belastende oder äußerst schwierige Lebenssituationen verstanden. Das bedeutet, dass auch in neurotischen Einstellungen und Verhaltensweisen Potentiale stecken, die genutzt werden können. Das, was heute unter „ressourcenorientierter Therapie und Beratung“ *en vogue* ist (z.B. *Fittkau* 2003, 143ff.), ist also bereits in den Grundannahmen über das Menschenbild der Gestalttherapie angelegt, allerdings nicht in einseitiger Weise: die schöpferische Anpassung kann sich verfestigt haben und daher in der gegenwärtigen Situation nicht mehr funktional sein. Es geht in der Gestalttherapie darum, diese in der Vergangenheit kreativen, aber erstarrten Anpassungen wieder zu aktivieren und für das Hier-und-Jetzt nutzbar zu machen, das heißt die Ressourcen *und* die Defizite müssen herausgearbeitet werden.

Krankheit und Gesundheit

Das Grundprinzip der Selbstregulation und insbesondere der Aspekt der schöpferischen Anpassung werfen ein Licht auf das Verständnis von (vor allem seelischer) Gesundheit und Krankheit in der Gestalttherapie. Offensichtlich ist, dass Gesundheit nicht normativ verstanden werden kann, da die Lebenssituationen ständigen Änderungen unterworfen sind und sich Person und Umwelt permanent aneinander schöpferisch anpassen müssen. Erstarrungen wirken diesem „gesunden“ Prinzip entgegen. Gesundheit eines Organismus (im weitesten Sinn, einschließlich einer sozialen Einheit) ist also daran zu überprüfen, wie lebendig die schöpferische Anpassung funktioniert, wie sehr der Organismus in Bewegung und in Kontakt mit sich und seiner Umwelt und sich anzupassen in der Lage ist. Mit diesem Gesundheitsbegriff muss ein Sozialsystem, das auf Berechenbarkeit und Kontrollierbarkeit ausgerichtet ist und objektive Standards fordert, notwendigerweise erhebliche Schwierigkeiten haben. Es ist daher nicht verwunderlich, dass sich die Gestalttherapie im Gesundheitsbereich zwischen alle Stühle gesetzt hat. Einerseits hat sich die Gestalttherapie immer wieder bemüht, die herkömmlichen Kriterien von Gesundheit und Krankheit in Beziehung und nach Möglichkeit in Übereinstimmung miteinander zu bringen (*Hartmann-Kottek* 2004, 201ff.; *Amendt-Lyon/Hutterer-Krisch* 2000), was natürlich nicht ohne Verkürzungen und Verzerrungen möglich ist; andererseits hat es die Gestalttherapie versäumt, auf der Grundlage ihres dynamischen und heute theoretisch noch viel besser begründbaren Gesundheitsbegriffs Kriterien zu entwickeln, die es im professionellen Bereich erleichtern würden, Orientierungen für kranke und gesunde Prozesse sowie Einwirkungsmöglichkeiten zu finden. Diese Kriterien müssten allerdings auch nach wissenschaftlichen Kriterien *begründet und nachvollziehbar* sein, um ernst genommen werden zu können, auch wenn eine emprische Überprüfung nach geltenden wissenschaftlichen Standards meist viel zu kurz greift.

1.4 Dialogische Prozessorientierung

Der dynamische Begriff von Krankheit/Gesundheit führt uns zu einem weiteren Grundprinzip, der dialogischen Prozessorientierung. Unter diesem Begriff ziehen wir einerseits die Konsequenz aus den vorherigen Grundannahmen der Ganzheitlichkeit, der relativierenden Realitätswahrnehmung, der Selbstregulation und schöpferischen Anpassung einerseits und der Dialogphilosophie andererseits.

Außerhalb interpersonaler Beziehungsprozesse sind wir Menschen nicht überlebensfähig. Diese Prämisse folgt nicht nur aus den vorherigen Prinzipien, sondern sie geht auch auf Vorbilder für die drei Gründer der Gestalttherapie zurück wie Harry Stack Sullivan und, insbesondere für L. Perls, Martin Buber. Therapie von Angesicht zu Angesicht im direkten Kontakt zwischen Therapeut und Klient war seinerzeit revolutionär. Eingeführt wurde diese revolutionäre Form des therapeutischen Arbeitens unter anderem von den beiden Perls in ihrem Exil in Südafrika. L. Perls war fasziniert gewesen von ihrer Begegnung mit Martin Buber während ihres Studiums in Frankfurt a.M. (*Sreckovic* 2001, 40ff.). Maurice Friedman, ein engagierter Kenner des Lebenswerks von Martin Buber und namhafter Vertreter des Dialogischen (*Friedman* 1987, 1999), konnte aufzeigen, wie die Gestalttherapie damit eine Tradition verwirklichte, die schon mit dem Psychoanalytiker Hans Trüb begonnen und immer wieder in der Weiterentwicklung der Therapien eine - wenn auch kaum beachtete - Rolle gespielt hatte.

Wenn wir uns in einem ständigen schöpferischen Anpassungsprozess befinden und wir für die Herausforderungen der Umwelt und die Befriedigung unserer Bedürfnisse immer wieder neue Interaktionsmuster entwickeln, dann geschieht dieser Prozess natürlich auch in der Therapie zwischen Therapeut und Klient, und dabei werden auch rigide Interaktionsmuster aktiviert, die im Hier-und-Jetzt der Therapiesituation untersucht und verändert werden können. Andererseits bietet sich im dialogischen Prozess die Möglichkeit, die Klienten in ihrer existentiellen Situation zu erkennen und zu bestätigen - einem zentralen Moment des Heilungsprozesses, wie Mauric Friedman eindrücklich nachweist und wie es auch zum Credo im Therapieansatz von Carl R. Rogers wurde (*Rogers* 1983).

Das auf diese Weise inhaltlich gefüllte Prinzip der Prozessorientierung hat mehrere sehr wichtige Implikationen: der Therapieklient wird vom „Patienten", der behandelt wird, zu einem *personalen Gegenüber*, dem der Therapeut im Hier-und-Jetzt begegnen und mit dem er gemeinsam Wege entwickeln kann, eine gesunde, lebendige schöpferische Anpassung anzuregen und zu unterstützen. Die Kategorien und Kriterien für diese dialogorientierte Vorgehensweise lieferte die Philosophie Martin Bubers: die mit *Realphantasie* bezeichnete Einfühlung und das Sich-hinein-Denken in die existentielle Situation des Anderen, das als *Umfassung* bezeichnete empathische Miterleben durch den Therapeuten (ohne dass er sich dabei selbst aufgibt), die als *existentielle Bestätigung* bezeichnete Erkennen und Wertschätzen des Anderen in seiner existentiellen Situation, und schließlich auch die Konfrontation durch die „Anderheit" des Anderen. Auf diese Weise kann die „Stützung" - wie es L. Perls gerne nannte (*L. Perls* 1989, 53f.) - und die Konfrontation des Klienten immer wieder in eine Balance gebracht werden.

Das Prinzip der dialogischen Prozessorientierung der Gestalttherapie kann schwerlich in Form von Lehrgängen vermittelt werden - es erfordert einen persönlichen Entwicklungs- und Reifungsprozess des Therapeuten; und die dialogisch-prozessorientierte Herangehensweise lässt sich kaum in „Störungskatalogen und entsprechenden Methoden auflisten, wie dies von einer *Manualized Psychotherapy* heute vielfach gefordert wird.[7] Außerdem verlangt die Realisierung dieses Prinzips eine vernetzende (oder systemische) und meta-perspektivische (oder sogar meta-systemische) Denkweise, die erst in allerersten Ansätze in der *academic community* und im Gesundheitswesen Fuß zu fassen beginnt (*Commons*/Richards 2002; *Fuhr, Gremmler-Fuhr* 2004, 89ff.).

Es ist daher verständlich, wenn auch nicht unbedingt kompatibel mit dem Menschen- und Weltbild der Gestalttherapie, dass immer wieder Versuche gemacht wurden, den Gestalt-Ansatz handhabbar, leichter kommunizier- und lehrbar werden zu lassen, was immer auf eine Vereinfachung und Reduzierung hinauslaufen muss. Diese hier skizzierten Prämissen sind eben außerordentlich sperrig, denn es geht letztlich darum, dass wir uns eingestehen: das Lebendige ist weder determinierbar noch voraussagbar, es ist ein Prozess, bei dem wir uns jeweils von der Vielfalt und Neuartigkeit überraschen lassen können.

Sperrig ist auch der Gestalt-Begriff selbst. In diesem Begriff - im Verständnis der Gestalttherapie und in Rückgriff auf die Gestaltpsychologie - konkretisieren sich alle vier bisher erläuterten Prinzipien: „Gestalt" ist eine Ganzheit im Kontext größerer Ganzheiten; eine Gestalt ist dynamisch, das heißt, sie entsteht und vergeht wieder - wie alles Lebendige; dieser „Gestaltbildungsprozess" lässt sich nicht determinieren, denn er unterliegt dem Prinzip der Selbstregulation; und schließlich steht eine Gestalt für den Prozess der Wahrnehmung, also der Figur-Grund-Bildung, der uns immer wieder neue und unterschiedliche subjektive Realitäten erleben lässt, und über die es gilt, sich im Dialog zu verständigen.

1.5 Differenzierung und Integration

Trotz aller Sperrigkeit und Komplexität des Gestalt-Ansatzes unter den bisher erläuterten Prinzipien lassen sich einige grundlegende Annahmen für den Weg vom Krank-Sein hin zum Gesund-Sein, von der Stagnation hin zur Lebendigkeit oder von einem entfremdeten Dasein zu einer persönlichen und sozialen Entfaltung beschreiben. Wir versuchen diese Zieldimension der Gestalttherapie unter dem polaren Prinzip der „Differenzierung und Integration" zusammenzufassen. Viel gängiger und häufiger verwendet wird in der Tradition der Gestalttherapie als Zieldimension und Metapher für Gesundheit der Begriff „Wachstum"; er ist zu einem Schlüsselbegriff in der *Gestalt Community* geworden. Allerdings spielt dieser Begriff in den Grundlagenwerken selbst und in der Arbeit der Gründergeneration nur eine untergeordnete Rolle, und er ist dort auch nicht sehr differenziert ausgearbeitet. Überdies fehlt dem Wachstumsbegriff in der Diskussion ein polarer Gegenbegriff (wie dies die Gestaltprinzipien eigentlich nahe legen würden), und er ist durch die neueren Entwicklungen auf unserem Planeten ohne ein solches Gegengewicht (etwa der

[7] Hierbei geht es darum, Störungsbilder zu identifizieren und diesen empirisch überprüfte - und daher zugelassenen - Behandlungsmethoden zuzuordnen.

Wachstumskontrolle, Begrenzung, Beschneidung und Bescheidung) auch reichlich problematisch geworden (vgl. *Fuhr/Gremmler-Fuhr* 2001). Aber der Wachstumsbegriff aus der *Humanistic Movement,* wo er für die Befreiung von rigiden Normen und Zwängen stand, hat offensichtlich eine identitätsstiftende Bedeutung für viele Gestalttherapeuten und hält sich daher hartnäckig.

Dem ungeachtet schlagen wir als Zieldimension „Differenzierung und Integration" vor. „Die grundlegende Lehre der Gestalttherapie," schreibt auch *F.S. Perls* (1980, 155), „ist die der Wesens-Differenzierung und der Integration." Was ist damit gemeint?

Von Salomo Friedlaender, den S.F. Perls als seinen „Guru" bezeichnete (*Frambach* 2001a, 614f.), stammt die Grundannahme, dass sich alles Leben aus einem Urgrund in polarer Form entfaltet. Diese Grundannahme von den sich entfaltenden Polaritäten findet sich heute in vielen Theorien wieder, und sie wird auch durch neueste interdisziplinäre Forschungen immer wieder bestätigt (z.B. *Laszlo* 2004). Für die Entwicklung des Menschen ist beispielsweise die Polarität von Eigenständigkeit und Zugehörigkeit ein entscheidendes Moment (z.B. *Fromm* 1981, *Kegan* 1986, *Gremmler-Fuhr* 2001a, 367ff.). Für F.S. Perls war es beispielsweise die Polarität von Selbst- und Fremdunterstützung oder von Topdog und Underdog, für L. Perls die der Autonomie versus *Commitment*[8] oder des Gebens und Nehmens, für P. Goodman die von Konformismus und Widerstand; solche Polaritäten faszinierte die Gründer und prägte ihre therapeutische Arbeit. Alle diese Polaritäten müssen ja immer wieder im Leben ausbalanciert und zu neuen Einheiten *transzendiert* werden.

Häufig wird jedoch einer von zwei Polen verleugnet oder verdrängt, und sie müssen erst wieder ins Bewusstsein gehoben werden. Das Bewusstsein und Bewusstwerden solcher Polaritäten spielt für diese integrierende Entwicklung also eine zentrale Rolle, auf die wir noch zurückkommen.

Integration von Abspaltungen

Die Verleugnung und Verdrängung von polaren Gegensätzen ist Perls und Goodman zufolge eine Folge der Evolution, die mit der Entwicklung des Mentalen einsetzt (*Perls/Hefferline/Goodman* 1951, 358ff.) Bei dieser Entwicklung ist eines der häufigsten Probleme, dass gesellschaftliche und von uns „introjizierte" Normen und Überzeugungen zur Unterdrückung und Abspaltung führen. Die Grenzen zwischen individueller und gesellschaftlicher Pathologie werden hier fließend, und es gibt viele Hinweise darauf, dass die Begründer, vor allem die beiden Männer, auf die Gesellschaft nicht besonders gut zu sprechen waren und Neurosen im Wesentlichen auf gesellschaftliche Einflüsse zurückführten (ibid., 360f.). Auch wenn sie damit sicherlich etwas einseitig waren: Die Aufgabe der Gestalttherapie wird dadurch noch komplexer und herausfordernder, dass sie nicht selten gegen die gesellschaftlichen Normen und Überzeugungen gerichtet sein *muss,* da diese häufig genug Abspaltungen und Verdrängungen unterstützen oder sogar fordern. Dadurch

[8] „Commitment" ist schwer zu übersetzen, es heißt soviel wie „Sich-Verpflichten, sich akzeptierend Einlassen auf nicht veränderbare Bedingungen".

aber geht die Unmittelbarkeit des Erlebens und das kreative Potential des Menschen verloren oder wird pervertiert. Wir lernen, nicht mehr im Hier-und-Jetzt unmittelbar zu *erleben*, sondern nur darüber zu *sprechen* und es aus der Distanz zu analysieren, und mit der Zeit geht der Kontakt zum unmittelbaren Erleben verloren. *Erlebnisorientierung* ist daher ein Schlagwort, das häufig mit Gestalttherapie assoziiert wird - nicht ganz zu unrecht, denn das unmittelbare Erleben ist die Quelle von Spontaneität und Kreativität, die Voraussetzung für die schöpferische Anpassung im Lebensprozess ist.

Befreiung und Integration verdrängter Aggression

Besonders gravierend ist es für die Begründer der Gestalttherapie, dass die *Aggressivität* des Menschen verleugnet und unterdrückt wird. Für Perls und Goodman ist Aggressivität eine vitale Lebensäußerung, ein Auf-die-Welt-Zugehen und ein Zupacken. Die Unterdrückung dieser Kraft führt nicht nur dazu, dass sich Dumpfheit ausbreitet, sondern dass es Abspaltungen gibt und sich die Aggressionen ihren eigenen, unkontrollierten und meist destruktiven Ausdruck verschaffen (ibid., 386ff.).

Allerdings sollte dabei nicht, wie dies in der frühen Tradition der Gestalttherapie häufig geschah, Aggression mit Feindseligkeit verwechselt werden. Es geht dabei auch nicht einfach darum, der Aggressivität einfach freien Lauf zu lassen,[9] sondern sie in konstruktive Bahnen zu lenken und damit ihre potentielle Destruktivität zu bannen, ohne sie ihrer lebendigen Kraft zu berauben. So aber leben wir einerseits so, als wenn nur der Kopf hoch in die Luft gestreckt wäre, andererseits, als wenn es keinen aufrechten Gang gäbe - und der Kontakt zwischen diesen beiden Teilen ist verloren gegangen (ibid., 369f.). Die Aggressivität bleibt abgespalten, und das könnte mit ein Grund sein, dass wir trotz aller Erfahrungen und Vernunft weiter brutale Kriege miteinander führen, im Alltag ebenso wie auf der größeren Weltbühne.[10]

Mit der Abspaltung und Unterdrückung der Spontaneität, der Agression und überhaupt der erlebten Körperlichkeit geht auch die *Kindlichkeit* verloren, also die kreative Fantasie, Spielfreude und das hingebungsvolle Erleben.[11] All diese abgespaltenen Anteile des Menschen, seien sie individuell oder gesellschaftlich bedingt, gilt es in der Gestalttherapie wiederzugewinnen und zu integrieren. Dafür wurden in der Gestalttherapie methodische Herangehensweisen entwickelt, auf die wir noch zurückkommen. Es geht darum, das in uns zu entdecken und zuzulassen, was C.G. Jung, der ebenfalls für einige Gedanken der Gestalttherapie Pate gestanden hat, die Schatten nannte. Differenzierung und Integration ist dabei kein einmaliger Akt, sondern ein fortlaufender Prozess, der durch mehrere Phasen und Verunsicherungen, vor allem aber durch Engpässe führt. Denn beispielsweise die jeweils verleugneten und verdrängten Pole oder Schatten wirken in uns weiter, sie führen zu mehr oder weniger bewussten inneren Konflikten und zu Patt-Situationen, deren wir uns in der Therapie bewusst werden können. Wenn uns dies in umfassender Wei-

---

[9] Auch dies war einmal ein Missverständnis in manchen frühen Gestalt-Workshops.

[10] Siehe auch Laura Perls' Aufsatz „Erziehung zum Frieden" (*L. Perls* 1989, 11-18).

[11] Letzteres hat heute wieder als isoliertes Konzept im „Flow experience" Konjunktur (z.B. *Csikszentmihalyi* 2000)

se gelingt, dann werden wir mit der existentiellen Leere, dem Nichts, dem „Nullpunkt" konfrontiert, die den Grund unserer Existenz bilden. Nur wenn wir uns diesem existentiellen Grund stellen - und hier wirken die existentialistischen Theorien mit hinein, mit denen sich die Begründer gründlich auseinander gesetzt hatten - „... dann fängt die Wüste zu blühen an" (*Perls* 1974, 65) und die kreativen Potentiale des Menschen können sich entfalten. Und alles, was sich in differenzierender Weise entfaltet, muss dann auch wieder in einer neuen, umfassenderen Struktur integriert werden. Die Polarität von „Differenzierung und Integration" darf also keinesfalls statisch verstanden werden, sondern als ständiger, lebendiger Prozess der Entwicklung, bei dem es immer wieder zu Ausdifferenzierungen und zu deren Integration kommt.[12]

Eine kurze Antwort auf die Frage, was Gestalttherapie bei den Menschen bewirken und erreichen will, könnte also in eben dieser dynamischen Grundpolarität „Differenzierung und Integration" liegen: der ganzheitliche Zugang zum existentiellen Grund des Menschen, die Ausdifferenzierung, Wiederentdeckung und Aneignung polarer Erscheinungsformen und deren Integration (einschließlich all der verdrängten und verleugneten Potentiale) in den Alltag - und dies als fortdauernder Prozess in ständiger schöpferischer Anpassung an die Umwelt und im Dialog mit Anderen. Für dieses Ziel wird allerdings kaum eine Krankenversicherung aufkommen wollen.

Entwicklung

Der Entwicklungsbegriff der Gestalttherapie ist, so können wir jetzt schlussfolgern, einerseits sehr anspruchsvoll, denn es geht nicht - oder zumindest nicht *vorrangig* - um die Veränderung von Einstellungen und Verhaltensweisen, auch nicht um das Verlernen und Neulernen, sondern um eine tiefgehende Erforschung dessen, was es in der jeweiligen Lebenssituation und unter den jeweiligen historischen und gesellschaftlichen Bedingungen heißt, Mensch zu sein und menschliche Gemeinschaften zu bilden. Das, was den Begründern als im wahrsten Sinn des Wortes, „ein Mensch zu sein," vorschwebt, entspricht allerdings einem individuellen und gesellschaftlichen Entwicklungsniveau, dem wir uns nur schrittweise und mühsam annähern können und das an materielle, biologische, und bildungsmäßige Voraussetzungen gebunden ist, die weder damals noch heute gegeben sind. Die Entwicklungsschritte und die Herausforderungen, die in dieser Zielvorstellung liegen, wurden im Rahmen der Gestalttherapie-Theorie selbst allerdings bisher kaum in differenzierter Weise dargestellt.[13] Die Gestalt-Kindertherapeutin *F. Carroll* hat beispielsweise einige Grundlinien für eine Entwicklungstheorie der Kindheit entworfen (2001), *M. McConville* (1995) hat die Selbstentwicklung von Jugendlichen, *S.M. Toman/A. Bauer* (2005) haben in einem kurzen Text einige Entwicklungslinien in der Adoleszenz herausgearbeitet; wir selbst haben einen ersten Ansatz für die Verbindung der generellen Ent-

[12] In der neueren, evolutions- und entwicklungstheoretischen Diskussion wird Entwicklung dann als mehrphasiger, zyklischer Prozess dargestellt von Identifikation über Differenzierung zur Integration (z.B. *Wilber* 2000, 21ff.).

[13] In einem neuen „Lexikon der Gestalttherapie" (*Blankertz/Doubrawa* 2005) wird denn auch unter dem Stichwort „Entwicklung" lediglich auf „Wachstum" verwiesen, und dieses wird wiederum auf „Einverleibung von Erfahrungen" in Analogie zu biologischen Vorgängen reduziert.

wicklungstheorien mit der Gestalttherapie entwickelt (*Fuhr* 1996, 1998, 2001b; *Fuhr/Gremmler-Fuhr* 2004, 2005); aber darüber hinaus bleiben vor allem im klinischen Bereich viele Fragen zu einer Entwicklungstheorie der Gestalttherapie bisher unbeantwortet, oder aber die Entwicklungstheorien stehen recht unverbunden neben den Gestaltkonzepten.

Erste Zwischenbilanz

Wir haben versucht, das Menschen- und Weltbild der Gestalttherapie zunächst im Hinblick auf einige grundlegende Prämissen hin zu erforschen. Dabei zeigte sich, dass diese Grundlagen wahrscheinlich in stärkerem Maß als bei einigen anderen Therapieansätzen das Wesen des gesamten Ansatzes ausmachen, da die Gestalttherapie sehr stark von und durch diese Prämissen lebt. Wir haben auch immer wieder darauf hingewiesen, in welcher Weise die Gestalttherapie im Widerspruch zu den im Gesundheitssystem vorherrschenden Normen und Überzeugungen steht - heute vermutlich in noch stärkerem Maß als zur Zeit der Gründung der Gestalttherapie. Einige Widersprüche sind teilweise auch schon in der Darstellung der Grundlagen durch die Begründer selbst enthalten, was kaum verwundern dürfte angesichts des radikal innovativen, auch heute noch keineswegs überholten Charakters dieser Prämissen. Trotzdem lässt sich ein Kern herauskristallisieren, der als zumindest in der *Gestalt Community* selbst konsensfähiges Fundament angeboten werden kann.

L. Perls fasste dieses Fundament in drei Schlagworten zusammen: Gestalttherapie sei „experientiell, existentiell und experimentell" (*L. Perls/Rosenfeld* 1982; s.a. *Fuhr* 2001c, 417ff.). Das bedeutet: der Ansatz rückt die *existentielle Situation* des Menschen immer wieder ins Zentrum, legt außerordentlich großen Wert auf die Wiedergewinnung verlorener und die Befreiung unterdrückter lebendiger und kreativer Potentiale, indem sie die unmittelbare Erfahrung in der Therapie selbst sehr wichtig nimmt, also *experientiell* ist; und schließlich trägt sie durch ihren *experimentellen Charakter* der Nicht-Determinierbarkeit lebendiger Prozesse Rechnung.

Wie sich diese Grundannahmen auf die Praxis der Gestalttherapie auswirken, werden wir in einem dritten Abschnitt erläutern. Zuvor soll jedoch untersucht werden, in welcher Weise sich diese Grundprinzipien in der Persönlichkeitstheorie der Gestalttherapie wiederfinden lassen.

2. Elemente einer Persönlichkeitstheorie

Als Kernkomponenten eines Persönlichkeitsverständnisses in der Gestalttherapie betrachten wir die Einbindung der Persönlichkeit in ihr Umweltfeld, die Konzeption des Selbst sowie das Konstrukt einer neurotischen Persönlichkeit - und damit verbunden auch das spezifische Verständnis von Diagnostik.

2.1 Die „eingebundene Persönlichkeit"

Man kann die Person auch einmal isoliert betrachten in dem Bewusstsein, dass es sich dabei nur um einen eingeschränkten Blickwinkel handelt; um ein umfassenderes Verständnis der Persönlichkeit eines Menschen im Sinne der erläuterten Prämissen zu erlangen, ist dieser Blickwinkel aber entschieden zu eng. Nicht nur gibt es danach „die Persönlichkeit" eines Menschen gar nicht, weil sie abhängig ist von der jeweiligen Situation, zum anderen wandelt sich die Persönlichkeit eines Menschen über die Zeit, nicht nur von der Kindheit bis zum Erwachsenenalter, sondern durch die gesamte Lebensspanne hindurch. Diese dynamische, in die Lebenswelt eingebundene Sichtweise scheint seit K. Lewin einem nicht ungewöhnlichen Verständnis von Persönlichkeit z.B. in der Gruppenpsychotherapie oder der systemischen Therapie zu entsprechen (*Dolleschka* in *Stumm/Pritz* 2000, 508). Sie wurde im Grundlagenwerk der Gestalttherapie allerdings schon 1951 recht konsequent realisiert.

Gehen wir auch hier von der gestalttheoretischen Annahme der Differenzierung in Polaritäten aus, dann können wir einerseits die Person als integrale Komponente eines Umweltfeldes in den Fokus rücken, andererseits ihre Einzigartigkeit, „Anderheit" (Buber) und Abgrenzung gegenüber dem Umweltfeld. Beide Pole des Persönlichkeitskonstrukts werden im zentralen gestalttherapeutischen Konzept des *Organismus-Umwelt-Feldes* aufgegriffen. Dieses Konzept hat viele Quellen, u.a. die Feldtheorie Lewins, aber auch das Feldkonzept, das Jan Smuts ganz unabhängig von Lewin in Anlehnung an Einstein im Jahr 1926 formuliert hatte (*Sreckovic* 2001, 104; *Smuts* 1996), sowie die „organismische Theorie" Kurt Goldsteins (*Votsmeier* 1995). Wie lässt sich die Persönlichkeit eines Menschen in diesem dynamischen Organismus-Umwelt-Feld erfassen?

Wenn wir es systemisch ausdrücken, dann „emergiert" die Persönlichkeit eines Menschen jeweils im dynamischen Wechselspiel im Organismus-Umwelt-Feld, und dabei entwikkeln sich auch überdauernde, aber prinzipiell veränderliche Strukturen und Eigenarten.[14] Im Organismus-Umwelt-Feld entwickelt sich im Verlauf eines Erlebensprozesses - der in der Gestalttherapie mit Hilfe des Kontaktmodells abgebildet wird - ein Unterschied und eine Grenze, an der die Berührung der sich abgrenzenden Person(en) vom Umweltfeld (also auch von anderen Personen) erfolgt. Diese „Kontaktgrenze", wie sie in der Gestalttherapie genannt wird, ist nur als Metapher und dynamisch zu verstehen, sie ist mehr oder weniger starr oder durchlässig, und sie entsteht, verändert und löst sich im Verlauf eines Erlebensprozesses auch wieder auf. Durch Kontaktprozesse entwickelt sich die Person weiter und bildet überdauernde, mehr oder weniger flexible/rigide Strukturen und Merkmale aus, deren Gesamtheit als Persönlichkeit begriffen werden können.

Diese, das zentrale Konzept des Organismus-Umwelt-Feldes ergänzenden Konzepte des *Kontaktzyklus* mit unterscheidbaren Phasen des Erlebensprozessen, dem aus wahrneh-

[14] Wie groß dieser Veränderungsspielraum ist, darüber hat auch die Forschung über die *Big Five* keine eindeutigen Ergebnisse hervorgebracht. Erfahrungen in Therapie und Beratung zeigen u.E. ein breites Spektrum an Veränderungsmöglichkeiten (von minimal bis extrem groß), sehr in Abhängigkeit von Veränderungen im Umweltfeld, vor allem im sozialen Netzwerk eines Menschen.

mungstheoretischer Sicht der *Figur-Hintergrund-Prozess* entspricht, gehen ebenfalls auf die Gestaltpsychologie zurück und wurden in ihren Vorformen schon in Südafrika entwickelt, woran L. Perls einen wesentlichen Anteil hatte. 1947 wurden diese Vorstellungen erstmals in *Ego, Hunger and Aggression* (*Perls* 1982) veröffentlicht.

2.2 Das Selbst und die Selbstfunktionen

Die Person - verstanden als Organismus in einem umfassenderen Feld und nicht nur im biologischen Sinn - entsteht, so hatten wir ausgeführt, im Wechselspiel der Komponenten im einheitlichen Organismus-Umwelt-Feld, und sie bildet dabei bestimmte mehr oder weniger dauerhafte Strukturen und Merkmale aus. Dies ist die externe Sicht der Dinge. Aber wie erlebt sich die Person innerlich in diesem Prozess über einzelne Impulse, Empfindungen, Gefühle und wahrgenommene Reaktionsweisen hinaus *als Selbst*? Für diese inneren Phänomene steht das Gestalt-Konzept des Selbst. Dieses Selbst wird wiederum in seinen Funktionen betrachtet, und dabei wird die Es-, die Ich- und die Persönlichkeitsfunktion unterschieden.

Nun ist der Begriff „Funktion" nicht gerade gut für die Innenperspektive geeignet, denn wir erleben ja keine „Funktionen". Aber wir können diese Selbstfunktionen doch als äußeres Abbild innerer Prozesse verstehen. Daher sollen diese kurz auf der Grundlage von Perls' und Goodmans Werk erläutert werden (*Perls/Hefferline/Goodman* 1951, 453ff.; s. a. *Gremmler-Fuhr* 2001a, 387ff.).

Es-Funktion

Diese Funktion des Selbst steht für das innere Geschehen jeweils am Beginn eines Kontaktprozesses. Es sind Erregungen, diffuse Gefühle, Fantasiebilder und Gedankensplitter im Zusammenhang mit einer noch diffus oder chaotisch wahrgenommenen Umwelt. Dabei können sich bereits Bedürfnisse andeuten, aber noch ist das Selbst passiv und erlebt sich, als ob ihm all dies „angetan" würde.

Ich-Funktion

Diese Funktion des Selbst wird in der Phase des Kontaktnehmens, in der sich Figuren vor einem Hintergrund bilden und die auch Entscheidungen erfordern, realisiert. Das Selbst erlebt sich von der Umwelt zunehmend abgegrenzt, wird sich seiner selbst bewußt und wird auch aktiv. Der Wille des Menschen ist also beispielsweise eine wichtige Ich-Funktion.

Persönlichkeitsfunktion

Dies ist quasi das gesammelte und reflektierte Fazit dessen, was in Kontaktprozessen erlebt wurde. Die Persönlichkeitsfunktion gibt Antwort auf die Frage, wer man jeweils sei und dient als Grundlage für die Erklärung eigenen Verhaltens. Letztlich repräsentiert die Persönlichkeitsfunktion das, womit man sich identifiziert.

Aspekte des Selbst

Die Herausforderung, die diese Konzepte bieten, besteht darin, dass sie einerseits als theoretisches Handwerkszeug für diagnostische Prozesse und die Entwicklung von Vorgehensweisen und Strategien genutzt werden können, andererseits nicht zu objektiven Tatbeständen gerinnen dürfen, etwa im Sinne von „Instanzen" Es, Ich und Über-Ich in der klassischen Psychoanalyse, obwohl natürlich gewisse Affinitäten mit der Es-, Ich- und Persönlichkeitsfunktion der Gestalttherapie nicht zu leugnen sind. Die Aspekte des Selbst - Es-, Ich- und Persönlichkeitsfunktion - werden zunächst nur im Wechselspiel des Organismus-Umwelt-Feldes als „emergente Phänomene" wirksam. Deshalb können wir hier auch von einem *relationalen Selbst* sprechen, das sich in Beziehung zum Umweltfeld immer wieder herstellt (*Gremmler-Fuhr* 2001a, 389). Auch wenn diesem Aspekt des Selbst nur eine flüchtige, situative Existenz zugesprochen werden kann, entwickeln sich beim Menschen über die Zeit doch Gewohnheiten aus, die auch im unmittelbaren Kontakt zwischen Therapeut und Klient oder unter den Mitgliedern einer Gruppe immer wieder wirksam werden. Insofern kann man dann von einer dauerhafteren Es-, Ich- oder Persönlichkeitsfunktion sprechen; man geht etwa von einer schwachen Ich-Funktion aus, wenn es einer Person immer wieder schwer fällt, sich gegenüber anderen Menschen abzugrenzen. Aber solch eine Abstraktion wie „Ich-Schwäche" beinhaltet aber wieder die Gefahr der Objektivierung, ganz abgesehen davon, dass sie mit einem erheblichen Informationsverlust einher geht, denn eine „Ich-Schwäche" ist ja tatsächlich auch an bestimmte Umweltqualitäten und die Reaktionsweisen anderer gebunden.

Trotz dieser Flüchtigkeit und Kontextabhängigkeit bestimmter, auf diese Weise begrifflich erfasster Persönlichkeitsmerkmale muss es jedoch auch einen Aspekt des Selbst geben, der beständiger ist. Auch wenn auf dem Hintergrund der östlichen Philosophien wie dem Taoismus, der die Gründergruppe tief beeindruckt hatte, das Selbst als Illusion anzusehen ist, haben wir doch so etwas wie ein kontinuierliches Selbst-Empfinden. In der Tiefe unseres Selbst - oder in der Persönlichkeitsschicht nach *F.S. Perls* (1974, 62ff.; s.a. *Clarkson/Mackewn* 1995, 109ff.) - erfahren wir im allgemeinen Kontinuität und Identität des Selbst-Seins über die Zeit. Hierfür werden in der Gestalt-Diskussion verschiedene Begriffe benutzt: L. Perls nannte die Konsistenz und Kontinuität der Gesamtheit des Selbsterlebens schlicht „Persönlichkeit", F.S. Perls nannte es die „explosive, authentische Schicht", und wir sprachen von einem „personalen Selbst". Schließlich kann man in diesem Grundempfinden des Selbst auch einen überpersonalen Aspekt sehen: die empfundene Verbindung des eigenen Selbst mit einem überpersönlichen oder transpersonalen Selbst.[15]

2.3 Die „neurotische Persönlichkeit" und gestalttherapeutische Diagnostik

„Krank" versus „gesund"

Die für die therapeutische Praxis entscheidende Frage ist nun, ob es Kriterien für die Unterscheidung einer „gesunden" versus einer „kranken" Persönlichkeit gibt. Mit dieser Frage geraten wir im Rahmen der Gesundheitsdiskussion und eines noch recht jungen Psychotherapeutengesetzes in Deutschland auf sehr dünnes Eis. Aber dies liegt ohnehin in

[15] Mit dieser Flüchtigkeit und Dauerhaftigkeit des Selbst hatte sich vor allem Heik Portele gegen Ende seines Lebens sehr intensiv auseinander gesetzt (*Portele* 2002).

der Tradition der Gestalttherapie, die von Anbeginn an marginal und vielen Angriffen ausgesetzt war, auch wenn sie sich in den 70er und 80er Jahren rasch in der westlichen Welt ausbreitete.

Zunächst einmal wird der Begriff „neurotisch" im Sinne von Perls und Goodman generell als Bezeichnung für „psychisch krank" verwendet, und gehört zum Menschseins dazu: „Neurose ist auch ein Teil der menschlichen Natur und hat ihre Anthropologie." (*Perls/Hefferline/Goodman* 1951, 361) Allerdings datieren die Autoren die Entstehung dieser „Krankheit" erst in die jüngere Menschheitsgeschichte, da sie mit der zunehmenden Differenzierung von Körper, Seele und Geist einhergeht und auf die Abspaltung des Mentalen von dem unmittelbaren empfindungs- und gefühlsmäßigen Erleben zurückzuführen sei. Ganz im Sinne der zuvor erläuterten Prinzipien definieren die Gründer diese Persönlichkeitsspaltung als einen Zusammenbruch des Gleichgewichts.

Spezieller wird in der Gestalttherapie dann von „krank" gesprochen, wenn der Kontaktprozess im Organismus-Umwelt-Feld regelhaft gestört ist (vgl. auch *Hartmann-Kottek* 2004, 190f.). Um diese Störungen im Kontaktprozess genauer bezeichnen und untersuchen zu können, stellt die Theorie der Gestalttherapie verschiedene *Kontaktfunktionen* zur Verfügung. Perls und Goodman sprachen allerdings nicht von Kontaktfunktionen, sondern von *Kontaktstörungen* oder *Kontaktunterbrechungen* (*Perls/Hefferline/Goodman* 1951, 509ff.). Diese Bezeichnungen haben sich als recht irreführend herausgestellt, da sie in einer Weise verwendet werden können, die den Prämissen des Gestalt-Ansatzes selbst widerspricht.[16] In Bezugnahme auf die Untersuchung von *G. Wheeler* (1993) haben wir deshalb durchgängig den Begriff *Kontaktfunktionen* für diese „Kontaktunterbrechungen/-störungen" benutzt. Solche Kontaktfunktionen wie Konfluenz, Introjektion, Projektion, Retroflektion oder Reaktionsbildung usw. bezeichnen zunächst einmal Phänomene, wie sie in jedem Kontaktprozess vorkommen und ohne die überhaupt kein Kontaktprozess im Organismus-Umwelt-Feld vorkommen kann. Erst wenn diese Kontaktfunktionen automatisiert ablaufen und damit der jeweiligen Situation und Kontaktphase nicht mehr angepasst sind, könnte man von Kontaktstörungen sprechen, die schließlich zur Diagnose einer „psychischen Störung" oder „Krankheit" führen. „Krank" oder „neurotisch" im Sinn von Perls und Goodman kann von „gesund" im Sinne der Gestalttherapie also unterschieden werden, indem wir die habitualisierte Unangemessenheit und Unausgewogenheit der Kontaktprozesse einer Person oder auch einer Gruppe (wie beispielsweise einer Familie oder eines Teams) im jeweiligen Umweltfeld feststellen. Dabei ist jedoch zu berücksichtigen, dass auch solche chronifizierten „Kontaktstörungen" einst in „Notfallsituationen" kreative Anpassungsprozesse darstellten, die es wieder zu aktivieren und zu nutzen gilt. In dem „kranken" Element ist also auch ein gesundes Potential enthalten, zumal im gesellschaftlichen Umweltfeld selbst oft chronifizierte Kontaktstörungen wie die habituelle Unterdrückung von Aggressionen nachzuweisen sind.

[16] Eine „Kontaktunterbrechung" generell ist nach Gestalt-Prinzipien für einen lebendigen Organismus nicht möglich, außer wenn er stirbt, da er in ständiger Wechselbeziehung zum Umweltfeld steht.

Diagnoseprozesse

Diagnose im Sinne der Gestalttherapie dient dazu, Auffälligkeiten im Organismus-Umwelt-Feld zu identifizieren und ihnen eine Bedeutung zu geben; damit werden Einstellungs- und Handlungsalternativen möglich, die zu einer neuen, angemesseneren kreativen Anpassung im Organismus-Umwelt-Feld führen können, wobei sowohl der Organismus als auch das Umweltfeld verändert werden kann, wenn letzteren meist jedoch enge Grenzen gesetzt sind.

Für solch ein Verständnis von Diagnose kann es kaum feste und objektive Kriterien geben, da jede „Störung" auch immer von der jeweiligen Situation und von der Selbsteinschätzung oder der Einschätzung des Gegenüber abhängig ist. Die Identifikation einer Pathologie ist also kein leichtes Unterfangen und häufig mit vielen Unsicherheiten behaftet. Hinzu kommt, dass Therapeut und Klient jeweils andere Phänomene wahrnehmen und diese auch noch anders interpretieren können, und auf diese Weise können konflikthafte Einschätzungen entstehen.[17] Mit so viel Unsicherheit zu arbeiten ist nicht einfach; daher ist es nicht verwunderlich, dass die „Vorlage", die Perls und Goodman mit ihren „Kontaktunterbrechungen und -störungen" (wie Konfluenz, Introjektion usw.) u. a. Kategorien geliefert haben, bis heute unbeirrt aufgriffen und weitergeführt wird, obwohl sie ganz offensichtlich gegen die zuvor erläuterten Prämissen der Begründer selbst verstoßen. Bei jeder objektivierenden Diagnose auf der Grundlage der Phänomene im Kontaktprozesse besteht überdies immer die Gefahr, dass der Therapeut „weiß", wann ein Klient „krank" ist und wann nicht; damit katapultiert er sich aus dem Dialog mit dem Klienten heraus, ganz abgesehen davon, dass solche einseitigen Diagnosen sehr verletzend sein können: Die „Kontaktstörung", die ein Therapeut bei einem Klienten feststellt, könnte auch eine recht gesunde Reaktion eines Klienten auf die situativ unangemessene Verhaltensweise oder selektive Sichtweise des Therapeuten sein, denn selbst ein durch und durch geschulter Therapeut ist keineswegs frei von „Kontaktstörungen" in diesem Sinn. Die Unterscheidung von „kranker" und „gesunder" Persönlichkeit wird nun dadurch noch erheblich erschwert, dass schwerlich eine gesellschaftliche Normalität zum Maßstab herangezogen werden kann, wenn diese nach den zuvor genannten Überlegungen als „krank" bezeichnet werden muss. Perls und Goodman gingen ja so weit zu behaupten, Neurotiker gäbe es nur, weil es neurotische Institutionen gibt (*Perls/Hefferline/Goodman* 1951, 360f.). Damit schossen sie zweifellos über das Ziel hinaus, denn nach ihren eigenen Prämissen ist das eine nicht ohne das andere denkbar. Fest steht jedoch, dass es auch in der Normalität einer Gesellschaft keinen verläßlichen Anhaltspunkt für Gesundheit und Krankheit gibt und viele Phänomene im Alltag mit guten Gründen als recht pathologisch angesehen werden können.

Andererseits kann es nicht ins Belieben der Beteiligten gestellt werden, Krankheit und Gesundheit zu unterscheiden. Daher gab es verschiedene Versuche, die gestalttherapeutische

---

[17] Natürlich gibt es Fälle, in denen eindeutige Diagnosen von Pathologien erfolgen können, aber es gibt dabei ebenso viele Grauzonen und Fehleinschätzungen (vgl. hierzu auch die eindrückliche literarische Verarbeitung des Problems des Diagnostizierens durch *S. Shem* [2000]).

Diagnostik mit den etablierten Diagnosesystemen in Einklang zu bringen oder doch zumindest die gestalttherapeutischen Kriterien zu objektivieren und zu operationalisieren, wie dies beispielsweise *B. Müller* (2001) versucht hat: er verknüpfte dysfunktionale Kontaktunterbrechungen mit den Phasen des Kontaktzyklus einerseits und den Funktionen des Selbst andererseits, und auf diese Weise gelangte er zu einer „kategorialen" Diagnostik, die traditionelle Störungsbegriffe (wie beispielsweise „narzisstische Störung") abzubilden in der Lage ist. Auch *Dreitzel* (2004) entwirft ein Diagnosemodell mit „Typisierungen" von Personen nach Gestaltkonzepten und deren Kriterien. Dem steht der Versuch von *F. Staemmler* (2001b) gegenüber, auf kategorisierende und objektivierende Diagnostik völlig zu verzichten und stattdessen einen kontinuierlichen, rein phänomenologisch-deskriptiven, gleichberechtigten Diagnostikprozess für die Gestalttherapie zu fordern.

Bei unserem eigenen Versuch, ein grundlegendes gestalttherapeutisches Diagnostik-Konzept zu entwerfen, verzichten wir nicht auf Kategorien, die Orientierung für einen „rekursiven, mehrschichtigen, kontinuierlichen Prozess des Erkennens und Erkannt-Werdens" bieten können. Dabei vermeiden wir jedoch eine objektivierende Festlegung für „kranke" versus „gesunde" Merkmale (eines Klienten) und entwickeln stattdessen ein Kontinuum, das von „Defiziten" über „Fixierungen" und „Störungen" bis hin zu verschiedenen Entwicklungsintentionen (Veränderung, Wandel und Sinngebung) reicht.

Zweite Zwischenbilanz

Auf dem Hintergrund der Prämissen der Gestalttherapie und der Diskussion zur Diagnostik müssen wir zu dem Schluss kommen, dass wir zwar nicht umhin kommen - auch ganz unabhängig von einem normativ rigiden Gesundheitssystem - (zeitweise) „kranke" und „gestörte" von „gesunden" Persönlichkeiten zu unterscheiden. Diese Unterscheidungen bilden jedoch ein Kontinuum, für das es kaum eindeutige Grenzen zwischen „krank" und „gesund" geben kann (von extremen Fällen abgesehen), zumal die Schwierigkeiten in vieler Hinsicht situations- und häufig auch zeitgebunden sind; dabei müssen wir notwendigerweise - wenn wir interdisziplinäre und „überschulische" Verständigung ermöglichen wollen - gesellschaftlich vorgegebene klinische und therapeutisch relevante Normen verwendet, auch wenn diese keineswegs „gesund" sein müssen, da sie vielleicht selbst eine angemessene, nachhaltige schöpferische Anpassung der Personen an die sozialen und evolutionären Bedingungen verhindern (wie etwa die epidemische Abspaltung der Emotionalität und der Aggressionen in unserer Gesellschaften); dabei ist zu akzeptieren, dass der Prozess der Feststellung von (zeitweisen) „kranken" oder „gesunden" Persönlichkeiten nur sehr partiell objektivierbar ist, indem man beispielsweise hirnphysiologische Befunde erhebt. Die Gestalttherapie hat also nur die Möglichkeit, diese Komplexität und Unsicherheit auszuhalten und kreativ zu nutzen, oder sie passt sich dem Mainstream - wie dies in vieler Hinsicht schon geschehen ist - im Gesundheitssystem an und versucht, Kompromisse zu finden, die auch den Kriterien einer empirisch begründeten Psychotherapie - wie sie etwas *K. Grawe* schon länger (1995) fordert - genügen. Dies dürfte jedoch kaum ohne schwerwiegende Verletzungen oder Verkürzungen des Menschen- und Weltbildes der Gestalttherapie gelingen.

3. Konsequenzen für die Praxis

In diesem Abschnitt gehen wir schließlich der Frage nach, wie sich die Grundannahmen der Gestalttherapie über das Menschen- und Weltbild sowie die damit in Beziehung stehenden Aspekte der Persönlichkeitstheorie in Konzepten für die therapeutischen Praxis niederschlagen. Auch hier müssen wir wieder stark selektieren, da sich Gestalttherapie - wie eingangs erläutert - vor allem als Philosophie und Ästhetik, als Haltung und Einstellung versteht, und somit alle Realisierungsformen in der Praxis unter diesem generellen Anspruch stehen. Unsere Selektion an Konzepten und Modellen für die Praxis geschieht selbst nach dem Figur-Grund-Prinzip: das, was in der gestalttherapeutischen Praxis *vordergründig* wird, müsste sich bei allen hintergründigen Übereinstimmungen mit anderen Therapie-Absätzen deutlich unterscheiden lassen; und vordergründig wird das, was den Menschen in der jeweiligen Situation am wichtigsten ist. Diese Selektion kommt kaum ohne eine subjektive Komponente von uns als Autoren aus, aber wir versuchen auch, das in der *Gestalt Community* am häufigsten Referierte und Diskutierte zu berücksichtigen.

3.1 Praxiskonzepte und Modelle

Trotz des philosophischen und ästhetischen Grundverständnisses der Gründer der Gestalttherapie folgt die therapeutische Praxis nicht einfach spontanen, kreativen Einfällen, sondern ist durch ein systematisches Vorgehen gekennzeichnet. Der Therapeut folgt also - allerdings immer im Austausch mit dem Klienten - bestimmten Algorithmen. Aber diese Vorgehensweise ist sehr flexibel und stilbedingt, so dass eigentlich noch viel weniger als in anderen Verfahren von einer „gestalttherapeutischen Methode" die Rede sein kann. Das schließt natürlich nicht aus, dass ein Set von „gestalttherapeutischen Methoden und Techniken" kursiert und von vielen Therapeuten entweder direkt im Rahmen von Gestalttherapie oder auch in beliebigen anderen Verfahren eingesetzt wird. Dies war zwar nicht im Sinne der Gründer, nicht einmal von F.S. Perls, der in seinen Workshop durchaus manchmal als „Methodenfreak" auftreten konnte (*Staemmler* 2001a 442ff.); aber wir können hier ohnehin keine empirischen Aussagen über die Praxis von Gestalttherapie selbst machen, da jeder Therapeut seine Vorlieben und seinen Stil hat oder diese je nach Klientel variiert. Wir konzentrieren uns also auf drei Praxiskonzepte: den intentionalen Dialog, das Bewusstseinskontinuum und die phänomenologisch-hermeneutische Vorgehensweisen - jeweils einschließlich einiger exemplarischer Teilkonzepte und Modelle.

Dialogische Therapeut-Klient-Beziehung

In der Gestalttherapie hat die Gestaltung der Beziehung zwischen Therapeut und Klient - und daher vor allem der intentionale Dialog - einen zentralen Stellenwert und markiert damit einen Unterschied zu den meisten anderen Verfahren. Mit Dialog kann nun jedes Gespräch zwischen Menschen gemeint sein oder aber eine grundlegende Haltung und Praxis mit einer existentialistisch begründeten Bedeutung, wie sie *M. Friedman* durch die Therapiegeschichte hindurch nachgezeichnet hat (*Friedman* 1987): zwei oder mehrere Menschen begegnen sich als Personen in ihrer Ganzheit - und das heißt auch in ihrer jeweiligen existentiellen Situation.

Nach dem Verständnis vor allem von L. Perls ist der Dialog die zentrale Komponente der therapeutischen Arbeit, in der die „Heilkraft" liegt - sofern man überhaupt von „Heilung" in der Therapie sprechen mag (*L. Perls* 1989, 79ff., 178ff.). Allerdings ist hier eine Qualität des Dialogs gemeint, die wir als *intentionalen* Dialog bezeichnet haben (*Gremmler-Fuhr* 2001b, 2004): Der Therapeut hat die *Intention*, den Klienten als ganze Person in seiner existenziellen Situation zu erreichen und in intensiven Kontakt mit ihm oder ihr zu treten. Er will den Klienten in seinem Sosein erkennen und bestätigen und ihm *begegnen*. Das setzt voraus, dass er sich auf einen Beziehungsprozess mit dem Klienten einlässt, und zwar nicht nur in seiner Rolle und Funktion, sondern *auch* als Person. Er fühlt und fantasiert sich in die Realität des Anderen hinein und erkennt und bestätigt ihn in seiner Besonderheit und Andersartigkeit. Von besonderer Kraft ist dabei die *existentielle Bestätigung* des Anderen, so dass sich dieser in seiner Situation, in seinen Freuden und Leiden, seinen Kompetenzen und Schwierigkeiten, seiner Scham und Verzweiflung, seinem Mut und seinem Wissen usw. wirklich *gesehen* fühlt.

Diese Art von Dialog unterscheidet sich vom *normativen* Dialog, der heute recht weitgehend als Grundlage für jede therapeutische Arbeit angesehen werden kann. Beim normativen Dialog ist der Therapeut bedingungslos akzeptierend, empathisch und kongruent oder authentisch. Diese drei Variablen, wie sie C.R. Rogers ursprünglich einmal formuliert hatte, werden generell *gesetzt.*[18] Sie sollen dafür sorgen, dass zwischen Therapeut und Klient ein Arbeitsbündnis entstehen kann, in dem sich der Klient auch akzeptiert und sicher fühlt. Der intentionale Dialog geht über diese normativen Setzungen hinaus. Zwar gilt auch hierbei die Erwartung, dass der Therapeut den Klienten grundsätzlich respektiert, aber er muss keineswegs alles, was ihm der Klienten bietet, auch akzeptieren und wertschätzen. Konfrontation und Unterstützung werden im integralen Dialog immer wieder neu ausbalanciert mit der Intention, dass sich der Klient vom Therapeuten in seinem Sosein berühren, aber auch herausfordern lässt. Berührung ist allerdings nur möglich, wenn sich auch der Therapeut vom Klienten berühren lässt. Der Therapeut hat dabei nicht nur die Aufgabe, auf sich selbst und seine Grenzen zu achten, er hat auch keinen Anspruch auf volle Gegenseitigkeit - wie Buber dies nannte (u.a. in einem berühmten Dialog mit C.R. Rogers 1957 - *Buber/Rogers* 1997; *Fuhr 2002*). Darüber hinaus werden auch Grenzen der Begegnungsmöglichkeit akzeptiert.

Im Rahmen eines solchen intentionalen Dialogs kann der Klient (und mit ihm in bestimmter Hinsicht auch der Therapeut) die Sicherheit finden, die es erlaubt, immer wieder bis an die Grenzen zu gehen, Unsicherheiten und Erschütterungen zuzulassen und ohne Schaden auszuhalten. Denn diese Art „sicherer Notfallsituationen" offenbaren im therapeutischen Prozess oft die verfestigten Gewohnheiten und Beziehungsmuster, die verdrängten Gefühle, Sackgassen und Verzweiflungen, die tiefen Sehnsüchte und unerfüllten Bedürfnisse, die aus unerledigten Gestalten in der Biographie oder im gegenwärtigen Umfeld stammen.

[18] Gegen Ende seines Wirkens hat sich C.R. Rogers auch selbst gegen die technische Verkürzung auf die drei berühmten Variablen gewandt (*Groddeck* 2002).

Im intentionalen Dialog kann sich das Menschen- und Weltbild der Gestalttherapie also auf vielfältige Weise realisieren: der Mensch wird in seiner *Ganzheit* aus Körper, Seele Geist und eingebettet in sein Umweltfeld (einschließlich dem Umweltfeld der Therapiesituation selbst) gefordert, akzeptiert und bestätigt; seine *Realitätswahrnehmung* wird zunächst einmal respektiert und mit der des Anderen konfrontiert; auf diese Weise kann auch die Relativität unserer Realitätskonstruktionen erkennbar und erfahrbar werden. Der *Prozess* zwischen Therapeut und Klient (und unter den Klienten in Gruppen) und dessen fortlaufende Evaluation bestimmt zu einem erheblichen Teil den Fortgang der Therapie, und dabei können sich immer wieder bedeutsame Momente der *Differenzierung und Integration* ergeben (vgl. *Gremmler-Fuhr* 2001b).[19]

Zur Realisierung dieser Grundprämissen im intentionalen Dialog bedarf es jedoch noch einer Reihe weiterer Praxiskonzepte wie die Beachtung des Bewusstseinskontinuums, die phänomenologische Vorgehensweise und das Experimentieren (neben vielen anderen, frei wählbaren Methoden).

Das Bewusstseinskontinuum

In der Praxis arbeitet die Gestalttherapie mit der grundlegenden Prämisse, dass das Bewusstsein des Menschen in unterschiedlicher Weise aktiviert und intentional gelenkt werden kann; es kann erweitert und verengt werden und sich verschiedener Modi bedienen - von der fokussierten Aufmerksamkeit bis zur gelassenen aber dennoch höchst wachen „Absichtslosigkeit"; es kann aktiv und passiv, eng und weit, strukturiert und chaotisch sein. Damit stellten sich die Gründer der Gestalttherapie nicht unbedingt in Widerspruch zur Psychoanalyse, die davon ausgeht, dass es ein für das Bewusstsein des Menschen unerreichbares Unbewusstes gibt, aber die Gestalttherapie modifiziert diese Annahme: zwischen Unbewusstem, Vorbewusstem und Bewusstem gibt es ein Kontinuum ohne *a priori* festgelegte Grenzen des Bewusstwerdens (*Perls/Hefferline/Goodman* 1951, 286ff.). Ergo besteht das Ziel der praktischen therapeutischen - und letztlich der lebenslangen - Aufgabe darin, das Bewusstsein immer wieder zu erweitern und dessen Potential in allen verfügbaren Modi zu nutzen.

Das Bewusstsein ist, wie bereits erläutert, *immer* gegenwartsbezogen, wir können uns sowohl vergangener Erfahrungen als auch unserer Vorstellungen von der Zukunft nur in der unmittelbaren Gegenwart bewusst werden. Dies wird mit dem „Hier-und-Jetzt"-Prinzip realisiert: was zählt, ist das momentane Erleben. Dieses Erleben, das allerdings dann oft in der Geschichte der Gestalttherapie vernachlässigt wurde, umfasst natürlich auch die Gedanken, die in die Vergangenheit oder Zukunft wandern, und die eben nicht, wie sich F.S. Perls manchmal drastisch ausdrückte, als *mindfucking* abgetan werden dürften. Allerdings wollte F.S. Perls mit seiner gelegentlichen Diskriminierung des rationalen Denkens der epidemischen Abspaltung des physischen und emotionalen Erlebens entgegenwirken, da hier die Hauptprobleme für eine gesunde schöpferische Anpassung gesucht wurden (ibid., 287).[20]

[19] Bei der Darstellung von „Dialog" wird in der Gestaltliteratur wird normalerweise nicht zwischen einem normativen und einem intentionalen Dialog unterschieden (z.B. *Hycner* 1989; *Yontef* 1999).

[20] Siehe hierzu *Gremmler-Fuhr* (2001a, 380ff.), im Unterschied zu *Blankertz/Doubrawa* (2005) oder *Woldt/Toman* (2005).

Achtsamkeit, Gewahrsein (Awareness) und mittlerer Modus

Für das, was wir hier unter dem Überbegriff „Bewusstsein“ verstehen, wird in der Gestalttherapie-Tradition - meist undifferenziert - *Awareness* genutzt. Awareness wird dann lediglich der „Introspektion“ als Bezeichnung für das distanzierte Betrachten innerer Prozesse, sowie „Reflexion“ *(consciousness)* für das distanzierte Betrachten und Analysieren äußerer Prozesse gegenübergestellt wird (vgl. z.B. *Yontef* 1999, 63ff.). Für ein so zentrales gestalttherapeutisches Konzept wie „Bewusstsein“ ist dieser Mangel an Differenziertheit und kritischer Auseinandersetzung problematisch. Es gibt durchaus eine Reihe von Versuchen, Differenzierungen begrifflich und dann auch in der Praxis einzuführen und theoretisch zu begründen, aber sie gehören nicht zum Gemeingut der theoretischen Darstellung von Gestalttherapie.

In Anlehnung an östliche Traditionen, die für die Gründergruppe eine wichtige Rolle spielten, haben wir selbst, teilweise in Fortführung der Gedankengänge *G. Wheelers* (1993) und *H. Porteles* (1992, 105ff.) drei *Modi des Bewusstseins* unterschieden (*Gremmler-Fuhr* 2001a, 380ff.): *Achtsamkeit* (oder Bewusstheit als Übersetzung des Begriffs awareness) für einen unmittelbare, einen Fokus suchenden oder sich auf diesen richtenden Modus; *Gewahrsein* als ein Wahrnehmen und Erkennen des Hintergrund der Figurbildung oder der größeren Zusammenhänge, also des Kontextes einer Situation; und als weiteren, ganz wesentlichen Bewusstseinsmodus den *mittleren Modus* - dieser entspricht dem Ruhen im eigenen Sein, einer gelassenen, absichtslosen Wachheit, und damit dem, was Salomo Friedlaender als „schöpferische Indifferenz“ bezeichnete, aus der heraus sich alles Lebendige polar entfaltet. Dieser mittlere Modus öffnet, wie u.a. *L. Frambach* ausführt, auch die Tür zu spirituellen Bewusstseinsdimensionen im Alltag (2001b).

Für die Realisierung dialogischer Prozessorientierung in der Gestalttherapie müssen wechselweise alle drei Bewusstseinsmodi verfügbar sein bzw. (für den Klienten) verfügbar gemacht werden. Es geht in der therapeutischen Arbeit ja häufig darum, „fixierte Gestalten“ aufzudecken und sich ihrer bewusst zu werden, damit die in ihnen verborgenen schöpferischen Potentiale freigesetzt und Leiden verringert werden können; diese rigiden Muster in den Wechselbeziehungen im Organismus-Umwelt-Feld gehen auf unerledigte Situationen, unabgeschlossene Gestalten und Notfallsituationen in der Vergangenheit (einschließlich traumatischer Situationen) zurück. Während einzelne Phänomene im therapeutischen Gespräch im Wechsel von Achtsamkeit und Gewahrsein wahrgenommen werden, können wir uns gleichzeitig der Prozesse in der Therapiesituation selbst bewusst werden. Prozesse aber können wir weder direkt erkennen, wenn wir uns auf bestimmte Ereignisse (Figuren) konzentrieren (Achtsamkeit), noch indem wir uns des jeweiligen Hintergrunds bewusst werden (Gewahrsein), wir müssen alle diese Erfahrungen, Erlebnisse und Ereignisse im „mittleren“ Bewusstseinsmodus an unserem inneren Auge vorüberziehen lassen, um die Strukturen und Muster, die sie bilden, zu erschließen und diesen dann ggf. die Bedeutung unabgeschlossener Gestalten aus dem größeren Lebenszusammenhang zu geben.

Alle drei Bewusstseinsmodi - Achtsamkeit, Gewahrsein und mittlerer Modus - können und müssen in der praktischen Arbeit aktiviert werden - sowohl beim Klienten, als auch beim Therapeuten. Da letzterer mit seiner Bewusstseinsentwicklung etwas früher angefangen haben sollte als der Klient, kann ihm in seinem eigenen Erleben mit dem Klienten, im Wahrnehmen des Verhaltens des Klienten und in Bezug auf den Hintergrund der Situation vieles bewusst werden, und er kann die zwischen sich und dem Klienten ablaufenden Prozesse leichter erkennen und erschließen. Auf dieser Grundlage kann er dem Klienten Angebote machen, um dessen *stream of consciousness* in den verschiedenen Modi auf das bisher Verdrängte und Verleugnete oder schlicht nicht Wahrgenommene zu lenken und es dann auch gelassener betrachten zu können. Auf diese Weise kann das Bewusstseinskontinuum geschult und erweitert werden.

Diese Art der „Bewusstseinsarbeit" deckt in der Therapie vieles auf, was wir bisher nicht wahrhaben wollten, was schmerzlich, manchmal unerträglich ist. Diesen oft schmerzlichen Prozess in „sicheren Notfallsituationen" zu begleiten, ist neben der Gestaltung des Dialogs die zentrale Aufgabe der gestalttherapeutischen Arbeit. Denn die Gestalttherapie geht aufgrund der Prämisse der Selbstregulation des Lebendigen davon aus, dass sich nur das, was uns bewusst wird *und was wir akzeptieren,* verändern kann. Allerdings ist hier nicht nur ein rationales „Ja ich sehe, dass es so ist!" gemeint, sondern eine erlebte, tief empfundene, innere Zustimmung. Diese Herangehensweise entspricht der „paradoxen Theorie der Veränderung", die ein körperbehinderter Schüler F.S. Perls erstmals formulierte (*Beisser* 1970). Diese beinhaltet auch, dass wir uns der Angst und Ausweglosigkeit - dem „Impass" oder der „Sackgasse" - stellen und aussetzen; das wiederum kann nur in der relativen Sicherheit einer möglichst authentischen dialogischen Beziehung geschehen. Die „Steuerung" des Bewusstseins in den verschiedenen Modi, wenn man es einmal technisch ausdrücken will, kann auf die unterschiedlichste Weise geschehen: durch schlichte Hinweise, Anleitungen (besonders im Hinblick auf das Atmen und die Art des Sehens und Spürens) oder natürlich durch die verschiedenen Methoden, auf die die Gestalttherapie oft zu Unrecht reduziert wird. Die Zeiten sind zwar (hoffentlich) vorbei, in denen in Gestaltpraxen mit Bantamschlägern hantiert wurde und jede Körperreaktion verstärkt („Mach' das stärker!") werden sollte, damit die versteckten Impulse und Gefühle ihren Ausdruck finden, aber natürlich kann man den Bewusstseinsprozess auch methodisch unterstützen, solange dies situationsangemessen und respektvoll erfolgt. Diesem Zweck kann beispielsweise das Erzählen von Vergangenem - auch von Träumen - in der Gegenwart, das Inszenieren von erlebten oder fantasierten Situationen, das Rollenspiel, die Identifikation mit Körperbereichen, gemalten Bildelementen oder Gegenständen oder die so genannte „Stuhl-Technik" dienen. Bei der „Stuhl-Technik" werden „innere Gestalten" oder auch Bezugspersonen des Klienten auf zwei oder mehr Stühle „gesetzt", und der Klient kann unter diesen ein Gespräch oder einen Konflikt inszenieren. Diese Methode entstammt wie manche andere dem Psychodrama J.L. Morenos, von dem besonders F.S. Perls einige Anleihen genommen hat. Diese Technik wurde auch empirisch untersucht und hat sich als sehr wirksam erwiesen (*Greenberg et al.*2003).
Trotzdem dürfte es auf dem Hintergrund des Menschen- und Weltbildes der Gestalttherapie beim Einsatz solcher Methoden eigentlich um nicht mehr gehen als um *Hilfsmittel*

zur Erweiterung der verschiedenen Modi des Bewusstseins und dem Experimentieren mit verschiedenen Haltungen und Verhaltensweisen. Methoden und Techniken dürften vor allem nicht den unmittelbaren Kontaktprozess zwischen Therapeut und Klient erschweren, sich also nicht quasi *zwischen* Therapeuten und Klienten schieben; keinesfalls dürfen sie die Würde des Klienten verletzen oder zum *Pushen* verleiten und damit die Grenzen - auch die neurotisch bedingten Grenzen - des Klienten außer Kraft setzen oder überspringen. Deshalb sind etliche erfahrene Gestalttherapeuten nach anfänglicher Methodeneuphorie der 70er und 80er Jahre auch sehr viel sensibler und zurückhaltender im Einsatz dieser „experientiellen“ Methoden geworden.[21]

Experimentell leben

Eine Methode, oder besser ein methodisches Vorgehen, ist allerdings genuin gestalttherapeutisch: das Experimentieren. P. Goodman soll in seinen Ausbildungsgruppen im *Gestalt Institute Cleveland* häufig bei Fragen nach der Wirkung von Vorgehensweisen oder nach der Realisierbarkeit von Ideen geantwortet haben: „Wir sollten es versuchen!“. Damit entsprach er einer der Grundprämissen des Gestalt-Ansatzes und seiner persönlichen Lebensphilosophie: der Selbstregulation alles Lebendigen und damit eben auch der Unvorhersehbarkeit aller therapeutischen Strategien und Behandlungsmethoden. Diese Einstellung und Vorgehensweise ist nach wie vor ein (durchaus verständlicher) Affront vor allem für diejenigen, die über die Verteilung von Mitteln für Psychotherapien im Gesundheitssystem entscheiden müssen. Die empirisch nachweisbare Wirkung von einzelnen Methoden oder therapeutischen Strategien sagt allerdings bestenfalls etwas über Wahrscheinlichkeiten aus und sehr wenig über einen langfristigen, nachhaltigen Prozess der Integration, der Befriedung sozialer Konflikte und des sorgsamen Umgangs mit der Ökologie, wie ihn die Gestalttherapie ursprünglich anstrebte (vgl. *Goodman* 1989).

Dieser Respekt vor der Selbstregulation alles Lebendigen und der Kraft zur schöpferischen Anpassung des Menschen findet auch Ausdruck in einer Methode, die bedenkenlos der Gestalttherapie zugerechnet werden kann: dem Experiment in der Therapie.

Ein Experiment ist jedoch keine „Übung“. Der erste Teil des Grundlagenwerkes von Perls und Goodman besteht aus achtzehn *Experiments* und ihrer Besprechung, die allerdings stark den Charakter von Übungen haben und daher als Vorlage für viele so genannte Gestalt-Methoden diente.[22] Ein Experiment ist dem gegenüber nicht standardisiert, es wird situationsangemessen mit dem Klienten zusammen entwickelt und dann schrittweise erprobt, nicht damit man erfährt, „dass und wie etwas funktioniert“, sondern indem man lebendige Erfahrungen mit Verhaltensweisen, inneren Einstellungen oder Fantasien macht, die dem Klienten bisher nicht zur Verfügung standen oder die „Wahrheiten“ ausdrücken, die bisher verleugnet oder tabuisiert wurden. So können die Klienten Sätze

[21] Mündliche Bestätigung für diese Annahme kam beispielsweise auch von Miriam (zu ihren Lebzeiten) und Erving Polster in ihren Workshops.

[22] Diese Übungen wurden von Ralph Hefferline an der Universität mit Studenten ausprobiert, daher fand Hefferline, der Universitätsdozent war, auch Eingang in das Autorenkollektiv von *Gestalt Therapy Sreckovic* 2001, 125).

aussprechen über sich oder über andere, sie können mit Körperhaltungen oder mit Gesten, auch mit Berührungen von sich und anderen oder mit ihrer Stimme experimentieren, oder auch mit ihren Instrumenten, wenn sie Musiker sind. Es geht dabei immer zunächst um die Frage, wie man einen bestimmten Satz, eine Geste, Verhaltensweise usw. *erlebt,* welche Empfindungen, Gefühle, Bilder sich einstellen - und damit natürlich auch welche Widerstände sich dabei bemerkbar machen. Dies schließt nicht aus, dass der Klient auch Stolz und Freude darüber empfinden kann, wenn es ihm im Experiment etwa gelungen ist, einem (vorgestellten) Anderen einmal etwas zu sagen, was er schon immer sagen wollte, ohne sich bisher zu trauen. Aber nicht das *Ergebnis* ist entscheidend, sondern das *Erleben,* das dann weiter erforscht werden kann und aus dem Konsequenzen für den Alltag gezogen werden können.

Da der Respekt vor der Würde und Grenze des Anderen im Dialog zentrales Prinzip auch beim Experimentieren sein muss, geht es darum, mit den Vorschlägen für ein Experiment die Grenzen abzutasten. Diese Verschläge des Therapeuten oder die eigenen Einfälle des Klienten werden daher ständig moduliert und angepasst, bis sie für den Klienten und die gegenwärtige Situation stimmig sind (*Staemmler* 2001a, 448ff.), bis der richtige Satz, die passende Geste oder auch das angemessene Risiko herausgefunden wurden. Diese experimentelle Grundhaltung bei dieser Vorgehensweise sollte natürlich, wenn möglich, auf den Alltag transferiert werden: in schwierigen Situationen und schwerwiegenden Konflikten gibt es selten „die richtige Lösung", fast immer aber kreative Möglichkeiten, die ausprobiert und in jeder neuen Situation wieder erprobt werden müssen. Dies ist die Grundlage für das große Lebens-Experiment und für lebenslanges Lernen.

Phänomenologisch-hermeneutisches Erforschen

Phänomenologische Wahrnehmung und hermeneutische Interpretation

Ein dritter Komplex von Praxiskonzepten, der die Gestalttherapie unterscheidbar von anderen Ansätzen werden lassen kann und der ein Ausdruck der philosophischen und theoretischen Grundlagen darstellt, ist die phänomenologisch-hermeneutische Erforschung. Allerdings ist dies eine Herangehensweise, die recht widersprüchlich diskutiert wird. Zweifellos ist die Phänomenologie eines Husserl und, in seiner radikalen Version, eines Merleau-Ponty (*Nausner* 2001, 463ff.) eine wesentliche Grundlage der Gestalttherapie. Aber sie muss ergänzt werden durch die interpretierende Hermeneutik und den Rückgriff auf psychologisches, psychiatrisches oder soziologisches usw. Wissen. Aus welchen Gründen dieser zweite Schritt, das Interpretieren und In-Beziehung-Setzen zum professionellen Wissenfundus, in der Gestalt-Diskussion meistens übersehen oder verleugnet wird, darüber können wir nur spekulieren.[23] Bestenfalls wird in den Arbeiten eingeräumt, dass der Klient die Phänomene, die im therapeutischen Prozess ans Tageslicht gebracht und erforscht wurden, selbst für sich deutet. Vielleicht ist es die ja nicht ganz unbegründete

[23] Das neueste Beispiel hierfür ist in dem von *Woldt, Toman* herausgegebenen Sammelband *Gestalt Therapy* (2005, siehe insbesondere *Crocker* 2005, 65ff.) zu finden. Vielleicht hat diese Aversion gegen Hermeneutik mit dem Abstand zu tun, den F.S. Perls gegenüber der Psychoanalyse schaffen wollte, und der sich auf seine Nachfolger übertrug.

Furcht, dass der Klient - wie es in der medizinischen Praxis immer wieder erlebt werden kann - zum Objekt wird. „Interpretation" heißt allerdings nicht automatisch, dass die Phänomene in traditioneller Weise *kausal-motivational*, sondern dass sie *bedeutungs- und sinnbezogen* interpretiert werden. Bei der Vermeidung hermeneutischen Interpretierens wird überdies übersehen, dass sowohl F.S. Perls als auch L. Perls auf intensive psychologische und psychiatrische Schulungen und professionelle Erfahrungen zurückgreifen konnten und dieses Deutungswissen, wenn nicht demonstrativ, so doch intuitiv nutzten. Dies ist u.E. ein blinder Fleck in der Gestalttradition, der sie vermutlich schon viel an Anerkennung im professionellen Feld gekostet hat. Allerdings gibt es auch Versuche, das professionelle Deutungswissen für die Gestalttherapie nutzbar zu machen, worauf wir gleich noch zu sprechen kommen werden.

Als gesichertes Wissen kann heute angenommen werden, dass wir Menschen zu einem erheblichen Teil in von uns geschaffenen Bedeutungswelten leben und generell viel stärker darauf reagieren, welche Bedeutungen wir den Phänomenen geben, als den Phänomenen an sich. Die wichtigste Intention des gestalttherapeutischen Dialogs besteht andererseits gerade darin, in Kontakt miteinander zu kommen, sich im Sinne Bubers zu begegnen; das heißt aber zu einem wesentlichen Teil, dass wir *gemeinsame* Bedeutungswelten schaffen müssen, denn die Bedeutungswelt jeder Person unterscheidet sich von der einer anderen ebenso wie es keine völlig gleichen Blätter eines Baumes gibt. Alltagshermeneutik ist neben der Phänomenologie und der professionellen Hermeneutik also ein wesentlicher Teil der therapeutischen Arbeit. Anhand dokumentierter Praxis kann man überdies leicht nachweisen, dass Gestalttherapeuten - angefangen von L. Perls (vgl. *Fuhr* 2001c, 420f.) - die Phänomene, die ihnen und den Klienten bewusst werden, selbstverständlich deuten (s.a. *Nausner* 2001) - und dies immer auch auf dem Hintergrund ihres professionellen Wissens.

Gestalttherapeutischer Gesprächszyklus („Kontaktzyklus")

Es macht jedoch sehr viel Sinn, die beiden menschlichen Aktivitäten - das unmittelbare Wahrnehmen und Erforschen von Phänomenen einerseits und das Interpretieren und Sinn-Geben dieser Phänomene andererseits - nicht zu vermischen und diese Unterscheidung auch zur Grundlage des methodischen Vorgehens in der Gestalttherapie werden zu lassen. Der Kontaktzyklus, der als Modell für alle lebendigen Interaktionsprozesse gilt, kann auch dabei eine Orientierung bieten, d.h. das therapeutische Gespräch folgt dann in wesentlichen Zügen diesem Kontaktzyklus vom Vorkontakt über die Kontaktaufnahme und den vollen Kontakt bis zum Nachkontakt (*Perls/Hefferline/Goodman* 1951, 456ff.). Diesen Zyklus haben wir als Orientierungsmodell für therapeutische und beraterische Prozesse im Rahmen des Gestalt-Ansatzes vielfach dargestellt (Z.B. *Fuhr* 2001a; *Fuhr, Gremmler-Fuhr* 2004, 94ff. und 2005: Idealtypisch geht es in der ersten Phase, dem *Einstieg*, darum, die Voraussetzungen für einen möglichst unbelasteten Dialog zu schaffen durch Klärung der Bedingungen und einem Sich-aufeinander-Einstimmen. In der zweiten Phase, der *Erforschung*, geht es um eine phänomenologische Erkundung des Anliegens des Klienten oder des vereinbarten Themas sowie immer wieder auch des Interaktionsprozesses selbst, und eine dritten Phase, die *Sinngebung*, dient dem Erarbeiten gemeinsamer Bedeutungswelten, also dem „Kontaktvollzug", bevor *Perspektiven* für neue Sichtweisen und Handlungsmöglichkeiten geprüft und ggf. Vereinbarungen getroffen werden.

Unter der Perspektive unserer Thematik sind nun einige Aspekte bei dem Vorgehen nach diesem Gesprächszyklus zu beachten: Der Phasenablauf - vom Einstieg über die Bestandsaufnahme, die Sinngebung und Perspektiventwicklung - darf nicht als rigides Schema angewandt werden, sondern lediglich als Orientierungsmodell, da sonst eine prozessorientierte, dialogische Vorgehensweise kaum realisiert werden könnte. Die Praxis sieht also wesentlich „unordentlicher" aus, als das Schema nahelegen würde. Andererseits unterliegt eine völlig ungeplante, vorgeblich spontane Vorgehensweise oft unbeachteten Gewohnheitsmustern, die sich verfestigen und nicht mehr reflektiert werden. Hier gilt es also wieder, zwischen den Polen Planung und Spontaneität zu balancieren und Freiräume innerhalb klarer Grenzen zu ermöglichen.

Bei der *phänomenologischen Bestandsaufnahme* geht es aber wirklich nur um die Phänomene. Deutungen sind zunächst - in guter phänomenologischer Tradition - „einzuklammern". Dies aber ist für viele Klienten und auch manche psychologisch oder medizinisch geschulten Therapeuten eine enorme Herausforderung, da wir sowohl im Alltag als auch im professionellen Feld daran gewöhnt oder gar dazu verpflichtet sind, rasch anhand von möglichst „objektiven" Kriterien zu interpretieren - aber diese Gewohnheit entspricht einem anderen Menschenbild als wir es hier zu skizzieren versuchen. Es liegt ein hoher Wert für den gemeinsamen therapeutischen Prozess darin, sich zunächst nur dem zu widmen, was ist, ohne es sofort zu diagnostizieren und (weg) zu deuten. Dabei können wir uns durchaus auch vielleicht dessen bewusst werden, wie wir - statt unmittelbare Erfahrungen und Wahrnehmungen zu artikulieren - unserem Gegenüber lieber gleich die Interpretationen davon anbieten. Auch dies gehört dann zur phänomenologischen Bestandsaufnahme.

Die *Sinngebung* dessen, was wir phänomenologisch erforscht haben, muss soweit wie möglich im Dialog erfolgen, d.h. mit dem Ziel der Verständigung. Auch dies ist eine Herausforderung für beide Seiten: der Klient wird gefordert, eine *Mitverantwortung* zu übernehmen für den Sinn dessen, was phänomenologisch erforscht wurde, letztlich also auch für sein Leiden, seine „Krankheit" oder „Störung". Dies fällt besonders schwer, wenn bei der phänomenologischen Bestandsaufnahme Verhaltensweisen, Einstellungsmuster etc. heraus gekommen sind, die unter „vernünftigen" Gesichtspunkten „verrückt", peinlich oder destruktiv sind. Auch der Therapeut muss sich bei dieser Vorgehensweise im wahrsten Sinn des Wortes immer wieder in Frage stellen lassen, da der Klient dessen (für abgesichert gehaltene) Deutungen und Diagnosen keineswegs teilen muss oder zum gegebenen Zeitpunkt vielleicht auch nicht teilen kann.

Nutzung herkömmlicher Diagnostikmodelle

Wie aber lässt sich herkömmliche Diagnostik bei diesem Vorgehen nutzen, da die meisten Diagnosemodelle und -instrumente dem medizinischen, weitgehend kausal-logischen und objektivierenden Menschenbild verhaftet sind? Die eine Möglichkeit besteht darin, herkömmliche diagnostische Kategorien, Kriterien und Wissensbestände zurückzuweisen. In der Praxis handelt es sich dabei nicht selten um berufserfahrene Therapeuten (wie F.S. Perls selbst), die ihr „Schulwissen" so verinnerlicht haben, dass sie es intuitiv und situationsangemessen nutzen können, ohne sich dessen selbst immer Rechenschaft abgelegen zu müssen. Wenn Berufsanfänger diese ablehnende Haltung gegenüber herkömmlicher Diagnostik als Modell nehmen, ist dies irreführend und eventuell auch gefährlich. Andere Ansätze versuchen, die gestalttherapeutischen Konzepte selbst zu systematisieren und zu objektivieren (z.B. *Müller* 2001; *Dreitzel* 2004). Und eine dritte Variante besteht darin, das herkömmliche psychologische und psychiatrische Wissen als Pool im Hintergrund verfügbar zu halten und die situativen Evaluationen in der therapeutischen Praxis auch daran immer wieder zu reflektieren und zu überprüfen.

Letztlich dürfte es nicht entscheidend sein, welche Modelle, ob DSM, ICD, die Riemanschen Kategorien, die operationalisierte psychodynamische Diagnostik oder psychoanalytische Diagnosemodelle herangezogen werden. Wichtiger im Sinne des hier explorierten Menschen- und Weltbildes der Gestalttherapie ist es, ob dieses Wissen im Sinne einer dialogischen Prozessorientierung, einer zwischen Klient und Patient geteilten Verantwortung und der ergebnisoffenen Selbstregulation und schöpferischen Anpassung (statt logisch-kausaler Erklärungsmuster) genutzt wird. Die Prägekraft traditioneller, objektivierender Vorgehensweisen - einmal ganz abgesehen von formalen, berufsrechtlichen Normen und Verfahren - ist dabei allerdings nach unserer Erfahrung gewaltig, und die einst vielleicht große Faszination von den Grundprinzipien der Gestalttherapie wird dann rasch dem vorherrschenden Paradigma geopfert.

3.2 Zielperspektiven und Evaluationsmöglichkeiten

Die Grundannahmen und das Persönlichkeitsmodell der Gestalttherapie schlagen sich natürlich auch darin nieder, was von einer erfolgreichen Therapie zu erwarten ist.

Gestalttherapie strebt an, dass die Selbstregulierungskräfte dort, wo sie erstarrt und unterdrückt sind oder sich destruktiv auswirken, wieder neu formieren und der Spontaneität und Balance im fließenden Kontakt mit dem Umweltfeld Raum geben können. Wir könnten auch sagen, es geht darum, die Selbstheilungskräfte zu aktivieren und bewusst verfügbar zu machen. Dies gilt jedoch nicht nur für die einzelne Person, sondern bezieht das Umweltfeld immer mit ein. So gesehen war Soziotherapie immer auch ein Anliegen der Gestalttherapie (*Sreckovic* 2001, 162ff.). Allerdings sind der Gestalttherapie wie jeder anderen Therapie in unserer Gesellschaft enge Grenzen gesetzt, da ihre Möglichkeiten bei der Heilung „gesellschaftlicher Neurosen" sehr rasch erschöpft sind, zumal wir alle in diese neurotischen Verstrickungen mehr oder weniger bewusst mit eingebunden sind. Bei der Wiederaktivierung der Selbstregulierungskräfte, der schöpferischen Anpassung und des Kontakts mit dem Umweltfeld können erhebliche Ressourcen freigesetzt werden, denn die Gestalttherapie geht ja davon aus, dass auch „gestörte" Einstellungen und Verhaltensweisen eine Form schöpferischer Anpassung sind, in der auch konstruktive Kräfte verborgen sind, die es zu „heben" gilt. Daraus ein Programm zu machen wie bei ressourcenorientierten Verfahren, liegt jedoch nicht im Sinne der Gestalttherapie, zumal auch der andere Pol, das Eingestehen und Akzeptieren des eigenen Unvermögens, des Scheiterns, der Ohnmacht, des Leidens, der Begrenztheit zum Menschsein gehört.

Der Weg zu diesen Zielperspektiven führt über die Integrationsarbeit von Verdrängtem, Verleugnetem, Unterdrücktem sowie dem Abschließen unerledigter Situationen in der Biographie oder im aktuellen im Lebenskontext durch Bewusstseinserweiterung in den verschiedenen Dimensionen sowie in der Förderung der Selbstunterstützung. Aber der Weg zu diesen Zieldimensionen liegt auch in der angemessenen Nutzung der Unterstützung durch das jeweilige Umweltfeld, und für eine vereinbarte Zeitspanne sollte dieses Unterstützungssystem eben auch die Therapie selbst darstellen können.

Wann aber kann eine Therapie als beendet betrachtet werden? Aus den bisherigen Ausführungen liegt der Schluss nahe, dass es keine eindeutigen, annähernd objektiven Kriterien geben kann, weder für eine „erfolgreiche" Therapie, noch für „den richtigen Zeitpunkt" eines Therapie-Abschlusses. Letztlich bleibt dies eine Entscheidung, die Therapeut und Klient gemeinsam treffen, beispielsweise wenn sie den Eindruck haben, dass sich kaum noch etwas grundlegend Neues im therapeutischen Prozess ereignet und alle Versuche einer Belebung nicht weitergeführt haben, oder dass der Klient versuchen möchte, ohne die regelmäßige therapeutische Unterstützung auszukommen, oder dass die Therapie ohnehin „nur" dazu dienen sollte, eine kritische Lebenssituation zu meistern. Es gibt also viele vernünftige Gründe, eine Therapie zu einem Abschluss, auch natürlich zu einem erfolgreichen Abschluss, zu bringen. Aber es kann auch Gründe geben, die Therapie über mehrere Jahre fortzuführen oder immer wieder einmal aufzunehmen, um in einem lebenslangen Lernprozess bleiben zu können oder neue Herausforderungen nutzen zu können, und weil der Klient oder das Klientensystem zu der Überzeugung gekommen ist, dass ihm oder ihr das Umweltfeld keine wirklich adäquate Unterstützung für Weiterentwicklung - etwa im Sinne einer persönlichen oder sozialen Transformation - bieten kann. Viele dieser Kriterien sind für ein solidargemeinschaftlich organisiertes, öffentliches Gesundheitssystem in den heutigen Strukturen verständlicherweise inakzeptabel. Hier stoßen die unterschiedlichen Menschen- und Weltbilder ganz konkret und recht unversöhnlich aufeinander: das der Gestalttherapie, wie wir es hier skizziert haben, und das, auf dem die Institutionen in unserer Gesellschaft bisher im Wesentlichen gegründet sind: empirisch nachweisbare, kurzfristige Effektivität und Wiedereingliederung in den normalen Lebensalltag und die Berufstätigkeit. Kompromisse sind daher in der Praxis unvermeidlich und werden täglich von Gestalttherapeuten mehr oder weniger bewusst und mehr oder weniger willig geschlossen.

4. Fazit

Das Menschen- und Weltbild der Gestalttherapie beinhaltet - dies haben wir versucht zu zeigen - ein Entwicklungspotential, das seit der Gründung der Gestalttherapie durch die beiden Perls und P. Goodman eigentlich nichts an seiner Faszination und Zukunftsfähigkeit verloren hat - im Gegenteil: eine Rückbesinnung auf diese oder andere Grundwerte scheint in unserer gegenwärtigen Zeit notwendiger denn je, und es wäre fatal, wenn sich diese Rückbesinnung nur auf konservative oder gar reaktionäre Menschen- und Weltbilder beziehen würde.

Wenn das Menschen- und Weltbild der Gestalttherapie in seinen philosophischen, ästhetischen und allgemeinen theoretischen Grundlagen und Praxiskonzepten jedoch auch in Zukunft noch eine Chance haben soll, sich zu realisieren, dann müssten einige Grenzen der Gestalttherapie erweitert und Defizite ernsthaft aufgearbeitet werden. Dazu würden wir u. a. die folgenden Aspekte zählen:

- Die *Grundprinzipien* einer umfassenden Ganzheitlichkeit, einer relativierenden Realitätswahrnehmung und einer dialogischen Prozessorientierung müssen anschlussfähig gemacht werden an die neueren Entwicklungen und Forschungsergebnisse, etwa der Quanten-, Chaos- und Komplexitätstheorie und ihren Synthesen (z.B. *Laszlo* 2004), der neurologischen Erkenntnisse über Wahrnehmung, Lernen und die Funktionsweisen des Gehirns (z.B. im Sinne von *Spitzer* 2002, *Roth* 2003, *Hüther* 2004 oder *Grawe* 2004) bis hin zu neueren Erkenntnissen der psychologischen Forschung etwa im Sinne der Objektbeziehungstheorie für die „strukturellen Persönlichkeitsstörungen" (z.B. *Kernberg* 2000). Auch die in den neueren Forschungen zum Erwachsenenlernen weiter entwickelten Lerntheorien, wie die Unterscheidung von *translativen* Lernprozessen im Sinne der Kompetenzerweiterung im Rahmen ein und desselben Paradigmas und *transformativen* Lernprozessen, im Sinne das vorherrschende Paradigma überschreitender Lernprozesse - müssten, aufgegriffen und integriert werden. Dazu würden wir auch eine Rezeption der Weiterentwicklungen des Bewusstseins-Konzepts der Gestalttherapie (ebenfalls unter Berücksichtigung der Erkenntnisse der Neurologie und der Bewusstseinsforschung) zählen.
- Auffällig im Hinblick auf die meta-theoretischen Grundlagen der Gestalttherapie ist, dass die *Sinn- und Wertorientierung*, die bei den Perls und bei Goodman ursprünglich eine große Bedeutung hatten, in der gegenwärtigen gestalttherapeutischen Diskussion weitgehend durch ein Vakuum respräsentiert sind, zumal auch in der Methodik hermeneutische Sinngebung und Werteklärung kaum eine Rolle spielen. Im Spannungsfeld von Angeboten allgemeinerer Sinngebung im politischen Kontext z.B. durch *P. Goodman* (1989) oder der Nicht-Beantwortbarkeit der Frage nach dem Sinn des Lebens (ders., 1993) einerseits und der Position von *H. G. Petzold* (2002) andererseits, dass die Vorgabe von übergreifenden, synthetisierenden Sinnstrukturen in unserer Welt nicht mehr als sinnvoll anzusehen und daher im Rückgriff auf gestalttheoretische und gestaltpsychologische Positionen letztlich von jedem einzelnen zu leisten sei, wäre eine fundierte Auseinandersetzung mit dieser Thematik in der Gestalttherapie möglich und dringend erforderlich. Dies um so mehr zumal als sich die Sinnfrage in der täglichen Praxis (etwa in Form von existentiellen Sinnkrisen) immer wieder stellt. Diese Sinn- und Wertediskussion wäre auch deshalb bedeutsam, weil sich die Fortschrittsideologie in den westlichen Ländern totgelaufen hat und das Sinnvakuum zum Rückgriff auf konservative, mythische, reaktionäre oder mystifizierende Sinnstrukturen verleitet.

→ Die *Persönlichkeitstheorie* der Gestalttherapie müsste erweitert werden um die existentiellen Dimensionen der Selbstwert- und Identitätsproblematiken auf den verschiedensten Ebenen. In Verbindung damit müsste auch eine Erforschung und Integration der existentiellen Ängste, wie sie etwa von *I. Yalom* (1989) in eindrücklichster Weise dargestellt wurden, erfolgen. Diese Dimensionen wurde bisher kaum in der Gestalttherapie aufgearbeitet. In neueren Lexika, Text- und Sammelbänden zur Gestalttherapie fehlen diese beiden Dimensionen Selbstwert und existenzielle Ängste fast vollständig. Ebenso wenig werden die Weiterentwicklungen des Kontaktmodells und der damit verbundenen diagnostischen Möglichkeiten im Hinblick auf die Grundannahmen der Gestalttherapie selbst und unter Berücksichtigung neueren klinischen Wissens auf breiterer Ebene bisher aufgegriffen (wie dies *H. Petzold* im Rahmen der Integrativen Therapie vollzogen hat - z.B. 2004). Auch die bereits vorliegenden Ansätze zur Weiterentwicklung der traditionell sehr dürftigen Entwicklungstheorie müssten aufgegriffen und weitergeführt werden, denn „Entwicklung“ kommt auch in der neueren Gestalt-Literatur fast ausschließlich unter dem Wachstumsbegriff vor und unter dem Hinweis auf die schöpferische Anpassung in den unterschiedlichen Lebensphasen. Dies könnte in Anlehnung an die neueren Vorstellungen einer paradigmenüberschreitendenden, holarchischen Höherentwicklung während der gesamten Lebensphase geschehen unter Berücksichtigung der Entwicklungstheorien generell und speziell der eines J. Gebser, G. Bateson, E. Erikson, R. Kegan oder K. Wilber. Auch wer dieser holarchischen Konzeption skeptisch gegenüber steht, könnte ein Interesse daran haben, die Formen schöpferischer Anpassung an die verschiedenen Lebensphasen und Lebensherausforderungen im Sinne der *Lifespan Development* Forschung für die Gestalttherapie aufzuarbeiten.

→ Und schließlich könnte sich die Gestalttherapie in viel stärkerem Maß bemühen, die *Zusammenhänge des Menschen- und Weltbildes mit dem gestalttherapeutischen Vorgehen in der Praxis* zu präzisieren und systematisch auszuarbeiten. Dazu reicht es nicht, einzelne Methoden (die meist nicht einmal genuin gestalttherapeutisch sind wie die „Stuhl-Techniken“) minutiös zu erforschen. Zwar gibt es eine Fülle von Arbeiten über Vorgehensweisen in der Praxis bei den verschiedensten „Störungsbildern“ und in den verschiedensten Kontexten - aber in den meisten Fällen werden die traditionellen Gestaltkonzepte wie „Feldtheorie“, „phänomenologische Methode“, „Ich-Du-Beziehung“ oder „*Awareness*“ immer wieder mehr oder weniger deklamatorisch wiederholt, ohne dass nachvollziehbare und neuere wissenschaftlich begründete Zusammenhänge hergestellt und diese mit dem Menschen- und Weltbild verbunden würden. Auch die Weiterentwicklungen in der Theorie der Gestalttherapie selbst werden kaum auf breiterer Ebene zur Kenntnis genommen.

Wenn sich die Gestalttherapie von ihrem Schock der Nicht-Anerkennung als Regelverfahren nach dem neuen Psychotherapeutengesetz in Deutschland und dem eher marginalen Dasein in anderen Ländern erholt hat und die o.g. und andere Aufgaben angeht, könnte sie vielleicht vor dem Schicksal bewahrt werden, in ihren methodischen und einigen prinzipiellen, inzwischen zum Allgemeingut gewordenen Elementen in den anderen Therapieverfahren oder in einer Synthese von vielen verschiedenen Therapieverfahren aufzugehen. Wir halten das Menschen- und Weltbild der Gestalttherapie, die grundlegenden Konzepte und deren Weiterentwicklungen im Lichte neuer wissenschaftlicher Forschungsergebnisse und praktischer Erfahrungen jedoch stärker als je zuvor für zukunftsweisend und zukunftswürdig. Daher würde es sich durchaus lohnen, diese Aufgaben anzugehen und einige idiosynkratische Gewohnheiten dafür aufzugeben.

Zusammenfassung: Das Menschenbild der Gestalttherapie von Frederick S. Perls, Laura Perls und Paul Goodman

Es werden die Grundelemente eines Menschenbildes für die Gestalttherapie dargestellt. Dabei wird die Notwendigkeit deutlich, überkommene Positionen zu überschreiten. Die Grundaussage ist: Menschen- und Weltbild hängen unmittelbar zusammen. Sie werden von den Prinzipien (1) Ganzheitlichkeit, (2) relativierende Realitätswahrnehmung (3) Selbstregulation und schöpferische Anpassung, (4) dialogische Prozessorientierung, (5) Differenzierung und Integration bestimmt. Dieser hohen Komplexität trägt die Gestalttherapie Rechnung, indem sie in ihren Praxisstrategien „experientiell, existentiell und experimentell" (L. Perls) arbeitet. Damit stehen auch Persönlichkeit, Krankheitslehre und Diagnostik unter dem Zeichen des Menschenbildes und sind ein als ein dynamischer Entwicklungsprozess zu verstehen.

Summary: The View of Man in Gestalt Therapy of Frederick S. Perls, Laura Perls und Paul Goodman

Basic elements of an anthropological for Gestalt Therapy are presented, showing the importance to transcend traditional positions. The basic statement: The view of man and the view of the world are directly interconnected. They are ruled by the following principles (1) wholeness, (2) relativistc perception of reality (3) self regulation and creative adjustment, (4) dialogical processorientation (5) differentiating and integrating. This high degree of complexity is met by Gestalt Therapy through her strategies of practice: eperientiel, existentiel, experimental work (L. Perls). Consequently also personality, theory of illness and diagnostic are seen under the auspices of its anthropology and understood as a dynamic process of development.

Keywords: Gestalt Therapy, Anthropology, Personality Theory, Theory of Therapy

Literatur

Amendt-Lyon, N., Hutterer-Krisch, K. (2000): Diagnostik in der Gestalttherapie. In: *Laireiter, A.* (Hg.): Diagnostik in der Psychotherapie (179-191). Wien: Springer.

Beisser, A. R. (1970): The Paradoxical Theory of Change. In: *Fagan, J., Shepard I.L.:*, (Hg.): Gestalt Therapy Now (77-80). New York: Harper & Row.

Blankertz, S., Doubrawa, E. (2005): Lexikon der Gestalttherapie. Wuppertal : Hammer.

Buber, M., Rogers, C. R. (1997): Dialogue. A New Transcript with Commentary. Albany: State University of New York Press.

Cochrane, T., Holloway, A.J.: Klientenzentrierte Therapie und Gestalttherapie: Versuch einer Synthese. In: *Howe, J.* (Hg.): Integratives Handeln in der Gesprächstherapie (27-54). Weinheim: Beltz.

Carroll, F. (1999): Entwicklungspsychologie der Kindheit in der Gestalttherapie. 563-574). .

Clarkson, P., Mackewn, J. (1995): Frederick S Perls und die Gestalttherapie. Köln: Edition Humanistische Psychologie.

Commons, M. L., Richards, F. A. (2002): Four Postformal Stages. In: *Demick, J., Andreoletti, C.* (Hg.): Handbook of Adult Development (199-219). New York: Plenum Press.

Crocker, S. F. (2005): Phenomenology, Existentialism, and Eastern thought in Gestalt Therapy. In: *Woldt, A. L., Toman, S. M.* (Hg.): Gestalt Therapy (65-80). Thousand Oaks, Ca.: Sage.

Csikszentmihalyi, ,. M. &. J. S. A. (2000): Flow im Sport Der Schlüssel zur optimalen Erfahrung und Leistung. München: BLV.

Dreitzel, H. P. (2004): Gestalt und Prozess. Eine psychotherapeutische Diagnostik oder: Der gesunde Mensch hat wenig Charakter. Köln: Edition Humanistische Psychologie.

Fagan, J., Shepherd, I. L. (Hg.) (1970): Gestalt Therapy Now. New York: Harper & Row.

Fittkau, B. (2003): Ressourcenaktivierende Kurzzeit-Beratung. In: *Krause, C.et al.* (Hg.): Pädagogische Beratung (143-150). Paderborn: Schöningh (UTB).

Frambach, L. (2001a): Schöpferische Indifferenz - Die Philosophie von Salomo Friedlaender. In: *Fuhr, R., Sreckovic, M., Gremmler-Fuhr, M.* (Hg.): Handbuch der Gestalttherapie (295-308). Göttingen: Hogrefe.

Frambach, L. (2001b): Spirituelle Aspekte der Gestalttherapie. In: *Fuhr, R., Sreckovic, M., Gremmler-Fuhr, M.* (Hg.): Handbuch der Gestalttherapie (613-634). Göttingen: Hogrefe.

Friedman, M. (1987): Der heilende Dialog in der Psychoterapie. Köln: Edition Humanistische Psychologie.

Friedman, M. (1999): Begegnung auf dem schmalen Grad. Martin Buber - ein Leben. Münster: Agenda.

Fromm, E. (1981): Die Kunst des Liebens. München: Ullstein.

Fuhr, R. (1996): Personality Development - A Challenge to Gestalt Therapy. British Gestalt Journal, 2, 121-128.

Fuhr, R. (1998): Gestalt as a Transrational Approach: An Evolutionary Perspective. Gestalt Review, 1, 6-27.

Fuhr, R., Sreckovic, M., Gremmler-Fuhr, M. (Hg.) (2001): Handbuch der Gestalttherapie. Göttingen: Hogrefe.

Fuhr, R., Gremmler-Fuhr, M. (2001): Wachstum - Vom Beschwören eines Mythos zur Unterstützung von Qualität in der Gestalttherapie. In: *Staemmler, F.* (Hg.): Gestalttherapie im Umbruch. Von alten Begriffen zu neuen Ideen (87-116). Köln: Edition Humanistische Psychologie.

Fuhr, R., Sreckovic, M., Gremmler-Fuhr, M. (2001a): Einführung. In: *Fuhr, R., Sreckovic, M., Gremmler-Fuhr, M.* (Hg.): Handbuch der Gestalttherapie (1-11). Göttingen: Hogrefe.

Fuhr, R. (2001a): Gestaltberatung. In: *Fuhr, R., Sreckovic, M., Gremmler-Fuhr, M.* (Hg.): Handbuch der Gestalttherapie (1003-1024). Göttingen: Hogrefe.

Fuhr, R. (2001b): Ansätze einer Entwicklungstheorie für die Gestalttherapie. In: *Fuhr, R., Srecovic, M., Gremmler-Fuhr, M.* (Hg.): Handbuch der Gestalttherapie (575-598). Göttingen: Hogrefe.

Fuhr, R., Sreckovic, M., Gremmler-Fuhr, M. (2001b): Gestalttherapeutische Diagnostik und klinische Gestalttherapie. In: *Fuhr, R., Sreckovic, M., Gremmler-Fuhr, M.* (Hg.): Handbuch der Gestalttherapie (435-446). Göttingen: Hogrefe.

Fuhr, R. (2001c): Praxisprinzipien: Gestalttherapie als experientieller, existentieller und experimenteller Ansatz. In: *Fuhr, R., Sreckovic, M., Gremmler-Fuhr, M.* (Hg.): Handbuch der Gestalttherapie (417-438). Göttingen: Hogrefe.

Fuhr, R. (2002): The Martin Buber - Carl Rogers Dialogue (1997) - A Seminal Misunderstanding. Gestalt Review, 1, 67-91.

Fuhr, R., Gremmler-Fuhr, M. (2004): Kommunikationsentwicklung und Konfliktklärung. Ein integraler Gestalt-Ansatz. Göttingen: Hogrefe.

Fuhr, R., Gremmler-Fuhr, M. (2005): Ein Integraler Gestalt-Ansatz für Therapie und Beratung. Integral Review, 1, 133-152.

Fuhr, R., Gremmler-Fuhr, M. (2005): Integrale Therapie und Beratung - ein Fibel für den Integralen Gestalt-Ansatz. Göttingen: Gestalt-Zentrum Göttingen.

Goodman, P. (1989): Natur heilt. Köln: Edition Humanistische Psychologie.

Goodman, P. (1993): Über die Frage: Was ist der Sinn des Lebens? Gestalttherapie 1, 1993, 13-21.

Grawe, K. e. a. (1995): Psychotherapie im Wandel. Von der Konfession zur Profession. Göttingen: Hogrefe.

Grawe, K. (2004): Neuropsychotherapie. Göttingen: Hogrefe.

Greenberg, L. S., Watson, J. C. (2001): Forschung zur gestalttherapeutischen Behandlung von Depressionen. In: *Fuhr, R., Sreckovic, M., Gremmler-Fuhr, M. M.* (Hg.): Handbuch der Gestalttherapie (1121-1136). Göttingen: Hogrefe.

Greenberg, L. S., Rice, L. N., Elliott, R. (2003): Emotionale Veränderungen fördern. Paderborn: Junfermann.

Gremmler-Fuhr, M. (2001a): Grundkonzepte und Modelle der Gestalttherapie. In: *Fuhr, R., Sreckovic, M., Gremmler-Fuhr, M.* (Hg.): Handbuch der Gestalttherapie (345-392). Göttingen: Hogrefe.

Gremmler-Fuhr, M. (2001b): Dialogische Beziehung in der Gestalttherapie. In: *Fuhr, R., Sreckovic, M., Gremmler-Fuhr, M.* (Hg.): Handbuch der Gestalttherapie (393-416). Göttingen: Hogrefe.

Gremmler-Fuhr, M. (2004): The Dialogic Relationship in Gestalt Therapy. British Gestalt Journal, 1, 5-17.

Groddeck, N. (2002): Carl Rogers. Wegbereiter der modernen Psychotherapie. Darmstadt: Wissenschaftliche Buchgesellschaft.

Hartmann-Kottek, L. (2004): Gestalttherapie. Berlin: Springer.

Hellbusch, K. (2005): Jean Gebser: Das Integrale Bewusstsein. Integral Review, 1, 22-34.

Hüther, G. (2004): Die Macht der inneren Bilder. Wie Visionen das Gehirn, den Menschen und die Welt verändern. Göttingen: Vandenhoeck & Ruprecht.

Hycner, R. (1989): Zwischen Menschen. Köln: Edition Humanistische Psychologie.

Kegan, R. (1986): Die Entwicklungsstufen des Selbst. München: Kindt.

Kernberg, O. F. (2000): Schwere Persönlichkeitsstörungen. Stuttgart: Klett-Cotta.

Laszlo, E. (2004): Science and the Akashic Field: An Integral Theory of Everything. Rochester, Vermont: Inner Traditions International.

Lewin, K. (1963): Feldtheorie in den Sozialwissenschaften. Bern: Huber.

McConville, M. (1995): Adolescence. Psychotherapy and the Emergent Self. San Francisco: Jossey-Bass Publishers.

Meier, G. (1990): Ganzheit und Prägnanz. Vor hundert Jahren beschrieb Chrisian von Ehrenfels erstmals das Gestaltphänomen. Gestalttherapie, 2, 28-43.

Müller, B. (2001): Ein kategoriales Modell gestalttherapeutischer Diagnostik. In: *Fuhr, R., Sreckovic, M., Gremmler-Fuhr, M.* (Hg.): Handbuch der Gestalttherapie (647-672). Göttingen: Hogrefe.

Nausner, L. (2001): Phänomenologische und hermeneutische Grundlagen der Gestalttherapie. In: *Fuhr, R., Sreckovic, M., Gremmler-Fuhr, M.* (Hg.): Handbuch der Gestalttherapie (463-484). Göttingen: Hogrefe.

Perls, F. S., Hefferline, R. F., Goodman, P. (1951): Gestalt Therapy. London: Penguin Books.

Perls, F. S. (1970): Four Lectures. In: *Fagan, J., Shepherd, I. L.* (Hg.): Gestalt Therapy Now (14-38). New York: Harper & Row.

Perls, F. S. (1974): Gestalt-Therapie in Aktion. Stuttgart: Klett-Cotta.

Perls, F. S. (1980): Gestalt, Wachstum, Integration - Aufsätze, Vorträge, Therapiesitzungen. Paderborn: Junfermann.

Perls, L., Rosenfeld, E. (1982): A Conversation between L. Perls and E. Rosenberg. Voices, 2, 4-13.

Perls, F. S. (1982): Das Ich, der Hunger und die Aggression. Stuttgart: Klett-Cotta.

Perls, L. (1989): Leben an der Grenze. Essays und Anmerkungen zur Gestalt-Therapie. Köln: Edition Humanistische Psychologie.

Petzold, H. G. (2002): Sinn und Sinnfindung. Gestalttherapie 1, 2002, 52-99.

Petzold, H. G. (2004): Integrative Therapie. Band I-III. Paderborn: Junfermann.

Polster, E., Polster, M. (1975): Gestalttherapie. München: Kindler.

Portele, H. (1992): Der Mensch ist kein Wägelchen. Gestaltpsychologie - Gestalttherapie - Selbstorganisation - Konstruktivismus. Köln: Edition Humanistische Psychologie.

Portele, H. (2001): Gestaltpsychologische Wurzeln der Gestalttherapie. In: *Fuhr, R., Gremmler-Fuhr, M., Srekkovic, M.* (Hg.): Handbuch der Gestalttherapie (263-278). Göttingen: Hogrefe.

Portele, H. (2002): Wer bin ich? Gedanken zu Selbst und Nicht-Selbst. Köln: Edition Humanistische Psychologie.

Robine, J. (1993): Gespräche über Paul Goodman. Gestalttherapie, 1, 56-80.

Rogers, C. (1983): Klientenzentrierte Psychotherapie. In: *Rogers, C. R., Schmid, P. F.* (Hg.): Person-zentriert. Grundlagen von Theorie und Praxis (185-237). Main: Grünewald.

Roth, G. (2003): Fühlen, Denken, Handeln. Frankfurt a.M.: Suhrkamp.

Shem, S. (2000): Mount Misery. München: Drömer.

Smuts, J. C. (1996): Holism and Evolution. Highland, NY: The Gestalt Journal Press.

Spitzer, M. (2002): Lernen: Gehirnforschung und die Schule des Lebens. Heidelberg: Spektrum Akademischer Verlag.

Sreckovic, M. (2001): Geschichte und Entwicklung der Gestalttherapie. In: *Fuhr, R., Sreckovic, M., Gremmler-Fuhr, M.* (Hg.): Handbuch der Gestalttherapie (15-180). Göttingen: Hogrefe.

Staemmler, F. (2001a): Gestalttherapeutische Methoden und Techniken. In: *Fuihr, R., Sreckovic, M., Gremmler-Fuhr, M.* (Hg.): Handbuch der Gestalttherapie (439-462). Göttingen: Hogrefe.

Staemmler, F. (2001b): Verstehen und Verändern - Dialogisch-prozessuale Diagnostik. In: *Fuhr, R.et al.* (Hg.): Handbuch der Gestalttherapie (673-688). Göttingen: Hogrefe.

Toman, S., Bauer, A. (2005): Adolescents: Development and Practice from a Gestalt Orientation. In: *Woldt, A. L., Toman, S. M.* (Hg.): Gestalt Therapy (179-199). Thousand Oaks, Ca.: Sage.

Votsmeier, A. (1995): Gestalt-Therapie und die „Organismische Theorie" - der Einfluß Kurt Goldsteins. Gestalttherapie, 1, 2-16.

Wheeler, G. (1993): Kontakt und Widerstand. Ein neuer Zugang zur Gestalttherapie. Köln: Edition Humanistische Psychologie.

Wilber, K. (1996): Eros, Kosmos, Logos. Frankfurt a.M.: Krüger.

Wilber, K. (2000b): Integral Psychology. Boston: Shambhala.

Wilber, K. (2001c): Integrale Psychologie. Geist, Bewusstsein, Psychologie, Therapie. Freiamt: Arbor.

Woldt, A. L., Toman, S. M. (Hg.) (2005): Gestalt Therapy. History, Theory and Practice. London u.a.: Sage.

Yalom, I. (1989): Existentielle Psychotherapie. Köln: Edition Humanistische Psychologie.

Yontef, G. M. (1999): Awareness, Dialog, Prozess: Wege zu einer relationalen Gestalttherapie. Köln: Edition Humanistische Psychologie.

Zimbardo, P. G., Gerrig, R. J. (2004): Psychologie. München etc.: Pearson Studium.

Christoph Hutter

Das Menschenbild des Psychodramas von J. L. Moreno

Einführung

Im Zentrum von *Jacob Levi Morenos* (1889-1974) Theorie – seiner Therapeutischen Philosophie – und im Zentrum der psychodramatischen und soziometrischen Praxis steht die Szene. Die Szene aber steht für die Entscheidung, wider alle Gründe, die eine Reduktion komplizierter Sachverhalte nahe legen, auf einem nicht-reduktionistischen Welt- und Menschenbild zu bestehen und Einzelnen und Gruppen immer wieder ein Mehr an Freiheitsgraden, ein Mehr an Entscheidungsspielräumen, aber auch ein Mehr an Verantwortung zuzumuten und zuzutrauen. Entsprechend dieser Charakteristik wird in den folgenden Ausführungen *Moreno*s Menschenbild in fünf Schritten von seinem szenischen Verständnis her erschlossen.

1. Dazu gilt es zuerst den *Begriff der Szene* zu klären. Er verpflichtet psychodramatisches Denken und Handeln darauf, an der Schnittstelle unterschiedlichster Wirklichkeitsdimensionen einerseits zuzulassen, dass sie alle potentiell relevant und prozessbestimmend werden können und andererseits die situative Wirklichkeit in ihrer Übersummativität, Singularität und Subjektivität anzuerkennen. Zwei wesentliche Konkretisierungen zum Szenebegriff und zum Menschbild liefert *Moreno*, wenn er den Menschen als handelndes und raum-zeitliches Wesen interpretiert.
2. *Moreno* bietet drei Theoreme an, mit deren Hilfe er die Struktur der Szene näher analysiert. Der erste, *soziometrische Theoriekomplex*, der sich um die Begriffe „Tele" und „Begegnung" auskristallisiert, zeigt den Menschen untrennbar in seine sozialen Kontexte eingewoben.
3. Die zweite Annäherung an die Szene erfolgt in Begriffen der *Rollentheorie*. *Moreno* reflektiert hier die kulturelle Eingebundenheit des Menschen sowie seine Identität angesichts biographischer Konstanz und Veränderung.
4. Mit dem *kreativen Zirkel* beschreibt *Moreno* drittens den Menschen in der Spannung zwischen strukturellen Vorgaben und der Fähigkeit, die Welt spontan und schöpferisch zu gestalten.
5. *Moreno* versagt sich in Theorie und Praxis Analysen l'art pour l'art. Deshalb ist der Mensch für ihn stets einer, der die Szenen, in die er sich eingebunden vorfindet, handelnd verbessert. Was dabei „Verbesserung" meinen kann, präzisiert *Moreno* in seinen Überlegungen zum *Begriff der Katharsis*.

1. Mensch sein ist immer mehr als das – Szene und szenisches Verstehen

Problemanzeige: eskalierende Komplexität und Reduktionismus

Mit dem Begriff der Moderne ist untrennbar eine Bewegung verbunden, in der sich die Schere zwischen überkomplex werdenden Strukturen einerseits und Reduktions- und Simplifizierungsbemühungen andererseits zuerst langsam, inzwischen immer schneller und eskalierend öffnet. Dieser Vorgang verläuft nicht punktuell und eindeutig umschreibbar, er durchzieht vielmehr das gesamte Projekt der Moderne und prägt ihm seine Dynamik auf. Eine Vielzahl von Mechanismen greift hier ineinander. Die Auflösung der Realität in Potentialität wie sie die Quantenphysik beschrieben hat (*Dürr* 2004), ihr Verständnis als Struktur von Wechselwirkungen und chaotischen Prozessen, das uns systemische Denkansätze nahe legen (*Kriz* 1999; *Schiepek* 1999) und eine Explosion wissenschaftlicher und technischer Möglichkeiten, die sich marktgesteuert in immer neuen Innovationsspiralen niederschlägt (*Gronemeyer* 1996; 2000), sind nur drei dieser Mechanismen, die leicht um andere ergänzbar wären. In der Summe führen sie dazu, dass sich Wirklichkeit und Wirklichkeitsdeutungen vervielfältigen, und der Umgang mit „der Wirklichkeit" undurchschaubar, risikobehaftet (*Beck* 1986) und flüchtig wird (*Baumann* 2003).

Nicht nur *Paul Valéry* fragt sehr prinzipiell an, ob der menschliche Geist das beherrschen kann, was er geschaffen hat (zit. in: *Baumann* 2003, 7). Es ist unübersehbar, dass die entstandene Komplexität kaum ertragen und nur sehr begrenzt gestaltet werden kann, sondern dass sie heftige Gegenreaktionen provoziert: sie wird verleugnet und verdrängt. „Simplify your life" ist nicht nur ein Buchtitel, der sich über Jahre hinweg in den Bestsellerlisten hält, es wird zu einem Wahrnehmungsprinzip, mit dessen Hilfe Realität verzerrt und erst dadurch erträglich wird. *Ulrich Becks* warnende Prognose, immer mehr Menschen müssten, um die Realität zu ertragen, weghören, simplifizieren oder abstumpfen (*Beck* 1986, 219), hat ihre Wichtigkeit behalten und Phänomene der Spaltung und Ausgrenzung, der Retraditionalisierung, der Personifizierung von Sachzusammenhängen und der Realitätsflucht bilden die zugehörige Symptomatik. Dass Simplifizierungen auch vor wissenschaftlichen und politischen Diskursen und professionellen Kontexten nicht halt machen, sei zumindest angemerkt.

Die Szene als anti-reduktionistisches Prinzip

Mit seinem szenischen Ansatz schlägt *Moreno* konsequent einen Weg ein, der es ihm erlaubt Komplexität zuzulassen, sie zu erhalten, sie aber gleichzeitig bearbeitbar zu machen. Sein erklärtes Ziel ist es „das ganze lebendige soziale Aggregat, das Kompositum aller individuellen und symbolischen Repräsentanten" (1954, 33) zur Grundlage seiner Arbeit zu machen. Explizit geht es ihm darum, die Komplexität der bearbeiteten Situation eher zu vergrößern als zu reduzieren (1954, 406). Speziell einer Reduktion der Situation auf ihre sprachliche Repräsentation verweigert er sich, indem er eine Methode sucht, in der „das Magma, das Totale, die 'Überschussrealität' der übersprachlichen und der vorsprachlichen Welt, aus der die sprachliche Welt sich als Teil absonderte" wieder zu einer Synthese zusammengeführt wird (1959, 4).

Susanne Langer präzisiert diese Intuition *Morenos*, wenn sie auf den prinzipiellen Unterschied zwischen präsentativer und diskursiver Symbolik hinweist. Diskursive, sprachliche Symbole sind in der Lage, beliebige Details in einer linearen Reihenfolge auszudrükken und sie so aneinanderzureihen. Alle Tatsachen, die sich dieser „linearen Projektion" widersetzen und zu ihrer Abbildung komplexere Strukturen verlangen, sind mit Worten nicht mitteilbar (*Langer* 1979, 88). Überschritten wird diese Eindimensionalität in der präsentativen Symbolik, der Präsentation eines Kunstwerks, eines Bildes oder eben einer Szene. Die Elemente sind einander jetzt in raumzeitlicher Struktur zugeordnet. Zwar entziehen sie sich so einer präzisen sprachlichen Fassung, dafür wird es möglich, beliebige Komplexität, Gegensätze und Widersprüche, „die Flut der Eindrücke" ins Bild oder in Szene zu setzen (*Langer* 1979, 99ff). Aufgrund ihrer inneren Struktur ist die Szene damit in der Lage, dasselbe zu leisten, was *Stephanie Klein* für die Biographie postuliert: Sie kann subjektive und gesellschaftliche Prozesse, mikro- und makrosoziologische Einflüsse, Struktur- und Handlungsdimensionen nebeneinander, in ihrer gegenseitigen Durchdringung und doch als Einheit präsentieren (*Klein* 1994, 86).

Der Mensch als bio-psycho-sozio-kulturelles Wesen

Die Dimensionen menschlicher Existenz, die die Therapeutische Philosophie mit der Szene in den Blick nimmt, lassen sich am methodischen Repertoire ablesen, das *Moreno* zur Verfügung stellt. Denn die Etikettierung „Psychodrama" greift für *Morenos* Praxisentwurf zu kurz. *Moreno* selbst stellt das Psychodrama als gesellschaftsheilendes „soziatrisches" Projekt nicht nur gleichberechtigt neben die Soziometrie, sein gesellschaftsanalytisches Projekt, sondern er spricht – mit unterschiedlicher Gewichtung – von fünf ineinander greifenden Arrangements: dem Physiodrama, dem Psychodrama, der Soziometrie, dem Soziodrama und dem Axiodrama. Diese Arrangements entsprechen den Dimensionen, die *Moreno* im Nachdenken über den Menschen unbedingt berücksichtigt wissen möchte (*Hutter* 2005; 2007):

1. *Physiodrama*: Der Mensch ist ein leibliches Wesen. Die somatische Dimension der Szene fokussiert auf diese Körperlichkeit des Menschen. Der Leib ist der „Handschuh der Seele" (*Samy Molcho*) und das „Archiv der Biographie" (*Michel Foucault*). Er bewahrt jedes Stigma vergangener Ereignisse und gibt der Geschichte, die ihn durchdringt, Einheit und Ausdruck (*Foucault* 1996, 91).
2. *Psychodrama*: Der Mensch ist ein Individuum. Die psychodramatische Dimension gibt individuellen biografischen Erfahrungen Raum und erschließt die Szene von ihrer subjektiven Bedeutung her.
3. *Soziometrie*: Der Mensch ist ein Beziehungswesen. Die soziometrische oder beziehungsdynamische Dimension der Szene wird geprägt vom Zusammenspiel der Beteiligten und ihrer Interaktion.
4. *Soziodrama*: Der Mensch ist ein gesellschaftliches Wesen. Die soziodramatische Dimension der Szene spiegelt diese gesellschaftlichen Bedingungen und Einflussfaktoren wider. Mit ihr lässt sich der Mensch aus seinem Wechselspiel mit gesellschaftlichen Kontexten und als geprägt von zeitgeschichtlichen Faktoren, von Milieus und makrosoziologischen Einflüssen verstehen.

5. *Axiodrama*: Der Mensch ist ein kulturelles und ein kosmisches Wesen. Die axiodramatische Dimension versteht den Menschen als sprachlich und kulturell eingebunden und fragt nach den Werte- und Normensystemen, die ihn prägen. Außerdem weiß *Moreno* um die existentiellen Tatsachen des menschlichen Lebens – um Sterblichkeit und Begrenztheit, um die Freiheit, von der *Sartre* sagt, dass der Mensch zu ihr verdammt ist, um die existentielle Isolation des Menschen und um seine Angewiesenheit auf Sinnstiftung (*Yalom* 1989) – und er schafft mit dem Axiodrama ein Arrangement, mit dem er diese thematisierbar macht.

Der Mensch als einmaliges und unteilbares Wesen – Die Singularität der Szene

Verweilt man noch kurz bei *Moreno*s Praxisarrangements, so trifft man auf seine Theaterexperimente. *Moreno* hat den Raum des Theaters, besonders in seiner Wiener Zeit, aber auch darüber hinaus, als Rückzugsort und Schutzraum für revolutionäre gesellschaftliche Experimente genutzt. Mit den Begriffen „Stegreif" und „Improvisation" markiert er eine sechste Dimension der Szene, die es zu erschließen gilt, weil sie sein Menschenbild fundamental prägt. *Langer* verweist darauf, dass der nichtdiskursive Symbolmodus, der unmittelbar zu den Sinnen spricht, keine wesensmäßige Allgemeinheit kennt. Zwar kann man beispielsweise durch die Definition eines Dreiecks diskursiv beschreiben, was ein Dreieck im Allgemeinen ausmacht, präsentative Symbole wie eine Szene aber stehen nur für sich selbst (*Langer* 1979, 102). Von diesem Begriff des präsentativen Symbols her erschließen sich zwei Charakteristika, die *Moreno* dem Sinn nach der Szene zuspricht: sie ist übersummativ und singulär.

Das *Übersummativitätstheorem* stammt aus der Gestaltpsychologie und beschreibt, dass das Ganze mehr ist als die Summe seiner Teile. Die Szene ist also nicht die Summe aus den fünf bisher benannten Dimensionen und auch der Mensch lässt sich mit diesen Dimensionen nicht erschöpfend beschreiben. Er ist mehr als eine Summe aus Leiblichkeit, Individualität, sozialer Einbindung, gesellschaftlicher Prägung und Werteorientierung und vor allem ist er daneben auch noch etwas unsäglich anderes: „Menschsein" ist eine nicht weiter reduzierbare und nicht weiter operationalisierbare Qualität.

Um *Moreno*s Intention zu verdeutlichen, kann an dieser Stelle der Begriff der *Singularität* von Michel Foucault übernommen werden, der mit großer Deutlichkeit gegen alle Versuche angetreten ist, durch eine „Identifikation Ungleicher" Mengen und Gruppen zu behaupten, die einer exakten Analyse nicht standhalten, und damit lediglich „große beglükkende Irrtümer" zu produzieren. In kritischer Abgrenzung zu jedem Willen zum System plädiert *Foucault* dafür, dem singulären Ereignis eine herausragende Bedeutung im Diskurs zuzubilligen. Es geht nicht mehr darum, Diagnosen im Sinne von Gattungsmerkmalen zu entwickeln, sondern um die „subtilen individuellen und subindividuellen Spuren", die sich in einem Individuum und in den Szenen, an denen es beteiligt ist, kreuzen und die dort „ein schwer entwirrbares Netz bilden" (*Foucault* 1996, 83-89).

Der Mensch als verortetes, raum-zeitliches Wesen

In einer ersten Näherung lässt sich eine Szene als Interaktionszusammenhang im Hier und Jetzt beschreiben. Entsprechend ergeben sich zwei weitere Bestimmungen für *Morenos* Menschenbild. Der Mensch ist Handelnder; und: Er ist nicht jenseits seiner räumlichen und zeitlichen Verortung zu verstehen. Bereits im Frühwerk besteht *Moreno* darauf, dass der Mensch von seiner raum-zeitlichen Matrix her zu denken ist. Er führt dort den Begriff der *Theometrie* ein (1923, 22f; 1924a, 7f). Der theometrische Ort ist kein willkürlich zugeteilter, sondern der Ort, der „dem Herzenswunsch gemäß" selbst gewählt wurde. Die freie Wahl der Bezüge wird für *Moreno* hier zur Definition des paradiesischen Ortes Eden (1922, 79). *Moreno* setzt den theometrischen Ort mit dem status nascendi eines Gedankens, Dinges oder Menschen gleich. Für seine anthropologische Position bedeutet dies, dass die Bezüge, in denen der Mensch entstanden ist, nur um den Preis ignorierbar sind, ihn zu entwurzeln und ihn zu etwas zu machen, was er nicht ist. Dieses Denken findet seine Fortsetzung in *Morenos* großem Entwurf der Soziometrie, seinem vielleicht wichtigsten Beitrag zu den Human- und Sozialwissenschaften, der im Kern ein antidarwinistisches Projekt ist. Denn postuliert der (Darwin verzerrende) Sozialdarwinismus allein das Überlebensrecht der Stärksten (survival of the fittest), so behauptet *Moreno* die Frage, wer überleben wird, als prinzipiell offen und setzt sie als Titel über sein 1934 erstmals erscheinendes soziometrisches Hauptwerk „Who shall survive?". Die Frage, wer überleben wird, steht bei *Moreno* für die Utopie, „dass jeder überleben soll, dass es einen Ort und eine Möglichkeit für alle gibt" (1947e, 15). *Moreno* spielt mit dieser Frage nach der Verwurzelung des Menschen eines der zentralen Themen der Moderne an, das vielfältige Durchführungen gefunden hat, wie zum Beispiel *Anthony Giddens* These der „Entbettung des Menschen" (*Giddens* 1995) oder *Karl Schlögels* Rede vom „Planet der Nomaden" (*Schlögel* 2006).

Formulieren Theometrie und Soziometrie die Vision einer gelungenen Einbindung für alle, so werden der *Raum*- und noch mehr der *Zeitbegriff* später zu Garanten dafür, den Menschen in seiner Vielschichtigkeit wahrzunehmen. 1934 führt *Moreno* die Figur des „Hier und Jetzt" dem Begriff nach in die Diskussion ein (1934, 426; der Sache nach bereits 1923 in der „Rede über den Augenblick"), der das Selbstverständnis zumindest der humanistischen Verfahren fundamental geprägt hat. Das hic-et-nunc-Prinzip identifiziert den Augenblick als Kulminationspunkt von Vergangenheit, Gegenwart und Zukunft, es bringt alle drei Zeitdimensionen in ihrer lebendigen Bedeutung – als Universalia menschlichen Lebens – zum Tragen und es macht sie so für wirksame psychosoziale Interventionen nutzbar (1966, 101). Vergegenwärtigt wird der größtmögliche Zeit-Raum, denn „alle Generationen und Epochen sind im bestehenden Moment enthalten" (1925, 24). Dabei wird der kontinuierliche Fluss der Zeit (chronos) aufgesprengt, um den Augenblick als Moment des Verstehens, der Entscheidung und der Neugestaltung (kairos) zu ermöglichen. Dieser Augenblick setzt die Fülle aller Lebensmöglichkeiten des Menschen in Szene: „Die einzige Art und Weise, in der wahrgenommene Vergangenheit und wahrgenommene Zukunft existieren, ist im Hier (an diesem Ort) und Jetzt (in diesem Augenblick). Das Hier und Jetzt kann sich in zahlreichen Vergangenheiten ereignet haben und sich in zahlreiche Zukünfte bewegen. Der einzig echte Gegensatz zum Hier und Jetzt ist das Konzept des völligen Nichts, das Nicht-Hier und Nicht-Jetzt, die Nicht-Vergangenheit und Nicht-Zukunft, das Nicht-Ich und Nicht-Du, das heißt Nicht-Leben“ (*Moreno/Moreno* 1959, 226). Der Zeitfluss bekommt im Hier und Jetzt zwar eine völlig neue Qualität, dies bedeutet aber nicht, dass er als Bezugsrahmen entfällt. Deutlich weist *Moreno* darauf hin, dass der Mensch in den Generationenfluss eingebunden ist und wie sehr er aus diesem Grund der Traditionen schöpft: „Nur selten kennt das Individuum seine Stellung innerhalb der kulturellen Strömungen der Gemeinschaft und ist sich all des aufgenommenen Gedankengutes bewusst, an dem oft tausend andere Geister geformt haben. Diesen ist jeder einzelne verschuldet. Welch einflussreiche Stellung ein Mensch inmitten der zahllosen Strömungen auch immer bekleiden mag, sein Arbeitsmaterial wird dem Universum entnommen und von der Allgemeinheit vorbereitet“ (1954, 282).

Die praktische Relevanz dieses Zeitkonzeptes wird eindrucksvoll einsichtig, wenn man dessen vielfältige praxeologische Konsequenzen betrachtet. Im Psychodrama werden vergangene Szenen reinszeniert, um sie in ihrer existentiellen Bedeutung zu erschließen, Zeit wird beschleunigt (Zeitraffer) oder verlangsamt (slow motion), um Abläufe zu verdeutlichen, alternative Orte und Zeiten werden in der Wunscherfüllung auf die Bühne gebracht und Zukunft wird in der Realitäts- oder Zukunftsprobe vorweggenommen.

Der Mensch als Aktor

Ein weiterer Garant für die Wahrung der Komplexität menschlicher Realität ist die Konstruktion der Therapeutischen Philosophie als Handlungstheorie. Paradigmatisch fordert *Moreno* bereits in den Frühschriften immer wieder einen *Primat der Praxis* ein. Lyrisch verdichtet spricht er von der Aussichtslosigkeit, lediglich beobachtend und sinnierend am Ufer des Lebens zu verweilen; denn erst wer das Risiko auf sich nimmt, den Leib in das Meer des Lebens zu geben, hat die Chance, darin zum Gotte zu werden (1914, 6). In der gleichen Schrift kritisiert er alle Versuche „das Gelebte zu erklären, statt es in sich zu vertiefen und vollständig auszuschöpfen, das Gesehene zu zerlegen, statt es für sich zu steigern, das Geschaffene zusammenzustellen, statt es für sich fortzusetzen“ und fordert stattdessen ein, „das Selbstgelebte“ und „das Selbstgesehene“ zur alleinigen Grundlage von Erkenntnis und Entwicklung zu machen (1914, 19). Auch in den späteren Schriften versteht *Moreno* Handlung als Dimension, in der sich menschliche Wirklichkeit gleichzeitig in ihrer Komplexität und ihrer einmaligen Konkretion zeigt. Er sieht bereits das Ungeborene von seinem Handlungshunger (act hunger, cosmic hunger) zu Exploration und Weltaneignung getrieben (1956c, 432; 1959, 199). Diese frühen Aktionen und Interaktionen bleiben die Matrix, in die alle anderen Eindrücke und Äußerungen später integriert werden (1946a, XIII). Indem er den Menschen als homo interagens von seinen Handlungsbezügen her versteht, nimmt *Moreno* systemisches Denken bereits in den zwanziger und dreißiger Jahren des letzten Jahrhunderts vorweg (*Kriz* 1991, 238).

Die *Handlungsorientierung* prägt die Praxeologie von Soziometrie und Psychodrama. Hier entwickelt *Moreno* mit Gruppe und Bühne zwei Handlungsräume, in denen soziale Interaktion ermöglicht, beobachtbar und experimenteller Veränderung zugänglich gemacht wird. Weil auch die „gewissenhaftesten Beobachtungen von Interaktionen unvollständig, bedeutungslos oder nutzlos für die Akteure sein können" (1954, 32), besteht er darauf, sein Instrumentarium konsequent als Aktionsforschungsansatz zu verstehen. Dies bedeutet, 1) dass ein „actor in situ" mit einem konkreten Handlungsbedarf sein erkenntnisleitendes Interesse formuliert, 2) dass Aktion und Interaktion die Objekte der Forschung sind, 3) dass Aktionsmethoden den Explorations- und Veränderungsprozess vorantreiben und 4) dass modifizierte Handlungsmuster am Ende der Arbeit stehen.

2. Mensch sein heißt, in Beziehung sein – Tele und Begegnung

Problemanzeige: Die Plausibilität des asozialen Denkens

Tzvetan Todorov diskutiert in seinen Ausführungen über das „Abenteuer des Zusammenlebens" (1998), wie sehr der moderne Individualisierungsschub auf einem breiten historischen Fundament gründet. In deutlicher inhaltlicher Nähe zu *Emmanuel Lévinas* Diktum, „alle Philosophie ist Egologie" (*Breuer/Leusch/Mersch* 1996, 174) rekonstruiert *Todorov* eine asoziale Grundausrichtung der europäischen Philosophie, die auf den unausgesprochenen Konsens hinausläuft, „dass die soziale Dimension, das Faktum des Zusammenlebens, [...] im allgemeinen nicht als für den Menschen notwendig angesehen" wird. Diese These wird in den seltensten Fällen explizit aufgestellt. Sie muss deshalb auch nicht begründet und argumentativ vertreten und sie kann dadurch umso schwerer identifiziert und in Frage gestellt werden. Vielmehr bildet sie „den kleinsten gemeinsamen Nenner von ansonsten gegensätzlichen und widerstreitenden Theorien: wessen Partei man auch ergreift, stets übernimmt man zugleich eine Bestimmung des Menschen als solitäres, nicht gesellschaftliches Wesen" (*Todorov* 1998, 13). Für das zwanzigste Jahrhundert skizziert *Todorov*, dass sich in den „einflussreichsten Theorien die früheren asozialen Tendenzen weiterschreiben und verlängern" (*Todorov* 1998, 41). Dies gilt insbesondere auch für die großen psychologischen Theorien: für Sigmund Freuds klassische Psychoanalyse, für Alfred Adlers Individualpsychologie (*Todorov* 1998, 42ff) und – so lässt sich ergänzen – auch für das behavioristische Denken.

Ein breiter sozialwissenschaftlicher Konsens beschreibt, dass diese philosophische Tiefenstruktur heute mit solcher Wucht gesellschaftsprägend ist, dass den Individualisierungstendenzen in einer Zeitdiagnostik große Bedeutung zukommen muss. Prominent ist hier *Norbert Elias* Analyse der Verschiebung der Ich-Wir-Balance hin zu den im Modernisierungsprozess freigesetzten „Wir-losen Ichen" (*Elias* 1987, 273). Einen präzisen Blick auf den Preis dieser Individualisierungsprozesse ermöglicht *Andreas Wintels* in seiner Auseinandersetzung mit „Individualismus und Narzissmus". Resümierend schreibt er: „Wir leben psychisch [und auch ökonomisch, politisch und sozial] über unsere Verhältnisse, weil an unserer nicht hintergehbaren Konstitution als soziale Wesen vorbei" (*Wintels* 2000, 9). *Moreno* hat die *Diagnose „Kohäsionsverlust"* bei seinen Überlegungen von Anfang an im Blick. Bereits 1925 formuliert er plakativ: „Eine Ich-Seuche verzehrt die Menschheit. Das Ich ist der Baal, dem die Natur geopfert, ihr Wochenbett, auf dem die junge Generation vergewaltigt wird. [...] Das Ich wird zum Ich-thyosaurus statt zum Ich. [...] Und in den Rachen des Ich-thyosaurus gleiten täglich neue weiße Knabenleiber und ersäufen. Politik, Theater, Kino und Radio, nichts als der Tanz des goldenen mit dem gedruckten Kalb in den Wahnwitz, der die Menschheit verschlingt" (1925, 9f). Mit Ich-Seuche beschreibt *Moreno* dabei weniger ein auf den eigenen Vorteil bedachtes egozentrisches Verhalten, als vielmehr dessen Korrespondenz in der sozialen Matrix, die fehlende oder schwindende Kohäsion individueller Beziehungsnetze und eine parallel verlaufende gesellschaftliche Entwicklung der Zersplitterung sozialer Gefüge: „Wir haben uns voneinander isoliert. Jeder denkt heute an sich selbst. Wir haben vergessen, dass wir eine Gruppe von Menschen sind. Wir haben vergessen, dass wir eine Gemeinschaft von Menschen sind und dass jeder einzelne, tot oder lebendig, darin eine Bedeutung hat" (1957a, 282). Dieser „soziometrische Zerfall" der Gesellschaft bliebe ohne seine Bewertung durch die betroffenen Gruppen und Individuen ein letztlich unbedeutendes Faktum. Und so findet der Befund seine Zuspitzung, indem *Moreno* auf das Leid verweist, das mit der Ausdünnung sozialer Netze und mit der zunehmenden Isolation verbunden ist. Mit dem Begriff des *„soziometrischen Proletariats"* wird dieses subjektive Leiden von Individuen oder Gruppen an ihrer Beziehungskonstellation als Ausgangspunkt von *Moreno*s sozialtherapeutischem und politischem Handeln bestimmt. „Die Welt ist voller isolierter, abgelehnter, ablehnender, unerwünschter und vernachlässigter Individuen und Gruppen (1947e, 222). Dies aber hat individuelle und auch gesellschaftliche Auswirkungen, denn die „soziale Gesundheit einer Nation hängt bis zu einem gewissen Grad von ihrer Kohäsion ab" (1954, 417f).

Der Mensch als soziales Atom

Moreno schert aus der von Todorov skizzierten asozialen Denktradition aus und macht mit der von ihm entwickelten Soziometrie Zwischenmenschlichkeit zum zentralen Thema seines Denkens. Mit seinem soziometrischen System schafft er dabei ein komplexes Instrumentarium, um soziale Phänomene adäquat zu verstehen, um sie zu beschreiben und um sie zu verändern (Soziatrie). *Moreno*s theoretische Überlegungen zur Soziometrie kristallisieren sich um die beiden Begriffe „Tele" und „Begegnung" aus. Von diesen Begriffen aus lässt sich sein *anti-individualistisches Menschenbild* erschließen. Der Mensch – so eine der zentralen Provokationen *Moreno*s – ist nicht im engen Wortsinn Individuum (= unteilbares Einzelwesen), denn das, was wir als Individualität beschreiben, entsteht erst in Interaktionszusammenhängen (1950b, 161). Eine von diesen Beziehungen abgetrennte Individualität ist für *Moreno* nicht denkbar. Stattdessen identifiziert er in seiner Forschungsarbeit einen „Nukleus von Beziehungen", der bei einzelnen „dichter", bei anderen „dünner" ist, der aber jeden Menschen mit einer Beziehungsstruktur umgibt. Diese Beziehungskonstellation benennt er analog zum physikalischen Atombegriff als Sozialatom (1937a, 60-63; 1937b, 42f; 1954, 159-167; 1960a, 52f) und stellt sie dem individualistischen Modell gegenüber: „Vom Standpunkt einer phänomenologischen Betrachtungsweise aus akzeptierten die Soziologen stillschweigend eine Stufenleiter, die mit dem Individuum begann und mit dem ganzen Universum aufhörte. Wir Soziometriker stellten diese Auffassung in Frage. Für uns ist nicht das Individuum, sondern das soziale Atom die kleinste Einheit" (1947a, 93).

Zwei Konkretisierungen sind bedeutsam, wenn man vom Menschen als einem sozialen Atom spricht. Zum einen ist diese Beschreibung an ein *Kriterium* gebunden, also eine situative und kontextabhängige Momentaufnahme des Menschen. Je nachdem in welchem

Referenzrahmen ich das Beziehungsnetz wahrnehme, ob ich zum Beispiel nach Arbeitsbeziehungen, Freizeitkontakten, Freundschaften oder familiären Bindungen frage, verändert sich dieser Beziehungsnukleus.

Zum anderen beschreibt *Moreno* das soziale Atom als *relativ konstant und bedingt variabel*. Ausgehend von der Mutter-Kind-Dyade, dem ersten sozialen Atom des Menschen, verändert sich die Größe, Ausdehnungsfähigkeit und Kohäsion des Sozialatoms im Verlauf des Lebens. Jede Person, zu der ein Mensch eine Beziehung eingeht, tritt in dessen Sozialatom und bekommt darin einen Platz. Es ist aber auch möglich, dass Personen aus dem Kern (relevante Nahbeziehungen) und dem Bekanntschaftsvolumen eines Menschen (distanziertere Beziehungen) wieder heraustreten und so weit aus dem Blickfeld verschwinden, dass sie wieder in den Bereich der Massenkontakte (potentiell mögliche, aber nicht realisierte Kontakte) zurückfallen. Der prinzipiellen Variabilität des sozialen Atoms steht dessen strukturelle Konstanz gegenüber: „Wenn ein Mitglied [das soziale Atom] verlässt, tritt ein anderes Individuum, das eine ähnliche Rolle einnimmt, an seine Stelle. [...] Soziale Regeneration scheint fast automatisch einzusetzen" und eine für das jeweilige Atom in Qualität und Quantität charakteristische Beziehungsstruktur aufrechtzuerhalten. *Moreno* beschreibt dieses Phänomen mit dem Begriff der „Soziostasis" (1947b, 94). Diese Soziostasis ist ein so dominantes Phänomen, dass selbst beim Übergang in einen völlig neuen sozialen Kontext eine weitgehende Rekonstruktion der früheren soziometrischen Konfiguration angestrebt wird: „Die einzelnen konkreten Mitglieder mögen wechseln, die Konstellation bleibt [...] ungefähr gleich" (1954, 370).

Die relative Konstanz des Sozialatoms verweist auf ein regeneratives Potential, das der sozialen Natur des Menschen innewohnt. *Moreno* weiß aber auch um die Grenzen dieser Regenerationsfähigkeit. Aufgrund von Alter oder biographischen Brüchen können Bezugspersonen in einem sozialen Atom ausfallen, deren Fehlen Lücken hinterlässt, die nicht mehr adäquat ausgefüllt werden können. Dann verliert das Sozialatom an Kohäsion und es treten soziale Störungen wie Rückzugsverhalten, Vereinsamung oder Isolation auf. Diese Störungen können bis zur Auflösung des Sozialatoms führen. Wenn die Einbindung in tragfähige Beziehungen völlig weg bricht, spricht *Moreno* vom Eintreten des *sozialen Todes* (1947b). Ebenso wie Individualität beschreibt also auch der Tod eine soziale Realität. „Der Tod einer Person ist mit dem Tod vieler anderer verbunden. Die Menschen, deren Tod gegenüber du empfindsam bist und die gegenüber deinem Tod empfindsam sind, bilden das letzte soziale Atom, das du besitzt. Wir sind kontinuierlich mit Menschen umgeben, mit denen wir sterben" (1947b, 96).

Tele – der Raum zwischen Menschen

Mit der Annahme, dass der Mensch kein soziales Atom hat, sondern dass er ein Sozialatom ist verändert sich die Anthropologie grundlegend. Sie kann nicht mehr bei der Frage stehen bleiben, was der Mensch ist, sondern sie hat sich der Frage zu stellen, was zwischen Menschen passiert. *Moreno* stellt sich diesem konzeptionellen Übergang explizit. Er selbst findet sich in einer Tradition verwurzelt, in der alles wirklich Wichtige, soziale Impulse eingeschlossen, innerhalb der Organismen verortet werden kann. „Nichts, das fundamental wichtig war, existierte außerhalb davon". *Moreno* überschreitet diese Begrenzung und identifiziert den Raum zwischen Organismen als für Sozialwissenschaften und psychosoziale Arbeit höchst bedeutsam. In diesem Raum gibt es Phänomene und Regelmäßigkeiten, die Aufmerksamkeit und eine Erklärung fordern (1947c, 11f; 1934, 160f). Bereits in einer seiner frühen Schriften, „Das Stegreiftheater", widmet sich *Moreno* diesem Zwischenraum, der Menschen zu einer Interaktionseinheit verbindet. Sein Interesse in diesen frühen Jahren ist es herauszufinden, wie Menschen in spontaner Improvisation miteinander Theaterproduktionen entwickeln können. Unter der Überschrift „*mediale Verständigung*" spricht er in seiner Theaterschrift von einem sechsten Sinn, der für das Stegreifzusammenspiel entwickelt werden muss, einer „Verständigungsseele", die es den Spielern erlaubt, eine verborgene Empfindung füreinander zu entwickeln und so von „Verständigungsmitteln" weitgehend unabhängig zu werden. Vermittelt durch vorsprachliche „Aktionstendenzen" treten manche Spieler miteinander in „geheime Korrespondenz". „Sie haben eine Art Feingefühl für die gegenseitigen inneren Vorgänge, eine Gebärde genügt, und oft brauchen sie einander nicht anzusehen. Sie sind füreinander hellseherisch (1924a, 57).

Nach seiner Emigration von Österreich in die USA (im Jahr 1925) verschiebt sich *Morenos* Arbeitsschwerpunkt mit der soziometrischen Umstrukturierung des Sing-Sing-Gefängnisses (1932) und eines Mädchenheims in Hudson (1934) zunehmend vom ästhetischen in den psychosozialen Bereich. Gleichzeitig beginnt er, sich an der sozialwissenschaftlichen Theoriebildung zu beteiligen und schlägt in der Hudsonstudie erstmals einen Begriff vor, der das *Feld zwischen Organismen* in seiner Struktur erfassen und beschreiben möchte: „Das Prinzip der Bisexualität ist nur ein kleiner Ausschnitt aus einem größeren Prinzip: der Bisozialität. Man kann daher annehmen, dass die Anziehungen und Abstoßungen, die wir von einem Individuum zum anderen oszillierend vorfinden, trotz der Verschiedenheit der davon abgeleiteten Zustände wie Angst, Ärger oder Sympathie, eine sozio-physiologische Basis haben. Die zahllosen Variationen der Anziehung und Abstoßung zwischen Individuen müssen auf einen gemeinsamen Nenner gebracht werden. Ein Gefühl wird von einem Individuum auf ein anderes gerichtet. Es muss über eine Distanz hinweg geschickt werden. [... S]o gebrauchen wir den Begriff Tele [...], um die einfachste Gefühlseinheit zwischen zwei Individuen zu beschreiben" (1934, 159). Das Tele ist diejenige extraindividuelle bzw. intersubjektive Struktur, die sozialen Phänomenen zugrunde liegt. Sie schafft die strukturelle Grundlage jeglicher reziproker Kommunikationsprozesse und liegt der Bildung sozialer Konfigurationen wie dem Sozialatom oder psychosozialen Netzwerken zugrunde.

Methodisch haben die Telehypothese und die Annahme einer sozialatomaren Struktur immense Auswirkungen. Geht man davon aus, dass eine Situation immer schon Ausdruck sozialer, intersubjektiver Realitäten ist, dann kann auch deren Bewertung und Veränderung ausschließlich sozialkonstruktivistisch erfolgen. Das bedeutet, dass jede soziometrische Arbeit „ko-unbewusstes" Material thematisiert (1961a) und szenische Arbeit soziale Realität rekonstruiert. Die Konsequenzen zeigen sich bis hin zur methodischen Ebene: Wenn der Protagonist die Rollen für seine Szenen besetzt, gehen PsychodramatikerInnen davon aus, dass dies „hellsichtig" (s.o.), also aufgrund von Telebeziehungen zu anderen Gruppenmitgliedern geschieht, ein Rollentausch trägt dazu bei, den Raum zwischen den Organismen von einer anderen Perspektive her zu erschließen und der psychodramatische Spiegel ermöglicht einen Blick auf die Struktur und Dynamik der gesamten sozialen Konfiguration, die vorher auf der Bühne entwickelt und exploriert wurde.

Der Mensch als Begegnender

Rekonstruiert man *Moreno*s Menschenbild, so steht mehr noch als die sozialwissenschaftlich relevante Kategorie „Tele" das Begegnungskonzept im Fokus der Aufmerksamkeit. Begegnung definiert *Moreno* als Tele-Phänomen (1966, 102). Begegnung ist ein existentieller, prozessualer Vollzug, Tele die strukturelle Voraussetzung davon. Von seinen ersten Schriften an zeigt sich *Moreno* fasziniert von der *existentiellen Wucht*, die dieser zwischenmenschlichen Begegnung innewohnt. In expressionistischer und in ihrer gewalttätigen Bildwelt sicherlich irritierender Sprache beschreibt er diesen Moment so: „Ein Gang zu zwei: Auge vor Auge, Mund vor Mund. Und bist du bei mir, so will ich dir die Augen aus den Höhlen reißen und an die Stelle der meinen setzen, und du wirst die meinen ausbrechen und an Stelle der deinen setzen, dann will ich dich mit den deinen und du wirst mich mit meinen Augen anschauen" (1914, 5). *Moreno*s Schriften und Praxisentwürfe kreisen von da an immer wieder darum, diese erste Definition von Begegnung durchzubuchstabieren. Er betont dabei die Unmittelbarkeit des Geschehens: die Idee der freien Begegnung erträgt – radikal betrachtet – keinerlei strukturelle Begrenzung (1957b, 347). Geschieht Begegnung, so ist sie ein holistisches Geschehen, das gleichermaßen Körper, Geist, Emotionen, soziale und spirituelle Realität der Beteiligten tangiert. Weiterhin ist Begegnung ein egalitärer Akt, an dem alle freiwillig beteiligt sind und in dessen Vollzug sie gleiche Rechte haben. Die Beteiligten „verkörpern die höchste Autorität des selbst gewählten Wegs" (1959, 54). Inhaltlich unbestimmt – Begegnung kann ebenso Kampf und Streit sein wie innige Umarmung – ist sie charakterisiert durch ihre Intensität. Begegnung ist ein „Treffen auf dem intensivst möglichen Kommunikationsniveau", meint „Teilen des Lebens", „intuitiven Tausch der Rollen", „Verwirklichung des Selbst durch den anderen", „Identität" und die „seltene, unvergessliche Erfahrung völliger Gegenseitigkeit" (1956a, 27f).

Besondere Bedeutung gewinnt Begegnung innerhalb der Therapeutischen Philosophie dadurch, dass sie zu einem zentralen *ethischen Axiom* avanciert. *Moreno*s ethische Überlegungen laufen letztlich auf eine Verantwortungsethik hinaus (*Buer* 2000). Verantwortung bedeutet dabei zum einen, Verantwortung für die eigene Mitgestaltung der Welt zu übernehmen (s.u.), zum anderen konkretisiert sie sich in der Konzeption von Begegnung. Schon früh postuliert *Moreno* eine Pflicht zu Begegnung. Prägnante Formulierungen dieses Verpflichtungscharakters finden sich bereits im Frühwerk. In der „Rede über die Begegnung" heißt es: „Jede Seele, wenn eine der anderen begegnet, erhebt Anspruch, eine auf die andere" (1924b, 24). Und in der „Rede vor dem Richter" schreibt *Moreno*: „Wer mir begegnet, dem bin ich verfallen. Seine Schuld ist meine Schuld, was er tut, wir haben es zusammen getan, was er spricht, wir haben es zusammen gesprochen. So trage ich mit allen die private Verantwortung für alle, die mir begegnet sind" (1925, 14). Sich dem Anderen – und zwar jedem Anderen – auszusetzen und sich ihm und der gemeinsam geschaffenen Situation unter keinen Umständen zu entziehen, bleibt für *Moreno* die zentrale ethische Forderung (Hutter 2000, 89). So warnt *Moreno* kurz nach dem Ende des Zweiten Weltkriegs eindringlich davor, dass die Flucht vor der Verantwortung für die soziometrischen Nahbeziehungen fatale Folgen habe (1947d, 147). In seiner Autobiographie bestätigt er diese „Hypothese der räumlichen Nähe", dass Individuen einander Aufmerksamkeit, Akzeptanz und Liebe schulden, sobald sie sich begegnen: „Solange du deine Verantwortung gegenüber deinem Nächsten nicht erfüllt hast beziehungsweise diese ihre Verantwortung dir gegenüber nicht erfüllt haben, solltest du den Individuen weiter weg keinerlei Aufmerksamkeit schenken" (1995, 60f). Diese Verantwortung für die konkrete Begegnung Hier und Jetzt speist sich daraus, dass es keine isolierte Begegnung geben kann, weil der Mensch per se eingebunden ist in Beziehungsstrukturen, weil er Sozialatom ist und weil jede Begegnung ein Energiezentrum ist, das sich nach und nach konzentrisch erweitert: „Ich halte mich fest an dich, so halte ich mich an die Welt. Die Arme von Millionen Wesen stützen sich auf dich" (1924, 27). Dann aber ist die Begegnung „der erste Schritt in das Universum" (1964, 163).

Angesichts dieses Anspruchs ist es wichtig zu betonen, dass *Moreno* die Verpflichtung zur Begegnung nicht als dogmatischen Imperativ setzt. Er konstatiert vielmehr, dass es in dieser Welt keine unbeteiligten, passiven Zuschauer geben kann. Begegnung mit ihren weit reichenden Konsequenzen ist viel weniger Pflicht als dass sie Faktum ist. In der Begegnung entsteht eine radikal geänderte Lage, in der die Gesetze der Privatheit nicht mehr gelten (1925, 14). In der Begegnung erweitert sich der Handlungsspielraum – und dadurch die Verpflichtung, diesen zu nutzen.

Eine dialogische Forschungstradition

Am Ende der Überlegungen zu den Konzepten von Tele und Begegnung ist darauf hinzuweisen, wie sehr diese die psychodramatische Forschungslandschaft der letzten zwanzig Jahre geprägt haben. Dieser Teil psychodramatischer Forschung ist untrennbar mit dem Namen von *Ferdinand Buer* verbunden, der 1989 mit dem Sammelband „*Moreno*s Therapeutische Philosophie" ein paradigmatisches Buch herausgegeben hat. Darin schlägt er vor, sich *Moreno* in vielfältigen dialogisch angelegten Beiträgen anzunähern, Begegnungen *Moreno*s zu inszenieren und zu beschreiben, die es gegeben hat oder die es hätte geben können. Weil *Buer* mit dem „Jahrbuch für Psychodrama" (1991-1996) eine Plattform für diese Dialoge geschaffen hat, konnten solche Gespräche fast zehn Jahre lang extensiv geführt werden. Sichtbar wurden dabei Verbindungslinien zum Judentum, zu *Bergson*, zur Psychoanalyse, zu *Mead*, zu *Kierkegaard*, zu *Adler*, zum Pragmatismus und zu vielen anderen wichtigen Protagonisten aus Philosophie, Wissenschaft, Theater, Gesundheitswesen und Politik.

3. Der mehrdimensionale Mensch – rollentheoretische Überlegungen

Beschreibt *Moreno* den Menschen mit Hilfe seiner soziometrischen Theorie als in wechselnde Beziehungskontexte eingewurzeltes Wesen und die Szene als Beziehungskonstellation, so verändert er mit seiner Rollentheorie die Perspektive. Die Frage ist jetzt nicht mehr, mit wem der Mensch zu tun hat, sondern welche Interaktionen sich entwickeln und aus welchen Quellen sich diese Handlungszusammenhänge speisen. Hier bildet der Rollenbegriff ab den 1920er Jahren einen wichtigen Ausgangs- und Kristallisationspunkt von *Moreno*s Überlegungen, was ihn zu einem Vorläufer und frühen Protagonisten des rollentheoretischen Paradigmenwechsels in der Soziologie macht (*Petzold/Mathias* 1982).

Es spielt eine Rolle, was der Mensch verkörpert

Zwei Motive aus seinen Frühschriften sind für *Moreno*s Menschenbild von zentraler Bedeutung: seine Rollenkritik und das Motiv der Verkörperung (das dem Begriff nach jedoch erst 1941 in „The Words of the Father" erfasst wird). *Moreno* macht in seinen frühen Schriften bezüglich des Rollenbegriffs keinerlei Anleihen bei soziologischen Diskursen, sondern er bezieht sich auf den Rollenbegriff des Theaters. Seine Rollentheorie legt er in Abgrenzung davon als Rollenkritik oder *Antirollentheorie* vor. Er ist davon überzeugt, dass es für Rollenvorgaben, die die Spontaneität der Schauspieler beschneiden, keinerlei Legitimation geben kann. *Moreno*s Analysen sind kompromisslos: Der klassische Schauspieler muss sich der Rolle opfern, er muss sie „doppelgängerisch exerzieren" (1924, 27) und „in fremden Gliedern tanzen" (1919, 54). *Moreno*s Gegenmodell ist zum einen der Spiel- und Lebensmächtige, der Stegreifspieler, der das Potential der Gruppe hier und jetzt auf sich zu vereinigen weiß und dann „als erstes den Theatermund auftut", „in den Stoff bläst" und das Spiel spontan beginnt (1923, 152; 1924, 15f).

Neben dem „spontaneous man", dem spontan-kreativen Menschen (dazu mehr im nächsten Abschnitt) zeigt *Moreno* einen zweiten Weg auf, verkrusteten Rollenkonserven zu entkommen. Die Alternative zur Übernahme einer vorgegebenen Rolle ist der *„Rollentausch mit Gott"*: „Propheten, Führer und Therapeuten haben sich schon immer bemüht, ‚Gott' zu spielen und ihre Macht und Überlegenheit armen einfachen Menschen zu oktroyieren. In der psychodramatischen Welt hat sich die Lage verkehrt. Nicht mehr der Meister, der Hohe Priester oder Therapeut verkörpert Gott. Das Bild Gottes kann in jedem Menschen Gestalt annehmen, – durch den Epileptiker, den Schizophrenen, die Prostituierte, die Armen und Unterdrückten verkörpert werden. Sie alle können im Augenblick der Inspiration auf die Bühne treten und ihre Version von der Bedeutung des Universums verkünden" (1966, 111). *Moreno* macht in seiner Biographie (exemplarisch in dem expressionistischen Gedichtband „Das Testament des Vaters", 1922) immer wieder Versuche diesen Rollentausch zu vollziehen. Dies wurde – was bei oberflächlicher Lektüre nachvollziehbar ist – fast durchwegs als größenwahnsinniger Akt missverstanden. Eingepasst in *Moreno*s Œuvre wird der Rollentausch mit Gott aber zu einer wesentlichen Chiffre und zu einer Strategie auf dem Weg in eine egalitäre, mitverantwortete und mitgestaltete Gesellschaft. Die Einladung ist, so zu tun, als könne man mit seinen eigenen Entscheidungen die Verantwortung für den gesamten Kosmos übernehmen. Die Einladung ist, der Vision, die man für sich, aber auch für die Welt hat, einen Raum zu geben, in dem sie sich – zumindest anfänglich – realisieren kann. Diese „Verkörperung" einer Rolle ist neben der Begegnung und dem Experiment (s.u.) die wesentliche erkenntnistheoretische Strategie der Therapeutischen Philosophie. Wenn der Mensch eine Rolle so lange verkörpert, bis er völlig in dieser Rolle aufgeht, wenn aus Schein Sein wird (1924, 75-78), dann ist es möglich, dass der Mensch sich in immer neuen Dimensionen wahrnimmt, entwirft und realisiert. *Moreno* postuliert, dass der Weg der Verkörperung dabei nicht nur individuellen, sondern gerade auch kollektiven Erkenntnisgewinn sichern kann: „Durch die experimentelle Verkörperung einer Idee wird die höchst mögliche Konzentration auf einen Zustand hervorgebracht und dessen exaktest mögliche Erfahrung erreichbar. Dies ist auch der wesentliche Vorbereitungsschritt für eine analytische Erforschung und Erkenntnis der Idee. Eine experimentelle Verkörperung mag den Nachteil haben, dass sie durch die Tatsache der Individualität eingeschränkt ist, aber wenn viele Experimente vom selben Individuum durchgeführt werden, wird eine Begrenzung die andere ausgleichen und ein universales Bild der Gottheit [oder einer anderen Idee] hervorbringen" (1941a, 200; 1966, 110).

Grunddimensionen des Menschseins

Nachdem sich *Moreno* in den USA den sozialwissenschaftlichen Diskursen angenähert hat, bekommen seine rollentheoretischen Beiträge eine deutlich andere Zielrichtung. Mehr und mehr versucht er mit dem Konzept der Rolle soziale Realitäten zu beschreiben, wobei in Begrifflichkeit und Inhalten immer wieder eine deutliche Nähe zwischen *Moreno* und den Überlegungen von *George Herbert Mead* entsteht (*Petzold/Mathias* 1982, 105ff; *Frankl* 1992).

Einen ersten wichtigen Gedanken formuliert *Moreno* dabei im Begriff der *Rollenkategorie* (1946a, 73, 224; 1946b, 280ff; 1959, 250f; 1960b, 261; 1961b, 270f), der der oben bereits skizzierten Idee nachgeht, dass der Mensch ein mehrdimensionales Wesen ist. Mit dem Begriff der psychosomatischen bzw. physiologischen Rolle verweist er auf die Tatsache, dass jegliches menschliche Handeln an eine zum großen Teil präreflexive Leiblichkeit gebunden ist. Der Mensch ist, um seine Lebensfunktionen aufrecht zu erhalten, sein ganzes Leben lang darauf angewiesen zu atmen, zu essen oder sich zu regenerieren. Entsprechend bildet er Rollen aus wie die des Atmenden, des Essenden oder des Schlafenden. Aber nicht nur einzelne Bereiche, sondern die ganze menschliche Existenz ist an psychosomatische Rollen gebunden, denn „jede Rolle braucht für ihre Durchführung einen guten Start und die Konzentration auf verschiedene Muskelgruppen" (1959, 251). Als psychodramatische oder psychologische Rollen beschreibt *Moreno* diejenigen Rollen, die „die psychologische Dimension des Selbst zum Ausdruck bringen" (1961b, 106). Dies sind beispielsweise Rollen, die mit emotionalen Zuständen korrespondieren wie die Rolle des sich Fürchtenden oder der Vertrauenden. Schließlich identifiziert *Moreno* soziodramatische oder soziale Rollen. Mit Hilfe der soziodramatischen Rollen erschließt sich dem Menschen die gesellschaftliche Dimension seiner Existenz. Hier finden sich Rollen wie „die Mutter schlechthin, der Sohn schlechthin, die Tochter, der Lehrer, [...] der Christ schlechthin“ (1960b, 261). *Michael Schacht* hat einen wichtigen Beitrag zur psychodramatischen Theoriebildung geleistet, indem er aufbauend auf den Rollenkategorien eine entwicklungspsychologisch fundierte Persönlichkeitstheorie aus der Sicht des Psychodramas entwickelt hat (Schacht 2003).

Eine zweite wichtige Unterscheidung trifft *Moreno* zwischen der *individuellen und der kollektiven Prägung* einer Rolle. Rollen und die Beziehungen zwischen ihnen sind basale, strukturelle Einheiten innerhalb einer kulturellen Ordnung, und Kulturen tradieren sich, indem diese Rollenmuster weitergegeben werden. *Moreno* verweist darauf, dass jede Rolle an solche kollektiven Muster anknüpft und menschliches Verhalten damit stets kulturell geprägt ist (1943, 298ff). Als dialektischer Gegenpol steht der kollektiven die individuelle Prägung der Rolle gegenüber. „Jeder Mensch lebt in einer Welt, die ihm völlig privat und persönlich vorkommt und an der er durch mehrere private Rollen teilnimmt“ (1943, 298). An diesem Pol ist die Rolle die „letzte Kristallisation aller Situationen in einem bestimmten Handlungsbereich, die das Individuum durchlebt hat“ (1946b, 277). Private, soziale und kulturelle Elemente sind darin biographisch transformiert aufgegangen. Hier wird Rolle zum Ausdruck der individuellen Lebensgeschichte und der spezifischen Produktivität des einzelnen, der persönliche Erfahrungen und kulturelle Vorgaben integriert und gestaltet. Beide Rollendimensionen stehen sich nicht unverbunden gegenüber, sondern sie treten im Rollenhandeln stets miteinander integriert auf. *Moreno* geht hier davon aus, dass sich um einen letztlich bedeutsameren kollektiven Rollenkern mehr oder weniger Schalen biographischer und situativer Prägung legen, die der kollektiven Rolle eine individuelle Färbung geben (1943, 298; 1946a, 352).

Schließlich bedarf es für *Moreno* einer dritten Differenzierung, um den Menschen in seiner Rollenvielfalt zu beschreiben. „Eine Rolle“, so *Moreno*, „ist eine inter-personale Erfahrung und bedarf gewöhnlich zweier oder mehrer Individuen, um aktualisiert zu werden (1954, 9). Er geht davon aus, dass jegliche Rolle im interaktionalen Zusammenspiel mehrerer Personen entsteht. Die Rollen der nährenden Mutter und des saugenden Kindes bedingen sich im Physiodrama des Säugens und bringen sich ebenso gegenseitig hervor wie z.B. die Rollen von Täter und Opfer im soziodramatischen Zusammenspiel. Verallgemeinert bedeutet dies, dass sich zu jeder Rolle die entsprechende *Komplementär- oder Gegenrolle* konstruieren lässt. Somit löst sich ein weiteres Mal die Vorstellung eines isoliert handelnden Individuums auf. An ihre Stelle tritt die Beschreibung einer Interaktion in einander ergänzenden und sich gegenseitig hervorbringenden Rollen (*Hutter* 2000, 136).

Ein Modell lebenslanger Entwicklung

Die bisherigen Überlegungen beschreiben den Menschen in seinen aktuellen Interaktionszusammenhängen. *Moreno* bleibt hier jedoch nicht stehen, sondern er nutzt die Rollentheorie, um die lebenslange Entwicklung des Menschen zu beschreiben. Die Therapeutische Philosophie „trägt das Rollenkonzept in alle Dimensionen des Lebens hinein; sie beginnt bei der Geburt und hält das ganze Leben des Menschen und des socius hindurch daran fest. Sie hat Modelle konstruiert, nach denen die Rolle von Geburt an zu greifen beginnt“ (1961b, 106). Damit vertritt er – wohl als erster innerhalb der modernen sozialwissenschaftlichen Diskussion (*Petzold/Mathias* 1982, 114) – einen life span developmental approach – ein Modell lebenslanger Sozialisation und Entwicklung. Ansatzpunkte zur Konstruktion eines solchen Modells liefern *Morenos* Überlegungen zum Rollenzyklus: „Jede Rolle, in der ein Mensch handelt, hat eine gewisse Dauer, eine gewisse Lebenszeit. Jede hat einen Beginn, eine Reifezeit und ein Verblassen" (1939, 118). Dieser Zyklus soll im Folgenden ausdifferenziert werden.

Moreno geht davon aus, dass sich eine Erweiterung des Rollenrepertoires des Menschen durch *Rollengenese*, die Entwicklung neuer Rollen, vollzieht (*Hutter* 2000, 140ff). Bei der Genese neuer Rollen unterscheidet er idealtypisch zwei Stadien. In einem ersten Stadium der Rollenwahrnehmung (role-perception) wird die Existenz einer noch nicht verfügbaren Rolle registriert. So mag ein Mensch bemerken, dass er zwar als unermüdlicher Wanderer die Welt durchstreift, dass er aber die Rolle des glücklich Ruhenden nicht zur Verfügung hat. In der zweiten Phase des Rollenspiels (role-enactment) wird die Rolle dann entwickelt. In diesem zweiten Prozess gibt es je nach Stärke der biographischen und gesellschaftlichen Vorprägung unterschiedliche Freiheitsgrade. Wird eine vorgefundene Rolle unverändert in das eigene Rollenrepertoire übernommen, spricht *Moreno* von Rollenübernahme (role-taking). Wird eine Rolle aktiv in die eigenen Lebenskontexte eingepasst, bezeichnet er es als Rollenspiel (role-playing – nur im englischen Original bleibt die Differenz zum role-enactment sichtbar!). Rollenkreation (role-creating) meint schließlich einen Prozess spontaner Rollenschöpfung, bei der das Individuum nur auf ein Minimum bestehender Rollenvorgaben – Moreno spricht von Rollenkonserven – zurückgreift. *Moreno* geht davon aus, dass es in Ausnahmefällen möglich ist, dass ein Individuum durch einen bestimmten Handlungskontext so angeregt wird, dass eine neue Rolle plötzlich auftaucht, ohne sich an irgendein Ursprungsmuster anzulehnen. Der Normalfall ist jedoch, „dass eine neue Rolle sich – wenn sie noch in ihren Kinderschuhen steckt – so lange an eine ältere Rolle anlehnt, bis die Zeit kommt, dass sie sich befreien und allein operieren kann. Man kann sagen, dass sich eine Rolle – sobald sie zu vollem und eigenständigem Wachstum gelangt – wie eine Zelle, die sich von der elterlichen Zelle abtrennt, von dem ursprünglichen mütterlichen Muster abtrennt" (1939, 118f). *Moreno* ist sich bewusst, dass seine Unterscheidungen idealtypisch sind und Rollengenese letztlich ein aus Kognitionen, Perzeptionen, Verhalten und Handeln aufs Feinste miteinander verwobener Prozess ist. Er differenziert diesen Prozess in inhaltlicher Fortführung seiner frühen Anti-Rollentheorie aus pädagogisch-therapeutischem Interesse, denn „die Rolle des anderen zu übernehmen ist eine Sackgasse. Der springende Punkt [ist], wie man Rollen vitalisieren und verändern [kann], wie man zu einem ‚Rollenveränderer' (role-changer) und ‚Rollenspieler' (role-player)" werden kann (1960b, 266).

Ebenso wichtig wie die Genese ist *Moreno* das weitere Schicksal der Rollen. Denn müssten die entstandenen Rollen unausweichlich ihren Platz und ihre Bedeutung behalten, so führte dies dazu, dass der Mensch seinen biographisch erworbenen Rollen ohnmächtig ausgeliefert wäre. Sie würden wie ein Zwang wirken und die nachfolgenden Rollen dominieren, beherrschen und sie ihrem eigenen Muster unterwerfen. Dagegen steht die Beobachtung, dass auch das *Verblassen einer Rolle* ein dynamischer Prozess ist. „Nachdem eine Rolle eine Zeitlang in einer bestimmten Funktion gedient hat, kann sie aus dem manifesten Leben eines Menschen verschwinden, aber sie besteht als dynamischer Faktor in seinem inneren Leben weiter fort. Sie wird zu einer Matrix, aus der eine neue Rolle Unterstützung ziehen kann [...]. Es gibt daher eine dynamische Interdependenz zwischen einer bestimmten Reihe von Rollen in der Dimension der Zeit" (1939, 118).

Schließlich verlässt *Moreno* die auf eine Rolle verengte Perspektive und fragt nach dem Zusammenspiel parallel existierender Rollen. Hier bringt er den Begriff des *Rollenclusters* in die Diskussion ein. Rollen sind weder statisch noch isoliert, sondern sie sind höchst dynamische Handlungsmuster, die nach Bündelung und Vereinigung (clustering and unification) streben. Dazu werden Handlungsverbindungen (operational links) zwischen einzelnen Rollen ausgebildet, die diese in funktionale Einheiten, so genannte Rollencluster integrieren (1962, 291f). Veranschaulichen kann man diesen Prozess beispielsweise an einem Gespräch zwischen Eltern. Wenn diese sich in ihren Rollen als Mutter und Vater eines Kinds gegenübersitzen, so wird es die Interaktion stets mit beeinflussen, dass sie auch die Rollen von gemeinsam wirtschaftenden Partnern und von Liebenden innehaben (oder -hatten). Aber schon die Rolle des Vaters allein ist ein Rollencluster, denn sie beinhaltet die Rolle des Sorgenden ebenso wie die Rolle des mit den Kindern Spielenden, beide untergeordneten Rollen aber greifen auf somatisches, psychisches und soziales Rollenhandeln zurück.

Die Idee lebenslanger Entwicklung wird in der Therapeutischen Philosophie nicht ausschließlich rollentheoretisch formuliert. *Moreno* benutzt das Theorem vielmehr, um seine Grundintention, autonom verantwortete Entwicklungsschritte zu initiieren und zu gestalten, als Projekt zu entwerfen, das den Menschen das ganze Leben hindurch begleitet. In der zweiten, überarbeiteten Auflage von „Who shall survive?" fordert er diese lebenslange Entwicklung für den Bereich des Lernens ein und nimmt damit die populäre Forderung nach lebenslangen Lernprozessen vorweg: „Lernen ist ein allumfassender Prozess, von dem die Schulerziehung [educational learning] nur eine Phase ist. Er muss das Lernen im Leben selbst von der frühen Kindheit bis ins hohe Altern umfassen, für subhumane Organismen ebenso wie für menschliche. Er muss soziales und kulturelles Lernen einschließen, wie es uns in sozialen und kulturellen Institutionen begegnet. Es muss therapeutisches Lernen z.B. auf der Couch oder auf der psychodramatischen Bühne einschließen" (1953, 544).

Der Mensch als soziokulturelles Atom und Rollenselbst

Bei all dem, was bisher über den dynamischen Charakter von Rollenkonfigurationen gesagt wurde, drängt sich die Frage auf, wie sich jenseits dieser Veränderungsprozesse und der Spannungen, die zwischen unterschiedlichen Rollen auftreten können, Identität konstruieren lässt. *Moreno* greift auf zwei Denkmodelle zurück, um diese Pole zu versöhnen: das kulturelle Atom und das Rollenselbst.

Ebenso wie bei der Betrachtung der zwischenmenschlichen Beziehungen schlägt *Moreno* in der Rollentheorie ein additiv ansetzendes Modell vor, nach dem jenseits der Vielzahl der Einzelbezüge Kohärenz und Identität entstehen können. *Das kulturelle Atom* ist die auf ein Handlungskriterium bezogene Summe der Rollen und Gegenrollen, die ein

Mensch zu einem bestimmten Zeitpunkt innehat. In Analogiebildung zum Sozialatom verweist *Moreno* auf die „dynamische Ähnlichkeit" dieser Konfiguration im Zeitverlauf: Wenn Rollen und Gegenrollen verschwinden, dann werden sie zumeist und annähernd durch Rollen und Gegenrollen ersetzt, die ein Gleichgewicht herstellen, das demjenigen vor der Rollenveränderung möglichst ähnlich ist. „Wir haben auch festgestellt, dass diese Veränderungen selten plötzlich und vollständig stattfinden. In der Evolution des kulturellen Atoms gibt es eine strukturelle Kontinuität von einer zeitlichen Phase zur nächsten, die dazu dient, dass die kulturelle Entwicklung eines Menschen in einem Zusammenhang bleibt" (1939, 118f). Mit dem kulturellen oder Rollenatom steht ein „Muster von Rollenbeziehungen" neben den „Anziehungs-Abstoßungsmustern", die *Moreno* mit dem Sozialatom identifiziert. Bereits in den vierziger Jahren des letzten Jahrhunderts integriert *Moreno* diese beiden Realitätsbeschreibungen in seinem Modell des „*soziokulturellen Atoms*": „In Wirklichkeit gibt es nur ein Atom. Vom Standpunkt der tatsächlichen Situation aus ist die Unterscheidung zwischen sozialem und kulturellem Atom künstlich. Sie ist für theoretische Belange brauchbar, verliert aber in einer lebendigen Gemeinschaft ihren Sinn. Wir müssen das Atom als eine Konfiguration zwischenmenschlicher Beziehungen betrachten, in der die zwischen den beteiligten Mitgliedern existierenden Anziehungen und Abstoßungen in die zahlreichen, zwischen ihnen bestehenden Rollenbeziehungen eingegliedert werden. Jedes Individuum in einem sozialen Atom hat eine Reihe von Rollen, und diese Rollen sind es auch, die jeder Anziehung oder Abstoßung ihre tiefere und differenziertere Bedeutung geben" (1941b, 198; 1940a, 305)

Komplexer setzt *Moreno* an, wo er sich mit der *Entstehung des Selbst* auseinandersetzt (*Petzold/Mathias* 1982, 119ff; *Hutter* 2000, 143ff). Er meldet sich hier selbstbewusst im anthropologischen Diskurs zu Wort, um „metaphysische Begrifflichkeit", „mysteriöse, metapsychologische Nebenbedeutungen" und mangelnde Konkretion rollentheoretisch zu überwinden (1946a, 153; 1960b, 260). Rollen sind, so *Moreno*s Ansatzpunkt, die „greifbaren Aspekte des Selbst", sie sind ein „primäres Phänomen", gehen der Entstehung des Selbst voraus und bilden dessen Grundlage (1960b, 260). Den zeitlichen Primat der einzelnen Rolle vor dem Selbst postuliert *Moreno* in dem Interesse, die Freiräume für spontane und kreative Gestaltung abzusichern und jede Determination auszuschließen, denn „wenn wir mit dem gegenteiligen Postulat beginnen würden, dass nämlich das Selbst vor den Rollen läge und die Rollen aus ihm entstünden, so müssten wir annehmen, dass die Rollen schon im Selbst eingebettet seien, und dass sie dann notwendigerweise aus ihm hervorkommen. Vorgefertigt, wie sie sind, müssten sie dann prädeterminierte Formen annehmen. Eine solche Theorie ist in einer dynamischen, sich verändernden, selbst-kreativen Welt schwer zu akzeptieren" (1962, 293). Die rollentheoretische Reformulierung des Selbstbegriffs unternimmt *Moreno* ausgehend von seiner oben bereits skizzierten Clusterhypothese. Die Clusterung von Rollen vollzieht sich so, dass dabei zuerst Handlungsverbindungen innerhalb der somatischen Rollen geknüpft werden. Aus diesem Prozess geht eine Instanz hervor, die *Moreno* als physiologisches Selbst bezeichnet. Dieses Teil- oder Partialselbst entspricht dem Körper. In analoger Weise bilden sich später im Leben die Psyche (als psychologisches Selbst) und ein soziales Partialselbst. „Das wirklich integrierte, ganze Selbst späterer Jahre ist noch lange nicht geboren. *Handlungs- und Kontaktglieder* müssen sich allmählich zwischen den sozialen, psychologischen und physiologischen Rollenbündeln entwickeln, damit wir nach ihrer Vereinigung identifizieren und erfahren können, was wir das *Ich-Selbst* oder das Ich (‚me' or the ‚I') nennen" (1962, 292).

Der Mensch ist mehr als die Summe seiner Rollen

Für beide Modelle bleibt zu diskutieren, ob *Moreno* einen summativen oder einen übersummativen Ansatz vertritt. Seine Aussagen sind in dieser Frage uneinheitlich (vgl. *Petzold/Mathias* 1982, 121f; *Hutter* 2000, 145f). Zwar grenzt er sich in Auseinandersetzung mit der Gestaltpsychologie von *Ehrenfels* Übersummativitätstheorem ab (1933, 32), wo *Moreno* aber seine eigene Position vorantreibt, mehren sich die Hinweise, dass er nicht davon ausgeht, das menschliche Selbst als Summe einzelner Rollen darstellen zu können. In „The Future of Man's World" bezeichnet er das Selbst als „Schmelztiegel von Erfahrungen, die aus vielen unterschiedlichen Richtungen kommen". Die soziale Dimension, Sexualität, Biologie, die kosmische Dimension – sie alle gehen ein in das, was wir das Selbst eines Menschen nennen. Er weist aber explizit darauf hin, dass sich das Selbst nicht auf eine dieser Dimensionen reduzieren lässt. *Moreno* wiederholt in diesem Kontext, dass das Selbst strukturell als Rollencluster gedacht werden kann. Die Clusterhypothese wird jedoch eingebettet in das Spontaneitätstheorem: „Ist die Spontaneität an ihrem Nullpunkt, dann ist das Selbst am Nullpunkt. Wenn die Spontaneität abnimmt, schrumpft das Selbst. Wenn die Spontaneität wächst, expandiert das Selbst. Wenn das Spontaneitätspotential unbegrenzt ist, ist das Selbstpotential unbegrenzt" (1947e, 9). Die letzte Einbettung ist eine axiologische. Die Frage nach dem Selbst des Menschen ist für *Moreno* untrennbar mit der Frage nach einem Gotteskonzept verbunden. Deutlich wendet sich *Moreno* hier gegen jede übereilte Säkularisierung, die zusammen mit dem Gotteskonzept auch ein nicht-reduktionistisches Menschenbild aufgibt. „Als die modernen Apostel der Gottlosigkeit die Fäden kappten, die den Menschen an ein heiliges System, einen überweltlichen Gott banden, da kappten sie in ihrer enthusiastischen Eile ein bisschen zuviel, sie kappten auch das eigene Selbst des Menschen. Im selben Akt, in dem sie den Menschen von Gott emanzipierten, emanzipierten sie den Menschen von sich selbst. Sie sagten, Gott sei tot, aber es war der Mensch, der starb" (1947e, 9). Spätestens an dieser Stelle ist das Selbst nicht nur mehr, sondern auch etwas qualitativ anderes als die Summe der integrierten Rollen und Beziehungen.

Handlungskonsequenzen

Die Möglichkeit, den Menschen als ein in Rollen handelndes Wesen zu betrachten, hat gewichtige Auswirkungen auf *Morenos* Praxisentwürfe. Erstens bietet er die Rollentheorie als Metadiskurs an, um über Fakultätsgrenzen hinweg, speziell zwischen Psychologie und Soziologie, allgemeiner zwischen Geistes- und Sozialwissenschaften, über den Menschen ins Gespräch zu kommen. Hier wäre auch ein Ansatzpunkt, um *Morenos* theoretische Schwächen im Bereich der Gesellschaftstheorie aufzufangen (*Hutter* 2000, 302). Bereits gebahnte Verknüpfungen wären hier, das Soziodrama als methodischen Zugang besser zu nutzen (*Wittinger* 2005) und über die Nähe zu *Augusto Boals* „Theater der Unterdrückten“ und damit auch zu *Paolo Freires* „Pädagogik der Unterdrückten“ (*Boal* 1989; *Feldhendler* 1992; *Schutzman/Cohen-Cruz* 1994; *Freire* 1973) eine fundierte Auseinandersetzung mit ökonomischen, juristischen und gesellschaftlichen Kontexten adäquat in die Therapeutische Philosophie zu integrieren und dadurch auch *Moreno*s verkürzende und verzerrende Auseinandersetzung mit der marxistischen Gesellschaftstheorie zu revidieren. Zweitens stellt *Moreno* mit dem Psychodrama ein Instrumentarium zur Verfügung, um sich mit dem soziokulturellen Atom als ganzem oder mit einzelnen Rollenkonfigurationen auseinanderzusetzen. Dabei möchte *Moreno* dem Protagonisten zu einem autonomen Umgang mit einem ausgeglichenen und reichhaltigen Rollenrepertoire verhelfen. Ungelebte, aber gewünschte Rollen, Unsicherheiten im Umgang mit einzelnen Rollen, überakzentuierte Rollen, ein zu umfangreiches und damit überforderndes Rollenatom, Inter-Rollenkonflikte (zum Beispiel zwischen der Eltern- und der Berufsrolle einer Person) und interpersonelle Rollenkonflikte (zum Beispiel zwischen den Bewerberrollen zweier Konkurrenten um ein Wahlamt) und der Verlust wichtiger Rollen bis hin zum sozialen Tod (Rollenatrophie) sind dabei als wichtige Störungsbilder zu berücksichtigen (*Hutter* 2000, 148ff; *Leutz* 1974, 153ff). In diesem Sinne erweist sich die Rollentheorie als ein archimedischer Punkt, um eine psychodramatische Diagnostik und Interventionslehre zu entwickeln.

4. Der schöpferische Mensch – der kreative Zirkel

In einer dritten Annäherung an die Szene thematisiert *Moreno* das Wechselspiel zwischen Struktur und Freiheit. Sein erklärtes Interesse ist dabei, die Freiräume für spontanes und kreatives Handeln auszuloten und sie durch psychodramatische und soziometrische Interventionen zu erweitern. Eher am Rande dieses Diskurses sieht er sich damit konfrontiert, den Menschen auch in seiner Angewiesenheit auf strukturelle Rahmung und Einbindung hin zu verstehen.

Spontaneität und Freiheit

Moreno verknüpft Kreativität und Spontaneität eng miteinander zu einem „Doppeltheorem“ oder „Zwillingskonzept“ (1954, 16; 1956b, 105). Seine diesbezüglichen Überlegungen beginnt er logisch mit der Frage nach den Freiräumen menschlichen Handelns – nach den Potentialen für Spontaneität. Inhaltlich steht für ihn zur Diskussion, wie es möglich ist, innerhalb von vorgegebenen Strukturen einen innovativen Impuls so zu setzen, dass es zu einer „angemessenen Antwort auf eine neue Situation“ oder zu einer „neuen Antwort auf eine alte Situation“ kommen kann (1959, 34). Formal ordnet er Spontaneität, neben Erinnerungsvermögen (memory), Logik (intelligence) und Beziehungsfähigkeit (tele) den Aspekten menschlicher Vernunft zu (1947f, 128). Unter diesen nimmt sie als älteste Form des menschlichen Geistes eine herausragende Stellung ein. Sie ist der „immer wiederkehrende Feind der Trägheit“ und als solches die unersetzliche Initialzündung, die mit katalytischer Kraft am Beginn jeglichen kreativen Prozesses steht: Spontaneität hilft dem Kind, geboren zu werden und sich in einem unerforschten Universum zu verankern.

Und sie hindert „jegliche geistige Erfahrung daran, dauerhaft festgeschrieben zu werden" (1946a; 1947e, 9). Ohne Spontaneität könnte „die Kreativität des Universums nicht ausgelöst und betätigt werden", und das Universum käme zum Stillstand (1954, 18). Der Entdeckungskontext des Prinzips der Spontaneität liegt für *Moreno* im Spiel mit Kindern in den Parks von Wien und in seinen frühen Stegreiftheaterexperimenten. Hier zeigt sich *Moreno* fasziniert von der Fähigkeit der Kinder, den Augenblick in einem „Prozess von Spiel und Vorläufigkeit" zu gestalten (*Hutter* 2000, 104). Hier postuliert er den neuen Schauspieler, der nicht mehr der Rolle ausgeliefert ist, sondern der als „Reservoir der Freiheit" zum „Spielmächtigen" wird, der sich über seinen freien Willen und seine Gestaltungsspielräume definiert (1924a, 28f, 40, 55).

Während der Begriff der Freiheit nur an wenigen Stellen in *Morenos* Œuvre auftaucht, steht das Thema der Spontaneität immer wieder an zentraler Position. Es lässt sich aber zeigen, dass der Freiheitsbegriff in der Idee der Spontaneität aufgeht. Über diese Verknüpfung avanciert Freiheit zu einem zentralen Begriff in *Morenos* Anthropologie. Mit der Therapeutischen Philosophie ist der Mensch nicht anders als frei zu denken. Dem Anforderungscharakter des Augenblicks, zu dem sich der Mensch permanent in Beziehung setzen muss, entspricht seine Spontaneität, die ihn befähigt, den Augenblick handelnd zu gestalten (*Hutter* 2000, 108). Dabei unterstreicht *Moreno* immer wieder die Bedeutung der Spontaneität, er ist jedoch bezüglich ihres realen gesellschaftlichen Stellenwertes eher skeptisch. Er sieht die Spielräume für spontanes Handeln nicht ausgeschöpft und das Spontaneitätspotential des Menschen als gefährdet an. Beides bewertet er als in der Tendenz pathologische oder zumindest als vulnerable Punkte. „Ein großer Teil der menschlichen Psycho- und Soziopathologie kann der ungenügenden Entwicklung seiner Spontaneität zugeschrieben werden" (1954, 13f). Den Grund für den Spontaneitätsmangel sieht *Moreno* in der Unberechenbarkeit der Spontaneität. „Der Mensch fürchtet die Spontaneität, genau wie sein Vorfahr im Urwald das Feuer gefürchtet hat", und er „wird seine Spontaneität so lange fürchten, bis er sie beherrschen und lenken lernt" (1954, 18). Mit dem Psychodrama versucht *Moreno* deshalb ein Setting anzubieten, in dem die spontanen Potentiale von Einzelnen und Gruppen gezielt entwickelt werden können. Konsequent fordert er, dass dieses Spontaneitätstraining auch im Rahmen der schulischen Ausbildung verankert wird (1946a, 130; 1954, 14).

Homo creator

Seinen Niederschlag findet der spontane Impuls erst in einem kreativen Prozess. Unersetzlicher Mitspieler des „spontaneous man" (1956c) wird damit der „homo creator" (1946a, 31f), der Mensch, der seine kreativen Potentiale zur Entfaltung bringt, denn Spontaneität ohne Kreativität führt zu Leerlauf und Überhitzung und ist deshalb zum Scheitern verurteilt (1954, 12). Mit der Kreativität glaubt *Moreno* das zentrale operationale Prinzip des gesamten Kosmos identifiziert zu haben. Auf unterschiedlichen Stufen und in unterschiedlicher Ausformung bestimmt dieses schöpferische Prinzip physikalische, biologische, psychologische, soziale und axiologische Abläufe. Kreativität „hat unzählige Formen und Stufen, aber diese entstammen letztlich alle derselben Wurzel. Die

Kreativität in der Welt der sub-atomaren Physik ist unregelmäßig in Raum und Zeit verstreut; sie unterscheidet sich zwar im Charakter, aber nicht prinzipiell von der Kreativität, die auf einer menschlichen Ebene anzutreffen ist" (1957c, 20). Vor diesem Hintergrund wird schnell klar, dass auch in der Anthropologie Kreativität eine zentrale Rolle spielen muss und wirklich formuliert *Moreno* dies für die individuelle wie für die kollektive Ebene. Bezogen auf den einzelnen Menschen schreibt *Moreno* in einem Gedicht aus „The Words of the Father": „Nur der Kreierende ist wirklich frei, nur die Kreativen sind frei" (1941a, 122) und in „Die Grundlagen der Soziometrie" erklärt er die Frage nach dem kreativen Potential zur Schicksalsfrage einer Kultur, denn „das Schicksal einer Kultur wird von der Kreativität ihrer Träger bestimmt" (1954, 12).

Der cosmic man

Ebenso wie in der Soziometrie und in der Rollentheorie macht *Moreno* auch durch den kreativen Zirkel die transzendentale Seite des menschlichen Daseins zum Thema. Seine Überzeugung ist, dass es unabdingbar ist, hinter der Psycho- und Soziodynamik der menschlichen Gesellschaft eine „Kosmodynamik" wahrzunehmen und ihr in der psychosozialen Arbeit Raum zu geben (1966, 108). „Es ist die Aufgabe unseres Jahrhunderts geworden, den Menschen zurück in das Universum zu stellen. Der Mensch ist ein kosmisches Wesen; er ist mehr als ein psychologisches, biologisches, soziales oder kulturelles Wesen. Durch Einschränkung der Verantwortlichkeit des Menschen auf das nur psychologische, soziale oder biologische Gebiet des Lebens macht man ihn zu einem Verstoßenen. Entweder er ist mitverantwortlich für das ganze Universum, für alle Formen des Seins und für alle Werte, oder seine Verantwortlichkeit bedeutet überhaupt nichts" (1959, 2f).

Verweist *Moreno* in der soziometrischen Betrachtung darauf, dass die Begegnung durch fortschreitende Einbindung und Vernetzung zu einem Ort kosmischer Relevanz wird, so spricht er mit der Denkfigur des „Rollentausches mit Gott" jedem die Berechtigung zu, seine individuelle Vorstellung vom Kosmos im gesellschaftlichen Diskurs beizusteuern. In der Spontaneitäts-Kreativitätstheorie wird die kreative Handlung der zentrale Akt, der dem Menschen seine kosmische Bedeutung sichert. Gott selbst vermutet *Moreno* als „reine Kreativität, das mysterium aeternum et illuminosum" (1957c, 20). Dieser Gott, den *Moreno* immer wieder im Bild des schöpferischen und Beziehung stiftenden Funken beschreibt, schafft „für sich selbst unzählige Gegenpole, [...] die entgegengesetzten Spontaneitäten von unzähligen Wesen" (1995, 61). Durch jeden kreativen Akt wird der Mensch vom Gegenüber Gottes zu dessen Mitschöpfer. Er eignet sich durch die eigene Kreativität die Welt an und wird so mitverantwortlich für die Schöpfung: „Die Welt wird unsere Welt, die Welt unserer Wahl, die Welt unserer Schöpfung – unser eigenes Projekt" (1941a, XV).

Konserven – die strukturelle Einbindung des Menschen

Als dialektischen Gegenpol zu Spontaneität-Kreativität identifiziert *Moreno* so genannte „Konserven". Man könnte, *Moreno* fortschreibend, an dieser Stelle schlicht und einfach den Strukturbegriff einführen und hätte damit im Kern auf den Begriff gebracht, was *Moreno* im Bild der Konserve zu erfassen versucht. So spricht er beispielsweise von biologischen Konserven wie einem Organismus, von mechanischen Konserven wie einem Computer oder Roboter oder von kulturellen Konserven wie einem Buch, einer Symphonie oder einem Film. Verloren ginge bei der Ersetzung von „Konserve“ durch „Struktur“ der *kulturkritische Subtext*, der das Bild der Konserve in der Therapeutischen Philosophie stets begleitet und der dort dazu dient, einen Primat des spontanen Impulses und des kreativen Aktes vor der vollendeten Form zu behaupten. Exemplarisch sei auf eine Stelle aus „Die Grundlagen der Soziometrie“ verwiesen, wo *Moreno* die Hypothese eines ersten Universums aufstellt, einem „verlorenen Paradies“, in dem die Menschen noch einen unverstellten Bezug zum reinen Schöpfungsakt hatten (1954, 12f). Aus diesem Paradies hat sich der Mensch selbst durch eine Dynamik zunehmender Verstrickung und Abhängigkeit von kulturellen Errungenschaften vertrieben. Was „als großes Abenteuer des Schaffens begonnen hatte, wurde Schritt für Schritt die Antithese des Schaffens. Die fehlende Notwendigkeit zu schaffen steigerte das Vertrauen des Menschen in und seine Abhängigkeit von diesen wunderbaren Dingen (Konserven) und machte ihn schließlich zu ihrem Sklaven. Ehe er es bemerkte, wurde der Mensch zu einem an seine Schöpfungen gefesselten Schöpfer“ (1941a, XVI). Technische Perfektion, ungebrochener Forschrittsglaube und Massenproduktion werden in diesem sich selbst beschleunigenden Prozess zu einer ernsthaften Bedrohung für die spontan-kreativen Potentiale des Menschen (1946a, 113). Zementiert wird diese Entwicklung durch eine gesellschaftliche Bewertung, die die perfekte Konserve als abgeschlossenes, marktfähiges Produkt mehr wertschätzt als den imperfekten Zustand, die Improvisation und den kreativen Akt (1954, 440f).

Bei aller Kritik an den Kulturkonserven sieht *Moreno*, dass sich jeder schöpferische Prozess zwangsläufig auf Strukturvorgaben beziehen muss. „Ein Universum, das aus reiner Kreativität besteht, also eines, in dem unaufhörlich kreative Akte vor sich gehen, ohne dass sie in Konserven einmünden, ist ein Paradox“ (1957c, 23). Schöpfung ist für den Menschen eben nicht creatio ex nihilo, sondern Weiterentwicklung bestehender Muster und damit eingebettet in historische Abläufe und deren strukturelle Matrix. Somit entsteht ein funktionelles Abhängigkeitsverhältnis zwischen konservierender Bewahrung einerseits und spontaner Verflüssigung und kreativer Gestaltung andererseits. Innerhalb dieses oszillierenden Zusammenspiels kommt den Konserven eine fünffache Bedeutung zu: 1) Durch ihre Orientierungsfunktion gelangt Konstanz und Vorhersagbarkeit in das Universum. 2) Durch die Entlastungsfunktion der Konserve ist es möglich, auf kulturelles Kapital zurückzugreifen und gesellschaftliche Routinen zu etablieren. 3) Das Schutzpotential kultureller Konserven stärkt und stützt den Menschen, wo seine eigenen Handlungsmöglichkeiten an Grenzen stoßen. 4) Konserven leisten einen Beitrag zur Kontinuitätssicherung, indem sie den individuellen und kollektiven Status quo menschlicher Entwicklung speichern und so Tradierungsprozesse ermöglichen. 5) Und sie können als Inspirationsquelle dienen, denn selbst wenn eine Konserve keinerlei freie Spontaneität und Kreativität enthält, repräsentiert sie „eine enorme Vitalität und Realität, nicht nur für die menschliche Kultur, sondern für das Universum als Ganzes“ (1954, 440; 1956b, 132).

Weltgestaltung im kreativen Zirkel

In seinem Modell des kreativen Zirkels setzt *Moreno* Spontaneität, Kreativität und Konserve zueinander in Beziehung und entwickelt daraus ein Modell, wie kreative Weltgestaltung im Spannungsfeld von vorgegebenen Strukturen und erschließbaren Freiräumen für den Menschen möglich ist. Dieses Modell steht als Handlungsmodell Pate für die Entwicklung und Gestaltung soziometrischer und psychodramatischer Prozesse.

- Die Voraussetzung eines kreativen Aktes ist eine *vorstrukturierte Realität*, die wahr- und ernst genommen werden muss. Kreativität beginnt mit der Konserve.
- In dieser bestehenden Welt rechnet *Moreno* mit der *Möglichkeit spontaner Impulse*, die etwas Neues in Gang setzten können. Die Fähigkeit solche Impulse wahrzunehmen bzw. sie wahrscheinlicher zu machen, hält *Moreno* für trainierbar. In diesem Sinne ist Psychodrama Spontaneitätstraining.
- Ein spontaner Impuls kann dazu führen, dass ein Mensch oder eine Gruppe eine „Bereitschaft zur Tat“ entwickelt (1954, 439), d.h. sie erwärmen sich. Diese *Erwärmung* ist mit *Moreno* als Prozess der Selbstwahrnehmung, der Bewusstwerdung und der Solidarisierung zu beschreiben. Im Erwärmungsprozess kristallisiert sich immer mehr heraus, was Hier und Jetzt getan werden muss. *Moreno* geht davon aus, dass es keine Aktion geben kann und dass beispielsweise keine Rolle übernommen werden kann, ohne dass dem ein zumindest minimaler Erwärmungsprozess vorausgeht. Hier ist neben dem Begriff der Spontaneität das zweite Einfallstor, um Freiheitsspielräume für menschliches Handeln zu identifizieren.
- Menschliches Handeln ist für *Moreno* kein linearer, sondern ein (im Sinne der Chaostheorie) chaotischer Prozess. Dafür sind – wie bereits der raumzeitliche Begriff des Kairos nahe legt – qualitative Sprünge charakteristisch. Diese Grundannahme stellt eine hohe Kompatibilität zwischen *Moreno*s Denken und systemischen Modellen her. Die wichtigste Sprungstelle beschreibt *Moreno* mit dem Begriff der *Stegreiflage* oder der Spontaneitätslage. Dies ist der Punkt höchster emotionaler und Motivationsdichte, in dem die aufgebaute Handlungsfähigkeit in Handlung umschlägt. Sie „ist die Lage des Schaffens, das unentbehrliche Prinzip jeder kreativen Erfahrung“ und damit ein „archimedischer Punkt jeglicher psychodramatischer Arbeit“ (1946a, 36f, 222). *Schacht* charakterisiert ihn als zwischen Flowerlebnis und Krise liegend (*Schacht* 2003, 320f). Dieser Punkt ist in unterschiedlicher Intensität in jedem Handlungsprozess identifizierbar, d.h. man kann und sollte mit diesen Sprungstellen rechnen. Paradoxer Weise ist die Stegreiflage aber nicht herstellbar, sondern sie passiert. „Man muss Anlauf nehmen, um sie zu erreichen, wie um hoch zu springen; ist sie erfasst, so schießt sie heiß und voll an“ (1924a, 28).
- Mit der Stegreiflage schlägt potentielle Handlungsbereitschaft in Handlung um. Hier muss *Kreativität* als zweite große Kraft ins Spiel kommen, damit Spontaneität und Erwärmungsprozesse mit ihrem Schöpfungspotential nicht wirkungslos bleiben. Kreativität trägt einen Gestaltungsprozess, der dazu führt, dass sich aus der erhitzten, verflüssigten und hochenergetischen Gemengelage der Stegreiflage neue Strukturen herausbilden und verfestigen.

- Ihren vorläufigen Abschluss findet der kreative Zirkel in einer neuen Konserve, einer jetzt angeeigneten Rolle, einer geklärten Beziehung oder einer vereinbarten Handlungsstruktur.
-

5. Ein integrativer und melioristischer Entwurf menschlicher Entwicklung – Katharsis

In einem letzten Durchgang sollen nun vom Gesundheits-, Gesundungs- und Krankheitsverständnis der Therapeutischen Philosophie her Aspekte von *Morenos* Menschenbild erschlossen werden. Auch in dieser Perspektive zeigt sich der Mensch zuerst in seiner sozialen Eingebundenheit. Darüber hinaus beschreiben „gesund" bzw. „heil sein, bleiben und werden" für *Moreno* kleinschrittige, höchst facettenreiche und komplexe Prozesse (*Buer* 1992). Der Begriff der Katharsis steht dabei dem Szenebegriff als adäquate Zielformulierung gegenüber.

Krankheit und Heilung als soziale Phänomene

Für *Moreno* steht außer Zweifel, dass der Mensch weder alleine lebt noch alleine krank wird. Probleme entwickeln sich in unterschiedlichsten sozialen Konstellationen und werden von diesen beeinflusst. Die Komplexität dieser Wechselwirkungen ist jedoch so hoch, dass eine präzise Beschreibung sämtlicher punktuell wirksamer Mechanismen nicht möglich ist (1950a, 173). Einzelne Wirkmechanismen lassen sich mit den drei bereits ausgeführten Strukturtheorien fassen. So identifiziert *Moreno* eine „Ich-Seuche" und eine konstitutionelle gesellschaftliche Kohäsionsschwäche (1925, 9f; 1954, 417f; 1957a, 282), Spontaneitätshemmung und -überschuss (1959, 296; 1947f, 128; 1954, 441) sowie Rollenpathologien (s.o.) als vulnerable Faktoren bzw. pathologische Erscheinungen.

Diesen sozialen Bedingungsfaktoren steht ein soziales Heilungskonzept gegenüber. So formuliert *Moreno* bereits in seinen Frühschriften: „Der höhere Arzt heilt nicht durch Mittel, sondern durch bloße Begegnung" (1924a, 71). Später entwirft er mit dem Begriff der sozialen oder Netzwerkkatharsis ein Gesundungsprojekt, bei dem Katharsis zu einem inter-personalen Phänomen wird: „Die Katharsis in einer Person ist abhängig von der Katharsis in einer anderen Person" (1937c, 22) und der kathartische Prozess kann weit in die psychologischen Netzwerke hineinwirken, was zur Konsequenz hat, dass alle involvierten Individuen in eine Behandlung einbezogen werden müssen (1959, 280).

Relativität von Normalität

Moreno verfolgt die Idee der sozialen Bedingtheit von Abweichung weiter und er entwickelt eine sozial-konstruktivistische Argumentation, mit der er jeden Absolutheitsanspruch von individuellen Diagnosen zurückweist und vor Labelingprozessen warnt: „Unter 'pathologisch' verstehen wir nichts Absolutes. Vom Standpunkt des Universums gibt es keine 'Pathologie', nur vom Standpunkt der menschlichen Wissenschaft. Gemeint sind Abweichungen von kulturellen Normen und sozialer Gesetzgebung". Diese Selektionsprozesse führen „vielfach zur Verschlechterung des soziometrischen 'Status' der Individuen", was dann kulturabhängig zur Pathologisierung oder aber auch zu einer privilegierten

Sonderstellung führt, denn „in manchen Kulturen werden die Isolierten mit besonderer Reverenz behandelt" (1959, 53). Und so zeigt sich eine „Besessenheit von der Idee der Konformität" als Kehrseite der Sorge um eine angemessene Diagnostik von abweichendem Verhalten (1959, 317). Es sei an dieser Stelle zumindest angemerkt, dass eine Reflexion der Schutzräume eröffnenden, Hilferessourcen erschließenden und Interventionen präzisierenden Funktionen von Diagnosen bei *Moreno* fehlt.

In seiner Auseinandersetzung mit diagnostischen Maßstäben geht *Moreno* noch einen Schritt weiter und er verweist darauf, dass das gesellschaftlich geteilte Verständnis von Gesundheit und Krankheit nicht nur Anormalität in einer Art und Weise definiert, die der kritischen Rückfrage bedarf, sondern dass auch die implizit entstehende Definition gesellschaftlicher Normalität keinesfalls unhinterfragt akzeptiert werden kann. Angesichts der „*Pathologie des Normalen*" relativiert sich die Frage nach der „Psychopathologie des pathologischen Individuums", denn die Anormalen stellen eine Minderheit dar, sie sind verhältnismäßig harmlos, ehe sie gefährlich werden können, werden sie gesellschaftlich in Heimen oder Gefängnissen abgesondert und sie sind von den einflussreichen sozio-emotionalen Netzwerken der „Normalen" weitgehend abgekoppelt (1954, 219). Demgegenüber warnt *Moreno* vor dem „allgemeinen sozialen und moralischen Verfall", vor „Kriege[n] und Revolutionen, die nachweislich nicht konstruktiv sind und unfähig, die Versprechen der Führer zu erfüllen" und vor den „großen Manifestationen sozialer Unausgeglichenheit". All diese Phänomene sind „Produkte normaler Durchschnittsgruppen […]. Die Mitglieder dieser Gruppen beeinflussen sich gegenseitig durch die mächtigen, von ihnen unbewusst geschaffenen Netzwerke, durch die ihre Liebes- und Hassgefühle und ihre direkten und symbolischen Vorurteile fließen. Der Pathologie und Therapie normaler Gruppen wurde bis jetzt nur wenig Rechnung getragen, obgleich die soziale Gesundheit der Menschheit gerade von diesen Gruppen abhängt" (1954, 219). Sich der Behandlung dieser pathologischen Normalität zu widmen ist für *Moreno* „der therapeutische Imperativ des zwanzigsten Jahrhunderts" und erklärtes Ziel bei der Entwicklung von Psychodrama und Soziometrie (1954, 219).

Ein integratives Konzept von Heilung

Schon in den Frühschriften legt *Moreno* die Grundlagen für ein eigenwilliges Konzept des Heilungsgeschehens, indem er auf das Lachen als zentrale kathartische Kraft fokussiert. Die Wiederholung des verletzenden, traumatisierenden Geschehens auf der Bühne befreit den Protagonisten aus seiner Passivität und macht ihn zum Akteur, der die Situation zu gestalten vermag, statt ihr ausgeliefert zu sein. Diese Reinszenierung („das wahre zweite Mal", 1924a, 77f) führt zu einem neuen, tiefen Verständnis der Ursprungsszene für den Protagonisten (Selbsterkenntnis) und sie ist als Akt der Ehrlichkeit gegenüber der Gruppe Inbegriff von heilender Begegnung (Selbstoffenbarung). Der Dreiklang aus Wiederholung, Selbsterkenntnis und Selbstoffenbarung entmachtet die destruktiven Kräfte der ursprünglichen Situation, befreit den Protagonisten aus ihrem Bann und schafft Raum für neue Kreativität – „restlose Wiederholung macht ihren Gegenstand lächerlich" (1924a, 77; *Hutter* 2000, 159f). Kulminationspunkt dieses Prozesses ist das erkennende und befreiende Lachen, das heute wieder als Therapeutikum entdeckt wird (*Hehl* 2004; *Titze* 2007) und das *Moreno* so wichtig war, dass er auf seinem Grabstein die Inschrift anbringen ließ: „Hier liegt der Mann, der Freude und Lachen in die Psychiatrie gebracht hat“ (*Moreno/Moreno* 1969, 258).

In der weiteren Entwicklung ist *Moreno* darauf bedacht, den Katharsisbegriff verglichen mit seinen Quellen – *Freuds* Entwurf einer Katharsis der Abreaktion, dem *aristotelischen* Konzept einer Katharsis, die durch die Mimesis der Schauspieler Jammer und Schauder in den Zuschauern hervorruft und dadurch eine reinigende Wirkung bewirkt und der religiösen Idee einer Heilung durch Heiligung – auszuweiten. Er zielt auf ein Heilungsverständnis ab, das jegliche Verbesserung der Lage der Betroffenen wertschätzend als Entwicklungsschritt wahrnimmt und für den weiteren Prozess nutzbar macht, denn „jeder menschlichen Tätigkeit [ist] in gewissem Umfang eine Katharsis eigen (1954, 394). So umfasst *Morenos* Konzeption der Katharsis psychosomatische Heilungsprozesse (1946a, 16) und die Entwicklung neuer, angemessener Verhaltensweisen (Handlungskatharsis) ebenso wie wichtige emotionale Erfahrungen (Gefühlskatharsis) oder die Eindrücke, die die Partizipation an Schönheit, Farbe und Bewegung hinterlassen (ästhetische Katharsis) (1954, 418f). Auch die Lösung eines Konflikts, Selbstverwirklichung, Befreiung und Erleichterung, das Erreichen eines neuen Gleichgewichts und der Friede, den ein Protagonist mit einer Situation findet, sind als kathartische Phänomene beschreibbar (1949, 7). Konsequent definiert *Moreno* die in Soziometrie und Psychodrama angestrebte „*Katharsis der Integration*“ als Prozess, „der jeden Typ therapeutischen Lernens begleitet“ (1956d, 278).

Auch der „Ort“ bzw. das *Subjekt der Katharsis* wird entgrenzt. War dies für Aristoteles der Zuschauer und für Freud der Patient, so identifiziert *Moreno* eine kathartische Bewegung, die aus dem Zusammenspiel auf der psychodramatischen Bühne (Liebeskatharsis; 1959, 84) oder in der soziometrischen Begegnung entsteht, von dort auf die Zuschauer überspringt (Zuschauerkatharsis; 1940b, 98) und die bis in deren Netzwerke weiterwirken kann (Netzwerkkatharsis; 1959, 280). Politische Träger des kathartischen Geschehens werden erkennbar, wo *Moreno* in seinen späteren Schriften von einer „Massenkatharsis“ spricht (1964, 151f) und wo er für „therapeutische Revolutionen“ (1950b, 181) als Modus gesellschaftlicher Veränderung plädiert, weil allein die Heilung der soziometrischen Matrix „eine dauernde und wahrhaftige Lösung sozialer Übel“ gewährleisten kann (1957c, 28).

Ein melioristisches Konzept

Moreno nimmt für die Weite seines Heilungskonzeptes bewusst in Kauf, dass er – in Analogie zu den Unschärfen seines Pathologiekonzeptes – keinen völlig objektivierbaren Begriff von Gesundheit formulieren kann. Er will das auch nicht, weil Gesundheit und Krankheit im Wechselspiel von Kreativität und Spontaneität stehen und er dem Menschen damit die Möglichkeit einräumt, im Aushandeln mit den relevanten Anderen seines Netzwerks über das Maß seines Gesundseins und Kranksein selbst zu befinden. Bezugsrahmen für diese Aushandlungsprozesse sind die Szene (die „Wahrheit der Situation“), die objektivierende Kraft des fortschreitenden Gruppenprozesses und die „existentielle Validierung“ durch die Betroffenen. *Moreno* besteht darauf, dass die Einschätzungen, auf die sich die Betroffenen im gemeinsamen psychodramatischen Prozess miteinander verständigen, zwar nicht wissenschaftlich objektivierbar und verallgemeinerbar sind, dass sie für sie selbst aber Gültigkeit beanspruchen können. Die gemeinsamen Schöpfungen „besitzen für die Beteiligten die höchste innere Wahrhaftigkeit und existentiellen Wert“ (1959, 110f). Dies beschreibt er mit dem Konstrukt der „existentiellen Validierung“ und er warnt zugleich davor, diese Validierung als impulsive oder irrationale Einschätzung abzuwerten, denn der gemeinsame Prozess kann Ergebnisse von höchster und best organisierter Art hervorbringen (1956d, 279; 1968, 3; erstmals: 1955, 91). Inhaltlich bezieht sich die existentielle Validierung darauf, ob die gemeinsame Arbeit zu einer förderlicheren Rollenkonfiguration, einem angemesseneren Handlungsrepertoire, einem intakteren Beziehungsnetz oder – allgemein – zu einer heileren Szene geführt hat.

Trotz der ambitionierten Projektierung einer „Neuordnung der Gesellschaft“ (so der Untertitel von „Die Grundlagen der Soziometrie“; 1954) setzt *Moreno* in deutlicher Nähe zu pragmatistischen Traditionen (*Buer* 1999, 62ff) auf kleinschrittige Entwicklungsprozesse. Er ist sich dessen bewusst, dass nur „Millionen von Mikrorevolutionen“, also punktuelle und allmähliche Änderungen, Schritt für Schritt zu einer nachhaltigen Veränderung führen können (1954, XXXIV). *Moreno* wählt diesen „imperfekten Weg“ des fortschreitenden Experimentierens und Weiterentwickelns, auch wenn er beobachtet, dass dieser in der gesellschaftlichen Bewertung angesichts von perfekten Entwürfen und perfektionistischen Projekten als „inadäquat, unvollkommen, auffallend, überschwänglich, exzentrisch oder gar pathologisch“ abgewertet wird (1954, 440f). In diesem Sinne vertritt er einen melioristischen, auf kontinuierliche Verbesserung abzielenden und diese für möglich und wünschenswert erachtenden Ansatz (*Schubert* 2003, 73ff). Diese strategische Bescheidenheit lässt *Moreno* nicht sein Ziel tief greifender und nachhaltiger Heilung aus den Augen verlieren. Und er weiß auch darum, dass sich Veränderungen, wenn die Stegreiflage (als der kathartische Punkt im spontan-kreativen Prozess) erreicht wird, abrupt und extrem energiereich vollziehen können. Aber all diese Schattierungen haben Teil an dem Prinzip der Katharsis, das nicht bloße Entlastung ist, sondern in der weiten Bedeutung gesehen werden muss, die Moreno, über Freuds pathologieorientierte Konzeption hinausgehend, entfaltet hat: Katharsis als Integration und als Schöpfung. *Moreno* beschreibt das, wenn er formuliert: Erreicht ein Protagonist getragen von der „Vision eines neuen Universums“ die Katharsis, so setzt er „seinen Fuß in eine freiere und größere Welt“ (1946a, 16). Diesen Weg immer wieder aufs Neue zu ermöglichen und ihn zu begleiten, ist das Projekt der Therapeutischen Philosophie, der Soziometrie und des Psychodramas.

Literatur

Bauman, Z. (2003). Flüchtige Moderne. Frankfurt am Main: Suhrkamp.

Beck, U. (1986). Risikogesellschaft. Frankfurt am Main: Suhrkamp.

Boal, A. (1989). Theater der Unterdrückten. Übungen und Spiele für Schauspieler und Nicht-Schauspieler. Frankfurt am Main: Suhrkamp.

Breuer, I./P. Leusch/D. Mersch (1996). Welten im Kopf. Profile der Gegenwartsphilosophie. Bd. II – Frankreich/Italien. Hamburg: Rotbuch.

Buer, F. (1992). Morenos Projekt der Gesundung. Therapeutik zwischen Diätetik und Politik. In: *F. Buer (Hg.) Jahrbuch 1992.* Opladen: Leske+Budrich, 73-109.

Buer, F. (1989). Morenos therapeutische Philosophie. Opladen: Leske+Budrich.

Buer, F. (1991-1996). Jahrbuch für Psychodrama psychosoziale Praxis & Gesellschaftspolitik. Opladen: Leske+Budrich.

Buer, F. (1999). Lehrbuch der Supervision. Der pragmatisch-psychodramatische Weg zur Qualitätsverbesserung professionellen Handelns. Münster: Votum.

Buer, F. (2000). Supervision als Ort moral-philosophischer Besinnung. Oder: Was auch in der Arbeitswelt entscheidend ist. In: Supervision 4/2000, 4-20.

Dürr, H.-P. (2004). Auch die Wissenschaft spricht nur in Gleichnissen. Freiburg/Breisgau: Herder.

Elias, N. (1987). Die Gesellschaft der Individuen. Frankfurt am Main: Suhrkamp.

Feldhendler, D. (1992). Psychodrama und Theater der Unterdrückten. Frankfurt am Main: Verlag Wilfried Nold.

Foucault, M. (1996). Nietzsche, die Genealogie, die Historie. In: Von der Subversion des Wissens. Frankfurt am Main: Fischer.

Freire, P. (1973). Pädagogik der Unterdrückten. Bildung als Praxis der Freiheit. Reinbek: Rowohlt.

Giddens, A. (1995). Konsequenzen der Moderne. Frankfurt am Main: Suhrkamp.

Gronemeyer, M. (1996). Das Leben als letzte Gelegenheit. Sicherheitsbedürfnisse und Zeitknappheit. Darmstadt: Primus.

Gronemeyer, M. (2000). Immer wieder neu oder ewig das Gleiche. Darmstadt: Primus.

Hehl, F.-J. (2004). Humor in Therapie und Beratung. Heidelberg: Asanger.

Hutter, C. (2000). Psychodrama als experimentelle Theologie. Rekonstruktion der therapeutischen Philosophie Morenos aus praktisch-theologischer Perspektive. Münster: LIT.

Hutter, C. (2004). Konzepte in der Persönlichkeitstheorie Morenos. In: *K. Ottomeyer/H. Pruckner/J. Fürst (Hg.).* Psychodrama-Therapie. Ein Handbuch. Wien: Fakultas Universitätsverlag, 103-113.

Hutter, C. (2005). Szenisches Verstehen in der Ehe-, Familien-, Lebens- und Erziehungsberatung – Eine diagnostische Landkarte für ein überkomplexes Feld. In: Psychodynamische Psychotherapie (PDP). Forum der tiefenpsychologisch fundierten Psychotherapie, 4/2005. Stuttgart/New York: Schattauer, 206-216.

Hutter, C. (2007). (Nicht nur) Psychodramatische Anmerkungen zu aggressivem Verhalten. In: Zeitschrift für Psychodrama und Soziometrie. Wiesbaden: Verlag für Sozialwissenschaften, 9-23.

Klein, S. (1994). Theologie und empirische Biographieforschung. Stuttgart: Kohlhammer.

Kriz, J. (1991). Grundkonzepte der Psychotherapie. Weinheim: PVU.

Kriz, J. (1999). Systemtheorie für Psychotherapeuten, Psychologen und Mediziner. Eine Einführung. Konstanz: UTB.

Langer, S. (1979). Philosophie auf neuem Wege. Mittenwald: Mäander Kunstverlag.

Leutz, G. (1974). Das klassische Psychodrama nach J.L. Moreno. Berlin: Springer.

Moreno, J.L. (1914). Einladung zu einer Begegnung I. Wien: Selbstverlag.

Moreno, J.L. (1919). Die Gottheit als Komödiant. In: Der Neue Daimon. Wien: Genossenschaftsverlag, 48-63.

Moreno, J.L. (1922). Das Testament des Vaters. Potsdam: Kiepenheuer.

Moreno, J.L. (1923). Der Königsroman. Potsdam: Kiepenheuer.

Moreno, J.L. (1924a). Das Stegreiftheater. Potsdam: Kiepenheuer.

Moreno, J.L. (1924b). Rede über die Begegnung. Potsdam: Kiepenheuer.

Moreno, J.L. (1925). Rede vor dem Richter. Potsdam: Kiepenheuer.

Moreno, J.L. (1933). Bemerkungen zur Soziometrie, Gestalttheorie und Psychoanalyse. In: Soziometrie als experimentelle Methode (1981). Paderborn: Junfermann, 31-33.

Moreno, J.L. (1934). Who Shall Survive? A New Approach to the Problem of Human Interrelations. Washington D.C.: Nervous and Mental Disease Publishing. 2. erweiterte Auflage: Who Shall Survive? Foundations of Sociometry, Group Psychotherapy and Sociodrama (1953). Beacon N.Y.: Beacon House Inc.
Moreno, J.L. (1937a). Soziometrie. In: Psychodrama und Soziometrie (1989). Edition Humanistische Psychologie, 53-74.
Moreno, J.L. (1937b). Die Soziometrie in ihrer Bezie¬hung zu anderen Sozialwissenschaften. In: Soziometrie als experimentelle Methode (1981). Paderborn: Junfermann, 42f.
Moreno, J.L. (1937c). Inter-personal Therapy and the Psychopathology of Inter-personal Relations. In: Sociometry I, 9-76.
Moreno, J.L. (1939). Psychodramatische Behandlung von Psychosen. In: Psychodrama und Soziometrie (1989). Edition Humanistische Psychologie, 113-129.
Moreno, J.L. (1940a). Ein Bezugsrahmen für das Messen von Rollen. In: H. Petzold/U. *Mathias (1982).* Rollenentwicklung und Identität. Paderborn: Junfermann, 301-309.
Moreno, J.L. (1940b). Spontaneität und Katharsis. In: Psychodrama und Soziometrie (1989). Edition Humanistische Psychologie, 77-102.
Moreno, J.L. (1941a). The Words of the Father. Beacon N.Y: Beacon House Inc.
Moreno, J.L. (1941b). Grundlagen der Soziometrie. Konzepte und Experimente mit Gerüchten. In: Soziometrie als experimentelle Methode (1981). Paderborn: Junfermann, 185-208.
Moreno, J.L. (1943). Soziodrama. In: *H. Petzold/U. Mathias (1982).* Rollenentwicklung und Identität. Paderborn: Junfermann, 297-300.
Moreno, J.L. (1946a). Psychodrama I. Beacon N.Y.: Beacon House Inc.
Moreno, J.L. (1946b). Definition der Rolle. In: *H. Petzold/U. Mathias (1982).* Rollenentwicklung und Identität. Paderborn: Junfermann, 277-285.
Moreno, J.L. (1947a). Soziometrie und Marxismus. In: Soziometrie als experimentelle Methode (1981). Paderborn: Junfermann, 211-223.
Moreno, J.L. (1947b). Das soziale Atom und der Tod. In: Soziometrie als experimentelle Methode (1981). Paderborn: Junfermann, 93-97.
Moreno, J.L. (1947c). Offener Brief an Gruppenpsychotherapeuten. In: *H.-W. Geßmann (1994).* Humanistisches Psychodrama III. Verlag des Psychotherapeuti¬schen Instituts Bergerhausen, 7-21.
Moreno, J.L. (1947d). Editorial: International Sociatry and the United Nations Organization. In: Sociatry I, 145-147.
Moreno, J.L. (1947e). The Future of Man's World. Beacon N.Y.: Beacon House Inc.
Moreno, J.L. (1947f). Note on 'Models' of Reality. In: Sociatry I, 128.
Moreno, J.L. (1949). The Spontaneity Theory of Learning. In: *R.B. Haas,* Psychodrama and Sociodrama in America Education. Beacon N.Y.: Beacon House Inc., 3-8.
Moreno, J.L. (1950a). The Sociometric Approach to Social Case Work. In: Sociometry XIII, 172-175.
Moreno, J.L. (1950b). Group Psychotherapy, Theory and Practice. In: Group Psychotherapy III, 142-188.
Moreno, J.L. (1954). Die Grundlagen der Soziometrie. Wege zur Neuordnung der Gesellschaft. Opladen: Westdeutscher Verlag.
Moreno, J.L. (1955). Clarification and Summary. In: Group Psychotherapy VIII, 87-91.
Moreno, J.L. (1956a). Philosophy of the Third Psychiatric Revolution, with Special Emphasis on Group Psychotherapy and Psychodrama. In: *F. Fromm-Reichmann/ J.L. Moreno.* Progress in Psychotherapy I. New York: Grune & Stratton, 24-53.
Moreno, J.L. (1956b). Theory of Spontaneity-Creativity. In: Sociometry and the Science of Man, 105-118, Auch: Sociometry XVIII, 361-374.
Moreno, J.L. (1956c). The Discovery of the Spontaneous Man. In: Sociometry and the Science of Man, 155-182. Auch: Sociometry XVIII, 411-438.
Moreno, J.L. (1956d). The Sociometric School and the Science of Man. In: Sociometry and the Science of Man, 15-35. Auch: Sociometry XVIII, 271-291.
Moreno, J.L. (1957a). The Psychodrama. In: *J.E. Fairchild,* Personal Problems & Psychological Frontiers. New York: Sheridan House, 276-285.
Moreno, J.L. (1957b). Ontology of Group Formation. Group Training versus Group Therapy. In: Group Psychotherapy X, 346-348.

Moreno, J.L. (1957c). Globale Psychotherapie und Aussichten einer therapeutischen Weltordnung. In: *F. Buer (Hg.),* Jahrbuch für Psychodrama, psychosoziale Praxis & Gesellschaftspolitik 1991. Opladen: Leske+Budrich, 11-44.

Moreno, J.L. (1959). Gruppenpsychotherapie und Psychodrama. Einleitung in die Theorie und Praxis. Stuttgart: Thieme Verlag.

Moreno, J.L. (1960a). The Social Atom: A Definition. In: The Sociometry Reader. Illinois: The Free Press of Glencoe, 52-54.

Moreno, J.L. (1960b). Rolle. In: *H. Petzold/U. Mathias (1982).* Rollenentwicklung und Identität. Paderborn: Junfermann, 259-266. Original: Role. In: The Sociometry Reader, 80-86.

Moreno, J.L. (1961a). Interpersonal Therapy and Co-unconscious States, a Progress Report in Psychodramatic Theory. In: Group Psychotherapy XIV, 234-241.

Moreno, J.L. (1961b). Das Rollenkonzept, eine Brücke zwischen Psychiatrie und Soziologie. In: *H. Petzold/U. Mathias (1982).* Rollenentwicklung und Identität. Paderborn: Junfermann, 267-276.

Moreno, J.L. (1962). Rollentheorie und das Entstehen des Selbst. In: *H. Petzold/U. Mathias (1982).* Rollenentwicklung und Identität. Paderborn: Junfermann, 291-293. Original: Role Theory and the Emergence of the Self. In: Group Psychotherapy XV, 114-116.

Moreno, J.L. (1964). The Third Psychiatric Revolution and the Scope of Psychodrama. In: Group Psychotherapy XVII, 149-171.

Moreno, J.L. (1966). Die Psychiatrie des Zwanzigsten Jahrhunderts als Funktion der Universalia Zeit, Raum, Realität und Kosmos. In: *H. Petzold (1977).* Angewandtes Psychodrama. Paderborn: Junfermann, 101-112, übers. von G. Leutz. Original: Psychiatry of the Twentieth Century: Function of the Universalia: Time, Space, Reality and Cosmos. In: Group Psychotherapy XIX, 146-158.

Moreno, J.L. (1968). The Validity of Psychodrama. In: Group Psychotherapy XXI, 3.

Moreno, J.L. (1995). Auszüge aus der Autobiographie. hrsg. von *J.D. Moreno,* übers. von *M. Schacht.* Köln: inScenario Verlag.

Moreno, J.L. /Z.T. Moreno (1959). Psychodrama II. Beacon N.Y.: Beacon House Inc.

Moreno, J.L. /Z.T. Moreno (1969). Psychodrama III. Beacon N.Y.: Beacon House Inc.

Petzold, H. G. /U. Mathias (1982). Rollenentwicklung und Identität. Paderborn: Junfermann,

Schacht, M. (2003), Spontaneität und Begegnung. Zur Persönlichkeitsentwicklung aus der Sicht des Psychodramas. Köln: inScenario Verlag.

Schiepek, G. (1999). Die Grundlagen der Systemischen Therapie. Theorie – Praxis – Forschung. Göttingen: Vandenhoeck & Ruprecht.

Schlögel, K. (2006). Planet der Nomaden. Berlin: Wjs.

Schubert, K. (2003). Innovation und Ordnung: Grundlagen einer pragmatistischen Theorie. Münster: LIT.

Schutzman M./J. Cohen-Cruz (Hg.) (1994). Playing Boal. Theatre, Therapy, Activism. London: Routledge.

Titze, M. (2007). Die heilende Kraft des Lachens. Mit Therapeutischem Humor frühe Beschämungen heilen. München: Kösel.

Todorov, T. (1998). Abenteuer des Zusammenlebens. Versuch einer allgemeinen Anthropologie. Frankfurt am Main: Fischer.

Wittinger, T. (Hg.) (2005). Handbuch Soziodrama. Die ganze Welt auf der Bühne. Wiesbaden: Verlag für Sozialwissenschaften.

Yalom, I.D. (1989). Existentielle Psychotherapie. Köln: Edition Humanistische Ps

Josef Jenewein[1]

Das Menschenbild der Daseinsanalyse

1. Historischer Überblick: Die Anfänge

Die Daseinsanalyse hat ihre Wurzeln in den geistigen Erneuerungen der zwanziger Jahre des letzten Jahrhunderts, die teils durch die Auseinandersetzung mit der Freudschen Psychoanalyse, teils durch ein wissenschaftliches Unbehagen über die traditionelle, systematisierende und einseitig naturwissenschaftlich ausgerichtete klinische Psychiatrie ausgelöst, nach einem neuen Grundlagenverständnis menschlicher Existenz und deren Störungen suchte. So entstand die „anthropologische Psychiatrie“, begründet durch namhafte Forscher wie *L. Binswanger, V. von Weizsäcker, E. Straus, V.E. von Gebsattel, E. Minkowski* und *H. Kunz*, die sich an den Werken *Schelers*, *Kierkegaards*, an jenen von *Brentano, Dilthey, Natorp, Lipps, Bergson* und schließlich entscheidend an *Husserl, Szilasi* und *Heidegger* orientierten.

Ludwig Binswanger (1881-1966) ist der eigentliche Begründer der **daseinsanalytischen Psychiatrie**. Zunächst allerdings bezeichnete er seine Forschungsrichtung im Anschluß an die intensive Beschäftigung mit der Phänomenologie *Husserls* als eine „phänomenologische Anthropologie“. Erst 1941, als er bereits in entscheidender Weise von den Werken *Heideggers*, besonders von dessen 1927 veröffentlichter Schrift „Sein und Zeit“, beeinflußt war, nannte er sie Daseinsanalyse. 1942 erschien *Binswangers* Hauptwerk „Grundformen und Erkenntnis menschlichen Daseins“, dem später eine große Reihe von Arbeiten über Daseinsanalyse, Sprache und Verhalten Schizophrener sowie Untersuchungen über Melancholie und Manie folgten. Die daseinsanalytische Aufgabe in der Psychiatrie sah *Binswanger* darin, die jeweilige „Daseinsform – und gestalt“ (z.B. die „Daseinsgestalt des ideenflüchtigen In-der-Welt-seins“)[2] eines bestimmten einzelnen (kranken oder gesunden) Menschen in den Blick zu bekommen. Die Daseinsanalyse Binswangers entsprang allerdings nicht, wie etwa die Psychoanalyse, einem therapeutischen, sondern einem „wissenschaftlichen“ Impuls, der in der Unzufriedenheit gründete, daß der Psychiatrie und Psychologie ein eigentlicher erkenntnistheoretischer Grund und Boden fehle. Eine neue Untersuchungsmethode sollte es der Psychiatrie ermöglichen, die konkreten, unmittelbar wahrnehmbaren psychopathologischen Symptome und Syndrome phänomenologisch zu verstehen und zu beschreiben. Dabei versuchte er zu zeigen, wo und wie die naturwissenschaftliche Denkmethode im Bereich menschlichen Verhaltens und Fühlens zu kurz greift und ausgerechnet das spezifisch Menschliche des menschlichen Existierens verpaßt. Dabei stützte er sich zur Hauptsache auf *Heideggers* Destruktion der Grundidee von *Descartes*, die zur Subjekt-Objektspaltung der Welt

[1] Danksagung:Ich möchte Herrn Dr. *Alois Hicklin*, Erlenbach, für die kritische Durchsicht des Manuskripts und die hilfreichen Anregungen herzlich danken.

[2] *Binswanger, Ludwig*: Über Ideenflucht, 1933. Neu publiziert in: *Ludwig Binswanger*. Ausgewählte Werke Band 1: Formen mißglückten Daseins. Hrsg. von *M. Herzog*, Roland Asanger Verlag, 1994

geführt hatte, welche *Binswanger* das „Krebsübel aller Psychologie"[3] nannte.

Binswangers psychiatrische Daseinsanalyse befruchtete vor allem die moderne Schizophrenieforschung. An die Stelle der klinischen Symptomatologie und Pathologie trat der psychotische Mensch in Hinblick auf seine Einfühl- und Verstehbarkeit. Denn die Grenze zwischen einfühlbarem und nicht einfühlbarem Seelenleben hängt nach Binswanger wesentlich von der Erlebnisfähigkeit des Betrachters ab.[4] Nach Binswanger steht der Mensch in einem „dualen Seinsmodus", in einer „existentiellen Kommunikation", welche auch die Beziehung von Arzt und Krankem im Rahmen eines „Übertragungs- und Widerstandsverhältnisses" sprengt und zu einem „Miteinander - und Füreinander – Dasein" wird.

Eine besondere und entscheidende Weiterentwicklung erfuhr die Daseinsanalyse im weiteren durch *Medard Boss* (1903 – 1990). Boss, der zunächst eine psychoanalytische Ausbildung absolvierte und Mitglied der Schweizerischen Psychoanalytischen Vereinigung war, gilt als Begründer der **therapeutischen Daseinsanalyse**. Unter dem Einfluß von Binswanger, durch dessen Werk Boss zunächst auf Heideggers „Sein und Zeit" aufmerksam wurde, nahm Boss der klassischen Psychoanalyse gegenüber zunehmend eine kritischere Haltung und Distanz ein. Zwischen Boss und Heidegger entwickelte sich eine intensive freundschaftliche und wissenschaftliche Zusammenarbeit, die schließlich in den Zollikoner Seminaren von 1959 bis 1970 gipfelte. Die protokollierten Seminare wurden – ergänzt durch aufgezeichnete Fachgespräche und Briefe zwischen Boss und Heidegger - von Boss unter dem Titel „Zollikoner Seminare" 1987 publiziert.[5]

Die von Boss begründete „Zürcher daseinsanalytische Schule" setzte ihren Akzent stark auf die praktische Anwendung des Heideggerschen Denkens im Bereich der Psychotherapie und Psychosomatik.

Die weitere Entwicklung der daseinsanalytischen Psychotherapie wurde schließlich vor allem durch *Gion Condrau* (1919) und Alois Hicklin (1931) geprägt, die mit der Gründung der Schweizerischen Gesellschaft für Daseinsanalyse (1970) und des Daseinsanalytischen Institutes für Psychotherapie und Psychosomatik in Zürich zur Institutionalisierung und damit auch wesentlich zur internationalen Verbreitung der Daseinsanalyse beigetragen haben.

2. Der epistemologische Rahmen der Daseinsanalyse: Die hermeneutische Phänomenologie

Die Daseinsanalyse bezieht sich in ihrer theoretisch-wissenschaftlichen Konzeption im Wesentlichen auf die Psychoanalyse Sigmund Freuds und die Philosophie Martin Heideggers. Dabei stützt sie sich nach Condrau „zur Hauptsache auf die durch Freud erstmals entdeckten Erscheinungen menschlichen Verhaltens, erklärt diese jedoch nicht

---

[3] Binswanger, Ludwig: Ausgewählte Vorträge und Aufsätze, 1947, S. 193.

[4] Vgl. dazu: Passie, Torsten: Phänomenologisch - anthropologische Psychiatrie und Psychologie, 1995, S. 23.

[5] Heidegger, Martin, hrsg. von Medard Boss: Zollikoner Seminare, Frankfurt am Main, 1987.

länger „metapsychologisch". Vielmehr bemühe sie sich um deren phänomenologische Auslegung, ihrer Orientierung an der philosophischen Phänomenologie Heideggers gemäß."[6] Der epistemologische Rahmen der Daseinsanalyse ist also durch die Philosophie bzw. philosophische Anthropologie Martin Heideggers (1889 – 1976) abgesteckt. Im Zentrum der Philosophie Heideggers, der wohl als einer der wichtigsten Philosophen des 20. Jahrhunderts bezeichnet werden darf, steht die Frage nach dem Sein. Das Ziel seines Denkens ist die Überwindung des Subjektivismus und damit der bewußtseinsphilosophischen Tradition. Ein solches Denken aber kann nur Phänomenologie sein. Was heißt nun aber Phänomenologie?

In der Einleitung von Sein und Zeit (SuZ) gibt Heidegger im § 7 folgenden Hinweis zur phänomenologischen Methode: „Der Ausdruck *‚Phänomenologie'* bedeutet primär einen *Methodenbegriff.* Er charakterisiert nicht das sachhaltige *Was* der Gegenstände der philosophischen Forschung, sondern das *Wie* dieser."[7] „Der Titel *Phänomenologie,"* so Heidegger, „drückt eine Maxime aus, die also formuliert werden kann: ‚zu den Sachen selbst!' - (nämlich) entgegen allen freischwebenden Konstruktionen, zufälligen Befunden, entgegen der Übernahme von nur scheinbar ausgewiesenen Begriffen, entgegen den Scheinfragen, die sich oft Generationen hindurch als ‚Probleme' breitmachen."[8] Dazu geht die Phänomenologie Heideggers nach drei „Grundstücken" vor: *Reduktion, Konstruktion und Destruktion.*[9] In einem nicht ontologischen und mehr praktischen Verständnis können wir darunter folgendes verstehen: Den *Reduktionsgedanken* übernimmt Heidegger als zentralen Gedanken von Husserl, als dessen Schüler sich Heidegger ausdrücklich bezeichnet. Dessen Reduktionsmethode besteht zunächst in einem Rückgang zur „natürlichen Einstellung", also in der Rückkehr zur Lebenswelt („eidetische Reduktion") mit dem Ziel, von sämtlichen theoretischen Annahmen zu abstrahieren und dadurch zum Wesen der Phänomene vordringen zu können. Ausgangspunkt dieser Bemühungen war dabei eine intensive und kritische Auseinandersetzung mit dem Objektivismus und einseitigen Verständnis der positiven Wissenschaften.[10] Während bei Husserl jedoch die „Lebenswelt" gleichsam nur als Zwischenschritt im Rückgang auf die Konstitution des transzendentalen Bewußtseins fungiert („transzendentale Reduktion"), wird diese bei Heidegger eigens betont und Ausgang und Boden der Freilegung der faktischen Existenz. In der *phänomenologischen Destruktion* werden überkommene Begriffe abgebaut um gleichzeitig aber mit gereinigten Begriffen das Phänomen angemessener beschreiben oder erfassen zu können. Dadurch kommt es zu einer Befreiung von konventionellen und tradierten Denkschemata. Ein Ausdruck dessen stellen z.B. Heideggers häufige Neologismen oder die Verwendung althochdeutscher Wörter dar. Die phänomenologische Methode benötigt schließlich aber auch eine spezifische Hinführung oder „Leitung" zu

---

[6] *Condrau, Gion*: Daseinsanalyse, Dettelbach, 1998, S. 17.

[7] *Heidegger, Martin*: Sein und Zeit, 16. Aufl., Tübingen, 1986, S. 27.

[8] Heidegger, Martin: Sein und Zeit, 16. Aufl., Tübingen 1986, S. 27/28.

[9] Heidegger, Martin: Die Grundprobleme der Phänomenologie, 2. Auflage, Frankfurt am Main 1989, S. 26f.

[10] vgl. dazu: Thurnher, Rainer: Husserls Idee einer „wirklichen, echten Wissenschaftstheorie", Frankfurt am Main, 1998, S. 28f.

den Phänomenen. Dieses sich „Entwerfen"[11] bezeichnet Heidegger als *phänomenologische Konstruktion* und ist als „rückhaltlose Offenheit für das begegnende, primär stimmungsmäßig erschlossenen Sein"[12] zu verstehen. In SuZ verwendet Heidegger statt den genannten Begriffen noch die drei Begriffe *Ausgang, Zugang und Durchgang.*[13] Damit ist die Bestimmung der phänomenologischen Methode allerdings erst auf halbem Wege: „der methodische Sinn der phänomenologischen Deskription (=direkte Aufweisung und Ausweisung der Gegenstände unter „Fernhaltung alles nichtausweisenden Bestimmens") ist *Auslegung*".[14] Insofern ist die Phänomenologie des Daseins, von der Heideggers Untersuchung seinen Ausgang nimmt, auch „Hermeneutik", also hermeneutische Phänomenologie. Hermeneutik versteht Heidegger aber in einer ursprünglichen Bedeutung des Wortes, wonach es nicht primär um die Auslegung von Texten sondern um die Auslegung des menschlichen Verhaltens in seiner *Alltäglichkeit* geht.[15] Damit grenzt sich Heidegger sowohl von der Phänomenologie Husserls als auch von der traditionellen Hermeneutik ab. Die hermeneutische Phänomenologie des Daseins oder „Hermeneutik der Alltäglichkeit" destruiert die Vorstellung, daß das ursprüngliche Verhältnis zur Welt theoretischer Natur sei. Im Gegenteil: theoretische Beschreibungen der Welt, der Beziehung zu Anderen und zu sich Selbst sind etwas Abgeleitetes, Sekundäres. Primär ist der praktische Umgang des Menschen mit der Welt, den Anderen und sich Selbst. Condrau führt dies ganz eindrücklich am Beispiel der Bedeutung eines Messers aus: „Das Messer ist nicht zunächst vorhanden und bekommt zusätzlich die Eigenschaft des Zuhandenen.[16] Der Zeugcharakter des Messers liegt in der Dienlichkeit (wozu) und in der Verwertbarkeit (wofür)."[17] Als hergestelltes Werk-Zeug verweist das Messer aber nicht nur auf das Wozu (Schneiden) und das Woraus seines Bestehens (Holz, Metall etc.) sondern auch auf den Hersteller und den Benutzer, also den Mitmenschen. Das Gesamte dieser Verweisungen bezeichnet Heidegger als *Bedeutsamkeit.* Der Mensch als Dasein zeichnet sich dadurch aus, daß er diesen Bedeutsamkeiten gegenüber offen und zugänglich ist. Dieses sich Ansprechen-lassen von Bedeutsamkeiten ist aber nicht nur eine Eigenschaft des Menschen sondern das, was ihn zum Menschen macht. Deshalb ist der Mensch als Dasein in seiner Grundverfassung „Offenheit für das Vernehmen von Bedeutsamkeit."[18]

---

[11] Heidegger, Martin: Die Grundprobleme der Phänomenologie, 2. Auflage, Frankfurt am Main 1989, S. 29.

[12] Vetter, Helmuth: Phänomenologie und Hermeneutik als Grundlage der daseinsanalytischen Psychotherapie, Daseinsanalyse, 12/1995, S.26f.

[13] Vgl. dazu: Helting, Holger: Einführung in die philosophischen Dimensionen der psychotherapeutischen Daseinsanalyse, Aachen 1999, S. 36f.

[14] Heidegger, Martin: Sein und Zeit, 16. Aufl., Tübingen 1986, S. 37.

[15] Jenewein, Josef: Phänomenologie der Alltäglichkeit. Alltag der Daseinsanalyse, Daseinsanalyse 20/2004, S. 227-237.

[16] Mit „Zuhandenem" bezeichnet Heidegger umweltliche Gegenstände und Dinge, deren wesensmäßige Bestimmung die Zuhandenheit, d.h. also das Wozu ihrer Verwendbarkeit, das Woraus ihres Bestehens und die Verweisung auf den Träger und Benutzer, ist. Heidegger, M: Sein und Zeit, 16. Aufl., Tübingen 1986, S. 70ff.

[17] Condrau, Gion: Daseinsanalyse, Dettelbach 1998, S. 115.

[18] Boss, Medard: Von der Spannweite der Seele, Bern 1982, S. 201f. bzw. Condrau, Gion: Daseinsanalyse, Dettelbach 1998, S. 118.

Phänomenologie ist allerdings keine Methode im Sinne klarer Regeln oder einer Gebrauchsanleitung, sondern - ein Weg, oder eine Haltung. Entscheidend dabei ist aber, jeglichen Anspruch auf Wahrheit im Sinne einer Entdeckung des Tatsächlichen von vorne herein abzuweisen. Phänomenologie ist in diesem Sinne keine „Wesensschau", der es gelänge - um mit *Wittgenstein* zusprechen - zwischen die Gegenstände und die Sprache zu treten. Wenn man mit *Heidegger* die Korrespondenztheorie der Wahrheit zurückweist, wird man nicht mehr nach unabhängigen Merkmalen der Welt suchen, denen bestimmte Wörter entsprechen. Denn die Welt ist das, wovon wir sprechen und womit wir es gerade zu tun haben.

3. Menschenbild und Persönlichkeitstheorie

Das „Menschenbild" der Daseinsanalyse gründet im wesentlichen auf der Fundamentalontologie Martin Heideggers, wie sie erstmals in seinem Grundwerk „Sein und Zeit" ausgearbeitet wurde. Im Zentrum der Heideggerschen Philosophie steht der Versuch, die überlieferte Philosophie des Ich oder des Subjekts als „formales identisches Ich" (*Descartes*), als „formales reines Selbstbewußtsein" (*Kant*) oder „formales-transzendentales Ego" (*Husserl*) zu überwinden. Das Ziel der Heideggerschen Philosophie ist also keine Neubestimmung der Subjektivität des Subjekts „Mensch", sondern deren Verabschiedung. Heideggers Bestimmung der Seinsverfassung des Menschen setzt deshalb nicht bei dessen Selbst oder Ich an, sondern am Verhältnis „des seinsverstehenden Menschen zum Sein als solchem der Ganzheit des Seienden."[19] Der von Heidegger eingeführte Terminus „Dasein" bezeichnet also im Gegensatz zu den bewußtseinsphilosophischen Auffassungen nicht die Subjektivität des Subjekts Mensch als Ich oder Selbstbewußtsein, sondern Dasein bedeutet selbsthafte erschlossene Existenz und sein Verhältnis zum Sein als Ganzem: „-sein" im Begriff ‚Dasein' nennt das Sein des Menschen, die Existenz. Das ‚Da' hat die ontologische Bedeutung der Erschlossenheit, und zwar der Erschlossenheit des existenzialen Seins des Menschen im Wesenszusammenhang mit der Erschlossenheit von Sein-überhaupt."[20] Im Existieren dieser Erschlossenheit begegnet dem Menschen alles Seiende und zwar in zweifacher Weise: zum einen in einem faktischen Versetzsein in die Erschlossenheit (Geworfenheit), d.h. bei dem wobei und worin der Mensch sich gerade befindet, zum anderen in der Weise des aufschließenden Offenhaltens der je schon faktischen Erschlossenheit (Entwurf, d.h. dasjenige woraufhin der Mensch sich richtet, entwickelt etc.).

Die menschliche Existenz ist wiederum durch verschiedene konstitutive Strukturen, den sogenannten *Existenzialien,* wie das existenziale Mitsein, In-sein in Welt, Geworfensein, Entwerfen, Besorgen, der Rede, Zeitlichkeit, Leiblichkeit, Angst und Schuld, dem Sterblichsein usw. charakterisiert. Entscheidend für die Verständlichkeit ist dabei aber, die Existenzialien nicht mit Eigenschaften des Menschen oder seines Bewußtseins gleichzusetzen. Es handelt sich dabei jeweils um spezifische Weisen des Erschließens des

[19] v. Herrmann, Friedrich-Wilhelm: Subjekt und Dasein, 1985, S. 10ff.

[20] v. Herrmann, Friedrich-Wilhelm: Subjekt und Dasein, 1985, S. 21.

eigenen Seins, des umweltlichen Seienden und des Seienden im Ganzen. In diesem Punkt besteht auch die entscheidende Differenz zur Existenzphilosophie von Jaspers oder Sartre, welche die Existenz des Menschen jeweils vom Bewußtsein bzw. Selbstbewußtsein her denken, während der Ausgangspunkt der Heideggerschen Philosophie das Sein oder der Sinn von Sein-überhaupt ist. Erst aus dem Grundphänomen der Erschlossenheit oder „Lichtung" ist so etwas wie Bewußtsein ableitbar und nicht umgekehrt.[21] Was besagt aber nun der Ausdruck „Sein-überhaupt"? Heideggers Kritik an der traditionellen Philosophie zielt auf das Faktum, daß bisher die Frage nach dem Sein stets nur an der Frage nach der Seinsart von Seiendem (Gegenständen) und deren kategorialen Bestimmung (bei Aristoteles finden sich zehn Kategorien, während Kant zwölf Seinskategorien beschreibt), nicht jedoch anhand der Frage nach dem Sein selbst, welches diesen Seinskategorien zugrunde liegt, untersucht wurde. Dieses „einfache" Sein, im Unterschied zu dem Mannigfachen der Seinsarten des Seienden (diesen Unterschied bezeichnet Heidegger als ontologische Differenz), ist es, wonach Heidegger fragt und was er mit dem Terminus Sein-überhaupt oder „Unverborgenheit" oder „Anwesenheit" bezeichnet.[22] Der Mensch zeichnet sich insofern aus, als er ein „Seinsverständnis" bzw. ein Verhältnis zum Sein hat. Wie bereits oben erwähnt, beginnt Heideggers Analyse der Grundstrukturen des Daseins bei dessen Lebenswelt, d.h. der alltäglichen und vorwissenschaftlichen Lebensumwelt. Dabei wird als Grundverfassung des Daseins das „In-der-Welt-sein" herausgearbeitet. Der Mensch ist in seiner ontologischen Verfassung als *In-der-Welt-sein* immer schon in einer Welt (siehe Abb.1).[23] Dementsprechend gibt es kein isoliertes, selbstreflexives Subjekt das irgendwo „draußen" liegenden Objekten gegenüber stünde. Und schon gar nicht gibt es ein „Bewußtsein", das zwischen beiden vermitteln würde. Wie uns Heidegger in seinen Analysen in SuZ augenscheinlich vorführt, ist das In-der-Welt-sein primär praxisbezogen, d.h. einfach gesagt: es orientiert sich an der Frage: wofür ist etwas nützlich und wofür nicht?[24] Heidegger übersetzt, nebenbei bemerkt, den griechischen Terminus „praxiV" mit „besorgendem Umgang"[25]. Ein Beispiel für das „praktische" In-der-Welt-sein sind Heideggers Zeuganalysen: *„je weniger das Hammerding nur begafft wird, je zugreifender es gebraucht wird, um so ursprünglicher wird das Verhältnis zu ihm, um so unverhüllter begegnet es als das, was es ist, als Zeug."* [26] „Zeugcharakter" im Sinne eines „Zeichens" haben aber auch Naturerscheinungen. Heideggers Beispiel ist der Südwind, „der in der Landbestellung als Zeichen für Regen ‚gilt'.[27] Weltlichkeit im Sinne des Besorgens des

[21] Heidegger, Martin: Zollikoner Seminare, Frankfurt am Main 1987, S. 284.

[22] Heidegger, Martin: Zollikoner Seminare, Frankfurt am Main 1987, S. 155ff.

[23] „Ontologisch" bezeichnet Heidegger sämtliche Strukturen mit Bezug auf das alles Seiende fundierende Sein bzw. Sein-überhaupt. „Ontisch" bezeichnet im Gegensatz dazu alles Seiende in seinen verschiedensten, konkreten Ausformungen, dem aber jeweils das Sein zugrunde liegt und als solches nur sachgemäß an der Orientierung an den existenzialen (ontologischen) Grundbestimmungen verstanden werden kann. Vgl. dazu: v. Herrmann, Friedrich-Wilhelm: Medard Boss und die Zollikoner Seminare Martin Heideggers, Daseinsanalyse 20/2004, S. 16f.

[24] Nicht im utilitaristischen Sinne verstanden!

[25] Heidegger, Martin: Sein und Zeit, 16. Aufl., Tübingen 1986, S. 68.

[26] Heidegger, Martin: Sein und Zeit, 16. Aufl., Tübingen 1986, S. 69.

[27] Heidegger, Martin: Sein und Zeit, 16. Aufl., Tübingen 1986, S. 80.

Alltags (praxiV) findet letztlich auch im Begriff der „Sorge", als dem Strukturganzen des Daseins, Ausdruck.

Die Grundverfassung des menschlichen Daseins ist das In-der-Welt-sein (siehe Abb.1). Dieses ist durch *Verstehen, Befindlichkeit und Rede* (Sprache) konstituiert. Das heißt also, daß sich menschliches Verhalten, Fühlen und Denken jeweils in einem Horizont von Verständlichkeit und Verstehbarkeit aufhält (man könnte auch von „Sinnhaftigkeit" sprechen). Verstehbarkeit wiederum ereignet sich nicht im luftleeren Raum, sondern wird jeweils durch diverse Umstände mit-bestimmt, ge-stimmt, was Heidegger mit dem Ausdruck „Befindlichkeit" bezeichnet.[28] Und schließlich zeichnet sich Verständlichkeit dadurch aus, daß sie sprachlich artikuliert und mitgeteilt wird als Rede, was insbesondere für die Psychotherapie, die ja hauptsächlich mit Sprache arbeitet, von großer Relevanz ist.[29] Das *Selbst* des Daseins, zu dem das Dasein sich ausdrücklich oder unausdrücklich verhalten kann, ist dadurch bestimmt, daß es gleichzeitig auch Mit-sein mit anderen Menschen ist, d.h. das Verstehen von einem Selbst schließt unabhängig von der Anwesenheit oder Abwesenheit anderer Menschen ein Verstehen des Anderen mit ein. Hinsichtlich der Seinsweise des Selbst unterscheidet Heidegger wiederum zwei Modi: das „Man-Selbst" ist die alltägliche und besorgende Weise des In-der-Welt-seins, während im Modus des „eigentlichen Selbst" das eigen Sein als Verhältnis zum Sein-überhaupt eigens thematisch wird (beispielsweise in der Stimmung der Angst oder in der Erfahrung der Endlichkeit der eigenen Existenz).[30]

Entsprechend den bisher erwähnten anthropologischen Grundpositionen der Daseinsanalyse, ist es unschwer einsehbar, daß so etwas wie eine Persönlichkeitstheorie in einem daseinsanalytischen Verständnis kaum existiert, ganz abgesehen davon, daß die Konzeption der Persönlichkeit bzw. deren Störungen ohnehin sehr umstritten ist. So kommt es z.B. vor, daß bei manchen Patienten fünf verschiedene Persönlichkeitsstörungen gemäß den gebräuchlichen Klassifikationssystemen ICD-10 oder DSM-IV diagnostiziert werden, was die Sinnhaftigkeit und Praktikabilität eines solchen Klassifikationsschemas doch erheblich fragwürdig erscheinen läßt. Außerdem basiert ein Großteil der Persönlichkeitstheorien auf einem Konzept eines stabilen Ich-Kerns, wobei der das Verhalten einer Person wesentlich mitbestimmende Kontext allzu oft vernachlässigt wird. Aus daseinanalytischer Sicht und mit Blick auf die klinische Praxis erscheint es deshalb sinnvoller, das Augenmerk mehr auf die Art und Weise des Verhältnisses einer Person zu seiner Umwelt und den Mitmenschen, als auf bestimmte Persönlichkeitsmerkmale zu richten.

[28] Vgl. dazu: Jenewein, Josef: Über die Bedeutung der Individualität von Gefühlen, Daseinsanalyse, 2006. In press.

29 Vgl. dazu: Gamper, Valeria: Sprache als diagnostisches und therapeutisches Mittel aus Sicht der Daseinsanalyse, Daseinsanalyse 15/2/98, S. 210-226.

[30] v. Herrmann, Friedrich-Wilhelm: Subjekt und Dasein, Frankfurt a. M. 1985, S. 38.

4. Konsequenzen für Praxis und Therapie

Die bisher erwähnten philosophischen und anthropologischen Überlegungen implizierennatürlich erhebliche Konsequenzen für die klinische Praxis, insbesondere auch für die Konzeption von Krankheit, Gesundheit und Psychotherapie.

Das theoretische Krankheitskonzept der Daseinsanalyse orientiert sich an dem Grundprinzip der *Privation.*[31] Ausgehend von der Gesundheit - was für die Zeit vor fünfzig Jahren absolut revolutionär und gänzlich zukunftsweisend war, - ist doch der Begriff „Salutogenese" oder auch „Gesundheitsdiagnose" heute zunehmend populär - bedeutet Krankheit eben gerade das Fehlen von oder den Mangel an Gesundheit (Privation), d. h. Krankheit verweist geradezu auf Gesundheit (*Heidegger* selbst exemplifiziert diesen Verweisungszusammenhang an der gängigen und vielleicht auch etwas klischeehaften, typischen ärztlichen Frage: „Wo fehlt es?").[32] Krankheit und Gesundheit sind in diesem Sinne nicht zwei Gegensätze sondern verhalten sich wie Schatten und Licht: der Schatten ist ein Fehlen von Licht. Konsequenterweise kann, wenn Krankheit als Fehlen oder Mangel – nicht aber als Defizit i. S. von Defekt - aufgefaßt wird, Gesundheit selbst als Freiheit i. S. von *Freisein-von* verschiedensten Einschränkungen und *Freisein-für* verschiedenste Möglichkeiten des Verhaltens verstanden werden. Dies ist die eigentliche und strenge Definition der Daseinsanalyse von Gesundheit in körperlicher und psychischer oder - wie man heute sagen würde - biopsychosozialer Hinsicht. Andererseits betont Condrau, und das erscheint mir sehr wichtig, „ist nicht zu übersehen, daß gerade die Analyse des Krankseins, die Beobachtung und Behandlung kranker Menschen, wertvolle Aufschlüsse über die Seinsart menschlicher Existenz (unabhängig von Krankheit oder Gesundheit) ermöglichen kann".[33]

Condrau, der im Gegensatz zu Boss den Begriff „Neurose" beibehält, entwickelt seine „Krankheitslehre" gleich wie dieser anhand der Heideggerschen Daseinsanalytik. Entsprechend der dort aufgewiesenen wesensmäßigen, existenzialen Strukturen des menschlichen Daseins, den Existenzialen, analysiert er verschiedene Krankheitsbilder wie Depression, Angst- und Zwangserkrankungen, hysterische und narzißtische Erkrankungen. Anders als Boss[34] bezieht sich Condrau bei seinen Analysen der einzelnen Krankheitsbilder nicht auf einzelne, bestimmte Existenziale, sondern versucht alle oder zumindest mehrere Existenziale zu berücksichtigen.[35] Dies wurde anhand einer lexikalischen Begriffsbestimmung[36] deutlich. Condrau fand, daß diese Einteilung zu oberflächlich war, den Kern des Krankseins vermissen ließ und insofern irreführend, als der Eindruck entstand,

---

[31] Von lat. privatio: Beraubung, Mangel, griech. : steresis. Die Privation ist von entscheidender Bedeutung in der aristotelischen Naturphilosophie. Die Privation ist die Abwesenheit einer bestimmten Form, welche das jeweilige Seiende bestimmt oder modifiziert.

[32] Heidegger, Martin: Zollikoner Seminare, Frankfurt am Main, 1987, S. 58f.

[33] Condrau, Gion: Sigmund Freud und Martin Heidegger, Bern 1992, S. 35

[34] Exemplarisch ausgeführt in seinem Hauptwerk: Boss, Medard: Grundriß der Medizin und Psychologie, Bern 1975.

[35] Vgl. dazu auch: Helting, Holger: Einführung in die philosophischen Dimensionen der psychotherapeutischen Daseinsanalyse, Aachen 1999.

[36] Condrau, Gion: Sigmund Freud und Martin Heidegger, Bern,1992, S. 99ff.

gewisse Krankheiten seien lediglich aus ihrer Erscheinung heraus (z.B. des Leiblichseins) definierbar. Gewiß wurde Boss nicht müde zu erklären, daß es sich immer nur um „augenfällige" oder „betonte" Beeinträchtigungen im Vollzug der verschiedenen Charaktere menschlichen Existierens handle. Doch fehlte Condrau gerade die stringente Betonung, daß damit nicht das Wesentliche menschlichen Krankseins getroffen sei. Gleichwohl ist es Boss gelungen, das Heideggersche Denken erstmalig und in einer sehr verständlichen und praxisnahen Weise für die psychotherapeutische Praxis fruchtbar zu machen.

Ein anderer Aspekt des daseinsanalytischen Krankheitsverständnisses wurde durch A. Holzhey-Kunz eingebracht. Holzhey-Kunz betont in ihrem Konzept die Bedeutung von anthropologischen Gegebenheiten als Ursachen von menschlichem Leiden oder Kranksein. Danach ist der Mensch aufgrund seines „doppeldeutigen Wissens"[37] um sein Selbst und der eigenen Existenz für seelisches Leiden disponiert. Jeder Mensch hat – ob er will oder nicht – ein gewisses „philosophisches Grundwissen oder vorphilosophische Einsichten", welche in ihrer Zweideutigkeit (= ontologischer Einschluß) Leiden verursachen können. So kann beispielsweise ein banaler Kopfschmerz „auf die Brüchigkeit meines leiblichen Existierens sowie auf die Ungewißheit, wann und wie mich der Tod ereilen wird"[38] verweisen. Dementsprechend definiert Holzhey-Kunz seelisches Leiden als „Leiden am eigenen Sein", als Folge einer „übermäßigen Hellhörigkeit für die Zumutung, das eigenen Leben führen zu müssen, ohne durch irgendeine innere oder äußere Instanz sicher geleitet zu sein."[39]

Wenngleich die Daseinsanalyse den Begriff der Neurose beibehält, erhält er im Gegensatz zur Psychoanalyse, wo die Neurose Ausdruck eines unbewußten Konfliktes ist, eine völlig neue Bestimmung und bedeutet im Grunde ein im ontischen, alltäglichen Vollzug der einzelnen Existenzialien so oder so „gestörtes" oder „eingeschränktes" Weltverhältnis oder In-der-Welt-sein. Diese Konzeption schließt die Möglichkeit eines unbewußten Konfliktes als Ursache nicht aus, ist aber gesamthaft „breiter" angelegt. So betont Alois Hicklin beispielsweise die besondere Bedeutung der Beziehungen oder Beziehungsfähigkeit für die Entwicklung psychischer Erkrankungen.[40] Wenn die Daseinsanalyse den Begriff „Weltverhältnis" dem der Neurose vorzieht, möchte sie eben auf die jeweils typischen und spezifischen Einschränkungen des Freiheits- und Handlungsspielraumes der von diesen psychischen Erkrankungen Betroffenen hinweisen und gleichzeitig Hinweise auf mögliche therapeutische Ansätze aufzeigen.

Ich möchte das daseinsanalytische Verständnis von „neurotischem Kranksein" kurz an vier Beispielen illustrieren, wobei ich mich im wesentlichen an die Konzeption von Condrau halten werde. Eine mögliche Klassifikation der einzelnen „Weltbezüge" - einem Vorschlag Hicklins folgend - findet sich in der Tabelle (siehe Tabelle 1).[41]

[37] Holzhey-Kunz, Alice: Das Subjekt in der Kur, Wien 2002, S. 184f.

[38] Holzhey-Kunz, Alice: Das Subjekt in der Kur, Wien 2002, S. 186f.

[39] Holzhey-Kunz, Alice: Das Subjekt in der Kur, Wien 2002, S. 211.

[40] Hicklin, Alois: Begegnung und Beziehung, Bern 1982, S. 183ff.

[41] Hicklin, Alois: Das menschliche Gesicht der Angst, Zürich 1990, S. 75f. Hicklin befaßt sich in diesem Buch besonders ausführlich mit den sog. Angststörungen.

4. 1 Daseinsanalytische Neurosenlehre

4.1.1 Das depressive Weltverhältnis

Unter diesem Begriff wird sowohl das in der psychiatrischen Nosologie als depressive Störung oder „Major Depression" (früher endogene Depression) bekannte Krankheitsbild als auch die neurotische, depressive Reaktion oder reaktive Depression oder auch depressive Neurose zusammengefaßt. Der depressiv verstimmte Mensch ist vor allem im ontischen Austrag der folgenden Existenziale beeinträchtigt: der Offenständigkeit, dem Gestimmtsein, dem Zeitlich- und Räumlichsein, dem Mitsein, Leiblich- und Sterblichsein. Er ist eingeengt, kann sich von der Welt nicht mehr beanspruchen lassen bzw. erlebt sich selbst und die Umwelt nur mehr belastend und schwer. Die faktische *Zeiterfahrung* ist eingeschränkt, er bleibt gleichsam in der Zeit stehen, die Vergangenheit lebt nur noch als schuldbeladene Anwesenheit, während die Zukunft nicht mehr als offener Möglichkeitsbereich sondern nur mehr im Lichte des (unerträglichen) Gegenwärtigen erfahren wird. Dementsprechend ist der Depressive in seinem *Sterblichsein* vom „Nicht-mehr-sein-können", d.h. dem eigentlichen Aufruf, eigene Möglichkeiten als Möglichkeiten zu ergreifen, vermehrt auf das „Nicht -mehr- müssen" eingeschränkt und sehnt somit den Tod als vermeintliche Befreiung herbei. Nach Holzhey-Kunz ist die depressive Verstimmung die Erfahrung von „Sinnverlust" schlechthin und damit indirekt ein Hinweis darauf, „daß das nackte Daß der eigenen Existenz nicht definitiv in Sinn aufhebbar ist" oder „daß es nichts gibt, was das eigene Leben per se rechtfertigt."[42] Gegenüber den Mitmenschen verhält er sich korrekt und ordentlich, womit er sich auch Distanz schafft („typus melancholicus" nach H. Tellenbach). Gleichzeitig ist er auch überfürsorglich, ist für alle da, außer für sich selbst, oder zieht sich schließlich zurück. Es geht ihm im *Mitsein* weniger um den Anderen als Anderen sondern mehr um das eigene, verarmte Selbst. Dies wirkt sich insbesondere auch auf die psychotherapeutische Behandlung aus, die häufig auch vom Therapeuten eine „einspringende Haltung"[43] erfordert. Besonders wichtig in diesem Zusammenhang ist die Abgrenzung der depressiven Verstimmung von der Trauer, welche als Reaktion auf einen Verlust definiert ist. Während der Trauernde in der Trauer gerade sehr intensiv in Beziehung steht, ist „die Depression Flucht vor der Beziehung in die Beziehungslosigkeit."[44]

4.1.2 Das anankastische Weltverhältnis - die Zwangsneurose

Den Terminus „anankastisches" Weltverhältnis entwickelt Condrau anhand der *von Gebsattel* eingeführten Bezeichnung „anankastische Fehlhaltung". Diese Bezeichnung geht auf das griechische Wort ananke, was Zwang, Notwendigkeit, Unvermeidlichkeit, aber auch Verhängnis, Schicksal, Not, Drangsal, Mühe und Elend bedeutet, zurück. Der Zwanghafte erscheint zunächst in seinem Weltbezug, in seiner ursprünglichen Freiheit

[42] Holzhey-Kunz, Alice: Leiden am Dasein, Wien 1994, S. 188f.

[43] Vgl. dazu weiter unten. Mit „einspringender Fürsorge" wird - im Gegensatz zur „vorausspringenden Fürsorge" -eine bestimmte therapeutische Haltung bezeichnet, die sich durch ein aktives und den Patienten bestimmendes Engagement auszeichnet.

[44] Hicklin, Alois: Begegnung und Beziehung, Bern 1982, S. 264.

des Daseins massiv eingeschränkt. Eingeschränkt letztlich einzig und allein auf seine Zwangshandlungen bzw. Rituale. Er ist ein „Mensch, der in seinem Selbstsein-Können geschwächt und wehrlos ist, weil er in einem bestimmten Weltbezug aufgeht, von diesem überschwemmt wird, ohne über ihn frei verfügen zu können.[45] Dieser bestimmte Weltbezug ist der Bereich der „Triebhaftigkeit", welcher einerseits abgewehrt wird, andererseits aber in besonderer Weise Aufmerksamkeit erfährt, wie z.B. im Waschzwang die gesamte Aufmerksamkeit nur mehr auf Schmutz gerichtet ist oder in Form von sexuellen und aggressiven Phantasien, die bei Zwangskranken häufig vorkommen, jedoch von massiven Schulgefühlen begleitet sind. Dies führt Condrau dazu, sich in diesem Zusammenhang ausführlich mit dem Thema Schuld auseinanderzusetzen, denn „wie kein anderes Leiden verweist das anankastische Weltverhältnis auf die Problematik von *Angst, Schuld und Gewissen*".[46] Der Zwangsneurotiker hat im besonderen Maße Mühe, Schuldgefühle auszuhalten, er hat Angst davor (Schuldangst). Condrau lehnt es jedoch explizit ab, von „unbewußten Schuldgefühlen" zu sprechen, sowie er das psychoanalytische Konzept einer analsadistischen Fixierung ablehnt. Schuld ist ein existenziales Phänomen und gehört als solches zum Menschen ebenso wie die Angst. Schulgefühle oder das sog. schlechte Gewissen verweisen insofern zwar auch auf moralisch - ethische Verfehlungen, in erster Linie jedoch auf *nicht-ergriffene Existenzmöglichkeiten*. In diesem Sinne bleibt jeder Mensch sich etwas schuldig (*existentielle Schuld),* sie ist jedoch beim Zwangskranken, der sein Leben ja fast ausschließlich in der Phantasie vollzieht und sich damit in doppelter Weise - moralisch und existentiell - schuldig macht, eben besonders stark und insofern auch „krankhaft" ausgeprägt. Zwangshandlungen - und Gedanken dienen somit der Abwehr von Schuldgefühlen, gleichzeitig wird aber der Aufruf zu einer reiferen, selbständigeren Lebensweise überhört oder ignoriert. Dies zeigt sich besonders im Trotz des Zwangsneurotikers.

4.1.3 Das hysterische Weltverhältnis

Das Krankheitsbild der Hysterie und die Beschreibung der Geschichte der Anna O. Sigmund Freuds in den „Studien über Hysterie" gilt wohl als Geburtsstunde der Psychoanalyse. Während die Hysterie Jahrzehnte lang als klassische neurotische Störung galt, ist sie aus den heute gängigen Klassifikationen beinahe gänzlich verschwunden und anhand verschiedener Symptome unter anderen Krankheitsbildern subsumiert worden (dissoziative und somatoforme Störungen, Persönlichkeitsstörungen etc.). Im Zusammenhang mit der Hysterie ist auch das von *O. Kernberg*[47] entwickelte Konzept der Borderlinestörung zu erwähnen, welches durchaus auch für die Daseinsanalyse einen fruchtbaren Ansatz darstellen kann. Ähnlich wie in der Psychoanalyse wird das Krankheitsbild der Hysterie trotz seiner Buntheit, die geradezu ein Charakteristikum dieses Krankheitsbildes ist, beibehalten. Bei der Hysterie „stehen die besondere *Gestimmtheit*, die besondere Gestaltung des *Mitseins* und das besondere Verhältnis zur *Leiblichkeit* im

[45] Condrau, Gion: Einführung in die Psychotherapie, Frankfurt am Main 1989, S. 303.

[46] Condrau, Gion: Sigmund Freud und Martin Heidegger, Bern 1992, S. 197.

[47] Kernberg, Otto F.: Schwere Persönlichkeitsstörungen, 4. Aufl., Stuttgart 1992.

Vordergrund".[48] Der Hysteriker bzw. die Hysterika wird von Gefühlen überschwemmt, ist sensibel, überempfindlich, „reagiert dem Begegnenden gegenüber nicht adäquat", „unverhältnismäßig, realitätsfremd, launisch, unkontrolliert, unbeständig, unangemessen, unberechenbar, trägt seine Gefühle offen zur Schau." Er fühlt sich immer mißverstanden, wenn seine Bedürfnisse nicht befriedigt werden. Das *Mit-sein*, insbesondere in der therapeutischen Situation ist dadurch gekennzeichnet, daß er „vom Therapeuten die immerwährende Bereitschaft zu helfen fordert"[49], keine *vorausspringende* sondern eine *einspringende Fürsorge* will. Der Hysteriker versuche mit allen Mitteln den Therapeuten innerhalb und außerhalb der Therapie in sein Leben einzubeziehen, so daß Condrau für diesen speziellen Fall, den Begriff der „Übertragungsneurose" als nicht abwegig betrachtet. In besonderer Weise wird auch die Leiblichkeit gelebt. Condrau geht dabei insbesondere auch auf die bereits von *Freud* beschriebe *„Konversionssymptomatik"*, in welcher er „den faktischen Vollzug eine Konfliktes" (häufig um das Thema Nähe und Distanz) im Sinne einer „mitmenschlich bezogenen *Gebärdensprache*"[50] sieht (z.B. Armlähmung, Beinlähmung, Schmerzen etc.), ein. In der Behandlung weist Condrau im Besonderen auf das Agierpotential sowie auf das besondere Maß an sekundärem Krankheitsgewinn durch die Zuwendung des Therapeuten hin. Beides kann die Behandlung, wenn sie nicht beachtet werden, zum Scheitern bringen.

4.1.4 Das narzißtische Weltverhältnis

Die narzißtische Problematik wird von *Condrau* folgendermaßen umrissen: „Der gute Narzißmus umfaßt alles, was zur Entwicklung eines eigenen Selbstseins gehört: die Besinnung auf das Eigene, das Vertrauen und Verwurzeltsein im Eigenen, das Wissen um die eigenen Grenzen und Möglichkeiten." „Ein ständiges Abheben aus dem „Man-Selbst" braucht ein solches Selbstsein nicht, ebensowenig wie ein ständiges Sichabstützen auf fremden Halt durch ideale Menschen, Ideen oder Absolutheiten, die gerade deshalb so ideal und absolut sein müssen, weil damit der Halt zuverlässig und sicher genug erscheint. In der pathologischen Variante des Narzißmus hingegen herrscht das Man-Selbst vor, während eine Entwicklung zum eigentlichen Selbst noch nicht stattgefunden hat."[51] Condrau nimmt damit das innerhalb der Daseinsanalyse immer schon und immer noch sehr kontrovers diskutierte Thema der von Heidegger beschriebenen existenzial-ontologischen Strukturen der *Eigentlichkeit* und *Uneigentlichkeit (das Verfallen, Man-Selbst)* auf. Kontrovers insofern, als sie gelegentlich mit den Bedeutungen von krank und gesund - oder umgekehrt - gleichgesetzt wurden. Condrau selbst positioniert sich in dieser Debatte nicht ausdrücklich, betont jedoch daß sich die psychoanalytische und daseinsanalytische Begrifflichkeit im Bezug auf das Selbst stark unterscheiden. Während die psychoanalytische Bestimmung von einem mit sich selbst identischen, d.h. gleichen, Bewußtsein ausgeht, geht es im daseinsanalytischen Verständnis um die Selbigkeit des

[48] Condrau, Gion: Sigmund Freud und Martin Heidegger, Bern 1992, S.139

[49] Ebd. S. 140.

[50] Ebd. S. 144.

[51] Ebd. S. 158.

sich so oder so in der Welt zu den Dingen, Mitmenschen und sich Selbst verhaltenden Daseins. Dem Narzißten fällt es schwer die notwendige Differenz zwischen dem Eigenen und anderen zu akzeptieren und er ist um so mehr in Wertekategorien von gleich und ungleich bzw. besser und schlechter etc. gefangen.[52] Weil er mit sich nicht authentisch sein kann, kann er sich auch nicht für sich selbst entscheiden und ist damit im Heideggerschen Sinn „un-eigentlich." Der Andere kann nicht als Anderer erfahren werden, er „wird nicht in seiner Eigenständigkeit belassen und gesehen", sondern zum „Gebrauchsding" oder zur „Ware" gemacht.[53] Die Beziehung zu den Mitmenschen ist somit wesentlich durch Eifersucht, Neid und einer großen Kränkbarkeit bei Zurückweisungen bestimmt. Diese Beziehungsgestaltung stellt dann auch insbesondere in der Behandlung eine besondere Herausforderung und Schwierigkeit dar, was beispielsweise H. Gisler-Frank eindrücklich in einer ausführlichen Kasuistik dargestellt hat.[54]

4. 2 Daseinsanalytische Psychosomatik

Die gesamte Problematik der Psychosomatik bzw. psychosomatischen Medizin ist aufs engste mit dem philosophisch-erkenntnistheoretischen Leib-Seele-Problem assoziiert. Die große Bedeutung und Aktualität psychosomatischer Fragestellungen hängt vermutlich wiederum mit den überwältigenden Fortschritten der naturwissenschaftlich ausgerichteten Medizin des letzten Jahrhunderts zusammen. Trotzdem wissen wir spätestens seit Freuds und Charcots Untersuchungen zu den sogenannten Konversionserkrankungen, daß es zwischen körperlichen Krankheiten und dem psychischen Zustand bzw. Befinden einen irgendwie gearteten Zusammenhang gibt, oder negativ formuliert, daß physische und psychische Phänomene nicht unabhängig voneinander bestehen. Spätestens seit diesem Zeitpunkt gibt es verschiedenste Bemühungen, diese Erkrankungen zu verstehen und behandeln zu können. Die Daseinsanalyse ist nun aufgrund ihrer intensiven philosophischen und erkenntnistheoretischen Auseinandersetzungen mit der Leib-Seele-Problematik geradezu für psychosomatische Fragestellungen prädisponiert. Dementsprechend versucht die Daseinsanalyse das Problem der psychophysischen Wechselwirkungen an deren Wurzel, d.h. dem psychophysischen Dualismus, also der Trennung von Körper und Seele, anzugehen. Für Boss sind deshalb Begriffe wie „Somatogenie" und „Psychogenie" völlig hinfällig, wenn man „sowohl Seelisches wie auch Körperliches lediglich als Austragungsmedien der menschlichen Existenz" versteht.[55] Den untrennbaren Zusammenhang zwischen Soma und Psyche hat V. von Weizsäcker folgendermaßen definiert: „Nichts Organisches hat keinen Sinn, nichts Psychisches hat keinen Leib."[56] Um die Trennung zwischen Körper und Seele zu überwinden, spricht

---

[52] Hicklin, Alois: Daseinsanalyse und Narzißmustheorie, Daseinsanalyse 1/1984, S. 120f.

[53] Ebd. S. 160.

[54] Gisler-Frank, Helga: Therapie einer narzißtischen Störung mit psychosomatischen Beschwerden, Daseinsanalyse 3/1986, S. 121-166.

[55] Boss, Medard: Praxis der Psychosomatik, Bern 1978, S. 66f.

[56] Weizsäcker, Viktor von: Ich und Umwelt in der Erkrankung, Deutsche Medizinische Wochenzeitschrift, 1933, S. 1503-1505.

die Daseinsanalyse von dem Leib oder der Leiblichkeit. Leiblichkeit ist nach Heidegger ein Existenzial, d.h. also eine konstitutive Struktur des Daseins und ist stark mit dem Phänomen der Räumlichkeit verknüpft. „Der Leib ist jedenfalls kein Ding, kein Körper, sondern jeder Leib, das heißt der Leib als Leib ist je mein Leib. Das Leiben bestimmt sich aus der Weise meines Seins. Das Leiben des Leibes ist somit eine Weise des Daseins. Die Grenze des Leibens ist der Seinshorizont in dem ich mich aufhalte."[57] Deshalb deckt sich zum Beispiel die Grenze des Körpers nicht mit der des Leibes. Der Leib hat also eine gänzlich andere Qualität als der Körper, was sich zum Beispiel in Phänomenen wie Schamröte oder Gebärden (z.B. das Zeigen mit dem Finger) zeigt. Sicherlich ist der naturwissenschaftlich verstandene Körper für das Verständnis des Leiblichen notwenig, jedoch nicht hinreichend. Gebärden haben nämlich Mitteilungscharakter und sind deshalb verstehbar und interpretierbar. Dieser Mitteilungscharakter findet sich nun auch typischerweise in psychosomatischen Erkrankungen. Im Gegensatz zu anderen psychosomatischen Ansätzen konzipiert die Daseinsanalyse psychosomatische Erkrankungen als eine bestimmte Weise des Bezugs oder Verhältnisses gegenüber der Welt und den Mitmenschen („psychosomatisches Kranksein ist vorwiegend eine Störung zwischenmenschlicher Beziehungen, die im leiblichen Existenzbereich ausgetragen wird")[58]. Typische Beispiele dafür sind dermatologische Erkrankungen wie Neurodermitis, Pruritus, Allergien oder andere Ekzeme, aber auch psychosomatische Erkrankungen im Bereich der Verdauungsorgane.[59] Das Grundproblem der Neurodermitis beispielsweise beschreibt Condrau folgendermaßen: „Sie (die Haut) ist nicht mehr Möglichkeit von Offenständigkeit und Weite, von Kommunikation und Beziehung, sondern nur noch Austragungsort der Abgrenzung, der Distanzierung und Abwehr. Die Haut wird zum Problem. Die dadurch erfolgte Beziehungsstörung beruht auf Gereiztheit, Ärger, Wut."[60] Ein wichtiges Konzept in diesem Zusammenhang ist die sog. „Organwahl", worunter zu verstehen ist, daß es jeweils eine bestimmte Bedeutung hat, welches Organ von psychosomatischen Beschwerden betroffen ist, da das Organ selbst eben bestimmte Hinweise auf die Art und Weise, wie der Betroffene sich in seiner Welt aufhält, geben kann. Bei der Organwahl handelt es sich natürlich aber weder um eine „bewußte" Wahl noch um eine Veranlagung im Sinne der „Organminderwertigkeit" (A. Adler).[61]

4. 3 Daseinsanalytische Psychotherapie

„Psychotherapie" - und hier trifft sich die *Daseinsanalyse* auch mit vielen anderen Autoren unterschiedlicher analytischer Richtungen – „geschieht durch die Sprache" (*W. Bräutigam*: „Psychotherapie ist Gespräch", 1961 oder *H.Lang*: „Das Gespräch als Therapie", 2000). Die Grundhaltung des daseinsanalytischen Therapeuten charakterisiert Condrau mit folgender Frage: „In welcher Weise und Stärke ist welcher Weltbezug des

[57] Heidegger, Martin: Zollikoner Seminare, Frankfurt am Main 1987, S. 113.

[58] Schwöbel, Georg: Psychosomatische Medizin, Zürich 1960, S. 203.

[59] Boss, Medard: Grundriß der Medizin und der Psychologie, Bern 1975, S. 421f.

[60] Condrau, Gion: Unsere Haut, Zürich 1993, S. 103.

[61] Condrau, Gion: Leiben und Leben, Bern 1977, S. 130f.

Kranken und aufgrund welcher Motive gestört?"[62] Davon ausgehend lassen sich in einer daseinsanalytischen Psychotherapie drei wesentliche „Wirkfaktoren" beschreiben:

4.3.1 Die Beziehung zwischen Patient und Therapeut

Die Beziehung zwischen Patient und Therapeut (therapeutische Beziehung) ist in jeder Psychotherapie von zentraler Bedeutung. Sie ist eine echte und reale Beziehung zwischen zwei Menschen. Von dieser realen therapeutischen Beziehung muß das von Freud beschriebene Phänomen der „Übertragung" unterschieden werden. Bereits Binswanger kritisierte die psychoanalytische Auffassung der therapeutischen Beziehung als reine Wiederholung und betonte, daß dieses Verhältnis „immer auch ein eigenständiges kommunikatives Novum, eine neue Schicksalsverbundenheit im Sinne eines echten Miteinander" darstelle.[63] Der Therapeut steht also nicht allein in der Funktion eines Spiegels, in welchem der Kranke bzw. seine gestörte Beziehung sichtbar wird, sondern stellt ein echtes Gegenüber im Sinne des „Mit-seins" dar und damit die Möglichkeit einer echten, reiferen Beziehung, in welcher der Andere als Anderer erscheinen und „sein- gelassen" werden kann. Dieses teilnehmende „*Sein- lassen*" des Therapeuten, die sogenannte *vorausspringende Fürsorge*, ist nach Heidegger eine zwischenmenschliche Verhaltensweise, „die für den Anderen nicht so sehr einspringt, als daß sie ihm in seinem existentiellen Sein- können vorausspringt, nicht um ihn die „*Sorge*" abzunehmen, sondern erst eigentlich als solche zurückzugeben."[64] Gleichwohl räumt beispielsweise Condrau aber die Existenz von Wiederholungen von früheren Beziehungsmustern im Sinne der Übertragung innerhalb der therapeutischen Beziehung ein, lehnt jedoch unbewußte Strebungen und Kräfte als deren Ursache explizit ab.[65] Je nach Reife des Beziehungsverhaltens eines Patienten werden aber „Übertragungsanteile" - in dem oben erwähnten Sinne - eine besonders ausgeprägte oder weniger ausgeprägte Rolle spielen. Besondere Beachtung findet in diesem Zusammenhang das Phänomen des „Agierens", d.h. der Umsetzung von während der analytischen Behandlung auftretenden Erinnerungen und deren begleitenden Affekte in Handlungen. Dies veranlaßte Freud ja bekanntlich, seinen Patienten während der „Kur" jegliches Treffen wichtiger Entscheidungen zu untersagen. Ähnlich wie Boss sieht Condrau im Agieren nicht allein ein Phänomen des Widerstandes im Sinne des *Verdrängen-wollens von Erinnerungen*, sondern vielmehr - abgesehen von Ausnahmen natürlich, in welchen das Agieren die Fortführung der Therapie gefährdet - eine Verhaltensmöglichkeit, „die bisher unerlaubt war und nicht zum Austragen gelangte" und „das genauso unmittelbares und echtes Erscheinen neu aufkommender Beziehungsmöglichkeiten wie das gedankliche Erfassen sein kann."[66] Das heißt, daß das Zulassen und Gewähren des Agierens therapeutisch – dort wo es die Therapie nicht unmittelbar gefährdet - durchaus auch heilsam sein kann. Ähnlich scheint es sich

[62] Ebd. S. 306.

[63] Binswanger, Ludwig: Geleitwort; in Häfner, Psychopathen, Springer, Berlin 1961, S. 1-7.

[64] Heidegger, Martin: Sein und Zeit, 1927, S. 122.

65 Ebd. S. 308.

[66] Ebd. S. 288.

bei dem Phänomen der sogenannten „negativen therapeutischen Reaktion" zu verhalten. Diese wurde bereits durch S. Freud beobachtet und als reaktive Verschlechterung des psychischen Zustandes (bzw. Zunahme der Symptome) des Patienten auf eine an und für sich wichtige und richtige analytische Deutung („einschneidende Lösung") beschrieben.[67] Aus daseinsanalytischer Sicht liegt der negativen therapeutischen Reaktion nicht einfach eine Abwehr eines Konfliktes, sondern eine schwere Beziehungsstörung zugrunde. Diese ist nach Hicklin besonders durch die Ambivalenz von Distanz und Nähe geprägt, sodaß „ein freies und wechselvolles Spiel zwischen dem einen und dem anderen nicht mehr möglich ist und nach außen der Eindruck einer Erstarrung entsteht."[68] Therapeutisch sei deshalb wichtig, daß sich der Therapeut nicht zu einer defensiven Zurückweisung verleiten läßt sowie eine möglichst „stabile wohlwollende mittlere Distanz" einnimmt.[69]

4.3.2 Die Deutungsarbeit

Die daseinsanalytische Deutungsarbeit von Krankheitssymptomen, Verhaltensweisen und insbesondere Träumen sieht die Daseinsanalyse von der psychoanalytischen grundsätzlich verschieden. Sie ist im wesentlichen phänomenologische - hermeneutische Auslegung und unterscheidet sich sowohl von der Freudschen als auch Jungschen Auslegung durch die Ablehnung der *Symboldeutung*. Condrau illustriert diese Unterschiedlichkeit anhand eines kurzen Traumes einer 28jährigen Frau: *„Die junge Frau träumte, in ihrem Mansardenzimmer bei offenem Fenster zu schlafen. Plötzlich wurde sie (im Traum) wach, da ein hölzerner Knüppel durch das Fenster in ihr Zimmer flog und auf dem Boden liegen blieb. Voller entsetzen sah sie nun, wie aus dem Knüppel eine Schlange wurde, die auf sie zu kroch und unter ihrer Bettdecke verschwand. Mit einem Aufschrei wachte sie auf.*" Condrau kritisiert nun sowohl die psychoanalytische Interpretation des Traumes als „unbewußten sexuellen Wunschtraum" bzw. die symbolische Deutung des Knüppels und der Schlange als „Phallussymbol" als auch die Jungianische Interpretation als „archetypischen" Aufbruch der Patientin aus ihrem schlafenden Dasein und damit den Beginn eines Individuationsprozesses". Er sieht in der Schlange nichts weiter, als „ein Tierwesen, das instinkthaft, unberechenbar beweglich, erd- oder wassergebunden ist und für den Menschen animalische Kreatürlichkeit bedeutet."[70] Bei der Auslegung bzw. therapeutischen Anwendung des Traumes wird deutlich zwischen dem Traum an sich und möglichen vom Träumer nachträglich zugefügten „Einfällen und Assoziationen" unterschieden. Im Gegensatz zu Boss erachtet Condrau diese Assoziationen für die *therapeutische Anwendung* als sehr wichtig und räumt ein, daß es im vorliegenden Fall durchaus denkbar sei, daß aufgrund der geträumten Begegnung mit der Schlange, der damit verbundenen Angst- und Ekelreaktion auch die Sexualität ambivalent erfahren wird, und daß dies schließlich mit einer Entwicklungsstufe zusammenhängt, welche die Individuation einleitet. Und gleichsam Freud auf den Kopf stellend fährt er fort: „Das Fazit dieser Überlegung ist also, daß dem geträumten Inhalt, also dem manifesten

---

[67] Freud, Sigmund: Aus der Geschichte einer infantilen Neurose, Frankfurt a. M. 1940, S. 100.

[68] Hicklin, Alois: Begegnung und Beziehung, Bern 1982, S. 146f.

[69] Hicklin, Alois: Begegnung und Beziehung, Bern 1982, S. 150.

[70] Ebd. S. 312.

Traum, und dessen Auslegung Priorität einzuräumen ist."[71] Allgemein wird aber zwischen der *phänomenologischen Auslegung* des Traumes einerseits und der unter Einbezug von lebensgeschichtlichen sowie anderen aktuellen Verweisungszusammenhängen (Assoziationen, Erinnerungen, Erlebnisse etc.*) therapeutischen Deutungsarbeit* andererseits klar unterschieden. Eine ausführliche Darstellung und Auseinandersetzung der phänomenologischen Traumauslegung überschreitet aber den Rahmen dieses Artikels.[72]

4.3.3 Die Klärung der Lebensgeschichte

Geschichte - und dies ist vermutlich allen Therapeuten, insbesondere denen, die mit schwer traumatisierten Patienten arbeiten, evident - bedeutet nicht Vergangenheit sondern *Herkunft.* Das Da-sein ist also jeweils schon und gleichzeitig in den drei Ekstasen Vergangenheit, Gegenwart und Zukunft. *Heidegger* spricht von „*Geschick*". Die Lebensgeschichte bedeutet somit einen „Ereignis- und Wirkungszusammenhang, der sich durch Vergangenheit, Gegenwart und Zukunft hindurch zieht, ohne daß der Vergangenheit ein besonderer Vorrang zukommt."[73] „Wenn die Daseinsanalyse", so Condrau, „ihr besonderes Augenmerk dem *Hier und Jetzt* des Patienten widmet, so ist damit bereits die Erkundung der Biographie eingeschlossen. Daseinsanalytisch nämlich wird die Vergangenheit eines Menschen nicht als etwas „Vergangenes" im Sinne eines Abgefallenen und Erledigten verstanden, sondern als „Gewesenheit", die als solche, wie das Wort sagt, stetsfort in die Gegenwart hinein anwest und in ihr mitspricht. Deshalb ermöglicht erst eine wissentliche Aneignung auch der Gewesenheit eines Menschen sein Ganz- und Gesundsein."[74] Die therapeutische Auseinandersetzung mit der Lebensgeschichte, die mit viel Geschick, Zurückhaltung und Fingerspitzengefühl stattfinden muß, dient somit also einerseits, den Werdegang einer neurotischen Fehlhaltung zu ergründen, andererseits dazu, um „unbearbeitete" Restanzen von traumatisierenden Beziehungsaspekten (Gewalttätigkeiten, zermürbende familiäre Atmosphäre, sexuelle Übergriffe usw.) zur Sprache zu bringen. Hicklin wiederum betont, daß der Umgang mit der Lebensgeschichte jeweils sehr individuell und abhängig vom jeweiligen Patienten sein sollte. So könne beispielsweise eine zu starke Fokussierung der Lebensgeschichte eine „Ich-als-Opfer-Haltung" oder Haltung des „Für-alles-selbst-verantwortlich-Seins" zementieren und den Patienten in erdrückenden Schuldgefühlen zurücklassen.[75] Das Ziel oder den Sinn der Auseinandersetzung mit der Biographie ist letztlich eine „*Versöhnung mit der Vergangenheit*, ohne die ein Sich-Öffnen für die Gegenwart und Zukunft nicht möglich ist". Damit verweist Condrau auch den üblich gewordenen Vorwurf, die Daseinsanalyse kümmere sich nicht um lebensgeschichtliche Vorgänge, in den Bereich ignoranter Vorurteile.

[71] Ebd. S. 313.

[72] Eine ausführliche Darstellung des daseinsanalytischen Traumverständnisses und deren Auslegung findet sich bei: Boss, Medard: Es träumte mir vergangene Nacht.., Bern 1975.

[73] Ebd. S. 324.

[74] Ebd. S. 323.

[75] Hicklin, Alois: Die Bedeutung der Lebensgeschichte in der daseinsanalytischen Psychotherapie, Daseinsanalyse 4/1/87, S. 4f.

Die Therapie sollte in einer „gelösten, gelassenen und freien Atmosphäre“ stattfinden können, was nur dann möglich ist, wenn sich der Therapeut selbst einer Analyse (Lehranalyse) unterzogen hat und damit dem Patienten „in seinem Freisein- Können voraus ist.“[76] In seinem Buch *„Sigmund Freud und Martin Heidegger“* widmet Condrau deshalb diesem Thema ein ausführliches Kapitel, wobei er insbesondere auch spezifische Probleme der Lehranalyse intra muros, d.h. innerhalb eines Ausbildungsinstitutes, behandelt.[77]

5. Schwächen und Einseitigkeiten

5.1 Absolutheitsanspruch und das Problem der Begrifflichkeit

Bereits sehr früh sah sich die Daseinsanalyse heftiger Kritik wegen ihrer philosophischen, d.h. „unverständlichen“ Begrifflichkeit und ihres Absolutheitsanspruches ausgesetzt. Sowohl von seiten anderer psychotherapeutischer Schulen als auch von Ärzten wurde immer wieder die schwierige und unverständliche Terminologie der Daseinanalyse kritisiert sowie der Wunsch geäußert, die einzelnen Termini doch in „einfachere“, weil vertrautere, psychoanalytische Begriffe zu „übersetzen“. Auch innerhalb der Daseinsanalyse wurden darüber mehrfache Diskussionen geführt.[78] Gerade in der Psychotherapie kommt dem gesprochenen Wort eine große Bedeutung zu, basierte sie doch primär auf Sprache. Die Art und Weise des Sprechens bestimmt aber auch sehr wesentlich den Inhalt des Gesprochenen, weshalb es nicht völlig irrelevant ist, welche Wörter oder Bezeichnungen jemand verwendet. Die Daseinsanalyse beruft sich in ihren anthropologischen Grundannahmen ausschließlich auf die Philosophie Heideggers, was sich dementsprechend auch in der Begrifflichkeit widerspiegelt. Obgleich die Terminologie Heideggers ungewohnt erscheint, bemüht sich sowohl Heidegger als auch die Daseinsanalyse um eine klare und einfache Begrifflichkeit. Für die Verständlichkeit einer Begrifflichkeit ist aber weniger die Geläufigkeit als ihre Sachhaltigkeit entscheidend. So werden heute beispielsweise viele psychoanalytische Termini, die mittlerweile auch Verwendung in der Alltagssprache gefunden haben (z.B. „Verdrängung“) z. T. völlig falsch und mißverständlich verwendet und über die Bedeutung einzelner Begriffe wurden zwischenzeitlich mehrere Bücher gefüllt. Die Daseinsanalyse hat sich deshalb geweigert ihre Begrifflichkeit der Psychoanalyse völlig anzupassen, insbesondere dort, wo es nicht sachgemäß wäre. Verschiedene anderer Begriffe wurden – ebenso wie viele technische Regeln für die Praxis der Psychotherapie – übernommen bzw. neu präzisiert und ergänzt. In seinem Buch *„Daseinsanalyse - Philosophische und anthropologische Grundlagen“* (1998) hat sich Condrau intensiv mit der Freudschen Begrifflichkeit auseinandergesetzt. Insbesondere Begriffe wie „Das Unbewußte“, „Übertragung“, „Fehlleistungen“, „Verdrängung“, „Projektion“, „Trieb“, um nur einige zu nennen, unterzieht er einer ausführlichen und spannenden Analyse und versucht gleichzeitig, diese daseinsanalytisch

[76] Ebd. S. 324.

[77] Ebd. 327ff.

[78] Vgl. dazu: Condrau, Gion: Daseinsanalyse, Dettelbach 1998, S. 183f.

zu verstehen und interpretieren. Die spezifische Terminologie der Daseinsanalyse begründet sich also – dort wo überhaupt eigene Termini verwendet werden – jeweils aus der Sachhaltigkeit und nicht aus dem Bedürfnis nach einer eigenen Begrifflichkeit per se. Eine einfache Übersetzung der Terminologie Heideggers in psychologische bzw. anthropologische Begriffe war auch nie das Ziel der Daseinsanalyse und von Heidegger auch jeweils scharf kritisiert worden.

Sowohl aufgrund der z. T. radikalen Kritik an der Psychoanalyse als auch an dem ausschließlich naturwissenschaftlich begründeten Denken der Medizin, hat sich die Daseinsanalyse rasch dem Vorwurf eines „Absolutheitsanspruches" ausgesetzt gesehen. Ein vielfach kritisierter Punkt ist das daseinanalytische Krankheitskonzept als Privation oder Einschränkung der Freiheit, welches in seinem Anspruch nach ständiger Wahrhaftigkeit und Offenheit („Eigentlichkeit") einerseits völlig idealistisch sei, andererseits Allgemeingültigkeit beanspruche, wenn z.B. kulturelle Unterschiede zwischen Menschen einfach ignoriert würden.[79] Bezüglich des daseinsanalytischen Krankheitsverständnisses ist es enorm wichtig darauf hinzuweisen, daß es ich dabei bei um kein normatives Konzept handelt i. S. von zu wenig oder zu viel Offenheit bzw. Freiheit. Diese ist jeweils individuell und eben auch von verschiedenen Umständen abhängig. Offenheit ist im daseinsanalytischen Verständnis ein anthropologisches Grundphänomen. Das Ziel einer daseinsanalytischen Psychotherapie ist die jeweilige Offenheit und die jeweils individuellen Verhaltensmöglichkeiten zu fördern.[80] Es geht nicht allein um ein Frei-sein-von, sondern eben um ein *Frei-sein-für* das Begegnende. Es handelt sich mithin eigentlich um ein sehr pragmatisches Konzept. Das daseinsanalytische Krankheitskonzept ist sehr breit und damit vielleicht auch etwas unspezifisch, läßt andererseits aber ein großes Ausmaß an Individualität zu, was eine Stärke der Daseinsanalyse sein dürfte.

5.2 Die „Wissenschaftsfeindlichkeit" der Daseinsanalyse

Wie bereits erwähnt, ist die Daseinsanalyse ja entscheidend in der Auseinandersetzung mit der naturwissenschaftlichen Medizin entstanden. Die Kritik war z. T. so heftig, daß selbst eine empirische Erforschung von Psychotherapie abgelehnt bzw. stark bezweifelt wurde.

Mit Recht wurde und wird ein einseitiges naturwissenschaftlich-technisches Verständnis in der Medizin kritisiert, dort wo sie Gefahr läuft, in einen einseitigen und reduktionistischen Materialismus zu münden.[81] Typische Beispiele sind die Identifizierung der Psyche mit dem Gehirn, welches wiederum einem komplizierten Computer gleichgesetzt wird. „Demnach ist das, was der Mensch denkt, ganz in seinem Kopf. Aber auch das, was er unmittelbar wahrzunehmen glaubt, ist nur eine durch die Sinneseindrücke angeregte

[79] Gebert, Sigbert: Der Absolutheitsanspruch der Daseinsanalyse, Daseinsanalyse 11/4/94, S. 242 bzw. 249.

[80] Wucherer-Huldenfeld spricht in diesem Zusammenhang von „Befreiung". Wucherer-Huldenfeld, Augustinus Karl: Freiheit und Befreiung in der Daseinsanalyse, Daseinsanalyse, 15/1999, S. 211-223.

[81] Vgl. dazu: Reck, Hansjörg: Notwendiges Zusammentreffen eines besinnlichen Denkens mit einem rechnenden Denken am Beispiel der gemeinsamen Behandlung psychosomatisch Kranker in einer Kinderklinik, Daseinsanalyse 15/1999, S. 175-188.

Konstruktion des Gehirnapparats, und niemand weiß mehr, ob das, was die Sinne uns vermitteln, ein bloßer Schein ist, der die Erkenntnis der wahren Wirklichkeit verstellt oder gar verunmöglicht."[82] Die naturwissenschaftlich-technische Weltanschauung, so Padrutt, verlangt deshalb eine „doppelte Buchführung", wenn sie sich im Alltag so verhält, „als ob sie in einer farbigen Welt zu Hause wäre, während sie gleichzeitig Kenntnis hat von der ortlosen Wüste und dem fensterlosen Verlies."[83] Es geht hier natürlich nicht nur um eine rein erkenntnistheoretische Auseinandersetzung, welche an sich ja sehr begrüßenswert ist. Im Kontext der Medizin und Psychotherapie müssen wir jeweils bedenken, daß wir es mit Menschen zu tun haben. In dieser Situation kann eine „doppelte Buchführung" problematisch sein. Dann kann es eben doch sehr entscheidend sein, welches „Menschenbild" der jeweilige Arzt oder Therapeut hat.

Ein anderer kritischer Punkt ist die Frage nach der Wirksamkeitsforschung der Psychotherapie im Allgemeinen und der Daseinsanalyse im Besonderen. Zwar liegt eine große Anzahl an daseinsanalytischen Kasuistiken vor, der empirischen Erforschung der Wirksamkeit hat sich die Daseinsanalyse bisher aber zu wenig gewidmet, was angesichts des heutigen Trends in der Gesundheitspolitik sicher eher von Nachteil sein dürfte. Und nach Condrau dürfte einer empirischen Forschung aus daseinsanalytischer Sicht auch eigentlich nichts entgegenstehen.[84] Die entscheidende Herausforderung dürfte allerdings sein, angemessene Forschungsdesigns zu entwickeln, die den Behandlungsverlauf und die Bedingungen adäquat reflektieren (naturalistisches versus experimentelles Design).

Zusammenfassung: Das Menschenbild der Daseinsanalyse

Vor dem Hintergrund der phänomenologischen Hermeneutik Martin Heideggers als einer „Hermeneutik der Alltäglichkeit" in der Beziehung zum Anderen und ihrer Bedeutsamkeit wird das Menschenbild der Daseinsanalyse mit seinen behandlungspraktischen Konsequenzen dargestellt. Der Mensch als Dasein, als „In-der-Welt-sein", ist in seiner Grundverfassung „Offenheit für das Vernehmen von Bedeutsamkeit". Im Besorgen des Alltags (praxiV) wird der Begriff der „Sorge", als dem Strukturganzen des Daseins, fassbar, nicht zuletzt im Mit-sein mit anderen Menschen. Seelisches Leiden verlangt Therapie im Umgang mit „Privationen", Einschränkung der Freiheit, welches in einem Streben nach Wahrhaftigkeit und einem Offenwerden und in einem *Frei-sein-für* das Begegnende mündet.

Summary: The View of Man in Existential Analysis

On the ground of Martin Heidegger's phenomenological hermeneutics as „hermeneutic of ordinariness" in the relation to the other and its meaningfullness the view of man in existential analysis (Daseinsanalyse) is presented with consequences for the practice of therapy. The Human Being as „Being-in-the-world" is in its basic disposition an openness for the „perceiving of

[82] Padrutt, Hanspeter: Gedanken zu Geschichte und Zukunft der Daseinsanalyse unter besonderer Berücksichtigung der Zollikoner Seminare, in: Zwischen Philosophie, Medizin und Psychologie, Köln 2003, S. 75. In diesem Zusammenhang ist anzumerken, daß das Computermodell des menschlichen Geistes mittlerweile überholt ist („Bedeutungen stecken nun mal nicht im Kopf", Putnam, Hilary: The Meaning of Meaning, Frankfurt a. M. 1979, S. 227.).

[83] Padrutt, Hanspeter: Gedanken zu Geschichte und Zukunft der Daseinsanalyse unter besonderer Berücksichtigung der Zollikoner Seminare, in: Zwischen Philosophie, Medizin und Psychologie, Köln 2003. S. 76.

[84] Condrau, Gion: Daseinsanalyse, Dettelbach, 2. Auflage, 1998. S. 214.

meaningfullness". In handling every day's life (praxiV) the notion of concern as the structural totality of „Dasein" becomes comprehensible, particularly in the co-being with the other. Psychic suffering asks for therapy to handle privation, limitations of freedom, leading to a striving for truthfullness and an opening, a being-free-for encounters.

Keywords: Daseinsanalyse, Existential Analysis, Phenomenological Hermeneutics, View of Man, Practice of

Literatur

Binswanger, Ludwig: Ausgewählte Vorträge und Aufsätze, 1947.

Binswanger, Ludwig: Geleitwort; in Häfner, Psychopathen, Springer, Berlin, 1961. S. 1-7.

Boss, Medard: Grundriß der Medizin und der Psychologie, Huber Verlag, Bern 1975.

Boss, Medard: Es träumte mir vergangene Nacht.., Huber Verlag, Bern, 1975.

Boss, Medard: Von der Spannweite der Seele, Benteli Verlag, Bern, 1982.

Boss, Medard: Praxis der Psychosomatik, Benteli Verlag, Bern,1978.

Condrau, Gion: Einführung in die Psychotherapie, Fischer Taschenbuch, Frankfurt a. M., 1989.

Condrau, Gion: Angst und Schuld als Grundprobleme der Psychotherapie, Suhrkamp, Berlin, 1976.

Condrau, Gion: Sigmund Freud und Martin Heidegger, Verlag Hans Huber, Bern 1992.

Condrau, Gion: Daseinsanalyse, J.H. Röll Verlag, Dettelbach, 2. Auflage, 1998.

Condrau, Gion: Daseinsanalyse. In: Battegay et al. Handwörterbuch der Psychiatrie, Enke, Stuttgart 1992.

Condrau, Gion: Unsere Haut, Kreuz Verlag, Zürich, 1993.

Condrau, Gion: Leiben und Leben, Benteli Verlag, Bern, 1977.

Gamper, Valeria: Sprache als diagnostisches und therapeutisches Mittel aus Sicht der Daseinsanalyse, *Daseinsanalyse* 15/2/98. S. 210-226.

Gisler-Frank, Helga: Therapie einer narzißtischen Störung mit psychosomatischen Beschwerden, *Daseinsanalyse* 3/1986. S. 121-166.

Heidegger, Martin: Sein und Zeit, Niemeyer Verlag, Tübingen, 1927.

Heidegger, Martin: Metaphysische Anfangsgründe der Logik in Ausgang von Leibniz. GA Bd. 26.

Heidegger, Martin: Zollikoner Seminare, Frankfurt am Main, 1987.

Heidegger, Martin: Die Grundprobleme der Phänomenologie, 2. Auflage, Frankfurt am Main 1989.

Herrmann, Friedrich-Wilhelm von: Subjekt und Dasein, Frankfurt am Main,1985.

Herrmann, Friedrich-Wilhelm von: Medard Boss und die Zollikoner Seminare Martin Heideggers, *Daseinsanalyse* 20/2004, S. 8-19.

Helting, Holger: Einführung in die philosophischen Dimensionen der psychotherapeutischen Daseinsanalyse, Aachen, 1999.

Hicklin, Alois: Daseinsanalyse und Narzißmustheorie, Daseinsanalyse 1/1984. S. 81-131.

Hicklin, Alois: Begegnung und Beziehung, Benteli Verlag, Bern, 1982.

Hicklin, Alois: Das menschliche Gesicht der Angst, Kreuz Verlag, Zürich, 2. Auflage 1990.

Holzhey-Kunz, Alice: Leiden am Dasein, Passagen Verlag, Wien, 1994.

Holzhey-Kunz, Alice: Das Subjekt in der Kur, Passagen Verlag, Wien, 2002.

Jenewein, Josef: Phänomenologie der Alltäglichkeit. Alltag der Daseinsanalyse, Daseinsanalyse 20/2004. S. 227-237.

Jenewein, Josef: Über die Bedeutung der Individualität von Gefühlen, Daseinsanalyse 22/2006. In press.

Kernberg, Otto F.: Schwere Persönlichkeitsstörungen, 4. Aufl., Stuttgart, 1992.

Lang, Hermann: Das Gespräch als Therapie, Suhrkamp, Frankfurt am Main, 2000.

Padrutt, Hanspeter: Gedanken zu Geschichte und Zukunft der Daseinsanalyse unter besonderer Berücksichtigung der Zollikoner Seminare, in: Manfred, Riedl (Hrsg.): Zwischen Philosophie, Medizin und Psychologie, Böhlau Verlag, Köln, 2003. S. 71-90.

Passie, Torsten: Phänomenologisch - anthropologische Psychiatrie und Psychologie, Guido Pressler Verlag, 1995.

Putnam, Hilary: The Meaning of Meaning, Klostermann, Frankfurt a. M. 1979.

Reck, Hansjörg: Notwendiges Zusammentreffen eines besinnlichen Denkens mit einem rechnenden Denken

am Beispiel der gemeinsamen Behandlung psychosomatisch Kranker in einer Kinderklinik, Daseinsanalyse 15/1999. S. 175-188.
Schwöbel, Georg: Psychosomatische Medizin, Rascher Verlag, Zürich, 1960.
Thurnher, Rainer: Husserls Idee einer „wirklichen, echten Wissenschaftstheorie", in: Krise der Wissenschaften-Wissenschaft der Krisis? Vetter, Helmuth (Hrsg.), Peter Lang, Frankfurt am Main, 1998, S. 27-42.
Vetter, Helmuth: Phänomenologie und Hermeneutik als Grundlage der daseinsanalytischen Psychotherapie, Daseinsanalyse, 12/1995.
Weizsäcker, Viktor von: Ich und Umwelt in der Erkrankung, Deutsche Medizinische Wochenzeitschrift, 1933.
Wucherer-Huldenfeld, Augustinus Karl: Freiheit und Befreiung in der Daseinsanalyse, Daseinsanalyse, 15/1999.

Gerhard Stumm[1]

Menschenbilder in der Klientenzentrierten Psychotherapie (Gesprächspsychotherapie)

1. Einleitung

1.1. Begriffsklärungen

Bevor ich mich dem Menschenbild im Personzentrierten Ansatz zuwende, ist es wohl zweckmäßig, einige Begriffsklärungen vorzunehmen: Während der US-amerikanische Psychologe *Carl Rogers* (1902–1987) den von ihm in den 1940er Jahren begründeten „non-direktiven" Ansatz als *„Client-centered therapy"* (1951) einführte, hat sich in Deutschland die Bezeichnung *„Gesprächspsychotherapie"* als Bezeichnung für das „heilkundliche Verfahren" im Rahmen des Personzentrierten Ansatzes und als Synonym für *Klientenzentrierte Psychotherapie* durchgesetzt. Dieses berufspolitisch motivierte Spezifikum geht auf *Reinhard Tausch*, den Pionier der Klientenzentrierten Psychotherapie in Deutschland in den 1960er Jahren, zurück (vgl. *Eckert*, 2003; *Kriz & Slunecko*, 2007, S. 7). Unabhängig davon werden in anderen Ländern (darunter Österreich und Schweiz) überwiegend die Begriffe „Klientenzentrierte Psychotherapie" oder *„Person(en)zentrierte Psychotherapie"* für den psychotherapeutischen Ansatz von *Rogers* verwendet. Obwohl *Rogers* (1987) selbst keinen nennenswerten Unterschied zwischen „personzentriert" und „klientenzentriert" machte, zeichnet sich aus heutiger Sicht eine Differenzierung im Rahmen der Psychotherapie insofern ab, als unter „client-centered" die klassische Ausrichtung verstanden wird, während Weiterentwicklungen, die das dialogische Element besonders hervor heben, eher mit dem Label „person-centered" verbunden sind (vgl. *Sanders*, 2004) (siehe auch „Zur Vielfalt des Personzentrierten Ansatzes in der Psychotherapie" weiter unten).

Eine weitere Klarstellung betrifft den später geprägten Terminus *„Personzentrierter Ansatz"* (PZA) („Person-centered approach"). Dieser sollte die ausgedehnte Anwendung der in der Klientenzentrierten Psychotherapie und klinischen Beratung elaborierten Prinzipien (inkl. der extrapolierten anthropologischen Grundannahmen) auch auf außertherapeutische Bereiche, z. B. Bildungsarbeit (*Rogers*, 1983/1984), Erziehung, Encountergruppen (*Rogers*, 1970/1974) oder Friedensarbeit, verdeutlichen. Die Personzentrierte Psychotherapie ist demnach nur ein Anwendungsbereich des *Personzentrierten Ansatzes*, der einen Dachbegriff für Umsetzungen einer Welt- und Lebensanschauung umschreibt, mit daraus abgeleiteten allgemeinen Prinzipien einer personzentrierten Begegnung mit der Welt, die beispielsweise als „therapeutische Beziehung" im Rahmen von Psychotherapie spezifiziert wird. Diese Grundhaltung lässt sich auch als „a way of being with persons" (*Rogers*, 1980a/1991, S. 187) oder als eine Seinsweise in Lebenssituationen (vgl. *Wood*, 1996) übersetzen.

[1] Mein Dank gilt Wolfgang Keil, Jürgen Kriz, Nora Nemeskeri und Hermann Spielhofer für ihre wertvollen Hinweise und Rückmeldungen. Hilarion Petzold danke ich für seine editorische Herausforderung.

1.2. Zur Vielfalt des Personzentrierten Ansatzes in der Psychotherapie

Die Personzentrierte Psychotherapie, wie ich sie in der Folge bezeichnen werde, ist kein monolithischer Block, sondern hat im Laufe ihrer Geschichte einerseits bereits bei *Rogers* selbst und seinen Mitarbeitern eine Entwicklung erfahren und besteht andererseits aus mehreren aktuellen Strömungen des Personzentrierten Ansatzes in der Psychotherapie. Um dieser Vielfalt Rechnung zu tragen, wurde für den Namen der Zeitschrift des „Weltverbandes für Personzentrierte und Experienzielle Psychotherapie und Beratung“ denn auch mit „Person-Centered & Experiential Psychotherapies“ eine plurale Form gewählt. Zu dieser Vielfalt zählen in aller Kürze (vgl. dazu *Keil & Stumm,* 2002; *Sanders*, 2004; *Kriz* & *Slunecko*, 2007; *Stumm*, 2008):

1.) Die klassische Klientenzentrierte Psychotherapie
2. Die Personzentrierte Psychotherapie als dialogischer bzw. interpersonaler Ansatz (vgl. *Mearns* & *Cooper*, 2005)
3.) Eine klinisch orientierte, störungsspezifische Ausrichtung in erster Linie in Kontinentaleuropa (z. B. *Swildens, Finke* und *Teusch, Speierer*)
4.) Der experienzielle Zweig (Focusing-orientierte Psychotherapie nach *Eugene Gendlin* und Emotion-Focused Therapy nach *Leslie Greenberg*)
5.) Integrative Ansätze (z. B. *Germain Lietaer, Margaret Warner*).

Ohne näher darauf einzugehen, sei angemerkt, dass die Diskussion zum Verhältnis von personzentrierter und experienzieller Therapie noch nicht abgeschlossen ist. So ist es Gegenstand einer andauernden Debatte, ob nicht besser von einem personzentriert-experienziellen Paradigma auszugehen ist (*Lietaer*, 2008), inwieweit z.B. *Gendlins* Focusing-orientierte Psychotherapie ein integraler Bestandteil des Personzentrierten Ansatzes ist (*Keil*, 2001) oder ob hier eine klare Trennung vorzunehmen ist (*Brodley*, 1990; 2006).

Die oben genannten sowie weitere Ausdifferenzierungen wie z. B. Pre-Therapy (nach *Garry Prouty*) und Person-Centered Expressive Arts *Therapy* (Natalie *Rogers*) haben jedenfalls eine große Bandbreite innerhalb des Personzentrierten Ansatzes in der Psychotherapie entstehen lassen (vgl. auch *Cooper, O'Hara, Schmid* & *Wyatt*, 2007).

1.3. Vorbemerkungen zum personzentrierten Menschenbild

Im Lichte der skizzierten Vielfalt innerhalb der Personzentrierten Psychotherapie ist der vorliegende Beitrag so konzipiert, dass in erster Linie die anthropologischen Charakteristika und ihre Implikationen aus der Sicht der klassischen Richtung dargestellt sind, so wie sie von *Rogers* selbst bzw. wie sie von anderen Vertretern des Personzentrierten Ansatzes, die sich deutlich an *Rogers* anlehnen, dokumentiert ist. Auf *Gendlins* Sichtweise wird nur randständig in einem separaten Kapitel (Kap. 7) eingegangen.

Rogers hat seine anthropologischen Positionen nicht a priori bezogen, sondern sie ausgehend von seinen persönlichen Erfahrungen, nicht zuletzt im Rahmen seiner professionellen Arbeit, entwickelt (vgl. dazu Kap. 4). In einer Fußnote stellt er (1959a/1987, S. 47) dazu

klar, dass seine Überlegungen „der ständigen Arbeit mit Therapieklienten entwachsen sind. Dies war keine Vermutung oder Vorannahme, mit der wir unsere therapeutischen Bemühungen begannen". Aus seinen praktischen Erfahrungen in Beratung und Psychotherapie hatte er zunächst einmal seine therapietheoretischen Leitlinien entworfen, die dann in seine Ansichten von der grundsätzlichen Natur des Menschen mündeten: „My views of man's most basic characteristics have been formed by my experiences in psychotherapy" (*Rogers*, 1957b; hier aus *Kirschenbaum & Henderson*, 1989a, p. 402).
Trotz des Umstandes, dass das Menschenbild des PZA – so betrachtet - erst ex post expliziert wurde, nimmt es im Rahmen des PZA eine fundamental wichtige Rolle ein. Der Personzentrierte Ansatz zeichnet sich durch sein großes Interesse an philosophischen Fragestellungen und Wertepositionen aus. In einer Reihe seiner Schriften war *Rogers*, der kein Philosoph war, daran gelegen, diese explizit zu machen, weil sie seiner Meinung nach von entscheidender Bedeutung für die therapeutische Praxis sind. Insbesondere das Bild vom Menschen hatte für ihn eine zentrale und grundlegende Relevanz: „One cannot engage in psychotherapy without giving operational evidence of an underlying value orientation and view of human nature" (*Rogers*, 1957b; hier aus *Kirschenbaum & Henderson*, 1989a, p. 402).

2. Grundzüge des personzentrierten Menschenbildes

Der Personzentrierte Ansatz geht von einer „inneren fundamentalen Wesensnatur" des Menschen, d.h. einer Essenz der menschlichen Natur aus – im Gegensatz zu Vertretern der Existenzphilosophie wie z. B. *Heidegger* und *Sartre,* die die „condition humaine" als vorrangig sehen. Ihnen zufolge geht die menschliche Existenz, mit ihren bestimmten Gegebenheiten, die z.B. Bewusstheit, Wahlfreiheit und existenzielle Angst, Begrenztheit, Mit-Sein mit sich bringen, der Essenz im Sinne zugrundeliegender Eigenschaften des Menschen voraus (*Sartre*, 1944/2000). Die Essenz menschlichen Seins liegt demnach in den Bedingungen der menschlichen Existenz, was u.a. *Paul Tillich* in seinem Dialog mit *Rogers* im Jahre 1965 (siehe *Kirschenbaum & Henderson*, 1989b, pp. 64-78; *Rogers* & *Schmid*, 1991, S. 257-273) dazu veranlasste, letztlich auch der existenzialistischen Position eine Sicht von der Natur des Menschen zuzuschreiben. Denn dann mache eben die Tatsache, dass der Mensch *ist* und existenzielle Grundgegebenheiten wie Freiheit vorfindet sowie dass es darauf ankommt, was der Mensch aus sich macht, das Wesen des Menschen aus.

Was aber sind die übergeordneten Charakteristika des personzentrierten Menschenbildes?

Lietaer (2008) hat im Zusammenhang mit der Identitätsdebatte um personzentrierte und experienzielle Ansätze aus einer integrativen Perspektive einige grundlegende Aspekte aufgelistet, die auch ausdrücklich das personzentrierte Menschenbild widerspiegeln. Demnach ist der immer ganzheitlich zu sehende Mensch grundsätzlich

- ein pro-aktives Wesen, mit einer Tendenz zur Aktualisierung,
- mit einem selbststeuernden Potenzial (gerade auch im psychotherapeutischen Prozess),

- selbstbestimmt und, innerhalb bestimmter Grenzen, ausgestattet mit einem freien Willen, daher auch selbstverantwortlich,
- nach sozialem Kontakt und Zugehörigkeit strebend („pro-sozial"),
- in seiner innersten Natur vertrauenswürdig und konstruktiv,
- damit aber auch in einem existenziellen Spannungsfeld von Autonomie und interpersonellen Beziehungen.

Die Fähigkeit zu Autonomie und Selbstbestimmung, unterlegt vom Primat der Aktualisierungstendenz, und die überragende Bedeutung einer spezifischen Qualität interpersonaler Beziehung, sind auch bei *Sanders* (2004, p. 155) Prinzipien, die das personzentrierte Menschenbild kennzeichnen.

In dem vorhin erwähnten Dialog mit *Tillich* zählt *Rogers* (in *Kirschenbaum & Henderson*, 1989b, p. 66) zwei Merkmalsstränge zur Natur des Menschen:

- "that he is incurably social" und "he has a deep need for relationships" sowie
- "because man is an organism he tends to be directional. He's moving in the direction of actualizing himself".

Mit diesen beiden Hinweisen ist einerseits die sich aktualisierende, andererseits die auf Beziehung angewiesene Person heraus gehoben, somit ein dialektisch miteinander verschränkter *individueller* und *relationaler* Aspekt (vgl. *Schmid*, 2007a; 2007b, S. 36).

Drei Merkmale (Fähigkeit zu Gewahrsein, Fähigkeit und Tendenz zu Kongruenz sowie die Abhängigkeit der Aktualisierung dieser Fähigkeiten und Tendenz von einer bestimmten zwischenmenschlichen Beziehung) sind von *Rogers* selbst aus seiner Therapietheorie abgeleitete Schlussfolgerungen, die sich auf die Natur des Menschen beziehen (1959a/1987, S. 47).

Ich werde in der Folge auf einzelne zum Teil eng miteinander verwobene Aspekte, die aus didaktischen Gründen kategoriell voneinander abgehoben wurden, näher eingehen. Das zentrale Konzept der Aktualisierungstendenz, das einer Reihe der nachfolgend angeführten Charakteristika zugrunde liegt, wird in einem späteren Kap. (3. 1.) noch gesondert betrachtet.

Der sich aktualisierende Mensch

„Ich bin, also aktualisiere ich mich". In einem generellen Sinn tendiert der Mensch als sich aktualisierender Organismus dazu, seine Potenziale, wie sie nachfolgend noch angeführt werden, diese auch durch Setzung von Prioritäten realisierend, auszuschöpfen (siehe auch *Bohart*, 2007). Menschen sind auf Entfaltung, Erweiterung und Steigerung von Effektivität ausgerichtet. In seinem gesamten Werk spricht *Rogers* fundamentale Tendenzen an, deren Richtung er u. a. mit „development, differentiation, independence, self-responsibility, cooperation, maturation" (1957b; hier aus *Kirschenbaum & Henderson*, 1989a, p. 404) bzw. mit Selbstregulierung sowie konstruktiv, wertsteigernd und sozial (1963; 1977/1978) angibt. Übergeordnet meint *Rogers* (1959a/1987), dass diese Tendenz auf den Fortbestand und die Entfaltung von sich selbst und seiner Art hinaus laufe.

Dabei darf nicht übersehen werden, dass Aktualisierung neben „entfaltenden“ auch „erhaltende“ Funktionen einschließt. *Brodley* (1999, p. 112) macht darauf aufmerksam, dass die Tendenz zur entfaltenden Aktualisierung immer auf innere Voraussetzungen wie mehr oder weniger günstige genetische Dispositionen und äußere Bedingungen wie mehr oder weniger günstige materielle und soziale Umstände trifft. „The AT (actualizing tendency; Anm. GS) is *a tendency; it is not a guarantee* of full health or full realization or good behavior“ (*Brodley*, 1999, p. 113; kursiv im Original). Im oft spannungsgeladenen „Zusammenspiel“ der genannten Faktoren wird sie sozusagen „moderiert“ und durch kulturelle Einflüsse in ihrer konkreten Gestaltausformung geprägt. Abwehrprozesse bei der Verarbeitung von Erfahrungen (siehe Kap. 5) stellen hier auch eine menschliche „Fähigkeit“ dar. So betrachtet kann die fundamentale Tendenz durch beeinträchtigende Bedingungen an ihrer optimalen Entfaltung gehindert werden, aus dem „vollen Leben“ kann ein „karges Überleben“ werden. Da sie in ihrer grundlegenden Wirksamkeit aber ungehemmt ist, manifestiere sich die Tendenz zur Aktualisierung für den Fall, dass Abwehrprozesse beteiligt sind, in verzerrter Weise bzw. in einer unvollständigen oder unrunden Gestalt: „Ich bin, also aktualisiere ich mich, so gut ich es unter den gegebenen Bedingungen kann!“

Der Mensch als erlebendes Wesen

Wie noch aus den Ausführungen zur Persönlichkeitstheorie in Kap. 5 deutlich wird, stellt *Rogers* den Menschen als Organismus, der Erfahrungen (im Sinne von Erleben von äußeren und inneren Reizen) verarbeitet, ins Zentrum seines Ansatzes. Das subjektive Erleben ist ein fundamentaler Aspekt unserer Existenz und konstituiert jene „Wirklichkeit“, auf die der Organismus reagiert (vgl. *Cooper*, 2007). *Rogers* (1961/1973) hat die persönliche Erfahrung zur „obersten Autorität“ erhoben. Die grundsätzliche Fähigkeit, das eigene, subjektive Erleben als Informationen zu nützen, zeichnet den Menschen aus und ist die Basis für „organismisches Werten“ (siehe Fähigkeit zu Selbststeuerung und Streben nach Autonomie weiter unten). Sie steht in einem unmittelbaren Zusammenhang mit den nachfolgend genannten Fähigkeiten zu Gewahrsein und Kongruenz. Die personzentrierte Therapietheorie (Kap. 6) erklärt das subjektive Erleben zum „inneren Bezugsrahmen“, der als kontinuierlicher Kompass dienen kann. *Gendlins* „Experiencing-Theorie“ (siehe Kap. 7) erkennt im vertieften Erleben den entscheidenden Ausgangspunkt für Persönlichkeitsveränderung und stimmige Orientierung in der Welt.

Fähigkeit zu Gewahrsein

Zur grundlegenden menschlichen Ausstattung zählt *Rogers* (1959a/1987, S. 47) die Fähigkeit, eigener Inkongruenzen zwischen dem Selbstkonzept und dem Erleben gewahr zu werden (siehe dazu auch Kap. 5). Damit werden zwar unterschwellige organismische Prozesse postuliert, die, obgleich bewusstseinsfähig, nicht dem bewussten Erleben zugänglich sein müssen, doch wird nicht von einem Unbewussten im Sinne eines Konstrukts ausgegangen, wie das in tiefenpsychologischen Ansätzen i.e.S. der Fall ist. *Rogers* legt seine Persönlichkeitstheorie mit der Betonung von Abwehrprozessen durchaus psychodynamisch an, der Mensch ist aber – trotz der Abwendung von unangenehmen bzw. bedrohlichen Erfahrungen - grundsätzlich in der Lage, vor dem Bewusstsein abgewehrtes (verleugnetes bzw. verzerrtes) Erleben wahrzunehmen, eine Art Vorstufe dafür, es dann in das Selbstkonzept zu integrieren und somit seine Kongruenz zu vermehren. Im PZA ist daher eher von einem „Unbewusst-Sein“ auszugehen, von einer beschränkten Erfahrungsoffenheit, die in vielen Fällen auf eine Strukturgebundenheit sensu *Gendlin*, also auf ein mangelndes Im-Prozess-Sein zurück geführt werden kann. In dieser Hinsicht steht *Rogers*' Entwurf in deutlichem Kontrast zu einem topischen, wie dem „Eisbergmodell“ der Psyche nach *Freud*, zu einem archaischen Unbewussten oder kollektiven Unbewussten wie bei *Jung*. Wie das aber bei Gründerpersönlichkeiten, deren Schrifttum mehrere Bände umfasst, häufig anzutreffen ist, so lassen sich beim späteren *Rogers* auch davon abweichende Aussagen finden (1979/1981a, S. 78): „Die Fähigkeit zum Gewahrsein und zur Symbolisierung kann man sich als die winzige Spitze einer riesigen Pyramide nichtbewußter organismischer Existenz vorstellen“. *Rogers* versteht diese Phänomene aber weiterhin prozessual und verzichtet weitgehend auf Konstrukte zur Beschreibung psychischer Strukturen.

Fähigkeit und Tendenz zu Kongruenz

Nach *Rogers* hat der Mensch sowohl die grundsätzliche Fähigkeit als auch eine Tendenz, abgewehrte Erfahrungen aufzuspüren, diese in das bewusste Erleben zu integrieren und somit das eigene Selbstkonzept zu reorganisieren. Es ist demnach der menschlichen Natur inhärent, in Richtung Kongruenz zu tendieren, sodass sich das eigene Selbstkonzept (wieder) in Einklang mit den Erfahrungen befindet, welche das Individuum macht. Mit anderen Worten: Das Individuum strebt bestmöglich nach Authentizität, gemäß seinem Umweltbezug, einschließlich seiner interpersonellen Angewiesenheit.

Fähigkeit zu Eigensteuerung und Streben nach Autonomie

Dass Individuen die Fähigkeit zur Wahrnehmung von Inkongruenzen und zur Reorganisation des Selbstkonzepts haben, versetzt sie in die Lage, sich auf ein inneres, organismisches Bewertungssystem, auf einen „organismischen Bewertungsprozess“ (*Rogers*, 1959a/1987, S. 37) zu beziehen, der sich an der bestmöglichen Erhaltung bzw. Förderung des Organismus orientiert. Damit wird externe Steuerung verzichtbar. Die Fähigkeit zur organismischen Bewertung bedeutet per se die Fähigkeit, sich auf einen inneren Kompass verlassen zu können, der den besten Wegweiser für die Orientierung im Leben darstellt. Die Fähigkeit zur Selbstbestimmung und die Tendenz, diese Fähigkeit zu aktualisieren, gehen Hand in Hand. Das Menschenbild, das *Rogers* gezeichnet hat, ist demnach nicht nur dadurch charakterisiert, dass Menschen unter Beachtung ihrer eigenen Erfahrungen zur Selbstorganisation fähig sind, sondern dass sie auf der Grundlage ihrer eigenen Erfahrung in eine bestimmte Richtung tendieren. Anders ausgedrückt: Es geht nicht nur darum, dass Individuen eine grundsätzliche Fähigkeit haben, autonom zu sein, sondern dass der Organismus einen Wert darauf legt, somit die organismische Fundierung eine darauf gerichtete Qualität impliziert. In diesen Zusammenhang fallen auch die dem Menschen zuerkannten elementaren Attribute von Wahlfreiheit (*Rogers*, 1961/1973) und Selbstverantwortung bzw. daraus resultierend Non-Konformismus, Zivilcourage und humanitäres Engagement.

Pro-aktives Wesen

Charakteristisch für den Menschen ist seine grundsätzliche Tendenz zu Entwicklung und Entfaltung. Unter günstigen, nicht-bedrohlichen Bedingungen überwiegen „Wachstumsbedürfnisse" (im Sinne von Maslow) wie die „Suche nach freudvoller Spannung" (*Rogers*, 1959a/1987, S. 22). Zwar werden „Defizitbedürfnisse" (wie Bedürfnisse nach Reduzierung von Spannung), homöostatische Prozesse und reaktive Fähigkeiten anerkannt, doch werden darüber hinaus heterostatische Tendenzen und Pro-Aktivität als für den Menschen typisch unterstellt. Der Mensch zeichne sich durch Neugierverhalten aus, wie es im aktiven Aufsuchen von unbekannten Situationen und neuartigen Erfahrungen zum Ausdruck kommt. Spannungsreduktion hingegen ist eine sekundäre und korrigierende Reaktion (*Brodley*, 1999). Eine Tendenz zu permanenter Homöostase wird – *Angyal* und *Goldstein* folgend – aus der Perspektive einer organismischen Auffassung als pathologisch eingestuft (vgl. *Tudor* & *Worrall*, 2006).

Der vertrauenswürdige und konstruktive innerste Kern des Menschen

In seinem nie auf Deutsch veröffentlichten Artikel „A note on ‚the nature of man'" (1957b) hat *Rogers* ein Substrat seines Menschenbildes und einige charakteristische Grundzüge desselben dargestellt. Darin grenzt er sich einerseits davon ab, in einen Topf mit *Rousseau* geworfen zu werden, der den Menschen von Beginn an als perfektes Wesen ansieht. Andererseits sieht er einen deutlichen Kontrast zwischen *Freuds* Auffassungen und seinen eigenen. Während er *Freud* in einer Calvinistischen Tradition sieht, die das Böse im Menschen betont, bezieht er dagegen Stellung, den Menschen in seiner Eigenart als grundsätzlich feindselig, anti-sozial und destruktiv einzustufen. Vielmehr sei er aus seinen psychotherapeutischen Erfahrungen zur Schlussfolgerung gelangt, den Menschen in seiner innewohnenden tiefsten Natur als „positive, forward-moving, constructive, realistic, trust-worthy" (hier aus *Kirschenbaum & Henderson*, 1989a, p. 403) zu sehen. Um Missverständnissen vorzubeugen, sei hier darauf verwiesen, dass er damit in keiner Weise verleugnen wollte, zu welchen Grausamkeiten Menschen fähig sind (z.B. *Rogers*, 1961/1973).

Es wäre aber zu kurz gegriffen, *Rogers* die Aussage zu unterstellen, dass der Mensch gut ist. *Rogers*' Sicht ist auch in dieser Hinsicht komplexer, als es auf den ersten Blick scheint. Präziser ist es, ihn dahingehend auszulegen, dass der Mensch in seinem Kern derartige Tendenzen aufweise, dass ihre Aktualisierung aber nicht zwangsläufig geschieht.

Destruktives Verhalten kann als Ergebnis von Einschränkungen unterschiedlicher Art verstanden werden (*Brodley*, 1999). Die Behauptung, dass der Mensch fundamental konstruktiv und pro-sozial sei, ist aus dieser Sicht mit den zahllosen, unleugbaren Beispielen von destruktivem menschlichen Verhalten zu vereinbaren (siehe auch Kap. 3. 1.).

Basale Angewiesenheit auf zwischenmenschliche Beziehung

Im selben Jahr, in dem *Rogers* den oben erwähnten Beitrag über die Natur des Menschen pub-liziert und in dem er den öffentlichen Dialog mit *Martin Buber* geführt hat (vgl. *Anderson & Cissna,* 1997), hat er auch seinen wohl bekanntesten Artikel „The necessary and sufficient conditions for therapeutic personality change" (1957a) veröffentlicht, in dem er sechs Bedingungen, darunter die drei berühmten therapeutischen Grundhaltungen, für erfolgreiche Psychotherapie konzeptualisiert hat. Diese drei Kernbedingungen (*Echtheit,* nicht an Bedingungen gebundene *positive Beachtung* und *empathisches Verstehen*) kor-respondieren mit dem Umstand, dass *Rogers* immer wieder geltend gemacht hat, dass für die Aktualisierung menschlicher Potenziale u.a. eben bestimmte Beziehungsbedingungen gewährleistet sein müssen (siehe auch Kap. 6).

Die Weiterentwicklung in Richtung einer dialogischen, relationalen Psychotherapie relativiert freilich diese Grundhaltungen, die das Beziehungsangebot des Psychotherapeuten umschreiben. Demnach sei der Mensch als ein in Gemeinschaft eingeborener in seiner Beziehungsangewiesenheit fundamentaler zu beantworten als nur mit einem definierten Beziehungsangebot. *Mearns & Cooper* (2005) propagieren denn auch das über einzelne Beziehungsbedingungen hinaus reichende Konzept von „relational depth", einer auf Wechselseitigkeit beruhenden Beziehungstiefe.

Im Hinblick auf interpersonelle Bedürfnisse hat *Rogers* das angeborene *Bedürfnis nach unbedingter (nicht an Bedingungen gebundene) positiver Beachtung* durch wichtige Andere konzeptualisiert (siehe Kap. 5). Wenn diese nicht möglich ist, dann sind Menschen bereit, Bedingungen zu erfüllen, damit sie zumindest bedingte positive Beachtung erleben können. Das menschliche Bedürfnis nach Beachtung und Zuwendung ist sogar so unauslöschlich, dass negative Beachtung der Nicht-Beachtung vorgezogen wird. Es erscheint mir nicht sicher, ob *Rogers* diese Auffassung geteilt hätte, aber Phänomene wie Masochismus und die Aufrechterhaltung von selbstschädigenden Beziehungen deuten auf das fundamentale Streben nach Beachtung, Zugehörigkeit und interpersonaler Verschränkung.

Der lebenslang in Entwicklung befindliche Mensch

Da die Aktualisierungstendenz als ständig im Organismus wirksam konzipiert ist, ist ihre Funktion an den Zustand des Organismus gebunden. Daher bringt - auch wenn sie sich angesichts von Verhinderungen der vollen Aktualisierung von Potenzialen in bizarren Erscheinungsformen bemerkbar macht bzw. auch wenn angesichts ungünstiger Bedingungen die erhaltenden Aspekte überwiegen - erst der Tod des Organismus den Stillstand ihrer Funktionen (*Rogers*, 1977/1978). Hier lassen sich Bezüge zum *„life span developmental approach"*, zu einer Entwicklungsperspektive über die gesamte Lebensspanne, erkennen, wie sie in der Integrativen Therapie von *Petzold* (u.a. 2003, S. 69f. sowie S. 515-605) betont werden. Auch steht dies in vollem Einklang mit *Rogers*' Haltung zum eigenen Alter, wenn der bald 80-Jährige (1980b/1981b) einen Buchbeitrag mit „Alt werden oder: älter werden und wachsen" betitelt.

3. Aktualisierende Tendenzen: anthropologische Prämissen als Entwicklungs- und motivationstheoretische Grundlagen

3.1. Aktualisierungstendenz

Das Konzept der Aktualisierungstendenz, auf das ich mich schon mehrfach bezogen habe, wird als „first principle" (*Brodley*, 1999, p. 108), „primary principle" (*Sanders*, 2004, p. 155) oder „the foundation block of person-centered therapy" (*Bozarth*, 1998, p. 6), also weithin als Kernstück bzw. als eine Säule des Personzentrierten Ansatzes betrachtet. Da es, wie ich schon vorweg genommen habe, auch eine Reihe von Aussagen zum personzentrierten Menschenbild beinhaltet bzw. da sich daraus Aussagen dazu ableiten lassen, werde ich das Konzept in mehrfacher Hinsicht noch etwas näher beleuchten: historisch, definitorisch-konzeptuell und mit den attribuierten Charakteristika.

Beeinflusst von *Angyal* (1941), *Goldstein* (1934/1939; 1940), *Maslow* und teilweise von *Rank* (vgl. *Pfeiffer*, 1990), greift *Rogers* mit der Konzeptualisierung der Aktualisierungstendenz, von ihm selbst als das einzige Axiom des Personzentrierten Ansatzes bezeichnet, eine organismische Sichtweise auf, die bereits früh in seinem Leben geprägt wurde (siehe dazu Kap. 3) und schon in seinem ersten (noch nicht explizit personzentrierten) Buch deutlich anklingt, wenn er die „Verlässlichkeit auf die eigene individuelle Tendenz, die dem Wachstum entgegen strebt" (*Rogers*, 1939, p. 200; zit. nach *Reisel*, 2001, S. 56f.), als wesentlichen Wert seiner therapeutischen Orientierung bezeichnet.

Von *Rogers* (1951/1972, S. 423) zunächst noch (in Übereinstimmung mit *Goldstein*) als Selbstaktualisierungstendenz bezeichnet, wurde dieser Begriff mit der Einführung des Selbst als Teil seiner Persönlichkeitstheorie (*Rogers*, 1951/1972, Kap. 11) terminologisch durch Aktualisierungstendenz ersetzt, um diese von der Selbstaktualisierungstendenz, also der Aktualisierung des Selbstkonzepts, abzuheben (siehe Kap. 5).

Im Kontext einer von manchen Autoren für den Personzentrierten Ansatz als ausschlaggebend angesehenen organismischen Theorie (z.B. *Tudor & Worrall*, 2006) wird mit der Aktualisierungstendenz eine Tendenz des Organismus selbst betont: die Aktualisierung des Organismus aus sich selbst heraus (im Gegensatz zu von außen bzw. von einer systemexternen Kraft gesteuert). In Einklang mit Erkenntnissen aus der Biologie und mit systemtheoretischen Überlegungen ist damit die Ausstattung zur Selbstorganisation beschrieben, die sich – und das sollte nicht übersehen werden - im Zusammenspiel mit inneren und äußeren Bedingungen manifestiert.

Rogers definiert die Aktualisierungstendenz als „die dem Organismus innewohnende Tendenz zur Entwicklung all seiner Möglichkeiten; und zwar so, dass sie der Erhaltung oder Förderung des Organismus dienen" (1959a/1987, S. 21). In diesem Sinne ist die Aktualisierungstendenz *selektiv*. Es werden nicht alle Möglichkeiten realisiert, sondern nur solche, die auf die Erhaltung oder Entfaltung des Organismus ausgerichtet sind (vgl. dazu *Hutterer*, 1992).

Brodley (1999) unterstreicht, dass die Aktualisierungstendenz ein biologisches Konzept ist, jedoch kein moralisches. Was sich über die Aktualisierungstendenz realisiert, ist nämlich abhängig von angeborenen „Potenzialen“ und erlernten „Fähigkeiten“ sowie materiellen und sozio-kulturellen „Lebensumständen“, insbesondere zwischenmenschlichen Bedingungen, die wiederum Auswirkungen auf das Erlernen von „Fähigkeiten“ haben können. Trotzdem tendiere der Organismus immer dazu, bestmöglich zu funktionieren: „A person is always doing the best he or she can under their circumstances“ (eadem, p. 114). Hier dürfe die sozio-kulturelle Bewertung, z.B. als „böse“ oder „destruktiv“, nicht damit verwechselt werden, dass auf einer organismischen Ebene die bestmögliche Realisierung stattfinde, die durchaus bewusste und wählende Freiräume impliziere (siehe dazu auch in Kap. 8 den Disput zwischen *Rogers* und *May*).

Rogers selbst unterstreicht, dass die Aktualisierungstendenz das einzige „Motiv“ bzw. die einzige „Energie- und Aktionsquelle“ des Organismus in seiner Gesamtheit ist und – einmal abgesehen von der Selbstaktualisierungstendenz (siehe Kap. 3. 2.) – nicht weiter aufgeschlüsselt ist. Die Aktualisierungstendenz kann als „Meta-Motivation“ gesehen werden, die alle spezifischen Motive mit einschließt. Sie ist eine grundlegende, ganzheitliche Funktionsfähigkeit, auch wenn sie in den verschiedensten Bedürfnissen zum Ausdruck kommen kann. Weder Aggression noch Sexualität beispielsweise haben daher im Personzentrierten Ansatz eine konzeptualisierte Bedeutung. Sie sind Phänomene des Erlebens und Verhaltens wie viele andere auch, die mit aller Wachsamkeit aufgegriffen werden sollen, wenn sie von Klienten thematisiert werden. Es ist ihnen aber im Rahmen des PZA „keine Definition und Funktion in der Theorie und keine spezifische Bearbeitungsstrategie in der Praxis zugewiesen“ (*Gutberlet*, 2003, S. 16).

Kritische Anmerkungen

- Streng genommen erscheint es nicht exakt, auf der organismischen bzw. übergeordneten philosophischen Ebene von einem „Motiv“ zu sprechen, wie *Rogers* (1959a/1987, S. 22) das getan hat. Dieser Begriff sollte doch besser psychologischen Phänomenen vorbehalten bleiben. *Höger* (2006, S. 55) hat dazu klargestellt: „Die Aktualisierungstendenz ist kein Motiv, sondern ein übergeordnetes und zusammenfassendes Prinzip der menschlichen Motivation und Verhaltensorganisation in ihrer Gesamtheit.“

- Konnotationen der AT als „Energie- oder Aktionsquelle“ folgen noch dem Konzept der „Entelechie“, einem von *Aristoteles* und im Vitalismus von *Driesch* vertretenen systemexternen Entwicklungsprinzip des Organismus. Demgegenüber handelt es sich aus einer systemtheoretischen Perspektive nicht um eine systemexterne Kraft, sondern - dem Prinzip der Selbstorganisation entsprechend - um eine Eigenschaft von Systemen selbst (vgl. *Rogers*, 1979/1981a; *Höger*, 2006; *Kriz*, 1997; 2008; *Tudor & Worrall*, 2006). So hat denn *Höger* (1993) die Aktualisierungstendenz zutreffender als „Entwicklungsprinzip“ bezeichnet, bzw. *Kriz* (2008) als „Erklärungsprinzip“ für Entwicklungsprozesse, die nicht von außen gesteuert werden.

- Dementsprechend markiert das Konzept auch eine Abkehr von esoterisch-magischen Auffassungen, die der Aktualisierungstendenz eine „göttliche“ bzw.

mystische Qualität zuschreiben, ohne das Wesen offener Systeme zu berücksichtigen (vgl. *Höger*, 2006, S. 46f.).

- Schließlich ist einer verklärenden Überhöhung des Konzepts entgegen zu treten: Das Vertrauen in die AT sowie „trust in the process", Standards in der personzentrierten Diktion, beruhen nicht auf einer passiven und schicksalhaften Ergebenheit in unbeeinflussbare Prozesse, sondern auf der Balance von Laufen-lassen und Eingreifen, auf der aktiven Wahrnehmung von organismisch bedeutsamen Phänomenen und allenfalls daraus abzuleitenden Gestaltungen der „Welt".

3. 2. Selbstaktualisierungstendenz

Im Gegensatz zur Aktualisierung von Organismen allgemein, was auch die Potenziale von Pflanzen und Tieren inkludiert, ist für die menschliche Aktualisierung auch die Entwicklung eines Selbst maßgeblich. *Rogers* verwendete daher in weiterer Folge (z. B. 1959a/1987) die Aktualisierungstendenz als übergeordneten Begriff, der die Tendenz, auch das eigene Selbstkonzept zu erhalten und zu erhöhen, mit einschließt.
Selbstaktualisierung hat somit eine doppelte Bedeutung:

- die selbstorganisierende Tendenz, die dem menschlichen Organismus immanent ist, und
- die Aktualisierung des Selbst, also eines Subsystems des Organismus.

Um einer Sprach- und Konzeptverwirrung entgegen zu wirken, sei Folgendes zusammengefasst: *Selbstorganisation* meint üblicherweise „Eigen"-Organisation (im Gegensatz zu „Fremd"-Organisation) und nicht die Organisation des Selbst. *Selbstaktualisierung* aber meint sehr wohl eine Aktualisierung des Selbst (vgl. *Kriz & Stumm*, 2003, S. 20).

Da die Aktualisierung des Selbst an das Konstrukt des Selbst gekoppelt ist, gehe ich darauf im Kap. 5 näher ein.

3. 3. Formative Tendenz

In seinem letzten Lebensjahrzehnt hat *Rogers* (vgl. 1979/1981a) unter Bezugnahme auf Entwicklungen in den Naturwissenschaften die Aktualisierungstendenz auf nicht-organismische Bereiche ausgedehnt. Damit konzipierte er eine *formative Tendenz*, ein universelles Ordnungsprinzip, das er der Organisation und Entwicklung des Kosmos unterstellte. Die Aktualisierungstendenz ist demnach nur ein Teilaspekt dieser formativen Tendenz (vgl. *Kriz & Stumm*, 2003, S. 20).

4. Wissenschaftstheoretische und epistemologische Aspekte vor dem Hintergrund der Biografie von *Carl Rogers*

Schmid (2003a, S. 210-212) nennt taxativ eine Reihe von Einflüssen auf das Menschenbild von *Rogers*, einschließlich wissenschafts- und erkenntnistheoretischer Prämissen: jüdisch-christliche Theologie, fernöstliche Einflüsse, Landwirtschaft, klassische Philosophie, Individualismus und Subjektivismus (Pragmatismus), Phänomenologie und kritische Wissenschaftsphilosophie, Existenzphilosophie, Personalismus (Begegnungsphilosophie), Vorläufer von Konstruktivismus und Postmoderne, Behaviorismus, Psychoanalyse, Ablehnung des schulmedizinischen Modells und der konventionellen Psychiatrie sowie die Humanistische Psychologie (vgl. dazu auch *Korunka*, 2001). Da diese Quellen in einem engen Zusammenhang zur Biografie von *Rogers* stehen, werde ich die wichtigsten davon aus einer lebensgeschichtlichen Perspektive und damit etwas anders gereiht kommentieren (vgl. dazu auch *Thorne*, 1992; *Groddeck*, 2002; *Stumm*, 2003; *Kirschenbaum*, 2007):

- *Rogers* wuchs in einem fundamental protestantischen Elternhaus auf und studierte zwei Jahre (1924-1926) Theologie, mit dem Ziel, Geistlicher zu werden. Die frühe Abwendung von der Religion und die Hinwendung zu einer weltoffenen, sein eigenständiges Denken unterstützenden Psychologie sollten sich als ein durchgängiger Wesenszug erweisen. So ist *Rogers* zwar grundsätzlich durch *jüdisch-christliche Elemente* geprägt, er begegnet dogmatischen Doktrinen allerdings mit einer lebenslangen Skepsis.

- Die Übersiedlung der Familie mit dem 12-jährigen *Carl* auf eine Farm fördert seine Naturverbundenheit und Bodenständigkeit sowie seine frühe Beschäftigung mit wissenschaftlichen Fragestellungen, die ihn zunächst (1919-1922) auch zum Studium der *Agrarwissenschaften* führt, was sein *organismisches Denken* mit angeregt hat, wie es u.a. im Stellenwert der *Aktualisierungstendenz* zum Ausdruck kommt.

- *Rogers* zeigt in seiner Kindheit aber auch Züge von Scheu und Zurückgezogenheit (*Rogers*, 1973/1980a, S. 186): „Mein intensives wissenschaftliches Interesse am Sammeln und Aufziehen von großen Nachtfaltern war zweifellos Kompensation, Ersatz für das Fehlen enger Bindungen". Hierin ist ein persönlich gefärbter *Nährboden für sein Interesse an Beziehungen* zu vermuten, die von Verständnis und wertschätzender Anteilnahme getragen sind. Sein primäres Anliegen, eine davon durchdrungene Therapietheorie und –praxis voran zu treiben, sein spezifisches Interesse an der *Begegnungsphilosophie Buber*s, mit dem er 1957 auch einen öffentlichen Dialog geführt hat, und sein Engagement für Encountergruppen geben Zeugnis davon, dass dies zu einer Lebensaufgabe von *Rogers* geworden ist.

- Der *fernöstliche Einfluss* erwächst aus einer fünfmonatigen Reise nach China (1922) als christlicher Student. Diese ist für ihn ein persönlicher Aufbruch und ein Keim für sein Faible für egalitäre, nicht-direktive Beziehungen. Er wird sich hier später auch auf *Lao-Tse* beziehen, den er in seinen Schriften mehrfach zitiert.

- Sein Studium der Klinischen und Erziehungspsychologie (1926-31) ist vom *naturwissenschaftlich-experimentellen Paradigma* (logischen Positivismus) geprägt, wovon er sich später, trotz einiger Zugeständnisse an den damaligen Wissenschaftsbetrieb, mehr und mehr und teilweise radikal distanziert. Dort wird auch der *Behaviorismus* (*Thorndike*) vermittelt, dem er u.a. in seinem öffentlichen Dialog mit *Skinner* über „Education and the control of human behavior" im Jahre 1962 (siehe *Kirschenbaum & Henderson*, 1989b) eine entschiedene Absage erteilt. *Rogers* wird in seinem Studium aber auch mit den reformpädagogischen Ideen *John Deweys* konfrontiert, einem der führenden Köpfe des *Pragmatismus* (vgl. *Groddeck*, 2002, S. 44 und S. 160) sowie mit der *klassischen Philosophie* (*Aristoteles*).

- Praktische Erfahrungen am psychodynamisch orientierten „Institute of Child Guidance" (1927-28) machen ihn mit dem Gedankengut der *Psychoanalyse* vertraut, das er aber als zu spekulativ empfindet.

- Seine langjährige praktische Arbeit (1928-39) an einer Erziehungsberatungsstelle in Rochester wird zur frühen Werkstätte vor allem für seine Therapietheorie, die zum Teil von den Auffassungen von *Otto Rank* in Form der „relationship-therapy" inspiriert ist. Entscheidend ist, dass er in seinen Reflexionen bei seinen *eigenen Erfahrungen* ansetzt, was zur „Geburt" des Klientenzentrierten Ansatzes führt.

- Mit der Professur am Psychologischen Institut der Ohio State University in Columbus (1940-45) wird er seinen Ruf als *Pionier der empirischen Psychotherapiefoschung* begründen, u. a. indem er erstmalig therapeutische Gespräche auf Schallplatten aufnimmt. Seine Professur an der Universität von Chicago (1945-57) und die Leitung des Counseling Center der Universität gipfelt 1951 in der Veröffentlichung seines Lehrbuches „Client-centered therapy". In diese Zeit fällt auch ein eigentherapeutischer Prozess im Anschluss an eine persönliche Krise, der auch Einfluss auf seine Therapietheorie und Sichtweise von der menschlichen Natur gehabt haben dürfte (*Groddeck*, 2002, S. 98-100; *Kirschenbaum*, 2007, pp. 183-187).

- Sein Interesse an *phänomenologischen* und *existenzphilosophischen Positionen* (*Kierkegaard, Buber*) zieht sich durch sein Werk. *Rogers* (1980a/1991, S. 192) gibt aber selbst an, dass es sich hier eher um Parallelen, als um direkte Einflüsse handelt. *Rogers* war kein Phänomenologe im Sinne einer *Husserl*schen Philosophie, aber er war ein konsequenter Verfechter einer phänomenologischen Haltung. Nach *Cooper* (2007, p. 68), könne die personzentrierte Therapie als „applied phenomenology" gelten.

Rogers hat von der Existenzphilosophie teilweise deutlich Notiz genommen, dennoch ist der Personzentrierte Ansatz nicht zu den existenziell orientierten Verfahren zu zählen (vgl. *Cooper*, 2003). Ich habe in einer Arbeit aufgezeigt, dass das existenzielle Paradigma Perspektiven unterstreicht, die im personzentrierten Diskurs nachrangig sind: z. B. Begrenzungen („Grenzsituationen"), tragische Dimensionen wie existenzielle Angst, Schuld und Tod, Denken in Polaritäten, Konfrontation und Herausforderung als therapeutisches Agens, Appell zu persönlichen Entscheidungen und Verantwortung auf der Basis von Wahlfreiheit sowie das Sinntheorem (*Stumm*, 2005). Dessen ungeachtet lassen sich einige für den Personzentrierten Ansatz kennzeichnende Elemente erkennen, die in der von Phänomenologie und Existenzphilosophie durchwobenen „humanistischen" Tradition stehen, wie z.B. die Betonung der unmittelbaren Erfahrung, die Welt des Klienten als Ausgangspunkt, eine egalitäre Beziehung sowie die Fähigkeit zu Wahlfreiheit.

Ab 1956 hat *Rogers* eine Reihe von dokumentierten Dialogen mit Philosophen und Wissenschaftlern, u.a. mit *Skinner, Buber, Tillich, Polanyi* und *Bateson*, geführt, in denen er seine dieser Tradition folgenden philosophischen Positionen expliziter gemacht hat (siehe *Kirschenbaum & Henderson,* 1989b).

- Die Professur an der Universität von Wisconsin (1957-1961), einschließlich der Arbeit mit schizophrenen Personen, scheint ihm eine Bestätigung für die *Ablehnung der Übernahme des klassischen medizinischen Modells für die Psychotherapie* geliefert zu haben. *Rogers* sieht es als „ein völlig inadäquates Modell für den Umgang mit psychisch notleidenden oder im Verhalten abweichenden Personen" (1980a/1991, S. 188) und lehnt Zeit seines Lebens Statusdiagnosen und spezifische, auf verschiedene Störungskategorien abgestimmte systematisierte Behandlungsmethoden ab. Demgegenüber betont er die Einmaligkeit der phänomenalen Welt jedes Klienten und die Philosophie der personzentrierten Haltung. Statt von Patienten, Krankheit und Heilung schreibt er von Klienten, Inkongruenz und Entwicklung.

- Die Übersiedlung nach Kalifornien Anfang der 1960er Jahre bringt *Rogers* näher an das Zentrum der sich in dieser Zeit institutionalisierenden *Humanistischen Psychologie. Rogers* wird zu einer ihrer Leitfiguren. Rückblickend kann allerdings konstatiert werden, dass die klientenzentrierten Prinzipien schon dargelegt waren, bevor sich die humanistische Bewegung etablierte (*Merry,* 1998; *Wilkins*, 2003, p. 26). Der Personzentrierte Ansatz ist somit eher, wie die Gestalttherapie, ein Prototyp, ein früher Entwurf der „human-potential"-Ideologie, die ihrerseits aus diesem Fundus geschöpft hat. Die im „humanistischen Manifest" von *Bugental* als wesensbildend für die Humanistische Psychologie angeführten Charakteristika wie Holismus, Mit-Sein, Bewusstheit und Selbstbestimmung, Freiheit und Verantwortung sowie Intentionalität (vgl. *Quitmann*, 1991; *Hutterer*, 1998) sind, wenn auch teilweise unter anderen Namen und Kennzeichnungen, in der personzentrierten Konzeption schon vorweg genommen. So wurden denn auch in jüngster Zeit Bedenken dagegen angemeldet, den humanistischen Standort des Personzentrierten Ansatzes überzubetonen (*Mearns & Thorne,* 2000, p. 27). Meiner Einschätzung nach soll mit dieser Politik unter anderem eine Distanz zu therapeuten- und methodenzentrierten Spielarten der Gestalttherapie bewahrt werden, auch um einem Schlüsselelement des PZA Rechnung zu tragen: der Ablehnung von Macht und Expertentum (*Wilkins*, 2003, p. 26).

- Im letzten Lebensjahrzehnt setzt sich *Rogers* zunehmend mit aktuellen Entwicklungen in den Naturwissenschaften, u.a. *Systemtheorien*, auseinander. *Rogers* selbst (1979/1981a) verweist in diesem Zusammenhang auf den Biologen *Szent-Gyorgyi* und den Biochemiker *Prigogine*, der für seine Theorie der Selbstorganisation („dissipative Strukturen") 1977 den Nobelpreis erhielt, während viele andere Psychologen ein solches Prinzip vielfach noch als „naiv" und „unwissenschaftlich" kritisierten (vgl. dazu Kap. 3. 1.).

- In einem Aufsatz (1978/1980b), in dem er auch die destruktiven Wirkungen von militanten Ansprüchen auf eine alleingültige Wahrheit ins Visier nimmt, nimmt der späte *Rogers* eine erkenntniskritische Position ein, die auch postmoderne bzw. konstruktivistische Anklänge hat: „The only reality I can possibly know is the world as *I* perceive and experience it at this moment" (in *Kirschenbaum & Henderson*, 1989a, p. 424), was ihn zu folgender Schlussfolgerung führt: „There are as many ‚real worlds' as there are people!" (ebda).

Insgesamt ist *Rogers* sehr an einer wissenschaftlichen Fundierung seiner Arbeit ausgerichtet, ohne sich einem Szientismus zu verschreiben. Als aufgeklärter Neuerer hält er sich von spekulativen Mutmaßungen, die zu Leitideen erklärt werden, weitgehend fern. Im Mittelpunkt steht für ihn in phänomenologischer und existenzphilosophischer Tradition die erlebende Person. Als Theoretiker ist er einer erfahrungsnahen Theoriebildung verpflichtet, als Praktiker einer Klientenzentrierung und damit einer phänomenologischen Haltung, als Forscher der empirischen Überprüfung von Thesen nach den herkömmlichen Testmethoden seiner Zeit.

5. Menschenbild und Persönlichkeitstheorie

Die von *Rogers* aus der Therapietheorie abgeleiteten „Schlussfolgerungen über die Natur des Menschen" eröffnen für ihn „den zwingenden Grund für die Entwicklung einer Persönlichkeitstheorie" (1959a/1987, S. 47). Die Frage, welche Konstruktion er dafür gewählt hat, mündet in die nachfolgende kompakte Skizze der entsprechenden Konzepte:

Organismus

Hierbei geht es um den Erfahrungen machenden Organismus, der unter Einschluss des Selbstkonzepts (siehe unten) das Wahrnehmungsfeld und die Wahrnehmung transaktionell mitkonstituiert. In dieser wahrnehmungspsychologischen Konzeption kommt auch die „subception" (nach *Lazarus*), die „unterschwellige Wahrnehmung", zum Tragen. Der Organismus ist der „Ort", wo sich die Aktualisierungstendenz als metapsychologisches Konstrukt bemerkbar macht. Erfahrung meint im personzentrierten Verständnis gegenwärtiges Erleben, das sich aus Sinneswahrnehmungen oder viszeralen Prozessen speist und auf der psychischen Ebene ins Gewahrsein aufgenommen und mehr oder weniger akkurat symbolisiert werden kann. Das Organismuskonzept umfasst die physische *und* psychische Dimension, wobei die psychologischen Aspekte biophysiologischer Prozesse von zentraler Bedeutung sind. Alle organismischen Prozesse, die der Gewahrwerdung nicht zugänglich sind, wie z.B. Hirnströme, bleiben in dieser Theorie jedoch unberücksichtigt.

Rogers hat den Begriff „Organismus" übrigens nicht in die Definitionen seiner formal aufbereiteten Darstellung aus 1959 aufgenommen. Später definiert er den Terminus auf Nachfrage folgendermaßen: „I use the term 'organism' for the biological entity. The actualizing tendency exists in the biological human organism" (*Rogers & Schmid*, 1991, S. 128).

Der Organismus in seiner Gesamtheit, einschließlich der bewussten Prozesse, die im Selbstkonzept repräsentiert sind, ist grundsätzlich zur Bewertung fähig, ob bestimmte Erfahrungen für den Organismus förderlich bzw. erhaltend sind. *Rogers* (1959a/1987; 1961/1973) spricht in diesem Zusammenhang von der inneren, organismischen Bewertungsinstanz („internal locus of evaluation") eines auf seine eigenen sinnlichen Erfahrungen vertrauenden Individuums (vgl. Kap. 2).

Somit ist Organismus von Rogers als biologische Einheit gefasst worden, die einerseits den inneren Kern der Person (eine anthropologische Kategorie) meint, andererseits im Zusammenhang mit organismischer Erfahrung, derer sich die Person gewahr werden kann und die das Fühlen und Denken einschließt, und dem organismischem Bewertungsprozess eine psychologische (persönlichkeitstheoretische) Bedeutung hat. Rogers hat hier zu einer gewissen Unschärfe beigetragen, indem er nicht konsequent zwischen Organismus und organismischer Erfahrung unterschieden hat (*Spielhofer*, 2001; *Wunderlich*, 2008).

Stellvertretend für eine Reihe von Kritiken an dieser Konzeption wendet *Quitmann* (1991, S. 163) ein, dass der Organismus für *Rogers* „ein absolut zuverlässiger Partner in seinem zielstrebigen Gerichtetsein" sein mag, „nur: Entscheidungen fällen kann er nicht. Entscheiden und wählen kann nur der Mensch, der mehr ist als sein Organismus". An anderer Stelle haben wir (*Stumm & Kriz*, 2003) dies als Verkürzung des Organismusbegriffs gedeutet, der auf Mängel in der Persönlichkeitstheorie *Rogers'* zurück zu führen ist. Denn in dieser bleibt das handelnde und reflexive Subjekt (etwa in der Form eines Ich) unbenannt. Die aktive, urteilsbildende und Stellung nehmende Funktion müsste konzeptuell gefasst werden, um so ein ganzheitliches Bild der Person bzw. des Organismus in seiner Gesamtheit zu kreieren. Auch *Spielhofer* (2001) merkt kritisch an, dass „der Ort, in dem das Subjekt unmittelbar zum Ausdruck kommen, sich darstellen kann, indem es ‚ich' sagt, bei *Rogers* weitgehend unberücksichtigt (bleibt)". Es fehle im PZA „das sich selbst reflektierende und selbstsetzende Subjekt im Sinne Kants" (S. 7). Der Schwachpunkt in der Persönlichkeitstheorie von *Rogers* ist, dass er für diese menschliche Dimension/Fähigkeit nicht eigens eine persönlichkeitstheoretische Kategorie konzeptualisiert hat, sondern unbestimmt den Organismus in seiner Gesamtheit dafür heran zieht. Dieser umfasst mehr als die biologische Basis und mehr als das Selbstkonzept (siehe dazu den folgenden Abschnitt). Dieses Mehr ist aber bei *Rogers* nicht ausreichend ausdifferenziert, jedenfalls nicht konzeptuell. Dementsprechend hat *Spielhofer* (2001) vorgeschlagen, den Organismus zu differenzieren, einerseits als biologische Entität in einen empirisch-naturwissenschaftlich fassbaren „Körper" und andererseits als psychologische Kategorie in einen „Leib", durch den das Subjekt sich und seine Umwelt im Sinne der Phänomenologie (Husserl und Merleau-Ponty) erfahren kann; in einen Körper, den ich habe, und einen Leib, der ich bin.

Selbstkonzept

Das Selbst (oder auch Selbstkonzept oder Selbststruktur) ist ein Subsystem des Organismus, das *Rogers* zunächst als unwissenschaftlich ansah und daher erst im Laufe der Zeit aufgrund von Klientenäußerungen konzeptualisierte. Das Selbst umschreibt das Selbsterleben bzw. das Selbstbild. Es entwickelt sich erst im Laufe der menschlichen Entwicklung und ist nach *Rogers* (1959) eine „organisierte, in sich geschlossene (‚consistent') begriffliche Gestalt. Sie setzt sich zusammen aus den Wahrnehmungen des „Ich" (‚I') oder „Mich" (‚me') und den Wahrnehmungen der Beziehungen des „Ich" oder „Mich" zu anderen sowie zu verschiedenen Aspekten des Lebens, zusammen mit den Bewertungen, die mit diesen Wahrnehmungen verbunden sind. Es ist eine Gestalt, die dem Bewusstsein zugänglich, aber nicht immer im Bewusstsein gegenwärtig ist" (übersetzt von *Höger*, 2006, S. 65). *Rogers* bezieht sich dabei auf *William James*, der zwischen „self as known" (das empirische Selbst oder „ego", oder „Me") und „self as the knower" (the pure ego, oder ‚I') unterscheidet. *Höger* (2006, S. 66) ordnet dem "Ich" „das Selbst als Subjekt" (mit implizitem Selbsterleben) und dem "Mich" „das Selbst als Objekt" (der eigenen Wahrnehmung) (mit explizitem Selbsterleben) zu. Mit dem Verständnis von „self" als 'I' hat *Rogers* das Subjekthafte gewissermaßen mitgedacht, ohne es ausdrücklicher zu machen und persönlichkeitstheoretisch auszufalten.

Im Selbst wird mehr oder weniger exakt symbolisiert, was wir organismisch erfahren; organismische Erfahrungen werden damit zu Selbsterfahrungen. Für *Rogers* (1959/1987, S. 24) ist Gewahrsein bzw. Bewusstsein an die (nicht notwendigerweise verbale) Sym-bolisierung bzw. symbolische Repräsentation (in unterschiedlichen Graden an Schärfe bzw. Klarheit) eines Ausschnitts der Erfahrung geknüpft. Das Selbst ist die organisierte Struktur der symbolisierten Erfahrungen und als solche wesentlich für die reflexive Beschreibung von aktuellen Erfahrungen sowie für die Eigenschaften und Werthaltungen, die eine Person sich selbst zuschreibt. Mit seiner Hilfe können Menschen eine „exzentrische Position" (*Plessner*) einnehmen bzw. sich selbst gegenüber treten, wodurch u.a. in existenzanalytischer Terminologie „Selbst-Annahme" möglich wird (vgl. *Längle*, 2008).

Es handelt sich beim Selbst um „eine fließende, eine wechselnde Gestalt, um einen Prozeß, der zu jedem beliebigen Zeitpunkt eine spezifische Wesenheit (*Rogers*, 1959/1987, S. 26). Trotz einer mehr oder weniger flexiblen Gestalt bildet das Selbst eine Einheit. Diese unitaristische Konzeption bei *Rogers* erfährt bei *Mearns* & *Thorne* (2000) mit ihrem Konzept der „configurations of self" eine pluralistische Erweiterung.

Insgesamt wird an der Konzeptualisierung des Selbst die phänomenologische Ausrichtung in der personzentrierten Theoriebildung deutlich sichtbar. Es werden keine Instanzen postuliert, sondern es wird damit operiert, was unmittelbar der Erfahrung zugänglich ist. Das Selbst ist ein Wahrnehmungsgegenstand, so wie die Person sich selbst sieht bzw. erlebt, jedoch kein „agent" bzw. (verdinglichtes) Zentrum von Initiative (wie bei Kohut) und auch nicht umfassende Einheit bzw. Ganzheit oder Persönlichkeitsschicht. Dagegen ist z. B. bei *Mearns & Thorne* (2000) durch die Großschreibung als „Self", zumal mit dem „existential

Self" bei *Mearns* (p. 56f.), ein Verständnis impliziert, das die Subjektkonnotation stärker betont (für eine kritische Betrachtung dazu siehe *Tudor & Worrall*, 2006, p. 108).

Person

Obwohl es sich dabei um keine persönlichkeitstheoretische, sondern um eine anthropologische Kategorie handelt, ist es wohl angemessen, noch kurz auf das personzentrierte Verständnis davon einzugehen. *Rogers* selbst hat weder einen Subjektbegriff, noch den Personbegriff als solchen explizit konzeptualisiert, sondern den Organismusbegriff zentral gesetzt. Auch das Selbst ist – wie oben ausgeführt - nur ein Teil davon. Er hat zwar vielfach den Begriff Person – ebenso wie Individuum – verwendet, vor allem auch in seiner übergeordneten Bedeutung, z.B. um den Terminus „Klient/in" zu überwinden. Er hat ihn aber in seinen Schriften nie definiert. Die philosophische Absicht, die er damit verfolgt, ist, dass „er immer den ganzen Menschen meint – und zwar unter den für die personzentrierte Anthropologie wichtigen Gesichtspunkten und den mit ihr verbundenen Annahmen und Konstrukten, wie Aktualisierungstendenz, Vertrauenswürdigkeit, organismischer Wertungsprozess usw." (*Schmid*, 1991, S. 129). Auf Nachfrage gibt *Rogers* 1981 folgende Umschreibung: ‚I use the term „person" in a more general sense to indicate each individual' (*Schmid*, 1991, S. 128). *Schmid* kommt zum Schluss, dass „Person" als übergeordneter Begriff bei *Rogers* den „Organismus" und das „Selbst" miteinschließt (ebda., S. 129). *Tudor & Worrall* dagegen (2006, p. 136f.) sehen in *Rogers'* Gebrauch davon einfach ein Synonym für Individuum. *Schmid* leitet den Personbegriff, wie er im PZA bestimmend und auch namensgebend ist, aus der jüdisch-christlichen Theologie und der europäischen Philosophie ab, mit den Traditionen eines substanzialen (individualistischen) und eines relationalen Personbegriffs (2003b, S. 226).

Bedürfnis nach positiver Beachtung und Selbstbeachtung

Das Bedürfnis nach positiver Beachtung durch andere (siehe auch Kap. 2) spielt eine überragende Rolle in der personzentrierten Ätiologiekonzeption und Persönlichkeitstheorie. Diesem Bedürfnis werden nach personzentrierter Auffassung organismische Bedürfnisse bzw. das organismische Bewertungssystem untergeordnet. Hier kann sich die unabdingbar soziale Dimension des Menschseins als „Fluch" erweisen.

Positive Selbstbeachtung, als ein weiteres grundlegendes Bedürfnis, ist an die positive Beachtung durch andere gebunden.

Bewertungsbedingungen, Abwehr und Inkongruenz

Inkongruenz bezeichnet die Diskrepanz zwischen dem Selbstkonzept und dem organismischen Erleben. Sie wird als die maßgebliche Bedingung für die Stagnation persönlicher Entwicklung bzw. für die Entstehung von psychischen Störungen angesehen und wird im Wesentlichen auf Bewertungsbedingungen („conditions of worth") zurück geführt. Diese entstehen durch die Verinnerlichung bedingter positiver Beachtung durch andere. Sie bedingen Abwehrprozesse und verhindern oder erschweren damit die exakte Symbolisierung von organismischem Erleben. Dementsprechend werden, um die positive Beachtung signifikanter Anderer bzw. - nach erfolgter Introjektion von Bewertungsbedingungen - die positive Selbstbeachtung nicht zu verlieren, Erfahrungen vor dem Bewusstsein verleugnet bzw. in verzerrter Weise im Selbstkonzept verarbeitet.

Über Bewertungsbedingungen hinaus können auch traumatische Erfahrungen Inkongruenz bewirken. Somit lässt sich eine „sozial-kommunikativ" bedingte von einer „lebensereignisbedingten" Inkongruenz unterscheiden (*Speierer*, 1994).

Fully functioning person

Damit wäre rein hypothetisch eine Person gemeint, die für alle Erfahrungen offen steht, sich dem oft erschütternden existenziellen Prozess aufschließen kann und ihre Entscheidungen unter Beachtung aller ihr verfügbaren Informationen trifft (vgl. dazu den folgenden Abschnitt über die „Selbstaktualisierungstendenz").

Selbstaktualisierung oder die Aktualisierung des Selbst

Die allgemeine Tendenz zur Aktualisierung (siehe Kap. 3. 2.) manifestiert sich in Bezug auf das Selbst als Selbstaktualisierungstendenz, einer typisch menschlichen Tendenz im Bereich psychisch-sozialer Entitäten (vgl. dazu *Kriz & Stumm*, 2003).

Aufgrund der Eigendynamik der Aktualisierung des Selbst als Teil des Gesamtorganismus kommt es unter ungünstigen Bedingungen zu einer Dissoziation der beiden Tendenzen und damit zu einer Inkongruenz von organismischem Erleben und wahrgenommenem Selbst (siehe oben), d.h. zu einer fehlenden oder unangemessenen Symbolisierung der Erfahrung (*Rogers*, 1959a/1987, S. 29). Das aktualisierte Verhalten und die aktualisierten Strukturen des Selbst folgen aufgrund der Tendenz, das Selbst zu erhalten bzw. zu erhöhen, einer anderen Zielsetzung als der organismische Bewertungsprozess, was auch dazu führen kann, dass einer Person ihre eigene Erfahrung bzw. ihr eigenes Verhalten unverständlich ist.

Von *Biermann-Ratjen* et al. (2003, S. 80) stammt der Vorschlag, die Selbstaktualisierungstendenz in ihrem zweifachen Charakter zu sehen und sie daher in eine *Selbstentfaltungstendenz* und in eine *Selbstbehauptungstendenz* (im Sinne einer abwehrenden Erhaltung des Status quo) zu differenzieren. Während die Selbstentfaltungstendenz in Übereinstimmung mit dem organismischen Erleben eine erweiternde und ausbauende Wirkung hat, ist die Selbstbehauptungstendenz hier als defensive Beharrungstendenz zu verstehen, die der Gesamtorganismus im Hinblick auf das Selbstkonzept einer Person sozusagen „zugesteht". Derartige Verteidigung hat aber ihren Preis, sie geht zu Lasten der expansiven Potenziale, die dementsprechend unentfaltet bleiben. Gleichzeitig bewahrt sie das erlebende Subjekt vor Verunsicherung und Überschwemmung durch mit dem Selbstkonzept unvereinbare Erfahrungen, denn „Abwehrverhalten ist die Antwort des Organismus auf Bedrohung" (*Rogers*, 1959a/1987, S. 30). Jedenfalls wird damit die Spannung vom Streben nach Entfaltung einerseits und der Preisgabe der entfaltenden Tendenz, um die Erhaltung des Selbstkonzepts zu sichern, thematisiert.

Die Differenzierung der Selbstaktualisierungstendenz, so wie sie *Biermann-Ratjen* vorgenommen hat, rüttelt jedoch nicht an der Auffassung von *Rogers*, dass der Mensch fundamental dahingehend ausgerichtet ist, nach Möglichkeit den selbstentfaltenden vor den selbsterhaltenden Tendenzen Vorrang zu geben.

Meines Erachtens birgt allerdings die Differenzierung in eine Selbstentfaltungstendenz und in eine Selbsterhaltungstendenz das Problem in sich, dass zwei Aspekte der grundlegenden Aktualisierungstendenz in eigenständige Tendenzen zergliedert und reifiziert werden. Zugleich läuft dies auf eine Dichotomie von Prozessen hinaus, die sich vielmehr auf einem Kontinuum bewegen.

Selbstverwirklichung: ein kritischer Exkurs

- Zu hinterfragen ist der Begriff „Selbstverwirklichung“ in der Bedeutung, dass Personen gemäß einem inneren, schon im Voraus angelegten Plan etwas realisieren. Keineswegs ist er so zu verstehen, dass ein vorbestimmtes Ergebnis darauf „wartet“, verwirklicht zu werden. Angelegt sind nur Potenziale, nicht aber das Ergebnis, das erst prozessual entworfen und gestaltet werden muss. Daher ist auch dem von *Kierkegaard* entlehnten Motto „Das Selbst zu sein, das man in Wahrheit ist“ (*Rogers,* 1961/1973) mit Vorsicht zu begegnen. Das „wahre Selbst“ bzw. das organismische Selbst ist prozessual-momenthaft zu verstehen und allenfalls als das mit der organismischen Erfahrung kongruente Selbstkonzept bzw. mit Authentizität zu übersetzen.
- Gänzlich unbrauchbar im Sinne der eigentlichen Idee ist der Begriff des „selbstverwirklichten Menschen“ als Endprodukt. Diesen gibt es als Zielvorgabe auf der obersten Ebene der *Maslow'schen* Bedürfnispyramide, nicht aber bei *Rogers*! So ist die „fully functioning person“, die nur als Fiktion gedacht ist, eine sich voll entfaltende Person. Dabei handelt es sich nach personzentriertem Verständnis um einen nie abschließbaren Prozess des sich kontinuierlich Aktualisierens, was letztlich situationsspezifisch zu vollziehen ist. Was für den Augenblick stimmig sein kann, muss für den nächsten Moment schon wieder nicht mehr passen. So betrachtet, wird nichts „verwirklicht“, sondern es wird im Interesse des Organismus etwas erhalten oder entfaltet, und das in einem fortwährenden Prozess. Deshalb ist es zutreffender, von einem sich „selbst aktualisierenden Menschen“ zu sprechen, nicht aber von einem „selbstverwirklichten“, weil der Werdensprozess des Menschen, gerade auch des für Erfahrungen weitgehend offen stehenden, unaufhörlich weiter geht, so lange er lebt. Die grundsätzliche Selbstaktualisierung als anthropologisches Konzept muss auf der psychologischen Ebene erst tagtäglich errungen werden.

6. Relevanz des Menschenbildes für die Therapietheorie, Praxis und therapeutische Beziehung

Die im personzentrierten Menschenbild enthaltenen Annahmen haben weitreichende Implikationen für die psychotherapeutische Praxis. Mit Bezugnahme auf die Aktualisierungstendenz, die für *Rogers* von „außerordentlicher psychologischer und philosophischer Bedeutung ist“ (1959a/1987, S. 47), resümiert er unmittelbar im

Anschluss daran weiter: „Psychotherapeutisch behandeln, bedeutet dann nämlich, die vorhandenen Fähigkeiten eines potentiell kompetenten Individuums zu fördern. Mit anderen Worten: Psychotherapie ist nicht eine professionelle Manipulation einer mehr oder weniger passiven Person. Philosophisch bedeutet das, dass ein Individuum die Fähigkeit besitzt, sich zu leiten, zu regulieren und zu kontrollieren unter der Voraussetzung, dass bestimmte definierbare Bedingungen bestehen. Nur wenn diese Bedingungen fehlen, werden äußere Kontrolle und Regulation des Individuums erforderlich".

Die Charakteristika des personzentrierten Menschenbildes markieren damit eine entscheidende Werteposition und haben eine signifikante Leitlinie für die personzentrierte Therapiepraxis zur Folge.

In seinem berühmten Artikel aus 1957 hat *Rogers* folgerichtig ein therapietheoretisches Fundament formuliert, das auf diese anthropologische Grundsatzposition Bedacht nimmt: Er definiert in einem integrativen Statement sechs „notwendige und hinreichende" Bedingungen, die für eine erfolgreiche Psychotherapie allgemein (also nicht nur für Personzentrierte Psychotherapie) gegeben sein müssen:

1.) Psychologischer Kontakt zwischen Klient und Psychotherapeut
2.) Inkongruenz auf Seiten des Klienten
3.) Kongruenz auf Seiten des Therapeuten (in der aktuellen therapeutischen Beziehung)
4.) Unbedingte Wertschätzung für den Klienten
5.) Empathisches Verstehen der inneren Welt des Klienten
6.) Kommunikation von unbedingter Wertschätzung und Empathie, die beim Klienten als solche ankommen.

Erläuterungen zur Therapietheorie

- *Es sind hier sechs Bedingungen umrissen, und nicht nur drei!* Zwar müssen die drei Grundhaltungen des Psychotherapeuten (Punkte 3 – 5) als erlebte Qualitäten „zur Verfügung" stehen, damit sie als psychologisches Klima und als Nährboden für die Ausfaltung der innewohnenden Natur von Klienten dienen können. Doch kommt zu den drei therapeutischen Grundhaltungen, auf die Personzentrierte Psychotherapie bedauerlicher Weise oft verkürzt wird, vor allem die Fähigkeit des Psychotherapeuten, die erlebten Einstellungen so zu kommunizieren, dass sie vom Klienten wahr- bzw. angenommen werden können. Vom Klienten braucht es neben der Voraussetzung, überhaupt in einen psychologischen Kontakt zu treten, und seiner aus der Inkongruenz resultierenden grundsätzlichen Bereitschaft auch die Fähigkeit, das Beziehungsangebot des Psychotherapeuten wahrnehmen und innerlich empfangen zu können.

- *Es muss ein interaktionelles Zusammenspiel für das Gelingen von Psychotherapie gegeben sein.* Diese interaktionelle Sichtweise der personzentrierten Therapietheorie korrespondiert mit der in Kap. 2 aufgezeigten These der Interpersonalität, wonach die „Angewiesenheit auf andere" letztlich ein fundamentales, primäres Kennzeichen menschlicher Existenz und ein Kernstück des personzentrierten Menschenbildes ist. Die ko-kreative Dimension ist aber auch deswegen von Bedeutung, weil *Rogers* keine therapeutenzentrierte, also in erster Linie vom Psychotherapeuten dominierte, direktive Einbahn-Methode schaffen wollte, sondern eine, welche mit akkuratem Eingehen auf die Äußerungen des Klienten die Freisetzung und Aktualisierung der dem Klienten inne wohnenden Möglichkeiten fördern soll.

- *Es sind keine Therapietechniken expliziert.* Vielmehr müssen zwei Bedingungen (4 und 5) auf kommunikativem Weg dahingehend vermittelt werden, dass sie vom Klienten als solche empfunden werden. Jedes ethisch und professionell gerechtfertigte Mittel, das dies vermag, kommt dafür in Frage.

- *Psychologischer Kontakt wurde von Rogers einfach als Voraussetzung angenommen.* Erst *Prouty* hat diesen Begriff in der von ihm konzipierten Prä-Therapie (*Prouty, Van Werde & Pörtner*, 1998) definiert und theoretisch expliziert (siehe auch weiter unten).

Folgen der Therapietheorie für die Therapiepraxis

- *Uniformität ist nur(!) auf der Ebene der Haltungen (Therapieprinzipien) gefragt.* Auf der Verhaltensebene hingegen sind viele Umsetzungsvarianten der therapeutischen Haltungen willkommen, sofern sie sich aus dem einmaligen therapeutischen Prozess ergeben und als Ausdrucksmerkmale der Grundhaltungen des Psychotherapeuten gelten können.

- *Die praktische Umsetzung ergibt sich aus den Grundhaltungen.* Die Kommunikation der erlebten Einstellungen dem Klienten gegenüber bedarf nach *Rogers* keiner schematischen Therapietechniken und keiner Störungsspezifität. Von *Swildens* (1991) mit seiner *„Prozessorientierten Gesprächspsychotherapie"* und *Finke* (2004) wurden dagegen Modelle vorgelegt, wie die therapeutischen Grundhaltungen als Therapieprinzipien unter Berücksichtigung von Störungswissen über definierte Therapietechniken umgesetzt werden können.

- Der Personzentrierte Psychotherapeut ist *Experte für ein bestimmtes Beziehungsangebot*, nicht aber für Inhalte der psychotherapeutischen Arbeit bzw. für deren interpretative Aufarbeitung, auch nicht für spezifische Ziele für den Klienten oder für direktive Interventionen, worauf Klienten sich im Laufe des therapeutischen Prozesses beziehen sollten. Diese spezifische Auffassung von der Expertise des Personzentrierten Psychotherapeuten stützt sich auf die Annahme einer organismisch fundierten Selbstregulationskompetenz beim Klienten. Für diese sollen Psychotherapeuten letztlich jene Sicherheit spendenden und Bedrohung minimierenden Bedingungen schaffen, die dazu beitragen, dass das im Individuum angelegte Potenzial zum Tragen kommt.

Kurz gefasst: Der Klient strebt nach Selbstbestimmung und er ist auch für sich selbst – unter jeweils gegebenen geeigneten Rahmenbedingungen - der beste Experte!

Hierin liegt auch die eigentliche Bedeutung der leicht zu Missverständnissen Anlass gebenden, aber in dem aufgezeigten Sinn nach wie vor aktuellen *„Nicht-Direktivität"* (vgl. *Levitt*, 2005). Sie stellt als nicht-direktive Haltung darauf ab, dass therapeutischer Ehrgeiz bezüglich zu bearbeitender Themen und Inhalte, spezifischer Ziele für den Klienten oder des Tempos der Bearbeitung fehl am Platz ist.

- *Ablehnung des medizinischen Therapiemodells:* Indem *Rogers* die Expertise des Psychotherapeuten in Bezug auf den Klienten konsequent zurückgewiesen hat, weist er das medizinische Modell (u.a. Diagnose pathologischen Verhaltens, Spezifizierung von Behandlungsmethoden sowie Erwünschtheit von Genesung) für den Bereich der Psychotherapie zurück (vgl. *Rogers*, 1980a/1991, S. 188).

- Personzentrierung manifestiert sich in einer *Erlebnisorientierung* (vgl. dazu *Gendlins* Einfluss auf *Rogers*; siehe Kap. 7). Das unmittelbare Erleben bzw. die empathische und wertschätzende Beachtung des inneren Bezugsrahmens von Klienten werden zum Brennpunkt des therapeutischen Geschehens. Die therapeutischen Haltungen und ihre verhaltensmäßige Umsetzung dienen dem Zweck, dieses unmittelbare Erleben angemessen zu beachten und therapeutisch zu nutzen: "This exclusive focus in therapy on the present phenomenal experience of the client is the meaning of the term ‚client-centered'" (*Rogers*, 1959b).

- Über die „Alter-Ego-Beziehung" hinaus gehend, mit ihrem Schwerpunkt auf dem „einfühlenden Verstehen", sollte vor allem beim „späteren *Rogers*" die *„Dialog-Beziehung"* zum Tragen kommen (*Finke*, 1999). Unter anderem aus der Arbeit mit schizophrenen Personen in Wisconsin (1957-1961) stammt die zunehmende Betonung der Kongruenz und Transparenz des Psychotherapeuten bzw. der Bedeutung der Beziehung in der therapeutischen Praxis. Hier kommt es mitunter zur Förderung des Klienten durch ein („forderndes") Gegenüber, mit anderen Worten dadurch, dass diesem die entfaltende Seite der Aktualisierungstendenz „zugemutet" wird.

- Großes Augenmerk wird auf die *persönliche Entwicklung von Personzentrierten Psychotherapeuten* gelegt (siehe *Mearns & Cooper*, 2005, chapter 8), damit nicht durch bedingte Wertschätzung oder Nicht-Wertschätzung bzw. Mangel an einfühlendem Verstehen die ohnehin schon introjizierten Bewertungsbedingungen des Klienten verstärkt werden.

- Eine grundlegende Herausforderung für den Psychotherapeuten besteht daher darin, dass die therapeutischen Grundhaltungen auf der Basis einer Überzeugung von der Wirksamkeit der Aktualisierungstendenz im Klienten eingenommen werden können. Es bedarf einer *„operationalen Philosophie"* (*Rogers*, 1951/1972, S. 35f.), also einer Philosophie des Respekts für den Klienten und vor der Selbststeuerungsfähigkeit des Klienten, die sich auch im konkreten therapeutischen Verhalten niederschlägt. Anders formuliert, braucht es von beiden Seiten ein *Vertrauen in die Aktualisierungstendenz*, damit diese im Klienten wirksam werden kann.

- *Proutys Prä-Therapie* (*Prouty, Van Werde & Pörtner*, 1998) beschreibt, wie ein nicht vorhandener oder beeinträchtigter psychologischer Kontakt mittels

Kontaktreflexionen hergestellt bzw. wiederhergestellt oder verbessert werden kann, ein Ansatz, der bei *Rogers* selbst noch nicht entwickelt ist.

7. Experienzielle Philosophie: Zum Menschenbild bei Gendlin

Gendlin, der Begründer der „experiential therapy" bzw. der Focusing-orientierten Psychotherapie (siehe auch Kap. 1. 2.), hat nicht in erster Linie das Menschenbild von *Rogers* weiterentwickelt, sondern vielmehr bei *Rogers* eine passende Praxis für seine eigenen philosophischen Anliegen gefunden, nämlich Bedeutungsfindung ("creation of meaning") aus dem („organismischen") Erleben bzw. eine Philosophie des Impliziten – eine „experienzielle Philosophie" (*Gendlin*, 1962; *Wiltschko*, 2008) . Nach *Gendlin* ist der Mensch fähig zu selbstorganisierter Neuschöpfung bzw. zu Veränderung, indem er sich auf das implizit („eingefaltet") schon Gegebene bezieht.

Ein Ausgangspunkt dafür war für ihn der Existenzialismus. Existenz wird konkret zugänglich und fassbar im gegenwärtigen „preconceptual, internally differentiable and bodily felt experiencing" (*Gendlin*, 1975, p. 322). Ganz im Sinne der Phänomenologie Husserls geht es *Gendlin* um "gelebte Erfahrung" und nicht um objektive Beobachtung (ebd., p. 317). Sein spezifisches Verständnis von Existenz erweist sich darin, dass er die Aufgabe des Menschen weniger darin sieht, sich dem „Anruf der Welt" bzw. bestimmten existenziellen Gegebenheiten (wie z. B. Freiheit oder Vergänglichkeit) zu stellen, wie dies z. B. in der existenziell orientierten „Prozessorientierten Gesprächspsychotherapie" des niederländischen Psychiaters *Hans Swildens* (1991) anklingt, sondern darin, sich auf seine „Eigenwelt", sein eigenes „Experiencing", auf sein Erleben als einer grundlegenden Qualität des Leiblich-Seins, zu beziehen, d.h. „auf sich selbst zu antworten". *Gendlin* (1975) setzt letztlich „existenziell" mit „experienziell" gleich. „Weltoffenheit" bekommt hier eine ganz spezifische Bedeutung: Die Zentrierung auf das eigene Erleben ist aufgrund der Untrennbarkeit von „Person" und „Welt" bzw. aufgrund des interaktionellen Charakters von Erleben in seinem Verflochtensein mit Umwelt (physikalische und situationale Umgebung) und Mitwelt („Mit-Sein", „interpersonelle Beziehungen") denn auch nicht als autistischer Akt zu sehen.

Der Mensch ist nicht nur ein Wesen, das existiert, sondern ein Wesen, das auch die Bedeutung seines Daseins finden muss. Die Bedeutung ist implizit gegeben, muss aber jeweils immer erst durch das unmittelbare, achtsame Bezug nehmen auf das noch unbestimmte, prä-konzeptuelle „etwas", den „felt sense", expliziert werden. D. h. die zunächst noch vage gefühlte Bedeutung wird über verschiedene Erlebensmodalitäten (Empfindungen, Kognitionen, Gefühle, innere Bilder) in Symbole und Konzepte, in der Regel in verbale Sprache, „übersetzt", die ihrerseits wiederum auf Stimmigkeit („felt rightness") mit der gefühlten Bedeutung, dem „felt sense", überprüft werden müssen. Hier offenbart sich das Grundprinzip der experienziellen Methode, nämlich „dass alles, was gesagt oder getan wird, am konkret gefühlten Erleben der Person geprüft werden muss" (*Gendlin*, 1974, p. 212). Je offener eine Person für den unmittelbar gegenwärtigen Erlebensprozess ist, umso weniger „strukturgebunden", d.h. umso flexibler ist sie. Für das Explizieren muss erst Platz („Freiraum") geschaffen werden, damit die Person mit sich selbst in Beziehung kommen kann. Erst in der achtsamen Zuwendung zum eigenen inneren Erleben, im Wahrnehmen des „felt sense", kann sie auf sich selbst „antworten". Diese Selbst-Zuwendung wird grundsätzlich erst ermöglicht und in der Folge kontinuierlich erleichtert, indem Andere sich zuvor auf uns eingelassen und sich uns zugewendet haben. „Menschliches Erleben ist ein interaktioneller Prozess" (ebd., p. 239); dies bedeutet, dass das „Experiencing" von Klienten somit auch von der experienziellen Orientierung des Psychotherapeuten abhängig ist.

Wichtig ist hierbei der Bezug zum *körperlich* Gefühlten, also zum Körper. Der Mensch ist über den Körper mit der Welt verbunden. In allen Lebensprozessen sind Umwelt und Lebewesen untrennbar verbunden. In-der-Welt-Sein bedeutet, dass das „Subjekt" sich nicht von äußeren „Objekten" abtrennen lässt. Erfahrung ist im Sinne von „Intentionalität" immer auf etwas gerichtet (vgl. *Gendlin*, 1966, p. 80f.). Zugleich ist unser „Dasein" immer auch ein „Mit-Sein" auf einer organismischen Basis, wobei Leben der autonome Prozess zwischen Lebewesen und Umwelt ist (vgl. *Angyal*, 1941). Der Körper weiß immer schon über die Situation, in der er sich befindet („sense-of-the-situation"), wird somit als situativer Leib aufgefasst. Von diesem Eingebettet-Sein aus können Lebewesen als selbststrukturiert und selbstorganisiert verstanden werden. „Jeder lebendige Körper impliziert den nächsten Schritt. Das nächste bisschen Leben kommt vom interaktionalen Körper selbst, es wird ihm nicht von außen ‚dazugegeben'" (*Gendlin* & *Wiltschko*, 1991, S. 37).

Daran lässt sich *Gendlins* Verständnis des Impliziten gut darstellen: Wenn er sagt, dass der Körper immer schon die nächsten Schritte weiß, dann meint er nicht, dass alle Weisheit schon (wie ein blue print) im Körper vorhanden ist. Vielmehr können, wenn man sich der (in der jeweiligen Situation) körperlich gespürten Befindlichkeit aufmerksam zuwendet, aus diesem Spüren die nächsten Schritte expliziert werden. Aus dem implizit Vorhandenen kann sich etwas Neues, Größeres fortsetzen. *Gendlin* bezeichnet dies als „Fortsetzungsordnung": Das Neue ist nicht schon vorher wie ein kernhaftes oder samenhaftes Ding im Impliziten drinnen; es sind dort jedoch unendlich viele mögliche – wenngleich nicht beliebige - Weiterentwicklungen impliziert. So „verlangt" das noch nicht vollendete Gedicht nach der fehlenden letzten Zeile; sie ist im „felt sense" des Dichters in Hinblick auf das Gedicht implizit enthalten. Sie könnte aber bei diesem Dichter ganz anders lauten, als bei einem anderen; heute anders als vielleicht morgen. Es kann sich aber auch herausstellen, dass gar keine Zeile mehr fehlt, oder aber auch, dass das ganze Gedicht unstimmig war und anders lauten muss.

Diesem Verständnis des Impliziten entsprechend ist der Mensch zwar nicht mit einer „menschlichen Natur" im Sinn von fixen Formen ausgestattet, er ist aber auch nicht völlig ungeformt und eine „tabula rasa", die dann erst von der jeweiligen Kultur und Umgebung geformt und determiniert wird. Wie jedes Lebewesen ist der Mensch immer schon auf seine Umwelt hin ausgerichtet; die ihm adäquaten Richtungen seiner Entwicklung sind ihm implizit gegeben. Diese implizit vorgegebene Ordnung, die „Fortsetzungsordnung", ist nicht von der Art der fassbaren, definierbaren Formen, sie ist reicher und „mehr geordnet" als jede formulierbare Ordnung.

Gendlin beschreibt den Kern des Individuums als lebendiges Ich. „Es ist immer jemand drinnen" (1994, S. 115). Dieses Ich ist in der Lage, sich auf sich selbst zu beziehen. Im kontinuierlichen Prozess des Sich-auf-sich-selbst-Beziehens entsteht das Selbst, entwickelt das „I" die verschiedenen Inhalte des „me". Das Selbst kann insofern authentisch und „wahres Selbst" werden, als die Person sich wirklich dem jeweils gegenwärtigen „felt sense" zugewendet und darauf reagiert hat.

8. Kritik und Diskussion

Die hier versuchte systematische Darstellung der anthropologischen Grundlegung des PZA hat dem Umstand Rechnung zu tragen, dass zum Teil widersprüchliche Bruchstücke (insbesondere hinsichtlich der anthropologischen und persönlichkeitstheoretischen Ebene) in Betracht zu ziehen sind. Hier seien einige „kritische Stimmen" in Bezug auf *Rogers*' anthropologische Positionierung sowie fallweise auch Erwiderungen bzw. Entgegnungen dazu zusammengefasst:

- Gemäß der biografischen Einflüsse, denen *Rogers* unterworfen war, handle es sich – so wurde vielfach eingeworfen - um eine aus dem mittleren Westen der USA stammende Ideologie aus der Mitte des zwanzigsten Jahrhunderts, deren Werte, aufbauend auf jüdisch-christlichen Traditionen, von Weißen der gebildeten Mittelschicht diktiert wurden. Dieser ethnozentrische und kulturspezifische Wertekanon sei von Individualismus und einer Betonung des persönlichen Wachstums durchtränkt und transportiere einen „kulturellen Imperialismus". *Wilkins* (2003, p. 25) hält diesem Vorwurf entgegen, dass gerade der personzentrierte Grundgedanke, die subjektive Erfahrung jedes einzelnen Individuums ins Zentrum zu rücken, d.h. die subjektive Erfahrung von Klienten zur Richtschnur therapeutischen Handelns zu machen, kulturübergreifende Gültigkeit beanspruchen darf, da er kulturspezifische Sensibilität nahe legt und einfordert. Ein weiteres Argument, dass den oben geäußerten Einwand entkräften soll, liefert *Wilkins* mit der Feststellung, dass seit *Rogers* viele andere personzentriert orientierte Kollegen und Kolleginnen mit unterschiedlichem ethnischen oder religiösen Hintergrund oder auch mit unterschiedlichen sexuellen Orientierungen für sich eine Bestätigung der personzentrierten Prinzipien finden konnten.

- Stimmen aus dem personzentrierten Diskurs, die den interpersonalen Charakter des Menschseins heraus streichen, kritisieren den Fokus auf subjektiven Erfahrungen, auf einer individualistisch-egozentrischen Sichtweise und auf der Autonomie des Individuums (z.B. *Mearns & Cooper*, 2005). Zu kurz geraten seien damit die Co-Konstruktion von „Realität", Kontextabhängigkeit sowie eine soziozentrische Betrachtung (vgl. *Cooper*, 2007, p. 72f.). *Spielhofer* (2001, S. 8f.) argumentiert in diesem Zusammenhang, dass *Rogers* einem „biologistischen Selbstmissverständnis" unterlegen sei, insofern als in seinem organismischen Denken die Gesellschaftlichkeit und Sozialisierung des Menschen nicht von Haus aus mitgedacht sei. Er beklagt auch das Fehlen einer befriedigenden theoretischen Konzeption im Rahmen des PZA für das Ineinandergreifen von Anlage, wie sie durch die Aktualisierungstendenz ausgefaltet wird, und Beziehungseinflüssen.

- Eine aus dem personzentrierten Lager kommende Kritik betrifft den Umstand, dass *Rogers* sein Menschenbild, wie eingangs erwähnt, aus seiner psychotherapeutisch-beraterischen Arbeit mit Klienten abgeleitet hat, was eine Begrenztheit bedinge und ihm von da her „subjektivistische, individualistische“ Züge verleihe. „Klinische Erfahrung ist jedoch eine Erfahrung mit dem Menschen in einer besonderen Situation, nicht eine Erfahrung des Menschen in jeder möglichen Situation“ (*Linster & Panagiotopoulos*, 1990, S. 157).

- Der häufig geäußerten Kritik, dass die personzentrierte Theorie viel zu optimistisch sei, dass sie ein unhaltbar naives Menschenbild habe, dass sie den Menschen fälschlicherweise als gut sähe, dass sie „von einer anthropologischen Idealisierung (geprägt)“ sei (Petzold, 2003, S. 26), kann Folgendes entgegen gehalten werden: Natürlich hat *Rogers* (z. B. 1961/1973) realistisch gesehen, zu welch destruktiven Verhaltensweisen Menschen fähig sind. Er hat dies jedoch nie als Ausdruck ihrer innersten Natur erachtet, sondern als *reaktiven* Ausdruck eines Mangels an zwischenmenschlicher Wärme und Liebe seitens signifikanter Bezugspersonen bzw. im Gefolge sonstiger defizitärer äußerer Bedingungen (wie z. B. Hunger, Unterdrückung und Krieg) (vgl. dazu auch *Brodley*, 1999). Destruktive Aggressivität („das Böse“) ist für *Rogers* jedenfalls keine anthropologische Basisqualität. Er verwahrt sich aber - mit Bezug auf *Rollo May* - dagegen, dass er behauptet habe, dass die menschliche Natur in jedem Fall gut sei: „.... wenn *Rollo* meint, daß ich den Menschen für gut halte, so glaube ich nicht, daß ich das jemals gesagt habe; ... Was ich zu sagen versuchte, ist, daß, wenn ein bestimmtes psychologisches Klima hergestellt wird, die Person dazu neigt, sich in Richtung auf einen sozial konstruktiven Organismus zu entwickeln“ (AHP, 1975; zit. nach *Kreuter-Szabo*, 1988, S. 106). „Die Kraft des Guten“, wie ein Buch von *Rogers* (1977/1978) und auch der Titel des Videos über die Gesprächspsychotherapie aus der Serie „Wege zum Menschen (1984) lautet, benötigt ein nährendes Umfeld, damit sie sich aktualisieren kann. Zugleich steht *Rogers* in dieser Hinsicht dennoch in einem Gegensatz zum Beispiel zu existenzialistisch orientierten Denkern wie *Buber* und *May*.

- *Dissens mit Buber und May:* In seinem persönlichen Dialog mit *Buber* im Jahre 1957 (Anderson & Cissna, 1997) konnten sich die beiden hinsichtlich folgender Punkte nicht einigen[2]:

  - *Wechselseitigkeit in der therapeutischen Beziehung:* Während *Rogers* diese als möglich sieht, ist für *Buber* die umfassende Wechselseitigkeit einer „Ich-Du-Beziehung“ durch die Faktizität der Situation beschränkt.

  - *Wesen der menschlichen Natur*: Im Gegensatz zu *Rogers*, für den die Richtung der Aktualisierung einer Person unter bestimmten gegebenen Bedingungen umschreibbar ist, ist diese für *Buber* unbestimmt. Für ihn geht es angesichts von

[2] Aus *Rogers*' persönlichen Notizen für den Dialog, die in der Library of Congress aufbewahrt sind und mir von Kenneth Cissna per e-mail am 8. 12. 2007 zur Kenntnis gebracht wurden, geht übrigens hervor, dass *Rogers* neun Fragen vorbereitet hatte, wovon er aber nur vier stellen konnte (vgl. auch Cissna, 2007). Hinsichtlich der Frage nach der menschlichen Natur finden sich Passagen, die wortidentisch in seinem Artikel dazu im selben Jahr erschienen sind (*Rogers*, 1957b).

Polaritäten in der menschlichen Existenz viel mehr um eine Spannung aufgrund von Gegensätzen: „yes and no, acceptance and resistance" (in *Kirschenbaum & Henderson*, 1989b, p. 59). Wohin dies letztlich führe, bleibe offen und hänge trotz günstiger Bedingungen vom Ringen der einzelnen Person ab. Das „Gute" ist für *Buber* immer nur eine mögliche „Richtung", jedoch keine substanzielle Qualität.

- *Einflussnahme des Psychotherapeuten:* Dem „non-direktiven" Ansatz *Rogers'*, der *„affirmation"* für die Selbstbestimmung des Klienten bereit stellen will, stellt *Buber* sein dialogisches Konzept von *„confirmation"* entgegen, das mehr als "acceptance" oder „positive regard" umfasst. In weiterer Folge müsse der Psychotherapeut mit dem Klienten "ringen", um das volle Potenzial des anderen auszuloten („I must help him against himself,"; in *Kirschenbaum & Henderson*, 1989b, p. 61).
- *Polarität menschlicher Existenz:* Auch der schriftliche Austausch mit *May* in den Jahren 1981/82 (siehe *Kirschenbaum & Henderson*, 1989b, pp. 229-255) dokumentiert gegensätzliche Auffassungen des „Existenzialisten" *May* bezüglich der Polarität menschlicher Existenz (z. B. Freiheit und Begrenzung), vor allem aber bezüglich der konstruktiven Ausrichtung des menschlichen Wesens. *May*s „life promoting daimon" kennt keine fundamental positive Richtung wie sie der „Humanistische Psychologe" *Rogers* der Aktualisierungstendenz zuschreibt. Während *Rogers* hier von sekundären Phänomenen ausgeht, jedoch nicht von einer "primären Destruktivität", meint *May*, dass dies von einem individuellen Ringen mit den potenziell destruktiven Kräften in der Person selbst abhänge. *Rogers* und *May* stimmen letztlich aber überein, dass die mangelnde Integration von aggressiven Impulsen zu Destruktivität führt, und beide hatten sich politisch dafür engagiert, für günstige strukturelle Bedingungen einzutreten.

- *Ausblendung des Schattens:* Erwähnenswert scheint mir dazu eine Aussage von *Natalie Rogers*, der Tochter von *Carl Rogers*, wonach ihr Vater und die meisten seiner Mitarbeiter die menschlichen Schattenseiten (durchaus im Sinne des *Jung'schen* Schattens) zu wenig beleuchtet hätten (2000; persönliche Mitteilung am Rande der Internationalen Konferenz für Personzentrierte und Experienzielle Psychotherapie und Beratung in Chicago). In der Tat, so meine These, hat *Carl Rogers* tendenziell Wachstum vor Limitationen, Entfaltung vor Erhaltung sowie Entfaltung und Erhaltung vor Zerfall gestellt.
- Einwände wurden auch gegen das Konzept der *Aktualisierungstendenz* erhoben, indem es als unbelegbarer Glaubenssatz oder als „pseudo-biologistisch" (*Friedman*, 1986, p. 416) abgetan wurde (siehe auch Kap. 4). Die Kritik des sich an *Buber* orientierenden *Friedman* mit seiner Prioritätensetzung für Begegnung aus einer dialogisch-existenzialistischen Position setzt meines Erachtens allerdings Begegnung und Selbstaktualisierung in ein unnötig antagonistisches Verhältnis.
- Die Aktualisierungstendenz, die *Rogers* selbst als Axiom bezeichnet hat, findet in Anbetracht naturwissenschaftlicher Erkenntnisse und auch im Rahmen von Systemtheorien als Selbstorganisationsprinzip durchaus Beachtung und Bestätigung

(vgl. *Kriz*, 1997; 2008). Auch neurowissenschaftliche Befunde scheinen das Konzept zu untermauern (vgl. *Lux*, 2007; 2008).

- *Spielhofer* (persönliche Mitteilung, August 2008) ortet in *Rogers'* Zwiespalt von positivistisch-naturwissenschaftlicher Orientierung einerseits und dem subjektiv-existenziellen Denken, dem er sich später zuwandte, andererseits eine Quelle für Ungereimtheiten und Vermischungen auf der Ebene des Menschenbildes und der persönlichkeitstheoretischen Ebene, wie sie in Kap. 5 angeschnitten wurden.

9. Resümee

Das Menschenbild der Personzentrierten Psychotherapie weist, wie ich aufzuzeigen versucht habe, viele Facetten auf, die den Ansatz in einen deutlichen Gegensatz zur klassischen Psychoanalyse und zum Behaviorismus (siehe dazu auch die Dialoge *Rogers'* mit *Skinner*) bringen. Dementsprechend lässt sich der Ansatz als Prototyp der Humanistischen Psychologie kennzeichnen, die mit folgenden Attributen assoziiert ist: Holismus, Begründetheit in sozialen Beziehungen, Fähigkeit zu Bewusstheit, Selbstbestimmung und Wahlfreiheit, Intentionalität und Wachstumsorientierung (vgl. *Quitmann*, 1991; *Hutterer*, 1998; *Cain & Seeman*, 2001). Neben Elementen, die der organismischen Theorie entstammen, findet sich eine Psychologie des Selbst, mit einer Betonung der Fähigkeit zu Bewusstheit und Autonomie, und eine relationale Perspektive, welche die Angewiesenheit auf andere und die Vernetzung mit anderen akzentuiert. *Schmid* hat mehrfach zwei miteinander verschränkte Hauptstränge als wesentliche anthropologische Bestimmungsmerkmale heraus gefiltert: „die Dialektik von Selbstständigkeit und Angewiesenheit auf Beziehung" (2007b, S. 35), was auf den *individuellen* und den *relationalen* Aspekt Person-Seins verweist.

Alles in allem überwiegt im Personzentrierten Ansatz eine optimistische Auffassung von der Natur des Menschen. Dem einzelnen Menschen werden demzufolge enorme Fähigkeiten zugeschrieben, die von Vertretern anderer psychotherapeutischer Ansätze nicht immer geteilt werden. Der zu unmittelbarer Erfahrung fähige Mensch kann grundsätzlich alles, was mittels des eigenen Erlebens wissbar ist, in sein Gewahrsein aufnehmen und ein Selbstkonzept ausbilden, das dem Strom des organismischen Erlebens Rechnung trägt. Kongruenz als Übereinstimmung von Selbstkonzept und Erfahrung von einer persönlichkeitstheoretischen Ebene her betrachtet verweist auf die a priori Bestimmung des Menschen als eines zu Bewusstheit und Authentizität fähigen Wesens.

Die individuellen Kompetenzen, die *Rogers* als Potenz, wie sie der Aktualisierungstendenz entspricht, gesehen hat, bedürfen bei allem Vertrauen darauf einer verständigen und wertschätzenden Förderung und Begleitung. Person-Sein ist immer schon auch „Mit-Sein", auf Beziehung hin angelegt. All unsere Talente warten auf ihre Förderung, denn sie brauchen nährende Resonanz, damit sie nicht brach liegen. Hier zeigt sich eine Affinität zu Systemtheorien, welche die Selbstorganisationskapazität des Menschen betonen.

Kriz (2008) bezeichnet neben der gut ausgearbeiteten Therapietheorie der Personzentrierten Psychotherapie die Aktualisierungstendenz als ihren zweiten essenziellen Kern.

Er sieht darin sogar „die notwendige systemischen Grundlage“ des Ansatzes. Denn bei diesem Standbein handle es sich „um ein Erklärungsprinzip, das Antworten auf die Frage gibt, *warum* und *wie* diese spezifische personzentrierte therapeutische Beziehung wirksam sein kann“ (S. 135).

Die Theorie der Aktualisierungstendenz bekräftigte *Rogers* in der Überzeugung, dass leidende Personen unter geeigneten psychologischen und Beziehungsbedingungen in der Lage sind, aus sich selbst heraus zu Problemlösungen zu gelangen. Dies führte therapietheoretisch zur Formulierung von sechs notwendigen und hinreichenden Bedingungen für Fortschritte in einer Psychotherapie, darunter drei Grundhaltungen des Psychotherapeuten: Kongruenz, nicht an Bedingungen gebundene Wertschätzung (“unconditional positive regard”) und einfühlendes Verstehen. So wichtig die Kommunikation dieser Haltungen auch ist, verblieb *Rogers* in kritischer Distanz zu Therapietechniken im engeren Sinn. Ebenso stand er einer störungsspezifischen Perspektive, wie sie in den letzten 15 Jahren im personzentrierten Lager von einigen Proponenten eingenommen wird (z. B. *Swildens, Finke*), reserviert gegenüber (*Rogers*, 1957a/1991).

Gendlin, Mitarbeiter von *Rogers*, steht im vorliegenden Kontext weniger dafür, dass er das Menschenbild weiterentwickelt hat, sondern dass er unter Bezugnahme auf die Phänomenologie und Existenzphilosophie das Eingebunden-Sein in die Mitwelt sowie das Beachten der Leiblichkeit akzentuiert hat. Bei ihm ist auch die Unterscheidung von „I“ und „Me“ (Subjekt und Objekt) ausdrücklicher, womit Selbsterfahrung und Selbstreflexion ihren konzeptuellen Rahmen erhalten und begründbar werden.

Ich schließe diesen Beitrag mit einer persönlichen Bemerkung: 1981 hatte ich Gelegenheit, *Carl Rogers* in einer achttägigen Encountergruppe kennen zu lernen (1984 dann noch einmal im Rahmen eines Wochenendes). Ich fand in ihm eine glaubwürdige Realisierung des Menschenbildes, das hier auf einer theoretischen Ebene ausgefaltet wurde.

Quellen

AHP (1975). Theory conference. Editorial transcript. Tucson, Arizona, 4.-6. April 1975.

Anderson, R. & Cissna, K.N. (1997). The Martin Buber – Carl Rogers dialogue: A new transcript with commentary. Albany (NY): State University of New York Press.

Angyal, A. (1941). Foundations for a science of personality. New York: Conmmonwealth Fund.

Biermann-Ratjen, E.-M., Eckert, J. & Schwartz, H.-J. (2003). Gesprächspsychotherapie. Verändern durch Verstehen. 9. Aufl. Stuttgart: Kohlhammer.

Bohart, A. (2007). The actualizing person. In: *M. Cooper, M. O'Hara, P.F. Schmid & G. Wyatt* (Eds.), The handbook of Person-centred psychotherapy and counselling (pp. 47-63). Houndmills: Palgrave.

Bozarth, J. (1998). Person-centered therapy: A revolutionary paradigm. Ross-on-Wye: PCCS Books.

Brodley, B. (1990). Client-centered and experiential: Two different therapies. In: *G. Lietaer, J. Rombauts & R. van Balen* (Eds.), Client-centered and experiential therapy in the nineties (pp. 87-107). Leuven: Leuven University Press.

Brodley, B.T. (1999). The actualizing tendency concept in client-centered theory. *The Person-Centered Journal* 6, 2, 108-120.

Brodley, B. (2006). A Chicago Client-centered therapy: Non-directive and non-experiential. Unveröffentlichtes Manuskript zur gleichnamigen Lecture im Rahmen der „7th World Conference for Person-Centered and Experiential Psychotherapy and Counseling” am 15. Juli 2006 in Potsdam.

Cain, D. & Seeman J. (Eds.) (2001). Humanistic Psychotherapies. Handbook of research and practice. Washington, DC: American Psychological Association.

Cissna, K. (2007). Moments of meeting. Public dialogue. Vortrag gehalten am 30. November 2007 im Rahmen des Symposiums „50. Jahrestag des Dialoges zwischen Martin Buber und Carl R. Rogers" an der Universität Wien.

Cooper, M. (2003). Existential therapies. London: Sage.

Cooper, M. (2007). Experiential and phenomenological foundations. In: *M. Cooper, M. O'Hara, P.F. Schmid & G. Wyatt* (Eds.), The handbook of Person-centred psychotherapy and counselling (pp. 64-76). Houndmills: Palgrave.

Cooper, M., O'Hara, M., Schmid, P.F. & Wyatt, G. (Eds.) (2007). The handbook of Person-centred psychotherapy and counselling. Houndmills: Palgrave.

Eckert, J. (2003). Gesprächspsychotherapie. In: *G. Stumm, J. Wiltschko & W.W. Keil* (Hrsg.), Grundbegriffe der Personzentrierten und Focusing-orientierten Psychotherapie und Beratung (S. 141-142). Stuttgart: Pfeiffer bei Klett-Cotta.

Finke, J. (1999). Beziehung und Intervention. Interaktionsmuster, Behandlungskonzepte und Gesprächstechnik in der Psychotherapie. Stuttgart: Thieme.

Finke, J. (2004). Gesprächspsychotherapie. Grundlagen und spezifische Anwendungen. 3., neubearb. und erweiterte Aufl. Stuttgart: Thieme.

Friedman, M. (1986). *Carl Rogers* and Martin Buber. Self-actualization and dialogue. *Person-Centered Review* 1, 1, 409-435.

Gendlin, E.T. (1962). Experiencing and the creation of meaning. A philosophical and psychological approach to the subjective. Free Press: Macmillan (Neuauflage 1997: Evanston: Northwestern University Press).

Gendlin, E.T. (1966). Existentialism and Experiential Psychotherapy. In: *C. Moustakas* (Ed.), Existential child therapy (pp. 70-94). New York: Basic Books.

Gendlin, E.T. (1974). Client-centered and experiential psychotherapy. In: *D.A. Wexler & L.N. Rice* (Eds.), Innovations in Client-centered therapy (pp. 211-246). New Work: John Wiley.

Gendlin, E.T. (1975). Experiential Psychotherapy. In: *R. Corsini* (Ed.), Current psychotherapies (pp. 317-352). Itasca, IL: Peacock.

Gendlin, E.T. (1994). Körperbezogenes Philosophieren. Gespräche über die Philosophie von Veränderungsprozessen. Würzburg: DAF.

Gendlin, E.T. & Wiltschko, J. (1999). Focusing in der Praxis. Eine schulenübergreifende Methode für Psychotherapie und Alltag. Stuttgart: Pfeiffer bei Klett-Cotta.

Goldstein, K. (1934). Der Aufbau des Organismus. Einführung in die Biologie unter besonderer Berücksichtigung der Erfahrungen am kranken Menschen. Den Haag: Nijhoff [engl. Übersetzung: (1939). The organism. A holistic approach to biology derived from pathological data in man. New York: American Book Company].

Goldstein, K. (1940). Human nature in the light of psychopathology. Cambridge: Harvard University Press.

Groddeck, N. (2002). Carl Rogers. Wegbereiter der modernen Psychotherapie. Darmstadt: Primus.

Gutberlet, M. (2003). Aggression. In: *G. Stumm, J. Wiltschko & W.W. Keil* (Hrsg.), Grundbegriffe der Personzentrierten und Focusing-orientierten Psychotherapie und Beratung (S. 16-18). Stuttgart: Pfeiffer bei Klett-Cotta.

Höger, D. (1993). Organismus, Aktualisierungstendenz, Beziehung – die zentralen Grundbegriffe der Klientenzentrierten Gesprächspsychotherapie. In: *J. Eckert, D. Höger & H. Linster* (Hrsg.), Die Entwicklung der Person und ihre Störung. Bd. 1: Entwurf einer ätiologisch orientierten Krankheitslehre im Rahmen des klientenzentrierten Konzepts (S. 17–41). Köln: GwG.

Höger, D. (2006). Klientenzentrierte Persönlichkeitstheorie. In: *J. Eckert, E.-M. Biermann-Ratjen & D. Höger* (Hrsg.), Gesprächspsychotherapie. Lehrbuch für die Praxis (S. 37-72). Heidelberg: Springer.

Hutterer, R. (1992). Aktualisierungstendenz und Selbstaktualisierung. Eine personenzentrierte Theorie der Motivation. In: *R. Hutterer & R. Stipsits* (Hrsg.), Perspektiven Rogerianischer Psychotherapie (S. 146–171). Wien: WUV.

Hutterer, R. (1998). Das Paradigma der Humanistischen Psychologie. Entwicklung, Ideengeschichte und Produktivität. Wien: Springer.

Keil, W.W. (2001). Das für Psychotherapie notwendige Erleben. Oder: Personzentrierter und Experienzieller Ansatz gehören zusammen. *Person* 5, 2, 90-97.

Keil, W.W. & Stumm, G. (Hrsg.) (2002). Die vielen Gesichter der Personzentrierten Psychotherapie. Wien-New York: Springer.

Kirschenbaum, H. (2007). The life and work of Carl Rogers. Ross-on-Wye: PCCS Books.

Kirschenbaum, H. & Henderson, V.L. (Eds.) (1989a). The Carl Rogers reader. Boston-New York: Houghton Mifflin.

Kirschenbaum, H. & Henderson, V.L. (Eds.) (1989b). Carl Rogers: Dialogues. Conversations with Martin Buber, Paul Tillich, B.F. Skinner, Gregory Bateson, Michael Polanyi, Rollo May, and others. Boston-New York: Houghton Mifflin (auch: London: Constable, 1990).

Korunka, C. (2001). Die philosophischen Grundlagen und das Menschenbild des Personzentrierten Ansatzes. In: *P. Frenzel, W.W. Keil, P.F. Schmid, N. Stölzl* (Hrsg.), Klienten-/ Personzentrierte Psychotherapie. Kontexte, Konzepte, Konkretisierungen (S. 33-56). Wien: Facultas.

Kreuter-Szabo, S. (1988). Der Selbstbegriff in der humanistischen Psychologie von A. Maslow und C. Rogers. Frankfurt/M.: Peter Lang.

Kriz, J. (1997). Systemtheorie. Eine Einführung für Psychotherapeuten, Psychologen und Mediziner. Wien: Facultas.

Kriz, J. (2008). Aktualisierungstendenz – Die notwendige systemische Grundlage des Personzentrierten Ansatzes. In: *M. Tuczai, G. Stumm, D. Kimbacher & N. Nemeskeri* (Hrsg.), Offenheit und Vielfalt. Grundlagen, Ansätze und Anwendungen der Personzentrierten Psychotherapie (S. 135-154). Wien: Krammer.

Kriz, J. & Slunecko, T. (2007). (Hrsg.). Gesprächspsychotherapie. Die therapeutische Vielfalt des personzentrierten Ansatzes. Wien: Facultas/UTB.

Kriz, J. & Stumm, G. (2003). Aktualisierungstendenz. In: *G. Stumm, J. Wiltschko & W.W. Keil* (Hrsg.), Grundbegriffe der Personzentrierten und Focusing-orientierten Psychotherapie und Beratung (S. 18-21). Stuttgart: Pfeiffer bei Klett-Cotta.

Längle, A. (2008). Existenzanalyse. In: *A. Längle & A. Holzhey-Kunz*, Existenzanalyse und Daseinsanalyse (S. 21-179). Wien: Facultas WUV/UTB.

Levitt, B.E. (Ed.) (2005). Embracing non-directivity. Reassessing person-centered theory and practice in the 21st century. Ross-on-Wye: PCCS Books.

Lietaer, G. (2008). Das Klientenzentrierte/Experienzielle Paradigma der Psychotherapie im 21. Jahrhundert: Offenheit, Vielfalt und Identität. In: *M. Tuczai, G. Stumm, D. Kimbacher & N. Nemeskeri* (Hrsg.), Offenheit und Vielfalt. Grundlagen, Ansätze und Anwendungen der Personzentrierten Psychotherapie (S. 17-43). Wien: Krammer.

Linster, W. & Panagiotopoulos, P. (1990). Zu den anthropologischen und psychotherapeutischen Implikationen des Menschenbildes des Personzentrierten Ansatzes. In: *M. Behr & U. Esser* (Hrsg.), Macht Therapie glücklich? Neue Wege des Erlebens in klientenzentrierter Psychotherapie (S. 141-167). Köln: GwG.

Lux, M. (2007). Der Personzentrierte Ansatz und die Neurowissenschaften. München: Reinhardt.

Lux, M. (2008). Der Personzentrierte Ansatz und die Neurowissenschaften. In: *M. Tuczai, G. Stumm, D. Kimbacher & N. Nemeskeri* (Hrsg.), Offenheit und Vielfalt. Grundlagen, Ansätze und Anwendungen der Personzentrierten Psychotherapie (S. 225-243). Wien: Krammer.

Mearns, C. & Cooper, M. (2005). Working at relational depth in counselling and psychotherapy. London: Sage.

Mearns, D. & Thorne, B. (2000). Person-centred therapy today: New frontiers in theory and practice. London-Thousand Oaks: Sage.

Merry, T. (1998). Client-centred therapy: Origins and influences. *Person-Centred Practice* 6, 2, 96-103.

Quitmann, H. (1991). Humanistische Psychologie. Zentrale Konzepte und philosophischer Hintergrund. 2. Aufl. Göttingen: Hogrefe/Verlag für Psychologie.

Petzold, H. (2003). Integrative Therapie. Modelle, Theorien & Methoden einer schulenübergreifenden Psychotherapie. 3 Bde. Paderborn: Junfermann.

Pfeiffer, W.M. (1990). Otto Rank und die Klientenzentrierte Psychotherapie. In: *M. Behr, U. Esser, F. Petermann & W.M. Pfeiffer* (Hrsg.), Jahrbuch für personenzentrierte Psychologie und Psychotherapie. Bd. 2. (S. 8-21). Salzburg: Otto Müller.

Prouty, G., Van Werde, D. & Pörtner, M. (1998). Prä-Therapie. Stuttgart: Klett-Cotta.

Reisel, B. (2001). The Clinical Treatment of the Problem Child. *Carl Rogers* als Kinderpsychotherapeut. *Person* 5, 2, 55-67.

Rogers, C.R. (1939). The clinical treatment of the problem child. Boston: Houghton Mifflin.

Rogers, C.R. (1951). *Client-centered therapy.* Boston: Houghton Mifflin [dt.: (1972). *Die klientenzentrierte Gesprächspsychotherapie.* München: Kindler].

Rogers, C.R. (1957a). The necessary and sufficient conditions for therapeutic personality change. *Journal of Consulting Psychology* 21, 2, 95-103 [dt.: (1991). Die notwendigen und hinreichenden Bedingungen für Persönlichkeitsentwicklung durch Psychotherapie. In: *C. R. Rogers & P. F. Schmid,* Personzentriert. Grundlagen von Theorie und Praxis (S. 165-184). Mainz: Grünewald].

Rogers, C.R. (1957b). A note on 'the nature of man'. *Journal of Counseling Psychology* 4, 3, 199-203 [auch in: *Kirschenbaum, H. & Henderson, V.L.* (Eds.) (1989a). The Carl Rogers Reader (pp. 401-408). Boston: Houghton Mifflin].

Rogers, C.R. (1959a). A theory of therapy, personality and interpersonal relationships, as developed in the Client-centered framework. In: *S. Koch* (Ed.), Psychology. A study of a science. Vol. III: Formulation of the person and the social context (pp. 184-256). New York: McGraw-Hill [dt.: (1987). Eine Theorie der Psychotherapie, der Persönlichkeit und der zwischenmenschlichen Beziehungen. Entwickelt im Rahmen des klientenzentrierten Ansatzes. Köln: GwG].

Rogers, C.R. (1959b). Client-centered therapy. In: *Arieti, S.* (Ed.), American Handbook of Psychiatry. Vol. 3 (pp. 183-200). New York: Basic Books.

Rogers, C.R. (1961). On becoming a person. A therapist's view of psychotherapy. Boston: Houghton Mifflin [dt.: (1973). Entwicklung der Persönlichkeit. Psychotherapie aus der Sicht eines Therapeuten. Stuttgart: Klett].

Rogers, C.R. (1963). The actualizing tendency in relation to 'motives' and to consciousness. In: *M.R. Jones* (Ed.), *Nebraska Symposium on Motivation* (pp. 1-24) Lincoln: University of Nebraska Press.

Rogers, C.R. (1970). Carl Rogers on encounter groups. New York: Harper & Row [dt.: (1974). Encounter-Gruppen. Das Erlebnis der menschlichen Begegnung. München: Kindler (ab 1984: Frankfurt/M.: Fischer)].

Rogers, C.R. (1973). My philosophy of interpersonal relationships and how it grew. *Journal of Humanistic Psychology* 13, 2, 3-15 [dt.: (1980a). Meine Philosophie der interpersonalen Beziehungen und ihre Entstehung. In: *C.R. Rogers & R. Rosenberg,* Die Person als Mittelpunkt der Wirklichkeit (S. 185-198). Stuttgart: Klett-Cotta].

Rogers, C.R. (1977). On personal power. Inner strength and its revolutionary impact. New York, Delacorte [dt.: (1978). Die Kraft des Guten. Ein Appell zur Selbstverwirklichung. München: Kindler.

Rogers, C.R. (1978). Do we need 'a' reality? *Dawnpoint* 1, 2, 6-9 [auch in: Kirschenbaum, H. & Henderson, V.L. (Eds.) (1989). The Carl Rogers Reader (pp. 420-429). Boston: Houghton Mifflin; dt.: (1980b). Brauchen wir "eine" Wirklichkeit? In: *C.R. Rogers & R. Rosenberg,* Der Mensch als Mittelpunkt der Wirklichkeit (S. 175-184). Stuttgart: Klett].

Rogers, C.R. (1979). The foundations of the person-centered approach. *Education* 100, 2, 98-107 [dt.: (1981a). Die Grundlagen eines personzentrierten Ansatzes. In: Der neue Mensch (S. 65–84). Stuttgart: Klett-Cotta].

Rogers, C.R. (1980a). Client-centered psychotherapy. In: *H.I. Kaplan, B.J. Sadock & A.M. Freedman* (Eds.), Comprehensive textbook of psychiatry III (pp. 2153-2168). Baltimore: Williams & Wilkins [dt.: (1991). Klientenzentrierte Psychotherapie. In: *C.R. Rogers & P.F. Schmid,* Person-zentriert. Grundlagen von Theorie und Praxis (S. 185-237). Mainz: Matthias Grünewald].

Rogers, C.R. (1980b). Growing old: or older and growing. *Journal of Humanistic Psychology* 20, 4, 5-16 [dt.: (1981b). Alt werden oder: älter werden und wachsen. In: Der neue Mensch (S. 37–64). Stuttgart: Klett-Cotta].

Rogers, C.R. (1983). Freedom to learn for the 80's. Columbus: Charles Merrill [dt.: (1984). Freiheit und Engagement. Personzentriertes Lehren und Lernen. München: Kösel].

Rogers, C.R. (1987). Client-centered? Person-centered? *Person-Centered Review* 2, 2, 11-13.

Rogers, C.R. & Schmid, P.F. (1991). Person-zentriert. Grundlagen von Theorie und Praxis. Mainz: Matthias Grünewald.

Sanders, P. (Ed.) (2004). The tribes of the person-centered nation. An introduction to the schools of therapy related to the Person-centred approach. Ross-on-Wye: PCCS Books.

Sartre, J.-P. (1944/2000). Zum Existentialismus – Eine Klarstellung. In: *J.-P. Sartre,* Der Existentialismus ist ein Humanismus und andere Essays (S. 113-121). Reinbek: Rowohlt.

Schmid, P.F. (2003a). Menschenbild. In: *G. Stumm, J. Wiltschko & W.W. Keil* (Hrsg.), Grundbegriffe der Personzentrierten und Focusing-orientierten Psychotherapie und Beratung (S. 210-213). Stuttgart: Pfeiffer bei Klett-Cotta.

Schmid, P.F. (2003b). Person. In: *G. Stumm, J. Wiltschko & W.W. Keil* (Hrsg.), Grundbegriffe der Personzentrierten und Focusing-orientierten Psychotherapie und Beratung (S. 226-227). Stuttgart: Pfeiffer bei Klett-Cotta.

Schmid, P.F. (2007a). The anthropological and ethical foundations of person-centred therapy. In: *M. Cooper, M. O'Hara, P.F. Schmid & G. Wyatt* (Eds.), The handbook of Person-centred psychotherapy and counselling (pp. 30-46). Houndmills: Palgrave.

Schmid, P.F. (2007b). Begegnung von Person zu Person: Die anthropologischen Grundlagen Personzentrierter Therapie. In: *J. Kriz & T. Slunecko* (Hrsg.), Gesprächspsychotherapie. Die therapeutische Vielfalt des personzentrierten Ansatzes (S. 34-48). Wien: Facultas.

Speierer, G.-W. (1994). Das Differentielle Inkongruenzmodell. Handbuch der Gesprächspsychotherapie als Inkongruenzbehandlung. Heidelberg: Asanger.

Spielhofer, H. (2001). Organismisches Erleben und Selbst-Erfahrung. Ein Beitrag zur Diskussion der anthropologischen und persönlichkeitstheoretischen Grundlagen im personzentrierten Ansatz. *Person* 5, 1, 5-18.

Stumm, G. (2003). Carl Ransom Rogers. In: *G. Stumm, J. Wiltschko & W.W. Keil* (Hrsg.), Grundbegriffe der Personzentrierten und Focusing-orientierten Psychotherapie und Beratung (S. 349-355). Stuttgart: Pfeiffer bei Klett-Cotta.

Stumm, G. (2005). The Person-centered approach from an existential perspective. *Person-Centered and Experiential Psychotherapies* 4, 2, 106-124.

Stumm, G. (2008). Einleitung. In: *M. Tuczai, G. Stumm, D. Kimbacher & N. Nemeskeri* (Hrsg.), Offenheit und Vielfalt. Grundlagen, Ansätze und Anwendungen der Personzentrierten Psychotherapie (S. 7-14). Wien: Krammer.

Stumm, G. & Kriz, J. (2003). Organismus. In: *G. Stumm, J. Wiltschko & W.W. Keil* (Hrsg.), Grundbegriffe der Personzentrierten und Focusing-orientierten Psychotherapie und Beratung (S. 219-221). Stuttgart: Pfeiffer bei Klett-Cotta.

Swildens, H. (1991). Prozessorientierte Gesprächspsychotherapie. Einführung in eine differenzielle Anwendung des klientenzentrierten Ansatzes bei der Behandlung psychischer Erkrankungen. Köln: GwG (holländisches Orig.: 1988).

Thorne, B. (1992). Carl Rogers. London: Sage.

Tuczai, M., Stumm, G., Kimbacher, D. & Nemeskeri, N. (Hrsg.) (2008). Offenheit und Vielfalt. Grundlagen, Ansätze und Anwendungen der Personzentrierten Psychotherapie. Wien: Krammer.

Tudor, K. & Worrall, M. (2006). Person-centred therapy. A clinical philosophy. London: Routledge.

Wilkins, P. (2003). Person-centred therapy in focus. London: Sage.

Wiltschko, J. (Hrsg.) (2008). Focusing. Eugene T. Gendlin über die Praxis körperbezogenen Philosophierens. Wien: Facultas.

Wood, K. (1996). The person-centered approach: Towards an understanding of its implications. In: *R. Hutterer, G. Pawlowsky, P.F. Schmid & R. Stipsits* (Eds.), Client-centered and experiential psychotherapy. A paradigm in motion (pp. 163-181). Frankfurt: Peter Lang.

Wunderlich, K. (2008). Der Organismus. Eine Annäherung an einen vielschichtigen Begriff und seine Bedeutung im Personzentrierten Ansatz. Schriftliche Arbeit für die Ausbildung zur Personzentrierten Psychotherapeutin bei der APG/Sektion Forum. Norderstedt: Books on Demand.

Hilarion G. Petzold

Menschenbilder in der Drogentherapie – Perspektiven der Integrativen Therapie

„Über den Menschen nachdenken heißt: ein Vernetzen von Perspektiven, ein sich Vernetzen-lassen, Konnektivierungen ohne Ende, Bewegungen in alle Richtungen der Welt! Denn der in Kontext und Kontinuum wahrnehmende und handelnde, bewegte und bewegende Leib ist Teil seiner *Lebenswelt*. In diese e i n g e b e t t e t, gehört er einer '*Welt der Zwischenleiblichkeit*' zu, einer '*Sozialwelt*', deren Qualitäten er aufnimmt und v e r l e i b - l i c h t und zu deren Möglichkeiten er zugleich kokreativ beiträgt - in nicht endenden *Polylogen*." *Hilarion G. Petzold* (1969c)

1. Vorbemerkungen zum Text

1.1 Der Praxisbezug der Menschenbildannahmen in der Integrativen Therapie

In der Integrativen Therapie wurden Menschenbildannahmen ursprünglich im unmittelbaren Kontext praktisch-therapeutischer Arbeit entwickelt. Arbeiten zur „Anthropologie des schöpferischen Menschen" (*Orth, Petzold* 1993) haben wir zur Fundierung unserer kreativitätstherapeutischen Praxis geschrieben. Arbeiten zum „Informierten Leib" dienten der Fundierung unserer leibtherapeutischen Praxis (*Petzold* 2002j, 2008b). Die grundlegende und umfangreichste theoretische Arbeit zu den anthropologischen Positionen der Integrativen Therapie (*Petzold*. 2003e) trägt den Titel: „**Integrative Therapie als 'angewandte Anthropologie' in einer 'transversalen Moderne' - Menschenbild und Praxeologie**". Auf 210 Seiten werden da die anthropologischen Positionen der Integrativen Therapie in einem Diskurs „klinischer Philosophie", „klinischer Psychologie" und „klinischer Praxeologie" entfaltet. Menschenbilder in der Psychotherapie, Soziotherapie, Leibtherapie müssen den Menschen dienen, für ihre Gesundheit, ihr Lebensglück, ihr Familienleben (idem 2010g), ihren Umgang mit Leiden und Sterben (*Spiegel-Rösing, Petzold* 1985) Orientierungen bieten – für die TherapeutInnen und für die PatientInnen gleichermaßen. Menschenbildfragen führen zu vielfältigen Themen, die wir in Einzelstudien in Angriff genommen haben: Fragen nach den Körper-Seele-Welt-Verhältnissen, dem psychophysischen Problem (*Petzold*, dieses Buch), Fragen nach der Sprachen und dem Sprechen (idem 2010f), nach dem Willen und der Freiheit (*Petzold, Sieper* 2008a) und damit verbunden Fragen nach der „Macht" (*Petzold* 2009d), neben denen die Themen der Gewalt und Grausamkeit (idem 1996j, 2008b), des Unrechts, der Schuld und der Gerechtigkeit liegen (2003d). Und die führen zwingend zu den Themen der „Mythen" und des Gewissens (*Petzold* 2009f; *Petzold, Orth, Sieper* 2010, 2012a), zur Menschenliebe (*Petzold, Sieper* 2011), zum tätigen Eintreten für die **Würde** und **Integrität** von Menschen (*Petzold, Orth* 2011; *Sieper, Orth, Petzold* 2010; *Leitner, Petzold* 2010) und unserer Lebenswelt (idem 2006p, 2011g). Anthropologische Fragen – jeweils mit Praxisbezügen verbunden – durchziehen die Arbeiten zur Integrativen Therapie und ihre

Polyloge (idem 2002c, 2007h) mit den Menschen, mit den Wissenschaften, den Therapierichtungen. Sie stehen hinter ihren Erkenntnisbemühungen, die undogmatisch das eigene Nachsinnen anregen wollen. Wir wollten und wollen keine Heilslehren verkaufen (*Petzold, Orth, Sieper* 2009), aber durchaus zur Suche nach Lebenssinn (*Petzold, Orth* 2005a) ermutigen und dazu, „sich selbst zum Projekt zu machen", sich Wege einer persönlichen Lebenskunst zu schaffen (idem 1999q)

In den genannten Themen und ihrer monographischen Ausarbeitung habe ich mit meinen MitarbeiterInnen Themen auszuloten versucht, die uns für die Psychotherapie wesentlich erschienen und die oft von den Main-Stream-Verfahren ausgeblendet worden waren: neben den schon genannten Themen haben wir uns mit der Arbeit und der Arbeitswelt befasst, bis heute vielfach in der Psychotherapie vernachlässigt (*Petzold, Heinl* 1983; *Hartz, Petzold* 2010), das Thema „Körper und Leiblichkeit" in den Diskurs gebracht, lange bevor es ein Modethema wurde (idem 1974j, 1977n, 1985g), die „kreativen Medien" als Ausdrucksmittel des schöpferischen Menschen (*Petzold* 1973c, *Petzold, Orth* 1985, 1990) in der Praxis erprobt, Natur und Landschaft als heilsame Erfahrungen therapeutisch genutzt (*Petzold* 1969c, 2011g), das Willensthema aufgegriffen (*Petzold, Sieper* 2004a, 2008a), Trost, Trostarbeit und die sanften Gefühle ins Feld der Psychotherapie getragen (idem 2004, 2007p), Achtsamkeit und meditative Wege aufgezeigt (1983d), lange vor dem Achtsamkeitsboom. Das alles sind Themen einer „**Integrativen Humantherapie**" (idem 1993a, 2003a, *Sieper, Orth, Schuch* 2007), und dieser Begriff wurde absichtsvoll aufgrund unserer anthropologischen Vorentscheidungen gewählt, die den Menschen durch Begriffe wie Psychotherapie, Psychosomatik oder Körpertherapie nur fragmentiert erfasst sieht. Wir hatten stets ein **biopsychosozial ökologisches** Modell vertreten (*Petzold* 1974j, 2001a), wie es *Vygotskij* und *Lurija* schon in den dreißiger Jahren des 20. Jahrhunderts konzipiert hatten (*Petzold, Michailowa* 2008), und unsere frühe therapeutische Arbeit mit alten Menschen (*Petzold* 1965, 1985a, 2005a), Kindern in sozialen Brennpunkten (1972e), suchtkranken Jugendlichen (idem 1971b, c) und entwurzelten Migranten (idem 1969b) ließ eigentlich keinen anderen Ansatz zu als ein **integratives** Vorgehen „in der Lebensspanne", dass die soziale Lebenswelt und das Lebenskontinuum m den „Chronotopos" (*Bachtin* 2008) in die psychotherapeutischen Maßnahmen einbezog. Das wurde in der Praxis evident.

Wenn man mit schwerkranken, körperlich, seelisch und geistig ruinierten Menschen in desaströsen und prekären Lebenslagen arbeitet, dann kann man die körperliche Seite des Krankheitsgeschehens genauso wenig vernachlässigen, wie die seelisch-emotionale und natürlich die soziale Seite, d. h. zerstörte und zerstörende soziale Netzwerke oder Mikroökologien (*Hass, Petzold* 1999), und es wird die soziotherapeutische Dimension therapeutischen Handelns unabdingbar (*Petzold* 1997c, *Petzold, Sieper* 2008b, 2012).

Die prekären Lebenslagen unserer RandguppenpatientInnen und die praktische Arbeit mit ihnen hat unsere Menschenbildannahmen in der Integrativen Therapie nachhaltig bestimmt. Die ehrenamtliche Tätigkeit meiner Eltern in der Suchtkrankenhilfe und in der Altenarbeit war da sicherlich gleichfalls eine bestimmende Größe (*Petzold, Sieper* 2011; *Petzold, Schobert, Schulz* 1991). Das ist der Hintergrund, warum ich diesen Beitrag für das vorliegende Buch ausgewählt habe und zur Vertiefung auf meine große anthropologische Arbeit (*Petzold* 2003e) verweise.

1.2 Einige anthropologische Positionen des Integrativen Ansatzes

Die „Integrative Position“:
Menschen sind komplexe, vergesellschaftete Tiere in spezifischen Lebensräumen [evolutionsbiologische, ökologische, darwinistische Position], die in den Prozessen ihres „Selbsterkennens“ und ihrer „Kulturarbeit“ über die Jahrtausende versuchen, ihr Wesen, ihre „**Hominität**“ zu begreifen [soziologische, kulturalistische Position]. Sie stehen in diesem Unterfangen in der Situation, dass sie dieses Wesen dabei selbst gestalten und erschaffen, es also mannigfaltige Ausfaltungen dieses Wesens und vielfältige Perspektiven auf dieses „*Wesen in permanenter Entwicklung*“ gibt. Ich habe deshalb von einer „*differentiellen Hominität*“ gesprochen, in der Biologisches, Ökologisches und Soziokulturelles konvergiert. Das macht eine differentielle und integrative „*Humantherapie*“ erforderlich (*Petzold* 1988n, 175). In unserem Ansatz haben wir vor diesem interdisziplinären Hintergrund folgende „anthropologische Grundformel“ erarbeitet:

„Menschen – Frauen und Männer – verfügen in ihrer Hominität[0], ihrem Menschenwesen, über körperliche[1], seelische[2], geistige[3] Dimensionen und leben in soziokulturellen[A] und ökologischen[B] Lebenskontexten und in einem Vergangenheits-Gegenwarts-Zukunfts-Kontinuum[C]. Sie sind Leib-Subjekte[4] in der Lebenswelt – subjects embodied and embedded. Das macht ihre Menschennatur aus, die in beständigen Gestaltungsprozessen steht“ (nach *Petzold* 1965, in 2000h, 2003a).

Anthropologische Positionen erfordern beständige Reflexionsprozesse, und so ist über die Jahre kontinuierlich an der „anthropologischen Grundformel“ des Integrativen Ansatzes gearbeitet worden. Über diese Arbeit seit bald 40 Jahren habe ich in meinem Beitrag 2003e detailliert berichtet. Nachstehend ein Auszug:

Natürlich bezieht man sich bei Menschenbildannahmen neben Praxisbezügen auch auf „Referenztheoretiker“ (*Petzold* 2002h,p). Wir affirmieren mit *Gabriel Marcel, George Herbert Mead, Mikhail Baktin, Emmanuel Levinas, Vladimir Iljine, Alexander R. Luirija, Nikolai Berdjajew, Paul Ricœur, Martin Buber, Lev Vygotskij* als „Referenztheoretikern“ in der ganzen „**Vielstimmigkeit**“ ihrer Positionen einen „*Primat von* ***Intersubjektivität*** *in* ***Kontext/Kontinnum****, die sich hinlänglich in persönlicher* ***Freiheit*** *und* ***Souveränität*** *als in sozialen Realitäten 'ausgehandelter' konstituiert*“ - so das **Intersubjektivitätstheorem** der Integrativen Therapie, welches als „Integrator“, d.h. als integrierendes Element alle Bereiche ihrer Theorienbildung und Praxis durchzieht. Das war mit den genannten Denkern die Basis für die „**anthropologischen Grundformeln**“ der Integrativen Therapie, die in mehreren Arbeitsperioden zu diesem Thema immer prägnanter und komplexer formuliert wurden. Mitte der sechziger Jahre (*Petzold* 1965), der ersten Periode, wurde eine „Urkonzeption“ (**0***) erarbeitet, in der es uns darum zu tun war, dass man

„den Menschen in seiner ***leiblichen Realität****, ... in seiner* ***emotionalen Realität****, ... in seiner*

> ***geistigen Realität*** *ernst nimmt ... Der Mensch ist eben körperliches, seelisches und geistiges Wesen in einer je gegebenen* ***Lebenswelt***" (idem 1965, 16/1985a, 29f). (**0***)

Diese Überlegungen, in deren Hintergrund eine Sicht der „Welt des Lebendigen" als Gesamt (*mundus, monde*) stand, führten zu einer *integrierenden*, verdichtenden Formel (**I**) und zu einer *differenzierenden* Formel (**II**) mit fünf Aspekten.

Die integrierende Grundformel I lautet:

> „*Der Mensch ist zugleich exzentrisches Leibsubjekt und als Leib zentriert in der Lebenswelt* (**I**). Er ist ausgestattet mit exzentrischem Bewusstsein und zentriert in unbewussten cerebralen Prozessen. Als Lebendiger ist er in motorischer, emotionaler, geistiger, sozialer Bewegung, aus der er Sinn konstituiert" (1970c, 2). **Formel I***

Die Konklusion: „Therapie ist deshalb auf den Menschen als Ganzen ... in der Lebenswelt, ihr zugehörig, zentriert. Dabei sind die Wertungen von Kontext/Kontinuum, d.h. des jeweiligen kulturellen Raumes, wie er den jeweiligen Menschen präsent ist, bestimmend und wirken, z. B. die Auffassungen von Mann oder Frau, von Körper, Seele oder Geist" (ibid.).

Die differentielle Formel II lautet:

> „*Der Mensch ist ein Körper*[1]*-Seele*[2]*-Geist*[3]*-Wesen in einem sozialen*[4] *und biophysikalischen*[5] *Umfeld, d. h. er steht in Kontext und Kontinuum in der lebenslangen Entwicklung einer souveränen und schöpferischen Persönlichkeit*" (ibid.). **Formel II***

Diese Formel hatte für die therapeutische Praxis eine klare Konsequenz: Das Leibsubjekt mit seinen hier beschriebenen fünf Dimensionen macht einen integrierten Zugang als eine **„Integrative und differentielle Humantherapie"** erforderlich, differentiell für jede Dimension: *Körper > Körpertherapie, Seele > Psychotherapie, Geist > Nootherapie, Soziales > Soziotherapie, Ökologisches > ökologische Intervention.* All diese spezifischen therapeutischen Zugänge werden für die Konzeption einer „**Integrativen Humantherapie in Kontext/Kontinuum der Lebenswelt**" verbunden (*Petzold* 1994j; 1988n, 2001a, 2002a). In einer Graphik habe ich dies 1974 (j, 291) dargestellt.

Integrative Therapie – anthropologische und therapeutische Grundpositionen

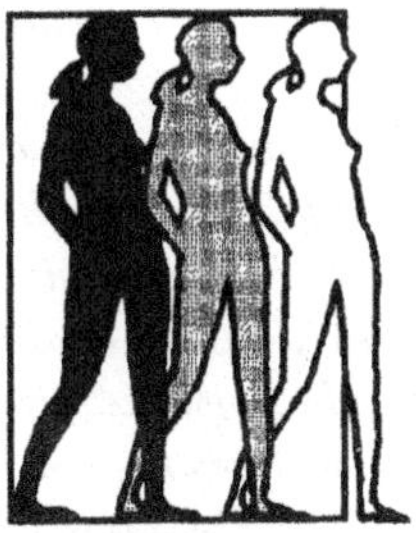

Der MENSCH ist ein	BEREICHE	INSTRUMENTE	ZIELE
KÖRPER-	Körpertherapie	Integrative Bewegungs- u. Tanztherapie, thymopraktische Leib- und Atemtherapie, Expression Corporelle, Diäthetik	*Integrierte Leiblichkeit* Gewinn von Mitte, Gesundheit, Sensibilität, Spannkraft, Anmut, Kongruenz innerer und äußerer Haltung – body awareness
SEELE-	Psychotherapie	aktive Analyse, narrative Praxis, Gestalttherapie, Psychodrama, intermediale Kunstpsychotherapie	*Integrierte Emotionalität* Gewinn an Selbstregulation, Selbstverwirklichung, Spontaneität, Kreativität, Empathie, emotionale Flexibilität u. Differenziertheit – complex awareness & consciousness
GEIST- WESEN (= *Leib – Subjekt*) im	Nootherapie	Meditative Wege der Besinnung, Betrachtung, Versenkung, dialogisches Sinngespräch, kreative Medien	*Integrierte Existenz* Gewinn von Positionen zu den Fragen nach Lebenssinn u. -zielen, nach Werten, der Liebe, dem Tod, der Transzendenz – ontological awareness & consciousness
SOZIALEN und	Soziotherapie	Netzwerktherapie, Soziodrama, Familientherapie, Selbsthilfegruppen, Wohngemeinschaften, Projektarbeit	*Integrierte soziale Bezüge* Gewinn von tragfähigen sozialen Netzwerken, Freundschaften, Familien, von vielfältigen „social worlds", Reduktion von Entfremdung – social awareness & consciousness
ÖKOLOGISCHEN KONTEXT UND KONTINUUM (= *Lebenswelt*)	Ökotherapie	Interventionen auf der Mikro-, Meso-, Makro- u. Megaebene, environmental modelling, Projektarbeit	*Integrierte ökologische Bezüge* Bewahrung und Gestaltung des Wohn- und Lebensraumes – ecological awareness & consciousness

Abb. 1: Anthropologische und therapeutische Grundpositionen der Integrativen Therapie. Aus: *Petzold* (1974j, repr. in: „Integrative Bewegungs- und Leibtherapie" 1996, 188)

In der Folgezeit wurde die in der Abb. 1 dargestellte Doppelformel **I/II*** durch die hermeneutische Arbeit des sich entwickelnden Verfahrens immer wieder präzisiert oder in Hervorhebung verschiedener Aspekte reformuliert.

Das Spezifische in diesem Ansatz, das die Integrative Therapie insgesamt kennzeichnet, ist die Leiborientierung: Leib = Körper-Seele-Geist. **Leib** ist der bewegte, beseelte, durchgeistigte Körper, der damit eine bloße physiologische Qualität der *Zentrizität* im biologischen Organismus übersteigt, ohne ihn hinter sich zu lassen, sondern eine *Exzentrizität* gewinnt und dennoch dabei in der biologischen Grundlage zentriert bleiben kann (emergenter Monismus, vgl. *Petzold*, dieses Buch). „In der Bewegung drückt sich nicht nur der Körper, sondern der ganze Mensch aus; der Mensch *hat* seinen Leib nicht, allenfalls seinen Körper, er *ist* der jeweilige Leib ... d.h., dass in seiner Leiblichkeit das Wesen des Menschen zum Ausdruck kommt" (1974j/ 1996a, 61) als in die Lebenswelt eingewurzeltes Wesen, wie es eine evolutionsbiologische Sicht (idem 2009a; 2010f) – und die ist immer eine *psychopysiologische* und *biopsychosozialökologische* – konzeptualisiert (2001a, 2006p). Dabei sind **Seele** und **Geist** jeweils **emergente** Phänomene von indes unterschiedlicher Qualität.

„Der Mensch ist nicht ohne seine biologische und soziale Eingebundenheit in die Welt des Lebendigen – Merleau-Ponty sprach treffend von einer 'chair commune" - und seine biologische, gesellschaftliche und geistige Evolutionschichte (Darwin, Florensky, Vico) zu begreifen. Aus ihr folgt:
Der Mensch ist fundamental Koexistierender. Er ist ***Mensch als Mitmensch*** *(consors), angewiesen auf die 'Andersheit des Anderen' (Levinas), ja auf seine Fremdheit, durch die allein er seine Eigen- und Besonderheiten als eine vielfältige, eine komplexe Persönlichkeit gewinnen kann. Er ist 'ab ovo' ein zoon politikon,* ein *soziales Wesen (Aristoteles), das von der Intentionalität seiner Leiblichkeit her (Merleau-Ponty) auf differenzierend-wahrnehmende (aisthesis), integrierend-verarbeitende (episteme) und kreierend-handelnde (poiesis) Interaktion mit der Welt (Bernstein) ausgerichtet ist und auf die Kommunikation mit Menschen (Mead) in einer intersubjektiven Qualität (Marcel) zentriert. Er hat dabei ein altruistisches Potential (Kropotkin), aber auch ein höchst destruktives (Freud*[1]*), das es zu kennen, anzuerkennen, zu verstehen und zu meistern gilt – in lebenslanger Entwicklung (Janet)* " (idem 1970c, 16) **Anthropologische Grundformel III***

Diese Formel wurde in der Folge durch vertiefende Studien zu Leiblichkeit, Sprache, Mentalisierung, Bewusstsein, Sinn, Ökologie weiterentwickelt und verbreiterten das Fundament für ein höchst komplexes Bild vom Menschen und einer **Humantherapie,** die deshalb sehr komplex ansetzen muss und über spezifische Psychotherapie; Soziotherapie, Leibtherapie in „kurativer" Absicht und Zielsetzung hinausgeht und Beiträge zur „Kulturarbeit" als hyperreflexiven Menschheitsarbeit zu leisten bestrebt ist, die auch in politische Haltungen mündet, wie die des „Engagements für Integrität". Denn Menschen sind mit den Anderen und durch die Anderen in differentiellen Sozial-, Lebens-, Kulturwelten lebende Wesen, die sich selbst – jedes Individuum - *„zum Projekt" machen müssen* (*Petzold, Orth* 1998, vgl. **Formel XI***) und die sich im Kollektiv der Menschheit als Menschheit zum Projekt machen müssen, ihre **Hominität** zum Projekt machen müssen, wollen sie in Milliardenzahl überleben.

Die zweite Grundformel wurde in der Folge erweitert, kommentiert, ausgefaltet.

„Der Mensch ist ein Körper-Seele-Geist-Wesen, verschränkt mit dem sozialen und ökologischen Kontext/Kontinuum und fähig, ein Selbst, ein Ich und personale Identität auszubilden. Er steht über seine Lebensspanne in einem Prozess beständigen Wandels – verstanden als Differenzierung, Integration und Kreation -, in dem er zunehmend Exzentrizität gewinnt, sich selbst⁺, seine bewussten und unbewussten Strebungen, seine organismische Verwurzeltheit und ökologische Bezogenheit, seine sozialen Beziehungen mit beständig wachsender ***Sinnerfassungskapazität***⁺⁺ *immer besser verstehen lernt, um auf diese Weise einen reichen, persönlichen Lebenssinn zu gewinnen, den er mit anderen schafft und teilt. Dadurch kann* ***Sinn*** *immer nur pluriform*

---

[1] *Freud* hatte die Klarheit, das destruktive Potential des Menschen in seiner Anthropologie aufzuweisen. Exemplarisch kann man Ungeheuer wie *Stalin, Ivan den Schrecklichen, Vlad Tepes*, den Pfähler, einsetzen oder irgend einen der alten „blutigen Tyrannen", etwa *Caligula* oder *Nero* und die Legionen ihrer Henker, Vollzugehilfen, Anhänger. *Hitler* hat in „Mein Kampf" eine „Theorie der Vernichtung" geliefert, die das Böse zur Normalität deklariert und die „Umwertung der Werte" auch konsequent in eine groteske und sinistre Praxis umsetzte.

sein und trägt bei aller möglichen Übereinstimmung stets das Signum der Differenz. Er stößt deshalb Polyloge an, in denen der 'Logos sich selbst vervielfältigt', wie Heraklit (fr. 115) lehrte. Der Mensch kann so als Ausdruck eines 'Polylogos der Evolution' gesehen werden und ist deshalb selbst⁺ vielfältigen Sinnes, Sinnqualitäten, in denen sich seine Makrokulturen und Mikrokulturen artikulieren und er sich als Repräsentant dieser Kulturen zeigt. Diese sind eingebunden in das Gesamtsystem Welt mit seiner sich immer prägnanter abzeichnenden mundanen Kultur, in der sich der ***Sinn*** *der Teilsysteme mit ihren kulturellen Arealen beständig überschreitet in transversalen Prozessen der Generierung von* ***Metasinn***⁺⁺ *- und der kennzeichnet die kollektive Hominität, die kokreative kulturelle Gesamtleistung der Menschen, der Menschheit*" (idem 1975h, 21); **Formel IV***

[⁺ab 1988 wird zu „selbst" das „*als Mann oder Frau*" regelhaft eingefügt (*Petzold, Orth* 2011); ⁺⁺ schließt immer auch Sinnverarbeitungskapazität und Sinnschöpfungsvermögen bei den Prozessen der **Mentalisierung** ein]

In dieser Formel sind etliche Vorannahmen impliziert, die kurz angesprochen werden sollen: der ökologische Rahmen von Kontext und Kontinuum, d.h. die **Natur,** der **Organismus** in ihrer evolutionären Dynamik – eine *Darwin* verpflichtete Sicht (idem 2006p, 2011g) –, und soziale Rahmen von Gesellschaft und Geschichte auf spezifischen Mikro- und Mesoebenen, aber auch auf übergreifenden Makroebenen als Bereichen von **Kultur** – beidem gehört der Mensch zu: der *Natur* als *Organismus* und der *Kultur* als *Subjekt*[2]. Es ist sind in den älteren Implikate vorhanden, die erst in späteren theoretischen Ausarbeitungen explitzit gemacht werde konnten. Beispielhaft mag hier **Formel XV** stehen:

»Ein *Organismus* ist zu sehen als das Gesamt integrierter biologischer Prozesse lebendiger Zellen bzw. Zellverbände, zentriert in ihrem jeweiligen Kontext/Kontinuum (Habitat, Nische), mit dem sie unlösbar verbunden sind: Organismus ist „fungierender" **Umwelt/Mitwelt/Innenwelt/Vorwelt-Prozess.**

Der in die *Lebenswelt* eingewurzelte Mensch hingegen ist ***Organismus und Subjekt zugleich***, ist ein nicht nischengebundenes „human animal", das im Verlaufe der Evolution durch die Ausbildung eines höchst differenzierten Cortex, der und dessen Funktionen selbst Ergebnis neuronaler Selektionsprozesse sind (*Edelman*), Überlebensfähigkeit gewonnen hat und zwar in „fungierenden" *und* „intentionalen" **Umwelt/Mitwelt/Innenwelt/Vorwelt-Prozessen.** Diese Überlebensfähigkeit zentriert in der Möglichkeit des Menschen zur „***exzentrischen Reflexivität*** und ***Repräsentation seiner selbst***", ja aufgrund rekursiver und evolutiver Prozesse der Kultur zu „***Metarepräsentationen seiner selbst***" als Mensch eines spezifischen Kulturraumes: z. B. als Angehöriger eines Stammes, als römischer Bürger, als Vertreter eines Standes, als Citoyen, emanzipiertes Individuum, als *polyzentrisches Subjekt* einer transversalen Moderne. Er ist ein Wesen, das sich seiner selbst, seiner eigenen Natur und seiner Kultur bewusst geworden ist und in permanenter Selbstüberschreitung bewusst wird, ja das sich selbst und seine Lebensbedingungen gestaltet, aber damit die organismische Basis seines Subjektseins dennoch nicht verlassen und verlieren kann, genauso wenig wie *Kultur* ihrer Basis, der *Natur,* zu entkommen vermag. *Ein Mensch, Mann und Frau als Leibsubjekt, ist der Prozess einer* ***produktiven Subjekt-Welt-Bewusstsein-Verschränkung*** *in actu*, in dem dieser Prozess der ***Mentalisierung*** sich selbst durch höchst

> komplexe informationale Formatierungen auf einer Ebene von Metatrepräsentationen reproduziert, ja übersteigt, wobei sich auch die Konstituierung eines Bewusstseins und damit von Subjektivität, einer subjektiven „theory of mind" vollzieht. In diesem Prozess kommt sich *dieser selbst* in der und durch die Metarepräsentativität als Strom subjektiven Selbsterlebens zu Bewusstsein und vermag selbst diesen Vorgang als „minding of mind" im Sinne einer ***Hyperreflexivität und Hyperexzentrizität*** zu erfassen. Als Produzierender und Produzierter, Erkennender und Erkannter zugleich bleibt in diesem gesamten Geschehen indes für den Einzelnen ein *„strukturelles punctum caecum"*, das durch den Blick von Anderen, die Erkenntnis- und Forschungstätigkeit von Anderen – potentiell der gesamten Menschheit – gemindert, aber nie gänzlich beseitigt werden kann, was damit also auch eine kollektive strukturelle Einschränkung bedeutet« (idem 2002h, vgl. 2008b). **Formel XV**

Spezifität und Globalität, Kleinräumigkeit und Großräumigkeit müssen heute in einer globalisierten Welt, in einer transversalen Moderne immer zusammengedacht werden, Gerade die Aspekte einer *Kulturspezifität,* die schon im Kontext der Formel **II** betont wurden (Männer-, Frauen-, Jugend-, Alters-, Familienkulturen, schicht-, ethnie- nationalitäts und großraumspezifische Kulturen – die „europäische Kultur", die asiatische, lateinamerikanische usw. Kultur), werden als Hintergrund einer differentiellen therapeutischen Praxis in multikulturellen Gesellschaften mit Menschen vielfältigen Herkommens eminent wichtig. Nur so können therapeutische Strategien klienten- bzw. patientInnenzentriert sein, auf eine gute „Passung" zielen und sie auch erreichen. Schon in den Formeln der ersten Arbeitsperiode waren also derart weitgreifende – in den Formeln XIII/XIV/XV der vierten Arbeitsperiode (ab 2001) ausgearbeitete – Perspektiven angedacht.

Mein Beitrag 2003e, aus dem hier referiert wurde, dokumentiert in der Geschichte der Psychotherapie in bislang singulärer Weise die fundierende Arbeit eines Verfahrens an einem Menschenbild, das durch fortschreitende, systematische Theoriearbeit und Praxisexplorationen neues Wissen rezipiert und umsetzt: sowohl interventionsmethodisch (2002j), als auch praxisfeldspezifisch *(Petzold, Schay, Scheiblich* 2006), wie der nachfolgende Text verdeutlicht.

1. 3 Menschenbildannahmen im Feld der Drogentherapie

Der nachstehende Text wurde als Vortrag auf dem 14. Bundeskongress des „Fachverbandes Drogen und Rauschmittel e.V." (FDR) am 3. Juni 1991 gehalten, also vor zwanzig Jahren. In dem Kongressbändchen verschwunden und fast vergessen, nahm ich ihn unlängst wieder zur Hand und bekam beim Lesen das Gefühl, die Zeit sei langsam gelaufen oder habe still gestanden oder sei zurückgekommen – zyklische Wiederholungen. Die beschriebenen Problematiken haben sich im Grunde nicht geändert, so schien es mir – auch wenn sich Teilaspekte anders darstellen. Menschenbilder haben meistens eine hohe Stabilität. Aber gerade deshalb erfordert das Umgehen mit anthropologischen Konzepten immer wieder einen Blick aus der kritischen Distanz und eine diskursanalytische Betrachtung (*Foucault*), wird ein metahermeneutisches, erneutes Durchdringen von Gedanken, die schon einmal gedacht wurden und davor schon ein anderes Mal (vgl. Abschnitt 3) erforderlich, damit erneute Zupassungen auf die jeweiligen aktuellen Gegebenheiten stattfinden können. Mit solchen Mehrfachreflexionen (*Petzold, Orth* 1999, 110ff) beschäftigt, war ich dann bei Relektüre erfreut, dass ich meine Positionen über die Zeit hin eigentlich bestätigt fand und sah, das meine neuen Arbeiten, eingeschlagene Wege kritisch-reflektiert weiterverfolgen konnten (*Petzold* 2007h; vgl. *Hecht, Petzold, Scheiblich* 2011). Das geschieht keineswegs immer in einem Werk, das sich am Puls der Geschehnisse und im Kontakt mit der Forschung weiterentwickelt. Ich habe den Text auch mit KollegInnen erneut diskutiert und ihm wurde eine durchaus wichtige Aktualität zugemessen und in zentralen Aussagen eine gewisse Zeitlosigkeit. Und weil er auch für die Arbeiten in diesem Band zur Menschenbildthematik grundlegende Gedanken formuliert, Leitideen, wird er hier erneut zugänglich gemacht. Er war zum Zeitpunkt des Vortrags sicher weitblickend und breit ausgreifend. Seine erneute Lektüre hat mich zu keinen allzu großen Veränderungen und Revisionen aufgefordert. So werden nur minimale Korrekturen vorgenommen. Natürlich habe ich in spezifischen Menschenbildsfragen des Integrativen Ansatzes und darüber hinaus (*Petzold* 2011a) intensiv vertiefend weitergearbeitet – zur Frage der Körper-Seele-Geist-Weltverhältnisse (*Petzold* 2009c), zum Dialog von Psychotherapie und Neurowissenschaften (idem 2002j; *Petzold, Michailowa* 2008; *Huether, Petzold*, dieses Buch), zum evolutionspsychologischen Thema der Hominisation, des Weges des Menschen durch die Evolution (idem 2003e, 2006 j, t), zum Macht, Willens- und Freiheitsthema (idem 2009d; *Petzold, Sieper* 2008a), zu Bösem, zu Schuld, Schuldfähigkeit, Gewissen (idem 1996j, 2003d, 2008b, 2010e), zu Sinn und Sprache (idem 2010f; *Petzold, Orth* 2005a) usw. Vieles dieser Weiterarbeit wirft nicht nur Licht auf Probleme in der Arbeit mit Drogenabhängigen, in der Szene des Drogengebrauchs-Missbrauchs, sondern auch auf anthropologische Fragen. Die Willens- und Freiheitsthemen tauchen hier unmittelbar auf, die Fragen nach Schuld und Unrecht oder nach Gerechtigkeit, nach Macht und Ohnmacht, nach Menschenwürde, Integrität und der Gefährdung und Verletzung von beidem (*Petzold, Orth* 2011). Die Arbeiten haben durchaus auch Relevanz für die Beratungs- und Behandlungspraxis: für die Willenstherapie, die Gewissensarbeit, den Umgang mit Zeit, der Lebenszeit usw. Verweise auf diese Arbeiten mögen genügen. Aber der vorliegende Text hat eine **praxeologische Ausrichtung** und steht in sich mit seiner Absicht, einen feldspezifischen, *breiten* Rahmen für weitgreifende Betrachtungen in der Drogentherapie bzw. Drogenarbeit zu bieten. Eine *vertiefende* anthropologische Fundierung, die auf eine „klinische Philosophie“ hinausläuft – so habe ich meinen Ansatz genannt (*Petzold* 1991a) – habe ich an anderer Stelle mit dem Blick auf die Psychotherapie ausgearbeitet (idem **2003e**), denn sie braucht den Dialog mit der Philosophie (*Kühn, Petzold* 1992) und das gilt nicht minder für die Soziotherapie (*Petzold, Sieper, Orth-Petzold,* 2011). Das sei kurz und kompakt umrissen:

Das Konzept „klinischer Philosophie“ versuchte ich wie folgt zu bestimmen:

„**Klinische Philosophie** ist eine *den Menschen zugewandte* (κλίνειν = sich hinwenden) Liebe (φιλία) zur Weisheit (σοφία), ein Lebenswissen, das Grundlage jeder engagierten Praxis

> von 'Menschenarbeitern' in helfenden und entwicklungsfördernden Berufen sein sollte. Sie nutzt die Schätze philosophischer Arbeit von der antiken Seelenführung (*Seneca, Epiktet*) bis zu den Auseinandersetzungen mit der '*condition humaine*' in der Philosophie der Gegenwart" (*Petzold* 1971).

Andererseits bemühte ich mich, von den Bedingungen der klinischen Situation und ihren Wissensständen auszugehen.

> „**Klinischer Philosophie** ist es darum zu tun, Perspektiven der Philosophie für die klinische Arbeit fruchtbar zu machen und Referenzwissenschaften, die für die Psychotherapie relevant sind, in einen klinisch-philosophischen Diskurs einzubinden: **Natur**-, **Sozial**-, **Kultur**wissenschaften, da sie alle für die Arbeit mit Menschen, und darum geht es in der Psychotherapie und klinischen Psychologie, zentrale Wissensstände beizutragen haben, ohne die klinische Theorienbildung und Praxis reduktionistisch werden muss. Sie gewährleisten die Transversalität, die der Vielfältigkeit der Menschen entspricht." (ibid.)

Was wäre Psychotherapie heute ohne ***POLYLOGE*** mit **Biologie**/Molekularbiologie/Genetik, mit **Medizin**/Hirnforschung/Neurophysiologie/Immunologie, mit **Psychologie**/Kognitions-/Entwicklungspsychologie, **Soziologie**, **Linguistik**? Die Ergebnisse dieser Disziplinen müssen von theoretisch arbeitenden Spezialisten in der „community of psychotherapists" und vom Feld der SoziotherapeutInnen vor dem Hintergrund und unter Auswertungen „kultureller Diskurse" (*Foucault*) rezipiert werden, um für die klinische und psychosoziale Theorienbildung und Praxis Materialien für die Reflexion zur Verfügung zu stellen. Das kann keine Sache von Einzelnen sein, sondern muss letztlich eine Angelegenheit der „community" und ihrer *Diskurse*, ihrer *Polyloge* sein.

> **Klinische Philosophie** will Materialien aus der psychotherapeutischen Theorienbildung und Praxeologie unter metareflexiver Perspektive untersuchen, etwa auf erkenntnistheoretische oder ethische Implikationen oder Konsistenzprobleme hin. Sie zielt schließlich darauf ab, TherapeutInnen eine *Exzentrizität* zu ihrem Denken und Tun zu vermitteln, einen selbstkritischen Blick, der Dogmatismen entgegenwirkt, was PatientInnen wie TherapeutInnen gleichermaßen zugute kommen soll.

Dabei muss „klinische Philosophie" eine Brückenfunktion haben. Sie ist weit davon entfernt, sich als eine Supradisziplin zu etablieren, denn Erkenntnisse mit **transdisziplinären** Qualitäten (*Petzold* 1998a, 27) werden aus vielstimmigen, **interdisziplinären Diskursen** gewonnen, die ich mit dem Begriff ***POLYLOG*** kennzeichne (idem 2000c). Klinische Philosophie verbindet Therapie mit der Vielfalt des Denkens, der Mannigfaltigkeit des „überdachten Lebens". Die *Sophia*, die Weisheit, der unsere Liebe und Freundschaft (*philia*) gilt, ist das Verbindende *kat' exochen*. Derartige Überlegungen führen zwingend zum Konzept einer „**philosophischen Therapeutik**" (*Kühn, Petzold* 1992).

„**Philosophische Therapeutik** nutzt die theoretische und praktische Beschäftigung der Philosophie mit dem Menschen, mit der *conditio humana*, ihre Geistesarbeit und Reflexion von Lebensgeschehen, in denen das Bemühen von Menschen, der Menschheit kulminiert, sich selbst und die Anderen im Lebens- und Weltzusammenhang auf der *individuellen* und *kollektiven* Ebene zu verstehen, um zu lernen, mit sich adäquat umzugehen, sich zu handhaben, das Leben zu bewältigen, zu meistern, zu gestalten aus erworbenem *Lebenswissen* und aus *Lebenspraxen*, aus *Lebensweisheit*, die zu einer *Lebenskunst* führt. Dieses Wissen wird in der klinischen Arbeit mit Patienten und Patientinnen genutzt und umgesetzt: um *menschengerechte*, nicht-reduktionistische Therapiekonzepte zu gewinnen, Ziele und Metaziele zu begründen, erprobte Praxen der 'philosophischen Seelenführer' (z. B. Lao-tse, Sokrates, Seneca, Ibn Sina/Avicenna, Spinoza, Kant u.a.) aller Zeiten und Kulturen nutzen zu können und wissenschaftlich durch klinische Erfahrung und empirische Forschung erarbeitete Praxeologie anthroplogisch und wertetheoretisch bzw. ethisch und auf Sinn und Zieldimensionen hin zu fundieren. In einer solchen Perspektive werden **philosophische Therapeutik** und eine **klinische Philosophie** für jedes Therapieverfahren unverzichtbar, und ein Fehlen solider Überlegungen zu diesen Fragestellungen muss als ein gewichtiges Defizit angesehen werden, das zu beheben mit erheblichen Anstrengungen in Angriff genommen werden sollte, damit Psychotherapie [und Soziotherapie] *Sinn macht*" (*Petzold* 1971).

Die Anforderungen an eine moderne **biopsychosoziale** oder weitergreifend **biopsychosozialökologische Praxis** in der Soziotherapie und Psychotherapie haben mit kritischen Bestandsaufnahmen zu beginnen, um im Strom der Weiterentwicklungen weitgreifend zu navigieren, geht es in diesen **Praxeologien** doch um nicht mehr und nicht weniger als um eine „angewandte Wissenschaft vom Menschen", eine Wissenschaft, die darum bemüht ist, das Wesen des Menschen auf individuellen und kollektiven Dimensionen zu verstehen und seine Krankheiten (*Pathogenese*) und sein Gesunden (*Salutogenese*) in den Kontexten seiner Biographie und seiner gesellschaftlichen Realität zu begreifen. Dann kann es gelingen, persönliches und soziales Sinnverstehen zusammenzuführen und für die Menschen und mit ihnen angemessene „*WEGE* der Heilung und Förderung" zu finden, weil uns ihre **Gesundheit**, **Würde** und **Integrität** am Herzen liegt (*Sieper, Orth, Petzold* 2010; Petzold, Orth 2011).

Der nachstehend wieder veröffentlichte Text richtet sich darauf, wie Menschen – TherapeutInnen wie KlientInnen und PatientInnen – in ihrem praktischen Handeln durch Menschenbildannahmen bestimmt werden und wie man der damit gegeben Vielfalt von Menschen begegnet. Er hat also eine **praxeologische** Ausrichtung, will für Praxis Orientierung geben.

2. Warum Menschenbilder in der Drogenhilfe?

Bei der Formulierung meines Themas habe ich die begriffliche Reihenfolge bewusst gewählt. Sie lautet: „Menschenbilder als bestimmendes Moment von Grundhaltungen und Konzepten in der Entwicklung der Drogenhilfe". Ich stelle das „Menschenbild" an den Anfang, weil wir bei genauer Betrachtung immer wieder feststellen, dass Menschenbilder die Lebenspraxis von Betroffenen und ihren Angehörigen genauso bestimmen wie die professionelle Praxis bei den verschiedenen Gruppen der HelferInnen, bei den Institutionen, bei den Behörden, ja bei den PolitikerInnen. In der Beurteilung, was den Umgang mit Drogen und die Sicht von Drogenabhängigkeit anbetrifft, stehen Auffassungen über die menschliche „Würde", die menschliche „Freiheit", über menschliches „Lebensglück" im Hintergrund. Derartige implizite anthropologische Konzepte dürfen in ihrer Bedeutung nicht unterschätzt werden.

Eine Vorbemerkung sei mir gestattet: Ich bin Mitte der 60er Jahre in Paris mit dem Drogenproblem sehr persönlich in Kontakt gekommen. Gute Freunde waren betroffen, süchtig geworden. Von ihnen wie von vielen anderen wurden Drogen damals konsumiert als Ausdruck eines Freiheitsstrebens. Es handelte sich nicht, wie vielfach heutzutage, um den Ausdruck einer Verelendungsproblematik. Es handelte sich um den Protest von Studenten, Intellektuellen, Alternativen, die den Drogenkonsum als Befreiungsschlag gegen repressive oder von ihnen damals als repressiv erlebte gesellschaftliche Bedingungen verstanden. Es ist eigenartig, dass die Drogenwelle, die Europa überschwemmen sollte, dass die potentielle Versklavung als Befreiungsbewegung eingeläutet wurde, als eine „Politik der Ekstase" (*Leary* 1970). Derartige Ideen finden wir weitergehend hinter dem Drogenkonsum der 68er Generation. In Frankreich waren die repressiven Zusammenhänge damals schärfer als in der Bundesrepublik, jedenfalls habe ich das so erlebt, und die Drogenbewegung setzte zumindest in den großen Städten (Paris, Marseille, Lyon) dann auch früher ein als in den deutschsprachigen Ländern. Es war ein spezifischer Zeitgeist (*Petzold* 1989f), der seinerzeit hinter dem Drogenkonsum stand, und seine Strömungen bestimmten dann auch die ersten Maßnahmen und Konzepte in der Drogenarbeit (*Geck* 1974).

So waren die frühen Wohngemeinschaftsmodelle nicht etwa vom Gedanken der „therapeutischen Gemeinschaft" bestimmt, wie sie durch die Arbeiten von *Moreno, Maine* oder *Maxwell Jones* in den Bereich der Psychiatrie Einzug gefunden hatten (*Vormann, Heckmann* 1980), sondern es zeigte sich in ihnen eher der Geist anarchistischer Kommunen (*Schülein* 1978; *Petzold* et al. 1991). Wenn man in die Texte der Release-Bewegung hineinschaut (*Sollmann* 1974), so sollte Drogenarbeit nicht nur von der Droge befreien, sondern auch von den mit dem Drogenkonsum verbundenen bzw. hinter ihm stehenden repressiven gesellschaftlichen Zusammenhängen. Es wurde allerdings schon sehr früh erkannt, dass der Weg über die Droge vielleicht doch kein so guter Weg zur Emanzipation war (*Joite* 1972).

3. Menschenbilder und Zeit-Geist

Schaue ich 1991 oder 2011 mit dem Abstand von 25 bzw. 45 Jahren auf diese Zeit zurück, auf das, was in der Drogenarbeit entstand, so muss ich mit einiger Betroffenheit feststellen, dass die ersten Konzepte, die über die Release-Bewegung hinausführten, zu strukturierten, professionell oder semiprofessionell geführten therapeutischen Wohngemeinschaften keineswegs nur emanzipatorische Drogenarbeit repräsentierten. Befangen im gesellschaftlichen Diskurs repressiver Menschenbilder, wurden unkritisch Wohngemeinschaftskonzepte aus den USA importiert - und ich war daran nicht ganz unbeteiligt (*Petzold* 1990j) -, die bestimmt waren vom Konzept der Disziplinierung, von punitiven, bestrafenden Regeln, von einem Leistungsdenken, in dem der Abhängige von Stufe zu Stufe in der Hierarchie nach oben zu klettern hatte.

[Es wird in diesem Text 2011 bewusst der in manchen Bereichen schon als antiquiert eingestufte Begriff „Therapeutische Wohngemeinschaft" (TWG) beibehalten – nicht aus Nostalgie, sondern um an diese Qualität des „miteinander Wohnens" als „konvivialem Raum" zu erinnern. Darin liegt aus beziehungstheoretischer, bindungstheoretischer und heute sozialneurowissenschaftlicher Sicht der heilende Faktor eines stationären Settings, nämlich im affilialen ***„family or tribal model"****. Es ist im Feld der Drogentherapie überhaupt noch kaum zu Bewusstsein gekommen, was durch die Zerstörung dieser Gemeinschaftskultur von Seiten der Kostenträger aus ökonomischen Gründen, aber auch aufgrund der von ihnen verursachten progredierenden Medizinalisierung eines Bereiches angerichtet wurde, der nach den Prinzipien klinischer Sozialtherapie organisiert sein muss und nicht nach den Prinzipien eines Krankenhauses, um bei den Gruppen, um die es geht, heilsam zu wirken. Heute muss man schauen, wie in den Strukturen von „Fachkrankenhäusern" ein heilsames intersubjektives Klima und eine konkrete konviviale Lebenspraxis als Lernfeld für interpersonale aber auch für alltagspraktische* ***Kompetenzen*** *und* ***Performanzen*** *hergestellt werden kann – keine leichte Aufgabe].*

Wohngemeinschaften vom Typus „Daytop" spiegelten in klarer Weise die Strukturen der Gesellschaft wider, in der sie entstanden. Als ich damals, 1971, in Deutschland das Daytop-Modell mitinitiierte, war dies eine gegenüber dem US-amerikanischen Ursprungsmodell „entschärfte" Version. Aber waren die Revisionen ausreichend? Waren die Wohngemeinschaften, die den Namen „Synanon" von ihrem kalifornischen Vorbild übernahmen, von den autoritären Strukturen entfernt, von den Gefahren charismatischer Führung, die in dem bösen Fall des *Chuck Dederich* so deutlich zu Tage traten? Bei den von mir gegründeten oder angeregten Four-steps-Häusern - das erste rief ich 1968 in Paris ins Leben: „Les Quatre Pas" -, handelte es sich um Wohngemeinschaften, die dem Wachstumsideal der Humanistischen Psychologie (*Petzold* 1977q; *Quittmann* 1985) verpflichtet waren. Ich kann mich ein wenig beruhigen, wenn ich heute meine damaligen Texte durchsehe (idem 1969c) und feststelle, dass mein Stufenmodell kein Hierarchiemodell war, sondern auf Wachstumsschritte gerichtet (idem 1990k), durch die zunehmend Freiheitsgrade erschlossen werden sollten. Diese genannten Ziele sind an der einen oder anderen Stelle auch in dieser Weise realisiert worden. Oft genug jedoch wurden meine Intentionen missverstanden. Die Zwänge der Macht des gesellschaftlichen Diskurses (*Foucault* 1976, 1978) waren zu stark, und die Abgrenzungen zu den repressiven Aspekten der amerikanischen Modelle waren offenbar nicht scharf genug. Sie konnten es auch nicht sein, denn Synanon und Daytop waren Einrichtungen mit Vorbildcharakter, die auf schwierigem Terrain etwas aufgebaut hatten. Wir waren froh, ihre Stärken sehen zu können, und waren deshalb wohl auch bereit, ihre Schwächen, ja ihre Problematik zu übersehen.

Heute muss man selbstkritisch eingestehen: Viele therapeutische Wohngemeinschaften für Drogenabhängige und die in ihnen zelebrierten Rituale hatten eine beschneidende, disziplinierende Ausrichtung, praktizierten – wenn man genau hinschaut – eine „schwarze Pädagogik", auch wenn sie oft genug von „linken" Achtundsechzigern geleitet wurden. Die weitere Entwicklung zum Konzept *„Therapie statt Strafe"* machte nur eine bereits vorhandene Tendenz deutlich, und man sollte sich nicht täuschen, oft genug handelte es sich schon damals um *„Therapie als Strafe"*. Drogenarbeit in der Wohngemeinschaft hat die HelferInnen häufig genug hilflos gemacht, ausgelaugt bis zum „Burnout" (*Freudenberger* 1980), und auf Hilflosigkeit reagieren auch Helfer oft genug mit Repression (*Petzold* 1989b).

Gut, wir konnten durch Supervision, durch Intervision, durch kollegialen Austausch manches mildern, aber dass wir als Supervisoren oftmals sehr massiv eingreifen mussten, aus „exzentrischer Position" (*Lemke* 1980; *Höhfeld* 1980; *Petzold* 1989j, 1990o), lässt erkennbar werden, wie sich die gesellschaftlich verursachte Pathologie in den Institutionen der Heilung reproduzierte. Solche Phänomene, die sich natürlich auch in anderen therapeutischen Einrichtungen finden, in der Psychiatrie, in Pflegeheimen, ja sogar in Einzeltherapien, zeigen sich in Strategien der Disziplinierung, in autoritären Regelsystemen, Konformitäts- bzw. Anpassungsdruck (*Berger, Luckmann* 1970), aber auch in Vernachlässigung oder Laissez-faire-Haltungen bis hin zur medikamentösen Ruhigstellung. Gewalt und Vernachlässigung, das sind die beiden Hauptursachen von seelischen und psychosomatischen Erkrankungen. Da Helfer häufig durch ähnliche Sozialisationsklimata geprägt worden sind – oft genug haben sie aus dem Erleiden solcher Einflüsse einen helfenden Beruf ergriffen –, muss man sich nicht wundern, dass die beschriebenen Phänomene in verdeckter Weise auftauchen.

Aus diesem Grunde muss jede neue Strategie der Hilfeleistung, jede neue Richtung der Drogenpolitik, jede neue Mode im Hinblick darauf, wie den armen Abhängigen nun endlich zu helfen sei, muss jedes ernsthafte Bemühen um neue Wege sorgfältig auf die „Dispositive der Macht" (*Foucault* 1976) hin untersucht werden. Es müssen Mikroanalysen der Interventionen und Metareflexionen der Strategien vorgenommen werden, um Entfremdungs- und Verdinglichungsursachen aufzufinden, da diese sich oft genug „unter der Hand" in Maßnahmen, die mit „bester Absicht" und hohem Engagement konzipiert und durchgeführt werden, eingeschlichen haben.

Die hier nur skizzenhaft versuchte Metaanalyse sollte auch zu einer Wachsamkeit gegenüber dem sogenannten „Paradigmenwechsel" (*Kuhn* 1970, 1976) zur Niedrigschwelligkeit führen. Überhaupt sollte man mit dem Konzept des Paradigmenwechsels – so die übereinstimmende Meinung von Wissenschaftstheoretikern (*Kriz* et al. 1990, 173; *Graumann* 1985) – vorsichtig sein. Niedrigschwelligkeit ist nichts Neues; *Release* war niedrigschwellig. Die ersten Ansätze, die wir in Hannover im Rahmen der „Dropsen" gemacht haben – einschließlich des *Streetwork* (*Vollmer* 1974) und eines Methadonprogrammes (*Lotze* et al. 1974) –, hatten sehr viel Niedrigschwelliges. Ähnlich stand es mit „Drop-In" in Frankfurt, das ich 1972 supervidierte, und mit vielen anderen Einrichtungen. So neu ist das alles ja gar nicht. Neu sind nur das Etikett, das aufgetaucht ist, und die relativ breite, offene Vertretung dieser Richtung der Drogenarbeit, die – und das ist erfreulich – sich besser Gehör zu verschaffen vermag als in früheren Zeiten. Aber mit dem neuen Etikett als inhaltlich und konzeptuell noch wenig gefülltem Banner, unter dem sich die verschiedensten Ansätze und Gruppierungen sammeln konnten, ist auch eine Polarisierung im Milieu der Drogentherapeuten aufgetaucht, die in der Gefahr steht, destruktiv zu werden (die ungute Polemik von *Steffan* [1988; vgl. *Hentschel* 1991] sei als Beispiel erwähnt). Hier muss man fragen: „Was spiegelt sich aus dem makrogesellschaftlichen Diskurs in einem solchen Kampf?" und weiter: „Welche Menschenbilder stehen im Hintergrund?"

Ist es wieder die Illusion, eine neue Lösung gefunden zu haben, endlich eine, die greift? Oder spiegelt sich vielleicht nicht in diesem „neuen Weg“ eine subtile, resignative Haltung, die mit neuem Idealismus übertüncht wurde. Auch wir waren ja sehr idealistisch, sehr engagiert, sehr „links“ Ende der 60er, Anfang der 70er Jahre. Wie viele Kommilitonen aus der trotzkistischen Bewegung, vom SDS usw. habe ich damals in Release-Zentren arbeiten sehen oder in anderen Einrichtungen der Drogenhilfe ... mit vollem Einsatz und – wenn ich das heute aus einer Metaperspektive betrachte – oft mit verknappenden, beschneidenden und eigentlich die persönliche Freiheit und die individuelle Selbstverwirklichung einengenden Konzepten (die sich übrigens ganz ähnlich in den K-Gruppen und linken Kollektiven fanden).

Es ist die Frage zu stellen: Sind die Menschenbilder, die hinter „hochschwelligen Einrichtungen“ und „niedrigschwelligen Angeboten“ stehen, so gänzlich verschieden? Die drogenfreien Programme verlangen ein hohes Maß an Anpassung: Anpassung an die Normen und Regeln der therapeutischen Wohngemeinschaft, Anpassung an positiv sanktionierte gesellschaftliche Werte und Lebensformen. Sehr viel Platz für individuellen Freiraum ist dort nicht. Die Freiheitsgrade variieren von TWG zu TWG, von Konzept zu Konzept, von Mitarbeiterteam zu Mitarbeiterteam, abhängig von der konzeptuellen Differenziertheit und vom Reflexionsstand der Therapeuten, der Helfer und schließlich von den Möglichkeiten des Freiraums, die der Träger der Einrichtung einräumt bzw. einräumen kann. In den drogenakzeptierenden Programmen findet sich gleichfalls eine Anpassungshaltung (wiederum in unterschiedlicher Ausformung); denn es werden Hilfen gegeben, wie man sich in die Drogenszene am besten einpassen kann, wie man in ihr überlebt. Bekannterweise spiegelt das Drogenmilieu, das unter dem Gesetz des *„gnadenlosen Konsums“* steht, die dunkelsten Seiten der Konsumgesellschaft. Die Schärfe der Auseinandersetzung, ja geradezu die Erbittertheit zwischen den Verfechtern drogenakzeptierender und drogenfreier Programme, den Vertretern von Substitutionsmaßnahmen und den Anwälten einer „Clean-Ideologie“ machen deutlich: Es geht um einen Kampf zwischen Werten (solche Kämpfe sind zumeist die härtesten) und den mit ihnen verbundenen Menschenbildern. Die Vision des „freien, selbstbestimmten, mündigen Menschen“ wird gegen die des „versklavten, willenlosen Abhängigen“ gestellt. Natürlich sind Suchtkranke nicht frei, sind an ein Milieu, an Dealer, an Substanzen gebunden, die sie zerstören. *„Immerhin hab‘ ich die Freiheit, Drogen zu nehmen, wenn es mir passt. Ob ich nun davon kaputtgehe oder von der Maloche, wo liegt der Unterschied?“*, sagte mir ein Abhängiger. – *„Wir können letztlich niemanden zwingen, drogenfrei zu leben. Erstens geht das sowieso nicht, und außerdem geht das auch gegen die persönliche Freiheit!“*, sagte mir ein Sozialarbeiter aus einem niedrigschwelligen Programm. – *„Ich muss mich einfach von der Droge befreien, um wieder Mensch werden zu können, 'ne vernünftige Arbeit zu finden, 'ne Familie zu haben, eben was man als Mensch so braucht, deshalb muss ich runter von der Droge!“*, sagte mir ein Klient in einer drogenfreien Wohngemeinschaft. – *„Die müssen eine innere Freiheit gewinnen, die krampfhafte Suche aufgeben, die die Sucht kennzeichnet: Suche nach frühkindlicher Liebe, Sehnsucht nach illusionärem Glück, sonst können sie nie einen ordentlichen Platz im Leben finden!“*, sagte mir die Mitarbeiterin einer therapeutischen Wohngemeinschaft. Sind die Konzepte so verschieden? Einmal ist das Freiheitsideal „unordentlich“, das andere Mal „ordentlich". Die *„Mühen der Freiheit"*, ihr oft schmerzlicher Gewinn „an den Grenzen" wird wenig thematisiert. Die Dialektik zwischen Freiheit und Anpassung aber gilt es zum Thema zu machen, ganz gleich in welchem Ansatz, ob drogenakzeptierend oder drogenfrei.

Die Metareflexion drogentherapeutischer Konzepte auf der Seite der Helfer, aber auch mit den Betroffenen, steht wieder einmal an. Sie gehört ohnehin in den permanenten Auseinandersetzungsprozess, in dem psychosoziale Arbeit mit Blick auf ihre Positionen steht (*Petzold* 1978c, 1991e).

In der gegenwärtigen Diskussion über so genannte „Paradigmenwechsel" in der Drogen-arbeit wird es sehr wichtig sein zu sehen, welcher Zeitgeist denn weht. Ich habe den Eindruck, der Wind des Zeitgeistes weht einmal wieder sehr hart und sehr kalt. Das wird deutlich, wenn man sich anschaut, wie die Einführung von Methadonprogrammen 1980/1990 diskutiert wurde, im Wechselbad zwischen extremer Ablehnung und rückhaltloser Befürwortung. Was herauskommt, sind Maßnahmen von extremer Restriktion einerseits, so dass die Leute, die es eigentlich brauchen, nicht an einen Programmplatz kommen können, und völligem *„laissez-faire"* andererseits – ich denke an die kaum kontrollierbare ärztliche Verschreibungspraxis, durch die erforderliche sozialtherapeutische Maßnahmen unterlaufen werden. Was dabei auf der Strecke bleibt sind differentielle Programme für unterschiedliche Zielgruppen, die „well designed" an den Start gehen, sorgsam erprobt und durch Begleitforschung und durch Supervision evaluiert werden, um dann – wo erforderlich – notwendige Modifikationen zu erhalten. Da sich die Bedingungen des Drogenmilieus ohnehin ständig wandeln, müsste die Feedback-Schleife von Feldbeobachtung, Evaluation und Programmgestaltung ohnehin fest installiert werden, für niedrigschwellige Angebote gleichermaßen. Die oben zitierten Aussagen von Abhängigen und Helfern – und sie haben wahrscheinlich einen repräsentativen Charakter – zeigen bei genauer Betrachtung eine *Ambivalenz*, wie sie sich auch in der gesamten Diskussion spiegelt, die so viel Sand ins Getriebe wirft, sowohl bei den drogenakzeptierenden als auch drogenfreien Programmen. Diese Ambivalenz spiegelt die Haltung der Gesellschaft gegenüber dem autonomen, mündigen, selbstbestimmten, freien Subjekt wider. Der freie Mensch wird zwar gewünscht, man kann dies in den Basistexten der Demokratie nachlesen, die im Humanismus des 18. und 19. Jahrhunderts gründen. Die „freiheitlich demokratische Grundordnung" vertritt ein solches Menschenbild explizit. Aber wir sehen auf der anderen Seite, dass diese Demokratien immer wieder auch Mündigkeit verhindern.

Pädagogik, Therapie und Beratung dienen dazu, das haben *Berger* und *Luckmann* (1970) in ihren Analysen eindrücklich gezeigt, Menschen in den gesellschaftlich lizenzierten Freiraum zurückzuholen, wenn sie diesen überschritten haben. Die Freiheit hat also ein Korsett. Die Qualität von Demokratie erweist sich daran, wie verhandelbar die gesellschaftlich festgelegten Grenzen (und auf solche kann natürlich nicht verzichtet werden) bleiben. Die Humanität von Demokratien erweist sich daran, wie sie mit Gruppen an der Grenze umgehen und auch daran, wie viel Ausgrenzung sie selbst produzieren. Das Schicksal von Randgruppen und Ausgegrenzten, von „dissozialen Jugendlichen", Drogenabhängigen, Straffälligen wird hier aufschlussreich – nicht zu vergessen die alten Menschen, Hochbetagten, Behinderten und Pflegebedürftigen. An diesen „marginalisierten Menschen" (*David Riesman*) – und manchmal handelt es sich dabei um recht große Populationen – zeigt sich die wirkliche Humanität oder Inhumanität von Gesellschaften, lässt sich erkennen, welche kontraproduktiven Menschenbilder am Werke sind; denn das geschriebene Wort allein zählt nicht. Der Deklarationen und Grundlagentexte gibt es viele. Was zählt ist die Umsetzung, die Praxis. Der *Schatten*, der auf dem geschriebenen und gesprochenen Wort liegt, zählt. Ihn gilt es zu sehen.

4. Therapeutische Menschenbilder – Zur Funktion von Menschenbildern in der Drogentherapie

Nach diesen skizzenhaften Vorüberlegungen dürfte eines – so denke ich – deutlich geworden sein: Die Frage nach den Menschenbildern ist nicht nur im Diskurs psychotherapeutischer Schulen zu sehen. Menschenbilder, das „systemische" Menschenbild, das humanistisch-psychologische, das der Gestalttherapie, das der Psychoanalyse, das der Verhaltenstherapie, sind auf einer sekundären Ebene von fachdisziplinären Kursen angesiedelt.

All diese Menschenbilder existieren natürlich, allein die Frage ist: Welche kommen zum Zuge? Welchem Makrodiskurs entstammen sie oder werden sie eingegliedert, d. h. welchen Megatrends von Denken, Fühlen, Wollen, Handeln und gesellschaftlichen Interessenlagen? Derartige Megatrends sind nach wie vor *ökonomisch* bestimmt. Daneben steht die Freiheitsvision des Staatsbürgers/der Staatsbürgerin. Doch um welche Freiheit geht es? Freiheit zu konsumieren? Ja, natürlich! Aber welcher Konsum wird lizenziert? Nun, der, der die (gesellschaftliche?) Reproduktion aufrechterhält.

Analysen über die Funktion von Menschenbildern in therapeutischen Maßnahmen müssen immer die Metaanalyse von Menschenbildern im gesellschaftlich vorherrschenden Klima einbeziehen. Dies gilt für die Psychotherapie im Allgemeinen und für die Drogentherapie im Besonderen.

4.1 Menschenbild und Normalität

Fragen wir noch einmal spezifisch: Wofür brauchen wir in der Drogentherapie Menschenbilder? Nun, sie geben uns ein Bild von *Normalität.* Die meisten Bürger/innen dieses Landes haben ein fest umrissenes Bild von Normalität, einschließlich der Drogenabhängigen selber. Natürlich haben auch ihre Eltern, ihre Angehörigen ein solches Bild. Leistung, Ordnung, Zufriedenheit, Unauffälligkeit sind wichtige Merkmale von Normalität. Gegen derartige Wertvorstellungen ist auch prinzipiell nichts zu sagen, es kommt auf ihre Einfärbung an. Die Bedeutungen solcher Einfärbungen wurden mir besonders durch das Faktum deutlich, dass ich von 1979 – 2004 an der Freien Universität Amsterdam als Professor im klinischen Bereich lehrte und somit im kulturellen Vergleich die Maßnahmen der Drogenarbeit in Deutschland und die in den Niederlanden beobachten konnte und dabei feststelle, wie so ziemlich die gleichen Wertvorstellungen, nämlich die genannten, doch auf sehr unterschiedliche Art und Weise umgesetzt werden. Die deutschen Bilder von Normalität sind anders als die der Niederländer oder der Franzosen. Jede Maßnahme der Drogenpolitik und Drogentherapie sollte sich über das Bild von Normalität, die Bandbreit dessen, was man als normal gelten lassen kann und was nicht, im Klaren sein.

4.2 Menschenbild und Handlungsziele

Eine weitere Funktion von Menschenbilden ist die, dass sie uns Ziele für die psychotherapeutische, soziotherapeutische, agogische Arbeit vermitteln, genauer gesagt: Ziele und Metaziele (*Petzold* 1991a; *Petzold, Leuenberger, Steffan* 1998). Diese werden oft genug nicht explizit gemacht. Wenn der Mensch also frei selbstbestimmend, arbeitsam, fleißig, ordnungsliebend sein soll, so steht dies natürlich nicht in den Konzeptionen therapeutischer Wohngemeinschaften, obgleich in der Alltagspraxis genau diese Zielvorgaben angestrebt werden. Man liest vielmehr etwas über Autonomie, Selbstregulation, Kreativität, Spontaneität, Mündigkeit, aber dass die Klienten/Patienten sich einordnen sollen, fügen sollen – eben nicht selbstbestimmt sein sollen –, das liest man nicht. Wir haben hier Zielkonflikte und – schwerwiegender noch – Ziel-Mittel-Konflikte. Bleiben diese unerkannt und unbearbeitet, so bringen sie Patienten bzw. Klienten und Betreuer gleichermaßen in Schwierigkeiten. Man kann nicht Autonomie auf seine Fahnen schreiben und „Babyphasen", wie wir sie in so manchen klassischen Wohngemeinschaftsmodellen oder Fachkliniken immer noch finden, praktizieren. Fragen nach der Ziel-Mittel-Divergenz, die Frage, ob Ziele und Mittel miteinander kompatibel sind, sind in der Fachliteratur noch kaum diskutiert worden. Sie werden in Supervisionen immer wieder zum Gegenstand der Auseinandersetzung. Im Übrigen stellt sich das Problem in gleicher Weise im niedrigschwelligen Bereich und bei der Substitutionsvergabe: *Was* wollen wir erreichen? *Wie* wollen wir es erreichen? – Drogenfreiheit durch Substitution? Treiben wir nicht den Teufel mit dem Beelzebub aus (auch wenn der Gedanke des „Ausschleichens" im Hintergrund steht)? Dies sind keine einfachen Fragestellungen. Sie haben nicht nur eine klinische Bedeutung, sondern auch eine ethische Relevanz. Wird Drogenfreiheit durch vorübergehende Substitutionsbehandlung erreichbar? Diese Frage ist durch empirische Forschungsergebnisse noch nicht überzeugend beantwortet worden. Die Zielkonflikte und Ziel-Mittel-Konflikte sind noch relativ ungelöst. Substitutionsbehandlung als humanitäre Hilfeleistung in einer auswegslosen Abhängigkeit, als palliative Maßnahme sozusagen? Hier zeigt sich kein Zielkonflikt, indes aber ein möglicher Ziel-Mittel-Konflikt, wenn nämlich Humanität nur durch die Verabreichung einer substitutiven Droge gewährleistet werden soll und flankierende soziotherapeutische Maßnahmen eher mager sind oder ausfallen.

Gehört ein Begriff wie „Menschenwürde" zu unserem Bild vom Menschen, so muss er in den Zieldimensionen interventiven Handelns, im Sinne der Sicherung von „Integrität" (vgl. jetzt *Petzold, Orth* 2011; *Sieper, Orth, Petzold* 2010), berücksichtigt werden, und dann wird eben nicht mehr „jedes Mittel recht". Was ich meine, wird vielleicht an einem Beispiel aus der verhaltenstherapeutischen Behandlung von Drogenabhängigen Anfang der 70er Jahre deutlich, in der ein englischer Arzt namens *Rathod* sich eine Methode der Aversionsbehandlung ausgedacht hatte, die in Insiderkreisen als „Rathodsches Roulette" bezeichnet wurde (sie fand glücklicherweise keine allzu große Verbreitung; vgl. *Wormser* 1974; *Thompson, Rathod* 1968). Man hatte da eine Drehscheibe mit ein paar aufgezogenen Fixen. In einer war Aqua Dest., in der anderen war guter Stoff, in der dritten war Scolin usw. Nun konnten die Junkies die Scheibe in Bewegung setzen, um auszuprobieren, ob sie sich einen „geilen Schuss" holen konnten, der ihnen ein *„high"* oder eine Lähmung der quergestreiften Muskulatur für 60 Sekunden (eine – trotz Beatmung – medizinisch nicht unbedenkliche Prozedur) bescherte oder einfach „nullo". Drogenfreiheit ist ein hohes Ziel, aber es darf nicht um jeden Preis und mit jedem Mittel angestrebt werden. „Hair cuts" und Briefzensur sind sicher keine vertretbaren Mittel. Bislang ist es noch schwer zu entscheiden, ob die Verabreichung substitutiver Drogen (ich weigere mich nach wie vor, hier von „Medikament" zu sprechen) als Mittel mit dem Ziel der Befreiung von Drogen überein-stimmbar gemacht werden kann. Man muss das auf jeden Fall versuchen. Die Notlagen von Schwerstabhängigen als solche und die schwerwiegenden Infektionsrisiken (Hepatitis, AIDS) machen diesen Versuch notwendig. Unter dem Humanitätskriterium müssen die in einem drogenfreien Programm geltenden, handlungsleitenden Werte wie Freiheit, Integrität, Würde und das ihnen zugrunde liegende Menschenbild mit der konkreten Praxis abgeglichen werden, um zu überprüfen, ob sie tatsächlich realisiert werden.

Ich war immer ein entschiedener Gegner von Substitutionsprogrammen, deren Charakteristik allein darin bestand, eine *Ersatzdroge* zu administrieren. Ich habe immer komplexe, soziotherapeutische Programme unter Einbezug von Substitutionen als *einen* möglichen Weg der Drogentherapie vertreten. Wir hatten dies 1972 in Hannover mit dem ersten Methadonprogramm in der Bundesrepublik versucht. Ich habe es damals supervidiert und leitete auch ein Begleitforschungsprojekt zum Modellversuch des Landes Nordrhein-Westfalen zur niedrigschwelligen Drogenarbeit. Ich bin also keineswegs festgelegt auf „drogenfreie" Programme, und ich halte akzeptierende Drogenarbeit als eine wichtige Linie unter den helfenden Maßnahmen für unverzichtbar. Es sind nur bohrende Fragen, die sich mir stellen, denn es genügt nicht, nur „pragmatisch" vorzugehen. Ich sehe natürlich die Populationen, die man vielleicht gar nicht anders erreichen kann, und – genauso wichtig – auch die Gruppe von Abhängigen, die man vor einem allzu tiefen Absturz und einer völligen sozialen Desintegration (welche ihre Behandlungschancen für jedweden Ansatz erheblich vermindert) bewahren muss. Aber ich sehe auch das Dilemma, das dabei behandlungsmethodisch entsteht, und das gilt es zu lösen.

Neben das Ziel der Drogenfreiheit stellt sich das der Gewährleistung einer akzeptablen *Lebensqualität*, das der „Gewährleistung einer zumindest minimalen Integrität" (*Petzold* 1991k, 1990n). Derartige Zieldimensionen müssen sorgfältig überdacht werden, insbesondere im Hinblick auf ihre Realisierung. Wenn Drogenabhängige sich nicht zur Drogenfreiheit helfen lassen „wollen" – angemessener wäre zu sagen „können" –, was muss dann das Ziel unserer Hilfeleistungen sein? Sicher nicht nur, sie optimal mit kontrollierbaren Drogen zu versorgen. Lebensqualität muss mehr beinhalten. Gewiss aber muss auch all das bereitgestellt werden, was gewährleistet, dass Abhängige nicht elendig in einem Abrisshaus oder einer Bahnhofstoilette zugrunde gehen.

4.3 Menschenbilder und Behandlungsmethoden

Die unterschiedliche Fokussierung von Leitwerten, das Aufgreifen unterschiedlicher Aspekte bei Menschenbildern muss zu verschiedenen methodischen Zugängen führen. Ein „Entweder-Oder" ist hier nicht angebracht. Die Interventionsstrategie, die Wahl der Methoden muss sich bei drogenfreien und drogenakzeptierenden Programmen unterscheiden. Die praxeologischen Konsequenzen, die sich aus einer solchen unterschiedlichen Fokussierung herleiten, reichen bis in die Konzipierung von Einrichtungen und Programmen. Darüber sollte man sich klar sein. Wenn man sieht, wo „gestrichen", gekürzt wird, was für notwendig und für unsinnig erachtet wird, so lassen sich im Hintergrund immer wieder derartige Wertsetzungen erkennen. Sind Streetwork (*Vollmer* 1974; *Steffan* 1988), so ein Kreativworkshop (*Bachmann* 1974) oder so ein Drogencafé wirklich notwendig? Ist es nicht viel sinnvoller, „fundierte" Psychotherapie anzubieten, klare sozialarbeiterische Maßnahmen, in denen wirklich intensiv und effizient gearbeitet wird? Sind derartige, mehr auf Rekreation und Kontakt abzielende Dinge nicht Geldverschwendung, wo man doch jeden Euro braucht, um die therapeutisch hochrangigen Ziele: Drogenfreiheit, seelische Gesundheit, soziale Reintegration und Arbeitsfähigkeit zu erreichen? Wie immer man diese Fragen entscheidet, es wird damit aber in die „solide Therapie und Sozialarbeit" ein Anspruch hereingetragen, an dem die Abhängigen wie die Betreuer/Therapeuten scheitern müssen. Die Ziele sind zu hoch gesteckt, als dass sie mit den zur Verfügung stehenden Methoden erreicht werden können. Neben das Problem der Ziel-Mittel-Divergenz tritt das des Ziel-Mittel-Hiatus mit dem Idealbild eines gut integrierten, leistungsstarken, kreativen, kommunikativen, bildungsfähigen Menschen im Hinterkopf (wo finden wir den?). Wie sollen besonders jugendliche Drogenabhängige, die neben den üblichen Adoleszenzkrisen zerrüttete soziale Netzwerke haben, kaum über Ressourcen verfügen (Arbeit, Geld, Wohnung, Beruf, Fachkenntnisse) mit dem methodischen Ansatz der Wohngemeinschaftsarbeit und einer auf zwölf oder heute sechs Monate zusammengestrichenen Verweildauer mit einem kleinen Nachschlag als Rehabilitations- und Reintegrationsphase (deren Finanzierung im übrigen durch die Kostenträger nicht vernünftig abgesichert ist), „gesund" und sozial funktionsfähig gemacht werden? Wie soll das gehen? Oft genug finden sich im Hintergrund der Drogenabhängigkeit schwerste Schäden in der Persönlichkeitsentwicklung, Borderline-Erkrankungen, Psychosen. Borderline-Patienten werden in der klassischen Psychoanalyse bei drei bis vier Wochenstunden über vier bis neun Jahre behandelt; und dann sollten zwölf oder achtzehn Monate „Kompakttherapie" in der therapeutischen Wohngemeinschaft ausreichen? Heilung braucht Zeit, Wachstum braucht Zeit. Der Mensch ist ein Wesen mit der Fähigkeit zu persönlichem Wachstum (*Rogers, Maslow, Perls*). Aber wo wird diese Zeit gegeben? Im Gegenteil, sie wird allenthalben verknappt, denn „Zeit ist Geld". In der Tat! Dies sollte man im Hinblick auf die sich durch *unzureichende Maßnahmen verlängernden Karrieren* auf der Seite der Kostenträger durchaus bedenken. Drogenarbeiter, ganz gleich, ob in Wohngemeinschaften oder in der Ambulanz, müssen sich mit Blick auf die zu kurz bemessenen Behandlungszeiträume etwas in die Tasche lügen, oder sie werden gezwungen zu manipulieren, oder sie müssen resignieren; denn mit den bestehenden

Methoden der Drogenarbeit sind die über die Kostenträger vorgegebenen Aufträge der Gesellschaft nicht zu leisten ... und sie werden nie zu leisten sein. Die gleichen Strategien, zu denen die Mitarbeiter gezwungen werden, müssen auch von den Abhängigen, den Klienten/Patienten adaptiert werden. Sie werden durch die Strukturen dazu angehalten, zu „filmen", von jeder Stufe zur anderen, Berichte zu schreiben, etwas vorzuspielen, was hinten und vorne nicht stimmt. Sie müssen sich und anderen etwas vormachen, manipulieren oder ihrerseits resignieren. Vielleicht landen sie dann bei Programmen mit akzeptierender Drogenarbeit, dem „Hort der Gescheiterten".

Die Leistungsideologie im Rahmen der Drogentherapie, die nicht die erforderliche Zeit für persönliche Heilungs- und Wachstumsprozesse berücksichtigt, programmiert das Scheitern eines äußerst wichtigen Ansatzes der Drogenarbeit, nämlich der „drogenfreien Programme", besonders wenn diese nicht durch weiterführende Maßnahmen abgesichert werden. Es enthält diese Richtung der Drogenarbeit sogar Druck von anderen Drogenarbeitern aus dem niedrigschwelligen Lager, die mit den vielen Gescheiterten („schon dreimal in der Wohngemeinschaft, hat alles nichts gebracht!") in Kontakt kommen und die weiterhin mit denjenigen arbeiten müssen, für die die Schwelle der Wohngemeinschaft zu hoch ist. Diese Kollegen sehen häufig nicht, wo die eigentlichen Ursachen des Scheiterns liegen, nämlich in den seltensten Fällen in den Prinzipien drogenfreier Programme selbst. Eine solche Kurzsichtigkeit in der Beurteilung methodischer Ansätze nützt niemandem. Drogenakzeptierende Arbeit steht *noch nicht* unter dem Legitimationsdruck, dem die drogenfreien Programme ausgesetzt sind (er wird allerdings noch kommen, denn eine Effizienz – etwa als regionaler Rückgang von Kriminalität und Beschaffungsprostitution – wird die Gesellschaft schon verlangen).

Mit Blick auf die Zeitdimension, die für Wachstums- und Heilungsprozesse erforderlich ist, müssen methodische Konzepte entwickelt werden, die mittel- und langfristig angelegt sind und einen solchen zeitlichen Rahmen optimal nutzen und die differentiell zugespitzt sind auf die Situation des jeweiligen Abhängigen. Normierte Lösungen werden hier nicht greifen. Die Vielfalt der Angebote in der Drogenarbeit entspringt ja nicht nur dem Einfallsreichtum der Drogentherapeuten oder ihrer Hilflosigkeit, sondern sie ist auch Ausdruck der Bandbreite von Problemen der unterschiedlichen Drogenpopulation, der unterschiedlichen Persönlichkeiten, die uns mit jedem Drogenabhängigen begegnen. Eine „differentielle Drogentherapie" (*Petzold* 1969c, 1971c) wird erforderlich, die eine Vielfalt von Methoden einsetzt (idem 1972f) und eine Vielfalt von Wegen beschreitet. Dieses von mir schon früh vertretene Konzept wird besonders unter dem Eindruck longitudinaler Untersuchungen plausibel (*Rutter* 1988). An derartigen Untersuchungen fehlt es hierzulande noch fast gänzlich. Nur sie aber lassen es zu, die Entwicklung von Drogenabhängigkeit zu verstehen, typische Karrieren zu identifizieren und damit auch entsprechende Hilfsangebote methodisch solide zu erarbeiten. Es würde auf diese Weise auch eine Einschätzung helfender Maßnahmen möglich – auch das fehlt weitgehend. In einer eigenen Untersuchung von 62 Drogenabhängigen über den Zeitraum von 1970 bis 1978 war eines der hervorstechendsten Ergebnisse die zunehmende Resignation von Befragten im Hinblick auf die Angebote von Drogeneinrichtungen. Bei 74 % wurde mangelnde Kontinuität beklagt, d.h. fehlende Vernetzung der verschiedenen Hilfsagenturen (*Petzold* 1980c). In einer 1990 durchgeführten Nachbefragung, also nach zwanzig Jahren, konnte ich noch 15 Klienten auffinden. Davon waren dreizehn clean (alle hatten harte Drogen genommen). Wir haben hier ein Ergebnis, das uns in ähnlicher Weise aus den „Selbstheilerstudien" (*Happel* 1988; *Schneider* 1988) und auch aus der Nachbefragung der Klienten des hannoveranischen Methadonprogrammes von 1974 zwölf Jahre später durch *Krach* und *Peschke* (1987) bekannt ist. Bemerkenswert war in meiner Nachuntersuchung für mich das Ergebnis, dass die Befragten angaben, sie seien nie für eine längere Zeit „total abgestürzt", d.h. ohne irgendeine Hilfe gewesen. Es habe immer Menschen oder Hilfsagenturen gegeben, die sie vor dem „Letzten", sich z.B. eine Überdosis zu setzen, bewahrt hätten. Es waren also „protektive Faktoren" (*Petzold* et al. 1993; *Kolvin* et al. 1988) im Spiel, und über derartige protektive Faktoren wissen wir noch viel zu wenig. Longitudinaluntersuchungen bei Drogenabhängigen zeigen, dass neben „emotional disstress" das Fehlen von „social support" in der späten Adoleszenz ein bedeutsamer Faktor für den Drogengebrauch ist (*Newcomb, Bender* 1988a, b; 1990, 175; *Kandel* et al. 1986; *Yamaguchi, Kandel* 1984).

Einen weiteren Punkt möchte ich aus meiner Nachbefragung noch herausheben, und zwar die enorme Kreativität und Lernfähigkeit der Klienten. Auf die Frage „Wie hast Du es geschafft zu überleben und drogenfrei zu werden?" kamen in der Mehrzahl Antworten wie: „Weil ich clever war! Weil mir immer etwas einfiel" etc. Neben den „protektiven Faktoren" war dies der wichtigste Punkt. Das hat mich wieder in einem bedeutsamen Aspekt meines Menschenbildes bestärkt: dass der Mensch lernfähig und in hohem Maße kreativ ist. Ich habe gerade diese Fähigkeit immer wieder bei Drogenabhängigen bewundert. Wie sonst sollten sie im „Großstadtdschungel" überleben? „Erfolgreich zu dealen", „gut zu linken", „Apos zu machen", ohne dass man geschnappt wird, das sind doch Überlebenstechniken, deren Effizienz nicht zu übersehen ist. Gut, man geht krumme Wege und manchmal eine harte Tour, aber das ist doch in anderen Bereichen der Gesellschaft nicht anders. Das Stichwort „Waffengeschäft" zeigt ja nur die düsterste Seite auf. Hartes Business wird mit Bewunderung betrachtet. Nur, Drogenabhängige produzieren nichts volkswirtschaftlich Wertvolles und deshalb werden sie stigmatisiert, wird ihnen das Bild „kaputter Menschen" in einer Totalität zugeschrieben, dass die „Helfer" ihre kreativen Bewältigungsfähigkeiten, die sie über Jahre in Elendssituationen haben überleben lassen, nicht mehr sehen können, geschweige, dass sie diese Fähigkeiten in methodischen Ansätzen potential-orientierter Drogenhilfe zu nutzen vermögen. Das heißt auch: Wie können Drogenberater und DrogentherapeutInnen, Streetworker und SozialarbeiterInnen die soziale und persönliche Kreativität (auch die – juristisch und gesellschaftlich gesehen – „negative Kreativität") nutzen und als Potential sehen, ohne dass uns der legistische und der medizinalisierte Blick mit den dahinter stehenden Menschenbildern eine adäquate Sicht unserer Klienten verstellt?

Lernfähigkeit, Kreativität und Überlebenswillen sind ein Kapital, auf das man in der Drogentherapie zurückgreifen muss, wenn man Menschen helfen will, aus einer „Negativkarriere" auszusteigen. Das Konzept der „Karrierebegleitung" (*Petzold* 1980c, 1990j, 1990k; *Petzold, Hentschel* 1991) scheint mir eine adäquate Möglichkeit, diese Perspektive aufzugreifen. Als ich den Begriff der *„chaîne thérapeutique"*, das Konzept der „Therapiekette" in die Literatur einführte (*Petzold* 1969c, 1974l, 1980c), verstand ich darunter nicht nur eine Vernetzung bestehender Hilfsagenturen (von Streetwork über die Beratungsstelle zur therapeutischen Wohngemeinschaft und zum Reentry-Programm), sondern auch eine Kette von Hilfeleistungen über die Zeit der Drogenkarriere hin, eine Kette, die nicht irgendwann unvermittelt abreißt, und gäbe es noch so viele Rückfälle. Drogenarbeit und -therapie als Prozess der Neusozialisation, orientiert am Bild des wachstumsfähigen Menschen, erfordert *zeitextendiertes* Arbeiten.

Nach wie vor gilt: „Die sich aus dem Sozialisationskonzept ergebenden Implikationen können nur durch eine Kettenstruktur realisiert werden, einerseits wegen ihrer Komplexität, zum anderen wegen der erforderlichen zeitlichen Dauer" (idem 1980c, 227). Dieser Zeitaspekt des Kettenkonzeptes muss als gleichwertig neben dem Institutionsaspekt gesehen werden. Nur so kann eine erfolgreiche Karrierebegleitung mit der Chance der Veränderung maligner Karrieren gewährleistet werden. Ein solches Ziel langfristiger Veränderung muss, das ist meine Überzeugung, auch bei niedrigschwelligen Maßnahmen oder in der akzeptierenden Drogenarbeit mitgegeben sein. Ansonsten gerät sie in eine hoffnungslose Resignation. Sie verrät das Veränderungspotential, das jedem Menschen innewohnt, und sei er noch so krank oder zerstört, ja sie steht in der Gefahr, zur „selbsterfüllenden Prophezeiung" zu werden, einen Rosenthal-Effekt zu produzieren.

4.4 Menschenbilder und Ethik

Mit den zuletzt vorgetragenen Bemerkungen wurde wieder die Frage der Ethik angesprochen. Auf die Thematisierung ethischer und normativer Fragen kann in der Psychotherapie allgemein (*Petzold* 1990n, 1991l; jetzt *Moser, Petzold* 2003/2007; *Petzold, Orth, Sieper* 2010; *Petzold, Sieper* 2011a) und besonders in der Drogenarbeit nicht verzichtet werden.

Bei der Durchsicht der relevanten Fachliteratur finden wir indes mit Bezug zum Drogenproblem wenig Erhellendes. So bleiben die ethischen Konzepte genauso implizit wie die Menschenbilder. Wie ich einen Menschen sehe, ihn werte, ihn wertschätze, wie ich mich selbst als Mensch sehe, wie ich Mitmenschen, Mitmenschlichkeit sehe, das bestimmt die ethischen Grundlagen meines praktischen Tuns. Praktisches Tun beginnt bei der Menge von Geld, die Politiker für Drogenarbeit bereitstellen, bei den Investitionen, die eine Gesellschaft für Prävention macht. Praktisches Tun setzt sich fort in der Politik der Kostenträger, aber auch in der der Spitzenverbände der Freien Wohlfahrtspflege. Auch das muss man betrachten: Was haben das Diakonische Werk, die Caritas, der DPWV, die Arbeiterwohlfahrt in den letzten zwanzig Jahren im Drogenbereich getan? Dabei wird es wichtig, nicht nur die Erfolgsbilanz, sondern auch das Scheitern und vor allen Dingen den „Goodwill" anzuschauen. Man muss sich auch anschauen, wo Entwicklungen nicht rechtzeitig erkannt wurden, wo institutionelle Zwänge ausgeübt wurden, wo ein Verband nicht genügend kämpfen konnte oder wo es Zwistigkeiten zwischen den Intentionen des Spitzenverbandes und denen von Mitarbeitern in den Einrichtungen gegeben hat aufgrund divergierender Menschenbilder, aufgrund unterschiedlicher Gewichtungen ethischer Postulate. Drogenfreiheit, Niedrigschwelligkeit, Substitutionsbehandlungen waren wiederum Schlüsselbegriffe, an denen sich die Geister schieden ... für einige Zeit zumindest. Sehe ich den Menschen als Subjekt, der seine Subjekthaftigkeit durch **Dialoge** bzw. durch **Polyloge** im intersubjektiven Miteinander gewinnt (*Bachtin, Buber, Levinas, Marcel, Mead*; vgl. *Petzold* 1996k, 2002c), so wird es auf der Grundlage eines solchen anthropologischen Konzeptes unverzichtbar, Behandlungsstrategien dialogisch/polylogisch auszuführen und auch dialogisch resp. polylogisch zu planen. In der Drogenarbeit steht es ja nicht anders als in vielen therapeutischen Feldern: *Für* die Betroffenen wird etwas geplant, *mit* ihnen wird etwas gemacht. Die „öffentliche Hand" geht hier mit den Helfern einig. Die Betroffenen als *„Experten für ihre Situation"* werden selten gehört (*Petzold* 1990i). Wo wurden Drogenabhängige befragt, was ihrer Auffassung nach an Hilfen bereitgestellt werden müsste? Wo finden sich derartige Erhebungen und wo wurden sie umgesetzt? *Parentifizierung* und *Klientilisierung* übergehen die anthropologische Gleichrangigkeit zwischen Helfern und Hilfsbedürftigen (*Steffan* 1988). Werden diese Potentiale nicht genutzt, so werden Chancen verspielt, zu besseren Wegen in der Drogenhilfe zu kommen. Letztlich reproduzieren sich in derartigen Parentifizierungen auf der Makroebene drogenpolitischer Verfügungen und der Mikroebene therapeutischer Interventionen *strukturelle* Einflüsse, die in den Biographien von Drogenabhängigen pathogen gewirkt haben. Es ergibt sich so eine ungute Kette von Weisungen: Die Politiker geben die Richtung an und die Kostenträger und Spitzenverbände folgen und oftmals mit eigenen Varianten. Mehr *nolens* als *volens* – folgen die Mitarbeiter in den Einrichtungen und sagen ihrerseits den Klienten „wo es langgehen soll". Wirkliches *paritätisches* Miteinander ist selten und es ist auch mühsam, obwohl der Nutzen der „Expertise" der Abhängigen in dialogisch/polylogisch geplanten Projekten für die Drogenarbeit eine Menge zu bieten hätte. Das führt uns zum folgenden Punkt:

4.5 Menschenbilder und interpersonale Grundhaltung

Menschenbilder vermitteln **Grundhaltungen** für das Miteinander zwischen den Menschen: Grundhaltungen in der gemeinsamen, alltäglichen Arbeit, in der Pädagogik, in der Therapie, in der Sozialarbeit, in der politischen Auseinandersetzung. Sie entscheiden darüber, wie ich einem Menschen grundsätzlich als Mitmenschen gegenübertrete, nicht mit dem ideologischen Korsett einer therapeutischen Schule, nicht mit der Ausrichtung an einer bestimmten politischen Ideologie, sondern von einer Basiserfahrung her, einem Wissen darum, dass wir *consortes,* Schicksalsgenossen sind. Eine solche anthropologische Grundhaltung besagt, dass wir immer eine Chance haben, uns begegnen zu können (*Petzold* 1991b), egal wie desolat die Situation des anderen oder unsere gemeinsame Situation auch ist. Sie traut darauf, Menschen erreichen zu können, und übersteigt damit jede fassadäre Professionalität, die oft genug ihre Hilflosigkeit und Ohnmacht hinter pseudotherapeutischen Haltungen und klinischem Jargon kaschiert. Die durch Mitmenschlichkeit *fundierte Professionalität* von „Menschenarbeitern" gerät nicht in solche Hilflosigkeit (vgl. jetzt *Leitner, Petzold* 2005/2010). Sie fühlt sich dem Konzept eines „kritisch-reflektierten Altruismus" (sensu *Henry Dunant* oder *Peter Kropotkin*; vgl. jetzt *Petzold, Sieper* 2011) und konkreter „wechselseitigen Hilfeleistung" verpflichtet und weiß um die Möglichkeiten „wechselseitigen Lernens" (*Petzold, Schobert, Schulz* 1991). Es wird hiermit auch die Möglichkeit unterstellt, dass wir, die Helfer, von Drogenabhängigen lernen können – nämlich über den verzweifelt-kreativen Umgang mit schweren Persönlichkeitsverletzungen –, was Politiker von Drogenabhängigen lernen können – nämlich Wissen über die toxischen Einflüsse inhumaner gesellschaftlicher Bedingungen (und sollten diese auch nur in Randbezirken unseres Staates anzutreffen sein, so müssten sie aufgesucht, untersucht und geändert werden. Die besten Auskunftspersonen sind hier die Betroffenen, wenn sie die Geschichte ihrer Verletzungen und Beschädigungen erzählen). Eine reflektierte und *erfahrene* intersubjektive Grundhaltung kann uns ermutigen, auch zu einer er zwischenmenschlichen Praxis mit den Betroffenen zu finden, aber dazu müssen wir sie aufsuchen, bereit sein, auf sie zu hören und sensibel zu werden für unsere Formen der Abwehr gegenüber dem, was wir nicht gerne hören oder nicht hören wollen.

5. Über die Quellen von Menschenbildern

Über die Quellen von Menschenbildern zu sprechen, muss skizzenhaft bleiben. Die hiermit verbundenen Fragestellungen sind zu umfassend. Menschenbilder entfließen *kulturellen Mythen und Megatrends* (*Petzold, Orth, Sieper* 2012a). Bei einer Formel wie: „Der Mensch ist ein Körper-Seele-Geist-Wesen", hören wir den platonisch-christlichen Diskurs zu uns hindurchtönen. Aber diese Formel hat sicherlich eine andere Bedeutung im Kontext eines Kommunions- oder Konfirmandenunterrichts oder im Kontext kritisch-humanistischer Erziehung oder als Hintergrundsidee psychologischer Schulen wie der Gestalttherapie und dem Psychodrama. Diese alte Formel abendländischer Kultur hat also in ihren verschiedenen „Einfärbungen und Variationen" eine prägende Kraft behalten. Die kulturellen *Megatrends* schlagen sich in gesellschaftlichen Makrotrends nieder und finden dort konkrete Formen in Gesetzen, in Verordnungen, in der Bereitstellung von Finanzmitteln usw. Die kulturellen Menschenbilder werden auf dieser Ebene transformiert – oft bis zur Unkenntlichkeit. Zuweilen entstehen auch neue Menschenbilder aus der Dynamik konkreter gesellschaftlicher Prozesse. Schließlich finden wir *Mesotrends* in spezialisierten gesellschaftlichen *„communities"*: in *„scientific communities"* (*Kuhn* 1970) – der der Drogenforscher –, in *„professional communities"* (*Petzold* 1991g) – der der Drogentherapeuten –, in *„commercial communities"* –, der der Klinikträger, aber auch der der Dealer. In all diesen Bereichen werden bestehende Menschenbilder transformiert, adaptiert, fraktioniert, auf Brauchbares und Unbrauchbares hin selektiert. Zuweilen werden auch Versionen von einer gewissen Novität geschaffen und natürlich besteht eine ganz große Bandbreite darin, *wie* solche Konzeptionen eingesetzt werden, was sie stützen sollen, was sie legitimieren müssen und wie sie sich in individuellen Lebenshaltungen konkretisieren. Damit kommen wir zu den Quellen *„persönlicher Menschenbilder"*, also zur Mikroebene, die Niederschlag von *Megatrends* und *Makrotrends* ist und die durch die *Mesoebene* von Subkultur, Schichtzugehörigkeit und Familientraditionen vermittelt werden. Dennoch: Es finden sich sehr persönliche Ausformungen. Es ist von Seiten der Psychotherapie noch kaum beachtet worden, dass die aus den verschiedenen Schichtungen des sozialen Kontextes vermittelten Menschenbilder im Individuum auch konstitutiv für das Selbstbild werden. Ich bin ja Mensch, und so fließt meine Definition des Menschen auch in meine Selbstdefinition ein, tragen die Menschenmodelle meiner Umgebung zu meinem Selbstkonzept bei (*Filipp* 1979; *Epstein* 1979). Attributionstheoretische und identitätstheoretische Überlegungen (vgl. jetzt *Petzold* 2001p, 2011b) können hier genauso beigezogen werden wie das Konzept „**kollektiver mentaler Repräsentationen**" (*Moscovici*; vgl. jetzt *Petzold* 2003b, *Petzold, Orth, Sieper* 2012a). Diese Repräsentationen bilden durch **Mentalisierungsprozesse** und **Interiorisierungen** (*Vygotskij* 1978; *Petzold* 2009g, k, 2012e) innere normative Repräsentanzen. Wir sprechen von „Gewissen", das greift weiter als das Über-Ich-Konzept der Psychoanalyse (vgl. *Petzold, Orth, Sieper* 2010). Das persönliche Menschenbild des Drogenabhängigen, mit dem ich arbeite und sein Selbstbild sind es wert, exploriert zu werden. Dann nämlich können wir beginnen, Abhängige zu verstehen. Wir werden feststellen, dass Gewissens-Strukturen durchaus nicht fehlen, sondern so anders, so fremd sind, dass wir sie nicht sehen, dass die Selbstkonzepteder PatientInnen uns unvertraut sind, weil sich ihre Visionen vom Menschen so nachhaltig von den unseren unterscheiden.

Was die Menschenbilder anbelangt, die aus den „scientific and professional communities" herstammen, so ist es für den Drogentherapeuten unerlässlich, sie genau zu betrachten: das systemische Menschenbild der Familientherapeuten, das experientielle der Gestalttherapeuten, das verhaltensorientierte der Verhaltenstherapeuten, das psychodynamische der Psychoanalytiker. Ich habe dies in meinem Buch „Wege zum Menschen" (idem 1984a) zu bewerkstelligen versucht, indem ich Schulenbegründer oder bedeutende Vertreter psychotherapeutischer Schulen dazu eingeladen hatte, die Basiskonzepte ihres Verfahrens vorzustellen. Bei einem solchen Unterfangen wird deutlich: Schulenspezifische Menschenbilder sind – auch aus einer Metaperspektive betrachtet – auch nur Fragmente, die eigentlich miteinander in Dialog treten müssen, um ihre Aspekthaftigkeit, ihre Teilwahrheiten zu einem sinnvollen Ganzen zusammenzufügen.

Der Triebdeterminismus der psychoanalytischen Metapsychologie hat diese in eine „Krise der Theorie" (*Thomä, Kächele* 1986) geführt. Sie könnte das wachstumsorientierte Menschenbild von *Rogers* oder *Perls* als Komplementierung gebrauchen. Die humanistischen Psychologen ihrerseits haben der anthropologischen Größe „Krankheit" zu wenig Beachtung geschenkt. Für sie war der Beitrag der Psychoanalyse nützlich.

In einer solchen Situation und mit Blick auf das Faktum, dass bislang die Mehrzahl der psychotherapeutischen Schulen keine soliden empirischen Effizienznachweise für ihre Behandlung von Drogenabhängigen mit überzeugenden Erfolgen in Langzeitkatamnesen erbringen konnten, ist überhaupt kein Grund dafür gegeben, dass sich die Psychotherapieschulen und ihre Funktionäre um den Kuchen „Drogentherapie" zu streiten beginnen oder von Seiten bestimmter Schulen theoretische Hegemonieansprüche angemeldet werden, denn auch die theoretischen Modelle der einzelnen Richtungen (z. B. der Psychoanalyse, der Verhaltenstherapie, der Gestalttherapie) erweisen sich nur als Konstrukte, die Teile des Phänomens „Drogenabhängigkeit" zu explizieren versuchen, die in ihrer Einseitigkeit durchaus Nützliches bieten, ohne indes ausreichende Erklärungsvalenz für die Drogenabhängigkeit und ihre verschiedenen Formen zu besitzen. Niemand hat hier die Lösung, sondern wir brauchen diese unterschiedlichen, schulenspezifischen Menschenmodelle, Krankheitskonzepte, Therapiestrategien als sich komplementierende, ergänzende, ja sogar Einseitigkeiten korrigierende Visionen vom Menschen.

Die psychotherapeutischen Schulen haben allerdings große Schwierigkeiten, eine gewisse Exzentrizität zu ihrer eigenen Position zu gewinnen (*Petzold* 1991g, 2009k; vgl. *Grawe* 1998; *Petzold, Orth, Sieper* 2012a), etwa zu dem Faktum, dass ihre Werte, Ziele, Konzepte zum größten Teil mittelschichtsspezifisch sind (*Leitner, Petzold* 2005/2010). Die großen Therapieschulen wurden in der Arbeit mit Angehörigen der oberen Mittelschicht und Oberschicht erarbeitet und natürlich muss man sich fragen, welche Auswirkungen es hat, wenn Mittelschichtstherapeuten mit Mittelschichtskonzepten mit Drogenabhängigen arbeiten, die zu einem großen Teil aus „benachteiligten Schichten" kommen (*Hecht* et al. 2012). Welche Möglichkeiten haben die Helfer, die Menschenbilder ihrer Klienten zu verstehen, die diese in ihrer Sozialisation in „Broken-home-Familien" vermittelt bekamen oder die sie während ihrer Drogenkarriere erworben haben, denn auch die Drogenkarriere prägt Menschenbilder. Menschenbilder sind ja Niederschlag des Bildes, das man von Menschen konkret sieht, welches Bild man von ihnen im tagtäglichen Umgang erhält. Hier wird deutlich: Menschenbilder sind nicht nur etwas Kognitives, sie gründen in Erfahrungen, sind emotional besetzt. Deshalb ist es so schwer, sich in andere Visionen vom Menschen einzufühlen und gegenüber den eigenen Vorstellungen eine gewisse Exzentrizität zu gewinnen. Wo man glaubt, dies geleistet zu haben, geschieht es doch oft genug, dass gleichsam „durch die Hintertür" die alten Konzepte wieder hereinkommen. Um zu verdeutlichen, was ich meine, zwei Beispiele: *Sigmund Freud* hat einmal versucht, seine Theorie der Psychoanalyse in einen Satz zu fassen, der lautet: „Wo Es war, soll Ich werden. Es ist Kulturarbeit, etwa wie bei der Trockenlegung der Zuidersee" (*Freud* 1933a, GW 15, 86). Dieser Satz besagt eigentlich nichts anderes als das, was die platonisch-christliche Tradition immer schon gelehrt hatte: dass nämlich das „sündige Fleisch", das „Es" unter die Herrschaft des „lumen rationis", des Lichtes des hellen Verstandes, der Vernunft gezwungen werden müsse. *Freud* war eigentlich einmal angetreten, den Trieb zu befreien. Stattdessen spricht „Es" aus ihm, ohne dass er sich dessen bewusst ist, murmelt aus ihm der jüdisch-christlich-platonische Diskurs von der Disziplinierung des Fleisches (*Petzold* 1991m). Hier hatte *Freud* offenbar keine Exzentrizität zu seiner Tradition, die er bekämpfte und zugleich reproduzierte (*Leitner, Petzold* 2009). Oder ein anderes Beispiel: *Habermas* – damals, 1968, so ein kleiner Prophet für uns, beantwortete die Frage: „Wie erhalten wir das gute Leben für alle in dieser Gesellschaft?" mit dem Konzept des *herrschaftsfreien Diskurses*, in dem das bessere Argument zählt (*Habermas* 1968,1971). Einige von uns sind damals dann mit dieser Idee an die Fabriktore gegangen und haben versucht, mit den Arbeitern zu diskutieren, die natürlich völlig befremdet waren. Der *Diskurs*, d.h. die geschliffene akademische Rede, die *disputatio*, die sich über die Auseinandersetzungen zwischen Gelehrten im Mittelalter zurückverfolgen lässt bis in die Rhetorikerschulen der Spätantike und Antike, wurde von *Habermas*, der doch ein reflektierter und kritischer Mann ist, tatsächlich als Remedium gegen die entfremdete Gesellschaft und als Mittel für das „gute Leben" angeboten. Die bürgerliche Hochsprache ist die schärfste Waffe im Kampf der Schichten. Leute mit einer so genannten Unterschichtssprache, einem „re-stringierten Sprachkode" (*Bernstein*), Menschen aus benachteiligten Schichten haben dabei keine Chance.

Das sind die verdeckten Diskurse, von denen *Michel Foucault* in „Wahnsinn und Gesellschaft" oder in „Überwachen und Strafen" schreibt. Das sind die versteckten Regeln und Normen, die sich z. B. in der Wohngemeinschaftsarbeit reproduziert haben, das sind die verdeckten disziplinierenden Maßnahmen, die sich in den Substitutionsprogrammen artikulieren. Ein Aspekt von ihren ist, dass durch sie Populationen von Abhängigen, die sonst kaum zugänglich sind, kontrolliert und einigermaßen handhabbar gemacht werden können; und auch in der niedrigschwelligen, der drogenakzeptierenden Arbeit werden sich „Dispositive der Macht" (*Foucault* 1976) auffinden lassen, denn auch diese Formen der Drogenarbeit können dazu beitragen, Problempopulationen ruhig zu halten, eine sanfte Form der Verwaltung von Elend mit liberalem Deckmantel (*Hecht* et al. 2012). Es bedarf sehr viel kritischer Arbeit in den niedrigschwelligen und den hochschwelligen Programmen, vieler Metareflexionen, viel Arbeit, um „exzentrische Position" zu gewinnen, um derartigen anonymen Diskursen und ihrer zwingenden Macht ein Stück zu entgehen – gänzlich wird dies ohnehin nicht gelingen.

6. Über die wünschenswerte Pluralität von Menschenbildern

Wir leben in einer Zeit, die gekennzeichnet ist durch Stichworte wie Komplexität, pluralistische Gesellschaft, multikulturelle Gesellschaft, soziale Vielfalt. Die kulturelle Komplexität wächst, und das ist gut so. Pluralität, die Wertschätzung von Vielfalt, kann geradezu als Ausdruck von Humanität betrachtet werden (*Welsch* 1987). Im „europäischen Haus", auf das wir uns zubewegen, werden wir noch intensiver erfahren, dass wir eine Pluralität von Menschenbildern nicht nur vorfinden, sondern auch brauchen. Es stellt sich uns die Frage: Wie können wir mit einer solchen Vielfalt leben? Wie kann diese Pluralität existieren, ja fruchtbar werden? In der Lebenspraxis haben wir dieses Miteinander vielfältiger Formen – auch in der Praxis der Drogenarbeit. Das ist gut und muss so bleiben. Unterschiedlichste Modelle sind notwendig: *„Different strokes for different folks"*.

Es gibt *die* Drogenabhängigen nicht und *die* Drogentherapeuten nicht, und es gibt nicht *das* richtige Modell, sondern wir haben unterschiedliche Menschen, Konzepte, Behandungsmodelle – orientiert an unterschiedlichen Menschenbildern. Diese Modelle sind so gut und so schlecht wie das Engagement der Menschen, die in ihnen arbeiten, wie die Konsistenz ihrer Konzeption und die Bereitschaft, die Konzepte kritisch zu hinterfragen. Wir wissen heute immer noch nicht, was der „optimale Weg" in der Drogentherapie ist. Wahrscheinlich ist diese Frage sogar vom Ansatz her falsch gestellt. Wir können in einigen Bereichen mit den Problemen besser umgehen als Anfang der 70er Jahre. So gelingt es uns, in den therapeutischen Wohngemeinschaften geringere Abbruchquoten zu haben als ehedem. Wir können bestimmte Krisen besser handhaben. In den Beratungsstellen weiß man etwas mehr über das „handling" bestimmter Karriereabschnitte, aber von einer systematischen Begleitung mittelfristiger, längerfristiger *Karrieren* oder von Gesamtkarrieren, von konsistenten Modellen langzeitorientierter Behandlung sind wir noch weit entfernt. Damit sind auch die Chancen für Heilungserfolge auf breiterer Ebene nicht sonderlich gewachsen. Die Versorgungsstrukturen haben sich einigermaßen eingependelt und geraten doch immer wieder in Unordnung, wenn sich die Populationen wieder wandeln, wenn der Markt sich verändert, wenn von Seiten der Kostenträger, des Gesetzgebers

Einschnitte gemacht werden. Wir sind also nach wie vor auf der Suche und werden auf der Suche bleiben müssen nach guten Wegen in der Drogenarbeit und Drogentherapie (nicht aber nach dem „besten Weg").

Allzu große Sicherheiten sind, wie gesagt, nicht vorhanden. Vorschnelle Sicherheiten können wir uns nicht leisten. Die Praxis zeigt uns, dass dies auch nicht geht. In guter alter asklepiadischer Ärztetradition können wir sagen: Wir handeln *ex iuvantibus* mit vielen Methoden und verschiedensten Modellen, und wir werden dann allmählich vieles besser verstehen. Das heißt nun keineswegs: „anything goes" (*Feyerabend* 1976). Ich vertrete keine wahllose Polypragmasie, kein „Leipziger Allerlei" von Ansätzen und Modellen. Konzepte müssen Substanz haben, Programme Konsistenz. Es muss die Bereitschaft zur kritischen Diskussion, zu Supervision und zur empirischen Evaluation bestehen, die Bereitschaft, auch das eigene Menschenbild, die eigenen Normen und klinischen Vorstellungen mit denen anderer Drogentherapeuten abzugleichen und der Ko-respondenz (*Petzold* 1991e), dem kritischen Diskurs auszusetzen, damit Korrektive möglich werden, wo sie notwendig sind. Vor allen Dingen wird man seine Praxis überprüfen lassen müssen, denn was auf dem Papier steht, zählt wenig und „brillante Konzeptionen" werden sekundär, wenn die Mitarbeiter sie nicht inhaltlich füllen können. Ich kenne so wunderbare Konzepte und habe selber kreative Modelle entworfen, gut elaboriert und theoretisch stimmig, aber man muss dann doch einfach einmal schauen, was in der Praxis dabei herauskommt, und dann wird man bescheidener. Im übrigen sind theoretische Begründungszusammenhänge, mögen sie auch stimmig scheinen, keineswegs gefeit vor Strömungen des Zeitgeistes (idem 1989f), vor blinden Flecken der Theoretiker und Praktiker. Wie schwer es ist, gegenüber Theoriekonzepten Exzentrizität zu gewinnen, zeigen die Mühen, die die Psychoanalyse hat, von ihren mechanistischen und physikalistischen Konzepten in der Metapsychologie Abschied zu nehmen. Mit Blick auf die Drogentherapie sei hier kurz auf folgendes verwiesen: Anfang der 70er Jahre war sowohl in den Beratungsstellen als auch in der Wohngemeinschaftsarbeit eine große Reserviertheit gegenüber den Eltern von Klienten üblich. Oftmals war diese Haltung geradezu feindselig. In den therapeutischen Wohngemeinschaften war vielfach der Kontakt mit den Eltern gänzlich untersagt. Die zumeist jungen Betreuer, Berater, Therapeuten waren mit ihren Klienten voll identifiziert, an deren Elend natürlich das Elternhaus schuld war. Wenn ich dieselben Mitarbeiter heute in der Supervision sehe – einige arbeiten noch in der Drogenarbeit –, so ist festzustellen, dass Elternarbeit einen hohen Stellenwert hat. Sie sind älter geworden, in der Regel selber Eltern. Manche haben familientherapeutische Ausbildungen durchlaufen. Insgesamt hat sich in der Drogenarbeit die Sicht auf die Eltern gewandelt, ist eine neue Bewusstheit für die Bedeutung von Familie und Elternbeziehung aufgekommen (*Hentschel* 1988), und das nicht, weil die Eltern der Drogenabhängigen Anfang der 70er Jahre schlechter waren als die Eltern unserer heutigen Klienten oder weil die Ideologien im Bezug auf Elternschaft bei den psychotherapeutischen Grundverfahren (Psychoanalyse, Gestalttherapie etc.) elternfeindlicher waren, als sie es heute (immer noch) sind oder weil es keine Formen der Familientherapie oder der Elternarbeit gab. Es gab sie (*Mathias* 1977; *Kempler* 1975; *Petzold* 1973f; vgl. jetzt *Petzold* 2009g). Einige waren sogar *à la mode* (*Gordon* 1974), nur, sie konnten im Bereich der Drogentherapie nicht zur Kenntnis genommen werden, und der Arbeit mit Klienten und ihren Eltern nicht umgesetzt werden. Die Berater – in der Regel Singles – sahen sich damals als Einzelkämpfer wie ihre Klienten. „Steppenwolf" (*Hesse*) und „Lucky Luke" (*Goscinny*) waren die Bezugslektüre bei den Gruppen. Die Menschenbilder des einsamen, verzweifelten Kämpfers oder des selbstironischen „lonesome cowboy's" ließen keinen Raum für die Familie, für eine Sicht, die den Menschen in familiäre Bezüge eingebettet sieht (eine Perspektive, die übrigens auch nicht in den verschiedenen philosophischen Anthropologien zu finden ist oder durch philosophische Einflüsse an die Psychotherapie herangetragen worden wäre; vgl. *Kühn, Petzold* 1992). Die Pluralität von Menschenbildern kann also, wie dieses Beispiel zeigt, auch etwas mit Altersgruppenzugehörigkeit zu tun haben. Wir haben heute einen Vorteil in der Drogenarbeit gegenüber den beginnenden 70er Jahren. Es gibt „alte Hasen"; eine Generation von Beratern und Therapeuten, die bald dreißig Jahre Drogenarbeit „auf dem Buckel" haben. Das ermöglicht – in manchen Aspekten zumindest – Exzentrizität. Andererseits führt dies auch derzeit zu einem Generationenwechsel und – damit verbunden – auch zu Generationskonflikten. Wenn man auf den Streit zwischen den Lagern „niedrigschwellig/hochschwellig", „drogenakzeptierend/drogenfrei" schaut, sollte man eine solche Perspektive durchaus mit bedenken. Das sind unterschiedliche Generationen mit verschiedenem Erfahrungshintergrund, Leute, die unterschiedlich lange in der Drogenarbeit sind. Natürlich gibt es auch in der niedrigschwelligen Arbeit „oldies". Was aber sind ihre Motivationen? Vielleicht wollen sie einmal etwas anders machen. Vielleicht sind sie frustriert von der mühsamen Arbeit, die immer mühsam bleiben wird. Vielleicht sind sie offen für Innovation?

Ganz gleich, ob man den Menschen als freies Wesen sieht oder ihm eine „bedingte Willensfreiheit" zumisst (vgl. jetzt *Petzold, Sieper* 2008a), soviel an Freiheit jedenfalls, dass er seinen eigenen Weg finden kann, selbstbestimmend – und sei es der Weg in den Untergang –, liegt die der Akzeptanz Chance darin, dass man seine Freiheit respektiert, so dass der Andere daraus Integrität,Würde und Kraft gewinnen kann. Vielleicht können Menschen dann doch noch ihrem Leben eine andere Wendung geben (ohne Fremdmotivation), weil man versucht, Hilfen im Elend zu geben. Oder man gibt auf, weil die Lebensführung nicht veränderbar scheint, und akzeptiert die Selbstaufgabe, die dann mit ultraniedrigschwellichen Programmen beantwortet wird (*Hecht* et al. 2012). Ganz gleich also, ob man eine solche resignierte Vision hat oder ob man den Menschen als lernfähiges Wesen sieht, der sich „in den Griff bekommen muss" und nicht in sein Unglück laufen darf (ob er will oder nicht) und der mit der entsprechenden straffen, therapeutischen und pädagogischen Führung auch eine reelle Chance hätte – er muss sich nur fügen, gegebenenfalls beugen – oder ob man irgendeine andere Vision aufgrund seiner Menschenmodelle hat: die Drogenarbeit bleibt schwierig, u. a. wegen der gegebenen Vielfalt.

Drogenarbeiter – ob im klinischen Rahmen in der Psychotherapie, im Streetwork, in der Beratungsstelle – stehen im Schnittpunkt unterschiedlicher Menschenbilder: ihrer eigenen, die sie von Hause aus mitbringen, der ihrer Klienten, denen diese von ihren Elternhäusern vermittelt wurden (oftmals nicht die schlechtesten Konzepte, man kann daran anknüpfen), schließlich der Menschenbilder, die in der Szene erfahren wurden und die bis in die therapeutische und beraterische Situation hinein wirksam werden, und der anthropologischen Konzepte der Institution. Ich habe auf diese Zusammenhänge schon hingewiesen. Die Aufgabe von Mitarbeitern der Drogenhilfe wird oftmals darin bestehen, zwischen diesen impliziten Menschenbildern eine vermittelnde Position zu finden, auf der aufbauend ein Arbeitsbündnis entsteht. Es wird weiterhin notwendig werden, diagnostisch festzustellen, welches Menschenbild im Moment „prävalent", d.h. besonders bedeutsam ist. Häufig sind es menschenverachtende, destruktive Konzepte aus der Szene, die sich durch Summationen von Negativerfahrungen herausgebildet haben und positivere Visionen (sie gilt es in der Beratung aufzufinden, herauszuarbeiten, zu kräftigen) verdeckt oder verschüttet haben. Der große ungarische Analytiker *Sándor Ferenczi* sagte einmal: „Not macht schlecht!" Das stimmt mit gewissen Einschränkungen. Notkriminalität und Notprostitution – ich ziehe diese Begriffe denen der Beschaffungskriminalität und Beschaffungsprostitution vor, weil sie die Situation besser wiedergeben – hinterlassen Spuren. *Verelendung verändert Menschenbilder*, brutalisiert, besonders, wenn auf der anderen Seite der Verelendung der Überfluss steht, den der Drogenabhängige in seiner Umgebung beständig vor Augen hat: durch die ihn umgebenden Wohlstands- und Konsummenschen, zum Teil auch durch seine Dealer. Die massierte Kraft menschenverachtender Alltagskonzepte darf nicht unterschätzt werden, genauso wenig wie die Kraft der Divergenzen von Menschenbildern innerhalb der Selbstrepräsentationssysteme eines Klienten und innerhalb eines therapeutischen Handlungsfeldes, in dem sich Mitarbeiter-, Patienten-, Angehörigen-, Institutions- und Kostenträgerinteressen mit den hinter ihnen stehenden Leitmotiven kreuzen. Hier liegt eine Ursache für die Inkonsistenz, die wir in Therapiesituationen, Konzeptionen, Programmen und Maßnahmen vielleicht finden, und dann fragen wir oft: Warum funktioniert unsere Arbeit nicht oder warum ist sie so schwierig oder mühsam? Weil wir in unseren Grundhaltungen nicht klar sind oder weil wir zu viele zu ihnen quer verlaufende Impulse verarbeiten müssen.

7. Karrierebegleitung, eine anthropologisch fundierte klinische Perspektive

Es ist sicher nicht schwierig, aus dem reichen Fundus philosophischer Anthropologie oder psychotherapeutischer Menschenbilder Extrakte herauszuziehen, die weitgehende Zustimmung erhalten könnten. Darin liegen die Probleme nicht. Sie liegen vielmehr auf einer praxeologischen Ebene, denn abgehobene Modelle führen nicht weiter. Ihre Transformation in Handlungsformen wirft die Probleme auf. Deshalb müssen kontextrelevante Menschenbilder *erarbeitet* werden, in Ko-respondenz (*Petzold* 1978c) mit all denjenigen, die an einer Situation beteiligt sind – soweit dies eben immer möglich ist. Nur so lässt sich eine gemeinsame Basis finden. Insofern ist es an dieser Stelle auch nicht nützlich oder hilfreich, ein idealtypisches „Menschenmodell" zu umreißen, eine prägnante, anthropologische Position herauszuarbeiten – für meinen persönlichen Standort und für die therapeutische Richtung, die ich vertrete, habe ich dies getan (*Petzold* 1971, 1988n, 1991a; vgl. jetzt 2003e, 2009c). Von den Mühen kontextbezogener Auseinandersetzung kann also nicht entbunden werden.

Ein Hinweis auf eine anthropologische Grundkonstante mag genügen, auf das triviale Faktum, *dass der Mensch nur Mensch ist „im Kontext und Kontinuum"* und er deshalb nicht *allein* ist, sondern Mensch unter Menschen, als Mit-Mensch. Der *homo migrans* ist mit anderen „im Konvoi" auf dem **Lebensweg** (vgl. jetzt *Petzold, Orth* 2004b, idem 2005t). Mit *Heraklit, Lao Tsu* und anderen großen Menschenwissern sehen wir dem Menschen „auf dem WEGE" über seine Lebensspanne, sein **Lebenskontinuum** hin, im „life span development" (*Petzold, Goffin, Oudhof* 1993; *Petzold* 1992e; *Rutter* 1988).

Kontextdimension: Kontexte wirken auf den Menschen, denn er lebt in einem konkreten ökologischen und sozialen Raum: im Mikrokontext seiner Familie, seines Freundeskreises, seines engeren sozialen Netzwerkes, im Mesokontext seiner Subkultur (Szenenkultur), im Makrokontext seiner Schicht, seines kulturellen Raumes usw. Ohne diese gestaffelten Kontexte mit ihrer jeweiligen Geschichte und antizipierbaren Zukunft in den Blick zu nehmen, d. h. die gesamtgesellschaftlichen und historischen bzw. zeitgeschichtlichen Bedingtheiten, können wir Drogenabhängige und uns selbst als Helfer nicht verstehen, denn in diesen Kontexten und Kontinua erschließen sich uns auch die Menschenbilder, Grundhaltungen, Werte, Überzeugungen, die Lebenskonzepte und klinischen Parameter.

Kontinuumsdimension: Der Mensch ist ein Zeitwesen, ein Zeitreisender. Er begibt sich in die Vergangenheit, retrospektiv durch Memoration, durchlebt die Gegenwart aspektiv in wacher Bewusstheit und greift prospektiv durch Antizipation in die Zukunft. Wir brauchen unseren Vergangenheitshintergrund und unseren Zukunftshorizont, um Identität zu gewinnen. Wir können eine gewisse Exzentrizität zur Zeit erlangen, ohne sie jedoch jemals zu hintersteigen. Wir brauchen unsere Geschichte, um zu wissen, wer wir sind (*Dilthey* und *Freud*). Wir brauchen unsere Gegenwart, um uns spüren zu können, Daseinsgewissheit zu erleben, in Begegnungen eintreten zu können (*Buber, Moreno, Perls*). Wir brauchen unsere Zukunft, um uns in sie hinein entwerfen zu können (*Sartre*), um Lebensziele, Hoffnungen zu haben (*Bloch, Marcel, Adler*). Wir brauchen die „ganze Zeit", persönliche Biographie und kollektive Geschichte mit Gegenwartsbezug und Zukunftshorizont in der Verschränkung mit der Lebenswelt (*Merleau-Ponty* 1966; *Petzold* 1991e, n, o, 1986g).

Wenn unsere Vergangenheit so schlimm war, so müssen wir sie verdrängen. Wenn unsere Gegenwart zu bedrückend oder verletzend ist, müssen wir uns anästhesieren, unser Erleben und Gefühl abspalten. Wenn Zukunft eine *No-future*-Zukunft ist, dann wird etwas von unserem Menschsein amputiert. Wir haben keine Chance, uns zu verwirklichen. Die anthropologische Perspektive eröffnet damit eine klinische Sicht, die das ganz Dilemma in der Drogenarbeit aufzeigt. Die Vergangenheit vieler Drogenabhängiger ist voll von extremen Belastungen, ihre Gegenwart ist in der Regel desolat. Ihre Zukunft ... *„no future"*. Dies ist nicht nur im Hinblick auf das oftmals von den Klienten geäußerte Lebensgefühl ausgesagt, sondern auch mit Blick auf die Fakten des Kontextes, auf die Last einer selten bearbeiteten Vergangenheit, weil es an adäquaten therapeutischen Angeboten fehlt, und auch mit Blick auf eine kaum zu verändernde Gegenwart, weil neben der Situation der Abhängigkeit und der Erkrankung die infrastrukturellen Bedingungen extrem schlecht sind, schließlich im Hinblick auch auf die Zukunft, was Berufschancen, Arbeitsplätze, Wohnraum betrifft. Besonders hervorgehoben werden muss die Perspektivenlosigkeit in therapeutischer Hinsicht. Möglichkeiten für psychotherapeutische, ambulante Langzeitbehandlungen (eventuell substitutionsgestützt, auf jeden Fall mit flankierender sozialarbeiterischer Betreuung) sind kaum vorhanden. Es gibt weder ausreichend Psychotherapeuten, die für diese spezielle Behandlungsmöglichkeit ausgebildet sind, noch sind die Finanzierungen gewährleistet. Es ist mittlerweile für den Spezialisten durchaus möglich, in Einzelbehandlungen von drei- bis siebenjähriger Dauer (die Behandlungszeiten liegen ähnlich wie bei Borderline-Erkrankungen) mit hochfrequenten Intensivphasen und extensiven, intermittierenden Behandlungsabschnitten, Opiatabhängige oder Polytoxikomane erfolgreich zu behandeln. Am besten geht dies in Beratungsstellen, die eine entsprechende soziotherapeutische Unterstützung bieten können und die durch Einbindung in eine *Kette* auch einmal Unterbringungsmöglichkeiten in einem „sleep in" oder einer TWG haben. TWG-Aufenthalte sind ohnehin in einer solchen Langzeitbehandlung eingeplant. Weiterhin muss eine „aktive und elastische" Behandlungstechnik (*Ferenczi* 1927/28) verwendet werden, die biographisch fundiert ist – eine tiefenpsychologische und logitudinalpsychologische Perspektive. Sie nimmt insbesondere aber nonverbale und körperorientierte Elemente in die Behandlung auf, so dass über „benigne Regression" eine nachnährende Sozialisation geschehen kann. Ein solches Behandlungskonzept nach dem Modell der *„Reparentage"* (*Petzold* 1988n) ist oft eine höchst individualisierte Form der Karrierebegleitung (idem 1990k), aber sie bietet Perspektiven und Heilungschancen. Der Mensch braucht Zukunft, einen Raum der Hoffnungen, Chancen, Potentiale (idem 1990n; jetzt 2009k). Die Überschattung des Zukunftsraumes beeinträchtigt die Gesundungschancen genauso nachhaltig wie das illusionäre Vorspiegeln eines schnellen Gesundwerdens, das die Zwölfmonatskuren oder die kommenden Vierzig- bzw. Achtzig-Stunden-Therapien in der Ambulanz suggerieren.

Politiker und Kostenträger müssen verstehen lernen, dass eine *langzeitige Karrierebegleitung* (z. B. als intensive Einzelbehandlung mit stationären Zwischensequenzen), wie sie bei entsprechender Indikation, insbesondere bei noch relativ gut erhaltenem sozialen Netzwerk möglich ist, billiger ist als zersplitterte und verstreute Maßnahmen, die aufgrund eintretender Krisensituationen ohnehin fallweise eingeleitet werden müssen. Es ist notwendig, dass sie begreifen, dass die weitgehend erfolglosen Kurzzeitbehandlungen nur eine unsystematische *„Rückfall-Wiederaufnahme-Rückfall-Mechanik"* in Gang setzen, einen Drehtüreffekt, der äußerst kostenaufwendig ist und dabei durch die fortgesetzten Erfahrungen des Scheiterns auf Seiten des Klienten Motivation und Hoffnung zerstören und auch auf Seiten der Betreuer Negativzuschreibungen wachsen lassen: „Der dritte Wohngemeinschaftsabbruch! Der hat eh' keine Chance. Vielleicht Methadon, vielleicht ...".

Karrierebegleitung versucht, die Faktizität der Inanspruchnahme verschiedener Hilfsagenturen im Verlauf der Drogenkarriere konstruktiv zu nutzen. Sie ist darauf gerichtet, Klienten zu einem Behandlungskontrakt zu motivieren, indem zum Beispiel eine Mitarbeiterin oder ein Mitarbeiter in einer Beratungsstelle diesen Klienten „adoptiert", d.h. die Stelle adoptiert ihn und sorgt damit verlässlich für eine fortlaufende Betreuung. Die zentrale Hilfsagentur wird für den Klienten über die nächsten Jahre seine Anlaufstelle, sein „Elternhaus". Von hier aus wird er an andere Hilfsagenturen (TWGs, Substitutionsprogramme etc.) weitervermittelt und während der Teilnahme an diesen Maßnahmen weiter begleitet. Hier wird versucht, seine Rückfälle aufzufangen, Krisenintervention zu gewährleisten, Therapiesequenzen bereitzustellen, in denen er seine Biographie, aber auch seine aktualen Traumatisierungen (durch Szene-Erfahrungen, Notprostitution etc.) systematisch bearbeiten kann. Es wird auf diese Weise möglich, die bestehenden Hilfsagenturen als „Kette" zu nutzen, die durchträgt. Es wird dafür gesorgt, dass der Klient niemals ganz abstürzt. Es wird dem anthropologischen Faktum Rechnung getragen, dass Hoffnungshorizonte gebraucht werden, Begegnungen möglich sein müssen, ja Beziehungen und Bindungen, die verlässlich sind und deshalb heilend wirken können. Gerade bei Klienten und Patienten, deren Erkrankungen wesentlich dadurch mit verursacht worden sind, dass sie in ihrer frühen Sozialisation und in ihrer Lebenskarriere immer wieder Beziehungsverlust, Bindungslosigkeit, zerstörten Bindungen, toxischen Beziehungen ausgesetzt waren, wird eine solche Zuverlässigkeit notwendig, andernfalls reproduziert sich nur die alte Geschichte von Verlassenheit, Verlust, Verletzung und Ungeborgenheit. Karrierebegleitung als Zusammenspiel der verschiedensten Hilfsagenturen mit dem Zentrum eines „Elternhauses", einer „Muttereinrichtung" mit einem oder mehreren Bezugstherapeuten braucht die ganze Breite drogentherapeutischer Maßnahmen. Es ist deshalb völlig unsinnig, Niedrigschwelligkeit/Hochschwelligkeit als Polaritäten, sich ausschließende Alternativen, gegensätzliche Konzepte aufzubauen. Das zeugt von wenig Weitsicht und wenig Reflektiertheit. Es geht darum, die Möglichkeiten beider Ansätze in einem *„integrierten, karrierebezogenen Langzeitkonzept differentieller Drogentherapie"* zu nutzen. Auf diese Weise besteht die Möglichkeit, individuelle Behandlungspläne aufzubauen und mit den erforderlichen *Social-Support*-Systemen (*Petzold* 1979k; jetzt *Hass*, *Petzold* 1999; *Sarason*, *Sarason* 1985) zu versehen. Es können auf diese Weise mit einer „lebenslaufbezogenen Arbeit" die Erkenntnisse der *„life span developmental psychology, therapy and counseling"* (*Baltes* et al. 1980; *Thomas* 1990; *Petzold* 1988d) genutzt werden, durch die wir „in einer Lebenslaufperspektive immer das ‚ganze Leben'" retrospektiv, aspektiv und prospektiv in den Blick nehmen müssen, sowohl was die permanente Möglichkeit der Pathogenese anbelangt, die sich nicht auf Kindheit und Jugend begrenzt als auch was seine **Ressourcen** und **Potentiale** anbetrifft – Ressourcenorientierung und Potentialorientierung ist angesagt (vgl. jetzt *Petzold* 1997p, 2009k). Wir richten uns dabei auch auf die ‚Zeitgestalt' des therapeutischen Prozesses selbst (1988n, 486). Wir können weiterhin die Erkenntnisse der empirischen Longitudinalforschung (*Rutter* 1988; *Robins, Rutter* 1990) fruchtbar machen, indem wir versuchen, das Leben des Drogenabhängigen, das oftmals eine *„chain of adversive events"*, eine Kette widriger Ereignisse bei Abwesenheit von *„protective factors"* war, dahingehend zu verändern, dass wir versuchen, die Zahl der Negativereignisse zu vermindern, bei *„critical life events"* (*Filipp* 1990) Ressourcenhilfen geben und Coping-Möglichkeiten bereitstellen (*Jerusalem* 1990; *Inglehart* 1988; *Lazarus, Folkman* 1984). Mit der „Adoption" durch eine „Mutterinstitution" kann die *„begleitete Karriere"* genügend an *„protektiven Faktoren"* (*Petzold* et al. 1993) bereitstellen, so dass eine neue Qualität für den Lebensverlauf gefunden wird, sich eine Zukunftsperspektive auftut.

Für die Helfer in den verschiedenen Hilfsagenturen wird damit auch ein Umdenken notwendig. Man geht von einem Konzept aus, dass eine erfolgreiche Drogentherapie (Drogenfreiheit und soziale Integration) sehr oft einen Behandlungs- und Begleitzeitraum von 10 bis 15 Jahren braucht (die Selbstheilerstudien verweisen auf einen solchen Rahmen) und dass dabei ambulante Therapie, Motivationsphasen, Wohngemeinschaftsaufenthalte, Rückfälle, Substitutionsbehandlungen Teile der begleiteten Karriere sein können. Notwendig hierzu ist, dass die Abhängigen selbst – ganz gleich in welchem Segment der Kette sie sich gerade befinden – auf eine solche realistische Perspektive vorbereitet werden müssen, damit Rückfälle nicht als totales Scheitern, als das Selbstwertgefühl zerstörende Katastrophen erlebt werden. Sie sollten natürlich auch nicht verharmlost werden. In Wohngemeinschaften wird nicht mehr auf das Ziel: „Nach zwölf oder achtzehn Monaten musst du *clean* sein und dein Leben bewältigen können!" vorbereitet, sondern darauf, dass nach diesem wichtigen Lebensabschnitt in der Wohngemeinschaft weitere Arbeit folgt, etwa in einer ambulanten Therapie, in *Clean-* bzw. Selbsthilfegruppen (*Petzold, Schobert* 1991), und dass Rückfälle möglich sind, aber möglichst rasch und gezielt angegangen werden sollten usw. Vor einem solchen Hintergrund brauchen Mitarbeiter in Wohngemeinschaften nicht mehr den Rückfall zu fürchten, Mitarbeiter in Reintegrationsphasen nicht das Gespenst des Rückfalls beständig im Nacken zu haben. Es wird nicht mehr notwendig, abwertend oder punitiv zu reagieren: „Jetzt bist du schon wieder rückfällig geworden!" oder resignativ zu sagen: „Na ja, da kann man sowieso nichts machen. Wir helfen dir zu überleben, dir einen Platz in einem Substitutionsprogramm zu verschaffen!" u. ä. Für die Abhängigen und für die Mitarbeiter würden realistische Zielperspektiven möglich werden (vielleicht zum ersten Mal in der Drogenarbeit!). Es wird eine Perspektive gewonnen, die den anthropologischen Grundkonstanten der Wachstumsorientierung, **Kreativität** bzw. **Kokreativität** Rechnung trägt (*Iljine, Petzold, Sieper* 1967/1990; vgl. jetzt 1999q) und die weiterhin der **Lernfähigkeit** des Menschen gerecht wird (*Petzold* 1974k; vgl. jetzt *Sieper, Petzold* 2002; *Chudy, Petzold* 2011). Auch der Notwendigkeit von Begegnung, Beziehung und Bindung im Kontext und Kontinuum (idem 1991b) ist Rechnung zu tragen; denn das erfordert eine Behandlung auf der Grundlage eines Menschenbildes, welches den Menschen als ein „in der Zeit" mit den Mitmenschen koexistierendes Wesen sieht, nach dem integrativen Prinzip: *„Du, Ich, Wir – Wir, Du, Ich in Kontext und Kontinnum"* (*Petzold* 2001p) – *Mensch wird man nur durch den Mitmenschen* in der verlässlichen Erfahrung von Zwischen- bzw. Mitmenschlichkeit – und das erfordert den Versuch, eine verlässliche mitmenschliche, zwischenmenschliche, interpersonale Präsenz in psychotherapeutischen, soziotherapeutischen und pädagogischen Maßnahmen bereitzustellen. Die Kraft der Mitmenschlichkeit – wie sie *Henry Dunant* und *Albert Schweitzer* exemplarisch vorgelebt haben (vgl. jetzt *Petzold, Sieper* 2011) – wird sich in sinnvollen Behandlungskonzepten, die langfristig angelegt sind, nicht in dem Maße verschleißen, wie dies gemeinhin noch in der Drogenarbeit passiert, und *Mitmenschlichkeit ist das wichtigste Kapital in der Drogentherapie.* Humanität erweist sich als Praxis humanen Handelns gegenüber den Klienten und Patienten, aber auch gegenüber den Mitarbeitern. Persönliche Würde und Integrität als Basis von mitmenschlichem Handeln müssen sorgfältig gepflegt werden. Wenn ich als Supervisor immer wieder sehe, wie viele Kolleginnen und Kollegen in der „Frontarbeit" ausgebrannt sind, krank durch ein Übermaß an Belastung, wegen des Übermaßes an Elend, das sie sehen, mit dem sie umgehen müssen – oft genug ohne von den Ressourcen her angemessen oder zuweilen auch nur minimal ausgerüstet zu sein, dann ist die *Sorge um die Integrität der Mitarbeiter* (vgl. jetzt *Petzold, Orth* 2011; *Sieper, Orth, Petzold* 2010) von Seiten der Träger, der Kostenträger, der Öffentlichen Hände, der Politiker, der Öffentlichkeit insgesamt dringend angefragt. Mit den bisherigen Investitionen und insbesondere mit der Art, wie sie genutzt werden, wird man so sicher nicht auskommen, denn das Problem wächst und es gibt kaum einen Bereich (vielleicht von dem der Arbeit im Alten- und Pflegebereich bzw. gerontopsychiatrischen Einrichtungen einmal abgesehen), wo die Gesellschaft wichtige Mitarbeiter so allein lässt wie im Feld der Drogen- und Suchtkrankenhilfe (*Petzold* 1989b, 1991j). Das Ausmaß des *Goodwill* muss immer am Ausmaß des gegenüberstehenden Elends gemessen werden.

Ich möchte hiermit zum Schluss kommen. Der Schluss kann nicht in einem Rezept bestehen, sondern in einem Rat, dem Rat, dass betroffene Angehörige (eine äußerst wichtige Gruppe), betroffene Drogenarbeiter (sie sollten sich auch einmal als Betroffene verstehen und fühlen dürfen), dass die Träger von Institutionen, die Kostenträger, dass Politiker in einen konstruktiven Diskurs treten – **unter Einbezug von Abhängigen** etwa über ihre Selbsthilfeorganisationen, „auf Augenhöhe", denn sie sind mündige Staatsbürger. In einem solchen ko-respondierenden **Polylog** (idem 2002c), als Gespräch zwischen allen Beteiligten, muss es um mehr gehen als um Geld. Es muss um Notlagen und ihre **Ursachen** gehen, um Leiden und Verelendungsprozesse und darum, wie man ihnen beikommen kann (*Leitner, Petzold* 2005/2010). Veränderung bedarf mehr als Patentrezepte und „schnelle Lösungen" (*Petzold, Sieper, Orth-Petzold* 2011; *Hecht, Petzold, Scheiblich* 2011). Eine solche Korespondenz (*Petzold* 1978c, 1991e) sollte „institutionalisiert" werden, in eigenen Gremien, die dafür geschaffen werden müssten. Z. B. könnte ein „Beirat für Drogenfragen", der die Politik berät, mit VetreterInnen der voran stehend genannten Gruppen (einschließlich der Suchtbetroffenen, das ist wesentlich!), sich für die gemeinsame Arbeit an dem gesellschaftlichen Problem „Sucht und Drogengebrauch" in der spätmodernen Gesellschaft als äußerst positiv erweisen. Ich bin überzeugt davon, dass das die kostensparendste Maßnahme ist, die man sich überhaupt denken kann: Wenn sich die Kostenträger, Maßnahmeträger, Politiker mehr Zeit nehmen würden, mit Drogenarbeitern, mit Abhängigen und ihren Eltern ins Gespräch zu kommen, um dadurch eine vertiefte Einsicht in komplexe – auch durch Mängel in der gesellschaftlichen Infrastruktur bedingte – Ursachen der Suchtentstehung zu erhalten, wäre viel gewonnen. Die Beteiligten an einem solchen Polylog hätten dabei auch die Chance, ein klareres Gefühl für ihre eigene Menschlichkeit zu gewinnen und eine Bewusstheit für ihr Menschenbild zu entwickeln, ihre Mitmenschlichkeit lebendiger zu spüren. Man käme dann vielleicht weniger zu wohlmeinenden Wortschablonen, denn die brauchen wir nicht. Wir brauchen auch keine brillanten Argumentationsketten, die vordergründig „Sinn *machen*", aber dennoch blutleer sind. Wir brauchen substantielle Aussagen und Zusagen der Hilfeleistung, die in „**felt meaning**", d.h. gespürter und gefühlter Menschlichkeit gründen, in einem Fundament der Mitmenschlichkeit und Solidarität, wie sie *Henry Dunant* oder *Albert Schweitzer* vorgelebt haben (*Petzold, Sieper* 2011) (und wie sie auch in den demokratischen Grundordnungen in Europa verfasst wurden. Wir brauchen auf dieser Basis ein Engagement für „Integrität" und die gemeinsame Vision eines „kritisch reflektierten Altruismus" (ibid., *Sieper* et al. 2010), aus dem heraus für Menschen in Notlagen und extremem Elend, wie es uns in der harten Drogenszene begegnet, Maßnahmen nachhaltiger Hilfeleistung konkret und wirksam auf den Weg gebracht werden. Erst dann können die verschiedenen Lager im Felde der Drogenarbeit und die verschiedenen gesellschaftlichen Interessengruppen beim Thema der Drogenprobleme in guter Weise solidarisch sein und konstruktive Lösungen finden, wieder und wieder.

Die abschließende, zusammenfassende Darstellung von Menschenbildannahmen der Integrativen Therapie, vermag vielleicht zu verdeutlichen, welches Potential ein komplexes, genderbewusstes, anthroplogisches Verständnis für die Therapie von Menschen – in prekären Lebenslagen zumal – bieten kann:

> „Der Mensch - als Mann und Frau - ist *Leibsubjekt* und Teil der *Lebenswelt*, ein Körper-Seele-Geist-Wesen, verschränkt mit dem sozialen und ökologischen *Kontext/Kontinuum* und fähig, darin und beeinflusst von ökonomischen Bedingungen, kollektiven Sinnmatrizen und den in ihnen wirkenden **Diskursen** durch **Ko-respondenz** mit relevanten Anderen ein personales *Selbst* mit emergierendem *Ich* und transversaler *Identität* auszubilden. Er steht über seine *Lebensspanne* hin in einem 'herakliteischen' Prozess beständigen Wandels - verstanden als konnektivierende Differenzierung, Integration, Kreation, Überschreitung. Wenn dieser Prozess gut verläuft, hat der Mensch die *Chance*, die Welt, die Anderen und sich selbst, d.h. seine sozialen Beziehungen und seine ökologische Bezogenheit, sein eigenes Wahrnehmen, Denken, Fühlen, Wollen, Handeln mit seinen bewussten und unbewussten Strebungen immer besser verstehen zu lernen, ohne für sich jemals ganz transparent zu werden. Er erhält durch zunehmende *Exzentrizität* und *Sinnerfassungskapazität* die Möglichkeit, sein Begehren und seine Interessen hinlänglich zu steuern, an *Souveränität* zu gewinnen und in den inter- und transkulturellen Strömungen im Meer realer und virtueller Weltkomplexität immer besser zu *navigieren.* Er vermag dadurch persönlichen und gemeinschaftlichen *Lebenssinn* und vielfältiges *Wissen* zu erlangen, das er teilen und aus dem heraus er in die 'Sorge für sich selbst und für Andere' investieren *kann*, engagiert für die Gestaltung von freien, mit Anderen ausgehandelten vielfältigen Formen '*guten Lebens*', kokreativer Zukunftsentwürfe und für die Sicherung von *Integrität*[2]. Er vermag dieses *Wissen* aber auch zur Verwirklichung dominierender Macht bis hin zu Gewaltausübung und Destruktion von Mitmenschen oder Devolution[3] von Mitwelt einzusetzen. Denn Menschen sind nicht einfach 'vom Wesen her' *gut*, sie können indes Gutes *wollen* und *tun* und sie vermögen - permanent Komplexität generierend und sich beständig selbst überschreitend - Schönes und Großartiges hervorbringen, ihre Hominität und Humanität zu entwickeln[4]. Ob es ihnen gelingt, sich aus einer menschenfreundlichen Haltung und ökosophischem Bewusstsein heraus zu begrenzen, wird die Geschichte zeigen" (vgl. *Petzold* 2003e).

[2] Vgl. *Leitner, Petzold* 2005/2010; *Petzold, Orth* 2011; *Sieper, Orth, Petzold* 2010.

[3] Vgl. *Petzold* 1986h, 2008b, 2009d.

[4] Siehe das Beispiel des *Henry Dunant* vgl. *Petzold, Sieper* 2011.

Literatur

Bachmann, Y. (1974): Ein Workshop für Jugendliche. In: *Petzold* (1974b), 435-444.

Baltes, P.B., Reese, H.W., Lipsitt, L.P. (1980): Life-span developmental psychology. *Annual Review of Psychology*, 31, 65-110.

Berger, P.L., Luckmann, T. (1970): Die gesellschaftliche Konstruktion der Wirklichkeit. Eine Theorie der Wissenssoziologie. Frankfurt: Fischer, 2. Aufl.1980.

Bourdieu, P. (2003): Interventionen. Hamburg: VSA.

Chudy, M., Petzold, H.G. (2011): „Komplexes Lernen" und Supervision – Integrative Perspektiven: www.FPI-Publikationen.de/materialien.htm *Supervision: Theorie – Praxis – Forschung. Eine interdisziplinäre Internet-Zeitschrift* – 3/2011.

Dilthey, W. (1894): Ideen über eine beschreibende und zergliedernde Psychologie. *Sitzungsbericht der Kgl. Preuß. Akad d Wiss.*, XXIX, 2. Hbd. (*Dilthey*, Schriften VII).

Epstein, S. (1979): Entwurf einer integrativen Persönlichkeitstheorie. In: *Filipp* (1979), 15-46.

Ferenczi, S. (1927/28): Die Elastizität der psychoanalytischen Technik, Bausteine III (1964), 380-398.

Ferenczi, S. (1964): Bausteine zur Psychoanalyse. 4 Bände. Bern: Huber.

Feyerabend, P. (1976): Wider den Methodenzwang. Skizze einer anarchistischen Erkenntnistheorie. Frankfurt: Suhrkamp, 2. Aufl. 1977

Filipp, S.H. (1979): Selbstkonzeptforschung. Stuttgart: Klett.

Filipp, S.H. (1981): Kritische Lebensereignisse. München: Urban & Schwarzenberg, erw. Aufl. 1990.

Foucault, M. (1974): Die Ordnung des Diskurses. München: Hanser.

Foucault, M. (1976): Mikrophysik der Macht. Über Strafjustiz, Psychiatrie und Medizin. Berlin: Merve.

Foucault, M. (1977): Überwachen und Strafen. Frankfurt: Suhrkamp.

Foucault, M. (1978): Die Subversion des Wissens. Frankfurt: Ullstein.

Freudenberger, H.J. (1980): Das Erschöpfungssyndrom von Mitarbeitern in alternativen Einrichtungen. In: *Petzold, Vormann* (1980), 88-104.

Geck, K.A. (1974): Die Heidelberger Free Clinic. In: *Petzold* (1974b), 344-362.

Gordon, Th. (1974): Familienkonferenz. Reinbek: Rowohlt.

Graumann, C.F. (1985): Phänomenologische Analytik und experimentelle Methodik in der Psychologie – das Problem der Vermittlung. In: *Braun, K.-H., Holzkamp, K.* (Hg.): Subjektivität als Problem psychologischer Methodik. Frankfurt: Campus, 38-59.

Grawe, K. (1998): Psychologische Therapie. Göttingen: Hogrefe.

Habermas, J. (1968): Erkenntnis und Interesse. Frankfurt: Suhrkamp, mit neuem Nachwort 1973.

Habermas, J. (1971): Vorbereitende Bemerkungen zu einer Theorie der kommunikativen Kompetenz. In: *Habermas, J., Luhmann, E.* (1971): Theorie der Gesellschaft oder Sozialtechnologie? Was leistet die Systemforschung. Frankfurt a.M.: Suhrkamp.

Happel, H.-V. (1988): Selbstorganisierte Wege aus der Drogenabhängigkeit. *Suchtgefahren*, 34, 491-496.

Hartz, P., Petzold, H. G. (2010): Chancen für arbeitslose Frauen und Männer, die ihr Leben neu gestalten wollen. *Zeitschr. für Medizinische Psychologie* 2, 47 – 67. vgl. http://www.minipreneure.de/

Hass, W., Petzold, H.G. (1999): Die Bedeutung der Forschung über soziale Netzwerke, Netzwerktherapie und soziale Unterstützung für die Psychotherapie – diagnostische und therapeutische Perspektiven. In: *Petzold, H.G., Märtens, M.* (Hg.): Wege zu effektiven Psychotherapien. Psychotherapieforschung und Praxis: Modelle, Konzepte, Settings. Opladen: Leske & Budrich, 193-272.

Hecht, A., Petzold, H.G., Scheiblich, W. (2012): Theorie und Praxis differentieller und integrativer, niedrigschwelliger Arbeit (DINA) – die „engagierte Perspektive" Integrativer Suchthilfe. In: *Petzold, H.G., Scheiblich, W., Lammel, U. A.*: Integrative Suchttherapie. 3. erw. u. überarb. Aufl. Wiesbaden: VS Verlag.

Hentschel, U. (1988): Mein Kind nimmt Drogen. Hückeswagen: Europäische Akademie für psychosoziale Gesundheit.

Hentschel, U. (1991): Rezension zu *Steffan:* Streetwok in der Drogenszene. *Gestalt und Integration*, 1, 175-177.

Höhfeld ,K. (1980): Zur Supervision therapeutischer Wohngemeinschaften. In: *Petzold, Vormann* (1980), 105-128.

Iljine, V.N., Petzold, H.G., Sieper, J. (1967): Kokreation – die leibliche Dimension des Schöpferischen, Arbeitspapiere. Seminar Prof. Dr. Iljine, Institut St. Denis, Paris. Auswahl in: *Petzold, Orth* (1990a), Bd. I, 203-212.

Inglehart, M.R. (1988): Kritische Lebensereignisse – eine sozialpsychologische Analyse. Stuttgart: Kohlhammer.

Jerusalem, M. (1990): Persönliche Ressourcen, Vulnerabilität und Stresserleben. Göttingen: Hogrefe.

Joite, E. (1972): Fixen – Opium fürs Volk. Berlin: Wagenbach.

Kandel, D.B., Davies, M., Karus, D., Yamaguchi, K. (1986): The consequences in young adulthood of adolescent drug involvement. *Arch. General. Psychiatry*, 43, 746-754.

Kempler, W. (1975): Grundzüge der Gestaltfamilientherapie. Stuttgart: Klett.

Kolvin, I, Miller, F.J.W., Fleeting, M., Kolvin, P.A. (1988): Risk, protective factors for offending with particular reference to deprivation. In: *Rutter* (1988), 77-95.

Krach, Ch., Peschke, H. (1987): Das hannoversche Methadon-Programm. 11 Jahre danach. Hannover: Step.

Kriz, J., Lück, H.E., Heidbrink, H. (1990): Wissenschafts- und Erkenntnistheorie. Opladen: Leske & Budrich.

Kropotkin, P. (1977): Gegenseitige Hilfe. Berlin: Cramer.

Kuhn, Th. (1970): The structure of scientific revolutions. Chicago: University of Chicago Press. Dt.: Die Struktur der wissenschaftlichen Revolution. Frankfurt: Suhrkamp, 2. Aufl. 1976.

Kühn, R., Petzold, H.G. (1992): Psychotherapie & Philosophie. Paderborn: Junfermann.

Lazaridis, K. (1991): Posttherapeutische Prozesse für die Zeitdauer von fünf Jahren nach regulärem Therapieabschluss in therapeutischen Gemeinschaften für Drogenabhängige. Eine deskriptiv-katamnestische Erkundungsstudie. Hannover: Step.

Lazarus, R.S., Folkman, S. (1984): Stress, appraisal and coping. New York: Springer.

Leary, Th. (1970): Politik der Ekstase. Hamburg: Rowohlt.

Leitner, A., Petzold, H.G. (2009): Sigmund Freud heute. Der Vater der Psychoanalyse im Blick der Wissenschaft und der psychotherapeutischen Schulen. Wien: Edition Donau-Universität – Krammer Verlag Wien.

Leitner, E., Petzold, H.G. (2005/2010): Dazwischengehen – wo Unrecht geschieht, Integrität gefährdet ist, Würde verletzt wird. Ein Interview mit Hilarion Petzold zum Thema „Engagement und Psychotherapie" und Integrativen Positionen. Hückeswagen: Europäische Akademie für psychosoziale Gesundheit. POLYLOGE, Ausgabe 10/2010, http://www.fpi-publikation.de/polyloge/alle-ausgaben/10-2010-leitneri-e-c-petzold-h-g-ein-interview-dazwischengehen.html. Erw. in *Petzold, Orth, Sieper* (2010), 279-366.

Lemke, J. (1980): Gestalt-Supervision in therapeutischen Wohngemeinschaften für Drogenabhängige durch Kompetenzgruppen. In: *Petzold, Vormann* (1980), 129-144.

Lotze, J., Stasch, R., Mohr, O., Vollmer, S., Rabe, M.-L., Meyer, A., Petzold, H.G. (1974): Konzeption des ambulanten Therapieprogramms unter Verwendung von Methadon (ATM). In: *Petzold* (1974b), 450-456.

Mathias, U. (1977): Eltern als integrative Erzieher. In: *Petzold, Brown* (1977), 185-200.

Mead, G. H. (1934): Mind, self and society. Chicago: University of Chicago Press. Dt.: Geist, Identität, Gesellschaft. Frankfurt: Suhrkamp, 1968.

Merleau-Ponty, M. (1945): Phénoménologie de la perception. Paris: Gallimard. Dt.: Phänomenologie der Wahrnehmung. Berlin: de Gruyter, 1966.

Metzmacher, B., Petzold, H.G., Zaepfel, H. (1996): Praxis der Integrativen Kindertherapie. Integrative Kindertherapie in Theorie und Praxis. Bd. 2. Paderborn: Junfermann.

Moser, J., Petzold, H.G. (2003/2007): Supervison und Ethik – Theorien, Konzepte, Praxis. Düsseldorf/Hükkeswagen. Bei www.FPI-Publikationen.de/materialien.htm – *SUPERVISION: Theorie – Praxis – Forschung. Eine interdisziplinäre Internet-Zeitschrift* – 03/2007.

Newcomb, M.D., Bender, P.N. (1988a): Consequences of adolescent drug use: Impact on the lives of young adults. Beverly Hills: Sage.

Newcomb, M D., Bender, P.N. (1988b): Impact of adolescent drug use and social support on problems of young adults. A longitudinal study. *Journal of Abnormal Psychology*, 97, 64ff.

Newcomb, M.D., Bender, P.N. (1990): Antecedents and consequences of cocaine use: An eight-year-study from early adolescence to young childhood. In: *Robins, Rutter* (1990), 158-181.

Orlinsky, D.E., Ronnestad, M.H. (2005): How Psychotherapists Develop: A Study of Therapeutic Work and Professional Growth. Washington, D.C: American Psychological Association.

Orth, I., Petzold, H.G. (1993c): Zur „Anthropologie des schöpferischen Menschen". In: *Petzold, H.G., Sieper, J.*(1993a): Integration und Kreation, 2 Bde., Paderborn: Junfermann, 93-116.

Perls, F.S., Hefferline, R.F., Goodman, P. (1951): Gestalt Therapy. New York: Julian Press. Auch (1965): New York: Dell.

Petzold, H.G.(1965): Géragogie - nouvelle approche de l'éducation pour la vieillesse et dans la vieillesse. *Publications de L'Institut St. Denis* 1, 1-16; dtsch. in: *Petzold, H.G.*, 1985a. Mit alten Menschen arbeiten. Bildungsarbeit, Psychotherapie, Soziotherapie, Pfeiffer, München, S. 11-30; erw. Neuaufl., Pfeiffer, Klett-Cotta 2004a, 86-107, in Polyloge, Textarchiv 1965. http://www.fpi-publikationen.de

Petzold, H.G. (1968b): Arbeitspsychologische und soziologische Bemerkungen zum Gastarbeiterproblem in der BRD. *Zeitschrift f. Prakt. Psychol.* 7, 331-360.

Petzold, H.G. (1969c): Les Quatre Pas. Concept d 'une comnnunauté thérapeutique. Paris: Publ. Institut St. Denys. Teilweise deutsch in: (1974l).

Petzold, H.G., (1970d): Psychodramatische Techniken in der Therapie mit Alkoholikern. *Zeitschr. f. prakt. Psychol.*, 8, 387-408.

Petzold, H.G. (1971): „Philosophie Clinique, Thérapeutique philosophique, Philopraxie", Antrittsvorlesung anläßlich der Berufung zum Professor für „Psychologie Pastorale" am Institut St. Denis, Etablissement d'Enseignement Supérieur Libre des Sciences Théologiques et Philosophiques, Paris.

Petzold, H.G. (1971b): Psychodramatisch gelenkte Aggression in der Therapie mit Alkoholikern. *Gruppenpsychotherapie und Gruppendynamik*, 3, 268-281.

Petzold, H.G. (1971c): Möglichkeiten der Psychotherapie bei drogenabhängigen Jugendlichen. In: *Birdwood, G.* (Hg.): Willige Opfer. Rosenheim: Rosenheimer Verlag, 212-245.

Petzold, H.G. (1972e): Komplexes Kreativitätstraining mit Vorschulkindern. *Schule und Psychologie* 3, 146-157.

Petzold, H.G. (1972f): Methoden in der Behandlung Drogenabhängiger. Vierstufentherapie. Komplexes katathymes Erleben, Psychosynthesis, Gestalttherapie, Psychodrama. Kassel: Nicol.

Petzold, H.G. (1973c): Kreativität und Konflikte. Paderborn: Junfermann.

Petzold, H.G. (1973f): Gestalttherapie und direkte Kommunikation in der Arbeit mit Elterngruppen. In: *Petzold* (1973c), 271-289.

Petzold, H.G. (1974b): Drogentherapie – Methoden, Modelle, Erfahrungen. Paderborn: Junfermann-Hoheneck, 2. Aufl. Frankfurt: Klotz, 1980.

Petzold, H.G. (1974j): Psychotherapie und Körperdynamik. Paderborn: Junfermann, 3. Aufl. 1979.

Petzold, H.G. (1974k): Integrative Bewegungstherapie. In: *Petzold* (1974j), 285-404. Revid. in 1996a, Bd.I/1, 59-172.

Petzold, H.G. (1974l): Konzepte zur Drogentherapie. In: *Petzold* (1974b), 524-529.

Petzold, H.G. (1977q): Humanistische Psychologie – Was ich darunter verstehe. *DGHP-Nachrichten und Integrative Therapie*, 2, 128-141.

Petzold H.G. (1978c) Das Ko-respondenzmodell in der Integrativen Agogik. *Integrative Therapie*, 1, 21-58. Erw. in 1991e.

Petzold, H.G. (1979k): Psychodrama-Therapie. Theorie, Methoden, Anwendung in der Arbeit mit alten Menschen. „Beihefte zur Integrativen Therapie", 3. Paderborn: Junfermann, 2. Aufl. 1985.

Petzold, H.G. (1980c): Zum Konzept der Therapiekette und zur Karriere Drogenabhängiger. In: *Petzold, Vormann* (1980), 208-228.

Petzold, H.G. (1983d): Psychotherapie, Meditation, Gestalt, Paderborn, Junfermann.

Petzold, H.G. (1984a): Wege zum Menschen. Methoden und Persönlichkeiten moderner Psychotherapie. Ein Handbuch. 2 Bände. Paderborn: Junfermann.

Petzold, H.G. (1984i): Vorüberlegungen und Konzepte zu einer integrativen Persönlichkeitstheorie. *Integrative Therapie*, 1/2, 73-115.

Petzold, H.G (1985g). Leiblichkeit. Philosopische, gesellschaftliche und therapeutische Perspektiven, Paderborn: Junfermann.

Petzold, H.G (1985a): Mit alten Menschen arbeiten. Bildungsarbeit, Psychotheapie, Soziotherapie, München: Pfeiffer.

Petzold, H.G. (1986g): Zeit und Psychotherapie. *Integrative Therapie*, 3, 155-162.

Petzold, H.G. (1988d): Die „vier Wege der Heilung" in der Integrativen Therapie und ihre anthropologischen und konzeptuellen Grundlagen – dargestellt an Beispielen aus der „Integrativen Bewegungstherapie". Teil I, *Integrative Therapie*, 4 (1988d), 325-364. Teil II: 1 (1989), 42-96. Revid. in: *Petzold* (1988n), 173-283.

Petzold, H.G. (1986h): Zur Psychodynamik der Devolution. *Gestalt-Bulletin* 1, 75-101.

Petzold, H.G. (1988n): Integrative Bewegungs- und Leibtherapie. Ausgewählte Werke, Bd. I/1 und I/2. Paderborn: Junfermann.

Petzold, H.G. (1989b): Belastung, Überforderung, Burnout – Gewaltprobleme in Heimen. *Behinderte in Familie, Schule, Gesellschaft*, 4, 17-44.

Petzold, H.G. (1989f): Zeitgeist als Sozialisationsklima – zu übergreifenden Einflüssen auf die individuelle Biographie. *Gestalt und Integration*, 2, 140-150.

Petzold, H.G. (1989i): Supervision zwischen Exzentrizität und Engagement. *Integrative Therapie*, 3/4, 352-363.

Petzold, H.G.(1989j): Psychotherapie und Pädagogik – Pädagogik und Therapie. *Integrative Therapie*, 3/4, 365-374.

Petzold, H.G. (1990i): Selbsthilfe und Professionelle – Gesundheit und Krankheit, Überlegungen zu einem „erweiterten Gesundheitsbegriff". Vortrag auf der Arbeitstagung „Zukunftsperspektiven der Selbsthilfe", 8.-10.6.1990, Dokumentation, 1990i. Auch in: *Pelzold, Schobert* (1991), 17-28.

Petzold, H.G. (1990j): Drogenabhängigkeit als Krankheit. *Gestalt und Integration*, 2, 149-159.

Petzold, H.G. (1990k): Drogentherapie heißt Karrierebegleitung. Reflexionen nach 20 Jahren Arbeit im Felde der Drogenarbeit am Beispiel des Stufenmodells therapeutischer Wohngemeinschaften und des Konzeptes der therapeutischen Kette. Vortrag auf dem Therapiekette-Niedersachsen-Seminar, Nov. 1989. Hannover: Step.

Petzold, H.G. (1990n): Ethische Konzepte für die Psychotherapie – Die diskursive und situationsbezogene Ethik der Integrativen Therapie. *Gestalt* (Zürich), 9, 6-12.

Petzold, H.G. (1990o): Konzept und Praxis von Mehrperspektivität in der Integrativen Supervision, dargestellt an Fallbeispielen für Einzel- und Teambegleitung. *Gestalt und Integration*, 2, 7-37.

Petzold, H.G. (1991a): Integrative Therapie. Ausgewählte Werke, Bd. II/1: Klinische Philosophie. Paderborn: Junfermann.

Petzold, H.G. (1991b): Die Chance der Begegnung. Wiesbaden: Dapo. Repr. in: *Petzold* (1993a), 1047-1086.

Petzold, H.G. (1991e): Das Ko-respondenzmodell als Grundlage der Integrativen Therapie und Agogik. In: *Petzold* (1991a), 19-90.

Petzold, H.G. (1991g): Therapeutische Identität und plurale therapeutische Kultur – Überlegungen am Beispiel Gestalttherapie/Integrative Therapie. *Gestalt* (Zürich), 11, 14-34. Erw. in: *Petzold* (1993n).

Petzold, H.G. (1991j): Bedrohte Lebenswelten. In: *Petzold, H.G., Petzold, Ch.* (1991), 248-293. Erw. von (1989b).

Petzold, H.G. (1991k): Der „Tree of Science" als metahermeutische Folie für die Theorie und Praxis der Integrativen Therapie. Fritz Perls Institut, Düsseldorf, 1991k. Repr. in: *Petzold* (1992a), 457-647.

Petzold, H.G. (1991l): Menschenbilder als bestimmendes Moment von Grundhaltungen und Konzepten in der Drogenhilfe. Eröffnungsvortrag auf dem 14. Bundeskongress, 10.-13. Juni 1991, FDR. In: Was hilft! Grundhaltung – Menschenbild – Konzepte. Fachverband Drogen und Rauschmittel, Braunschweig 1992, 16-41 und in: *Gestalt und Integration*, 1, 1994, 7-32.

Petzold, H.G. (1991m): Editorial. Das Körper-Seele-Problem und die Therapie. *Integrative Therapie*, 1/2, 1-8.

Petzold, H.G. (1991n): Die Bedeutung und Praxis der Kontrollanalysen in der Integrativen Therapie. Fritz Perls Institut, Düsseldorf. Erw. in: *Frühmann, R., Petzold, H.G.* (1993a): Lehrjahre der Seele. Paderborn: Junfermann.

Petzold, H.G. (1991o): Zeit, Zeitqualitäten, Identitätsarbeit und biographische Narration – Chronosophische Überlegungen, Bd. II/1 (1991a), 333-395; (2003a), 299-340.

Petzold, H.G. (1992a): Integrative Therapie. Ausgewählte Werke, Bd. II/2: Klinische Theorie. Paderborn: Junfermann.

Petzold, H.G. (1992e): Integrative Therapie in der Lebensspanne; repr. Bd. II/2 (1992a), 649-788; (2003a), 515-606.

Pelzold, H.G. (1993a): Integrative Therapie. Ausgewählte Werke, Bd. II/3: Klinische Praxeologie. Paderborn: Junfermann.

Petzold, H.G. (1993n): Zur Frage nach der „therapeutischen Identität" in einer pluralen therapeutischen Kultur am Beispiel von Gestalttherapie und Integrativer Therapie – Überlegungen (auch) in eigener Sache. In: *Petzold, Sieper* (1993a), 51-92.

Petzold, H.G. (1996a): Integrative Bewegungs- und Leibtherapie. Ein ganzheitlicher Weg leibbezogener Psychotherapie. Ausgewählte Werke, Bd. I/1 und Bd I/2, 3. Revid. und überarb. Aufl. 1988n. Paderborn: Junfermann.

Petzold, H.G. (1996j): Identitätsvernichtung, Identitätsarbeit, „Kulturarbeit" – Werkstattbericht mit persönlichen und prinzipiellen Überlegungen aus Anlaß der Tagebücher von *Victor Klemperer*, dem hundertsten Geburtstag von *Wilhelm Reich* und anderer Anstöße. *Integrative Therapie*, 4, 371-450.

Petzold, H.G. (1996k): Der „Andere" – das Fremde und das Selbst. Tentative, grundsätzliche und persönliche Überlegungen für die Psychotherapie anlässlich des Todes von *Emmanuel Lévinas* (1906-1995). *Integrative Therapie*, 2-3, 319-349. Auch in: *Petzold, Orth* (1999a), 337-360.

Petzold, H.G. (1997c): Soziotherapie - ein Beruf ohne Chance? in: *Sticht, U.* (1997) (Hrsg.): Gute Arbeit in schlechten Zeiten - Suchtkrankenhilfe im Umbruch. Freiburg: Lambertus. 57-115.

Petzold, H.G. (1997p): Das Ressourcenkonzept in der sozialinterventiven Praxeologie und Systemberatung. *Integrative Therapie*, 4, 435-471 und in: *Petzold* (1998a/2003a), 353-394.

Petzold, H.G. (1998a): Integrative Supervision, Meta-Consulting & Organisationsentwicklung. Modelle und Methoden reflexiver Praxis. Ein Handbuch. Band I. Paderborn: Junfermann, 2. erw. Aufl. Wiesbaden: Verlag für Sozialwissenschaften 2007.

Petzold, H.G. (1998h): Identität und Genderfragen in Psychotherapie. Soziotherapie und Gesundheitsförderung. Bd. 1 und 2, Sonderausgabe von *Gestalt und Integration*. Düsseldorf: FPI-Publikationen.

Petzold, H.G. (1999q): Das Selbst als Künstler und Kunstwerk – Rezeptive Kunsttherapie und die heilende Kraft „ästhetischer Erfahrung". Düsseldorf/Hückeswagen: FPI/EAG und erw. in: *Kunst & Therapie*, 1-2/1999, 105-145; *Integrative Therapie*, 3/2004, 267-299. Auch in: Düsseldorf/Hückeswagen. Bei www.FPI-Publikationen.de/materialien.htm – *POLYLOGE: Materialien aus der Europäische Akademie für psychosoziale Gesundheit* – 07/2001.

Petzold, H.G. (2001a): Integrative Therapie – Das „biopsychosoziale" Modell kritischer Humantherapie und Kulturarbeit. Ein „lifespan developmental approach". Paderborn: Junfermann.

Petzold, H.G. (2001p/2004): „Transversale Identität und Identitätsarbeit". Die Integrative Identitätstheorie als Grundlage für eine entwicklungspsychologisch und sozialisationstheoretisch begründete Persönlichkeitstheorie und Psychotherapie – Perspektiven „klinischer Sozialpsychologie". Düsseldorf/Hückeswagen. Bei www.FPI-Publikationen.de/materialien.htm – *POLYLOGE: Materialien aus der Europäische Akademie für psychosoziale Gesundheit* – 10/2001. Update 2004, *Integrative Therapie*, 4 (2004), 395-422; 4 (2005), 374-397 und erw. in 2011b.

Petzold, H.G. (2002c): POLYLOGE: die Dialogzentrierung in der Psychotherapie überschreiten. Perspektiven „Integrativer Therapie" und „klinischer Philosophie". Hommage an *Mikhail Bakhtin*. Düsseldorf/Hückeswagen. Bei www.FPI-Publikationen.de/materialien.htm – *POLYLOGE: Materialien aus der Europäischen Akademie für psychosoziale Gesundheit* – 04/2002, http://www.fpi-publikation.de/images/stories/downloads/polyloge/Petzold-Dialog-Polylog-Polyloge-04-2002.pdf.

Petzold, H.G. (2002h): „Klinische Philosophie" – Menschen zugewandtes Lebenswissen von Natur und Kultur. Über die Quellen der Integrativen Therapie, biographische Einflüsse und ReferenztheoretikerInnen. Düsseldorf/Hückeswagen. Bei www. FPI-Publikationen.de/materialien.htm - *POLYLOGE: Materialien aus der Europäischen Akademie für psychosoziale Gesundheit* - 06/2002.

Petzold, H.G. (2002j): Das Leibsubjekt als „informierter Leib" – embodied and embedded. Leibgedächtnis und performative Synchronisationen. Düsseldorf/Hückeswagen. Bei www.FPI-Publikationen.de/materialien.htm – *POLYLOGE: Materialien aus der Europäischen Akademie für Psychosoziale Gesundheit* 07/2002 und in 2003a, 1051-1092.

Petzold, H.G. (2002p/2011): „Lust auf Erkenntnis" ReferenztheoretikerInnen und -disziplinen der Integrativen Therapie – Polyloge und Reverenzen. Updating 2006a.Bei www. FPI-Publikationen.de/materialien.htm - *POLYLOGE: Materialien aus der Europäischen Akademie für psychosoziale Gesundheit* - 06/011 Jg. 2

Petzold, H.G. (2003a): Integrative Therapie. 3 Bände. Paderborn: Junfermann, überarb. und ergänzte Neuauflage von 1991a/1992a/1993a.

Petzold, H.G. (2003b): Integrative Beratung, differentielle Konflikttheorie und „komplexe soziale Repräsentationen". Düsseldorf/Hückeswagen. Bei www.FPI-Publikationen.de/materialien.htm – *SUPERVISION: Theorie – Praxis – Forschung. Eine interdisziplinäre Internet-Zeitschrift* 01/2003.

Petzold, H.G. (2003d): Unrecht und Gerechtigkeit, Schuld und Schuldfähigkeit, Menschenwürde – der „Polylog" klinischer Philosophie zu vernachlässigten Themen in der Psychotherapie. *Integrative Therapie*, 1, 27-64. Auch bei www.FPI-Publikationen.de/materialien.htm – *POLYLOGE: Materialien aus der Europäischen Akademie für psychosoziale Gesundheit* – 2006i, http://www.fpi-publikation.de/polyloge/alle-ausgaben/14-2006-petzold-h-g-2003b-updating-2006i-unrecht-und-gerechtigkeit.html.

Petzold, H.G. (2003e): Menschenbilder und Praxeologie. 30 Jahre Theorie- und Praxisentwicklung am „Fritz Perls Institut für Integrative Therapie, Gestalttherapie und Kreativitätsförderung" (1972-2002). Teil I, *Gestalt* (Schweiz), 46, 3-50; Teil II, *Gestalt*, 47, 9-52; Teil III, *Gestalt*, 48, 9-64. Updating 2006k als: Bei www.FPI-Publikationen.de/materialien.htm. *POLYLOGE: Materialien aus der Europäischen Akademie für psychosoziale Gesundheit* – 2/2011, http://www.fpi-publikation.de/polyloge/alle-ausgaben/02-2011-petzold-h-g-2006k-update2011-integrative-therapie-anthropologie-menschenbild-u.html.

Petzold, H.G. (2003g): Lebensgeschichten erzählen. Biographiearbeit, narrative Therapie, Identität. Paderborn: Junfermann,

Petzold, H.G. (2004l): INTEGRATIVE TRAUMATHERAPIE UND „TROSTARBEIT" – ein nicht-exponierender, leibtherapeutischer und lebenssinnorientierter Ansatz risikobewusster Behandlung. Bei: www.FPI-Publikationen.de/materialien.htm - *POLyLOGE: Materialien aus der Europäischen Akademie für psychosoziale Gesundheit* - 03/2004. Gekürzt in: *Remmel, A., Kernberg, O., Vollmoeller, W., Strauß, B.* (2006): Handbuch Körper und Persönlichkeit: Entwicklungspsychologie, Neurobiologie und Therapie von Persönlichkeitsstörungen. Stuttgart/New York: Schattauer. S. 427-475.

Petzold, H.G. (2005a): Mit alten Menschen arbeiten. Bd. 2: Psychotherapie – Lebenshilfe – Integrationsarbeit. Stuttgart: Pfeiffer bei Klett-Cotta.

Petzold, H.G. (2005t): Homo migrans. Der „bewegte Mensch" – Frauen und Männer in Bewegung durch die Zeit. Transversale Überlegungen zur Anthropologie aus der Sicht Integrativer Therapie. Hommage an *Simone de Beauvoir*. www.FPI-Publikationen.de/materialien.htm – *POLYLOGE: Materialien aus der Europäischen Akademie für psychosoziale Gesundheit* – 05/2005. Auch in: *Willke, E.* (2006): Forum Tanztherapie. Sonderausgabe Jubiläumskongress. Pullheim: Deutsche Gesellschaft für Tanztherapie, 33-116.

Petzold, H.G. (2006j): Evolutionspsychologie und Menschenbilder – Neue Perspektiven für die Psychotherapie und eine Ökopsychosomatik. *Integrative Therapie*, 1, 7-23.

Petzold, H.G. (2006p): Ökosophie, Ökophilie, Ökopsychosomatik Materialien zu ökologischem Stress- und Heilungspotential Bei www. FPI-Publikationen.de/materialien.htm - *POLYLOGE: Materialien aus der Europäischen Akademie für psychosoziale Gesundheit* - 16/2006 und *Integrative Therapie* 1 (2006) 62-99.

Petzold, H.G. (2006t): „Jugendliche auf den Weg bringen": Biopsychosoziale, entwicklungspsychologische und evolutionspsychologische Konzepte – eine Integrative Perspektive. In: *Päerd's Atelier* (Hrsg.): Liewenshaff – 15 Ans. Luxembourg: Saint-Paul, 173-187.

Petzold, H.G. (2007h): „Randgänge der Psychotherapie – polyzentrisch vernetzt" – Einführung zur Gesamtbibliographie. Updating 2007. Bei www.FPI-Publikationen.de/materialien.htm – *POLYLOGE: Materialien aus der Europäischen Akademie für Psychosoziale Gesundheit* – 1/2009 und in *Sieper, Orth, Schuch* (2007), 677-697.

Petzold, H.G. (2007p): Trauer, Trost, Trostarbeit - Über sanfte und heftige Gefühle und ihre soziokulturellen Kontexte und Hintergründe – kulturtheoretische Überlegungen. *Thema Pro Senectute* (Wien, Graz): Heft 3, 8-39. Auch erw. als 2008e in *POLYLOGE* 29/2008.

Petzold, H.G. (2008b): „Mentalisierung" an den Schnittflächen von Leiblichkeit, Gehirn, Sozialität: **„Biopsychosoziale Kulturprozesse"**. Geschichtsbewusste Reflexionsarbeit zu „dunklen Zeiten" und zu „proaktivem Friedensstreben" – ein Essay. Bei www.FPI-Publikationen.de/materialien.htm – *POLYLOGE: Materialien aus der Europäischen Akademie für Psychosoziale Gesundheit* – 28/2008 und in: *Thema. Pro Senectute* Österreich, Wien/Graz, **Geschichtsbewusstsein und Friedensarbeit** – eine intergenerationale Aufgabe. Festschrift für Prof. Dr. Erika Horn, 54-200.

Petzold, H.G. (2008c): Der „informierte Leib" - Grundlegendes zur Integrativen Leib- und Bewegungstherapie. In: *Waibel, M., Jakob-Krieger, C.* (2009): Integrative Bewegungstherapie. Stuttgart: Schattauer.

Petzold, H.G. (2009c): Körper-Seele-Geist-Welt-Verhältnisse in der Integrativen Therapie. Der „Informierte Leib", das „psychophysische Problem" und die Praxis. *Psychologische Medizin* (Graz), 1, 20-33.
Petzold, H.G. (2009d): „Macht", „Supervisorenmacht" und „potentialorientiertes Engagement". Überlegungen zu vermiedenen Themen im Feld der Supervision und Therapie verbunden mit einem Plädoyer für eine Kultur „transversaler und säkular-melioristischer Verantwortung". Bei www.FPI-publikationen.de/materialien.htm – *Supervision: Theorie – Praxis – Forschung. Eine interdisziplinäre Internet-Zeitschrift* – 4, 2009.
Petzold, H.G. (2009f): „Gewissensarbeit und Psychotherapie". Perspektiven der Integrativen Therapie zu „kritischem Bewusstsein", „komplexer Achtsamkeit" und „melioristischer Praxis". Bei www.FPI-publikationen.de/materialien.htm - *POLYLOGE: Materialien aus der Europäischen Akademie für psychosoziale Gesundheit* - Jg. 2009 und *Integrative Theapie* 4/2009 und erw. in *Petzold, H. G., Orth, I., Sieper, J.* (2010): Gewissensarbeit, Weisheitstherapie, Geistiges Leben als Themen moderner Psychotherapie. Wien: Krammer. S.115-188.
Petzold, H.G. (2009g): Hochbegabungen, „brain wizards" – Chance und Schicksal. In: *Thalmann-Hereth, K.* (Hg.): Hochbegabung und Musikalität. Integrativ-musiktherapeutische Ansätze zur Förderung „hochbegabter Kinder". Wiesbaden: VS-Verlag. Erw. als: „Brain wizards", Hochbegabungen – Chance und Schicksal. Über Neugier, poietische Gestaltungskraft, „creating styles". Überlegungen aus der Integrativen Kindertherapie. In: *Petzold* (2010p).
Petzold, H.G. (2009k): Transversale Erkenntnisprozesse der Integrativen Therapie für eine Ethik und Praxis „melioristischer Humantherapie und Kulturarbeit" durch Multi- und Interdisziplinarität, Metahermeneutik und „dichte Beschreibungen". Bei www.FPI-publikationen.de/materialien.htm – *POLYLOGE: Materialien aus der Europäischen Akademie für psychosoziale Gesundheit* – 15/2009. Repr. in: *Petzold, Sieper* (2011a).
Petzold, H.G. (2010e): Gewissensarbeit. In: *Petzold, Orth, Sieper* (2010),
Petzold, H.G. (2010f): „Sprache, Gemeinschaft, Leiblichkeit und Therapie". Materialien zu polylogischen Reflexionen, intertextuellen Collagierungen und melioristischer Kulturarbeit – Hermeneutica. Bei www.FPI-publikationen.de/materialien.htm – *POLYLOGE: Materialien aus der Europäischen Akademie für psychosoziale Gesundheit* – 7/2010.
Petzold, H.G. (2010k): Was uns „am Herzen liegt" in der Integrativen Therapie und in der therapeutischen Seelsorge – Über sanfte und heftige Gefühle, „leibhaftiges geistiges Leben" und mitmenschliches Engagement. Bei www.FPI-publikationen.de/materialien.htm – *POLYLOGE: Materialien aus der Europäischen Akademie für psychosoziale Gesundheit* – Jg. 2010. Gekürzte Fassung in: Hilarion G. Petzold: Integrative Therapie und therapeutische Seelsorge – was ihnen „am Herzen liegt". Über sanfte Gefühle, „leibhaftiges geistiges Leben" und mitmenschliches Engagement. In: Räume des Aufatmens. Pastoralpsychologie im Risiko der Anerkennung. Festschrift zu Ehren von Karl Heinz Ladenhauf. Hrsg. v. *Maria Elisabeth Aigner, Rainer Bucher, Ingrid Hable, Hans-Walter Ruckenbauer*. Wien: LIT-Verlag 2010. (= Werkstatt Theologie. Praxisorientierte Studien und Diskurse. Bd. 17.), 460-497.
Petzold, H. G. (2010p): „Brain wizards", Hochbegabungen – Chance und Schicksal. Über Neugier, poietische Gestaltungskraft, „creating styles". Überlegungen aus der Integrativen Kindertherapie. In: *Integrative Therapie*, 2-3, 325-380.
Petzold, H.G. (2011a): Die Menschenbilder in der Psychotherapie. Interdisziplinäre Perspektiven und die Modelle der Therapieschulen. 2 Bände. Wien: Krammer (in Vorber.)
Petzold, H.G. (2011b): „Identiät" und Identitätsarbeit in Psychotherapie und Humanwissenschaften. Wiesbaden: VS Verlag.
Petzold, H. G. (2011g): Die heilende Kraft der Landschaft. Integrative Naturtherapie, Gartentherapie und Ökopsychosoamtik. (in vorber.) Schwerpunktheft *Integrative Therapie* 3, Wien: Krammer.
Petzold, H.G., Brown, G. (1977): Gestaltpädagogik. München: Pfeiffer.
Petzold, H.G., Goffin, J.J.M., Oudhof, J. (1993): Protektive Faktoren und Prozesse – die „positive" Perspektive in der longitudinalen „klinischen Entwicklungspsychologie" und ihre Umsetzung in die Praxis der Integrativen Therapie. In: *Petzold, Sieper* (1993a), 173-266.
Petzold, H.G., Heinl, H.(1983): Psychotherapie und Arbeitswelt, Paderborn: Junfermann..
Petzold, H.G., Hentschel, U. (1991): Niedrigschwellige und karrierebegleitende Drogenarbeit als Elemente einer Gesamtstrategie der Drogenhilfe. *Wiener Zeitschrift für Suchtforschung*, 1, 11-19.
Petzold, H. G., Horn, E., Müller, L. (2010): HOCHALTRIGKEIT – Herausforderung für persönliche Le-

bensführung und biopsychosoziale Arbeit. Wiesbaden: VS Verlag.

Petzold, H.G., Leuenberger, R., Steffan, A. (1998): Ziele in der Integrativen Therapie. In: *Ambühl, H., Strauß, B.* (Hrsg.): Therapieziele. Göttingen: Hogrefe und erweitert in: *Petzold* (1998h), 142-188. Auch in: http://www.fpi-publikation.de/artikel/textarchiv-h-g-petzold-et-al-/h-g-petzold-r-leuenberger-a-steffan-1998-ziele-in-der-integrativen-therapie.html.

Petzold, H.G., Michailowa, N. (2008a): Alexander Lurija – Neurowissenschaft und Psychotherapie. Integrative und biopsychosoziale Modelle. Wien: Krammer.

Petzold, H.G., Orth, I. (1985a). Poesie und Therapie. Über die Heilkraft der Sprache. Poesietherapie, Bibliotherapie, Literarische Werkstätten, Junfermann, Paderborn. Neuausgabe: Bielefeld: Edition Sirius beim Aisthesis Verlag 2005.

Petzold, H.G., Orth, I. (1990a/2007): Die neuen Kreativitätstherapien. Handbuch der Kunsttherapie. 2 Bände. Paderborn: Junfermann, 3. Aufl. Bielefeld: Aisthesis 2007.

Petzold, H.G., Orth, I. (1999a): Die Mythen der Psychotherapie. Ideologien, Machtstrukturen und Wege kritischer Praxis. Paderborn: Junfermann.

Petzold, H.G., Orth, I. (2004b): „Unterwegs zum Selbst" und zur „Weltbürgergesellschaft" – „Wegcharakter" und „Sinndimension" des menschlichen Lebens – Perspektiven Integrativer „Kulturarbeit" – Hommage an Kant. Europäische Akademie für Psychosoziale Gesundheit, Hückeswagen. Mimeogr. ergänzt in: *Petzold, Orth* (2005a), 689-791 und in *POLYLOGE* 9/2009, http://www.fpi-publikation.de/polyloge/alle-ausgaben/09-2009-orth-i-petzold-h-g-2004b-unterwegs-zum-selbst-und-zur-weltbuergergesellschaft.html.

Petzold, H.G., Orth, I. (2005a): Sinn, Sinnerfahrung, Lebenssinn in Psychologie und Psychotherapie. 2 Bände. Bielefeld: Edition Sirius beim Aisthesis Verlag.

Petzold, H.G., Orth, I. (2011): „Genderintegrität" – ein neues Leitparadigma für Supervision und Coaching in vielfältigen Kontexten. In: *Abdul-Hussain, S.* (2011): Genderkompetente Supervision. Wiesbaden: VS Verlag.

Petzold, H. G., Orth, I., Sieper,J. (2009): Psychotherapie und „spirituelle Interventionen"? – Differentielle Antworten aus integrativer Sicht für eine moderne psychotherapeutische Praxeologie auf „zivilgesellschaftlichem" und „emergent-materialistisch monistischem" Boden *Integrative Therapie* 1, 87-122.

Petzold, H.G., Orth, I., Sieper, J. (2010): Gewissensarbeit, Weisheitstherapie, Geistiges Leben – Themen und Werte moderner Psychotherapie. Wien: Krammer.

Petzold, H.G., Petzold, Ch. (1991a): Lebenswelten alter Menschen. Hannover: Vincentz Verlag.

Petzold, H.G., Schobert, R. (1991): Selbsthilfe und Psychosomatik. Paderborn: Junfermann.

Petzold, H.G., Schobert, R., Schulz, A. (1991): Anleitung zu „wechselseitiger Hilfe" – Die Initiierung und Begleitung von Selbsthilfegruppen durch professionelle Helfer – Konzepte und Erfahrungen. In: *Petzold, Schobert* (1991), 207-259.

Petzold, H.G., Schuch, W. (1991): Grundzüge des Krankheitsbegriffes im Entwurf der Integrativen Therapie. In: *Pritz, Petzold* (1991), 371-486.

Petzold, H.G., Sieper, J., (1970): Zur Verwendung des Psychodramas in der Erwachsenenbildung. *Zeitschrift f. prakt. Psychol.*, 8, 392-447.

Petzold, H.G., Sieper, J. (2003a) (Hrsg.): Wille und Wollen. Psychologische Modelle und Konzepte. 2 Bde. Göttingen: Vandenhoek & Ruprecht

Petzold, H.G., Sieper, J. (2008a): Der Wille, die Neurobiologie und die Psychotherapie. 2 Bände. Bielefeld: Sirius.

Petzold, H.G., Sieper, J. (2008b): Integrative Soziotherapie - zwischen Sozialarbeit, Agogik und Psychotherapie. Zur Konnektivierung von Modellen der Hilfeleistung und Entwicklungsförderung für optimale Prozessbegleitung. Bei www.FPI-publikationen.de/materialien.htm - *POLYLOGE: Materialien aus der Europäischen Akademie für psychosoziale Gesundheit* - 25/2008.

Petzold, H.G., Sieper, J. (2011a): Menschenliebe heilt. Altruismus und Engagement. Potentialorientierte Psychotherapie – Die Aktualität des HENRY DUNANT 1828-1910. Wien: Krammer.

Petzold, H.G., Sieper, J., Orth-Petzold, S. (2011): INTEGRATIVE SOZIOTHERAPIE – zwischen Sozialarbeit, Agogik und Psychotherapie – Zur Konnektivierung von Modellen der Hilfeleistung und Entwicklungsförderung für optimale Prozessbegleitung. In: *Petzold, H.G., Scheiblich, W., Lammel, U.A.* (2012): Integrative Suchttherapie. 3. Erw. Auflage von 2004. Wiesbaden: VS Verlag.

Petzold, H.G., Vormann, G. (1980): Therapeutische Wohngemeinschaften, Erfahrungen – Modelle – Supervision. München: Pfeiffer.

Pritz, A., Petzold, H.G. (1991): Der Krankheitsbegriff in den psychotherapeutischen Schulen. Paderborn: Junfermann.

Quittmann, H. (1985): Humanistische Psychologie. Göttingen: Hogrefe.

Riesmann, D. (1960): Die einsame Masse. Reinbek: Rowohlt.

Robins, L.N., Rutter, M. (1990): Straight and devious pathways from childhood to adulthood. Cambridge: Cambridge Univ. Press.

Rutter, M. (1988): Studies of psychosocial risk. The power of longitudinal data. Cambridge: Cambridge Univ. Press.

Sarason, I.G., Sarason, B.R. (1985): Social support: Theory, research and applications. Dordrecht: Nijhoff.

Sartre, J.-P. (1943): L' être et le néant. Paris: Gallimard. Dt.: Das Sein und das Nichts. Versuch einer phänomenologischen Ontologie. Reinbek: Rowohlt,1962.

Schmidbauer, W. (1977): Die hilflosen Helfer. Reinbek: Rowohlt.

Schneider, W. (1988): Zur Frage der Ausstiegschancen und Selbstheilung. Auswertung von Ergebnissen aus Langzeitforschungen. *Suchtgefahren*, 34, 472-490.

Schülein, J.A. (1978): Kommunen und Wohngemeinschaften. Der Familie entkommen? Gießen: Focus.

Sieper, J., Orth, I., Petzold, H.G. (2010): Warum die „Sorge um Integrität“ uns in der Integrativen Therapie wichtig ist – Überlegungen zu Humanität, Menschenwürde und Tugend in der Psychotherapie. In: *Petzold, Orth, Sieper* (2010), 367-460.

Sieper, J., Orth, I., Schuch, H.W. (2007): Neue Wege Integrativer Therapie. Klinische Wissenschaft, Humantherapie, Kulturarbeit – Polyloge – 40 Jahre Integrative Therapie, 25 Jahre EAG – Festschrift für Hilarion G. Petzold. Bielefeld: Edition Sirius, Aisthesis Verlag.

Sieper, J., Petzold, H.G. (2002): Der Begriff des „Komplexen Lernens“ und seine neurowissenschaftlichen und psychologischen Grundlagen – Dimensionen eines „behavioralen Paradigmas“ in der Integrativen Therapie. Lernen und Performanzorientierung, Behaviourdrama, Imaginationstechniken und Transfertraining. Düsseldorf/Hückeswagen. Bei www.FPI-Publikationen.de/materialien.htm – *POLYLOGE: Materialien aus der Europäischen Akademie für psychosoziale Gesundheit* – 10/2002 und gekürzt in *Leitner, A.* (2003): Entwicklungsdynamiken der Psychotherapie. Wien: Kramer, Edition Donau-Universität., 183-251.

Sollmann, U. (1974): Therapie mit Drogenabhängigen. Gießen: Focus.

Spiegel-Rösing, I., Petzold, H.G., 1984 (Hrsg.). Die Begleitung Sterbender - Theorie und Praxis der Thanatotherapie. Ein Handbuch. Paderborn Junfermann.

Steffan, W. (1988): Streetwork in der Drogenszene. Freiburg: Lambertus.

Thomä, H., Kächele, H. (1986): Lehrbuch der psychoanalytischen Therapie, Bd. I. Berlin: Springer, 2. korr. Nachdruck 1989.

Thomas, R.M. (1990): Counseling and life span-development. Newbury Park: Sage Publications.

Thompson, I.G., Rathod, N.H. (1968): Aversion therapy for heroin dependence, *Lancet*, 2, 382.

Vollmer, S. (1974): Streetwork. In: *Petzold* (1974b), 445-449.

Vormann, G., Heckmann, W. (1980): Zur Geschichte der therapeutischen Wohngemeinschaften in Deutschland. In: *Petzold, Vormann* (1980), 24-57.

Vygotsky, L.S. (1964): Denken und Sprechen (Orig. russ. 1934). Stuttgart: Fischer.

Vygotsky, L.S. (1978): Mind in Society. The Development of Higher Psychological Processes. Cambridge: Harvard University Press.

Welsch, W. (1987): Unsere postmoderne Moderne. Weinheim: Acta Humaniora, 2. Aufl. 1988.

Wormser, R. (1974): Verhaltenstherapie bei Drogenabhängigen. In: *Petzold* (1974b), 238-268.

Ymaguchi, K., Kandel, D.B. (1984): Patterns of drug use from adolescence to young adulthood: II Sequences of progression. *Am. Journal Publication Health*, 74, 668-672.

Autorinnen und Autoren

Abdul-Hussain, Surur, Mag.[a], MSc, (geb. 1972, Wien), Erziehungs- und Bildungswissenschafterin, Supervisorin und Coach (Integrativer Ansatz) in freier Praxis, Lektorin am Institut für Publizistik und Kommunikationswissenschaften der Universität Wien (Gender Mainstreaming und interne Organisationskommunikation) und im Department für Weiterbildungsforschung und Bildungsmanagement der Donau-Universität Krems (Interkulturelle Kompetenz, Diversity Management), Lehrsupervisorin im Department für Psychosoziale Medizin und Psychotherapie der Donau-Universität Krems für den Universitätslehrgang Supervision und Coaching, Referentin und Erwachsenenbildnerin mit den Schwerpunkten Genderkompetenz, Managing Diversity und transkulturelle Kommunikation.
Publikationen u.a.: Abdul-Hussain, Surur (2011): *Genderkompetenz in Supervision und Coaching.* Wiesbaden: VS-Verlag.
Adresse: Mag.[a] Surur Abdul-Hussain, MSc, 1010 Wien, Ebendorferstraße 10/3/11a, office@abdul-hussain.at, www.abdul-hussain.at

Egger, Josef W., Univ.-Prof. Dr. phil., Psychologie, Biologie, Professur für biopsychosoziale medizin, Leiter der Forschungseinheit für Verhaltensmedizin, Gesundheitspsychologie und empirische Psychosomatik an der Universitätsklinik für Medizinische Psychologie und Psychotherapie, Medizinische Universität Graz. Herausgeber der interdisziplinären Fachzeitschrift Psychologische Medizin (Facultas-Universitätsverlag Wien), Medizinpsychologe; Lehrtherapeut und Supervisor; ÖÄK, ÖGVT, AVM); Klinischer Psychologe, Gesundheitspsychologe, Psychotherapeut (integrative Verhaltenstherapie, Autogene Psychotherapie, Balintgruppenleiter). Leitung der verhaltensmedizinischen Ambulanz an der UKMPP/LKH-Univ.-Klinikum Graz;
Adresse: Univ.-Prof. Dr. Josef W. Egger, Universitätsklinik für Medizinische Psychologie und Psychotherapie der Medizinischen Universität Graz, A-8036 GRAZ, Auenbruggerplatz 43; Forschungseinheit für Verhaltensmedizin, Gesundheitspsychologie und empirische Psychosomatik, Villa Hahnhof, Roseggerweg 50, LKH-Univ.-Klinikum;
E-mail: josef.egger@meduni-graz.at

Fahrenberg, Jochen, Prof. Dr. (geb. 1937 in Berlin), Studium der Psychologie, Philosophie und Soziologie, Habilitation in Freiburg, Gründung der interdisziplinären Forschungsgruppe Psychophysiologie 1970, Lehrstuhl für Psychologie 1973, emeritiert 2002. Arbeitsgebiete: Differentielle Psychologie und Persönlichkeitsforschung, Psychophysiologie, Wissenschaftstheorie und Methodenlehre der Psychologie, Psychologische Anthropologie. Neuere Publikationen: u.a. *Psychologische Interpretation: Biographien – Texte – Tests* (Huber-Verlag, 2002); *Annahmen über den Menschen* (Asanger-Verlag, 2004), Menschenbilder. *Psychologische, biologische, interkulturelle und religiöse Ansichten* (e-Buch, 2007), *Wilhelm Wundt – Gründervater und Außenseiter der Psychologie?* (e-Buch, 2011).
Adresse: Prof. Dr. Jochen Fahrenberg, Waldhofstrasse 42, D-79117 Freiburg;
E-mail: jochen.fahrenberg@psychologie.uni-freiburg.de Homepage: http://www.jochen-fahrenberg.de/

Fäh, Markus, Dr. phil., (geboren 1958 in Zürich), Psychoanalytiker (IPA) in eigener Praxis in Zürich. Studium der Klinischen Psychologie und Soziologie in Zürich, langjährige klinische Tätigkeit in psychiatrischen Institutionen. Psychotherapeutische Weiterbildung in Systemischer Therapie, Hypnose, Freudscher Psychoanalyse. Berufspolitische Tätigkeit (1995-2003 Präsident des Schweizer Psychotherapeuten Verbandes, Delegierter in der European Association for Psychotherapy), Ausbildner am Freud-Institut Zürich und an der Sigmund-Freud-Privatuniversität Wien. Wissenschaftlicher Redaktor des „Psychotherapie Forum" und Beirat des „Deutschen Jahrbuchs des International Journal of Psychoanalysis" (von 2004-2008). Publikationen: Zahlreiche wissenschaftliche Veröffentlichungen, diverse Buchbeiträge. Buchautor: u.a. „*Gesundheit kommt von innen*" (Bern: Zytglogge, 2002),"*Der perfekte Mann*" (Bern: Zytglogge, 2004); „*Das Triviale der Liebe*" (Bern: Zytglogge, 2006).
Adresse: Dr. Markus Fäh, Theaterstrasse 4, 8001 Zürich.
Website: www.markusfaeh.com. E-mail: info@markusfaeh.com.

Fuhr, Reinhard, (geb. 1939 - † 2005), Studium der Padagogik, Akademischer Oberrat und Dozent für Pädagogik an der Universität Göttingen. Gestalttherapeut, Supervisor und Ausbilder, Mitglied der Redaktion von Gestalt Review, Gründungsmitglied von EUCOS. Zahlreiche Aufsätze und Bücher über Lernen, Beratung, Gestalttherapie und Persönlichkeitsentwicklung (meist zusammen mit seiner Frau Martina Gremmler-Fuhr), u.a. *Faszination Lernen*, Edition Humanistische Psychologie. 1988; *Dialogische Beratung*, Edition Humanistische Psychologie. 1991 *Gestalt-Ansatz,* Edition Humanistische Psychologie. 1995; *Handbuch der Gestalttherapie.* 1999. (Hrsg. zus. mit M. Sreckovic und M. Gremmler-Fuhr)

Götschl Johann, Univ.-Prof. Dr. phil., Ordinarius für Philosophie und Wissenschaftstheorie, Univ. Graz; Lektor für Philosophie und Wissenschaftstheorie an der Technischen Universität Wien; Mitglied der Leibniz-Sozietät Berlin, Lektor für „Technik und Ethik" an der Technischen Universität Graz; Visiting Professor an der Donau Universität Krems, Mitglied der Kommission des Research-PhD-Programms (Donauuniversität Krems – Leeds Metropolitan University); Vorsitzender der „Commission for Scientific Integrity and Ethics" der Technischen Universität Graz; Honorarprofessor für das Fach „Wissenschaftstheorie" an der Technischen Universität Graz. Zahlreiche Gastprofessuren u.a. in USA. Ausgewählte_Publikationen: "*On Evolutive Dynamics of Knowledge Production. Some Implications for Democracy*", in: J. Götschl (ed.): "*Evolution and Progress in Democracies. New Foundations of a Knowledge Society*", Kluwer Academic Publishers, Dordrecht/Boston/London 2001; "*Transdisciplinarity: Dynamic interrelations between disciplinarity, interdisciplinarity and transdisciplinarity*", in: E. Mariani (ed.): *Unity of Knowing and Doing: A Transdisciplinary Solution,* Napoli 2001; "*Selbstorganisation: Neue Grundlagen zu einem einheitlicheren Realitätsverständnis*", in: Vec/ M., Hütt/M.-Th./Freund, A. M. (Hrsg.): *Selbstorganisation. Ein Denksystem für Natur und Gesellschaft*, Sammelband der Berlin-Brandenburgischen Akademie der Wissenschaften, Böhlau Verlag Köln Weimar Wien, 2006.
Adresse: Prof. Dr. Johann Götschl, University of Graz, A-8010 Graz, Merangasse 18;
E-mail: johann.goetschl@uni-graz.at Hompage: http://www-gewi.uni-graz.at/staff/goetschl

Grätzel, Stephan, Dr.phil., (geb. 1953), Universitätsprofessor für Philosophie, seit 1998 Leiter des Arbeitsbereiches Praktische Philosophie am Philosophischen Seminar der Universität Mainz und seit 2005 der Internationalen Maurice Blondel-Forschungsstelle für Religionsphilosophie daselbst. Forschungsschwerpunkte: Ethik, Philosophische Anthropologie, Religionsphilosophie, Narration aus philosophischer Perspektive. Aktuelle Publikationen: *Grundlagen der Praktischen Philosophie* (Reihe, 2006ff.), *Dasein ohne Schuld* (2004).

Adresse: Prof. Stephan Grätzel, Philosophisches Seminar, Johannes-Gutenberg Universität, D-55099 Mainz;
E-mail: graetzel@uni-mainz.de

Gremmler-Fuhr, Martina, (geb. 1959), Dr. phil. M.A., Studium der Pädagogik (Schwerpunkt Beratung), Germanistik und Anthropologie (Biologie). Gestalttherapeutin, Supervisorin und Ausbilderin in freier Praxis, Leiterin des Gestalt-Zentrum Göttingen. Gründungsmitglied von EU-COS. Viele Zeitschriftenaufsätze, Buchbeiträge und Bücher (meist zusammen mit ihrem Mann Dr. Reinhard Fuhr) über Lernen, Beratung, Gestalttherapie und Persönlichkeitsentwicklung. Leiterin des Gestalt-Zentrum Göttingen (GZG).
Adresse: Dr. Martina Gremmler-Fuhr, Max-Born-Ring 65, D-37077 Göttingen;
E-mail: kontakt@gestaltzentrum.de

Hüther, Gerald, Dr. rer. nat. Dr. med. habil, (geb. 1951 in Emleben, Thüringen) ist Professor für Neurobiologe und leitet die Zentralstelle für Neurobiologische Präventionsforschung der Psychiatrischen Klinik der Universität Göttingen und des Instituts für Public Health der Universität Mannheim/Heidelberg. Wissenschaftlich befasst er sich mit dem Einfluss früher Erfahrungen auf die Hirnentwicklung, mit den Auswirkungen von Angst und Stress und der Bedeutung emotionaler Reaktionen. Er ist Autor zahlreicher wissenschaftlicher Publikationen und populärwissenschaftlicher Darstellungen (Sachbuchautor).
Adresse: Prof. Dr. Gerald Hüther, Klinik für Psychiatrie und Psychotherapie, Georg-August-Universität, von-Siebold-Str. 5, D-37075 Göttingen;
E-mail: ghuethe@gwdg.de

Hutter, Christoph, Dr., Dipl. Theol., Dipl. Päd. (geb. 1969, Regensburg/Deutschland) Ehe-, Familien- und Lebensberater (BAG), Psychodramatiker (DFP/DAGG), Mitglied im Vorstand des Psychodrama-Instituts für Europa (PIfE), Leiter des Psychologischen Beratungszentrums Lingen. Publikationen zur Psychodrama- und zur Beratungstheorie: *Psychodrama als experimentelle Theologie. Rekonstruktion der therapeutischen Philosophie Morenos aus praktisch-theologischer Perspektive.* Münster: LIT-Verlag. Diss., 3. Aufl. 2007.; (2009) *Szenische Diagnostik in der Beratungsarbeit.* In: Peter Pantucek / Dieter Röh (Hg.). *Perspektiven Sozialer Diagnostik. Über den Stand der Entwicklung von Verfahren und Standards.* Münster: LIT-Verlag, S. 189-202; (2009) *J.L. Morenos Werk in Schlüsselbegriffen.* Wiesbaden: VS-Verlag für Sozialwissenschaften (hg. zusammen mit H. Schwehm).
Adresse: Dr. Christoph Hutter, Leiter des Psychologischen Beratungszentrums Lingen - Träger: Diözese Osnabrück - Bernd-Rosemeyer-Straße 5, 49808 Lingen,
E-mail: christoph-hutter@t-online.de hompage: www.pbz-lingen.de

Jantzen, Wolfgang (1941), Prof. Dr. emer. (geb. 1941, in Gießen/Deutschland) Ordinarius für Allgemeine Behindertenpädagogik an der Universität Bremen von 1974 - 2006. Oktober 1987 - März 1988 Wilhelm-Wundt-Professor für Psychologie an der Karl-Marx-Universität Leipzig.
Ausgewählte Publikationen:
Allgemeine Behindertenpädagogik Bd. I und II. Weinheim1987 (1992^2), 1990; Neuauflage in einem Band: Berlin 2007
„Es kommt darauf an, sich zu verändern ..." - Zur Methodologie und Praxis rehistorisierender Diagnostik und Intervention. Gießen 2005.
„Kulturhistorische Psychologie heute - Methodologische Erkundungen zu L.S. Vygotskij". Berlin 2008.

Gesamtherausgeber des Enzyklopädischen Handbuchs der Behindertenpädagogik *„Behinderung, Bildung, Partizipation"* in 10 Bänden. Stuttgart 2009 ff.
Adresse: Prof. Wolfgang Jantzen, Rita-Bardenheuer-Str. 24, D-28213 Bremen
E-mail: *basaglia@t-online.de* Homepage: *www.basaglia.de*

Jenewein, Josef, Dr. med., Facharzt für Psychiatrie und Psychotherapie, Leitender Arzt der Abteilung für Konsiliar- und Liaisonpsychiatrie der Psychiatrischen Poliklinik, Universitätsspital Zürich, (Klinikdirektor: Prof. Dr. U. Schnyder), Präsident des Schweizerischen Fachverbandes für Daseinsanalytische Psychotherapie (SFDP) und Sekretär der International Federation of Daseinsanalysis (IFDA). Publikationen im Bereich Psychosomatik, Lebensqualität, der psychische Belastung und der Daseinanalyse: *"Daseinsanalytisch orientierte Psychotherapie eines angstneurotischen Patienten"* in: Daseinsanalyse/ Jahrbuch für phänomenologische Anthropologie und Psychotherapie, 16-2000; *"Grundgedanken zur Daseinsanalyse und daseinsanalytischen Psychotherapie bei Gion Condrau unter spezieller Berücksichtigung der Unterschiede zu Medard Boss"* in: Daseinsanalyse/ Jahrbuch für phänomenologische Anthropologie und Psychotherapie, 18-2002; „Phänomenologie der Alltäglichkeit. Alltag der Daseinsanalyse" in Daseinsanalyse/ Jahrbuch für phänomenologische Anthropologie und Psychotherapie, 20-2004.
Adresse: Dr. Josef Jenewein, Psychiatrische Poliklinik. Universitätsspital Zürich; Rämistrasse 100, CH-8091 Zürich.
E-mail: josef.jenewein@usz.ch Homepage: www.psychiatrie.usz.ch

Kriz, Jürgen, Dr. phil., geb. 1944 in Norddeutschland, ist Professor für „Psychotherapie und klinische Psychologie" am Institut für Psychologie der Universität Osnabrück; er hatte zuvor Professuren in Statistik, Forschungsmethoden und Wissenschaftstheorie. Approbierter Psychotherapeut und Ausbilder für personzentrierte Psychotherapie (GwG), Vors. des Wiss. Beirats der GwG; er war bzw. ist Mitgl. der Nds. Psychotherapeutenkammer und des „Wiss. Beirats Psychotherapie" Ehrenmitgl. d. Systemischen Gesellschaft., Berlin und der Internat. Ges. f. Logotherapie und Existenzanalyse, Wien. Zahlreiche Lehraufträge u. Gastprofessuren in Österreich, Schweiz, USA; 2003 „Paul-Lazarsfeld-Gastprofessor" Uni Wien; 2004; Viktor-Frankl-Preis der Stadt Wien für sein Lebenswerk in Humanistischer Psychotherapie; Publikationen: ca. 200 Beiträge und 21 Bücher über klinisch-therapeutische und methodisch-statistische Fragen, u.a. *Grundkonzepte der Psychotherapie* (6. Aufl 2007), *Systemtheorie; eine Einführung für Psychotherapeuten, Psychologen und Mediziner* (1997/ 3.: 2000), *Chaos, Angst und Ordnung; wie wir unsere Lebenswelt gestalten* (1997/ 2.: 1998).
Adresse: Prof. Dr. Jürgen Kriz, Universität Osnabrück, FB 8, Humanwissenschaften, Fach: Psychotherapie und Klinische Psychologie, D - 49069 Osnabrück, Germany.
E-mail: juergen.kriz@uni-osnabrueck.de homepage: www.jkriz.de

Kühn, Rolf , Univ.-Doz. Dr., (geb. 1944), Dozententätigkeit für Philosophie in Wien, Beirut, Nizza, Lissabon und Freiburg i. Br.; zahlreiche Veröffentlichungen im Forschungsbereich Phänomenologie, psychologische Anthropologie, Religions- und Kulturphilosophie, Mitherausgeber von *„psycho-logik. Jahrbuch für Psychotherapie, Philosophie und Kultur"* sowie der Buchreihe *„Seele, Existenz und Leben"*.
Adresse: PD Dr. Rolf Kühn, Heuweilerweg 19, 79194 Gundelfingen, Deut*schland.*
E-mail: rw.kuehn@web.de Homepage: www.lebensphaenomenologie.at

Längle, Alfried, Dr. med., Dr. phil., DDr.h.c. (geb. 1951 in Österreich), Studium der Medizin und Psychologie. Arzt für Allgemeinmedizin und psychotherapeutische Medizin, klin. Psychologe, Psychotherapeut, Lehrtherapeut (Existenzanalyse), Professor für klin. Psychotherapie in Moskau, Vizepräsident der „International Federation of Psychotherapy (IFP)", in eigener psychotherapeutischer Praxis tätig (www.laengle.info). Publikationen: (2007) *Sinnvoll leben. Angewandte Logotherapie.* St. Pölten/Salzburg: Residenz; Längle A, Holzhey-Kunz A (2008): Existenzanalyse – Daseinsanalyse. Wien: UTB (Facultas).
Adresse: Dr. Alfried Längle, Ed. Suessgasse 10, A-1150 Wien.
E-mail: alfried@laengle.info Homepage: www.laengle.info

Ludewig, Kurt, Dr. phil., Dipl.-Psych. (geb. 1942 in Valparaiso, Chile), Klinische Psychologie/ Psychotherapie. Von 1974-2004 30-jährige Tätigkeit an den Unikliniken für Kinder- und Jugendpsychiatrie in Hamburg und Münster. Lehrtherapeut für systemische Therapie und Beratung (SG), Gründungsvorsitzender (1993-1999) der deutschen Systemischen Gesellschaft, Mitgründer, Lehrtherapeut und Ehrenmitglied des Vorstands des Instituts für systemische Studien Hamburg. Vom 2001-04 Vorstandsmitglied der Kammer der National Family Therapy Organisations der EFTA. Autor zahlreicher Publikationen zur systemischen Theorie und Praxis, darunter der Grundlagenwerke *"Systemische Therapie. Grundlagen klinischer Theorie und Praxis"*, Stuttgart 1992, *"Leitmotive systemischer Therapie"*, Stuttgart 2002 und *„Einführung in die theoretischen Grundlagen der Systemischen Therapie"*, Heidelberg 2005.
Adresse: Dr. Kurt Ludewig, Heidelberg 2005. Dipl.-Psych. Dr. phil. Kurt Ludewig; Gronowskistrasse 82, D - 48161 Münster.
E-mail: kurtludewig@t-online.de; Homepage: www.kurtludewig.de

Mahler, Roland, Dr. theol. (geb. 1952 bei Zürich). Psychotherapeutischer Psychologe MSc, Psychotherapeut SPV. Studium der Theologie und Promotion in Zürich. Ausbildung als Psychotherapeut am Institut für Logotherapie und Existenzanalyse nach V.E.Frankl in Chur. 2004-2007 Masterstudiengang in Psychotherapeutischer Psychologie an der Donau Universität in A-Krems. Derzeit Leiter von: Institut für Christliche Psychologie, Therapie und Pädagogik icp in CH-Winterthur. Publikationen: 1993 *Verantwortung der Freiheit. Eine hermeneutische Untersuchung zum Problem des theologischen Umganges mit Wirklichkeit*, Bern: Peter Lang Verlag. 2005 *Werte in der Suchtarbeit*, in: R.Mahler (Hg.), *Ethik, Ziele und Werte in der Suchtarbeit*, Zürich: IGW-Publishers. 2008; *Risiko und Resilienz in der stationären Drogentherapie*, POLYLOGE 2009; *Wissen und Mitwissen. Gewissen und Gewissensbildung im Horizont einer an der Gewissensfunktion orientierten Psychotherapie. Wiesbaden*: VS Verlag 2009.
Adresse: Dr. Roland Mahler, Institutsleiter institutfür christliche psychologie, therapieundpädagogik, Hegifeldstrasse 6, CH-8404 Winterthur.
E-mail: icptp@bluewin.ch Homepage: www.icptp.ch

Orth, Ilse, Dipl.-Sup., MSc., (geb. 1936, Berlin) Psychotherapeutin, Studium der Germanistik, Philosophie, Psychologie, Pädagogik in Heidelberg, Paris, Wien, Bonn (Staatsexamen 1960). Jungsche Psychoanalyse, Weiterbildung in Körperpsychotherapie, Gestalttherapie. Mitarbeiterin von Graf Dürckheim in Todtmoos-Rütte. Ausbildung in Integrativer Therapie, Lehrtherapeutin; Studium in psychosozialer und klinischer Supervision FU Amsterdam, Lehrsupervisorin. Mitbegründerin der Integrativen Kunsttherapie. Seit 1979 Leiterin des Fachbereiches „Künstlerische Therapieformen" am FPI, seit 1982 an der „Europäischen Akademie für psychosoziale Gesundheit", daselbst künstlerische Leiterin der Akademie. Internationale Lehrtätigkeit. Dozentin im

Studiengang Supervision, Department für Psychotherapie und biopsychosoziale Gesundheit, Donau-Universität, Krems. 30 Jahre als Psycho-, Leib- und Kunsttherapeutin und als Supervisorin in eigener Praxis. Zahlreiche Publikationen in diesem Bereich zumeist zusammen mit H. Petzold. U.a. 1985 *Die Heilkraft der Sprache,* Junfermann; 1990 *Die neuen Kreativitätstherapien,* Junfermann; 2005 *Sinn und Sinnerfahrung,* Aisthesis; 2010 *Gewissensarbeit, Weisheitstherapie, Geistiges Leben als Themen moderner Psychotherapie*, Krammer (mit Petzold u. Sieper): Arbeitsgebiete: Künstlerische Therapieformen, Poesie- und Bibliotheapie. Bundesverdienstkreuz BRD für Verdienste um künstlerische Therapieverfahren.
Adresse: Dipl.-Sup. Ilse Orth, Haanerstr. 100, D- 40699 Erkrath.
E-mail: Forschung.EAG@t-online.de, ilse.orth@t-online.de

Petzold, Hilarion G., Dr. Dr. Dr., Univ.-Prof. emer., FU Amsterdam (geb. 1944, Kirchen/Sieg, Deutschland) 1963 -1971, Studium der Philosophie, Psychologie, russ.-orth. Theologie in Paris, Promotion bei Gabriel Marcel, dann 1971-1979 Medizin, Soziologie, Sonderpädagogik, in Düsseldorf u. Frankfurt. Ordentl. Professor für Psychologie und für klinische Bewegungstherapie/ Psychomotorik an der Vrije Universiteit Amsterdam (1979 – 2004); visiting Prof. Abt. Klinische Psychologie bei Klaus Grawe, Universität Bern (1980 -1989). Zahlreiche Gastprofessuren (u. a. Aukland, Genf, Moskau, Salzburg). Begründer der Integrativen Therapie und Integrativen Supervision; seit 2001wissenschaftl. Leiter des Studiengangs Supervision am Department für Psychotherapie und Biopsychosoziale Gesundheit, Donau-Universität, Krems. Seit 1982 wissenschaftlicher Leiter der Europäischen Akademie für psychosoziale Gesundheit (EAG), Hückeswagen. Approbierter Psychotherapeut und Kinder/Jugendl. Psychother. Forschungsschwerpunkte: Vergleichende Psychotherapie, Entwicklungspsychologie der Lebensspanne, Gerontotherapie, Psychotraumatologie, Supervision, klinische Philosophie. Zahlreiche Buch- und Fachveröffentlichungen. Bei Junfermann: 1974 *Psychotherapie und Körperdynamik* 6 Aufl.; 1974 *Drogentherapie* 4 Aufl.; 1977 *Die Neuen Körpertherapien,* 4 Aufl.; 1982 *Methodenintegration in der Psychotherapie;* 1993/2003 *Integrative Therapie* 3 Bde., *Integrative Supervision* 1998/2007; bei Aisthesis u.a.: 2008: *Der Wille, die Neurobiologie und die Psychotherapie*, 2 Bde. Bei VS u.a.: 2010 *Hochaltrigkeit* (mit Horn u. Müller); Identität 2011. Begründer der Zeitschrift «Integrative Therapie» (1975 ff.). Arbeitsgebiete: Vergleichende Psychotherapie, Entwicklungspsychologie der Lebensspanne, Gerontotherapie, Suchttherapie, klinische Philosophie, Supervision.
Adresse: Prof. Dr. Hilarion G. Petzold, Forschungsstelle der EAG, Wefelsen 5, 42499 Hückeswagen; Home: Haanerstr. 100, D- 40699 Erkrath; E-mail: Forschung.EAG@t-online.de Homepage: www.eag-fpi.com

Schigl, Brigitte, Dr. phil., (geb.1960, Wien, Österreich) Klinische und Gesundheitspsychologin, Psychotherapeutin (Integrative Therapie, Integrative Gestalttherapie, Frauenspezifische Psychotherapie) Lehrtherapeutin (IT); Lektorin am Institut für Psychologie der Karl-Franzens-Universität Graz (Gender, Gesundheitspsychologie), Wissenschaftliche Mitarbeiterin, Lehrgangsleiterin und Referentin am Department für Psychotherapie und Psychosoziale Gesundheit der Donau Universität Krems; Forschung mit Schwerpunkt Evaluation psychotherapeutischer/beratender Interventionen sowie gender. Arbeit in freier Praxis als Psychotherapeutin und Supervisorin
Publikationen u.a.: Petzold, H. G., Schigl, Brigitte, Fischer Martin, Höfner Claudia. (2003): *Supervision auf dem Prüfstand. Wirksamkeit, Forschung, Anwendungsfelder, Innovation.* Leske + Budrich, Opladen.
Adresse: Dr. Brigitte Schigl, 1020 Wien, Rembrandtstraße 4 /11;
E-mail: brigitte.schigl@aon.at

Sieper, Johanna, Dr. phil., Lic.theol., (geb. 1940, in Bad Neuenahr), Prof. emer. für Kunstpsychotherapie und Kulturgeschichte des Bildes, Paris. Studium der Kunst, Düsseldorf (1958 – 1962), der Philosophie, Psychologie, Pädagogik, Theologie (Paris 1963 - 1971). Ferenczianische Psychoanalyse, Weiterbildungen in Psychodrama und Gestalttherapie. Mitbegründerin der „Integrativen Therapie" und des „Fritz Perls Instituts für Integrative Therapie" 1972, sowie der „Europäischen Akademie für psychosoziale Gesundheit" 1982, deren Ausbildungsleiterin sie bis heute ist. Lehrtherapeutin, Lehrsupervisorin. Autorin zahlreicher Publikationen zur Psychotherapie, Therapieausbildung, Kreativtherapie (*Integration und Kreation* 1993, mit H.Petzold; *Der Wille, die Psychotherapie und die Neurowissenschaften* 2008, mit H. Petzold; *Neue Wege Integrativer Therapie* 2005, mit I. Orth, W. Schuch). Bundesverdienstkreuz BRD für Verdienste um kreative Therapieverfahren.
Adresse: Prof. Dr. Johanna Sieper Unterstr. 11a, D-53474 Bad Neuenahr.
E-Mail-Adresse: EAG.FPI@t-online.de

Spengler, Ernst, Dr. phil., Studium der Psychologie Universität Zürich 1964), 1965-1975 Redaktor an der Neuen Zürcher Zeitung, seit 1987 Lehranalytiker und Supervisor am C.G. Jung-Institut Zürich, 1991-1993 Präsident Schweizer Psychotherapeuten-Verband, 1994/95 Präsident European Association for Psychotherapy EAP, Wien, seit 1999 im Curatorium C.G. Jung-Institut Zürich Publikationen: *C.G. Jungs Religionspsychologie* (1979) in Bd. XV, *Die Psychologie des 20. Jahrhunderts,* Kindler Zürich; *Psychotherapie und das Bild vom Menschen. Ontologie, Erkenntnistheorie und wissenschaftliche „Objektivität"* (2001), Daimon Einsiedeln.
Adresse: Dr. Ernst Spengler, Praxis Zürich, Streulistrasse 2 (beim Römerhof), 8032 Zürich 7. Praxis Thurgau / Privat, Obere Schulstr. 8, 8370 Busswil (bei Wil SG);
E-mail: ernst.spengler@bluewin.ch

Sreckovic, Milan, Dr. phil. Psychologe, Gestalttherapeut, Mitherausgeber des Handbuchs der Gestalttherapie.
Adresse: 10 av Mont Fleury 06300 NICE

Stumm, Gerhard, Dr. phil. (geb.1950), Klinischer Psychologe und Gesundheitspsychologe, Personzentrierter Psychotherapeut in freier Praxis, Psychotherapie-Ausbilder der Sektion „Forum" der „Arbeitsgemeinschaft Personzentrierte Psychotherapie, Gesprächsführung und Supervision (APG)", zahlreiche methodenspezifische und –übergreifende Publikationen zur Psychotherapie; Wien. Publikationen in Auswahl: (1994) (hrsg. gem. mit B. Wirth). *Psychotherapie: Schulen und Methoden. Eine Orientierungshilfe für Theorie und Praxis.* 2. überab. und erw. Aufl. Wien: Falter; (1996) (gem. mit A. Brandl-Nebehay und F. Fehlinger). *Handbuch für Psychotherapie und psychosoziale Einrichtungen.* Wien: Falter; (2000) (hrsg. gem. mit A. Pritz). *Wörterbuch der Psychotherapie.* Wien-New York: Springer; (2002) (hrsg. gem. mit W.W. Keil). *Die vielen Gesichter der Personzentrierten Psychotherapie.* Wien-New York: Springer; (2003) (hrsg. gem. mit J. Wiltschko und W.W. Keil). *Grundbegriffe der Personzentrierten und Focusing-orientierten Psychotherapie.* Stuttgart: Pfeiffer bei Klett-Cotta; (2005). (hrsg. gem. mit A. Pritz, P. Gumhalter, N. Nemeskeri und M. Voracek). *Personenlexikon der Psychotherapie.* Wien–New York: Springer; (2006). (gem. mit E. Jandl-Jager). *Psychotherapie: Ausbildung in Österreich.* 4. vollst. überarb. Aufl. Wien: Falter; (2008). (hrsg. gem. mit M. Tuczai, D. Kimbacher und N. Nemeskeri). *Offenheit und Vielfalt. Personzentrierte Psychotherapie: Grundlagen, Ansätze, Anwendungen.* Wien: Krammer.
Adresse: Dr. Gerhard Stumm, Psychotherapeut/Klinischer Psychologe, Ausbilder der Sektion Forum der APG, Kalvarienberggasse 24, A-1170 Wien;
E-mail: gerhard.stumm@tplus.at

Paul Tiedemann, (geb. 1950 Frankfurt a.M./Deutschland) , Dr. iur, Dr. phil., ist Richter am Verwaltungsgericht Frankfurt am Main und Honorarprofessor an der Justus-Liebig-Universität Gießen. Lehraufträge für Verfassungsrecht, Rechtsphilosophie und Flüchtlingsrecht seit Mitte der 80er Jahre an der Verwaltungsfachhochschule Wiesbaden, der Universität des Saarlandes und seit 2007 an der Universität, Gießen, Publikationen u.a.: *Über den Sinn des Lebens. Die perspektivische Lebensform* 1993; *Menschenwürde als Rechtsbegriff. Eine philosophische Klärung* 2007. Weitere Publikationen siehe http://www.dr-tiedemann.de
Adresse: Prof. Dr. Dr. Paul Tiedemann, c/o Verwaltungsgericht Frankfurt am Main, Adalbertstr. 18, 60486 Frankfurt am Main.
E-mail: Paul.Tiedemann@recht.uni-giessen.de. Homepage: www.dr-tiedemann.de

Literaturverzeichnis zu den Beiträgen von Petzold und MitarbeiterInnen

Abel, G. (1990): Interpretatorische Vernunft und menschlicher Leib. In: *Durić, M.* (Hrsg.): Nietzsches Begriff der Philosophie. Würzburg: Königshausen & Neumann, S. 100-130.

Adamo, H., Hervé, F. (2002): Natzweiler Struthof. Blicke gegen das Vergessen. Regards au-delà de l'oubli. Essen: Klartext.

Agamben, G. (1993): Au-delà des droits de l'homme. *Libération* v. 9./10. Juni 1993.

Agamben, G. (1995): Homo Sacer. Il Potere sovrano e la nuda vita. Torino Giulio Einaudi; dtsch. 2002: Homo sacer. Die souveräne Macht und das nackte Leben. Frankfurt: Suhrkamp.

Agamben, G. (1996): Mezzi senza fine. Note sulla politica. Torino: Bollati Boringhieri; dtsch. (2001): Mittel ohne Zweck. Noten zur Politik. Zürich-Berlin: diaphanes

Agamben, G. (2003): Stato di eccezione (Homo sacer II.1) Torino: Bollati Boringhieri; dtsch. (2004): Ausnahmezustand. Frankfurt: Suhrkamp.

Agamben, G. (2007): Il Regno e la Gloria. Per una genealogia teologica dell'economia e del governo (Homo sacer II. 2) Vicenza: Neri Pozza.

Agamben, G. (2009): Nudità. Roma: Nottetempo.

Aguirre Oar, J. M., Guimón Ugartechea, J. (1992): Vida y Obra de Julián de Ajuriaguerra. Madrid. ARÁN; frz. (1996): Vie et oeuvre de Julian de Ajuriaguerra. Paris: Masson.

Ajuriaguerra, J. de (1962): Le corps comme relation, *Revue de psychologie pure et appliquée* 2 (1962) 137-157.

Ajuriaguerra, J. de (1970): L'organisation psychomotrice et ses troubles. Manuel de Psychiatrie de l'Enfant, Paris: Masson et Cie.

Ajuriaguerra, J. de (1980): Manuel de Psychiatrie de l'Enfant, Paris: Masson.

Albert, K. (1972): Die ontologische Erfahrung, Heidelberg: Academia.

Albert, K. (1981): Das gemeinsame Sein. Studien zur Philosophie des Sozialen, Sankt Augustin: Verlag Hans Richarz.

Alexander, F. (1946): The corrective emotional experience. Kapitel 2, 4, 17 in: *Alexander, F., French, T. E.* (1 (1946): Psychoanalytic Therapy: Principles and Application. New York: Ronald Press; repr. (1980): Lincoln: University of Nebraska Press. (The corrective emotional experience, bei: http://www.psychomedia.it/pm/modther/probpsiter/alexan-2.htm)

Alexander, F. (1987): Psychosomatic Medicine: Its Principles and Applications. 2nd. ed., New York; London: Norton.

Alloa, E. (2008): La résistance du sensible. Merleau-Ponty critique de la transparence, Paris: Kimé.

Alloa, E., Bedorf, T., Grüny, Ch., Nikolaus, T. (2012): Leiblichkeit. Tübingen: Mohr-Siebeck.

Altmeyer, M., Thomä, H. (2006): Die vernetzte Seele. Stuttgart: Klett-Cotta.

Anderson, J.R. (1996): Kognitive Psychologie. Heidelberg: Spektrum Akademischer Verlag.

Andreas-Salomé, L. (1951/1994): Lebensrückblick – m Grundriß einiger Lebenserinnerungen. Frankfurt: Insel.

Andreas-Salomé, L. (2001): „Als käm ich heim zu Vater und Schwester" Lou Andreas-Salomé – Anna Freud: Briefwechsel, Göttingen Wallstein Verlag.

Anochin (Anokhin), P.K. (1961): A new conception of the physiological architecture by conditioned reflex. Brain Mechanisms and Learning, Oxford, Blackwell.

Anochin, P.K. (1962): Theorie des funktionellen Systems als Ausgangspunkt für den Aufbau der physiologischen Kybernetik. Hrsg.: *P. K. Anochin*: Beiträge zur allgemeinen Theorie des funktionellen Systems. Abhandlungen aus dem Gebiet der Hirnforschung und Verhaltensphysiologie. Band 8. Jena, Fischer, 1978, S. 77-91.

Anochin, P.K. (1963): Systemogenesis as a General Regulator of Brain Development, *Progress in Brain Research,* Vol. 9, *The Developing Brain*, Amsterdam: Elsevier, S. 54-86.

Anochin, P.K. (1967b): Das funktionelle System als Grundlage der physiologischen Architektur des Verhaltensaktes. Hrsg.: *J. Bureš, E.R. John, P.G. Kostjuk, L. Pickenhain*: Abhandlungen auf dem Gebiet der Hirnforschung und Verhaltenspsychologie. Brain and Behavior Research. Monograph Series. Band 1. Jena, Fischer, 1967.

Anochin, P.K. (1974a): Biology and Neurophysiology of the Conditioned Reflex and Its Role in Adaptive Behavior, Oxford: Pergamon.

Anochin, P. K. (1974b): Системный анализ интегративной деятельности нейрона. *Усп.физиол.наук* 5, 5—92.
Anochin, P. K. (1975): Очерки по физиологии функциональных систем. — Moskau: Медицина.
Antonovsky, A. (1979): Health, stress and coping, London, San Francisco: Jossey Bass.
Antonovsky, A. (1987): Unraveling the mystery of health, San Francisco: Jossey Bass.
Apel, K.O. (1985): Das Leibapriori der Erkenntnis, in: *Petzold* (1985g) 47-70.
Arbeitskreis OPD (2006): Operationalisierte Psychodynamische Diagnostik OPD-2. Das Manual für Diagnostik und Therapieplanung. Bern: Huber.
Argyle, M. (1978): Körperkommunikation, hrsg. *H. Petzold*, Paderborn: Junfermann.
Aristoteles (1956ff.):. Werke in deutscher Übersetzung. Hrsg. *Ernst Grumach, Hellmut Flashar* 19 Bände, Berlin: Akademie Verlag.
Aristoteles (1989): Aristoteles' Metaphysik. Bücher I(A) - VI(E). Griechisch-Deutsch. Hrsg. Übers. *H. Seidl.* Hamburg: Meiner.
Aristoteles (1998): Kategorien, Hermeneutik, dtsch.-griech., übers. v. *Hans Günter Zekl* nach der Ausg. von *Lorenzo Minio-Paluello* (Oxford University Press 1949*)*, Hamburg: Meiner.
Arndt, E. (2006): Handbuch Weben. Geschichte, Materialien und Techniken des Handwebens. Bern: Haupt.
Aron, R. (1973): Fortschritt ohne Ende? Über die Zukunft der Industriegesellschaft. München: Goldmann.
Asay, T., Lambert, M. (2001): Empirische Argumente für die allen Therapien gemeinsamen Faktoren: quantitative Ergebnisse. In: *Hubble, M.* et al.: So wirkt Psychotherapie. Empirische Ergebnisse und praktische Folgerungen. Dortmund: Verlag modernes lernen, S. 41-81
Asemissen, H.U., Plessner, H. (1973): Die exzentrische Position des Menschen, in: *Speck, J.*, Grundprobleme der großen Philosophen. Philosophie der Gegenwart, Göttingen: Vandenhoeck & Ruprecht, S. 146-180.
Assmann, J. (1992): Das kulturelle Gedächtnis. Schrift, Erinnerung und politische Identität in frühen Hochkulturen. München: C.H. Beck.
Assmann, J. (2003): Tod und Jenseits im Alten Ägypten. München: C. H. Beck.
Astor, D. (2008): Lou Andreas-Salomé. Paris: Gallimard.
Azouvi, F. (1996): Maine de Biran, la science et l'homme, Paris: Vrin.
Babich, B. (2004): Habermas, Nietzsche, and Critical Theory. Nebraska: Humanity Books.
Babich, B. (2010a): Nietzsches Wissenschaftsphilosophie. Die Wissenschaft unter der Optik des Künstlers zu sehn, die Kunst aber unter der des Lebens. Übers. von *HaraldSeubert.* Bern: Peter Lang.
Babich, B. (2011): Nietzsche's Hermeneutic Phenomenology: Becoming What You Are or How the Scholar Learns to Dance. In: *Elodie Boubil* et al. (Hg.): Nietzsche and Phenomenology. Bloomington: Indiana University Press.
Bachmann, Y. (1974): Ein Workshop für Jugendliche. In: *Petzold* (1974b), 435-444.
Bachmann-Medick, D. (2010): Cultural Turns. Neuorientierungen in den Kulturwissenschaften. 4. Aufl. Reinbek: Rowohlt.
Bachtin, M. M. (1979): Die Ästhetik des Wortes. Hrsg. von *R. Grübel.* Frankfurt a.M.: Suhrkamp.
Bachtin, M.M. (1981): Dialogical imagination. Austin: University of Texas Press.
Bachtin, M.M. (1986a): Speech Genres and Other Late Essays. Übers. *Vern W. McGee*, Hrsg. *Caryl Emerson* and *Michael Holquist.* Austin: Univ. of Texas Press.
Bachtin, M.M. (1986b): Toward a Methodology for the Human Science. In: *Bakhtin* (1986a), S. 60-102.
Bachtin, M. M. (2008): Chronotopos. Frankfurt a. Main: Suhrkamp.
Baddeley, A.D. (1999): Essentials of Human Memory, Hove, London: Psychology Press.
Bäcker, S. (2012): Das Mehrebenenmodell und die Metahermeneutische Triplexreflektion der Integrativen Supervision – erläutert an einem exemplarischen Supervisionsprozess. Supervision: Theorie – Praxis – Forschung, 07/2012 http://www.fpi-publikation.de/supervision/index.php
Baer, U., Fricke-Baer, G. (2001): Leibbewegungen, Neukirchen-Vluyn: Affenkönig Verlag.
Baer, U., Fricke-Baer, G. (2008): Vom Sich-fremd-Sein zum In-sich-Wohnen, Weinheim: Beltz Verlag.
Baertschi, B. (2000): Les rapports de l'âme et du corps (Descartes, Diderot et Maine de Biran. Paris: Vrin.
Bales, K. (2001: Die neue Sklaverei. München: Kunstmann.
Bales, K. (2005): Understanding Global Slavery Today. A Reader, San Diego: University of California Press.
Bálint, B.(2007): Karl Mannheim, Hamburg: Reinhold Krämer.

Baltes, P.B., Reese, H.W., Lipsitt, L.P. (1980): Life-span developmental psychology. Annual Review of Psychology, 31, 65-110.

Barnow, S., Plock, K., Spitzer, C., Hamann, N., Freyberger, H.-J. (2005): Trauma, Temperaments- und Charaktermerkmale bei Patienten mit Borderline-Persönlichkeitsstörung und komplexer posttraumatischer Belastungsstörung. *Verhaltenstherapie* 15,148-156.

Baron, G. (1965): Marcel Jousse, introduction à sa vie et à son œuvre. Paris: Casterman.

Barthes, R. (2000): „Der Tod des Autors", in: *Fotis Jannidis, Gerhard Lauer, Matias Martinez, Simone Winko* (Hrsg.): Texte zur Theorie der Autorschaft, Stuttgart: Reclam, S. 185-193.

Baum, H. (2000): Anthropologie für soziale Berufe. Opladen: Leske + Budrich.

Baumgartner, E. (1985): Intentionalität: Begriffsgeschichte und Begriffsanwendung in der Psychologie, Würzburg: Königshausen & Neumann.

Baumann, A. (2003): Begegnung der Völker? Der Elysée-Vertrag und die Bundesrepublik Deutschland. Deutsch-französische Kulturpolitik von 1963 bis 1969. Frankfurt: Lang.

Baumann, K., Linden, M. (2008): Weisheitskompetenzen und Weisheitstherapie. Lengerich: Pabst.

Baumann, P. (2006): Erkenntnistheorie. 2. Aufl. Stuttgart, Weimar: Metzler.

Bear, M.F., Connors, B.W., Paradiso, M.A. (2006): Neuroscience. Philadelphia: Lippincott Williams & Wilkins.

Beauchamp, T. L.., Childress, J. F (1994): Principles of Biomedical Ethics. New York: Oxford University Press.

Beck, A. T. (1993): Cognitive Therapie der Depression. Hrsg. *Martin Hautzinger*. 3. Auflage. Weinheim: Beltz.

Beckermann, A. (2001): Analytische Einführung in die Philosophie des Geistes. 2. Auflage. Berlin: De Gruyter.

Beckermann, A. (2008a): Gehirn, Ich, Freiheit: Neurowissenschaften und Menschenbild. Paderborn: Mentis.

Behrendt, B., Schaub.A. (2005): Handbuch Psychoedukation und Selbstmanagement. Verhaltenstherapeutische Ansätze für die klinische Praxis. Tübingen: DGVT-Verlag.

Bellebaum, A. (1994): Vom guten Leben. Glücksvorstellungen in Hochkulturen. Berlin: Akademie Verlag.

Bellebaum, A., Hettlage, R. (2010): Glück hat viele Gesichter. Annäherungen an eine gekonnte Lebensführung. Wiesbaden: VS Verlag.

Benoist, J. (2001): L'idée de phenomenology. Paris: Beauchesne.

Benoist, J. (2005): Les limites de l'intentionalité. Recherches phénomenologiques et analytiques. Paris: Vrin.

Berger, M., Falkai, P., Maier, W. (2012): Arbeitswelt und psychische Belastungen: Burn-out ist keine Krankheit. *Dtsch. Arzteblatt* 14, A 700–2.

Berger, P.L., Luckmann, T. (1970): Die gesellschaftliche Konstruktion der Wirklichkeit. Eine Theorie der Wissenssoziologie. Frankfurt: Fischer, 2. Aufl.1980.

Bermúdez, J.L., Marcel, A., Eilan, N.(1995): The body and the self, Cambridge: MIT Press.

Bernheim, H. (1891): Hypnotisme, suggestion, psychothérapie, études nouvelles. Paris: Doin; Neuausgabe, Paris: Fayard, 1995.

Berning, V. (1973): Das Wagnis der Treue, Gabriels Marcels Weg zu einer konkreten Philosophie des Schöpferischen, Freiburg/München: Alber.

Bernstein (Bernštejn), N.A. (1967): The co-ordination and regulation of movements. Oxford: Pergamon Press.

Bernstein, N.A. (1975): Bewegungsphysiologie von N.A. Bernstein (hg. *L. Pickenhain, G. Schnabel*). Leipzig: Johann Ambrosius Barth.

Bernstein, N. A. (1987): Bewegungsphysiologie. 2. Auflage Leipzig: Barth.

Bernstein, N. A. (1988): Biodynamik der Lokomotionen. Genese, Struktur, Veränderungen. In: *L. Pickenhain, G. Schnabel* (1988) (eds.): Bewegungsphysiologie von N.A. Bernstein. Leipzig: Johann Ambrosius Barth1. 2. Aufl. 21-66. (Original 1940).

Bernstein, N. A. (1990): Физиология движений и активность. Научное издание. Hrsg. *O. G. Gazenko, I.M.Feygenberg*. Moskau: Nauka.

Biales, W. (2011): Politischer Humanismus und Verspätete Nation. Helmuth Plessners Auseinandersetzung mit Deutschland und dem Nationalsozialismus. Göttingen: Vandenhoeck&Ruprecht.

Blakemore, S.-J., Frith, U. (2006): Wie wir lernen. Was die Hirnforschung darüber weiß. München: DVA Sachbuch.

Blume, A. (2003): Scham und Selbstbewußtsein. Zur Phänomenologie konkreter Subjektivität bei Hermann Schmitz, Freiburg/München: Alber.

Boadella, D. (1996): Wilhelm Reich. Pionier des neuen Denkens. Eine Biographie. Bern: Scherz.

Bock, H. M., Defrance, C., Krebs, G., Pfeil, U. (2008): Les jeunes dans les relations transnationales. L'Office franco-allemand pour la jeunesse 1963–2008, Paris: PSN.

Böckelmann, J., Meier, F. (2007): Die gouvernementale Maschine. Zur politischen Philosophie Giorgio Agambens. Münster: Unrast

Böhme, G. (1985): Anthropologie in pragmatischer Hinsicht. Darmstädter Vorlesungen, Frankfurt: Suhrkamp.

Bösel, B. (2010a): Nietzsche als Psychologe, I: Die Integration der Triebe und Affekte, in: *Petzold, Orth, Sieper* (2010) 69 – 88.

Bösel, B. (2010b): Nietzsche als Psychologe, II: Unterwegs zu einer Kultur der Hochgefühle, in: *Petzold, Orth, Sieper* (2010) 89 – 114.

Bösel, B. (2012a): Die therapeutische Kraft des Lachens – Michail Bachtins fröhliche Sprachphilosophie. *Integrative Therapie* 3 (in Vorber.).

Bösel, B. (2012b): Was heißt Integrität? Bei www. FPI-Publikationen.de/materialien.htm *POLYLOGE: Materialien aus der Europäischen Akademie für psychosoziale Gesundheit* - Jg. 2012.

Bohus, M. (2002): Borderline-Störung. Göttingen: Hogrefe-Verlag.

Bolhaar, R. Petzold, H.G. (2008): Leibtheorien und „Informierter Leib" – ein „komplexer Leibbegriff" und seine Bedeutung für die Integrative Supervision und Therapie. Bei www.FPI-Publikationen.de/materialien.htm - *POLYLOGE: Materialien aus der Europäischen Akademie für psychosoziale Gesundheit* 04/2008.

Bolten, J. (1985): Die Hermeneutische Spirale. Überlegungen zu einer integrativen Literaturtheorie. *Poetica* 17, 3-4, 355-371.

Bongaardt, R. (1996): Shifting Focus: The Bernstein Tradition in Movement Science. Amsterdam Druk 80.

BonJour, L. (1985): The Structure of Empirical Knowledge. Cambridge, MA. : Havard Univ. Press.

Borgart, E.-J. & Kemmler, L. (1988): Hausaufgaben. Durchführung im Rahmen von Problemlöse-Gruppentherapien (Münsteraner Schriften zur Psychologischen Diagnostik und Klinischen Psychologie Nr. 2). Münster: Universität, Psychologisches Institut I, Psychologische Diagnostik und Klinische Psychologie.

Borgart, E.-J. & Kemmler, L. (1989): Hausaufgaben in der Psychotherapie. *Psychologische Rundschau*, 40, 10—17.

Bourdieu, P. (1997): Das Elend der Welt. Zeugnisse und Diagnosen alltäglichen Leidens an der Gesellschaft. Konstanz : UVK.

Bourdieu, P. (1997a): Zur Genese der Begriffe Habitus und Feld. In: *Bourdieu*: Der Tote packt den Lebenden. Hamburg: VSA-Verlag.

Bourdieu, P. (1998): Gegenfeuer. Wortmeldungen im Dienste des Widerstandes gegen die neoliberale Invasion. Konstanz: UVK. Darin: Prekarität ist überall.

Bourdieu, P. (2003): Interventionen. Hamburg: VSA.

Boschker, M.S.C. (2001): Action-Based Imagery, On the Nature of Mentally Imagined Motor Actions, Enschede/Amsterdam: PrintPartners Iskamp.

Bowe, N. (2006): Von der Entwicklung überholt oder notwendige Strukturbildner der Psychotherapie? *BVVP Magazin* 1, 6-8.

Bradbury, J. (2003): Human Epigenome Project—Up and Running. *PLoS Biol.* Vol. 1, S. e82.

Brandtstädter, J., Lindenberger, U. (Hrsg.) (2007): Entwicklungspsychologie der Lebensspanne: Ein Lehrbuch. Stuttgart: Kohlhammer.

Bredenkamp, J. (1999): Lernen, Erinnern, Vergessen. München: Beck.

Braun, H.-J. (2004): Ludwig Feuerbach und die Fortsetzung der Aufklärung. Zürich: Pano Verlag.

Braus, D. F. (2004): EinBlick ins Gehirn: Bildgebung in der modernen Psychiatrie. Stuttgart: Thieme.

Bremmer, J., Roodenburg, H. (1994): A Cultural History of Gesture. From Antiquity to the Present Day. Cambridge: Polity Press.

Brentano, F. C. (1974): Psychologie vom empirischen Standpunkt. Leipzig: Duncker & Humblot.

Bronisch, T., Bohus, M., Dose, M. Reddemann, L., Unckel, C. (2005): Krisenintervention bei Persönlichkeitsstörungen. Stuttgart: Klett Cotta.

Brooks, R. A. (1999): Cambrian Intelligence: The Early History of the New AI. Cambridge MA: The MIT Press.

Brune, M., Ribbert, H., Schiefenhovel, W. (2003): The social brain: evolution and pathology. Hoboken, NJ: Wiley & Sons.

Bühler, C., Allen, M. (1972): Introduction to humanistic psychology. Monterey CA: Brooks/Cole Pub.

Bugental, J.F.T. (1964): "The Third Force in Psychology". *Journal of Humanistic Psychology* 1, 19–25.

Bugental, J.F.T. (1967): Challenges of humanistic psychology. New York, NY: McGraw- Hill.

Bunge, M. (1980): The Mind-Body Problem. Oxford: Pergamon.

Bunge, M., Mahner, M. (2004): Über die Natur der Dinge. Materialismus und Wissenschaft. Stuttgart: S. Hirzel.

Bultmann, A. (1997): Auf der Abschußliste – Wie kritische Wissenschaftler mundtot gemacht werden sollen. München: Knaur-Verlag.

Buytendijk, F.J.J. (1929): Sportärztliche Untersuchungen bei den IX. Olympischen Spielen. Berlin: Springer.

Buytendijk, F.J.J. (1930): Traité de psychologie animale, Paris: P.U.F.

Buytendijk, F.J.J. (1933): Wesen und Sinn des Spiels. Das Spielen des Menschen und der Tiere als Erscheinungsform der Lebenstriebe. Berlin: Wolff.

Buytendijk, F.J.J. (1951): Zur Phänomenologie der Begegnung, *Eranos-Jahrbuch* 19, 431-486.

Buytendijk, F.J.J. (1953): Das Fussballspiel. Würzburg: Werkbund-Verlag.

Buytendijk, F. J.J. (1956): Allgemeine Theorie der menschlichen Haltung und Bewegung. Heidelberg: Springer.

Buytendijk, F.J.J. (1958): Mensch und Tier. Ein Beitrag zur vergleichenden Psychologie. Reinbek: Rowohlt.

Buytendijk, F. J.J. (1963): Über die menschliche Bewegung als Einheit von Natur und Geist. Schorndorf bei Stuttgart: K. Hofmann.

Buytendijk, F.J.J. (1967): Prolegomena einer anthropologischen Physiologie [1965]. Salzburg: Otto Müller Verlag.

Buytendijk, F.J.J. (1980): Aandenken – Bezinning over de Levensloop. Baarn: Ambo.

Buytendijk, F. J.J., Plessner, H. (1935): Die physiologische Erklärung des Verhaltens. Eine Kritik an der Theorie Pawlows. *Acta Biotheoretica*, Series A, Vol. 1, Pars III, Leiden, S. 151- 171.

Buzzell L., Chalquist, C. (2009): Healing with Nature In Mind. San Francisco: Sierra Club/Counterpoint.

Cacioppo, J. T., Berntson, G. G. (2009): Handbook of Neuroscience for the Behavioral Science. New York: John Wiley and Sons.

Capelle, W. (1968): Die Vorsokratiker. Stuttgart: Kröner.

Caspar, F.M., Grawe, K. (1989) Weg vom Methoden-Monismus in der Psychotherapie, *Bulletin der Schweizer Psychologen* 3, 6-19.

Casper, B. (2009): Angesichts des Anderen. Emmanuel Levinas – Elemente seines Denkens. Paderborn: Schöningh

Cassirer, E. (1925a): Philosophie der symbolischen Formen. Erster Teil: Die Sprache. GW 2. Hamburg: Meiner 2003.

Cassirer, E. (1927): Das Symbolproblem im System der Philosophie. GW 17. Hamburg: Meiner 2004.

Charcot, J.-M. (1897): La foi qui guérit, Paris: Félix Alcan.

Cho, H. J., Hotopf, M., Wessely, S. (2005): The placebo response in the treatment of chronic fatigue syndrome: A systematic review and meta-analysis. *Psychosomatic Medicine* 2, 301–13.

Chudy, M., Petzold, H. G. (2011): „Komplexes Lernen" und Supervision – Integrative Perspektiven.: www.FPI-Publikationen.de/materialien.htm *Supervision: Theorie – Praxis – Forschung. Eine interdisziplinäre Internet-Zeitschrift* – 3/2011.

Clark, A. (1997): Being There: Putting Brain, Body and World Together Again. Cambridge MA: The MIT Press.

Clark, A. (2008): Supersizing the Mind: Embodiment, Action, and Cognitive Extension. New York, New York: Oxford University Press.

Clayton, P. (2008): Emergenz und Bewusstsein. Evolutionärer Prozess und die Grenzen des Naturalismus. Göttingen: Vandenhoeck & Ruprecht.

Conway, M.A. (1990): Autobiographical memory. An introduction. Philadelphia: Open University Press.

Cooper Dendy, W. (1853): Psychē; a discourse on the birth and pilgrimage of thought, London: Longmans, Bronws, Green.

Corcuff, P. (2001): Usages sociologiques de ressources phénoménologiques: un programme au carrefour de la sociologie et de la philosophie. In: *J. Benoist, B. Karsenti* (hrsg.): Phénoménologie et sociologie, Paris: PUF.

Cremer, C. (2008): Vom Menschen zum Kristall: Konzepte der Lebenswissenschaften von 1800-2000, Wiesbaden: Hilbinger Verlagsgesellschaft.

Cremonini, A. (2012): Sigmund Freud – der gelebte vs. der phantasmatische Leib, in: *Alloa* et al. (2012) 178 -192.

Cuevas K., Rovee-Collier, C., Learmonth A.E. (2006): Infants form associations between memory representations of stimuli that are absent. *Psychol. Sci.* 6, 543-549.

Damasio, A. R. (1999): The feeling of what happens: Body and emotion in the making of consciousness. London: Vintage; dtsch. (2000). Ich fühle, also bin ich. Die Entschlüsselung des Bewusstseins. München: List.

D'Amelio R., Retz W., Philipsen A., Rösler M. (2008): Psychoedukation und Coaching ADHS im Erwachsenenalter. Manual zur Leitung von Patienten- und Angehörigengruppen. München: Elsevier.

Danzer, G. (2003): Merleau-Ponty - Ein Philosoph auf der Suche nach Sinn, Berlin: Kulturverlag Kadmos.

Danzer, G. (2006): Vom Konkreten zum Abstrakten - Leben und Werk Kurt Goldsteins. Frankfurt: VAS.

Dastur, F. (1994): Dire le temps. Esquisse d'une chronologie phénoménologique, Fougères: Encre Marine.

Dastur, F. (1994): La Mort. Essai sur la finitude, Paris: Hatier.

Dastur, F. (2001): Chair et langage. Essais sur Merleau-Ponty, Fougères: Encre Marine.

Dauber, H. (2003): Gindlertradition und Gestaltpädagogik. Integrative Bewegungstherapie 1, 1–44; http://www.dgib.net/?x=zeitschrift&y=online-archiv#a2003

Dauk, E. (1989): Denken als Ethos und Methode. Foucault lesen, Berlin: Reimer.

David, M. (1994): Correspondence and Disquotation: An Essay on the Nature of Truth, Oxford: Oxford University Press.

David, M. (2004a): Theories of Truth, in: *I. Niiniluoto, M. Sintonen, J. Wolenski* (Hrsg.): Handbook of Epistemology, Dordrecht: Kluwer Academic Publishers, 331-414.

David, M. (2004b): Don't Forget About the Correspondence Theory of Truth, in: *F. Jackson, G. Priest* (Hrsg.): Lewisian Themes: The Philosophy of David K. Lewis, Oxford: Clarendon Press, 43-48.

David, M. (2009): Truth-Making and Correspondence. In: *E. J. Lowe, A. Rami,* (Hrsg.): Truth and Truth-Making. Montreal: McGill-Queen's University Press, S. 137-57.

Davidson, D. (1969): True to the Facts. *The Journal of Philosophy*, 66, 748-64.

Davidson, D. (1977): Reality Without Reference. *Dialectica*, 31, 247-53.

Decety, J. (2007): A social cognitive neuroscience model of human empathy. In: *Harmon-Jones, Winkielman* (2007), 246-270.

Decety, J., Ickes, W. (2009): The social neuroscience of empathy. Cambridge MA: MIT.

Defrancisco, B.S., Rovee-Collier, C. (2008): The specificity of priming effects over the first year of life. *Dev. Psychobiol.* 5,486-501.

De Haan, M., Gunnar, M.R. (2009): Handbook of developmental social neuroscience. New York: Guilford Press.

Decker, K. (2011): Lou Andreas-Salomé. Der bittersüße Funke Ich.3. Aufl. Berlin: Propyläen-Verlag.

Deleuze, G. (1991): Nietzsche und die Philosophie. Hamburg: Europäische Verlagsanstalt.

Dennett, D. (1993): Quining Qualia. In: *A. J. Marcel, Bisach*: Consciousness in Contemporary Science. Oxford: Clarendon Press, S. 42–77.

Depraz, N. (1995): Transcendance et incarnation, le statut de l'intersubjectivite comme alterite a soi. Paris: Vrin.

Depraz, N. (2001): Lucidite du corps. De l'empirisme transcendantal en phenomenology. Dordrecht: Kluwer.

Derrida, J. (1979): L'écriture et la difference. Paris. Seuil.

Derrida, J. (1986): Positionen. Graz: Böhlau.

Derrida, J. (2000): Politik der Freundschaft, Frankfurt

Derrida, J. (2002): Vergessen wir nicht - die Psychoanalyse! Frankfurt: Suhrkamp.

Diels, H., Kranz, W. (1961): Die Fragmente der Vorsokratiker, 3 Bde., Berlin: de Gruyter.

Dilthey, W. (1894): Ideen über eine beschreibende und zergliedernde Psychologie. Sitzungsbericht der Kgl. Preuß. Akad d Wiss., XXIX, 2. Hbd. (Dilthey, Schriften VII).

Döring-Seipel, E. (1996): Stimmung und Körperhaltung. Eine experimentelle Studie. Weinheim: Beltz.

Doubrawa, E., Staemmler, F.M. (1999): Heilende Beziehung. Dialogische Gestalttherapie. Wuppertal Eberwein: Peter Hammer Verlag.

Dretske, F. (1997): Naturalizing the Mind. Cambridge Mass: MIT Press.

Dulz, B., Herpertz, B.C., Kernberg, O. F., Sachsse, U. (2011): Handbuch der Borderline-Störungen. Stuttgart: Schattauer Verlag.

Dufour-Kowalska, G. (1980): Michel Henry, un philosophe de la vie et de la praxis, 2. Aufl. 2000, Paris: Vrin.

Dunant, H. (1862): Eine Erinnerung an Solferino. Deutsche Version. Bern: Schweizerisches Rotes Kreuz 1959.

Dunant, H. (1971): Mémoires. hrsg. von *B. Gagnebin*: Lausanne: Institut-Henry Dunant und Éditions L'Age d'Homme.

Dürckheim, K. v. (1964): Der Alltag als Übung. Bern: Huber.

Dürckheim, K. Graf von, (1974): Vom Leib der man ist in pragmatischer und initiatischer Sicht, in: *Petzold, H.G.* (1974j): Psychotherapie und Körperdynamik, 3. Aufl. 1979, Paderborn: Junfermann, S. 11-27.

Eagle, M. N.(1988): Neue Entwicklungen in der Psychoanalyse. München: Verl. Internationale . Psychoanalyse.

Eagleman, D. (2011): Inkognito. Das geheime Eigenleben unseres Gehirns. Frankfurt: Campus.

Eberwein, W. (2009): Humanistische Psychotherapie. Quellen, Theorien und Techniken. Stuttgart: Thieme.

Eberwein, W. (2012): „Das Humanistische Menschenbild". Kongressankündigung, 12./13. Oktober 2012 „Humanistische Psychotherapie - Einheit und Vielfalt", Urania Berlin.

Edelman, G.M. (1987): Neural Darwinism. The Theory of Neuronal Group Selection. New York: Basic Books.

Edelman, G.M. (1992): Bright air, brilliant fire. On the matter of mind. New York: Basic Books; dtsch: Unser Gehirn: ein dynamisches System. München: Piper 1993.

Edelman, G.M. (1993): Neural Darwinism: The Theory of Neuronal Group Selection. *Neuron* 10, 115-125.

Edelman, G.M. (2004): Wider than the Sky: The Phenomenal Gift of Consciousness. Yale University Press.

Edelman, G.M. (2004): Das Licht des Geistes. Düsseldorf, Zürich: Walter.

Edelman, G.M., Tononi, G. (2001a): Consciousness. Harmondsworth: Penguin Books.

Edelman, G.M., Tononi, G. (2001b): A Universe of Consciousness: How Matter becomes Imagination. London: Basic Books.

Egger, J. (2007): Theorie der Körper-Seele-Einheit: das erweiterte biopsychosoziale Krankheitsmodell – zu einem wissenschaftlich begründeten ganzheitlichen Verständnis von Krankheit. Integrative Therapie 4, 497-520.

Egger, A., et al. (2006): Gesundheitliche Auswirkungen von Arbeitslosigkeit. *Arbeitsmed. Sozialmed. Umweltmed.* 1, 16-20.

Ehrenfried, L. (1956): De l'éducation du corps à l'équilibre de l'esprit. Paris: Aubier: Nachdruck 1997.

Ehrenfried, L. (1957): Körperliche Erziehung zum seelischen Gleichgewicht. Somato–Therapie, ein vergessener Heilfaktor. Westliche Berliner Verlagsgesellschaft Heenemann, Berlin 1957, 2., überarbeitete und erweiterte Auflage 1967, unveränderte Neuauflage 1986 unter dem Titel: Atmen, Bewegen, Erkennen, Goralewski-Gesellschaft Berlin: Bücherkabinett.

Ehrhardt, J., Petzold, H.G. (2011): Wenn Supervisionen schaden – explorative Untersuchungen im Dunkelfeld „riskanter Supervision". *Integrative Therapie* 1-2, 137-192.

Eigen, M., Schuster, P. (1979): The Hypercycle. A Principle of Natural Self-Organization. Berlin: Springer.

Ekman, P. (1988): Gesichtsausdruck und Gefühl, Hrsg. *H. Petzold.* Paderborn: Junfermann.

Ekman, P. (2003): Emotions Revealed: Recognizing Faces and Feelings to Improve Communication and Emotional Life. New York: Times Books.

Elias, N. (1969): Über den Prozeß der Zivilisation [1939]. 2 Bde. Frankfurt: Suhrkamp.

Elias, N. (1984): Über die Zeit, Frankfurt: Suhrkamp.

Elias, N., Dunning, E. (1983): Sport im Zivilisationsprozeß, Münster: Lit-Verlag.

Ellis, A., David, D., Lynn, S. (2009): Rational and Irrational Beliefs: Research, Theory, and Clinical Practice:. Oxford: Oxford University Press.

Ekmann, P., Rosenberg, E. L (1998): What the Face Reveals. New York: Oxford University Press.

Engel, G.L. (1976): Psychisches Verhalten in Gesundheit und Krankheit. Bern: Huber.

Engel, G.L. (1977): The need for a new medical model: A challenge for biomedicine. *Science* 196, 129-136.
Epstein, S. (1979): Entwurf einer integrativen Persönlichkeitstheorie. In: *Filipp* (1979), 15-46.
Ernst, H. (2003): Gutes Leben. Der ehrliche Weg zum Glück. München: Ullstein.
Esterbauer, R. (1999): Das Bild als Antlitz. Zur Gotteserfahrung in der Kunst beim späten Lévinas. In: *Josef Wohlmuth* (Hg.): Emmanuel Lévinas – eine Herausforderung für die christliche Theologie. 2. Aufl. Paderborn: Schöningh, S. 13–23.
Eßbach, W. (1998): Die exzentrische Position des Menschen. In: *Freiburger Universitätsblätter. Anthropologie als Natur- und Kunstgeschichte des Menschen.* 139, 143-151.
Ey, H. (1938): Des idées de Jackson à un modèle organo-dynamique en psychiatrie, Paris: Doin; L'Harmattan 2000.
Ey, H. (1960): Manuel de psychiatrie. Paris Masson; 7. Aufl. 2010, Elsevier Masson.
Fallend, K., Nitzschke, B. (2002): Vorwort zu: Der „Fall" Wilhelm Reich. Beiträge zum Verhältnis von Psychoanalyse und Politik. Überarbeitete und mit einem aktuellen Vorwort versehene Neuauflage. Giessen: Psychosozial-Verlag.
Fehm, L., Helbig, S. (2008): Hausaufgaben in der Psychotherapie: Strategien und Materialien für die Praxis. Göttingen: Hogrefe.
Feigenberg, I.M., Latash, L.P. (1996): N.A. Bernstein: The reformer of neuroscience. In: *M.L. Latash, M.T. Turvey* (Hrsg.): Dexterity and its development. Mahwah, NJ: Erlbaum., S. 247-275.
Felde, E., Novotny, U. S. (2004): Schmerzkrankheit Fibromyalgie. Stuttgart: Trias.
Ferenczi, S. (1912): Zur Begriffsbestimmung der Introjektion. In: idem, Schriften zur Psychoanalyse, Bd. I, Frankfurt a. M.: Fischer 1970, *S.* 100f. Im Netz: http://www.textlog.de/8899.html
Ferenczi, S. (1919): Hysterische Materialisationsphänomene, in: Schriften II (1972) 11-24.
Ferenczi, S. (1919b): Technische Schwierigkeiten einer Hysterieanalyse, in: Bausteine III (1964) 129-147.
Ferenczi, S. (1927/28): Die Elastizität der psychoanalytischen Technik, Bausteine III (1964), 380-398.
Ferenczi, S. (1931): Kinderanalysen mit Erwachsenen, in: idem (1964): Bausteine der Psychoanalyse, 4 Bde., Bern: Huber, Bd. III (1964) 490-510.
Ferenczi, S. (1932): Sprachverwirrungen zwischen den Erwachsenen und dem Kinde, in: Schriften II (1972) 303-316.
Ferenczi, S. (1932/1988): Journal clinique. Paris: Payot 1985; dtsch. Ohne Sympathie keine Heilung. Das klinische Tagebuch von 1932, Frankfurt: S. Fischer, 1988.
Ferenczi, S. (1964): Bausteine der Psychoanalyse, 4 Bde., Bern: Huber.
Ferenczi, S. (1972): Schriften zur Psychoanalyse (Hrsg. *M. Balint*) Frankfurt: Fischer.
Feyerabend, P. (1976): Wider den Methodenzwang. Skizze einer anarchistischen Erkenntnistheorie. Frankfurt: Suhrkamp, 2. Aufl. 1977
Figal, G. (2009): Verstehensfragen. Studien zur phänomenologisch-hermeneutischen Philosophie. Tübingen: Mohr Siebeck.
Filipp, S.H. (1979): Selbstkonzeptforschung. Stuttgart: Klett.
Filipp, S.H. (1981): Kritische Lebensereignisse. München: Urban & Schwarzenberg, erw. Aufl. 1990.
Firth, R. (1964): Coherence, Certainty, and Epistemic Priority. *The Journal of Philosophy* 61, 545 – 557.
Fischer, G. (2007): Psychotherapie als geisteswissenschaftliche Disziplin. Kröning: Asanger Verlag (Heft 4 ZPPM).
Fischer, J. (2009): Zur Evolution der menschlichen Sprache - ein Vergleich der Kommunikation von Mensch und Tier. *Naturwissenschaftliche Rundschau* 8, 397 – 405.
Flammer, A. (1990): Erfahrung der eigenen Wirksamkeit. Einführung in die Psychologie der Kontrollmeinung. Bern: Huber.
Flammer, A. (2010): Der Beitrag der Entwicklungspsychologie zur Psychotherapie. *Integrative Therapie* 3, 145 -160.
Fonagy, P., Gergely, G., Jurist, E.L., Target, M. (2004): Affektregulierung, Mentalisierung und die Entwicklung des Selbst. Stuttgart: Klett-Cotta.
Förstl, H., Hautzinger, M., Roth, G. (2006): Neurobiologie psychischer Störungen. Stuttgart: Schattauer.
Forest, I. de (1954): Leaven of Love. Psychoanalysis examined and re-examined. New York: Harper & Brothers; repr. (1984): Cambridge, Ma: Da Capo Press.
Foucault, M. (1974): Die Ordnung des Diskurses. München: Hanser.
Foucault, M. (1974): „Vorrede zur Überschreitung" [1963]. In: Von der Subversion des Wissens. Hg. u.

übers. v. *Walter Seitter*. München: Hanser. Auch in idem: Dits et Ecrits. Schriften I. Frankfurt a. M.: Suhrkamp Verlag, 320-342.

Foucault, M. (1976): Mikrophysik der Macht. Über Strafjustiz, Psychiatrie und Medizin. Berlin: Merve.

Foucault, M. (1977/1975): Überwachen und Strafen. Frankfurt: Suhrkamp; orig. (1975): Surveiller et punir. Naissance de la prison, Paris: Gallimard.

Foucault, M.(1977): Der Wille zum Wissen. Sexualität und Wahrheit. 1. Aufl.: Frankfurt: Suhrkamp.

Foucault, M. (1978): Die Subversion des Wissens. Frankfurt: Ullstein.

Foucault, M.(1993): Der Gebrauch der Lüste. Sexualität und Wahrheit 2. 3. Aufl.: Frankfurt: Suhrkamp.

Foucault, M. (1994): Das Subjekt und die Macht, in: *Dreyfus, H. L., Rabinow, P.*: Jenseits von Strukturalismus und Hermeneutik, Beltz-Athenäum: Weinheim 1994^2, S. 243-264.

Foucault, M. (1996): Diskurs und Wahrheit. Die Berkeley Vorlesungen, Berlin: Merve.

Foucault, M. (1998): Foucault, ausgewählt und vorgestellt von *Mazumdar, P.* München: Diederichs.

Foucault, M. (2004): Naissance de la biopolitique. Cours au collège de France (1978-1979), Hautes Etudes, Paris: Gallimard Seuil.

Foucault, M. (2004a): Hermeneutik des Subjekts. Vorlesung am College de France (1981/82). Frankfurt: Suhrkamp.

Foucault, M. (2005): Analytik der Macht. Frankfurt: Suhrkamp.

Foucault, M. (2007): Ästhetik der Existenz. Frankfurt: Suhrkamp.

Foucault, M. (2009): Die Regierung des Selbst und der anderen. Frankfurt: Suhrkamp.

Foucault, M. (2010): Der Mut zur Wahrheit. Die Regierung des Selbst und der anderen II. Frankfurt: Suhrkamp.

Fournier, J. C., DeRubeis R. J., Hollon S. D. et al. (2010): Antidepressant Drug Effects and Depression Severity: A Patient-Level Meta-analysis. *Journal of the American Medical Association* 1, 47–53.

Freeman, W.J. (1995): Societies of Brains. Mahwah NJ: Lawrence Erlbaum Associates.

Freeman, W.J. (1999): How Brains Make Up Their Minds. London: Weidenfeld and Nicolson.

Freitas-Magalhäes, A. (2009): The Ekman Code or in Praise of the Science of the Human Face. In *A. Freitas-Magalhäes* (Ed.), Emotional Expression: The Brain and The Face. Porto: University Fernando Pessoa Press, Vol. 1, ix-xvii.

Freitas-Magalhäes, A. (2010): Emotion and Expression: The Brain and the Face. Porto: edições Universidade Fernando Pessoa.

French, T. (1964): Franz Alexander (1891–1964), *Behavioral science* 2, 98–100.

Freudenberger, H.J. (1980): Das Erschöpfungssyndrom von Mitarbeitern in alternativen Einrichtungen. In: *Petzold, Vormann* (1980), 88-104.

Friederici, A.D., Steinhauer, K., Frisch, S. (1999): Lexical integration: Sequential effects of syntactic and semantic information. *Memory & Cognition* 3, 438-453.

Fröschen, S. (1999): Die Krankheit im Leben und Werk Guy de Maupassants. Die Bedeutung seiner Syphilis-Erkrankung für seine Dichtungen. Aachen: Mainz.

Fuchs, T. (2007): Das Gehirn - ein Beziehungsorgan. Eine phänomenologisch-ökologische Konzeption. Kohlhammer.

Fuchs, T. (2008): Leib und Lebenswelt. Neue philosophisch-psychiatrische Essays. Die Graue Edition, Kusterdingen.

Fuchs, T., Vogeley, K., Heinze, M. (2007): Subjektivität und Gehirn. Berlin: Parodos.

Fuhr, R., Srekovic, M., Gremmler-Fuhr, M. (1999): Handbuch der Gestalttherapie. Göttingen: Hogrefe.

Gaad, C. van der, Minderaa, R.B., Keysers, C. (2007): Facial expressions: What the mirror neuron system can and cannot tell us. *Social Neuroscience*, 3-4, 179-222.

Gallagher, S. (2005): How the Body Shapes the Mind. New York: Oxford University Press.

Gallese, V. (2005): Embodied simulation: from neurons to phenomenal experience. *Phenomenology and the Cognitive Sciences*, 4, 23-48.

Gallese ,V. (2007): Before and below 'theory of mind': embodied simulation and the neural correlates of social cognition. *Philosophical Transaction. Royal Society B Biological Sciences*, 362, 659-669.

Gallese, V. (2008): Mirror neurons and the social nature of language: The neural exploitation hypothesis. *Social Neuroscience*, 3, 317-333.

Gallese, V., Goldman, A. (1998): Mirror neurons and the simulation theory of mind-reading. *Trends in Cognitive Science*, 12, 493-501.
Ganten, D., Volker, G. et al. (2008): Was ist der Mensch? Berlin: de Gruyter.
Gardell, M. (2003): Gods of the Blood: The Pagan Revival and White Separatism. Durham: Duke University Press.
Garfield, S.L. (1973): Basic ingredients or common factors in psychotherapy? *J. Consult. & Clinical. Psychol.* 41, 9-12.
Garfield, S.L. (1992): Eclectic Psychotherapy: A common factors approach, in: *Norcross, Goldfried* (1992) 162-195.
Gasser, R. (1997): Nietzsche und Freud. Berlin: de Gruyter.
Gaynesford, M. de (2006): Hilary Putnam. Acumen: McGill-Queens University Press.
Gebhardt, M., Petzold, H.G. (2005): Die Konzepte «Transversalität" und "Mehrperspektivität" und ihre Bedeutung für die Integrative Supervision und das Integrative Coaching. Bei www. FPI-Publikationen.de/ materialien.htm - *SUPERVISION: Theorie – Praxis – Forschung. Eine interdisziplinäre Internet-Zeitschrift* - 4/2005.
Geck, K.A. (1974): Die Heidelberger Free Clinic. In: *Petzold* (1974b), 344-362.
Gehring, P. (2006): Was ist Biomacht? Vom zweifelhaften Mehrwert des Lebens, Frankfurt: Campus-Verlag.
Geißler P., Heisterkamp G. (2007): Psychoanalyse der Lebensbewegungen. Zum körperlichen Geschehen in der psychoanalytischen Therapie – ein Lehrbuch. Wien: Springer.
Gély, R. (2007): Rôles, action sociale et vie subjective. Recherches à partir de la phénoménologie de Michel Henry, Frankfurt: Peter Lang.
Genette, G. (1993): Palimpseste. Die Literatur auf zweiter Stufe. Frankfurt: Suhrkamp.
Gergen, K. J. (1991): The saturated self. Dilemmas of identity in contemporary life. New York: Basic Books.
Gergen, K. J., Gergen, M. M. (1988): Narrative and the self as relationship. In: *L. Berkowitz* (Hrsg.): Addvances in experimental social psychology. New York: Academic Press, S. 17-56.
Gerhardt, V. (2000): "Die 'grosse Vernunft' des Leibes. Ein Versuch über Zarathustras vierte Rede", in: ders. (Hg.); Friedrich Nietzsche. Also sprach Zarathustra, (Klassiker Auslegen Bd. 14) Berlin: Akademie Verlag, S. 123-164.
Geuter, U. (2004): Körperpsychotherapie und Erfahrung – Zur Geschichte, wissenschaftlichen Fundierung und Anerkennung einer psychotherapeutischen Methode. *Report Psychologie* 2, 98-11.
Gibson, J.J. (1966): The Senses Considered as Perceptual Systems. Boston: Houghton Mifflin.
Gibson, J.J. (1977): The Theory of Affordances. In: *R. Shaw, J. Bransford* (Hrsg.): Perceiving, Acting, and Knowing: Toward an Ecological Psychology. Hillsdale, NJ: Lawrence Erlbaum. S. 67-82.
Gibson, J.J. (1979): The Ecological Approach to Visual Perception. Boston: Houghton Mifflin.
Gill, Ch. (1966): Personality in Greek Epic, Tragedy, and Philosophy: The Self in Dialogue. Oxford: Clarendon Press.
Goldstein, J. (1999): Emergence as a Construct: History and Issues, Emergence. *Complexity and Organization* 1: 49-72.
Golomb, J., Santaniello, W. Lehrer, R. (1999): Nietzsche and Depth Psychology. New York: SUNY.
Gombrich, E. (2006): Aby Warburg. Eine intellektuelle Biographie. Hamburg: Philo & Philo Fine Arts.
Gondeck, H.-D., Tengelyi, L. (2011): Neue Phänomenologie in Frankreich. Berlin: Suhrkamp.
Goodman, N. (1978): Ways of Worldmaking. Indianapolis: Hacket; dtsch. (1984): Weisen der Welterzeugung. Frankfurt: Suhrkamp.
Goodrick-Clarke, N. (2003): Black Sun: Aryan Cults, Esoteric Nazism and the Politics of Identity. New York: New York University Press.
Gordijn, C.C.F. (1958). Bewegingsonderwijs in het onderwijs- en opvoedingstotaal. Kampen: Kok.
Gordijn, C.C.F. (o. J): Verzameld werk C.C.F. Gordijn – Deel III: Bewegend er-zijn (1975-1984). Hrsg. *P. Heij , L.D. van der Vlies*. Nijverdal: Publicatiefonds 't Web, netwerk rondom bewegen.
Gordon, Th. (1974): Familienkonferenz. Reinbek: Rowohlt.
Gorsen, P. (1994): Zur Problematik der Archetypen in der Kunstgeschichte.Carl Gustav Jung und Aby Warburg. *Kunstforum international.* 127, 238–249.
Gouzoulis-Mayfrank, E. (2003): Komorbidität Psychose und Sucht. Von den Grundlagen zur Praxis. Darmstadt:Steinkopff-Verlag.

Gouzoulis-Mayfrank, E. (2008): Komorbidität Sucht und andere psychische Störungen – Grundlagen und evidenzbasierte Therapie. *Fortschr. Neurol. Psychiatrie* 5, 263-267.
Granzow, S. (1994): Das autobiographische Gedächtnis. Kognitionspsychologische und psychoanalytische Perspektiven. Berlin, München: Quintessenz.
Graumann, C.F. (1985): Phänomenologische Analytik und experimentelle Methodik in der Psychologie – das Problem der Vermittlung. In: *Braun, K.-H., Holzkamp, K.* (Hg.): Subjektivität als Problem psychologischer Methodik. Frankfurt: Campus, 38-59.
Grawe, K. (1998): Psychologische Therapie. Göttingen: Hogrefe.
Grawe, K. (2004): Neuropsychotherapie. Göttingen/Bern/Toronto: Hogrefe Verlag.
Grawe, K. (2005a): Alle Psychotherapien haben ihre Grenzen. *Neue Zürcher Zeitung* 23.10. 2005, Nr. 43, 78.
Grawe, K. (2005b): (Wie) kann Psychotherapie durch empirische Validierung wirksamer werden? Psychotherapeutenjournal 1, S. 4-11.
Grawe, K., Donati, R., Bernauer, P. (1994): Psychotherapie im Wandel. Von der Konfession zur Profession, Göttingen: Hogrefe.
Grobe, T. G., Schwartz, F. J. (2003): Arbeitslosigkeit und Gesundheit, Berlin: Robert Koch-Institut.
Groen J. (1998): Frederik Buytendijk. Een octopus in de wetenschap. *De Volkskrant,* 1 april 1998
Grondin, J. (2001): Einführung in die philosophische Hermeneutik. 2. überarb. Darmstadt: WBG.
Grossmann, K., Grossmann, K. E. (2003): Bindung und menschliche Entwicklung. John Bowlby, Mary Ainsworth und die Grundlagen der Bindungstheorie. Stuttgart: Klett-Cotta.
Grossmann, K., Grossmann, K.E. (2009, 2nd revision): The impact of attachment to mother and father at an early age on children's psychosocial development through young adulthood. Rev. ed. In Tremblay, R.E., Barr, R.G., Peters, R.De.V. (eds) Encyclopedia on Early Childhood Development (online). Montreal, Quebec: Centre of Excellence for Early Childhood Development.http://www.child-encyclopedia.com/pages/PDF/GrossmannANGxp_rev.pdf.
Grossmann, K., Grossmann, K.E. (2012): Bindungen - Das Gefüge psychischer Sicherheit. Völlig überarbeitete Auflage (Attachment. The composition of psychological security). Stuttgart: Klett-Cotta.
Großheim, M. (1995): Leib und Gefühl. Beiträge zur Anthropologie, Berlin: Akademie Verlag.
Großheim, M., Waschkies, H.-J. (1993): Rehabilitierung des Subjektiven. Festschrift für Hermann Schmitz, Bonn: Bouvier.
Grünbaum, A. (2006): Is Sigmund Freud's psychoanalytic edifice relevant to the 21st century? *Psychoanalytic Psychology* 4, 257-284.
Grünbaum, A. (2009): Psychoanalyse – Wissenschaft, Weltanschauung, Religion. In: *Leitner, Petzold* S. 77-114.
Grund, O., Richter, K., Schwedland-Schulte, G., Petzold, H.G. (2005): Das Modell „komplexen Bewusstseins" der Integrativen Therapie. Beispiele der Anwendung in verschiedenen Tätigkeitsfeldern. Bei: www.FPI-Publikationen.de/materialien.htm - *POLYLOGE: Materialien aus der Europäischen Akademie für psychosoziale Gesundheit* - 14/2004 und in *Integrative Therapie* 3, 327-341. http://www.fpi-publikation.de/downloads/download-polyloge/download-14-2004-grund-o-richter-k-schwedland-schulte-g-petzold-h-g.html.
Grupe, G., Christiansen, K., Schöder, I., Wittwer-Backofen, U. (2003): Anthropologie. Ein einführendes Lehrbuch. Berlin: Springer.
Günzel, S. (2007): Maurice Merleau-Ponty. Werk und Wirkung. Eine Einführung. Wien: Turia + Kant.
Guérinel, R. (2004): Déchiffrer l'énigme Marcel Jousse (1886-1961) au regard de l'éclipse de Pierre Janet (1859-1947). http://mshe.univ-fcomte.fr/programmation/col04/documents/posters/MartinJuchat_Guerinel.pdf
Guérinel, R. (2007): Témoignages sur le vif de Marcel Jousse, auditeur et «fidèle disciple» de Pierre Janet. *Janetian Studies.* Numéro Spécial 2, 57-64.
Haack, S. (1993): Evidence and Inquiry: Towards Reconstruction in Epistemology. Oxford: Blackwell.
Haas-Spohn, U. (2003: Intentionalität zwischen Subjektivität und Weltbezug, Paderborn: mentis,
Habermas, J. (1968): Erkenntnis und Interesse. Frankfurt: Suhrkamp, mit neuem Nachwort 1973.
Habermas, J. (1968a): Nachwort, in: Friedrich Nietzsche: Erkenntnistheoretische Schriften, Frankfurt: Suhrkamp, S. 237–261,
Habermas, J. (1971): Vorbereitende Bemerkungen zu einer Theorie der kommunikativen Kompetenz.

In: *Habermas, J., Luhmann, E.* (1971): Theorie der Gesellschaft oder Sozialtechnologie? Was leistet die Systemforschung. Frankfurt a.M.: Suhrkamp.
Habermas, J. (1981): Theorie des kommunikativen Handelns, 2 Bde.,Frankfurt: Suhrkamp.
Habermas, J. (2003): Glauben und Wissen. Zeitdiagnosen. Frankfurt am Main: Suhrkamp.
Habermas, J. (2005): Zwischen Naturalismus und Religion. Frankfurt: Suhrkamp.
Haeckel, E. H. P. A. (1899): Die Welträtsel. Gemeinverständliche Studien über Monistische Philosophie. Bonn: E. Strauß.
Haensch, W., Krause, P., Becker, G. (2000): Der neue Armutsbericht der Hans-Böckler-Stiftung des DGB und des Paritätischen Wohlfahrtsverbandes. Reinbek: Rowohlt.
Haessig, H., Petzold, H.G. (2006): Hannah Arendt – Protagonistin einer „politischen Philosophie“, Referenzautorin für eine „politische Therapeutik“. *Psychologische Medizin* (Österreich) 1, 75-79.
Hallgren, A.-K., Olsson, A., Eggimann-Jonsson, C. (1994): Flickenteppiche. 70 Anleitungen zum Weben. Bern: Haupt-Verlag.
Halligan, P.W. (2002): Phantom limbs: The body in mind. *Cognitive Neuropsychiatry* 3, 251-268.
Haken, H. (1996): Principles of brain functioning. A synergetic approach to brain activity, behavior, and cognition, Berlin: Springer.
Haken, H., Schiepek, G. (2006): Synergetik in der Psychologie. Göttingen: Hogrefe.
Hammer, F. (1967): Die exzentrische Position des Menschen. Methode und Grundlinien der philosophischen Anthropologie Helmuth Plessners, Bonn: Bouvier.
Hansen.K-P-(2011): Kultur und Kulturwissenschaft. Eine Einführung.4. Aufl. Tübingen:Francke.
Happel, H.-V. (1988): Selbstorganisierte Wege aus der Drogenabhängigkeit. Suchtgefahren, 34, 491-496.
Hamacher, W. (2007): Nietzsche aus Frankreich. Fulda: Europäische Verlagsanstalt.
Harman, G. (1990): Scepticism and the Definition of Knowledge [1964]: New York: Garland.
Harmon-Jones, E., Winkielman, P. (2007): Social Neuroscience. Integrating biological and psychological explanations of social behaviour. New York: Guilford Press.
Hartl, D.L., Clark, A.G. (1997): Principles of population genetic. 3. Aufl. Sunderland, MA: Sinauer.
Hartz, P., Petzold, H. G. (2010): Chancen für arbeitslose Frauen und Männer, die ihr Leben neu gestalten wollen. *Zeitschr. für Medizinische Psychologie* 2, 47 – 67. vgl. http://www.minipreneure.de/
Hass, W., Petzold, H.G. (1999): Die Bedeutung der Forschung über soziale Netzwerke, Netzwerktherapie und soziale Unterstützung für die Psychotherapie - diagnostische und therapeutische Perspektiven. In: *Petzold, H.G., Märtens, M.* (1999a) (Hrsg.): Wege zu effektiven Psychotherapien. Psychotherapieforschung und Praxis.: Modelle, Konzepte, Settings. Opladen: Leske + Budrich, S. 193-272.
Hasselquist, D., Nilsson, J. A. (2009): Maternal transfer of antibodies in vertebrates: transgenerational effects on offspring immunity. *Philosoph. Transact. Royal. Soc. London. B Biol. Science* 364, 51-60.
Hatem, (2003): Michel Henry, la parole de vie, Paris: L'Harmattan.
Hatfield, E., Cacioppo, J. T., Rapson, R. L. (1994): Emotional contagion. New York: Cambridge University Press.
Haubl, R., Voß, G. G. (2011): Riskante Arbeitswelt im Spiegel der Supervision. Göttingen: Van den Hoeck & Ruprecht.
Haucke, K. (2000): Plessner zur Einführung. Hamburg: Junius.
Haugeland, J. (1995): Mind embodied and embedded. In: *Y. Houng. J. Ho* (eds.): Mind and Cognition. Taipei: Academia Sinica.
Hausmann, B., Neddermeyer, R. (2003): Bewegt sein: Integrative Bewegungs- und Leibtherapie in der Praxis. Paderborn: Junfermann; repr. Wiesbaden: Reichert 2012
Hecht, A., Petzold, H.G., Scheiblich, W. (2011): Theorie und Praxis differentieller und integrativer, niedrigschwelliger Arbeit (DINA) – die „engagierte Perspektive“ Integrativer Suchthilfe. In: Petzold, H.G., Scheiblich, W. , Lammel, U. A.: Integrative Suchttherapie. 3. erw. u. überarb. Aufl. Wiesbaden: VS Verlag.
Heckmann, H.-D., Walter, S. (2006): Qualia – Ausgewählte Beiträge, 2. Aufl., Paderborn: mentis.
Heidbrink, L., Welzer, H. (2007): Ende der Bescheidenheit. Zur Verbesserung der Geistes- und Kulturwissenschaften.München: C. H. Beck.
Heidenreich, H., Michalak, J. (2004): Achtsamkeit und Akzeptanz in der Psychotherapie. Ein Handbuch. Tübingen: DGVT-Verlag.

Heij, P. (1999a): C.C.F. Gordijn (1909-1989). ,t Web – *Tijdschrift van de Werkgroep voor Bewegingsonderwijs , -therapie en -recreatie*, 1, 47-55.

Heil, J. (1998): Philosophy of mind. A contemporary introduction. London - New York: Routledge.

Heinl, H. (1997): Ein Integriertes Kurzzeit-Gruppenpsychotherapiemodell zur Behandlung chronischer psychosomatischer Schmerzsyndrome des Bewegungssystems. *Integrative Therapie* 3, 316-330.

Henke, W., Rothe, H. (1998): Paläoanthropologie. Berlin: Springer.

Henry, M. (1963): *L'Essence de la manifestation*, 2. Aufl 1990; Paris: PUF.

Henry, M. (1965): Philosophie et phénoménologie du corps. Essai sur l'ontologie biranienne, Paris: P.U.F.

Henry, M. (1985): Généalogie de la psychanalyse. Le commencement perdu, Paris: PUF.

Henry, M. (1992): Radikale Lebensphänomenologie. Ausgewählte Studien zur Phänomenologie. Übers. und eingeleitet von *Rolf Kühn*. Freiburg: Alber.

Henry, M. (2000): Incarnation. Une philosophie de la chair, Paris: Seuil; dt. (2002): Inkarnation. Eine Philosophie des Fleisches. Freiburg: Verlag Karl Alber.

Hensel, T. (2011): Wie aus der Kunstgeschichte eine Bildwissenschaft wurde: Aby Warburgs Graphien. Berlin: Akademie Verlag.

Hentschel, U. (1988): Mein Kind nimmt Drogen. Hückeswagen: Europäische Akademie für psychosoziale Gesundheit.

Hentschel, U. (1991): Rezension zu *Steffan:* Streetwok in der Drogenszene. *Gestalt und Integration*, 1, 175-177.

Hermer, M., Röhrle, B. (2008): Handbuch der therapeutischen Beziehung. Tübingen: dgvt – Verlag'.

Heuring, M., Petzold, H.G. (2003): Emotion, Kognition, Supervision „Emotionale Intelligenz" (Goleman), „reflexive Sinnlichkeit" (Dreizel), „sinnliche Reflexivität" (Petzold) als Konstrukte für die Supervision. - Bei www.fpi-publikationen.de/supervision - *SUPERVISION: Theorie – Praxis – Forschung. Eine interdisziplinäre Internet-Zeitschrift* - 11/2005; *Polyloge* 18, 2007 http://www.fpi-publikation.de/downloads/download-polyloge/download-nr-18-2007-heuring-m-petzold-h-g.html

Heuring, M., Petzold, H.G. (2004): Rollentheorien, Rollenkonflikte, Identität, Attributionen - Integrative und differentielle Perspektiven zur Bedeutung sozialpsychologischer Konzepte für die Praxis der Supervision: Hückeswagen: Europäischen Akademie für psychosoziale Gesundheit. Bei www. FPI-Publikationen.de/materialien.htm - *SUPERVISION: Theorie – Praxis – Forschung. Eine interdisziplinäre Internet-Zeitschrift* - 12/2005 http://www.fpi-publikation.de/downloads/download-supervision/download-12-2005-heurig-monika-petzold-h-g.html

Hirtz, P., Nüske, F. (1997): Bewegungskoordination und sportliche Leistung integrativ betrachtet. 2. Bernstein-Konferenz und 2. gemeinsames Symposium der dvs-Sektionen Biomechanik, Sportmotorik und Trainingswissenschaft vom 25. - 27. September 1996 in Zinnowitz. Hamburg: Czwalina.

Hodges, S. (2003): Borderline personality disorder and posttraumatic stress disorder: Time for integration? Journal of Counseling and Development, 81, 409-417.

Höffe, O. (2006): Aristoteles. 3. Auf. München: Beck.

Höffe, O. (2008): Praktische Philosophie: Das Modell des Aristoteles. Berlin: Akademie-Verlag.

Hoffman, J. N. (1994): Wahrheit, Perspektive, Interpretation: Nietzsche und die Philosophische Hermeneutik. Berlin: Walter De Gruyter.

Höhfeld K. (1980): Zur Supervision therapeutischer Wohngemeinschaften. In: *Petzold, Vormann* (1980), 105-128.

Holland, J. H. (1998): Emergence - From Chaos to Order. New York: Oxford University Press, Oxford, 1998.

Holliday, R. A. (1989): Different Kind of Inheritance. *Scientific American* 260, 60-73.

Hölter, G. (2011): Bewegungstherapie bei psychischen Erkrankungen. Grundlagen und Anwendung. Unter Mitarbeit von *H. Deimel, A. Degener. H. Schwiertz* und *M. Welsche.* Köln: Deutscher Aerzte-Verlag.

Hróbjartsson A., Gøtzsche, P.C. (January 2010): Placebo interventions for all clinical conditions.*Cochrane Database of Systematic Reviews* 1: D003974.DOI:10.1002/14651858.CD003974.pub3.

Hübner, L., Petzold, H. G. (2012): Leibrepräsentationen durch Körperbilder bei der Behandlung von Traumapatienten in der Psychosomatik mit Integrativer Leib- und Bewegungstherapie, überab. Neueinstell. *POLYLOGE* 2012 http://www.fpi-publikation.de/polyloge/alle-ausgaben/index.php. Textarchiv 2001: http://www.fpi-publikation.de/artikel/textarchiv-h-g-petzold-et-al-/index.php.

Hung, I. W.; Labroo, A. A. (2011): From firm muscles to firm willpower: Understanding the role of embodied cognition in self-regulation. *Journal of Consumer Research* 37, 1046–1064.

Hungerland, E., Erb, J. (2008): Langzeitarbeitslosigkeit und Gesundheit – Ergebnisse aus der Gutachtertätigkeit des Gesundheitsamts. http://www.egms.de/de/meetings/gmds2008/08gmds016.shtml

Hurrelmann, K. (1995): Einführung in die Sozialisationstheorie. 9. Auf. 2006. Weinheim: Beltz.

Huth, M. (2011): Den Anderen behandeln und betreuen. Phänomenologische Ansätze zu Grundfragen der Medizin. Freiburg: Alber.

Iljine, V. N. (1965): Prolegomena. In: *Petzold* 1974j, 5.

Iljine, V.N. (1972): Therapeutisches Theater, in: *Petzold, H.G.,* (1972a): Angewandtes Psychodrama in Therapie, Pädagogik, Theater und Wirtschaft, 2. Aufl. überarbeitet und erweitert 1977h. Paderborn: Junfermann, S. 168-172.

Iljine, V.N., Petzold, H.G, Sieper, J. (1967/1990): Kokreation – die leibliche Dimension des Schöpferischen, Arbeitspapiere. Seminar Prof. Dr. Iljine, Institut St. Denis, Paris. Auswahl in: *Petzold, H.G., Orth, I.* (1990): Die neuen Kreativitätstherapien. Handbuch der Kunsttherapie, 2 Bde., Junfermann, Paderborn. 3. Aufl. Bielefeld: Aisthesis 2007; (1990a), Bd. I, 203-212.

Inglehart, M.R. (1988): Kritische Lebensereignisse – eine sozialpsychologische Analyse. Stuttgart: Kohlhammer.

Isaacs, K. (1999): Searching for Science in Psychoanalysis". *Journal of Contemporary Psychotherapy* 3, 235–252.

Jablonka, E., Lamb, M.J. (2002): The Changing Concept of Epigenetics. In: *Annals of the New York Academy of Sciences,* Vol. 981, S. 82–96.

Jackson, P.L., Meltzoff, A.N., & Decety, J. (2006). An fMRI study of the effect of perspective taking on imitation. *NeuroImage*, 31, 429-439

Janet, Paul (1897): Principes de métaphysique et de psychologie.2 Bde. Leçons Professées à la Faculté des Lettres de Paris. 1888-1894. Paris: Delagrave.

Janet, Pierre. (1885): Notes sur quelques phénomènes de somnambulisme, *Bulletin de la Société de la psychologie physiologique* Vol. I, 24-32

Janet, P. (1898): Névroses et idées fixes, Paris: Alcan.

Janet, P. (1889): L'automatisme psychologique, Paris: Alcan; Reprint (1973) Paris: Société Pierre Janet.

Janet, P. (1928): L'évolution de la mémoire et de la notion du temps, Paris: Chahine.

Janet, P. (1929): L'évolution psychologique de la personalité, Paris: Chahine.

Janich, P. (1992): Grenzen der Naturwissenschaft. Erkennen als Handeln, München: Beck.

Janich, P. (1996): Konstruktivismus und Naturerkenntnis. Auf dem Weg zum Kulturalismus, Frankfurt: Suhrkamp.

Janich, P. (2006): Der Streit der Menschen und Weltbilder in der Hirnforschung. In: *Sturma* (2006) 75 – 96.

Janich, P. (2006a): Was ist Information. Frankfurt: Suhrkamp.

Jantzen, W. (2002): Alexandr R.Lurija. Kulturhistorische Humanwissenschaft. Berlin: Verlag Pro Business.

*Jantzen,*W. (2005): Die »Dominante« (Uchtomskij) als Schlüssel zu einer Theorie der dynamischen und chronogenen Lokalisation der Emotionen im Werk von L.S. Vygotskij, *Behindertenpädagogik* 4, 395-402.

Jantzen, W. (2007): Syndrome/ Syndromanalyse. In *H. Greving* (Hrsg.). Kompendium der Heilpädagogik. Troisdorf: Bildungsverlag EINS.

Jantzen, W. (2008): Kulturhistorische Psychologie heute – Methodologische Erkundungen zu L.S. Vygotskij. Berlin: Lehmanns Media.

Jerusalem, M. (1990): Persönliche Ressourcen, Vulnerabilität und Stresserleben. Göttingen: Hogrefe.

Joas, H. (1982): Praktische Intersubjektivität. Die Entwicklung des Werkes von G.H. Mead, Frankfurt: Suhrkamp.

Joas, H. (1985): Das Problem der Intersubjektivität. Neuere Beiträge zum Werk G.H. Meads, Frankfurt: Suhrkamp.

Johnson, M. (1987): The body in the mind: the bodily basis of meaning, imagination, and reason. Chicago: Univ. of Chicago Press.

Joite, E. (1972): Fixen – Opium fürs Volk. Berlin: Wagenbach.

Jousse, M. (1931): Méthodologie de la psychologie du geste. *Revue des cours et conférences*, 11, 201-218.

Jousse, M. (1936): Le mimisme humain et l'anthropologie du langage. *Revue anthropologique*, Juillet-Septembre. S. 201-215.

Jousse, M. (1974): L'Anthropologie du Geste, Paris: Gallimard, 1974

Jung, T. (2007): Die Seinsgebundenheit des Denkens: Karl Mannheim und die Grundlegung der

Denksoziologie. Bielefeld: Transcript.

Joseph, J. (2012): Frankreichs engagierte Intellektuelle. Von Zola bis Bourdieu. Göttingen: Wallstein

Kalb, Ch. (2000): Desintegration. Studien zu Friedrich Nietzsches Leib- und Sprachphilosophie, Frankfurt/ Main: Suhrkamp.

Kandel, E. (2006): Psychiatrie, Psychoanalyse und die neue Biologie des Geistes. Frankfurt: Suhrkamp.

Kandel, E. (2008): Die Freudsche Psychoanalyse ist tot. Interview mit B. Lugger. Focus-Interview http:// www.focus. de/wissen/wissenschaft/mensch/interview-freudsche-psychoanalyse-ist-tot_aid_296665.html.

Kandel, D.B., Davies, M., Karus, D., Yamaguchi, K. (1986): The consequences in young adulthood of adolescent drug involvement. *Arch. General. Psychiatry*, 43, 746-754.

Kang, Yong-Soo (2003): Nietzsches Kulturphilosophie. Würzburg: Königshausen & Neumann.

Kaplan, S. (1995): The restorative benefits of nature: Toward an integrative framework. *J. Environ. Psychol.* 15, 169-182

Kaplan R., Kaplan, S. (1989): The Experience of Nature. New York: Cambridge University Press.

Kappeler, P. M. (2009): Verhaltensbiologie. 2. Aufl. Heidelberg: Springer.

Kaufmann, C., Petzold, H.G. (2012): Noverbale Kommunikation in der Perfomanz von SupervisorInnen – Eine Erkundung im supervisorischen Feld www.FPI-Publikationen.de/materialien.htm *Supervision: Theorie – Praxis – Forschung. Eine interdisziplinäre Internet-Zeitschrift* – Jg. 2012.

Kavouras, J. (2005): Heilen mit Orgonenergie. Beitigheim: Turm Verlag.

Kegel, B. (2009): Epigenetik. Wie Erfahrungen vererbt werden. Köln: Dumont.

Kelso, J. A. S: (1995): Dynamic patterns. The self-organization of brain and behavior, Cambridge, MA. The MIT Press.

Kempler, W. (1975): Grundzüge der Gestaltfamilientherapie. Stuttgart: Klett.

Kernberg, O. (1988): Schwere Persönlichkeitsstörungen. Stuttgart: Klett-Cotta.

Kersting, H. J.(1998): Im Antlitz des Anderen. Die Ethik der Verantwortung nach Emmanuel Lévinas. In: *Heidi Neumann-Wirsig, Heinz J. Kersting* (Hrsg.): Supervision in der Postmoderne. Systemische Ideen und Interventionen in Supervision und Organisationsberatung. Aachen: Kersting. S. 49–74.

Keupp, H. (1995): Lust an der Erkenntnis. Der Mensch als soziales Wesen. Sozialpsychologisches Denken im 20. Jahrhundert. München: Pieper.

Keupp, H. (2010): Armut und Exklusion. Gemeindepsychologische Analysen und Gegenstrategien. Fortschritte der Gemeindepsychologie und der Gesundheitsförderung Bd. 21. Tübingen: dgvt-verlag.

Keupp, K., Ahbe, T., Gmür, W. et al. (2006): Identitätskonstruktionen. Das Patchwork der Identitäten in der Spätmoderne. Reinbek: Rowohlt.

Kim, J. (1993): Supervenience and Mind: Selected Philosophical Essays. Cambridge: Cambridge University Press.

Kim, J. (2000): Supervenience. Cambridge: Cambridge University Press.

Kindler, H., Grossmann, K. (2004). Vater-Kind-Bindung und die Rolle der Väter in den ersten Lebensjahren ihrer Kinder. In *L. Ahnert* (Hg.). Frühe Bindung. Entstehung und Entwicklung. München/Basel: E. Reinhardt Verlag, S. 240-255.

King, K. (1999): Indian philosophy: an introduction to Hindu and Buddhist thought. Edinburgh: Edinburgh University Press.

Kirkham, R.L. (1992): Theories of Truth: A Critical Introduction, Cambridge, MA.: MIT Press.

Kleeberg-Niepage, A. (2007): Kinderarbeit, Entwicklungspolitik und Entwicklungspsychologie. Arbeitende Kinder als Herausforderung für die universalisierte eurozentrische Konstruktion von Kindheit. Hamburg: Verlag Dr. Kovac.

Kluge (2004): Etymologisches Wörterbuch der deutschen Sprache. 24. Aufl. Berlin: De Gruyter. CD-Rom Ausgabe 2005.

Koch, S. C. (2011): Embodiment. Der Einfluss von Eigenbewegungen auf Affekt, Einstellung und Kognition. Berlin: Logos.

Kolvin, I., Miller, F.J.W., Fleeting, M., Kolvin, P.A. (1988): Risk, protective factors for offending with particular reference to deprivation. In: *Rutter* (1988), 77-95.

Kosfeld, M., Heinrichs, M., Zak, P.J., Fischbacher, U. & Fehr, E. (2005): Oxytocin increases trust in humans. *Nature* 435, 673-676.

Kovalevsky, M. (1970): Le Formulisme dans la Musique liturgique chrétienne. Encyclopédie des musiques sacrées, Paris: Labergerie -Mame.

Kovalevsky, M. (1994): Tradition palestinienne et tradition française à la lumière des écrits du père Jousse. *Présence orthodoxe*, 2, 11-24.

Krach, Ch., Peschke, H. (1987): Das hannoversche Methadon-Programm. 11 Jahre danach. Hannover: Step.

Krais, B., Gebauer, G. (2002): Habitus. Bielefeld: Transkript Verlag.

Kraus, W. (1996): Das erzählte Selbst. Die narrative Konstruktion von Identität in der Spätmoderne. Pfaffenweiler: Centaurus.

Kraus, W. (1999): Identität als Narration: Die narrative Konstruktion von Identitätsprojekten. http://web.fu-berlin.de/postmoderne-psych/berichte3/kraus.htm.

Kreidner-Salahshour, K. (2011): „Medizin für die Hosentasche" – Emotionale Umstimmung über Gesten und Mudras in der Integrativen Bewegungs- und Leibtherapie mit konfliktscheuen psychisch kranken Straftätern: *POLYLOGE* 17/2011 http://www.fpi-publikation.de/downloads/download-polyloge/download-nr-17-2011-kreidner-salahshour-k.html

Kristeva, J. (1969): Sèmiôtikè. Recherches sur une sémanalyse, Paris: Seuil.

Kristeva, J. (1972): Bachtin, das Wort, der Dialog und der Roman. In: *J. Ihwe* (Hrsg.): Literaturwissenschaft und Linguistik, Bd. III, Frankfurt: Athenäum, S. S. 344 – 365.

Kriz, J., Lück, H.E., Heidbrink, H. (1990): Wissenschafts- und Erkenntnistheorie. Opladen: Leske & Budrich.

Krohn, W. Küppers, G. (1992): Emergenz: die Entstehung von Ordnung, Organisation und Bedeutung. Frankfurt.

Kropotkin, P. (1902): Mutual aid. A factor of evolution, London, dtsch. *Kropotkin, P.*, Gegenseitige Hilfe, 1904, Cramer, Berlin 1977.

Krüger, H.-P. (2011): Die Körper-Leib-Differenz von Personen: Exzentrische Positionalität und *homo absconditus. Deutsche Zeitschrift für Philosophie*, 4, 577-589.

Kubny, M. (1995): Qi – Lebenskraftkonzepte in China. Definitionen, Theorien und Grundlagen. Heidelberg: Haug.

Kuhn, Th. (1970): The structure of scientific revolutions. Chicago: University of Chicago Press. Dt.: Die Struktur der wissenschaftlichen Revolution. Frankfurt: Suhrkamp, 2. Aufl. 1976.

Kühn, R., Petzold, H.G. (1992): Psychotherapie & Philosophie. Paderborn: Junfermann.

Kühn, R. (1992): Leiblichkeit als Lebendigkeit. Michel Henrys Lebensphänomenologie absoluter Subjektivität als Affektivität. Freiburg: Alber.

Kühn, R. (2004): Radicalité et passibilité. Pour une phénoménologie pratique, Paris: L'Harmattan.

Kühn, R., Nowotny, S. (2002): Michel Henry. Zur Selbstentfaltung des Lebens und der Kultur. Freiburg: Alber 2002.

Kugler, N. P., Kelso, J. A. S., Turvey, M. T. (1980). On the concept of coordinative structures as dissipative structures: In: *G. E. Stelmach, J. Requin* (Hrsg.): Theoretical lines of convergence. In: Tutorials in Motor Behavior, Amsterdam: North-Holland Publishing Company.

Kupke, C. (2005): Lévinas' Ethik im Kontext. *Beiträge der Gesellschaft für Philosophie und Wissenschaften der Psyche.* Bd. 4. Berlin: Edition Parodos.

Kurt, R. (2004): Hermeneutik. Eine sozialwissenschaftliche Einführung. Stuttgart: UTB.

Kynast, K. (2006): Friedrich Nietzsches Übermensch. Eine philosophische Einlassung. Halle: Projekte Verlag.

Lachner, G. (2004): Die Rolle der Werte für ein integriertes therapeutisches Vorgehen. Überlegungen zur Wertetheorie der Integrativen Therapie und ihrer praktischen Umsetzung. *POLYLOGE* 12/2004. http://www.fpi-publikation.de/downloads/download-polyloge/download-12-2004-lachner-gabriele.html

Lakoff, G., Johnson, M. (1999): Philosophy In The Flesh: the Embodied Mind and its Challenge to Western Thought. New York: Basic Books.

Lakoff, G., Nuñez, R. (2001): Where Mathematics Comes From: How the Embodied Mind Brings Mathematics into Being. New York: Basic Books.

Lamacz-Koetz, I., Petzold, H. G. (2009): Nonverbale Kommunikation in der Supervision und ihre leibtheoretische Grundlage. Wenn Sprache nicht ausreicht - Eine explorative Studie. In: *SUPERVISION: Theorie – Praxis – Forschung* Ausgabe 03/2009 www.fpi-publikationen.de/supervision

Lamb, M.E. (1976): The role of the father in child development, New York: Wiley.

Lambert, M.J., Barley, D. E. (2008): Die therapeutische Beziehung und der Psychotherapieeffekt – eine Übersicht empirischer Forschungsergebnisse. In: *Hermer, Röhrle* (2008) 109-140.

Lambert, M. J., Ogles, B. M. (2004): The efficacy and effectiveness of psychotherapy. In: *M. J. Lambert* (Ed.): Bergin and Garfield's Handbook of Psychotherapy and Behavior Change. 5th ed., John Wiley & Sons, New York, S. 139-193.

Laska, B. A. (1981): Wilhelm Reich in Selbstzeugnissen und Bilddokumenten. Reinbek: Rowohlt. aktualisierte 6. Auflage 2008.

Laska, B. (2004): Sigmund Freud contra Wilhelm Reich: http://www.lsr-projekt.de/wrfreud.html#inhalt

Lassek, H. (2005): Orgontherapie. Berlin: Verlag Ulrich Leutner.

Latash, M. L. (1998): Progress in Motor Control: Bernstein's Traditions in Movement Studies, Vol. 1. Champaign, Il Human Kinetics.

Laughlin, R.B. (1998): Fractional Quantization. http://nobelprize.org/nobel_prizes/physics/laureates/1998/laughlin-lecture.pdf.

Laughlin, R.B. (2007): Abschied von der Weltformel. München: Piper.

Lazaridis, K. (1991): Posttherapeutische Prozesse für die Zeitdauer von fünf Jahren nach regulärem Therapieabschluss in therapeutischen Gemeinschaften für Drogenabhängige. Eine deskriptiv-katamnestische Erkundungsstudie. Hannover: Step.

Lazarus, R.S., Folkmann, S. (1984): Stress, Appraisal, and Coping. New York: Springer.

Learmonth, A.E., Lamberth, R., Rovee-Collier, C. (2005): The social context of imitation in infancy. *J. Exp. Child. Psychol.* 4, 297-314.

Leary, Th. (1970): Politik der Ekstase. Hamburg: Rowohlt.

Ledergerber, L. (2005): Whistleblowing unter dem Aspekt der Korruptionsbekämpfung. Bern: Stämpfli.

Ledermann, C. (2011): Altruismus in der Pychotherapie. In: *Petzold, Sieper* (2011) 95-136.

LeDoux, J. (2002): Synaptic Self. How our brains become who we are. New York: Viking Press; dtsch. (2006): Das Netz der Persönlichkeit. München: Dtv.

Leitner, A. (2009): Von der COMPLIANCE zur ADHERENCE, von INFORMED CONSENT zu respektvollem INFORMED DECISSION MAKING. *Integrative Therapie* 1, 71-86.

Leitner, A. (2010): Handbuch der Integrativen Therapie. Wien: Springer.

Leitner, A. (2011): „Wo viel Licht, dort ist auch Schatten". Wirkungen, Nebenwirkungen, Risiken und Schäden durch Psychotherapie, Supervision, Beratung. Themenheft *Integrative Therapie* 1/2, Wien: Krammer.

Leitner, A., Petzold, H.G. (2009): Sigmund Freud heute. Der Vater der Psychoanalyse im Blick der Wissenschaft und der psychotherapeutischen Schulen. Wien: Edition Donau-Universität - Krammer Verlag Wien.

Leitner, E. Ch., Petzold, H.G. (2005): Pièrre Bourdieu – ein Referenztheoretiker der Integrativen Therapie. In: *Stumm, G.* et al. (2005): Personenlexikon der Psychotherapie. Wien: Springer, S. 62-64.

Leitner, E. Ch., Petzold, H.G. (2005/2010): Dazwischengehen – wo Unrecht geschieht, Integrität gefährdet ist, Würde verletzt wird. Ein Interview mit Hilarion Petzold zum Thema „Engagement und Psychotherapie" und Integrativen Positionen. Hückeswagen: Europäische Akademie für psychosoziale Gesundheit. Erw. in *Petzold, Orth, Sieper* 2010, 279 – 366 und *POLYLOGE,* Ausgabe 10/2010, http://www.fpi-publikation.de/polyloge/alle-ausgaben/10-2010-leitneri-e-c-petzold-h-g-ein-interview-dazwischengehen.html

Leitner, T., Sieper, J. (2008): Unterwegs zu einer integrativen Psychosomatik – das bio-psycho-soziale Modell des Integrativen Ansatzes. *Integrative Therapie* 3, 199-242.

Lemke, G. (2009): Developmental Neurobiology. London: Academic Press.

Lemke, J. (1980): Gestalt-Supervision in therapeutischen Wohngemeinschaften für Drogenabhängige durch Kompetenzgruppen. In: *Petzold, Vormann* (1980), 129-144.

Lemke, T. (2007): Biopolitik zur Einführung. Hamburg: Junius.

Lenk, H. (1980, 1981): Handlungstheorien – interdisziplinär. 3 Bde. München: Fink.

Lenz, A.E., Müller, V. (2006): Darwin, Haeckel und die Folgen. Monismus in Vergangenheit und Gegenwart. Neustadt am Rübenberge: Angelika Lenz Verlag.

Leont'ev, A.A. (2001): Die Lehre von der Umwelt in den pädologischen Arbeiten von L.S. Vygotskij. Eine kritische Untersuchung. In: *Leont'ev, A.N.* (2001): Frühschriften. Berlin: Pro Business. 289-306.

Levinas, E. (1948): Le temps et l'autre. Paris: Publications du Collège philosophique; Fata Morgana,

Montpellier 1979.
Levinas, E. (1961): Totalité et infini, Leiden: Martinius Nijhoff.
Levinas, E. (1963): La trace de l'autre. *Tijdschrift voor Filosofie* 3, 605-623
Levinas, E. (1980): Le Temps et l'Autre, Montpellier: Fata Morgana 1980; Paris: PUF 2011.
Levinas, E. (1982): Ethique et infini, Paris: Fayard.
Levinas, E. (1983): Die Spur des anderen, Freiburg: Alber.
Levinas, E. (1996): Ethik und Unendliches. Gespräche mit Philippe Nemo. Wien: Edition Passagen.
Lévi-Strauss, C. (1962): La Pensée sauvage. Paris: Plon.
Levine, J. (1983): Materialism and Qualia: The Explanatory Gap. *Pacific Philosophical Quarterly*. 4, 354–361.
Levine, J. (1993): On leaving out what is like. In: *Martin Davies, Glyn W. Humphreys* (Hrsg.): Consciousness, psychological and philosophical essays. Oxford: Blackwell, S. 543–555.
Levine, J. (2001): Purple Haze: The Puzzle of Consciousness. Oxford: Oxford University Press.
Linden, D.E.J. (2006): How psychotherapy changes the brain – the contribution of functional neuroimaging. *Molecular Psychiatry* 11, 528-538.
Linden, M., Weig, W. (2009): Salutotherapie in Prävention und Rehabilitation. Köln: Deutscher Ärzte Verlag.
Lipman, F.D. (2012): Whistleblowers: Incentives, Disincentives, and Protection Strategies. New York: John Wiley & Sons.
Loftus, E.F. (1996): Eyewitness testimony, Cambridge, Ma.: Harvard Univ. Press.
Loick, D. (2011): Der Nomos der Moderne. Die politische Philosophie Giorgio Agambens. Baden-Baden: Nomos.
Longhurst, B.(1989): Karl Mannheim and the Contemporary Sociology of Knowledge, New York: St Martins Press.
Loosch, E. (2010): Nikolai Alexandrowitsch Bernstein. Notizen zu Leben und Werk. In: *J. Court, A. Müller, W. Pyta* (2010): Jahrbuch 2010 der Deutschen Gesellschaft für Geschichte der Sportwissenschaft e.V. Berlin: LIT, 2012, S. 41-74.
Lorenz, K. (1973): Die Rückseite des Spiegels. München: Piper.
Lorenz, K., Wuketits, F.M. (1983): Die Evolution des Denkens, Piper, München.
Lorenz, R. (2004): Salutogenese: Grundwissen für Psychologen, Mediziner, Gesundheits- und Pflegewissenschaftler. München: Ernst Reinhardt; 2te durchgesehene Aufl. 2005.
Lotman, J.M. (1990a): „Über die Semiosphäre". *Zeitschrift für Semiotik* 4, 287-305. http://www.semiotik.tu-berlin.de/menue/zeitschrift_fuer_semiotik/zs-hefte/bd_12_hft_4/#185498
Lotman, Y. M. (1990b): Universe of the mind: a semiotic theory of culture. London: I. B. Tauris & Co Ltd.
Lotze, J., Stasch, R., Mohr, O., Vollmer, S., Rabe, M.-L., Meyer, A., Petzold, H.G. (1974): Konzeption des ambulanten Therapieprogramms unter Verwendung von Methadon (ATM). In: *Petzold* (1974b), 450-456.
Lowen, A., Petzold, A. (1978): Bioenergetik und Alexander Lowen. Ein Interview. *Integrative Theapie* 2, 129-140.
Lucariello, J.M., Hudson, J.A., Fivush, R., Bauer, P.J. (2004): The Development of the Mediated Mind Sociocultural Context and Cognitive Development. Hove, London: Psychology Press.
Luhmann, N. (1968): Zweckbegriff und Systemrationalität. Über die Funktion von Zwecken in sozialen Systemen, Tübingen: Mohr.
Lukács, G. (1954): Von Nietzsche zu Hitler. In: idem: Die Zerstörung der Vernunft. Berlin: Aufbau-Verlag..
Lukács, G. (1966): Von Nietzsche zu Hitler – oder: Der Irrationalismus in der deutschen Politik. Frankfurt: Fischer.
Lukesch, B., Petzold, H. G. (2011): Lernen und Lehren in der Supervision – ein komplexes, kokreatives Geschehen. www.FPI-Publikationen.de/materialien.htm *Supervision: Theorie – Praxis – Forschung. Eine interdisziplinäre Internet-Zeitschrift* – 5/2011 http://www.fpi-publikation.de/downloads/download-supervision/download-05-2011-lukesch-b-petzold-h-g.html.
Lurija; A. R. (1932): The nature of human conflicts. An objective study of disorganization and control of human behaviour. New York: Grove Press.
Lurjia, A. R. (1963): Restoration of Function After Brain Injury. Oxford: Pergamon Press.
Lurija, A.R. (1967): Foreword in: *Bernstein* (1967): The co-ordination and regulation of movements. Oxford: Pergamon Press. S. VII-VIII

Lurija, A.R. (1970): Die höheren kortikalen Funktionen des Menschen und ihre Störungen bei örtlichen Hirnstörungen. Berlin: DVW.
Lurija, A. R. (1978): Zur Stellung der Psychologie unter den Sozial- und Biowissenschaften. *Gesellschaftswissenschaftliche Beiträge* 31 (1978)640-647.
Lurija, A.R. (1979): The making of mind. Hrsg. *M. und. S. Cole*. Cambridge, London.
Lurija, A. R. (1982): Sprache und Bewusstsein. Köln. *Integrative Therapie* 4, 389-398.
Lurija, A.R. (1984): Reduktionismus in der Psychologie. In: *Zeier, H.* (Hrsg.): Lernen und Verhalten Bd. 1; Kindlers „Psychologie des 20. Jahrhunderts". Weinheim: Beltz, 606-614.
Lurija, A.R. (1992): Das Gehirn in Aktion. Einführung in die Neuropsychologie. Reinbek: Rowohlt. 6. Aufl. 2001.
Lurija, A.R. (1993): Romantische Wissenschaft. Reinbek: Rowohlt.
Lurija A.R. (2003): Психологическое наследие. Hrsg.: *Sh. M. Glozman, D. A. Leontjev, E. G. Radkowskaja*. Moskau: Verlag Smisl.
Lurija, A. R., Vygotskij, L. S. (1992): Ape, Primitive Man and Child. Essays in the History of Behavior [1930]. Hemel Hempstead: Harvester Wheatsheaf.
Lutz, R. (2009): Genussfähigkeit, Maßnahmen zur Förderung der Genussfähigkeit und Genusstherapie, in: *Linden, Weig* (2009), 125-141.
Märtens, M., Petzold, H.G. (1995a): Perspektiven der Psychotherapieforschung und Ansätze für integrative Orientierungen. *Integrative Therapie* 1, 7-44.
Märtens, M., Petzold, H.G. (1998b): Wer und was wirkt wie in der Psychotherapie? Mythos „Wirkfaktoren" oder hilfreiches Konstrukt? *Integrative Therapie* 1, 98-110.
Märtens, M., Petzold; H.G. (2002): Therapieschäden. Risiken und Nebenwirkungen von Psychotherapie. Mainz: Grünewald.
Mahner, M. Bunge, M. A. Bunge, M. (2000): Philosophische Grundlagen der Biologie. Berlin: Springer.
Maine de Biran, M. F. P. G. (1812/2001): Essai sur les fondements de la psychologie et sur ses rapports avec l'étude de la nature; idem (2001): Oeuvres choisies, Paris: Aubier.
Malka, S. (2005): Lévinas, la vie et la trace, Paris: Albin Michel.
Manier, B. (2011): Le Travail des enfants dans le monde, Paris: La Découverte.
Mannheim, K. (1929): Ideologie und Utopie. Bonn: Cohen; engl. (1936): Ideology and Utopia. London: Routledge & Paul.
Marcel, A. (1983a): Conscious and unconscious perception. Experiments on visual masking and word recognition, *Cognitive Psychology* 15, 197-237.
Marcel, A. (1983b): Conscious and unconscious perception. An approach to the relations between phenomenal experience and perceptual processes, *Cognitive Psychology* 15, 238-300.
Marcel, G. (1935): Être et avoir, Paris: Alcan.
Marcel, G. (1945): Homo Viator, Paris: Alcan; dtsch. (1949): Düsseldorf: Bastion.
Marcel, G. (1961): Schöpferische Treue, München: Alber.
Marcel, G. (1967): Die Menschenwürde und ihr existentieller Grund, Frankfurt: Knecht.
Marcel, G. (1969): Dialog und Erfahrung, Frankfurt: Knecht.
Marcel, G. (1974j): Prolegomena. In: *Petzold, H.G.* (1974j): Psychotherapie und Körperdynamik, 3. Aufl. (1979): Paderborn: Junfermann, S. 5.
Marcel, G. (1985): Leibliche Begegnung, in: *Petzold, H.G.*, 1985g (Hrsg.). Leiblichkeit. Philosopische, gesellschaftliche und therapeutische Perspektiven, Paderborn: Junfermann, S. 15-46.
Marcel, G., Petzold, H.G. (1976): Anthropologische Bemerkungen zur Bildungsarbeit mit alten Menschen, in: *Petzold, H.G., Bubolz, E.*: Bildungsarbeit mit alten Menschen. Stuttgart: Klett. S. 9-18.
Marchart, O. (2010): Die politische Differenz zum Denken des Politischen bei Nancy, Lefort, Badiou, Laclau und Agamben, Berlin: Suhrkamp.
Marková, I. (2003): Dialogicality and Social Representations: The Dynamics of Mind, Cambridge: Cambridge University Press.
Markowitsch, H.J., Welzer, H. (2005): Das autobiographische Gedächtnis: Hirnorganische Grundlagen und biosoziale Entwicklung. Stuttgart: Klett-Cotta.
Marlock, G., Weiss, H. (2006): Handbuch der Körperpsychotherapie. Stuttgart/New York: Schattauer.

Marquart, O. (1979): Lob des Polytheismus. Über Monomythie und Polymythie. In: *Poser , H.*: Philosophie und Mythos. Ein Kolloquium, Berlin: De Gruyter, S. 40-58.
Marsden, R. (1895): Cotton Weaving: Its Development, Principles, and Practice. Manchester: George Bell & Sons.
Martin-Juchat, F. Guérinel, R. (2004): Le corps du style ou l'incarnation d'une thèse: le cas Marcel Jousse (1886-1961).http://mshe.univ-fcomte.fr/programmation/col04/documents/posters/MartinJuchat_Guerinel.pdf.
Marx, G., Petzold, H.G. (2005): Hermann Schmitz – ein Referenztheoretiker der Integrativen Therapie. In: *Stumm, G.* et al. (2005): Personenlexikon der Psychotherapie. Wien: Springer. 428-430.
Masten, A. S., Best, K. M.; Garmezy, N. (1990):'Resilience and development: Contributions from the study of children who overcome adversity. *Development and Psychopathology* 4, 425–444.
Masten, A.S., Garmezy, N.(1985): Risk, vulnerability, and protective factors in developmental psychopathology, in: *Lahey, B.B., Kazdin, A.E.* (eds.), Advances in clinical child psychology, Vol. 8, New York: Plenum, S. 1-52.
Mathias, U. (1977): Eltern als integrative Erzieher. In: *Petzold, Brown* (1977), 185-200.
Maupassant, G. de (2003): Le Horla. Paris: Gallimard.
Mayer, U. (1990): Der Aspekt des Fantastischen in Maupassants «Contes et Nouvelles». Die Faszination der Grausamkeit. Frankfurt: Lang.
Mayr, E. (2005): Konzepte der Biologie. Stuttgart: Hirzel.
McClintock, B. (1987): Discovery and characterisation of transposable elements. The collected Papers of *Barbara McClintok*. New York: Garland.
McDougall, J. (1978): Plea for a measure of abnormality, New York: International University Press.
McFarland, D. (1999): Biologie des Verhaltens. Evolution, Physiologie, Psychobiologie.Heidelberg: Spektrum Akademischer Verlag.
McGinn (1996): Bewußtsein und Raum, in: *Metzinger* (1996) 184
McIntyre, A. (1997): The Sovereignty of Joy: Nietzsche's Vision of Grand Politics. Toronto: University of Toronto Press.
McLeisch, K.C. (1999): Aristotle: The Great Philosophers. London: Routledge.
McLeod, J. (1997): Narrative and Psychotherapy, London: Sage Publications.
McNeill, D. (2005): Gesture and Thought. Chicago: University of Chicago Press.
Mead, G. H. (1934): Mind, self and society. Chicago: University of Chicago Press. Dt. (1968): Geist, Identität, Gesellschaft. Frankfurt: Suhrkamp.
Mead, G.H. (1938): The philosophy of the act, Chicago: University of Chicago Press.
Medeiros, G. jr. (2002): Bioenergologia: A ciencia das energias de vida. São Paulo: Editora Universalista.
Medeiros, G. jr. (2004): Energia psicobiológica influencia o sistema imunológico. São Paulo: Instituto Medeiros de Ensino Livre e Pesquisas em Ciências Avançadas. http://www.institutomedeiros.com.br/impa/publier4.0/texto.asp?id=172.
Mei, S. van der, Petzold, H.G., Bosscher, R. (1997): Runningtherapie, Streß, Depression - ein übungszentrierter Ansatz in der Integrativen leib- und bewegungsorientierten Psychotherapie. *Integrative Therapie* 3, 374-428.
Meichenbaum, D. (1993): Intervention bei Stress. Anwendung und Wirkung des Stressimpfungstrainings. 2. Aufl. mit einem zusätzlichen Kapitel von *Lothar Schattenburg*. Bern: Huber.
Meijer, O., Bruijn, S. (2007): The Loyal Dissident: N. A. Bernstein and the Double-Edged Sword of Stalinism. *Journal of the History of the Neurosciences* 1, 206-224.
Meltzoff, A. N. (2007): The 'like me' framework for recognizing and becoming an intentional agent. *Acta Psychologica*, 124, 26–43.
Meltzoff, A.N., Moore, M.K. (1977): Imitation of Facial and Manual Gestures by Human Neonates, *Science*, 198, 75-78.
Meltzoff, A.N., Moore, M.K. (1983): Newborn Infants Imitate Adult Facial Gestures,*Child Development*, 54, 702-709.
Meltzoff, A.N., Moore, M.K. (1994): Imitation, memory, and the representation of persons. *Infant Behavior and Development*, 17, 83-99.
Mergenthaler, D. (2001): Oliver Sacks - Elemente einer Neuroanthropologie. Münster: LIT Verlag.

Merleau-Ponty, M. (1945): Phénoménologie de la perception. Paris: Gallimard. Dt.: Phänomenologie der Wahrnehmung. Berlin: de Gruyter, 1966.
Merleau-Ponty, M. (1948): Sens et non-sens. Paris: Gallimard.
Merleau-Ponty, M. (1964): Le Visible et l'invisible, hg. *Cl. Lefort*, Paris: Gallimard.
Merleau-Ponty, M. (1966): Phänomenologie der Wahrnehmung. [orig. 1945]. Berlin: de Gruyter 1966.
Merleau-Ponty, M. (1995): La Nature. Notes de Cours de Collège de France. Hrsg. *v D. Seglard*, Paris: Edition du Seuil.
Merleau-Ponty, M. (2011): Le monde sensible et le monde de l'expression. Genève: MētisPresses.
Metzinger, T. (1995): Bewusstsein. Paderborn: Schöningh.
Metzinger, T. (2009): Der Ego-Tunnel. Eine neue Philosophie des Selbst: Von der Hirnforschung zur Bewusstseinsethik, Berlin: Berlin Verlag.
Metzinger, T (2011): Being No One. The Self-Model Theory of Subjectivity. Cambridge MA: MIT Press.
Metzler, H. (2007): Ehrlos für immer? Die Rehabilitierung der Wehrmachtsdeserteure in Deutschland und Österreich. Wien: Mandelbaum.
Metzmacher, B., Petzold, H.G., Zaepfel, H. (1996): Praxis der Integrativen Kindertherapie. Integrative Kindertherapie in Theorie und Praxis. Bd. 2. Paderborn: Junfermann.
Meyer, R., Liénard, G., (1993): Les somatothérapies. Historique - Classification - Présentation. Paris: Simep.
Michalko, M. (2012): Don't Shut Down Other Lines of Thought. *Psychology Today.* February 15, 2012. http://www.psychologytoday.com/blog/creative-thinkering/201202/dont-shut-down-other-lines-thought?page=2
Mills, C. (2009): The Philosophy of Giorgio Agamben. Montreal: McGill-Queen's University Press.
Mindell, A. (1985): River's Way: The Process Science of the Dreambody; information and channels in dream and bodywork, psychology and physics, Taoism and alchemy. London: Routledge & Kegan.
Mindell, A. (1993): The Shaman's Body: A New Shamanism for Transforming Health, Relationships, and Community. San Francisco, CA: Harper.
Mindell, A. (2004): The Quantum Mind and Healing: How to Listen and Respond to your Body's Symptoms. Charlottesville, VA: Hampton Roads.
Minkovski, E. (1936): Vers une cosmologie. Fragments philosophiques. Paris: Aubier-Montaigne.
Minkovski, E. (1966): Traité de psychopathologie. Paris: PUF.
Moggi, F. (2007): Doppeldiagnosen. Komorbidität psychischer Störungen und Sucht. Bern: Huber.
Moreno, J.L. (1946): Psychodrama (Vol. I). Beacon: Beacon House.
Moreno, J.L (1951): Sociometry. Experimental method and the science of society, Beacon House, Beacon; dtsch. Soziometrie als experimentelle Methode, Hrsg. *H. Petzold,* Paderborn: Junfermann, 1981.
Morrison, I., Lloyd, D., di Pellegrino, G., Roberts, N. (2004): Vicarious responses to pain in anterior cingulate cortex: is empathy a multisensory issue? *Cognitive & Affective Behavioral Neuroscience*, 4, 270-278.
Moscovici, S. (1990): Social psychology and developmental psychology: extending the conversation, in: *Duveen, G.,* Social Representations and the development of knowledge. Cambridge: Cambridge *University Press*, pp. 164-185.
Moscovici, S. (2001): Social Representations. Explorations in Social Psychology. New York: New York University Press.
Moser, J., Petzold, H.G. (2003/2007): Supervision und Ethik – Theorien, Konzepte, Praxis. Düsseldorf/ Hückeswagen. Bei www.FPI-Publikationen.de/materialien.htm – *SUPERVISION: Theorie – Praxis – Forschung. Eine interdisziplinäre Internet-Zeitschrift* – 03/2007.
Moser, T. (1989): Körpertherapeutische Phantasien. Psychoanalytische Fallgeschichten neu betrachtet. Frankfurt: Suhrkamp.
Moser, T. (2001): Berührung auf der Couch. Formen der analytischen Körperpsychotherapie. Frankfurt: Suhrkamp.
Moser, T. (2010): Der grausame Gott und seine Dienerin. Eine psychoanalytische Körperpsychotherapie. Giessen: Psychosozial.
Moser, T., Pesso, A. (1998): Strukturen des Unbewußten. Protokolle und Kommentare. Frankfurt: Suhrkamp.
Müller, I., Czogalik, D. (2003): Veränderungen nach Integrativer Therapie bei PatientInnen mit chronischen Rückenschmerzen – Auszug einer Evaluationsstudie über die Therapeutische Arbeit von H. Heinl. In:

Leitner, A., Entwicklungsdynamik in der Psychotherapie. Wien: Krammer, Edition Donau-Universität Krems, S. 477-598.

Müller, L. (2007): Engagiert für alte Menschen – Hilarion G. Petzold und die Gerontotherapie. 30 Jahre gerontologischer Weiterbildung, Supervision und Forschung in Österreich. *Psychologische Medizin* (Graz) 1, 29-41.

Müller, W. (1975): Être-au-monde. Grundlinien einer philosophischen Anthropologie bei Maurice Merleau-Ponty, Bonn: Bouvier.

Müschenich, S. (1997): Eine Bestandsaufnahme der Forschungen zum Orgonakkumulator. In: *J. De Meo, B. Senf* (Hrsg.): Nach Reich. Neue Forschungen zur Orgonomie. Frankfurt: Zweitausendeins, S. 631–663.

Murphy, G. L., Douglas, M. K. (1985): The Role of Theories in Conceptual Coherence. *Psychological Review* 3, 289-316.

Nagel, T. (1974): What is it like to be a bat? *The Philosophical Review* 83, 435-450.

Nehamas, A. (1991): Nietzsche. Leben als Literatur. Göttingen: Steidl.

Nelson, K. (1989): Narratives from the crib. Harvard University Press, Cambridge, Massachusetts, London.

Nelson, K. (1993a): Ereignisse, Narrationen, Gedächtnis; Was entwickelt sich? In *Petzold, H.G.*, 1993c. Frühe Schäden, späte Folgen. Psychotherapie und Babyforschung, Bd. I. Paderborn, Junfermann, S. 195-234.

Nelson, K. (1993b): The Psychological and Social Origins of Autobiographical Memory. *Psychological Science* 4, 7-14.

Neuberger, K. (2011): Integrative Gartentherapie, *Intergative Therapie* 4 (im Druck).

Neuenschwander, B. (2007): Säkulare Mystik. In: *Sieper, Orth, Schuch* (2007) 342-381.

Neuenschwander, B. (2010): Säkulare Mystik im Herzen – Entwicklung und Wandel von Lebenszielen und Lebenssinn über die Lebensspanne. In: *Petzold, Orth, Sieper* (2010) 189-200.

Newcomb, M.D., Bender, P.N. (1988a): Consequences of adolescent drug use: Impact on the lives of young adults. Beverly Hills: Sage.

Newcomb, M D., Bender, P.N. (1988b): Impact of adolescent drug use and social support on problems of young adults. A longitudinal study. *Journal of Abnormal Psychology*, 97, 64ff.

Newcomb, M.D., Bender, P.N. (1990): Antecedents and consequences of cocaine use: An eight-year-study from early adolescence to young childhood. In: *Robins, Rutter* (1990), 158-181.

Nietzsche, F. (1967ff.): Kritische Gesamtausgabe. Hrsg. *G. Colli, M. Montinari.* Berlin: de Gruyter.

Nietzsche, F. (1988): Kritische Studienausgabe in 15 Bänden. Herausgegeben von *G. Colli* und *M. Montinari,* 2. Aufl. München: Dtv.

Noppeney, U. (2000): Abstrakte Haltung. Kurt Goldstein im Spannungsfeld von Neurologie, Psychologie und Philosophie. Würzburg: Königshausen & Neumann.

Noppeney, U. (2001): Kurt Goldstein – A philosophical scientist. *Journal of the History of Neuroscience* 10, 67-78.

Noppeney, U. (2012): Kurt Goldstein und Frederik Buytendijk – Der Leib-Begriff in der organismischen Biologie, in *Alloa* et al. (2012)194-206.

Norcross, J.C., Goldfried, M.R. (1992): Handbook of psychotherapy integration, New York: Basic Books.

Nussbaum, M. (1999): Gerechtigkeit oder Das gute Leben. Frankfurt a. M.: Suhrkamp.

Oeltze, H.-J. (1997): Intermediale Arbeit, in: *Müller, L., Petzold, H.G.* (1997): Musiktherapie in der klinischen Arbeit. Integrative Modelle und Methoden. Stuttgart: Gustav Fischer Verlag.

Oepen, I., Löb, H. (1998): Der Orgon-Strahler – eine funktionslose, aber offenbar gewinnbringende Attrappe. *Skeptiker* 4, 148-152.

Oerter, R., v. Hagen, C., Röper, G., Noam, G. (1999): Klinische Entwicklungspsychologie. Ein Lehrbuch. Weinheim: Beltz/Psychologie VerlagsUnion.

Oken, B. S. (2008): Placebo effects: clinical aspects and neurobiology. *Brain*, 11, 2812-2823.

Orange, D.M., Atwood, G.E., Stolorow, R.D. (2001): Intersubjektivität in der Psychoanalyse: Kontextualismus in der psychoanalytischen Praxis. Frankfurt a. M.: Brandes & Apsel.

Orlinsky, D. (1999): Learning from many masters. In: *Petzold, Märtens* (1999) 31-43.

Orlinsky, D.E., Ronnestad, M.H. (2005): How Psychotherapists Develop: A Study of Therapeutic Work and Professional Growth. Washington, D.C: American Psychological Association.

Orth, I. (1993): Integration als persönliche Lebensaufgabe, in: *Petzold, H.G., Sieper, J.*(1993a): Integration und Kreation, 2 Bde., , 2. Auflage 1996, Paderborn: Junfermann, S. 371-384.

Orth, I. (1994): Der „domestizierte Körper". Die Behandlung beschädigter Leiblichkeit in der Integrativen Therapie, *Gestalt* (Schweiz) 21, 22-36 und in: http://www.dgib.net/?x=zeitschrift&y=online-archiv#a1994

Orth, I. (1994a): Das Unbewußte in der therapeutischen Arbeit mit künstlerischen Methoden und kreativen Medien – Überlegungen aus der Sicht Integrativer Kunsttherapie, *Integrative Therapie* 4, 312-339. http://www.fpi-publikation.de/downloads/download-polyloge/download-nr-02-2012-orth-ilse.html

Orth, I. (2010): Weibliche Identität und Leiblichkeit - Prozesse „konvivialer" Veränderung und Entwicklung - Überlegungen für die Praxis. In: *Petzold, Orth, Sieper* (2010)245-278.

Orth, I., Petzold, H.G. (1991b): Integrative Leib- und Bewegungstherapie mit erwachsenen Patienten, Fritz Perls Institut, Düsseldorf; auch als: Zur Theorie und Praxis Integrativer Leib- und Bewegungstherapie. *Energie & Charakter* 1. Teil, 4, 136-158, 2. Teil, 5 (1992) 100-115; repr. Bd. II, 3 (1993a) S. 1151-1199; repr. (2003a) S. 851 – 884.

Orth, I., Petzold, H.G. (1993c): Zur „Anthropologie des schöpferischen Menschen". In: *Petzold, H.G., Sieper, J.*(1993a): Integration und Kreation, 2 Bde., Paderborn: Junfermann, 93-116.

Orth, I., Petzold, H.G. (1998a): Heilende Bewegung - die Perspektive der Integrativen Leib- und Bewegungstherapie. In: *Illi, U. Breithecker, D., Mundigler, S.* (1998) (Hrsg.): Bewegte Schule. Gesunde Schule. Zürich: Internationales Forum für Bewegung (IFB). S. 183-199; repr. in *Polyloge* 2, 2009. http://www.fpi-publikation.de/polyloge/alle-ausgaben/04-2009.

Orth, I., Petzold, H.G. (2000): Integrative Therapie: Das „biopsychosoziale" Modell kritischer Humantherapie. *Integrative Therapie* 2/3, 131-144.

Orth, I., Petzold, H.G. (2004): Theoriearbeit, Praxeologie und „Therapeutische Grundregel". Zum transversalen Theoriegebrauch, kreativen Medien und methodischer und „sinnlicher Reflexivität" in der Integrativen Therapie mit suchtkranken Menschen. In: *Petzold, Schay, Ebert* (2004) 297-342 und in: *POLYLOGE: Materialien aus der Europäischen Akademie für psychosoziale Gesundheit* - 04/2004.

Orth I., Petzold H.G. (2008): Leib und Sprache. Über die Poiesis integrativer und kreativer Psychotherapie - Zur Heilkraft von „Poesietherapie" und „kreativen Medien". *Integrative Therapie* 1, 99-132.

Orth I., Petzold H.G. (2008): Leib und Sprache. Über die Poiesis integrativer und kreativer Psychotherapie - Zur Heilkraft von „Poesietherapie" und „kreativen Medien". *Integrative Therapie* 1, 99-132.

Osten, P. (2000): Die Anamnese in der Psychotherapie. München: Reinhardt Verlag.

Osten, P. (2009): Evolution, Familie und Persönlichkeitsentwicklung. Integrative Perspektiven in der Ätiologie psychischer Störungen. Wien: Krammer Verlag.

Ostermann, D. (2010): Gesundheitscoaching. Wiesbaden: VS Verlag für Sozialwissenschaften.

Oyama, S. (1985): The Ontogeny of Information. Cambridge: Cambridge Univ. Press.

Oyama, S. (2000a): The Ontogeny of Information. Developmental Systems and Evolution. Durham, N.C.: Duke University Press, 2. erw. Aufl.

Oyama, S. (2000b): Evolution's eye: a systems view of the biology-culture divide. Publisher: Durham: Duke University Press.

Pagès, A.(2008): Émile Zola: De J'accuse au Panthéon, Paris: Lucien Souny.

Palem, R. M. (1997): H. Ey psychiatre et philosophe. Paris: Ed.Rive droite.

Palem, R. M. (2006): Organodynamisme et neurocognitivisme. Paris: L'Harmattan.

Papoušek, H., Papoušek, M. (1981): Intuitives elterliches Verhalten im Zwiegespräch mit dem Neugeborenen, *Sozialpäd. Prax. Klin.* 3, 229-238.

Papoušek, H., Papoušek, M. (1992): Early integrative and communicative development: Pointers to humanity, in: *Emrich, H.M., Wiegand, M.* (eds.), Integrative biological psychiatry, Berlin: Springer, S. 45-60.

Papoušek, M. (1987): Die Rolle des Vaters in der frühen Kindheit: Ergebnisse der psychobiologischen Forschung. *Kind und Umwelt, Beiträge zur analytischen Kinder- und Jugendlichenpsychotherapie* 54, 29-49.

Papoušek, M. (1994): Vom ersten Schrei zum ersten Wort. Anfänge der Sprachentwicklung in der vorsprachlichen Kommunikation. Bern: Huber.

Papoušek, M. (2007): „Augenblicke" der Begegnung in den frühen Eltern-Kind-Beziehungen – Entwicklung, Störungen und frühe Hilfen. In: *Sieper, J., Orth, I., Schuch, H.W.* (2007) (Hrsg.): Neue Wege Integrativer Therapie. Bielefeld: Edition Sirius, Aisthesis Verlag (2007) 607-642.

Parkes, G. (1994): Composing the Soul. Reaches of Nietzsche's Psychology. Chicago–London: University of Chicago Press.

Pennebaker, J. W. (2004): Writing to Heal: A guided journal for recovering from trauma & emotional upheaval. Oakland: New Harbinger Publications.

Perls, F.S. (1948): Therapy and technique of personality integration, *American J. of Psychotherapy* 4, 565-586, dtsch. in: *Perls* (1980) 27-50.

Perls, F.S. (1969): Gestalt Therapy Verbatim, Lafayette: Real People Press; dtsch. (1974): Gestalttherapie in Aktion, Stuttgart: Klett.

Perls, F.S. (1980): Gestalt, Wachstum, Integration, hrsg. *Hilarion G. Petzold.* Paderborn: Junfermann.

Perls, F.S., Hefferline, R.F., Goodman, P. (1951): Gestalt Therapy. New York: Julian Press. Auch (1965): New York: Dell.

Perrig, W., Wippich, W., Perrig-Chielo, P. (1993): Unbewusste Informationsverarbeitung, Bern: Huber.

Pesso, A. (1999): Dramaturgie des Unbewußten. Eine Einführung in die psychomotorische Therapie. Stuttgart: Klett-Cotta.

***Petzold, H. G.* Die in diesem Verzeichnis nicht zitierten Arbeiten von Petzold und MitarbeiterInnen finden sich in der Gesamtbibliographie http://www.fpi-publikation.de/polyloge/alle-ausgaben/01-2007-petzold-h-g-bibliographie-1958-2007-zusammenfassung-mit-einfuehrung.html und dem update für 2010 Polyloge 1 /2010.**

Petzold, H.G. (1965): Géragogie - nouvelle approche de l'éducation pour la vieillesse et dans la vieillesse. *Publications de L'Institut St. Denis* 1, 1-16; Textarchiv 1965: http://www.fpi-publikation.de/artikel/textarchiv-h-g-petzold-et-al-/index.php; dtsch. (1972): Vortrag auf dem „Studientag Marie Juchacz" 2. Mai 1972. Fachhochschule für Sozialarbeit, Düsseldorf Eller, Altenheim Eller und in: *Petzold, H.G.,* 1985a. Mit alten Menschen arbeiten. Bildungsarbeit, Psychotherapie, Soziotherapie, Pfeiffer, München, S. 11-30; erw. Neuaufl., Pfeiffer, Klett-Cotta 2004a, 86-107.

Petzold, H.G. (1968b): Arbeitspsychologische und soziologische Bemerkungen zum Gastarbeiterproblem in der BRD. *Zeitschrift f. Prakt. Psychol.* 7, 331-360.

Petzold, H.G. (1969b): L'analyse progressive en psychodrame analytique, Inst. St. Denis, Semin. Psychol. Prof. Vladimir Iljine; auszugsweise dtsch. in: 1988n, 455- 491.

Petzold, H.G. (1969c): Les Quatre Pas. Concept d'une communauté thérapeutique. Inst. St. Denis, Semin. Psychol. Prof. Vladimir Iljine Paris; teilweise dtsch. in: (1974l).

Petzold, H.G. (1970d): Psychodramatische Techniken in der Therapie mit Alkoholikern. *Zeitschr. f. prakt. Psychol.* 8, 387-408.

Petzold, H.G. (1971): „Philosophie Clinique, Thérapeutique philosophique, Philopraxie", Antrittsvorlesung anläßlich der Berufung zum Professor für „Psychologie Pastorale" am Institut St. Denis, Etablissement d'Enseignement Supérieur Libre des Sciences Théologiques et Philosophiques, Paris.

Petzold, H.G. (1971b): Psychodramatisch gelenkte Aggression in der Therapie mit Alkoholikern. *Gruppenpsychotherapie und Gruppendynamik*, 3, 268-281.

Petzold, H.G. (1971c): Möglichkeiten der Psychotherapie bei drogenabhängigen Jugendlichen. In: *Birdwood, G.* (Hg.): Willige Opfer. Rosenheim: Rosenheimer Verlag, 212-245.

Petzold, H.G. (1971k): Der Beitrag kreativer Therapieverfahren zu einer erlebnisaktivierenden Erwachsenenbildung, Vortrag auf der Arbeitstagung „Kreativitätstraining, kreative Medien, Kunst- und Kreative Therapie", VHS Dormagen und Büderich 1.6.1971; VHS Büderich.

Petzold, H.G. (1972e): Komplexes Kreativitätstraining mit Vorschulkindern. *Schule und Psychologie* 3, 146-157.

Petzold, H.G. (1972f): Methoden in der Behandlung Drogenabhängiger. Vierstufentherapie. Komplexes katathymes Erleben, Psychosynthesis, Gestalttherapie, Psychodrama. Kassel: Nicol.

Petzold, H.G. (1973b): Das „Therapeutische Theater" als Form dramatischer Therapie. In: *Petzold* (1973a) Gestalttherapie und Psychodrama, Kassel: Nicol, S. 97-133.

Petzold, H.G. (1973c): Kreativität und Konflikte. Paderborn: Junfermann.

Petzold, H.G. (1973f): Gestalttherapie und direkte Kommunikation in der Arbeit mit Elterngruppen. In: *Petzold* (1973c), 271-289.

Petzold, H.G. (1974b): Drogentherapie - Methoden, Modelle, Erfahrungen, Junfermann/Hoheneck, Paderborn; 3.Aufl. Fachbuchhandlung für Psychologie, D. Klotz, Frankfurt 1983, 4. Aufl. 2003.

Petzold, H.G. (1974j): Psychotherapie und Körperdynamik, Junfermann, Paderborn, 3. Aufl. 1979.

Petzold, H.G. (1974k): Integrative Bewegungstherapie. In: *Petzold* (1974j), 285-404. Revid. in 1996a, Bd.I/1, 59-172.

Petzold, H.G. (1974l): Konzepte zur Drogentherapie. In: *Petzold* (1974b) 524-529.

Petzold, H.G. (1975a): Integrative Therapie. Zeitschrift für Verfahren Humanistischer Psychologie und Pädagogik. Begründet von *Charlotte Bühler* und *Hilarion Petzold* 1975 ff; ab 1991 mit dem geänderten Untertitel: Zeitschrift für vergleichende Psychotherapie und Methodenintegration.

Petzold, H.G. (1975e): Thymopraktik als körperbezogene Arbeit in der Integrativen Therapie. *Integrative Therapie* 2/3, 115-145; erweiterte Fassung in: revid. Bd. I, 2 (1988n/1996a, S.341-406).

Petzold, H.G. (1975l): Editorial. *Integrative Therapie* 4, 177.

Petzold, H.G. (1975i): Psychodrama and role-playing in group work. In: *Benne, K.D., Bradford, L.P., Gibb, J.R., Lippitt, R.D.* (Hrsg.). The Laboratory Methods of Changing and Learning, Science and Behaviour Books, Palo Alto, 365-392.

Petzold, H.G. (1977l): Gegen den Mißbrauch von Körpertherapie. Risiken und Gefahren bioenergetischer, primärtherapeutischer und thymopraktischer Körperarbeit. In: *Petzold, H.G.*, 1977n (Hrsg.). Die neuen Körpertherapien, Paderborn: Junfermann, S. 478-490.

Petzold, H.G. (1977n): Die neuen Körpertherapien, Paderborn: Junfermann; 1993, München: dtv.

Petzold, H.G. (1977q): Humanistische Psychologie – Was ich darunter verstehe. DGHP-Nachrichten und *Integrative Therapie*, 2, 128-141.

Petzold, H.G. (1978c): Das Ko-respondenzmodell in der Integrativen Agogik. *Integrative Therapie* 1, 21-58; revid. und erw. (1991a) 19- 90/2003a, 93-140.

Petzold, H.G. (1979f): Die Technik der Zukunftsprojektion - Zur Zeitstrukturierung im Psychodrama. In: *Petzold, H. G.* (1979k): Psychodrama-Therapie. Theorie, Methoden, Anwendung in der Arbeit mit alten Menschen. „Beihefte zur Integrativen Therapie" 3, Paderborn: Junfermann, S. 198-250.

Petzold, H.G. (1979k): Psychodrama-Therapie. Theorie, Methoden, Anwendung in der Arbeit mit alten Menschen. „Beihefte zur Integrativen Therapie", 3. Paderborn: Junfermann, 2. Aufl. 1985.

Petzold, H.G. (1980c): Zum Konzept der Therapiekette und zur Karriere Drogenabhängiger. In: *Petzold, Vormann* (1980), 208-228.

Petzold, H.G. (1980f): Die Rolle des Therapeuten und die therapeutische Beziehung, Paderborn: Junfermann.

Petzold, H.G. (1980g): Die Rolle des Therapeuten und die therapeutische Beziehung in der integrativen Therapie. In: *Petzold, H.G.*, 1980f. Die Rolle des Therapeuten und die therapeutische Beziehung, Paderborn: Junfermann, S. 223-290.

Petzold, H.G. (1981e): Das Hier-und-Jetzt-Prinzip in der psychologischen Gruppenarbeit. In: *C. Bachmann*, Kritik der Gruppendynamik, Fischer, Frankfurt 1981, S. 214-299.

Petzold, H.G. (1981h): Leibzeit. *Integrative Therapie* 2/3, S. 167-178; auch in: *Kamper, D., Wulf, Ch.*, Die Wiederkehr des Körpers, Suhrkamp, Frankfurt 1982, 68-81.

Petzold, H.G. (1980j): Moreno - nicht Lewin, der Begründer der Aktionsforschung. *Gruppendynamik* 2, 142-160.

Petzold, H.G. (1980k): Moreno und Lewin und die Ursprünge der psychologischen Gruppenarbeit. *Zeitsch. f. Gruppenpädagogik* 6, 1-18; Nachdr. in *Schwalbacher Blätter* 3 (1981) 96-112.

Petzold, H.G. (1980q): Zur Methodenintegration in der Psychotherapieausbildung. *Gestalt-Bulletin* 2/3, 5-14.

Petzold, H.G. (1982): Methodenintegration in der Psychotherapie, Paderborn: Junfermann.

Petzold, H.G. (1982a): Dramatische Therapie. Neue Wege der Behandlung durch Psychodrama, Rollenspiel, therapeutisches Theater, Stuttgart: Hippokrates.

Petzold, H.G., (1982o): Welttheater. In: *Petzold* (1982a) 22-37.

Petzold, H.G. (1983e): Nootherapie und „säkulare Mystik" in der Integrativen Therapie. In: *Petzold, H.G.*, (1983d): Psychotherapie, Meditation, Gestalt, Paderborn: Junfermann. S. 53-100.

Petzold, H.G. (1984a): Wege zum Menschen. Methoden und Persönlichkeiten moderner Psychotherapie. Ein Handbuch. 2 Bde., Paderborn: Junfermann.

Petzold, H.G. (1983d): Psychotherapie, Meditation, Gestalt, Junfermann, Paderborn.

Petzold, H.G. (1984a): Wege zum Menschen. Methoden und Persönlichkeiten moderner Psychotherapie. Ein Handbuch. 2 Bände. Paderborn: Junfermann.

Petzold, H.G. (1984b): Psychodrama. Die ganze Welt ist eine Bühne. In: *Petzold* (1984a): Wege zum

Menschen. Methoden und Persönlichkeiten moderner Psychotherapie. Ein Handbuch. 2 Bde., Paderborn: Junfermann. Bd. 1, 111-216.

Petzold, H.G. (1984c): Integrative Therapie - der Gestaltansatz in der Begleitung und psychotherapeutischen Betreuung sterbender Menschen. In: *Spiegel-Rösing, I., Petzold, H.G.,* 1984 (Hrsg.). Die Begleitung Sterbender - Theorie und Praxis der Thanatotherapie. Ein Handbuch. Paderborn: Junfermann,. S. 431-501.

*Petzold, H.G. (*1984i): Vorüberlegungen und Konzepte zu einer integrativen Persönlichkeitstheorie. *Integrative Therapie,* 1/2, 73-115.

Petzold, H.G .(1985a): Mit alten Menschen arbeiten. Bildungsarbeit, Psychotherapie, Soziotherapie, München: Pfeiffer.

Petzold, H.G. (1985g): Leiblichkeit. Philosophische, gesellschaftliche und therapeutische Perspektiven, Paderborn: Junfermann.

Petzold, H.G. (1985r): „Identität und Leiblichkeit". *Protokolle* 7 (Bildungshaus Neuwaldegg, Wien) 31-68.

Petzold, H.G. (Hrsg.) (1986a): Psychotherapie und Friedensarbeit, Paderborn: Junfermann.

Petzold, H.G. (1986b): Was nicht mehr vergessen werden kann. Psychotherapie mit politisch Verfolgten und Gefolterten. In: *Petzold* (1986a) 357-372; auch in: *Integrative Therapie* 3/4, 268-280.

Petzold, H.G. (1986g): Zeit und Psychotherapie. *Integrative Therapie,* 3, 155-162.

Petzold, H.G. (1986h): Zur Psychodynamik der Devolution. *Gestalt-Bulletin* 1, 75-101.

*Petzold, H.G. (*1987d): Kunsttherapie und Arbeit mit kreativen Medien - Wege gegen die „multiple Entfremdung" in einer verdinglichenden Welt. In: *Richter, K.* (Hrsg.), Psychotherapie und soziale Kulturarbeit - eine unheilige Allianz? *Schriftenreihe des Instituts für Bildung und Kultur,* Bd. 9, Remscheid, 38-95; repr. in: *Matthies, K.,* Sinnliche Erfahrung, Kunst, Therapie, Bremer Hochschulschriften, Univ. Druckerei, Bremen 1988.

Petzold, H.G. (1988a): Integrative Therapie als intersubjektive Hermeneutik bewußter und unbewußter Lebenswirklichkeit, Fritz Perls Institut, Düsseldorf; revid. Bd. II, 1(1991a) S. 153 – 332; (2003a) S. 181 - 298.

Petzold, H.G. (1988b): Zur Hermeneutik des sprachlichen und nichtsprachlichen Ausdrucks in der Integrativen Therapie, Fritz Perls Institut, Düsseldorf; repr. als: Konzepte zu einer mehrperspektivischen Hermeneutik leiblicher Erfahrung und nicht-sprachlichen Ausdrucks Bd. II, 1 (1991a) S. 98-152.

Petzold, H.G. (1988d): Die „vier Wege der Heilung" in der Integrativen Therapie und ihre anthropologischen und konzeptuellen Grundlagen – dargestellt an Beispielen aus der „Integrativen Bewegungstherapie". Teil I, *Integrative Therapie,* 4 (1988d), 325-364. Teil II: 1 (1989), 42-96. Revid. in: *Petzold* (1988n), 173-283.

Petzold, H.G. (1988j): Beziehung und Deutung in der „Integrativen Bewegungstherapie" und in leiborientierten Formen der Psychotherapie. In: *Reinelt, Datler* (Hrsg.), Beziehung und Deutung im psychotherapeutischen Prozeß, Springer, Heidelberg; erw. in: *Petzold* (1988n/1996a) 285-340.

Petzold, H.G., (1988): Organismuskonzept und Anthropologie. In: idem (1988n) Bd. I, 1, .276-283.

Petzold, H.G. (1988n): Integrative Bewegungs- und Leibtherapie. Ausgewählte Werke Bd. I, 1 und I, 2 Paderborn: Junfermann, 3. revid. und überarbeitete Auflage 1996a.

Petzold, H.G. (1988l): Organismuskonzept und Anthropologie; in: *Petzold* (1988n) S.276-283.

Petzold, H.G. (1989b): Belastung, Überforderung, Burnout – Gewaltprobleme in Heimen. *Behinderte in Familie, Schule, Gesellschaft,* 4, 17-44.

Petzold, H.G. (1989f): Zeitgeist als Sozialisationsklima - zu übergreifenden Einflüssen auf die individuelle Biographie. *Gestalt und Integration* 2, 140-150.

Petzold, H.G. (1989h): „Leben ist Bewegung" - Überlegungen zum „komplexen Bewegungsbegriff" und zum Konzept der „Kommotilität" in der Integrativen Bewegungstherapie, Vortrag auf der Studientagung „Klinische Bewegungstherapie", 6. Juni 1989, Freie Universität Amsterdam, 1989h; repr. als: „Leben ist Bewegung" - Überlegungen zu einem integrativen Bewegungsbegriff und zur Kommotilität, in: idem (1993a) S. 1337-1348 /(Neuaufl.2003a) S. 977-1050.

Petzold, H.G. (1989i): Supervision zwischen Exzentrizität und Engagement. *Integrative Therapie,* 3/4, 352-363.

Petzold, H.G.(1989j): Psychotherapie und Pädagogik – Pädagogik und Therapie. *Integrative Therapie,* 3/4, 365-374.

Petzold, H.G. (1990i): Selbsthilfe und Professionelle – Gesundheit und Krankheit, Überlegungen zu einem

„erweiterten Gesundheitsbegriff". Vortrag auf der Arbeitstagung „Zukunftsperspektiven der Selbsthilfe", 8.-10.6.1990, Dokumentation, 1990i. Auch in: *Petzold, Schobert* (1991), 17-28.

Petzold, H.G. (1990j): Drogenabhängigkeit als Krankheit. *Gestalt und Integration*, 2, 149-159.

Petzold, H.G. (1990k): Drogentherapie heißt Karrierebegleitung. Reflexionen nach 20 Jahren Arbeit im Felde der Drogenarbeit am Beispiel des Stufenmodells therapeutischer Wohngemeinschaften und des Konzeptes der therapeutischen Kette. Vortrag auf dem Therapiekette-Niedersachsen-Seminar, Nov. 1989. Hannover: Step.

Petzold, H.G. (1990m): Kindliche Entwicklung, kreative Leiblichkeit und Identität. Basiskonzepte für die Arbeit mit Kindern im Vorschulbereich. In: *Kerschbaumer, F.X.*, Mit Kindern auf dem Weg. Gedanken, Referate, Zusammenfassung, NÖ Kindergartensymposion 1987 - 1989, NÖ Schriften, Wien, 50-69.

Petzold, H.G. (1990n): Ethische Konzepte für die Psychotherapie – Die diskursive und situationsbezogene Ethik der Integrativen Therapie. *Gestalt* (Zürich), 9, 6-12.

Petzold, H.G. (1990o): Konzept und Praxis von Mehrperspektivität in der Integrativen Supervision, dargestellt an Fallbeispielen für Einzel- und Teambegleitung. *Gestalt und Integration*, 2, 7-37.

Petzold, H. G. (1991a): Integrative Therapie. Bd. I, Klinische Philosophie. Paderborn: Junfermann; 2. erw. Aufl. 2003a.

Petzold, H.G. (1991b): Die Chance der Begegnung. Wiesbaden: Dapo. Repr. in: *Petzold* (1993a), 1047-1086.

Petzold, H.G. (1991e): Das Ko-respondenzmodell als Grundlage der Integrativen Therapie und Agogik. In: *Petzold* (1991a), 19-90.

Petzold, H.G. (1991g): Therapeutische Identität und plurale therapeutische Kultur – Überlegungen am Beispiel Gestalttherapie/Integrative Therapie. *Gestalt* (Zürich), 11, 14-34. Erw. in: *Petzold* (1993n).

Petzold, H.G. (1991j): Bedrohte Lebenswelten. In: *Petzold, H.G., Petzold, Ch.* (1991), 248-293. Erw. von (1989b).

Petzold, H.G. (1991k): Der „Tree of Science" als metahermeneutische Folie für die Theorie und Praxis der Integrativen Therapie, Fritz Perls Institut, Düsseldorf, repr. Integrative Therapie, Bd. II, 2 (1992a) S. 457-647; 2. Aufl. (2003a) S. 383 - 514.

Petzold, H.G. (1991l): Menschenbilder als bestimmendes Moment von Grundhaltungen und Konzepten in der Drogenhilfe. Eröffnungsvortrag auf dem 14. Bundeskongress, 10.-13. Juni 1991, FDR. In: Was hilft! Grundhaltung – Menschenbild – Konzepte. Fachverband Drogen und Rauschmittel, Braunschweig 1992, 16-41 und in: *Gestalt und Integration*, 1, 1994, 7-32.

Petzold, H.G. (1991m): Editorial. Das Körper-Seele-Problem und die Therapie. *Integrative Therapie*, 1/2, 1-8.

Petzold, H.G. (1991n): Die Bedeutung und Praxis der Kontrollanalysen in der Integrativen Therapie. Fritz Perls Institut, Düsseldorf. Erw. in: *Frühmann, R., Petzold, H.G.* (1993a): Lehrjahre der Seele. Paderborn: Junfermann.

Petzold, H.G. (1991o): Zeit, Zeitqualitäten, Identitätsarbeit und biographische Narration – Chronosophische Überlegungen, Bd. II/1 (1991a), 333-395; (2003a), 299-340.

Petzold, H.G. (1992a): Integrative Therapie. Ausgewählte Werke, Bd. II/2: Klinische Theorie. Paderborn: Junfermann.

Petzold, H.G. (1992d): Empirische Baby- und Kleinkindforschung und der Paradigmenwechsel von psychoanalytischer Entwicklungsmythologie und humanistisch-psychologischer Unbekümmertheit zu einer „mehrperspektivischen, klinischen Entwicklungspsychologie". *Integrative Therapie* 1/2, 1-10.

Petzold, H.G. (1992e): Integrative Therapie in der Lebensspanne. In: Integrative Therapie, Bd. II, 2 (1992a) S. 649-788; 2. Auf. (2003a) Paderborn: Junfermann, S. 515 – 606.

Petzold, H.G. (1992g): Das «neue» Integrationsparadigma in Psychotherapie und klinischer Psychologie und die «Schulen des Integrierens» in einer «pluralen therapeutischen Kultur», Bd. II, 2 (1992a) S. 927-1040; (2003a) S. 701 – 1037.

Pelzold, H.G. (1993a): Integrative Therapie. Ausgewählte Werke, Bd. II/3: Klinische Praxeologie. Paderborn: Junfermann.

Petzold, H.G. (1993c): Frühe Schäden, späte Folgen? Psychotherapie und Babyforschung, Bd. I, Junfermann, Paderborn.

Petzold, H.G. (1993n): Zur Frage nach der „therapeutischen Identität" in einer pluralen therapeutischen Kultur am Beispiel von Gestalttherapie und Integrativer Therapie – Überlegungen (auch) in eigener Sache.

In: *Petzold, Sieper* (1993a), 51-92.
Petzold, H.G. (1993p): Integrative fokale Kurzzeittherapie (IFK) und Fokaldiagnostik - Prinzipien, Methoden, Techniken. In: *Petzold, Sieper* (1993a) 267-340; repr. in: Bd. II, 3 (2003a) 985 - 1050.
Petzold, H.G. (1994g): Unterwegs zu einer allgemeinen Psychotherapiewissenschaft: „Integrative Therapie" und ihre Heuristik der „14 healing factors" - theoriegeschichtliche, persönliche und konzeptuelle Perspektiven und Materialien. Überarbeitete und ergänzte Fassung eines Vortrages auf dem Symposion der Rheinischen Landesklinik in Düren, 10.09.1994. In: *Weißig, N.* (1995) (Hrsg.): Differenzierung und Integration. Köln: Kohelet Press, 6-83. In Textarchiv 1994: http://www.fpi-publikation.de/artikel/textarchiv-h-g-petzold-et-al-/index.php
Petzold, H.G. (1994j): Die Kraft liebevoller Blicke. Psychotherapie und Babyforschung Bd. 2:. Paderborn: Junfermann.
Petzold, H.G. (1995g): Die Wiederentdeckung des Gefühls. Emotionen in der Psychotherapie und der menschlichen Entwicklung. Paderborn: Junfermann.
Petzold, H.G. (1995h): Schulenübergreifende Perspektiven zu einer integrierten Psychotherapie und einer allgemeinen Psychotherapiewissenschaft - der Beitrag von Gestalttherapie und Integrativer Therapie. In: *Berufsverband deutscher Psychologen* (1995) (Hrsg.): Gegenwart und Zukunft der Psychotherapie im Gesundheitswesen. Bonn: Deutscher Psychologen Verlag. 71-94.
Petzold, H.G. (1996a): Integrative Bewegungs- und Leibtherapie. Ein ganzheitlicher Weg leibbezogener Psychotherapie. Ausgewählte Werke, Bd. I/1 und Bd I/2, 3. Revid. und überarb. Aufl. 1988n. Paderborn: Junfermann.
Petzold, H.G. (1996j): Identitätsvernichtung, Identitätsarbeit, „Kulturarbeit" – Werkstattbericht mit persönlichen und prinzipiellen Überlegungen aus Anlaß der Tagebücher von *Victor Klemperer*, dem hundertsten Geburtstag von *Wilhelm Reich* und anderer Anstöße. *Integrative Therapie*, 4, 371-450.
Petzold, H.G. (1996k): Der „Andere" - das Fremde und das Selbst. Tentative, grundsätzliche und persönliche Überlegungen für die Psychotherapie anläßlich des Todes von *Emmanuel Lévinas* (1906-1995). *Integrative Therapie* 2-3, 319-349. Auch in: *Petzold, Orth* (1999a), 337-360.
Petzold, H.G. (1996q): Offener Brief an die psychoanalytischen Fachgesellschaften. *Integrative Therapie* 4, 489-490.
Petzold, H.G. (1997c): Soziotherapie - ein Beruf ohne Chance? in: *Sticht, U.* (1997) (Hrsg.): Gute Arbeit in schlechten Zeiten - Suchtkrankenhilfe im Umbruch. Freiburg: Lambertus. 57-115.
Petzold, H.G. (1997p): Das Ressourcenkonzept in der sozialinterventiven Praxeologie und Systemberatung. *Integrative Therapie*, 4, 435-471 und in: *Petzold* (1998a/2003a), 353-394.
Petzold, H.G. (1997s): „Gestalt Therapy and Cybernetics" - ein verschollener Text von Fritz Perls, vorgestellt und kommentiert aus integrativer Sicht. *Gestalt* (Schweiz) 30 (1997) 53-62.
Petzold, H.G. (1998a): Integrative Supervision, Meta-Consulting & Organisationsentwicklung. Modelle und Methoden reflexiver Praxis. Ein Handbuch. Band I. Paderborn: Junfermann, 2. erw. Aufl. Wiesbaden: Verlag für Sozialwissenschaften 2007.
Petzold, H.G. (1998e): Schwerpunktheft „Reich, Ferenczi, Rank". *Integrative Therapie* 2, 123-130.
Petzold, H.G. (1998h): Identität und Genderfragen in Psychotherapie, Soziotherapie und Gesundheitsförderung. Bd. 1 und 2, Sonderausgabe von *Gestalt und Integration*. Düsseldorf: FPI-Publikationen.
Petzold, H.G. (1999i): Body Narratives. *Integrative Bewegungstherapie* 1-2/1999, 4-30. http://www.dgib.net/?x=zeitschrift&y=online-archiv#a1994
Petzold, H.G. (1999p): Psychotherapie der Zukunft - Reflexionen zur Zukunft und Kultur einer korrespondierenden und evidenzbasierten Humantherapie. *Integrative Therapie* 4, 338-393.
Petzold, H.G. (1999q): Das Selbst als Künstler und Kunstwerk – Rezeptive Kunsttherapie und die heilende Kraft „ästhetischer Erfahrung". Düsseldorf/Hückeswagen: FPI/EAG und erw. in: *Kunst & Therapie*, 1-2/1999, 105-145; *Integrative Therapie*, 3/2004, 267-299. Auch in: Düsseldorf/Hückeswagen. Bei www.FPI-Publikationen.de/materialien.htm – *POLYLOGE: Materialien aus der Europäische Akademie für psychosoziale Gesundheit* – 07/2001.
Petzold, H. G. (2000): Einführung zu einer Grundregel für die IT. Vortrag gehalten auf dem Arbeitstreffen „Psychotherapie und Ethik", Europäische Akademie für Psychosoziale Gesundheit, 1. Mai 2000. Europäische Akademie für Psychosoziale Gesundheit, Hückeswagen. *Textarchiv H. G.Petzold* Jg. 2000. http://www.fpi-publikation.de/artikel/textarchiv-h-g-petzold-et-al-/index.php und in: *Petzold, Orth, Sieper*

2010, 437-460.
Petzold, H.G. (2000a): Eine „Grundregel" für die Integrative Therapie als Verpflichtung zur Transparenz und Anstoß, „riskanter Therapie", Fehlern und Ungerechtigkeiten in der Psychotherapie entgegenzuwirken. Vortrag an der EAG, Düsseldorf/Hückeswagen Mai 2000. Bei www.FPI-Publikationen.de/materialien.htm – *POLYLOGE: Materialien aus der Europäischen Akademie für psychosoziale Gesundheit* – 1/2000. Updating 04/2005. http://www.fpi-publikation.de/polyloge/alle-ausgaben/01-2000-petzold-2000a-grundregel
Petzold, H.G. (2000d): Client Dignity konkret - PatientInnen und TherapeutInnen als Partner in „kritischer Kulturarbeit" - eine Initiative. *Integrative Therapie* 2/3, 388 – 396.
Petzold, H.G. (2001a): Integrative Therapie – Das „biopsychosoziale" Modell kritischer Humantherapie und Kulturarbeit. Ein „lifespan developmental approach". Paderborn: Junfermann.
Petzold, H.G. „et al." (2001b): „Lebensgeschichten verstehen, Selbstverstehen, Andere verstehen lernen" – Polyloge collagierender Hermeneutik und narrative „Biographiearbeit" bei Traumabelastungen und Behinderungen. Düsseldorf/Hückeswagen. Düsseldorf/Hückeswagen. Bei www. FPI-Publikationen.de/ materialien.htm - *POLYLOGE: Materialien aus der Europäischen Akademie für Psychosoziale Gesundheit* - 04/2001 auch in: *Integrative Therapie* 4/2002, 332-416 und in *Petzold, H.G.* (2003g): Lebensgeschichten erzählen. Biographiearbeit, narrative Therapie, Identität. Paderborn: Junfermann, S. 332-416.
Petzold, H.G. (2001k): Sinnfindung über die Lebensspanne: Collagierte Gedanken über Sinn, Sinnlosigkeit, Abersinn – integrative und differentielle Perspektiven zu transversalem, *polylogischem* SINN. Düsseldorf/ Hückeswagen, bei www. FPI-Publikationen.de/materialien.htm - *POLYLOGE: Materialien aus der Europäischen Akademie für psychosoziale Gesundheit* - 03/2001. Auch in *Petzold, Orth* (2005a) 265-374.
Petzold, H.G. (2001m): Trauma und "Überwindung" – Menschenrechte, Integrative Traumatherapie und „philosophische Therapeutik". *Integrative Therapie*, 4, 344-412.
Petzold, H.G. (2001p): „Transversale Identität und Identitätsarbeit". Die Integrative Identitätstheorie als Grundlage für eine entwicklungspsychologisch und sozialisationstheoretisch begründete Persönlichkeitstheorie und Psychotherapie – Perspektiven „klinischer Sozialpsychologie". Düsseldorf/ Hückeswagen, bei www. FPI-Publikationen.de/materialien.htm - *POLYLOGE: Materialien aus der Europäischen Akademie für psychosoziale Gesundheit* - 10/2001, Update 2004, *Integrative Therapie* 4 (2004) 395-422, 4 (2005) 374-397.
Petzold, H.G. (2002b/2006/2011e): Zentrale Modelle und KERNKONZEPTE der „INTEGRATIVEN THERAPIE". Düsseldorf/Hückeswagen. Bei www. FPI-Publikationen.de/materialien.htm - *POLYLOGE*: Materialien *aus der Europäischen Akademie für psychosoziale Gesundheit* - 02/2002. Überarbeitete Version, Kernkonzepte II, 2006 und 2011e http://www.fpi-publikation.de/downloads/download-polyloge/ download-nr-01-2011-petzold-h-g-upd-2011e.html
Petzold, H.G. (2002c): POLYLOGE: Die Dialogzentrierung in der Psychotherapie überschreiten. Perspektiven „Integrativer Therapie" und „klinischer Philosophie". Hommage an Mikhail Bakhtin. Düsseldorf/Hückeswagen. Bei www. FPI-Publikationen.de/materialien.htm - *POLYLOGE: Materialien aus der Europäischen Akademie für psychosoziale Gesundheit* - 04/2002, http://www.fpi-publikation.de/images/ stories/downloads/polyloge/Petzold-Dialog-Polylog-Polyloge-04-2002.pdf
Petzold, H.G. (2002h): „Klinische Philosophie" – Menschen zugewandtes Lebenswissen von Natur und Kultur. Über die Quellen der Integrativen Therapie, biographische Einflüsse und ReferenztheoretikerInnen. Düsseldorf/Hückeswagen. Bei www. FPI-Publikationen.de/materialien.htm - *POLYLOGE: Materialien aus der Europäischen Akademie für psychosoziale Gesundheit* - 06/2002.
Petzold, H.G. (2002j): Das Leibsubjekt als „informierter Leib" – embodied and embedded. Leibgedächtnis und performative Synchronisationen. Düsseldorf/Hückeswagen. Bei www. FPI-Publikationen.de/ materialien.htm - *POLYLOGE: Materialien aus der Europäischen Akademie für Psychosoziale Gesundheit* 07/2002 und in 2003a, 1051-1092.
Petzold, H.G. (2002p/2011): „Lust auf Erkenntnis" ReferenztheoretikerInnen und -disziplinen der Integrativen Therapie – Polyloge und Reverenzen. Updating 2006a. Bei www. FPI-Publikationen.de/ materialien.htm - *POLYLOGE: Materialien aus der Europäischen Akademie für psychosoziale Gesundheit* - 06/011 Jg. 2
Petzold, H.G. (2003a): Integrative Therapie. 3 Bde. Paderborn: Junfermann, überarb. und ergänzte Neuauflage von 1991a/1992a/1993a.

Petzold, H.G. (2003b): Integrative Beratung, differentielle Konflikttheorie und „komplexe soziale Repräsentationen". Düsseldorf/Hückeswagen. Bei www.FPI-Publikationen.de/materialien.htm – *SUPERVISION: Theorie – Praxis – Forschung. Eine interdisziplinäre Internet-Zeitschrift* 01/2003.

Petzold, H.G. (2003d): Unrecht und Gerechtigkeit, Schuld und Schuldfähigkeit, Menschenwürde – der „Polylog" klinischer Philosophie zu vernachlässigten Themen in der Psychotherapie. *Integrative Therapie*, 1, 27-64. Auch bei www.FPI-Publikationen.de/materialien.htm – *POLYLOGE: Materialien aus der Europäischen Akademie für psychosoziale Gesundheit* – 2006i, http://www.fpi-publikation.de/polyloge/alle-ausgaben/14-2006-petzold-h-g-2003b-updating-2006i-unrecht-und-gerechtigkeit.html.

Petzold, H.G. (2003e): Menschenbilder und Praxeologie. 30 Jahre Theorie- und Praxisentwicklung am „Fritz Perls Institut für Integrative Therapie, Gestalttherapie und Kreativitätsförderung" (1972-2002). Teil I, *Gestalt* 46 (Schweiz) 3-50. Teil II, *Gestalt* 47, 9-52, Teil III, *Gestalt* 48, 9-64. Updating 2006k als: Integrative Therapie als „angewandte Anthropologie" in einer „transversalen Moderne" - Menschenbild und Praxeologie. Bei www. FPI-Publikationen.de/materialien.htm. *POLYLOGE: Materialien aus der Europäischen Akademie für psychosoziale Gesundheit* 2/2011 http://www.fpi-publikation.de/polyloge/alle-ausgaben/02-2011-petzold-h-g-2006k-update2011-integrative-therapie-anthropologie-menschenbild-u.html.

Petzold, H.G. (2003g): Lebensgeschichten erzählen. Biographiearbeit, narrative Therapie, Identität. Paderborn: Junfermann.

Petzold, H.G. (2003i): Psychotherapie, die Menschen „gerecht" wird? – Einige Überlegungen zu „Just therapy" und „PatientInnenwürde". (Langversion von 2003h): *POLYLOGE: Materialien aus der Europäischen Akademie für psychosoziale Gesundheit* - 12/2009. http://www.fpi-publikation.de/downloads/download-polyloge/download-nr-04-2011-petzold-h-g-upd-2003i.html

Petzold, H.G. (2004a): Mit alten Menschen arbeiten. Erweiterte und überarbeitete Neuausgabe von 1985a in zwei Bänden. Bd. I: Konzepte und Methoden sozialgerontologischer Praxis. Bd. II: Psychotherapie – Lebenshilfe – Integrationsarbeit. 2005, München: Pfeiffer, Klett-Cotta.

Petzold, H.G. (2004e): Michel Foucault - ein Referenztheoretiker der Integrativen Therapie. Materialien zu Qellenautoren der IT. Hückeswagen: Europäische Akademie für psychosoziale Gesundheit, in 2011j http://www.fpi-publikation.de/artikel/textarchiv-h-g-petzold-et-al-/petzold-h-g-et-al-2002p-updating-2006-2011j-lust-auf-erkenntnis-polyloge-und.html und bei *Stumm, G.* et al. (2005): Personenlexikon der Psychotherapie. Wien: Springer. 148-150.

Petzold, H.G. (2004f): Gabriel Marcel - ein Referenztheoretiker der Integrativen Therapie, und in 2011j http://www.fpi-publikation.de/artikel/textarchiv-h-g-petzold-et-al-/petzold-h-g-et-al-2002p-updating-2006-2011j-lust-auf-erkenntnis-polyloge-und.html sowie bei *Stumm, G.* et al. (2005): Personenlexikon der Psychotherapie. Wien: Springer. 307-309.

Petzold, H.G. (2004g): Maurice Merleau-Ponty - ein Referenztheoretiker der Integrativen Therapie. Materialien zu Qellenautoren der IT. Hückeswagen: Europäische Akademie für psychosoziale Gesundheit, und in 2011j http://www.fpi-publikation.de/artikel/textarchiv-h-g-petzold-et-al-/petzold-h-g-et-al-2002p-updating-2006-2011j-lust-auf-erkenntnis-polyloge-und.html sowie bei *Stumm, G.* et al. (2005): Personenlexikon der Psychotherapie. Wien: Springer. 323-325.

Petzold, H.G. (2004h): Der „informierte Leib im Polylog" - ein integratives Leibkonzept für die nonverbale/verbale Kommunikation in der Psychotherapie. In: *Hermer, M., Klinzing, H.G.*(Hrsg.) (2004): Nonverbale Kommunikation in der Psychotherapie. Tübingen: dgtv. 107-156.

Petzold, H.G. (2004i): Wege zum Selbst – Körpertherapie – Kampfkunst – Lebenskunst. Hrsg. *Integrative Therapie* Schwerpunktheft 1-2.

Petzold, H.G. (2004l): INTEGRATIVE TRAUMATHERAPIE UND „TROSTARBEIT" – ein nicht-exponierender, leibtherapeutischer und lebenssinnorientierter Ansatz risikobewusster Behandlung. Bei: www. FPI-Publikationen.de/materialien.htm - *POLYLOGE: Materialien aus der Europäischen Akademie für psychosoziale Gesundheit* - 03/2004. Gekürzt in: *Remmel, A., Kernberg, O., Vollmoeller, W., Strauß, B.* (2006): Handbuch Körper und Persönlichkeit: Entwicklungspsychologie, Neurobiologie und Therapie von Persönlichkeitsstörungen. Stuttgart/New York: Schattauer. S. 427-475.

Petzold, H.G. (2004n): Geleitwort. In: *Lorenz, R.* (2004): Salutogenese: Grundwissen für Psychologen, Mediziner, Gesundheits- und Pflegewissenschaftler. München: Ernst Reinhardt. S. 8-12. 2te durchgesehene Aufl. 2005.

Petzold, H.G. (2005a): Mit alten Menschen arbeiten. Bd. 2: Psychotherapie – Lebenshilfe – Integrationsarbeit. Stuttgart: Pfeiffer bei Klett-Cotta.

Petzold, H.G. (2005d): Psychotherapeutische Begleitung und „Trostarbeit" bei Sterbenden – ein integratives Konzept für die Thanatotherapie. In: *Petzold* (2005a) 295-346 und bei: www. FPI-Publikationen.de/ materialien.htm - *POLYLOGE: Materialien aus der Europäischen Akademie für psychosoziale Gesundheit* - 05/2004

Petzold, H.G. (2005m): Materialien zur Geschichte der Körperpsychotherapie. *Integrative Bewegungstherapie* 1, 28-42. Zugänglich: http://www.dgib.net/?x=zeitschrift&y=online-archiv#a2004.

Petzold, H.G. (2005n): Die Theoriefrage in der Leib- und Körpertherapie. *Integrative Bewegungstherapie* 1, 43-48. Zugänglich: http://www.dgib.net/?x=zeitschrift&y=online-archiv#a2004.

Petzold, H.G. (2005p): „Vernetzendes Denken". Die Bedeutung der Philosophie des Differenz- und Integrationsdenkens für die Integrative Therapie, In memoriam Paul Ricœur 27. 2. 1913 - 20. 5. 2005 - *Integrative Therapie* 4 (2005) 398-412, in: *Psychotherapie Forum* 14 (2006) 108-111 und erw. in: *Sieper, J., Orth, I., Schuch, H.W.* (2007) (Hrsg.): Neue Wege Integrativer Therapie. Bielefeld: Edition Sirius, Aisthesis Verlag. S. 273-295.

Petzold, H.G. (2005q): Auf dem Wege zu einer „Allgemeinen Psychotherapie" und zur „Neuropsychotherapie". Zum Andenken an Klaus Grawe. *Integrative Therapie* 4, 416-428.

Petzold, H.G. (2005r/2010): Entwicklungen in der Integrativen Therapie als „biopsychosoziales" Modell und „Arbeit am Menschlichen". Überlegungen zu Hintergründen und proaktiven Perspektiven. Integrative Therapie 40 Jahre in „transversaler Suche" auf dem Wege. Krems, Zentrum für psychosoziale Medizin. Hückeswagen: Europäische Akademie für Psychosoziale Gesundheit. *www. FPI-Publikationen.de/ materialien.htm - POLYLOGE: Materialien aus der Europäischen Akademie für psychosoziale Gesundheit* - 04/2010. http://www.fpi-publikation.de/downloads/download-polyloge/download-nr-04-2010-petzold-h-g-2005r.html

Petzold, H.G. (2005t): Homo migrans. Der „bewegte Mensch" – Frauen und Männer in Bewegung durch die Zeit. Transversale Überlegungen zur Anthropologie aus der Sicht Integrativer Therapie. Hommage an *Simone de Beauvoir.* www.FPI-Publikationen.de/materialien.htm – *POLYLOGE: Materialien aus der Europäischen Akademie für psychosoziale Gesundheit* – 05/2005. Auch in: *Willke, E.* (2006): Forum Tanztherapie. Sonderausgabe Jubiläumskongress. Pullheim: Deutsche Gesellschaft für Tanztherapie, 33-116.

Petzold, H.G. (2005x): Übergänge und Identität, Wandlungen im Feld. Ein Rückblick auf 30 Jahre der Zeitschrift „Integrative Therapie". *Editorial. Integrative Theapie* 4, 349-373.

Petzold, H.G. (2005ö): Definitionen und Kondensate von Kernkonzepten der Integrativen Therapie. In: *Gestalt* (Schweiz) 25 (2005) 17-60. www. FPI-Publikationen.de/materialien.htm - *POLYLOGE: Materialien aus der Europäischen Akademie für psychosoziale Gesundheit* - 05/2006

Petzold, H.G. (2006b): Entwicklungen in der Integrativen Therapie als „biopsychosozialökologisches" Modell – Überlegungen zu Hintergründen und proaktiven Perspektiven. „Integrative Therapie" 40 Jahre „auf dem Wege und auf der Suche" Europäische Akademie für psychosoziale Gesundheit, Hückeswagen. Bei www. FPI-Publikationen.de/materialien.htm - *POLYLOGE: Materialien aus der Europäischen Akademie für psychosoziale Gesundheit* - 08/2006

Petzold, H.G. (2006g): Sandor Ferenczi. Schwerpunktheft *Integrative Therapie* 3/4. Wien: Krammer.

Petzold, H.G. (2006i): Unrecht und Gerechtigkeit, Schuld und Schuldfähigkeit, Menschenwürde - der „Polylog" klinischer Philosophie zu Humanessentialien und vernachlässigten Themen in der Psychotherapie. (Updating von 2003d). Bei www. FPI-Publikationen.de/materialien.htm - *POLYLOGE: Materialien aus der Europäischen Akademie für psychosoziale Gesundheit* - 14/2006.

Petzold, H.G. (2006j): Evolutionspsychologie und Menschenbilder – Neue Perspektiven für die Psychotherapie und eine Ökopsychosomatik, *Integrative Therapie* 1 (2006) 7-23.

Petzold, H.G. (2006o): Psychotherapie, die Menschen „gerecht" wird? – Kritische Überlegungen zu Therapie und Gerechtigkeit, „Just therapy". (Updating von 2003i. in: 2006n) In: *POLYLOGE* 12/2009 http://www. fpi-publikation.de/downloads/download-polyloge/download-nr-12-2009-petzold-h-g-2003i.html

Petzold, H.G. (2006p): Ökosophie, Ökophilie, Ökopsychosomatik Materialien zu ökologischem Stress- und Heilungspotential. Bei www. FPI-Publikationen.de/materialien.htm - *POLYLOGE: Materialien aus der Europäischen Akademie für psychosoziale Gesundheit* - 16/2006 und *Integrative Therapie* 1 (2006) 62-99.

Petzold, H.G. (2006t): „Jugendliche auf den Weg bringen“: Biopsychosoziale, entwicklungspsychologische und evolutionspsychologische Konzepte – eine Integrative Perspektive. In: *Päerd's Atelier* (Hrsg.): Liewenshaff – 15 Ans. Luxembourg: Saint-Paul, 173-187.

Petzold, H.G. (2006u): Der Mensch „auf dem Weg“ – Altern als „Weg-Erfahrung“ des menschlichen Lebens. Festvortrag 20 Jahre Pro Senectute Österreich, Wien: *Thema Pro Senectute* 1 (2006) 40-57.

Petzold, H.G. (2007a): Integrative Supervision, Meta-Consulting und Organisationsentwicklung. Wiesbaden: VS Verlag für Sozialwissenschaftenn [1998a]. 2. erw. Aufl.

Petzold, H.G. (2007b): Pierre Janet (1855 –1947) Ideengeber für Freud, Referenztheoretiker der Integrativen Therapie *Integrative Therapie* 1, 59 – 86 und in *Leitner, A.., Petzold, H.G.* (2009): Sigmund Freud heute. Der Vater der Psychoanalyse im Blick der Wissenschaft und der psychotherapeutischen Schulen. Wien: Edition Donau-Universität - Krammer Verlag Wien, S. 369-397; gekürzt in: *Psychologische Medizin* 2 (2007) 11-16.

Petzold, H.G. (2007d): „Mit Jugendlichen auf dem WEG ...“Biopsychosoziale, entwicklungspsychologische und evolutionspsychologische Konzepte für „Integrative sozialpädagogische Modelleinrichtungen“. Bei www. FPI-Publikationen.de/materialien.htm - *POLYLOGE: Materialien aus der Europäischen Akademie für Psychosoziale Gesundheit* - 09/2007. Ergänzt auch in *Integrative Therapie* 2, 2009 und *Petzold, H.G., Feuchner, C., König, G.* (2009): Für Kinder engagiert – mit Jugendlichen auf dem Weg. Wien: Krammer. S. 129-147.

Petzold, H.G. (2007e): Für PatientInnen engagiert - Werte, Grundregeln, Ethikprinzipien für die Psychotherapie. Schulenübergreifende, integrative Perspektiven. Hückeswagen: Europäische Akademie für psychosoziale Gesundheit 2006.

Petzold, H.G. (2007h): „Randgänge der Psychotherapie – polyzentrisch vernetzt” – Einführung zur Gesamtbibliographie. Updating 2007. Bei www.FPI-Publikationen.de/materialien.htm – *POLYLOGE: Materialien aus der Europäischen Akademie für Psychosoziale Gesundheit* – 1/2009 und in *Sieper, Orth, Schuch* (2007), 677-697. http://www.fpi-publikation.de/images/stories/downloads/textarchiv-petzold/petzold_2007h_randgnge_textarchiv.pdf; und in *Sieper, Orth, Schuch* (2007) 677 -697.

Petzold, H.G. (2007j): „Hot seat?“ - Kritische Überlegungen zu einem problematischen Begriff, zu Therapieideologien und „risikosensibler Praxis“ – Über die Notwendigkeit weiterführender Entwicklungen. Bei www. FPI-Publikationen.de/materialien.htm - *POLYLOGE: Materialien aus der Europäischen Akademie für Psychosoziale Gesundheit* – 02/2007 http://www.fpi-publikation.de/polyloge/alle-ausgaben/02-2007-petzold-h-g-hot-seat-ein-problematischer-begriff.html

Petzold, H.G. (2007p): Trauer, Trost, Trostarbeit - Über sanfte und heftige Gefühle und ihre soziokulturellen Kontexte und Hintergründe – kulturtheoretische Überlegungen. *Thema Pro Senectute* (Wien, Graz): Heft 3, 8-39. Auch erw. als 2008e in *POLYLOGE* 29/2008.

Petzold, H.G. (2008b): „Mentalisierung“ an den Schnittflächen von Leiblichkeit, Gehirn, Sozialität: „Biopsychosoziale Kulturprozesse“. Geschichtsbewusste Reflexionsarbeit zu „dunklen Zeiten“ und zu „proaktivem Friedensstreben“ – ein Essay. Bei: www.FPI-Publikationen.de/materialien.htm - POLYLOGE: Materialien aus der Europäischen Akademie für Psychosoziale Gesundheit – Jg. 2008. Und in *Thema. Pro Senectute Österreich,* Wien/Graz, Geschichtsbewusstsein und Friedensarbeit - eine intergenerationale Aufgabe. Festschrift für Prof. Dr. Erika Horn S. 54 - 200.

Petzold, H.G. (2008c): Der „informierte Leib“ - Grundlegendes zur Integrativen Leib- und Bewegungstherapie. In: *Waibel, M., Jakob-Krieger, C.* (2009): Integrative Bewegungstherapie. Stuttgart: Schattauer.

Petzold, H. G. (2008m): Evolutionäres Denken und Entwicklungsdynamiken der Psychotherapie - Integrative Beiträge durch inter- und transtheoretisches Konzeptualisieren. *Integrative Therapie* 4, 353-396. http://www.fpi-publikation.de/downloads/download-polyloge/download-nr-22-2009-petzold-h-g.html

Petzold, H.G. (2009c): Körper-Seele-Geist-Welt-Verhältnisse in der Integrativen Therapie. Der „Informierte Leib“, das „psychophysische Problem“ und die Praxis. *Psychologische Medizin* (Graz), 1, 20-33.

Petzold, H.G. (2009d): „Macht“, „Supervisorenmacht“ und „potentialorientiertes Engagement“. Überlegungen zu vermiedenen Themen im Feld der Supervision und Therapie verbunden mit einem Plädoyer für eine Kultur „transversaler und säkular-melioristischer Verantwortung“. Bei www.FPI-publikationen.de/materialien.htm - - *Supervision: Theorie – Praxis – Forschung. Eine interdisziplinäre Internet-Zeitschrift* – 4, 2009. http://www.fpi-publikation.de/supervision/alle-ausgaben/04-2009-2009d-petzold-h-g-macht-supervisorenmacht-und-potentialorientiertes-engagement.html

Petzold, H.G. (2009f): „Gewissensarbeit und Psychotherapie". Perspektiven der Integrativen Therapie zu „kritischem Bewusstsein", „komplexer Achtsamkeit" und „melioristischer Praxis". Bei www.FPI-publikationen.de/materialien.htm - *POLYLOGE: Materialien aus der Europäischen Akademie für psychosoziale Gesundheit* - Jg. 2009 und *Integrative Theapie* 4/2009 und erw. in *Petzold, H. G., Orth, I., Sieper, J.* (2010): Gewissensarbeit, Weisheitstherapie, Geistiges Leben als Themen moderner Psychotherapie. Wien: Krammer. S.115-188.

Petzold, H.G. (2009g): Hochbegabungen, „brain wizards" – Chance und Schicksal. In: *Thalmann-Hereth, K.* (Hg.): Hochbegabung und Musikalität. Integrativ-musiktherapeutische Ansätze zur Förderung „hochbegabter Kinder". Wiesbaden: VS-Verlag. Erw. als: „Brain wizards", Hochbegabungen – Chance und Schicksal. Über Neugier, poietische Gestaltungskraft, „creating styles". Überlegungen aus der Integrativen Kindertherapie. In: *Petzold* (2010p).

Petzold, H. G. (2009k): Transversale Erkenntnisprozesse der Integrativen Therapie für eine Ethik und Praxis „melioristischer Humantherapie und Kulturarbeit" durch Multi- und Interdisziplinarität, Metahermeneutik und „dichte Beschreibungen" Bei www.FPI-publikationen.de/materialien.htm - *POLYLOGE: Materialien aus der Europäischen Akademie für psychosoziale Gesundheit* - 15/2009; repr. in: *Petzold, H.G., Sieper, J.* (2011): Menschenliebe heilt. Altruismus und Engagement. Potentialorientierte Psychotherapie. Die Aktualität des HENRY DUNANT 1828 – 1910. Wien: Krammer, S. 137 – 244.

Petzold, H. G. (2010b): Gesundheit, Frische, Leistungsfähigkeit – Potentialentwicklung in der Lebensspanne durch „Integratives Gesundheitscoaching". In: *Ostermann, D.*, Gesundheitscoaching. Wiesbaden VS Verlag für Sozialwissenschaften, S. 9-26 und *POLYLOGE* 11/2010. http://www.fpi-publikation.de/artikel/textarchiv-h-g-petzold-et-al-/petzold-h-g-2010b-gesundheit-frische-leistungsfaehigkeit.html

Petzold, H. G. (2010e): Gewissensarbeit in: *Petzold, H. G., Orth, I. Sieper, J.* (2010): Gewissensarbeit, Weisheitstherapie, Geistiges Leben als Themen moderner Psychotherapie. Wien: Krammer, S. 115-188.

Petzold, H. G. (2010f): Sprache, Gemeinschaft, Leiblichkeit und Therapie" Materialien zu polylogischen Reflexionen, intertextuellen Collagierungen und melioristischer Kulturarbeit – Hermeneutica. Bei www.FPI-publikationen.de/materialien.htm - *POLYLOGE: Materialien aus der Europäischen Akademie für psychosoziale Gesundheit* - 7/2010. http://www.fpi-publikation.de/downloads/download-polyloge/download-nr-07-2010-petzold-h-g-2010f.html

Petzold, H. G. (Hrsg.) (2010g): Integrativ-systemische Arbeit mit Familien. Integrativ-systemische Entwicklungs- und Netzwerktherapie. Integrative Therapie, Schwerpunktheft 3/2010. Wien: Krammer Verlag.

Petzold, H.G. (2010k): Was uns „am Herzen liegt" in der Integrativen Therapie und in der therapeutischen Seelsorge. - Über sanfte und heftige Gefühle, „leibhaftiges geistiges Leben" und mitmenschliches Engagement. Bei www.FPI-publikationen.de/materialien.htm - *POLYLOGE: Materialien aus der Europäischen Akademie für psychosoziale Gesundheit* - Jg. 2010. Gekürzte Fassung in: *Hilarion G. Petzold*: Integrative Therapie und therapeutische Seelsorge - was ihnen „am Herzen liegt". Über sanfte Gefühle, „leibhaftiges geistiges Leben" und mitmenschliches Engagement. In: Räume des Aufatmens. Pastoralpsychologie im Risiko der Anerkennung. Festschrift zu Ehren von Karl Heinz Ladenhauf. Hrsg. v. *Maria Elisabeth Aigner, Rainer Bucher, Ingrid Hable, Hans-Walter Ruckenbauer.* Wien: LIT-Verlag 2010. (= Werkstatt Theologie. Praxisorientierte Studien und Diskurse. Bd. 17.) S. 460-497.

Petzold, H. G. (2010p): „Brain wizards", Hochbegabungen – Chance und Schicksal. Über Neugier, poietische Gestaltungskraft, „creating styles". Überlegungen aus der Integrativen Kindertherapie. In: *Integrative Therapie*, 2-3, 325-380.

Petzold, H.G. (2011b): „Identität" und Identitätsarbeit in Psychotherapie und Humanwissenschaften. Wiesbaden: VS Verlag.

Petzold, H. G. (2011d): Integrative Therapie. In: *Stumm, G.*, Psychotherapie. Schulen und Methoden. Wien: Falter, S. 265-276.

Petzold, H. G. (2011g): Going Green: Die heilende Kraft der Landschaft. Integrative Naturtherapie, Green Exercises. Schwerpunktheft *Integrative Therapie* 3, Wien: Krammer.

Petzold, H.G. (2011h): Gartentherapie und Ökopsychosomatik. Schwerpunktheft *Integrative Therapie* 4. Wien: Krammer.

Petzold, H. G. (2011i): „Klinische Philosophie" – Menschen zugewandtes Lebenswissen von Natur und

Kultur in der Integrativen Therapie. Collagierte Materialien zu einer „intellektuellen Biographie“ – Update von 2002h, Neueinstellung Fassung 2011i, http://www.fpi-publikation.de/artikel/textarchiv-h-g-petzold-et-al-/index.php.

Petzold, H. G. (2011j): „Lust auf Erkenntnis“. ReferenztheoretikerInnen der Integrativen Therapie. Polyloge und Reverenzen – Collagierte Materialien zu meiner intellektuellen Biographie und zu 45 Jahren „transversaler Suche und kokreativer Konnektivierung“ (1965-2010) – Erstversion 2002p, erw. 2004b und Updating 2006e, Neueinstellung Fassung 2011j Textarchiv: http://www.fpi-publikation.de/artikel/textarchiv-h-g-petzold-et-al-/index.php.

Petzold, H.G. (2012a): Identität. Ein Kernthema moderner Psychotherapie – interdisziplinäre Perspektiven Wiesbaden: VS Verlag.

Petzold, H. G. (2012c): Psychotherapie – Arbeitsbündnis oder „Sprache der Zärtlichkeit“ und gelebte Konvivialität? Intersubjektive Nahraumbeziehungen als Prozesse affilialer „Angrenzung“ statt abgrenzender „Arbeitsbeziehungen“, *Integrative Therapie* 1, und http://www.fpi-publikation.de/artikel/textarchiv-h-g-petzold-et-al-/index.php

Petzold, H. G. (2012d): Die Psychotherapie der Zukunft, Netzwerke oder Neurobabble, ein Interview mit Heiko Ernst, *Psychologie Heute*. June 2012, 60-65. Textarchiv *Hilarion Petzold* Jg. 2012. http://www.fpi-publikation.de/artikel/textarchiv-h-g-petzold-et-al-/index.php

Petzold, H. G. (2012e): Internalisierung, Introjektion, TäterInnen-Introjekte – „integrative Interiorisierung“. Konzeptuelle Ordnungsversuche in Sprachverwirrungen der Psychotherapie. Bei *www.FPI-publikationen.de/materialien.htm - POLYLOGE: Materialien aus der Europäischen Akademie für psychosoziale Gesundheit* – 16/2012.

Petzold, H. G. (2012h): Integrative Therapie – Transversalität zwischen Innovation und Vertiefung. Die „Vier *WEGE* der Heilung und Förderung“ und die „14 Wirkfaktoren“ als Prinzipien gesundheitsbewusster und entwicklungsfördernder Lebensführung. Bei www.FPI-publikationen.de/materialien.htm - *POLYLOGE: Materialien aus der Europäischen Akademie für psychosoziale Gesundheit* – 15/2012. http://www.fpi-publikation.de/downloads/download-polyloge/download-nr-15-2012-hilarion-g-petzold.html.

Petzold, H. G. (2012k): Embodiment, Leibphänomenologie und russische Neuromotorik. Bei www.FPI-publikationen.de/materialien.htm - POLYLOGE: Materialien aus der Europäischen Akademie für psychosoziale Gesundheit – 21/2012.

Petzold, H.G., Beek, Y van, Hoek, A.-M. van der (1994a): Grundlagen und Grundmuster „intimer Kommunikation und Interaktion“ - „Intuitive Parenting“ und „Sensitive Caregiving“ von der Säuglingszeit über die Lebensspanne. In: *H.G. Petzold* (1994j), Die Kraft liebevoller Blicke. Psychotherapie und Babyforschung Bd. 2:. Paderborn: Junfermann, 491-646.

Petzold, H.G., Berger, A. (1978a): Die Rolle der Gruppe in der Integrativen Bewegungstherapie. *Integrative Therapie* 2, 79-100; *Tijdschrift Psychomotorische Therapie* 3, 108-114; 149-159; 5, 201-207; revid. in Bd. I, 2 (1988n/1996a), 419-453.

Petzold, H.G., Bloem, J., Moget, P. (2004): Budokünste als „Weg“ und therapeutisches Mittel in der körper- und bewegungsorientierten Psychotherapie, Gesundheitsförderung und Persönlichkeitsentwicklung – transversale und integrative Perspektiven. *Integrative Therapie* 1-2, 24-100.

Petzold, H.G., Brown, G. (1977): Gestaltpädagogik. München: Pfeiffer.

Petzold, H. G., Brühlmann-Jecklin, E., Orth, I., Sieper, J. (2007): „Methodenintegrativ“ und „multimodal“ – kokreative Strategien in den Konfluxprozessen der „Integrativen Therapie“. Zur Geschichte und Bedeutung der Begriffe. *Mitgliederrundbrief der Deutschen Gesellschaft für Integrative Therapie* 2, 24 -36. Auch in *Polyloge* 33/2008, http://www.fpi-publikation.de/polyloge/alle-ausgaben/33-2008-petzold-bruhlmann-jecklin-orth-sieper

Petzold, H.G., Bubolz, E. (1976a): Bildungsarbeit mit alten Menschen. Stuttgart: Klett.

Petzold, H.G., Bubolz, E. (1979): Psychotherapie mit alten Menschen, Paderborn: Junfermann.

Petzold, H.G., Goffin, J.J.M., Oudhof, J. (1993): Protektive Faktoren und Prozesse - die „positive“ Perspektive in der longitudinalen, „klinischen Entwicklungspsychologie“ und ihre Umsetzung in die Praxis der Integrativen Therapie. In: *Petzold* (1993c) und in: *Petzold, Sieper* (1993a) 173-266.

Petzold, H.G., Heinl, H. (1980b): Gestalttherapeutische Fokaldiagnose und Fokalintervention bei Störungen aus der Arbeitswelt. *Integrative Therapie* 1, 20-57.

Petzold, H.G., Heinl, H. (1983): Psychotherapie und Arbeitswelt, Paderborn: Junfermann..

Petzold, H.G., Heinl, H., Walch, S., (1983): Gestalttherapie mit Patienten aus benachteiligten Schichten. In: *Petzold, H.G., Heinl, H.*, (1983): Psychotherapie und Arbeitswelt, Paderborn: Junfermann, S. 267-309.

Petzold, H.G., Hentschel, U. (1991): Niedrigschwellige und karrierebegleitende Drogenarbeit als Elemente einer Gesamtstrategie der Drogenhilfe. *Wiener Zeitschrift für Suchtforschung*, 1, 11-19.

Petzold, H. G., Horn, E., Müller, L. (2010): Hochaltrigkeit – Herausforderung für persönliche Lebensführung und biopsychosoziale Arbeit. Wiesbaden: VS Verlag.

Petzold, H. G., Josić, Z. (2007): Integrative Traumatherapie – ein leibtherapeutischer Ansatz nicht-exponierender Therapie. Bei www. FPI-Publikationen.de/materialien.htm - *POLYLOGE: Materialien aus der Europäischen Akademie für Psychosoziale Gesundheit* - 12/2007 und in *Gestalttherapie* 1 (2007) 61-97.

Petzold, H.G., Leitner, A., Sieper, J., Orth, I. (2008): Materialien und Konzepte zu Lehrtherapien und Selbsterfahrung in der Psychotherapie – Perspektiven der Integrativen Therapie. Bei: www.FPI-Publikationen.de/materialien.htm *POLYLOGE: Materialien aus der Europäischen Akademie für psychosoziale Gesundheit* - 24/2008. http://www.fpi-publikation.de/downloads/download-polyloge/download-nr-24-2008-petzold-leitner-sieper-orth.html

Petzold, H.G., Leuenberger, R., Steffan, A. (1998): Ziele in der Integrativen Therapie. In: *Ambühl, H., Strauß, B.* (Hrsg.): Therapieziele. Göttingen: Hogrefe und erweitert in: *Petzold* (1998h), 142-188. Auch in: http://www.fpi-publikation.de/artikel/textarchiv-h-g-petzold-et-al-/h-g-petzold-r-leuenberger-a-steffan-1998-ziele-in-der-integrativen-therapie.html.

Petzold, H.G., Märtens, M. (1999a) (Hrsg.): Wege zu effektiven Psychotherapien. Psychotherapieforschung und Praxis. Band 1: Modelle, Konzepte, Settings. Opladen: Leske + Budrich.

Petzold, H.G., Mathias, U. (1983): Rollenentwicklung und Identität. Die sozialpsychiatrische Rollentheorie von J. L. Moreno. Paderborn: Junfermann.

Petzold, H.G., Michailowa, N. (2008a): Alexander Lurija – Neurowissenschaft und Psychotherapie. Integrative und biopsychosoziale Modelle. Wien: Krammer.

Petzold, G., Moser, S., Orth, I., (2012): Euthyme Therapie - Heilkunst und Gesundheitsförderung in asklepiadischer Tradition: ein integrativer und behavioraler Behandlungsansatz „multipler Stimulierung" und "angewandter Ökopsychosomatik". *Zeitschr. für Medizinische Psychologie* Sommer 2012, im Druck, und in: *Polyloge* Jg. 2012.

Petzold, H.G., Müller, L. (2004c): Integrative Kinder- und Jugendlichenpsychotherapie – Protektive Faktoren und Resilienzen in der diagnostischen und therapeutischen Praxis. *Psychotherapie Forum* 4, 185-196.

Petzold, H.G., Müller, L. (2005a): Supervision in der Altenarbeit, Pflege, Gerontotherapie: Brisante Themen – Konzepte – Praxis, Integrative Perspektiven. Paderborn: Junfermann.

Petzold, H.G., Orth, I., (1993a): Therapietagebücher, Lebenspanorama, Gesundheits-/Krankheitspanorama als Instrumente der Symbolisierung, karrierebezogenen Patientenarbeit und Lehranalyse in der Integrativen Therapie. *Integrative Therapie* 1/2 (1993) 95-153; auch in *Petzold, H.G., Sieper, J.*(1993a): Integration und Kreation, 2 Bde., 2. Auflage 1996. Paderborn: Junfermann S. 125-171.

Petzold, H.G., Orth, I. (1993d): Integrative Kunstpsychotherapie und Arbeit mit „kreativen Medien" an der Europäischen Akademie für psychosoziale Gesundheit. In: *Petzold, Sieper* (1993a) 559-574.

Petzold, H.G., Orth, I. (1993e): Integrative Leibtherapie - Thymopraktik, die Arbeit mit Leib, Bewegung und Gefühl. In: *Petzold, Sieper* (1993a) 519-536.

Petzold, H.G., Orth, I. (1993g): La thérapie intégrative du corps et du mouvement. In: *Meyer, R., Liénard, G.*, Les somatothérapies. Historique - Classification - Présentation. Paris: Simep, 89-129.

Petzold, H.G., Orth, I. (2004b): „Unterwegs zum Selbst" und zur „Weltbürgergesellschaft" - „Wegcharakter" und „Sinndimension" des menschlichen Lebens - Perspektiven Integrativer „Kulturarbeit" - Hommage an Kant, Europäische Akademie für Psychosoziale Gesundheit, Hückeswagen. Ergänzt in: *Petzold, H.G., Orth, I.* (2005a) S. 689-791 und in *POLYLOGE* 9, 2009; http://www.fpi-publikation.de/polyloge/alle-ausgaben/09-2009-orth-i-petzold-h-g-2004b-unterwegs-zum-selbst-und-zur-weltbuergergesellschaft.html.

Petzold, H.G., Orth, I. (1985a): Poesie und Therapie. Über die Heilkraft der Sprache. Poesietherapie, Bibliotherapie, Literarische Werkstätten, Junfermann, Paderborn. Neuausgabe: Bielefeld: Edition Sirius beim Aisthesis Verlag 2005.

Petzold, H.G., Orth, I. (1990a/2007): Die neuen Kreativitätstherapien. Handbuch der Kunsttherapie. 2 Bände. Paderborn: Junfermann, 3. Aufl. Bielefeld: Aisthesis 2007.

Petzold, H.G., Orth, I. (1998a): Wege zu „fundierter Kollegialität" - innerer Ort und äußerer Raum der Souveränität. In: *Slembek, E., Geissner, H.* (1998): Feedback. Das Selbstbild im Spiegel der Fremdbilder. St. Ingbert: Röhrig Universitätsverlag. 107-126.

Petzold, H.G., Orth, I. (1999a): Die Mythen der Psychotherapie. Ideologien, Machtstrukturen und Wege kritischer Praxis. Paderborn: Junfermann. Überarb. und erw. als *Petzold, Orth, Sieper* (2012).

Petzold, H.G., Orth, I. (2004b): „Unterwegs zum Selbst" und zur „Weltbürgergesellschaft" – „Wegcharakter" und „Sinndimension" des menschlichen Lebens – Perspektiven Integrativer „Kulturarbeit" – Hommage an Kant. Europäische Akademie für Psychosoziale Gesundheit, Hückeswagen. Ergänzt in: *Petzold, Orth* (2005a), 689-791 und in *POLYLOGE* 9/2009, http://www.fpi-publikation.de/polyloge/alle-ausgaben/09-2009-orth-i-petzold-h-g-2004b-unterwegs-zum-selbst-und-zur-weltbuergergesellschaft.html.

Petzold, H.G., Orth, I. (2005a): Sinn, Sinnerfahrung, Lebenssinn in Psychologie und Psychotherapie. 2 Bände. Bielefeld: Edition Sirius beim Aisthesis Verlag.

Petzold, H.G., Orth, I. (2007): „Der schiefe Turm fällt nicht .... weil ich das w i l l!" – Kunst, Wille, Freiheit. Kreativ-therapeutische Instrumente für die Integrative Therapie des Willens: Willenspanorama, Zielkartierungen, Ich-Funktions-Diagramme. Hückeswagen: EAG und in: *Petzold, Sieper* (2008a) 553 - 596.

Petzold, H. G., Orth, I, (2011): „Genderintegrität" – ein neues Leitparadigma für Supervision und Coaching in vielfältigen Kontexten. In: *Abdul-Hussain, S.* (2011): Genderkompetente Supervision. Wiesbaden: VS Verlag, S. 195 - 298.

Petzold, H.G., Orth, I., Sieper, J. (1995a) (Hrsg.): Qualitätssicherung und Didaktik in der therapeutischen Aus- und Weiterbildung. Sonderausgabe *Gestalt und Integration.* Düsseldorf: FPI-Publikationen.

Petzold, H.G., Orth, I., Sieper, J. (2000a): Transgressionen I – das Prinzip narrativierender Selbst- und Konzeptentwicklung durch „Überschreitung" in der Integrativen Therapie – Hommage an Nietzsche. *Integrative Therapie* 2/3, 231-277.

Petzold, H.G., Orth, I., Sieper, J. (2006): Erkenntnistheoretische, entwicklungspsychologische, neurobiologische und agogische Positionen der „Integrativen Therapie" als „Entwicklungstherapie". In: *Petzold, H.G., Schay, P., Scheiblich, W.* (2006): Integrative Suchtarbeit. Wiesbaden: Verlag für Sozialwissenschaften. 627-713.

Petzold, G.H., Orth, I., Sieper, J. (2008a): Der lebendige „Leib in Bewegung" auf dem WEG des Lebens – Chronotopos - Über Positionen, Feste, Entwicklungen in vielfältigen Lebensprozessen. Zum Jubiläum: 25 Jahre EAG – 40 Jahre Integrative Therapie. *Integrative Therapie* 3, 255-313.

Petzold, H. G., Orth, I., Sieper, J. (2009): Psychotherapie und „spirituelle Interventionen"? – Differentielle Antworten aus integrativer Sicht für eine moderne psychotherapeutische Praxeologie auf „zivilgesellschaftlichem" und „emergent-materialistisch monistischem" Boden. *Integrative Therapie* 1, 87-122.

Petzold, H. G., Orth, I. Sieper, J. (2010a): Gewissensarbeit, Weisheitstherapie, Geistiges Leben - Themen und Werte moderner Psychotherapie. Wien: Krammer.

Petzold, H. G., Orth, I. Sieper, J. (2010b): "Sorge um das Ganze"- Überlegungen zu Fragen der Orientierung und der Haltung im Felde der Psychotherapie heute. In: *Petzold, H. G., Orth, I. Sieper, J.* (2010a)11-62.

Petzold, H. G., Orth, I., Sieper, J. (2012a): Mythen, Macht und Psychotherapie. Therapie als Praxis kritischer Kulturarbeit. Bielefeld: Aisthesis.

Petzold, H. G., Orth-Petzold, S. (2009): Probleme des Freudschen Paradigmas – „kritische Diskurse" mit der Psychoanalyse und ihrem Begründer als Aufgabe moderner „Kulturarbeit" – Überlegungen aus Integrativer Perspektive. In: *Petzold, Leitner* (2009)261-308.

Petzold, H.G., Petzold, Ch. (1991a): Lebenswelten alter Menschen. Hannover: Vincentz Verlag.

Petzold, H.G., Petzold, Ch. (1997): Kunden ohne Kundenkarte. *Caritas, Zeitschrift für Caritasarbeit und Caritaswissenschaft* 10, 463-481.

Petzold, H.G., Regner, F. (2005): Integrative Traumatherapie – Grundlagen einer engagierten therapeutischen Praxis für Gerechtigkeit und Menschenrechte. Bei www. FPI-Publikationen.de/materialien.htm - *POLYLOGE: Materialien aus der Europäischen Akademie für psychosoziale Gesundheit* - 08/2005; und erg. als (2006): Integrative Traumatherapie – engagierte Praxis für Gerechtigkeit – Menschenrechte. Ein

Interview mit *Hilarion Petzold* durch *Freihart Regner. Psychologische Medizin* 4 (2006) 33-55.

Petzold, H.G., Schobert, R. (1991): Selbsthilfe und Psychosomatik. Paderborn: Junfermann.

Petzold, H.G., Schobert, R., Schulz, A. (1991): Anleitung zu „wechselseitiger Hilfe" – Die Initiierung und Begleitung von Selbsthilfegruppen durch professionelle Helfer – Konzepte und Erfahrungen. In: *Petzold, Schobert* (1991), 207-259.

Petzold, H.G., Schuch, W. (1991): Der Krankheitsbegriff im Entwurf der Integrativen Therapie. In: *Pritz, A., Petzold, H.G.*, 1991. Der Krankheitsbegriff in der modernen Psychotherapie, Paderborn: Junfermann, 371-486.

Petzold, H.G., Sieper, J., (1970): Zur Verwendung des Psychodramas in der Erwachsenenbildung. *Zeitschrift f. prakt. Psychol.*, 8, 392-447.

Petzold, H.G., Sieper, J. (1988b): Die FPI-Spirale - Symbol des „heraklitischen Weges". *Gestalttherapie & Integration, Gestalt-Bulletin* 2, 5-33, auch in 2003a, 351-374.

Petzold, H.G., Sieper, J. (1993a): Integration und Kreation, 2 Bde., Paderborn: Junfermann, , 2. Auflage 1996.

Petzold, H.G., Sieper, J. (2003a) (Hrsg.): Wille und Wollen. Psychologische Modelle und Konzepte. 2 Bde. Göttingen: Vandenhoek & Ruprecht.

Petzold, H.G., Sieper, J. (2008a): Der Wille, die Neurobiologie und die Psychotherapie. 2 Bände. Bielefeld: Sirius.

Petzold, H.G., Sieper, J. (2008b): Integrative Soziotherapie - zwischen Sozialarbeit, Agogik und Psychotherapie. Zur Konnektivierung von Modellen der Hilfeleistung und Entwicklungsförderung für optimale Prozessbegleitung. Bei www.FPI-publikationen.de/materialien.htm - *POLYLOGE: Materialien aus der Europäischen Akademie für psychosoziale Gesundheit* - 25/2008.

Petzold, H. G., Sieper, J. (2011): Menschenliebe heilt. Altruismus und Engagement. Potentialorientierte Psychotherapie - Die Aktualität des Henry Dunant 1828 – 1910. Wien: Krammer.

Petzold, H.G., Sieper, J., Orth-Petzold, S. (2011): Integrative Soziotherapie – zwischen Sozialarbeit, Agogik und Psychotherapie – Zur Konnektivierung von Modellen der Hilfeleistung und Entwicklungsförderung für optimale Prozessbegleitung. In: *Petzold, H.G., Scheiblich, W., Lammel, U.A.* (2011): Integrative Suchttherapie. 3. Erw. Auflage von 2004. Wiesbaden: VS Verlag.

Petzold, H., Sieper, J. (2012b): „INFORMIERTE LEIBLICHKEIT" – das „Leib-Subjekt" embodied and embedded – Körper-Seele-Geist-Welt-Verhältnisse in der Integrativen Therapie. Langversion von: *Petzold, H.G., Sieper, J.* (2012a): Textarchiv Jg. 2012: http://www.fpi-publikation.de/artikel/textarchiv-h-g-petzold-et-al-/index.php.

Petzold, H. G., Strnad, E., Lückel, K. (2012): Trauma, Trauer, Trost. Grundlagen und Methoden integrativer Trauerbegleitung, Traumatherapie und Trostarbeit in Psychotherapie, Beratung und Seelsorge. Bielefeld: Aisthesis (in Vorber.).

Petzold, H.G., Vormann, G. (1980): Therapeutische Wohngemeinschaften, Erfahrungen – Modelle – Supervision. München: Pfeiffer.

Petzold, H.G., Wolff, U., Landgrebe, B., Josić, Z., Steffan, A. (2000): Integrative Traumatherapie – Modelle und Konzepte für die Behandlung von Patienten mit „posttraumatischer Belastungsstörung". In: *van der Kolk, B., McFarlane, A., Weisaeth, L.*: Traumatic Stress. Erweiterte deutsche Ausgabe. Paderborn: Junfermann. 445-579.

Pfeifer, R., Bongard, J.C. (2006): How the Body Shapes the Way We Think. A New View of Intelligence. Cambridge: MIT Press.

Pieper, M., Gutiérrez Rodríguez, E. (2003): Gouvernementalität. Ein sozialwissenschaftliches Konzept im Anschluss an Foucault. Frankfurt: Campus.

Pilliard-Minkovski, J. (2009): Eugène Minkovski 1885-1972 et Françoise Minkovska 1882-1950. Éclats de mémoire, Paris: L'harmattan.

Pindar (1986): Oden, übersetzt und hgg. von *Eugen Dönt*, Stuttgart: Reclam.

Plessner, H. (1923): Die Einheit der Sinne. Grundlinien einer Ästhesiologie des Geistes. Bonn: Bouvier.

Plessner, H. (1928/1975): Die Stufen des Organischen und der Mensch. Einleitung in die philosophische Anthropologie, Leipzig 1928: de Gruyter; Berlin: 1975; auch in: Gesammelte Schriften, hrsg. v. *Dux, G.v., Marquard, O.*, Frankfurt: Suhrkamp, 1982 ff.

Plessner, H. (1941): Lachen und Weinen, Arnheim: van Loghum, Slaterus.

Plessner, H. (1948a)*:* Zur Anthropologie der Nachahmung, in: Ders.: Gesammelte Schriften VII. Ausdruck und menschliche Natur. Frankfurt/M.: Suhrkamp: S. 389-398.

Plessner, H. (1948b)*:* Zur Anthropologie des Schauspielers, in: Ders.: Gesammelte Schriften VII. Ausdruck und menschliche Natur. Frankfurt/M.: Suhrkamp, S. 399-418.

Plessner, H. (1953): Die Deutung des mimischen Ausdrucks, in: idem, Zwischen Philosophie und Gesellschaft, Bern: Huber:

Plessner, H. (1964): Conditio Humana, Pfullingen: Neske.

Plessner, H. (1966): Zur Hermeneutik nichtsprachlichen Ausdrucks, in: *Gadamer, H.G.* (1967): Das Problem der Sprache (8. Dt. Kongreß für Philosophie 1966), München: Fink, S. 555-566.

Plessner, H. (1968): Sprachlose Räume, *Neue Rundschau* 29, 64-75.

Plessner, H. (1970): Philosophische Anthropologie, Frankfurt: Suhrkamp.

Plessner, H., Buytendijk, F.J.J. (1935): Die physiologische Erklärung des Fragens. Eine Kritik an der Theorie Pawlows, *Acta Biotheoretica,* Seria A, 13 (1935) 151-171.

Pohlen, M. (2009): Von der Einflussnahme des Analytikers und der Wahrheit seiner Methode. In: *Leitner, Petzold* (2009) 533 – 581.

Pohlen, M., Bautz-Holzherr, M. (1994): Psychoanalyse - Das Ende einer Deutungsmacht, Reinbek: Rowohlt.

Pohlen, M., Bautz-Holzherr, M. (2001): Eine andere Psychodynamik: Psychotherapie als Programm zur Selbstbemächtigung des Subjekts, Göttingen: Verlag Hans Huber.

Pollock, G. H. (1964): Franz Alexander 1891-1964, *Arch. Gen. Psychiatry* 11, 229–34.

Polubojarinowa, L. N. (1998): Intertextualität und Dialogizität: Michail Bachtins Theorien zwischen Sprachwissenschaft und Literaturwissenschaft. *Trans. Internet-Zeitschrift für Kulturwissenschaften* März, 3, 1968. http://www.inst.at/trans/3Nr/polubo.htm.

Pongratz, L. (1984): Problemgeschichte der Psychologie. München: Francke.

Popp, F. A. (1984): Biologie des Lichts. Grundlagen der ultraschwachen Zellstrahlung. Berlin: Paul Parey.

Popp, F.A., Beloussov, L. (2003): Integrative Biophysics: Biophotonics, Dordrecht: Kluwer Academic Publishers.

Port, U. (2005): Pathosformeln. Die Tragödie und die Geschichte exaltierter Affekte (1755-1886). München: Fink.

Pospeschill, M. (2004): Konnektionismus und Kognition. Stuttgart: Kohlhammer.

Praz, M. (1963): Liebe, Tod und Teufel. Die schwarze Romantik. München: DTV.

Pritz, A., Petzold, H.G. (1991): Der Krankheitsbegriff in den psychotherapeutischen Schulen. Paderborn: Junfermann.

Putnam, H. (1964): Philosophy of Mathematics: Selected Readings. Englewood Cliffs, N.J.: Prentice-Hall, 1964. 2nd ed. (1983): Cambridge: Cambridge University Press.

Putnam, H. (1990): Realism with a Human Face. Cambridge, Mass.: Harvard University Press.

Putnam, H. (1999): The Threefold Cord: Mind, Body, and World. New York: Columbia University Press.

Quittmann, H. (1985): Humanistische Psychologie. Göttingen: Hogrefe.

Quitmann, H. (1991): Humanistische Psychologie. Zentrale Konzepte und philosophischer Hintergrund, Göttingen: Hogrefe.

Rafferty, E. C. (2003): Apostle of Human Progress. Lester Frank Ward and American Political Thought, 1841/1913. Lanham: Rowman & Littlefield.

Ramachandran, V. S., Blakeslee, S. (1998): Phantoms in the brain: Probing the mysteries of the human mind. New York: William Morrow.

Raters, M.-L., Willaschek, M. (2002): Hilary Putnam und die Tradition des Pragmatismus. Frankfurt: Suhrkamp.

Rawidowicz, S. (1931): Ludwig Feuerbachs Philosophie. Ursprung und Schicksal. Berlin: Reuther & Reichard. Nachdruck:Berlin: de Gruyter 1964.

Redeker, H. (1993): Helmuth Plessner oder Die verkörperte Philosophie. Berlin: Duncker & Humblot.

Red'ko, V.G., Prokhorov, D.V., Burtsev, M.B. (2004): Theory of Functional Systems, Adaptive Critics and Neural Networks, in: Proceedings of International Joint Conference on Neural Networks, Budapest, 2004, pp.1787-1792.

Reese, H. W., Franzen, M. D. (1997): Biological and Neuropsychological Mechanisms: Life-Span Developmental Psychology. Mahwah, NJ.: Lawrence Erlbaum Associates.

Reich, W. (1933): Die Massenpsychologie des Faschismus. (1971): Erw. revidierte Fassung. Köln: Kiepenheuer & Witsch.
Reich, W. (1936): Die Sexualität im Kulturkampf; rev. Neuauflage (1966): Die sexuelle Revolution, Frankfurt: Europäische Verlagsanstalt.
Reich, W. (1948): Listen, Little Man! (1948); das deutsche Original (1984). Rede an den kleinen Mann, Frankfurt: Fischer Taschenbuch.
Reik, W. (2007): Stability and flexibility of epigenetic gene regulation in mammalian development. *Nature* 447 (7143), 425–32.
Reitemeyer, U. (1988): Philosophie der Leiblichkeit. Ludwig Feuerbachs Entwurf einer Philosophie der Zukunft. Frankfurt: Suhrkamp.
Reisenzein, R. (2000): Behavioristisch-lerntheoretische Ansätze in der Emotionsforschung [Behavioristic learning theories and emotions]. In: *Wenninger, K.*, Lexikon der Psychologie. Heidelberg: Spektrum-Verlag.
Renz, H., Petzold, H.G. (2006): Therapeutische Beziehungen – Formen „differentieller Relationalität" in der integrativen und psychodynamisch-konflikttherapeutischen Behandlung von Suchtkranken. Bei www. FPI-Publikationen.de/materialien.htm - *POLYLOGE: Materialien aus der Europäischen Akademie für Psychosoziale Gesundheit* - Jg. 13/2006
Rescher, N. (1973): The Coherence Theory of Truth, Oxford: Oxford University Press.
Richerson, P.J., Boyd, R. (2005): Not by genes alone. How culture transformed human evolution. Chicago: University of Chicago Press.
Richir, M. (1995): Intentionnalité et intersubjectivité, in: *Janicaud, D.*, (Hrsg.): Intentionnalité en question. Entre phénoménolgie et recherches cognitives. Paris: Vrin.
Richir, M. (2000): Phénoménologie en esquisses. Nouvelles fondations. Grenoble: J. Millon.
Ricœur, R. (1950): Philosophie de la volonté I: Le volontaire et l'involontaire, Paris: Aubier.
Ricœur, P. (1974): Geschichte und Wahrheit, übers. von *R. Leick,* München: List.
Ricœur, P. (1983): Temps et récit. Band I; (1984) Band II: La configuration dans le récit de fiction;(1985) Band III: Le temps raconté. Paris: Gallimard. Dtsch. (1988/1989/1991): Zeit und Erzählung. Band I: Zeit und historische Erzählung; Band II: Zeit und literarische Erzählung; Band III: Die erzählte Zeit. München/Freiburg: Wilhelm Fink.
Ricœur, P. (1985): Temps et récit, Vol. III. Paris: Gallimard. Dtsch. (1991): Zeit und Erzählung. Bd. II. München: Fink.
Ricœur, P. (1986): Du texte à l'action. Essai d'herméneutique. Paris: Gallimard.
Ricœur, P. (1990): Soi-même comme un autre. Paris: Seuil. Dtsch. (1996): Das Selbst als ein Anderer. München-Freiburg: Wihelm Fink.
Ricoeur, P. (1991): Narrative identity. *Philosophy Today*, 35, 73-81.
Ricœur, P. (1991a): Reflection and imagination. A Ricoeur reader (Hrsg. *M.J. Valdés*). Toronto: University of Toronto Press.
Ricœur, P. (1998): Das Rätsel der Vergangenheit. Erinnern – Vergessen – Verzeihen. Göttingen: Wallstein-Verlag.
Ricœur, P. (2000): La mémoire, l'histoire, l'oubli, Paris: Seuil; dtsch. (2004): Gedächtnis, Geschichte, Vergessen. München: Fink.
Ricœur, P. (2006): Wege der Anerkennung: Erkennen, Wiedererkennen, Anerkanntsein. Frankfurt: Suhrkamp Verlag.
Ricœur, P., Changeux, J.-P. (1998): Ce qui nous fait penser, Paris: Odile Jacob.
Richerson, P.J., Boyd, R. (2005): Not by genes alone. How culture transformed human evolution. Chicago: University of Chicago Press.
Riedl, R. (1981): Biologie der Erkenntnis. Die stammesgeschichtlichen Grundlagen der Vernunft, Hamburg: Parey.
Riedl, R. (1985): Die Spaltung des Weltbildes. Biologische Grundlagen des Erklärens und Verstehens, Berlin: Parey.
Riedl, R. (2003): Riedls Kulturgeschichte der Evolutionstheorie. Berlin: Springer.
Riesmann, D. (1960): Die einsame Masse. Reinbek: Rowohlt.
Rizzolatti, G. (2008): Empathie und Spiegelneurone: die biologische Basis des Mitgefühls. Frankfurt: Suhrkamp.

Rizzolatti, G. et al. (1996): Premotor cortex and the recognition of motor actions. *Cognitive Brain Research* 3, 131 – 141.
Robins, L.N., Rutter, M. (1990): Straight and devious pathways from childhood to adulthood. Cambridge: Cambridge Univ. Press.
Rohde, E. (1898): Psyche. Seelencult und Unsterblichkeitsglaube der Griechen. Tübingen: Mohr, 2. Bde. 2. Aufl. Photomechanischer Nachdruck. Darmstadt: WBG 1961.
Rolf, J., Masten, A.S., Cicchetti, D., Nuechterlein, K.H., Weintraub, S. (1990): Risk and protective factors in the development of psychopathology, Cambridge: Cambridge University Press.
Rommelspacher, B. (1997): Identität und Macht. Zur Internalisierung von Diskriminierung und Dominanz. In *H. Keupp,R. Höfer* (Hrsg.), Identitätsarbeit heute. Frankfurt: Suhrkamp, S. 251-269.
Rosenthal, D. (1991): The Nature of Mind. Oxford: Oxford University Press.
Rosenzweig, S. (1936): Some implicite common factors in diverse methods of psychotherapy, *Am. J. Orthopsychiatry* 6, 412-415.
Roth, G. (2003): Aus Sicht des Gehirns. Frankfurt: Suhrkamp.
Roth, G., Grün, K.-J. (2006): Das Gehirn und seine Freiheit. Beiträge zur neurowissenschaftlichen Grundlegung der Philosophie. Göttingen: Vandenhoek & Ruprecht.
Rovee-Collier, C.K., Bhatt, R. (1994): Langzeitgedächtnis im Säuglingsalter. In: *H.G. Petzold* (1994j): Die Kraft liebevoller Blicke. Psychotherapie und Babyforschung Bd. 2:. Paderborn: Junfermann, S. 143-166.
Rovee-Collier, C.K., Hayne, H., Colombo, M. (2001): The development of implicit and explicit memory. Amsterdam: John Benjamins.
Ruckstuhl, A. (2000): Ursachen und Folgen von Langzeitarbeitslosigkeit. In: Sociology in Switzerland: Sociology of Work and Organization. Online Publikationen. Zürich. http://socio.ch/arbeit/t_a.ruckstuhl.htm
Russelman, G.H.E. (1983): Van James Watt tot Sigmund Freud. Deventer: Van Loghum Slaterus.
Russelman, G.H.E. (1988): Der Energiebegriff in der Bioenergetik. Eine kritische Abhandlung, *Integrative Therapie* 1, 4-40.
Rutter, M. (1981): Maternal deprivation re-assessed, Penguin, Harmondsworth.
Rutter, M. (1987): Psychosocial resilience and protective mechanisms. *American Journal of Orthopsychiatry* 3, 316–331.
Rutter, M. (1988): Studies of psychosocial risk. The power of longitudinal data. Cambridge: Cambridge Univ. Press.
Rutter, M. (1989): Pathways from childhood to adult life, *J. Child Psychology and Psychiatry* I (1989) 23-51; dtsch. *Integrative Therapie* 1/2 11-44; *Petzold* (1993c).
Rutter, M. (2008): Developing concepts in developmental psychopathology. In: *J.J. Hudziak* (ed.): Developmental psychopathology and wellness: Genetic and environmental influences. Washington, DC: American Psychiatric Publishing, S. 3–22.
Rutter, M., Hay, D.F. (1994): Development Through Life. A handbook for clinicians. Oxford: Blackwell Science.
Ryle, G. (1969): Der Begriff des Geistes. Stuttgart: Reclam.
Saar, M (2007): Genealogie als Kritik. Geschichte und Theorie des Subjekts nach Nietzsche und Foucault. Frankfurt/Main: Campus.
Sabetti, S. (1985): Lebensenergie. Wesen und Wirken jener Kraft, die unsere körperliche, geistige und seelische Verfassung steuert, München: Scherz.
Sacks, O. (1987): Der Mann, der seine Frau mit einem Hut verwechselte. Reinbek: Rowohlt.
Saint-Cheron, M. de (2010): Entretiens avec Emmanuel Levinas. De la phénoménologie du visage à une philosophie de la rupture, Paris: Le Livre de Poche.
Safranski, R. (2000): Nietzsche. Biographie seines Denkens. München: Hanser.
Sansone, R.A., Pole, M., Dakroub, H., Butler, M. (2006): Childhood Trauma, Borderline Personality Symptomatology, and Psychophysiological and Pain Disorders in Adulthood. *Psychosomatics* 47, 158-162.
Sarason, I.G., Sarason, B.R. (1985): Social support: Theory, research and applications. Dordrecht: Nijhoff.
Sartre, J.-P. (1943): L' être et le néant. Paris: Gallimard. Dt.: Das Sein und das Nichts. Versuch einer phänomenologischen Ontologie. Reinbek: Rowohlt,1962.

Saveliev, A. V. (2005): Онтологическое расширение теории функциональных систем // Журнал проблем эволюции открытых систем, Казахстан, Алматы 7, 86-94.
Schacter, D.L. (1999): Wir sind Erinnerung. Gedächtnis und Persönlichkeit, Hamburg: Rowohlt.
Schank, R.C., Abelson R.P. (1977): Scripts, plans, goals and understanding. Hillsdale, N.J. Erlbaum.
Schay, P. Petzold, H.G., Jakob-Krieger, C. Wagner, M. (2004): Laufen streichelt die Seele.Lauftherapie mit Drogenabhängigen – eine übungs- und erlebniszentrierte Behandlungsmethode der Integrativen Therapie. *Integrative Therapie* 1-2, 150-175.
Schiepek, G. (2008): Die Bedeutung der Neurobiologie für eine Integrative Psychotherapie. *Integrative Therapie 3*, 243- 254.
Schiepek, G. (2011): Neurobiologie der Psychotherapie, (2. vollständig neu bearb. und erw. Auflage) Stuttgart: Schattauer-Verlag.
Schigl, B. (2012): Gender in der Psychotherapie. Wiesbaden: VS Verlag.
Schiller, F. (1780): Versuch über den Zusammenhang der thierischen Natur des Menschen mit seiner geistigen. Stuttgart, 1780. Faksimiledruck Ingelheim am Rhein 1959.
Schilling, J. (2000): Anthropologie. Menschenbilder in der sozialen Arbeit. Neuwied: Luchterhand.
Schipperges, H. (1975): Am Leitfaden des Leibes. Zur Anthropologie und Therapeutik Friedrich Nietzsches, Stuttgart: Klett.
Schipperges, H. (1981): Kosmos Anthropos. Entwürfe einer Philosophie des Leibes, Stuttgart: Klett.
Schipperges, H. (1985): Das Konzept der Leiblichkeit bei Friedrich Nietzsche, in: *Petzold, H.G.* (1985g): Leiblichkeit. Philosopische, gesellschaftliche und therapeutische Perspektiven, Paderborn: Junfermann, S. 133-148.
Schleissheimer, B. (2003): Ethik heute. Würzburg: Königshausen & Neumann Verlag.
Schmid, W. (1998): Philosophie der Lebenskunst. Eine Grundlegung. 2007, 10. Aufl., Frankfurt: Suhrkamp.
Schmid, W. (2004): Mit sich selbst befreundet sein. Von der Lebenskunst im Umgang mit sich selbst. Frankfurt: Suhrkamp.
Schmidbauer, W. (1977): Die hilflosen Helfer. Reinbek: Rowohlt.
Schmidt, M. (2005): Albert Speer: Das Ende eines Mythos – Speers wahre Rolle im Dritten Reich. Bern: Scherz. Neuauf. Berlin: Netzeitung.
Schmitz, H. (1965): System der Philosophie, Bd.II, Der Leib, 1.Teil, Bouvier, Bonn 1965; Bd.III, Der Raum, 1.Teil: Der Leibliche Raum, Bouvier, Bonn 1967.
Schmitz, H. (1977): Mein System der Philosophie. Absicht - Methode - Grundgedanke. *Information Philosophie*, 5, Jan./Feb. 1977, 2.
Schmitz, H. (1985): Phänomenologie der Leiblichkeit. In: *Petzold* (1985g) 71-106.
Schmitz, H. (1989): Leib und Gefühl. Materialien zu einer philosophischen Therapeutik. Paderborn: Junfermann.
Schmitz, H. (1990): Der unerschöpfliche Gegenstand. Bonn: Bouvier.
Schmitz, H. (1992): Leib und Gefühl. Materialien zu einer philosophischen Therapeutik, hg. v. H. *Gausebeck, G. Risch*, in: *H. Petzold*. Innovative Psychotherapie und Humanwissenschaften; Bd: 48, 2. überarb. u. erw. Aufl., Paderborn: Junfermann 1992
Schmitz, H. (2003): Was ist Neue Phänomenologie? Rostock: Koch.
Schmoll, D., Kuhlmann, A. (2005): Symptom und Phänomen. Phänomenologische Zugänge zum kranken Menschen. Freiburg, München: Alber.
Schneider, C. (2007): Trauma und Zeugenschaft. Probleme des erinnernden Umgangs mit Gewaltgeschichte. In: *Elm, M., Koessler, G.* (Hrsg.) Zeugenschaft des Holocaust: Zwischen Trauma,Tradierung und Ermittlung. Frankfurt: Campus Verlag. Auch bei: http://www.his-online.de/fileadmin/verlag/leseproben/9783936096323.pdf
Schneider, K., Bugental, J. F. T., Pierson, J. F. (2001): The handbook of humanistic psychology: Leading edges in theory, research, and practice. London: SAGE.
Schneider, W. (1988): Zur Frage der Ausstiegschancen und Selbstheilung. Auswertung von Ergebnissen aus Langzeitforschungen. Suchtgefahren, 34, 472-490.
Schoch, D. (2000): A Fuzzy Measure for Explanatory Coherence, *Synthese* 122, 291-311.
Schröder, I. (2000): Wege zum Menschen. Theoretische Beiträge zur evolutionären Anthropologie, Göttingen: Cuvillier.

Schubert, C. (2011a): Psychoneuroimmunologie und Psychotherapie. Stuttgart: Schattauer.
Schubert, C. (2011b): Soziopsychoneuroimmunologie – Integration von Dynamik und subjektiver Bedeutung in die Psychoneuroimmunologie. In: *Schubert* (2011a) Psychoneuroimmunologie und Psychotherapie. Stuttgart: Schattauer, 374-405.
Schuch, W. (2009): Freud aus der Sicht der Integrativen Therapie, in: *Leitner, Petzold* (2009) 399 – 430.
Schuch, H. W. (2012): Auflösungserscheinungen und Normalisierungseinpflegungen. Anmerkungen zu Reden über Sexualität. *Integrative Therapie* 2, 2012 (im Druck).
Schürmann, V. (2012): Max Scheler und Helmuth Plessner – Leiblichkeit in der philosophischen Anthropologie, in: *Alloa* et al. (2012) 207-223.
Schuster, M., Woschek, B. P. (1989): Nonverbale Kommunikation durch Bilder. Göttingen: Verlag für Angewandte Psychologie.
Schülein, J.A. (1978): Kommunen und Wohngemeinschaften. Der Familie entkommen? Gießen: Focus.
Schweitzer, A. (1991): Die Ehrfurcht vor dem Leben – Grundtexte aus fünf Jahrzehnten. München: Beck
Searle, J. (1983): Intentionality. An Essay in the Philosophy of Mind. Cambridge: Cambridge University Press.
Searle, J. R. (1995): The Construction of Social Reality, New York: The Free Press.
Seiderer, U. (1999): Panta rhei. Der Fluß und seine Bilder. Ein kulturgeschichtliches Lesebuch. Leipzig: Reclam.
Sen, A. (2007): Ökonomie für den Menschen, München: Deutscher Taschenbuch Verlag.
Severn, E. (1914): Mental healing. London: W. Rider.
Shapiro, J. A. (2011): Evolution. A View from the 21rst Century. Upper Saddle River NJ: FT Press; New York: Pearson Education Ltd.
Sharaf, M. (1994):Wilhelm Reich. Der heilige Zorn des Lebendigen. Die Biografie. Berlin Simon & Leutner. http://www.trincoll.edu/~wmace/publications/realism.pdf
Shaw, R. E., Turvey, M. T., Mace, W. M. (1982): Ecological psychology. The consequence of a commitment to realism. In: *W. Weimer & D. Palermo* (Eds.): Cognition and the symbolic processes. Hillsdale, NJ: Lawrence Erlbaum, Vol. 2,159 – 226. http://www.trincoll.edu/~wmace/publications/realism.pdf
Sheldrake, R. (1990): Das Gedächtnis der Natur, Bern: Scherz.
Shepherd, G.M. (2004): The Synaptic Organization of the Brain. Oxford, New York: Oxford University Press.
Sieper, J. (2006): „Transversale Integration": Ein Kernkonzept der Integrativen Therapie - Einladung zu korespondierendem Diskurs. *Integrative Therapie*, Heft 3/4 (2006) 393-467 und erw. in *Sieper, Orth, Schuch* (2007) 393-467.
Sieper, J. (2007b): Integrative Therapie als „Life Span Developmental Therapy" und "klinische Entwicklungspsychologie der Bezogenheit" mit Säuglingen, Kindern, Adoleszenten, Erwachsenen und alten Menschen, *Gestalt & Integration*, Teil I 60, 14-21, Teil II 61 (2008) 11-21. Update 2011 bei www. FPI-Publikationen.de/materialien.htm - *POLYLOGE: Materialien aus der Europäischen Akademie für Psychosoziale Gesundheit* – 5/2011; http://www.fpi-publikation.de/downloads/download-polyloge/download-nr-05-2011-sieper-johanna.html
Sieper, J. Orth, I. (2007): Klinische Entwicklungspsychologie in der Lebensspanne. In: *Sieper, J., Orth, I., Schuch, H.W.* (2007) (Hrsg.): Neue Wege Integrativer Therapie. Klinische Wissenschaft, Humantherapie, Kulturarbeit – Polyloge – 40 Jahre Integrative Therapie, 25 Jahre EAG - Festschrift für Hilarion G. Petzold. Bielefeld: Edition Sirius, Aisthesis Verlag. S. 593-604.
Sieper, J., Orth, I., Petzold, H.G. (2009): Zweifel an der „psychoanalytischen Wahrheit"- Psychoanalyse zwischen Wissenschaft, Ideologie und Mythologie, in: *Leitner, A.., Petzold, H.G.* (2009): Sigmund Freud heute. Der Vater der Psychoanalyse im Blick der Wissenschaft und der psychotherapeutischen Schulen. Wien: Edition Donau-Universität - Krammer Verlag Wien. S. 573-635.
Sieper, J., Orth, I., Petzold, H. G. (2010): Warum die "Sorge um Integrität" uns in der Integrativen Therapie wichtig ist - Überlegungen zu Humanität, Menschenwürde und Tugend in der Psychotherapie. In: *Petzold, H. G., Orth, I. Sieper, J.* (2010a): Gewissensarbeit, Weisheitstherapie, Geistiges Leben - Themen und Werte moderner Psychotherapie. Wien: Krammer. S. 367 – 460.
Sieper, J., Orth, I., Schuch, H.W. (Hrsg.) (2007): Neue Wege Integrativer Therapie. Klinische Wissenschaft, Humantherapie, Kulturarbeit – Polyloge – 40 Jahre Integrative Therapie, 25 Jahre EAG - Festschrift für

Hilarion G. Petzold. Bielefeld: Edition Sirius, Aisthesis Verlag.

Sieper, J., Petzold, H.G. (1965): Sprialmotive, Skizzen, Überlegungen, Materialien. Seminararbeit. Seminar Prof. Dr. Vladimir N. Iljine, Institut St. Denis, Paris.

Sieper, J., Petzold, H.G. (2002): Der Begriff des „Komplexen Lernens“ und seine neurowissenschaftlichen und psychologischen Grundlagen – Dimensionen eines „behavioralen Paradigmas“ in der Integrativen Therapie. Lernen und Performanzorientierung, Behaviourdrama, Imaginationstechniken und Transfertraining. Düsseldorf/Hückeswagen. Bei www.FPI-Publikationen.de/materialien.htm – *POLYLOGE: Materialien aus der Europäischen Akademie für psychosoziale Gesundheit* – 10/2002 und gekürzt in *Leitner, A.* (2003): Entwicklungsdynamiken der Psychotherapie. Wien: Krammer, Edition Donau-Universität., 183-251.

Simpson, L. (2006): Trauma reenactment: rethinking borderline personality disorder when diagnosing sexual abuse survivors. *Journal of Mental Health Counseling,* April 1, 2006. http://www.thefreelibrary.com/Trauma+reenactment

Sloterdijk, P. (1986): Der Denker auf der Bühne. Nietzsches Materialismus, Frankfurt/Main: Suhrkamp.

Smith, E., Grawe, K. (1999): Wirkfaktoren, *Psychotherapeuten Forum* 6, 5-8.

Smith, N.A. (1998): “Orpha Reviving”: Toward an Honorable Recognition of Elizabeth Severn. *Int. Forum Psychoanal.* 7, 41-246.

Smith, N. A. (1999): From Oedipus to Orpha: revisiting Ferenczi and Severn's landmark case. *American Journal of Psychoanalysis,* 59, 345-366.

Smith, N.A. (2001): Angels in the Architecture: Contemporary Case of an Orphic Functioning. *J. Amer. Acad. Psychoanal.*, 29, 575-583.

Snell, B. (1946): Die Entdeckung des Geistes. Studien zur Entstehung des europäischen Denkens bei den Griechen. Hamburg: Claassen & Goverts Verlag.

Soentgen, J. (1998): Die verdeckte Wirklichkeit. Einführung in die Neue Phänomenologie von Hermann Schmitz, Bonn: Bouvier.

Sohst, W. (2005): Hermann Schmitz im Dialog: neun neugierige und kritische Fragen an die Neue Phänomenologie. Berlin: Xenomoi-Verlag.

Sollmann, U. (1974): Therapie mit Drogenabhängigen. Gießen: Focus.

*Spiegel-Rösing, I., Petzold, H.G., (*1984) (Hrsg.): Die Begleitung Sterbender - Theorie und Praxis der Thanatotherapie. Ein Handbuch. Junfermann, Paderborn.

Spiegelberg, H. (1972): Phenomenology in psychology and psychiatry; a historical introduction. Evanston, Ill.: Northwestern University Press.

Spitzer, M. (2002): Lernen. Heidelberg: Spektrum Akademischer Verlag.

Sponsel, R. (1995): Handbuch Integrativer Psychologischer Psychotherapie: Zur Theorie und Praxis der schulen- und methodenübergreifenden Psychologischen Psychotherapie. Erlangen: IEC-Verlag.

Spork, P. (2010): Der zweite Code. Epigenetik oder: Wie wir unser Erbgut steuern können. Reinbek: Rowohlt.

Srekovic, M. (1999): Geschichte und Entwicklung der Gestalttherapie. In: *Fuhr* et al. (1999)15 – 180.

Stamenov, M., Gallese V. (2002): Mirror Neurons and the Evolution of Brain and Language. New York, Amsterdam: John Benjamins.

Stanislavskij, C. (1958): La formation de l'acteur, Paris: Oliver Perrin.

Stanislavskij, C. (1968): Stanislavski's legacy, hrs. v. Hapgood, E.R., New York: Theatre Arts Book.

Steffan, A. (2002): Integrative Therapie in der Praxis. Ergebnisse einer Psychotherapie-Evaluation im ambulanten Setting. Berlin: Logos.

Steffan, W. (1988): Streetwork in der Drogenszene. Freiburg: Lambertus.

Steinfath, H. (1998): Was ist ein gutes Leben? Frankfurt/M.: Suhrkamp.

Stephan, A. (1999): Emergenz: Von der Unvorhersagbarkeit zur Selbstorganisation. Dresden: Dresden Univ. Pres.

Stephan, A. (2001): Emergenz in kognitionsfähigen Systemen. In: *M. Pauen, G. Roth,* (Hrsg.), Neurowissenschaften und Philosophie (123-154). München: Fink Verlag, S. 123-154.

Stern, D. (1985): The Interpersonal World of the Infant: A View from Psychoanalysis and Development. New York: Bascic Books..

Stolorow, R. D., Brandchaft, B., Atwood, G. E. (1996): Psychoanalytische Behandlung. Ein intersubjektiver Ansatz. Frankfurt a.M.: Fischer.

Storch, M. et al. (2006): Embodiment. Die Wechselwirkung von Körper und Psyche verstehen und nutzen.

Bern: Huber.
Straub, R. H. (2012): Evolutionary medicine and chronic inflammatory state - known and new concepts in pathophysiology, *J. Mol. Med.* DOI 10.1007/s00109-012-0861-8

Straub, R.H., Cutolo, M., Buttgereit, F., Pongratz, G. (2010): Energy regulation and neuroendocrine - immune control in chronic inflammatory diseases. *Journal of Internal Medicine,* 6, 543–560, Published online: 28 JAN 2010 DOI: 10.1111/j.1365-2796.2010.02218.x.
Strauss, B., Buchheim, A.., Kächele, H. (2002): Klinische Bindungsforschung: Methoden und Konzepte. Stuttgart: Schattauer.
Strogatz, S. H. (2001): Nonlinear Dynamics and Chaos: With Applications to Physics, Biology, Chemistry and Engineering. Scranton: Perseus Books Group.
Strunz, U. (2001): Forever young, Das Muskelbuch. München: Gräfe & Unzer.
Sturma, D. (2006): Philosophie und Neurowissenschaften. Frankfurt a. M.: Suhrkamp Taschenbuch.
Swanton, S. (2010): Die Bedeutung von Biographie in der Integrativen Supervision. *Supervision: Theorie – Praxis – Forschung, Eine interdisziplinäre Internet-Zeitschrift* Ausgabe 10/2010. http://www.fpi-publikation.de/downloads/download-supervision/download-10-2010-swanton-helga.html
Szaif, J. (2006): Die Geschichte des Wahrheitsbegriffs in der klassischen Antike. In: *M. Enders, J. Szaif* (Hrsg.): Die Geschichte des philosophischen Begriffs der Wahrheit. Berlin: De Gruyter, S. 1-32.
Tamboer, J.W.I. (1977): De zich bewegende mens in agogisch perspektief – Enige beschouwingen naar aanleiding van het emeritaat van Prof. Dr. C.C.F. Gordijn. *Pedagogisch Tijdschrift/Forum voor Opvoedkunde,* 1, 1-20.
Tamboer, J.W.I. (1985): Mensbeelden achter bewegingsbeelden: Kinanthropologische analysis vanuit het perspectiv van de Lichamelijke Opvoeding, Haarlem: De Vrieseborch.
Tamboer, J.W.I. (1991): Relationsmodalitäten statt Leib-Seele-Verhältnisse, *Integrative Therapie* 1/2, 58-84.
Tamboer, J. W. I. (1994): Philosophie der Bewegungswissenschaften. Butzbach-Griedel: Afra.
Taureck, B. H.F. (1989): Nietzsche und der Faschismus. Eine Studie über Nietzsches politische Philosophie und ihre Folgen, Hamburg: Junius 1989; Neuausgabe 2000, Leipzig: Reclam.
Teicher, M.H., Andersen, S.L,, Polcari, A., Anderson, C.M., Navalta, C.P. (2002): Developmental neurobiology of childhood stress and trauma, *Psychiatr. Clin. North. America* 2, 397-426.
Thagard, P. (1992): Conceptual Revolutions. Princeton, N. J.: Princeton University Press.
Thagard, P. (1997): Probabilistic networks and explanatory coherence. In: *P. O'Rorke/J. Josephson* (Eds.): Automated abduction: Inference to the best explanation, Menlo Park: AAAI Press; Text in http://cogprints.org/668/1/_7FTraditions.html
Thagard, P., Verbeurgt, K. (1998): Coherence as Constraint Satisfaction. *Cognitive Science,* 22 1 - 24
Thelen, E. (1992): Development of locomotion from a dynamic systems approach. Movement disorders in children, *Medicine and Sport Science* 36, 159-168.
Thelen, E., Smith, L.B. (1994): A dynamic systems approach to the development of cognition and action, Cambridge: MIT Press.
Thierbach, P. (2010): Auf dem Weg zu einer allgemeinen Theorie des Glücks. Eine Bestandsaufnahme der Glücksforschung. München: Grin Verlag:
Thies, C. (2009): Einführung in die philosophische Anthropologie. Darmstadt: WGB.
Tholey, P. (1984): Gestalt Therapy made-in-USA and made elsewhere, *Gestalt Theory* 2, 171-174.
Tholey, P. (1986): Deshalb Phänomenologie! Anmerkungen zur phänomenologisch-experimentellen Methode, *Gestalt Theory* 2, 144-163.
Thomä, H., Kächele, H. (1986): Lehrbuch der psychoanalytischen Therapie, Bd. I. Berlin: Springer, 2. korr. Nachdruck 1989.
Thomas, R.M. (1990): Counseling and life span-development. Newbury Park: Sage Publications.
Thompson, I.G., Rathod, N.H. (1968): Aversion therapy for heroin dependence. *Lancet,* 2, 382.
Thumfart, S. (1995): Der Leib in Nietzsches Zarathustra. Zur Überwindung des Nihilismus in seiner Radikalisierung, Frankfurt/Main, Wien: Lang.
Tomasello, M. (1999): The Cultural Origins of Human Cognition. Cambridge, MA.: Harvard University Press.

Tomasello, M. (2002): Die kulturelle Entwicklung des menschlichen Denkens. Frankfurt. Suhrkamp.

Tomasello, M. (2003): Constructing a Language: A Usage-Based Theory of Language Acquisition. Cambridge, MA.: Harvard University Press.

Tomasello, M. (2008): Origins of Human Communication. Cambridge, MA.: MIT Press.

Tomasello, M. (2010): Warum wir kooperieren. Frankfurt: Edition Unseld, Suhrkamp.

Tomasoni, F. (1990a): Ludwig Feuerbach und die nicht-menschliche Natur – das Wesen der Religion. Die Entstehungsgeschichte des Werks, rekonstruiert auf der Grundlage unveröffentlichter Manuskripte. Stuttgart-Bad Cannstatt: Frommann-Holzboog.

Tomasoni, F. (1990b): Feuerbachs Kritik der Wissenschaftsideologie und Evolutionstheorien, in: *Braun, H.-M., Sass, W., Schuffenhauer, F., Tomasoni, F.* (1990): Ludwig Feuerbach und die Philosophie der Zukunft, Berlin: Waxmann, S. 77–92.

Trevarthen, C. (1998): The concept and foundation of infant intersubjectivity. In: *Bråten, S.*, Intersubjective communication and emotion in early ontogeny. Cambridge: Cambridge Univ. Press.

Trevarthen, C. (2001): Intrinsic motives for companionship in understanding: their origin, development, and significance for mental health. *Infant mental Health* 1-2, 95-131.

Troisfontaines, R. (1968): De l'existence à l'être. La philosophie de Gabriel Marcel. 2 Bde. Louvain: Editions Nauwelaerts.

Tugendhat, E. (2008): Macht und Anti-Egalitarismus bei Nietzsche und Hitler - Einspruch gegen den Versuch einer Verharmlosung. *Die Zeit*, 38, 14.09. /2000 http://www.zeit.de/2000/38/Der_Wille_zur_Macht/komplettansicht.

Tulving, E. Craik, F. I.M. (2000): The Oxford handbook of memory. Oxford: Oxford University Press.

Turvey, M. T. (1991): Coordination. *American Psychologist* 8, 938-953.

Turvey, M. T., Fonseca, S. (2009): Nature of motor control: perspectives and issues. *Advances in Experimental Medicine and Biology*, 629, 93-123.

Turvey, M.T., Kugler, P.N. (1984): Ecological approach to perception and action, in: *Whiting* (1984) 373-412.

Turvey, M. T., Shockley, K., Carello, C. (1999): Affordance, proper function, and the physical basis of perceived heaviness. *Cognition*, 17, B17-B26.

Uchtomskij, A.A. (2002): Доминанта. St. Petersburg: Питер.

Uchtomskij, A.A. (2004): Die Dominate als Arbeitsprinzip der Nervenzentren. *Mitteilungen der Lurija Gesellschaft 11*, 1-2, 25-38.

Ulbaek, I.(1998): The Origin of Language and Cognition. In: *J. R. Hurford, C. Knight:* Approaches to the evolution of language. Cambridge: Cambridge University Press. S.30–43.

Vaitl, D. (2000): Handbuch der Entspannungsverfahren. Grundlagen und Methoden. 2. überarb. Aufl.. Weinheim: Beltz , PVU.

Vaitl, D. (2004): Entspannungsverfahren: das Praxishandbuch 3. vollst. überarb. Aufl. Weinheim: Beltz PVU.

Valderas, J.M., Starfield, B. et al. (2009): Defining comorbidity: implications for understanding health and health services. *Annals of Family Medicine* 4, 357–363.

van der Kolk, B. A., McFarlane, A. C., Weisaeth, L. (2000): Traumatic Stress. Grundlagen und Behandlungsansätze. Erw. dtsch. Ausgabe von *Michael Märtens* und *Hilarion Petzold*, Paderborn: Junfermann.

Varela, F., Thompson, E., Rosch, E. (1991): The Embodied Mind. Cambridge, MA: MIT Press.

Vattimo, G. (1983): Il pensiero debole, Milano: Feltrinelli.

Vattimo, G. (2001): Dialogo con Nietzsche. Saggi 1961-2000. Milano: Garzanti.

Vattimo, G. (2005): Jenseits vom Subjekt: Nietzsche, Heidegger und die Hermeneutik. Wien: Passagen-Verlag.

Vida, J.E. (1997): Treating the "wise baby". Presented to Child Study Workshop, *American Academy of Psychoanalysis Annual Meeting*, May 17, San Diego, CA.

Vida, J. E. (2000): At the Frontier of Psychoanalytic Understanding (Sandor Ferenczi, Obiit 1933). In Conversation With *Robert D. Stolorow*, Ph.D, and *Julia M. Schwartz*, M.D. http://www.ptsd.va.gov/professional/pages/early-intervention-for-trauma.asp

Vienne, F., Brandt, C. (2009): Wissensobjekt Mensch. Humanwissenschaftliche Praktiken im 20. Jahrhundert, Berlin: Kulturverlag Kadmos.

Vikernes, V. (2011): Sorcery And Religion In Ancient Scandinavia. London: Abstract Sounds Books.

Vikernes, V. (2011): Publications. http://www.burzum.org/eng/library/
Vollmer, S. (1974): Streetwork. In: *Petzold* (1974b), 445-449.
Vollmer, S. (1975): Evolutionäre Erkenntnistheorie. Stuttgart: Hirzel.
Vološinov, V. N. (1930/1975): Marxismus und Sprachphilosophie. Grundlegende Probleme der soziologischen Methode in der Sprachwissenschaft, hg. von *S. M. Weber,* übers. von *R. Horlemann,* Frankfurt: Ullstein.
Vormann, G., Heckmann, W. (1980): Zur Geschichte der therapeutischen Wohngemeinschaften in Deutschland. In: *Petzold, Vormann* (1980), 24-57.
Vygotskij, L. S. (1962): Thought and Language. Cambridge, Ma.: MIT Press; franz. (1985): Pensée et Langage. Hrsg. und eingel. Lucien Sève. Paris: Terrains, Editions Sociales.
Vygotsky, L.S. (1964): Denken und Sprechen (Orig. russ. 1934). Stuttgart: Fischer.
Vygotskij, L.S. (1978): Mind in Society: The Development of Higher Psychological Processes. Cambridge: Harvard University Press.
Vygotskij, L. V. (1985): Das Bewusstsein als Problem der Psychologie des Verhaltens. [1925]. In: *J. Lompscher (Hrsg.): Lew Wygotski.* Arbeiten zu theoretischen und methodologischen Problemen der Psychologie. Band 1. Berlin: Volk und Wissen.
Vygotskij, L.S. (1992): Geschichte der höheren psychischen Funktionen [1932]. Reihe: Fortschritte der Psychologie. Band 5. Hamburg, Münster: Lit Verlag.
Waibel, M., Jakob-Krieger, C. (2009): Integrative Bewegungstherapie. Stuttgart: Schattauer.
Waibel, M., Petzold, H. G. (2009): Integrative Ausdauertherapie bei depressiven Erkrankungen, in: *Waibel, M., Jakob-Krieger, C.* (2009): Integrative Bewegungstherapie. Stuttgart: Schattauer. 81-97.
Walde, B. (2006): Willensfreiheit und Hirnforschung. Paderborn: Mentis.
Waldenfels, B. (1981): Phänomen und Struktur bei Merleau-Ponty. *Integrative Therapie* 2/3, 120-137.
Waldenfels, B. (1983): Phänomenologie in Frankreich. Neufl.1998. Frankfurt: Suhrkamp.
Waldenfels, B. (1985): In den Netzen der Lebenswelt. Frankfurt: Suhrkamp.
Waldenfels, B. (1987): Ordnung im Zwielicht. Frankfurt: Suhrkamp.
Waldenfels, B. (2000): Das leibliche Selbst. Vorlesungen zur Phänomenologie des Leibes, 3. Aufl. Frankfurt: Suhrkamp.
Wangyal, T. (2002): Healing with Form, Energy, and Light. New York: Snow Lion Publications.
Warburg, A. (2008): Gesammelte Schriften - Studienausgabe: Der Bilderatlas MNEMOSYNE: II 1.2 Hrsg. von *Claudia Brink* und *Martin Warnke.* Münchern: Oldenbourg Akademieverlag.
Warburg, A. (2010): Werke in einem Band. Auf der Grundlage der Manuskripte und Handexemplare herausgegeben und kommentiert von *Martin Treml, Sigrid Weigel, Perdita Ladwig.* Berlin: Suhrkamp.
Ward, L. F. (1893): The Psychic Factors Of Civilization. Boston: Ginn & Co.
Ward, L. F. (1894): A Monistic Theory of Mind. *The Monist: A Quarterly Magazine,* January, 194-207.
Ward, L. F. (1906): Applied Sociology. A Treatise on the Conscious Improvement of Society by Society. Boston: Ginn & Co.
Weijer, E. (1994): Wie man wird, was man erzählt. Erzählen und Diskurs vom Selbst in Nietzsches Texten. In: *Duhamel, R., Oger, E.* (Hrsg.): Die Kunst der Sprache und die Sprache der Kunst. Würzburg. Königshausen & Neumann, S. 37-53.
Weinert, F. (2005): The Scientist As Philosopher: Philosophical Consequences of Great Scientific, Discoveries. Heidelberg: Springer.
Weizsäcker, V. v. (1934) Wege psychophysischer Forschung, in: Sitzungsberichte der Heidelberger Akademie der Wissenschaften, Abhandlung 4,1-15.
Weizsäcker, V. v. (1946): Gestalt und Zeit, 3. Aufl. 1980. Göttingen: Vandenhoeck & Ruprecht.
Weizsäcker, V. v. (1973): Der Gestaltkreis (1947), Frankfurt: Suhrkam*p.*
Welsch, W. (1987): Unsere postmoderne Moderne. Weinheim: Acta Humaniora, 2. Aufl. 1988.
Welsch, W. (1996): Vernunft. Frankfurt: Suhrkamp.
Welzer, H. Markowitsch, H. J. (2006): Warum Menschen sich erinnern können. Stuttgart: Klett-Cotta.
Werner, E. E., Smith, R. (1982): Vulnerable but invincible: a longitudinal study of resilient children and youth. New York: McGraw-Hill.
Wertsch, J. V. (1985): Vygotsky and the social formation of mind. Cambridge, MA: Harvard University Press.
Whiting, H.T.A. (1984): Human motor actions: Bernstein reassessed. Amsterdam: North-Holland.

Whiting, H.T.A., Meijer, O.G., van Wieringen, P.C.W. (1990): The natural-physical approach to movement control, Amsterdam: Free University Press.

Wicker, B., Keysers, C., Plailly, J., Royet, J.P., Gallese, V., Rizzolatti, G. (2003): Both of us disgusted in my insula: the common neural basis of seeing and feeling disgust. *Neuron, 40,* 655-664.

Widdershoven, G. A. M. (1993): The story of life: Hermeneutic perspectives on the relationship between narrative and life history. In: *R. Josselson, A. Lieblich* (Hrsg.): The narrative study of lives. Newbury Park: Sage. Bd. 1, S. 1-20.

Wiedemann, U. (2004): Uwe Wiedemann: Theorie der epistemischen Rechtfertigung. Leipzig: Dis. Univ. Leipzig.

Wiedemann, U. (2012): Coherence theory. Einführung. 30.6.2012. http://www.pyrrhon.de/cohere/index.htm

Wieder, C. (2011): Die Psychoanalytikerin Lou Andreas-Salomé. Ihr Werk im Spannungsfeld zwischen Sigmund Freud und Rainer Maria Rilke. Göttingen: Vandenhoeck & Ruprecht.

*Williams, M. (*1977): Groundless Belief. Oxford: Basil Blackwell.

Wolf, U. (1999): Die Philosophie und die Frage nach dem guten Leben. Reinbek: Rowohlt.

Xua, J., Gannonb, P.J., Emmoreyc, K., Smithd, J. F. Brauna, A. R. (2009): Symbolic gestures and spoken language are processed by a common neural system. *Psychological and Cognitive Sciences.* PNAS Early Edition www.pnas.org/cgi/doi/10.1073/pnas.090919710.

Yalom, I. (2005): Und Nietzsche weinte. München, Zürich: Piper.

Yamaguchi, I. (1997): Ki als leibhaftige Vernunft. Beitrag zur interkulturellen Phänomenologie der Leiblichkeit. München: Fink.

Yamaguchi, K., Kandel, D.B. (1984): Patterns of drug use from adolescence to young adulthood: II Sequences of progression. *Am. Journal Publication Health,* 74, 668-672.

Young J. O. (2001): A Defence of the Coherence Theory of Truth, *The Journal of Philosophical Research* 26, 89-101.

*Zundel, R. (*1993): Ein Gang durch viele Landschaften: Hilarion Petzold – sein Schlüsselwort für die moderne Therapie heißt Integration. In*: Petzold, H.G., Sieper, J.* (1993a): Integration und Kreation. Band 1. Paderborn: Junfermann, S. 407-419, aus *Zundel, R.* (1987): Hilarion Petzold - Integrative Therapie. In: *Zundel, E., Zundel, R.,* Leitfiguren der Psychotherapie. München: Kösel, S. 191-214.